Lehrbuch der klinischen Ophthalmologie

2. Auflage

Lehrbuch der klinischen Ophthalmologie

Jack J. Kanski MD, MS, FRCS, FRCOphth

Übersetzt und bearbeitet
von Annelie und Reinhard Burk

2., überarbeitete und crweiterte Auflage

848 Abbildungen

Georg Thieme Verlag Stuttgart · New York 1996

1. Auflage 1987

Titel der Originalausgabe:
Clinical Ophthalmology
A Systematic Approach
3rd edition
© Butterworth-Heinemann Ltd – 1994
Autor: Jack J. Kanski
Zeichnungen: T. R. Tarrant

Die Deutsche Bibliothek – CIP-Einheitsaufnahme
Kanski, Jack J.:
Lehrbuch der klinischen Ophthalmologie / von Jack J. Kanski.
Übers. und bearb. von Annelie und Reinhard Burk. [Zeichn.:
T. R. Tarrant]. - 2., überarb. und erw. Aufl. - Stuttgart ;
New York : Thieme, 1996
    Einheitssacht.: Clinical ophthalmology ⟨dt.⟩
NE: Burk, Annelie [Bearb.]

Anschriften:

Jack J. Kanski, MD, MS, FRCS, FRCOphth
Consultant Ophthalmic Surgeon, Prince Charles Eye Unit
King Edward VII Hospital, Windsor, G. B.

Übersetzer:
Dr. med. Annelie Burk
Schulbergweg 11
69118 Heidelberg

PD Dr. med. Reinhard Burk
Universitäts-Augenklinik
Im Neuenheimer Feld 400
69120 Heidelberg

Wichtiger Hinweis:

© 1996, 1987 Georg Thieme Verlag,
Rüdigerstraße 14, D-70469 Stuttgart
Printed in Germany

Satz und Druck: Druckhaus Götz GmbH, Ludwigsburg
Gesetzt auf CCS Textline (Linotronic 630)

ISBN 3-13-683402-X   1 2 3 4 5 6

Vorwort zur 2. deutschen Auflage

Im Jahre 1984 erschien erstmals das Buch „Clinical Ophthalmology" von Jack J. Kanski. Das nunmehr in der dritten Auflage vorliegende Werk ist beständig ergänzt und weiterentwickelt worden, wodurch es sich einen festen Platz unter den ophthalmologischen Standardlehrbüchern erobern konnte.

Der vorliegende Text ist eine Übersetzung des überzeugenden Konzeptes der dritten Auflage. Lediglich einige Abschnitte, insbesondere das Kapitel „Strabismus", wurden der deutschsprachigen Ophthalmologie angeglichen. In Absprache mit dem Autor wurden klinische Fotos aus der Heidelberger Sammlung eingefügt, wofür wir Herrn Professor Dr. H. E. Völcker, Direktor der Universitäts-Augenklinik Heidelberg, besonders danken.

Dr. med. Annelie Burk
Priv. Doz. Dr. med. Reinhard O. W. Burk

Vorwort zur 3. englischen Auflage

Fünf Jahre sind seit der Publikation der 2. Auflage von „Clinical Ophthalmology" vergangen. Um mit dem Fortschritt mitzuhalten, ist die 3. Auflage komplett überarbeitet worden, und viele Neuerungen wurden ergänzt, obwohl die Anzahl der Kapitel von 15 auf 14 reduziert wurde. Die Anzahl der Illustrationen wurde erheblich erhöht, und Beschreibungen neuer chirurgischer Techniken und spezieller Untersuchungen wurden ergänzt. Um für die Neuerungen Platz zu schaffen, war es nötig, wenn auch mit Bedauern, den Abschnitt „Weiterführende Literatur" wegzulassen. Die Zielsetzung des Buches bleibt jedoch unverändert: für den Lernenden eine systematische und leicht zu verstehende Einleitung in die Augenheilkunde, für den erfahrenen Praktiker ein mit den neuesten Erkenntnissen versehenes Nachschlagewerk.

Windsor, im Jahre 1994   J. J. Kanski

Danksagung

Sehr dankbar bin ich den unten aufgeführten Kollegen für die Zeit und Mühe zur Durchsicht des Manuskriptes sowie die Korrekturen und vielen hilfreichen Vorschläge:

Mr. Wagih Aclimandos – Strabismus
Mr. Larry Benjamin – Blepharitis
Mr. Roger Buckley – Erkrankungen des äußeren Auges
Mr. Iain Chisholm – Makulaerkrankungen
Mr. Richard Downes – Augenlidtumoren und Plastische Chirurgie
Mr. Clive Edelsten – Uveitis
Mr. John Hungerford – okuläre Tumoren
Professor Barrie Jay – hereditäre retinale Dystrophien
Mr. James McAllister – Glaukom
Mr. Ian Mackie – Erkrankungen des äußeren Auges
Mr. Ronald Marsh – Erkrankungen des äußeren Auges
Mr. Ken Nischal – Bildgebende Verfahren
Mr. Michael Sanders – Neuroophthalmologie
Mr. John Shilling – retinale vaskuläre Erkrankungen
Mr. Arun Singh – okuläre Tumoren
Dr. Dafydd Thomas – Neuroophthalmologie
Mr. Peter Watson – Erkrankungen der Hornhautperipherie und Skleritis
Mr. Lennox Webb – Angewandte Anatomie
Mr. Richard Welham – Erkrankungen der Tränenwege
Mr. Harry Willshaw – Strabismus
Mr. John Wright – orbitale Erkrankungen

Danken möchte ich auch den unten aufgeführten Kollegen und der Abteilung für medizinische Photographie für das ergänzende Material, ohne das dieses Buch nicht hätte geschrieben werden können.

Professor A. Bird (Abb. 7.43, 7.63, 7.68, 12.62, 12.63 u. 12.69); Mr. A. Chopdar (Abb. 6.55, unten); Mr. R. Collin (Abb. 1.23 u. 1.25); Mr. J. Dart (Abb. 4.29); Mr. C. Edelsten (Abb. 6.67); Professor A. Fielder (Abb. 2.29 u. 9.8); Mr. T. ffytche (Abb. 6.39, 6.40 u. 6.42); Glasgow Eye Infirmary (Abb. 1.24); Professor A. Garner (Abb. 7.41); Dr. E. Graham (Abb. 6.33); Dr. M. Guillon (Abb. 5.64); Professor B. Jay (Abb. 1.49, 7.5, 7.6, 7.7, 7.66, 12.55, 12.72, 12.76 u. 12.79); Professor G. Johnson (Abb. 5.45); Mr. K. Jordan (Abb. 12.52 u. 12.73); Keeler Ltd (Abb. 5.5 u. 8.5), the late Mr. J. Kennerley Bankes (Abb. 3.18); King's College Hospital (Abb. 2.46); Mr. D. Lehman (Abb. 7.8, 7.29 u. 7.35); Mr. I. Mackie (Abb. 4.22); Mr. B. Mathalone (Abb. 13.41 u. 13.47); Dr. R. McFadzean (Abb. 2.43, 2.45, 14.51, 14.53 u. 14.68); Mr. C. Migdal (Abb. 2.38 u. 2.39); Mr. B. Moriarty (Abb. 11.61, 11.62, 11.63, 11.64 u. 11.65); Dr. P. Morse (Abb. 6.55 oben, 7.45 u. 7.62); Mr. K. Nischal (Abb. 5.80); Mr. R. Packard (Abb. 2.48); Porton Products Ltd (Abb. 14.62); Department of Radiology, Princess Margaret Hospital, Windsor (Abb. 2.10, 2.29, 14.5, 14.6, 14.7, 14.18, 14.19, 14.32, 14.36, 14.38, 14.45, 14.46 u. 14.48); Mr. P. Rosen (Abb. 2.28 u. 6.70); Royal Berkshire Hospital (Abb. 3.6, 3.7 u. 12.71); Mr. M. Sanders (Abb. 14.13); Mr. J. Shilling (Abb. 6.23 u. 11.36); Mr. G. Shun-Shin (Abb. 14.69); Dr. M. Smith (Abb. 6.20); Dr. J. Stevens (Abb. 11.43 u. 11.52); Mr. D. Taylor (Abb. 5.59 u. 12.80); Dr. D. Thomas (Abb. 14.59); Tinsley Medical Instruments (Abb. 5.6); Mr. P. Watson (Abb. 5.23, 5.32, 5.38, 5.39, 5.76, 5.77 u. 5.79); Mr. L. Webb (Abb. 5.13); Western Eye Hospital (Abb. 1.4, 1.5, 1.7, 1.11, 1.12, 1.27, 1.37, 1.41, 2.16, 2.24, 2.34, 5.10, 5.23, 5.41, 5.46, 5.68, 6.3, 6.28, 6.31, 6.38, 6.50, 6.64, 7.15, 7.25, 7.26, 8.15, 8.39, 8.46, 8.47, 9.7, 9.18, 9.57, 9.61, 10.22, 11.35, 11.52, 11.66, 11.71, 12.27, 12.30, 12.33, 12.34, 12.36, 12.37, 12.41, 12.44, 12.45, 12.46, 12.54, 12.61, 13.10, 13.11, 14.74, 14.77 u. 14.80); Wexham Park Hospital (Abb. 1.8, 1.9, 1.20, 1.31, 1.52, 1.53, 2.8, 2.30, 2.51, 2.53, 2.54, 14.44 u. 14.50); Mr. J. Wright (Abb. 2.32 u. 2.33) u. Dr. I. Yentis (Abb. 2.6, 2.7 u. 6.44).

Inhaltsverzeichnis

1. Erkrankungen der Augenlider

2. Erkrankungen der Orbita

3. Erkrankungen der Tränenwege
57

4. Erkrankungen der Konjunktiva
67

5. Erkrankungen der Hornhaut (Kornea) und Lederhaut (Sklera)
95

6. Uveitis

7. Tumoren des Auges

8. Glaukome

9. Erkrankungen der Linse

10. Netzhautablösung (Amotio/Ablatio retinae)

11. Retinale Gefäßerkrankungen

12. Degenerationen und Dystrophien am Augenhintergrund

13. Strabismus

14. Neuroophthalmologie
435

Sachverzeichnis
485

1. Erkrankungen der Augenlider

Gutartige Augenlidveränderungen

Chalazion
Hordeolum externum
Hordeolum internum
Molluscum contagiosum
Kapilläres Hämangiom (Erdbeer-Nävus)
Naevus flammeus
Keratoakanthom
Pigmentierte Nävi
Verschiedene Veränderungen

Bösartige Augenlidtumoren

Einleitung
Basaliom
Plattenepithelkarzinom
Talgdrüsenkarzinom (Meibom-Karzinom)
Malignes Melanom
Kaposi-Sarkom
Grundlagen der Therapie

Erkrankungen der Augenwimpern

Trichiasis
Kongenitale Distichiasis

Entropium

Altersabhängiges Entropium
Narbenentropium
Kongenitales Entropium
Kongenitales Epiblepharon
Akutes spastisches Entropium

Ektropium

Altersabhängiges Ektropium
Narbenektropium
Kongenitales Ektropium
Paralytisches Ektropium

Ptosis

Neurogene Ptosis
Aponeurotische Ptosis
Mechanische Ptosis
Myogene Ptosis
Klinische Untersuchung
Grundlagen der Chirurgie

Gutartige Augenlidveränderungen

Chalazion

Die Meibom-Drüsen sind im Tarsus gelegene modifizierte Talgdrüsen. Sie sezernieren die äußere Lipidschicht des präkornealen Tränenfilms (s. Abb. 4.30). 30–40 Drüsen befinden

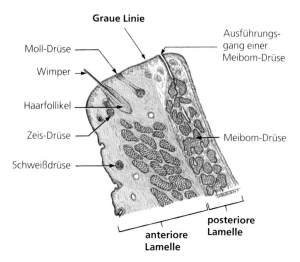

Graue Linie

Moll-Drüse

Wimper

Haarfollikel

Zeis-Drüse

Schweißdrüse

Ausführungsgang einer Meibom-Drüse

Meibom-Drüse

posteriore Lamelle

anteriore Lamelle

Abb. 1.**1**   Querschnitt des Unterlides

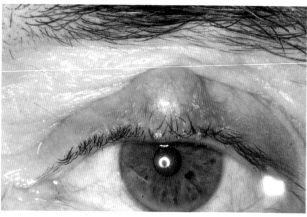

Abb. 1.**2**   Großes Chalazion

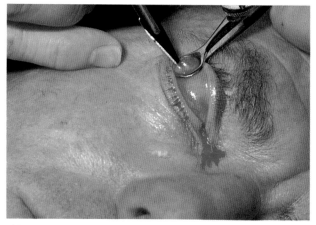

Abb. 1.**3**   Technik der Inzision und Kürettage eines Chalazions

sich im oberen Tarsus und weniger (20–30) im unteren Tarsus (Abb. 1.1). Ein Chalazion (Zyste einer Meibom-Drüse) ist eine chronische, entzündliche Veränderung durch Blockade von Öffnungen der Meibom-Drüsen mit Stagnation der Talgsekretion. Patienten mit Acne rosacea und seborrhoischer Dermatitis haben ein erhöhtes Risiko, Chalazien zu bekommen.

Die Untersuchung zeigt eine schmerzlose, rundliche, feste Veränderung im Tarsus. Falls die Läsion die Konjunktiva durchbrochen hat, kann nach Ektropionieren des Lides eine polyploide Masse gesehen werden. Gelegentlich kann eine Oberlidzyste auf die Kornea drücken und hierdurch einen Astigmatismus mit Verschwommensehen hervorrufen.

Eine Behandlung ist gewöhnlich für große, persistierende Chalazien erforderlich, kleine können sich spontan zurückbilden.

1. **Die chirurgische Entfernung** ist mit Abstand die häufigste Behandlungsmethode. Das Augenlid wird mit einer Spezialklammer ektropioniert, die Zyste inzidiert und der Inhalt durch den Tarsus kürettiert (Abb. 1.3). Ein Karzinom oder ein Basaliom dürfen nicht mit einem „rezidivierenden Chalazion" verwechselt werden. In Zweifelsfällen sollte die Veränderung biopsiert und histologisch untersucht werden.

2. **Die Steroidinjektion** durch die Konjunktiva in die Veränderung hinein ist eine gute Alternative zur Chirurgie. 0,1–0,2 ml einer wäßrigen Suspension von Triamcinolondiacetat mit Lidocain (oder Äquivalent), auf eine Konzentration von 5 mg/ml verdünnt, werden mit einer 30er-Nadel injiziert. Die Erfolgsrate nach einer Injektion liegt um 80%. Bei fehlendem Ansprechen kann die 2. Injektion 2 Wochen später gegeben werden.

3. **Systemische Antibiotika** können als Prophylaxe bei Patienten mit rezidivierenden Chalazien und assoziierter Acne rosacea oder seborrhoischer Dermatitis erforderlich sein.

Hordeolum externum

Die Zeis-Drüsen sind modifizierte Talgdrüsen mit Verbindung zu den Wimpernfollikeln. Die Moll-Drüsen sind modifizierte Schweißdrüsen, deren Ausführungsgänge entweder in einen Wimpernfollikel oder direkt am Lidrand zwischen den Wimpern münden. Ein Hordeolum externum (Gerstenkorn) ist ein kleiner Abszeß, verursacht durch eine akute Staphylokokken-Infektion eines Wimpernfollikels und seiner assoziierten Zeis- oder Moll-Drüse. Eine chronische Staphylokokkenblepharitis kann damit assoziiert sein.

Die Untersuchung zeigt eine berührungsschmerzhafte, entzündliche Schwellung des Lidrandes, die anterior die Haut durchbricht (Abb. 1.4).

Es kann mehr als eine Läsion vorhanden sein, gelegentlich ist der ganze Lidrand mit kleinen Abszessen versehen. In schweren Fällen besteht eine präseptale Phlegmone.

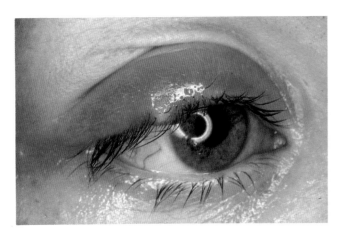

Abb. 1.**4** Hordeolum externum (Gerstenkorn)

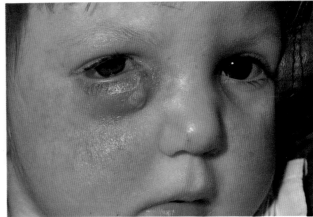

Abb. 1.**5** Hordeolum internum mit milder präseptaler Phlegmone

Die Behandlung ist in den meisten Fällen unnötig, da Gerstenkörner häufig spontan zurückgehen oder sich anterior, in der Nähe der Wimpernwurzel entleeren. Die Spontanheilung kann durch heiße Kompressen und Entfernung der mit dem infizierten Follikel in Verbindung stehenden Wimpern beschleunigt werden. Systemische Antibiotika können bei schwerer präseptaler Phlegmone erforderlich sein.

Hordeolum internum

Ein Hordeolum internum ist ein kleiner Abszeß, der durch eine akute Staphylokokkeninfektion der Meibom-Drüsen entsteht.

Die Untersuchung zeigt eine berührungsempfindliche entzündliche Schwellung im Tarsus, die gewöhnlich schmerzhafter als ein Gerstenkorn ist. Die Läsion kann größer werden und sich dann posterior durch die Konjunktiva oder anterior durch die Haut entleeren (Abb. 1.**5**).

Die Behandlung in Form einer Inzision kann bei Fällen ohne spontane Entleerung erforderlich werden.

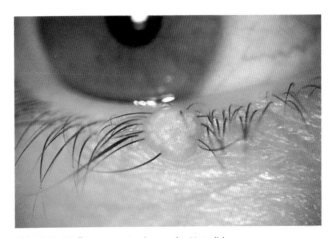

Abb. 1.**6** Molluscum contagiosum des Unterlides

Molluscum contagiosum

Molluscum contagiosum ist eine Infektion durch eines der Pockenviren.

Die Untersuchung zeigt typischerweise einen blassen, wächsernen Knoten mit zentraler Eindellung (Abb. 1.**6**). Ein okulärer Reizzustand kann infolge einer sekundären chronischen follikulären Konjunktivitis und Keratitis superficialis auftreten (s. Abb. 4.**13**).

Die Behandlung kann in Expression, Ausschälen, Kryotherapie oder Kauterisation bestehen.

Kapilläres Hämangiom (Erdbeer-Nävus)

Die Manifestation erfolgt typischerweise innerhalb der ersten 6 Monate postnatal.

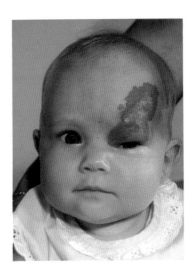

Abb. 1.**7**
Kapilläres Hämangiom
(„Erdbeer-Nävus")

Die Untersuchung zeigt eine flache rote Läsion (Abb. 1.**7**). Der Tumor wächst normalerweise bis zum Alter von ungefähr 12 Monaten, dann beginnt die spontane Rückbildung. Die vollständige Rückbildung ist bei 75% der Patienten mit dem Alter von 7 Jahren abgeschlossen.

Am häufigsten ist das obere Augenlid betroffen und der Tumor kann eine Ptosis hervorrufen. In einigen Fällen besteht eine intraorbitale Ausdehnung (s. Kapitel 2).

Die Behandlung ist indiziert bei Amblyopiegefahr durch große Tumoren, die entweder die Sehachse verdecken oder einen ausgeprägten kornealen Astigmatismus induzieren. Die am häufigsten eingesetzte Behandlungsmethode ist eine Steroidinjektion aus einer Mischung von gleichen Anteilen Triamci-nolon 40 mg/ml und Betamethason 6 mg/ml mit einer 30er Nadel in die Läsion. Normalerweise beginnt die Tumorrückbildung innerhalb von 2 Wochen. Falls erforderlich, können 2. und 3. Injektionen nach ungefähr 2 Monaten gegeben werden. Berichte über seltene potentielle Komplikationen sind: Hautdepigmentationen, Fettatrophie, Augenlidnekrose und, sehr selten, Zentralarterienverschluß.

Naevus flammeus

Die Manifestation erfolgt zum Zeitpunkt der Geburt.

Die Untersuchung zeigt einen scharf begrenzten blaßroten Fleck, der mit zunehmendem Alter von Rot zu Purpurfarben übergeht. Der Tumor ist weich, liegt subkutan und besteht aus großen dünnwandigen Gefäßen und Kapillaren (Abb. 1.**8** u. s. Abb. 14.**63**). Gelegentlich ist die Haut über der Läsion ebenfalls geschwollen und weist eine rauhe Oberfläche auf. Die überwiegende Mehrheit der Veränderungen tritt isoliert auf. Ausgedehntere Tumoren, die den 1. und 2. Ast des N. trigeminus miteinbeziehen, sind zu 45% mit einem Glaukom verbunden und ungefähr 5% sind mit systemischen Erkrankungen assoziiert, wie z. B. dem Sturge-Weber-Syndrom.

Die Behandlung mit Argon-Laser oder gelbem Farbstofflaser kann den Grad der Hautverfärbung reduzieren.

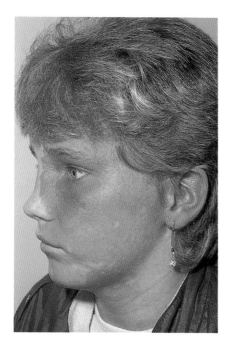

Abb. 1.**8**
Ausgedehnter
Naevus flammeus

Keratoakanthom

Die Manifestation erfolgt typischerweise bei Erwachsenen mit einer schnell wachsenden Hautveränderung.

Die Untersuchung zeigt eine erythematöse Papel, die in einen festen, rosafarbenen, indurierten Knoten mit keratingefülltem Krater übergeht (Abb. 1.**9**). Die spontane Rückbildung ist häufig, aber sie kann bis zu einem Jahr dauern und eine Narbe hinterlassen.

Die Behandlung umfaßt die Exzision und eine histologische Untersuchung, da Plattenepithelkarzinome klinisch ein ähnliches Erscheinungsbild aufweisen können. Selten kann im histologischen Schnitt, in den tieferen Lagen eines Keratoakanthoms, ein invasives Plattenepithelkarzinom zu finden sein.

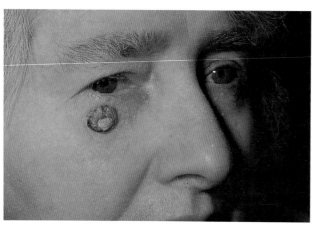

Abb. 1.**9**   Keratoakanthom

Pigmentierte Nävi

Nävi (Muttermale) neigen zu einer Zunahme der Pigmentierung in der Pubertät. Ihr Erscheinungsbild und die Klassifikation richten sich, wie unten aufgeführt, nach der Lokalisation innerhalb der Haut.

Ein *intradermaler Nävus* ist normalerweise erhaben und kann pigmentiert sein oder nicht. Es ist der häufigste Typ. Wenn er am Lidrand lokalisiert ist, können Wimpern durch die Läsion wachsen (Abb. 1.**10**). Er hat kein malignes Potential.

Ein *junktionaler Nävus* ist normalerweise flach, gut umschrieben, einheitlich braun gefärbt (Abb. 1.**11**). Die Nävuszellen innerhalb der Läsion liegen an der Verbindungsstelle (junction) von Epidermis und Dermis. Der junktionale Nävus hat eine geringe Neigung zur malignen Transformation.

Ein *Compound-Nävus* ist charakterisiert durch sowohl intradermale als auch junktionale Komponenten.

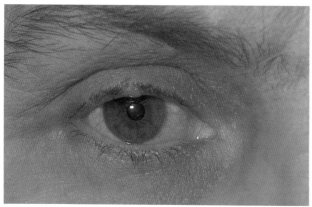

Abb. 1.**10**   Intradermaler Nävus

Verschiedene Veränderungen

Eine *Moll-Zyste* ist eine kleine, runde, nicht berührungsempfindliche, durchscheinende, flüssigkeitsgefüllte Läsion am anterioren Lidrand (Abb. 1.12 a).

Eine *Zeis-Zyste* ist ähnlich, aber weniger durchscheinend, da sie öliges Sekret enthält (Abb. 1.12 b).

Eine *Talgzyste* entsteht aus einer gewöhnlichen Talgdrüse, enthält käsiges Sekret und ist gekennzeichnet durch ein zentrales Punktum. Sie ist selten an den Augenlidern zu finden und kann am inneren Kanthus auftreten (Abb. 1.12 c).

Milien sind kleine, weiße, runde, oberflächliche Zysten, die meist zu mehreren zu finden sind. Sie entwickeln sich aus Haarfollikeln oder Talgdrüsen (Abb. 1.13).

Das *Plattenepithelpapillom* ist der häufigste gutartige Tumor der Augenlider. Er kann breitbasig oder gestielt sein (Abb. 1.14).

Die *seborrhoische Keratose* (Basalzellpapillom) ist eine langsam wachsende, diskrete, fettige, braune, runde oder ovale Veränderung mit einer brüchigen, verrukösen Oberfläche (Abb. 1.15).

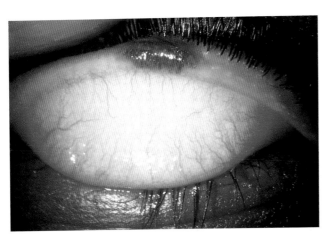

Abb. 1.**11** Junktionaler Nävus

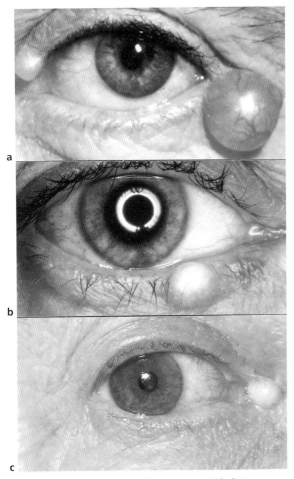

Abb. 1.**12a–c** **a** Moll-Zyste, **b** Zeis-Zyste, **c** Talgdrüsenzyste

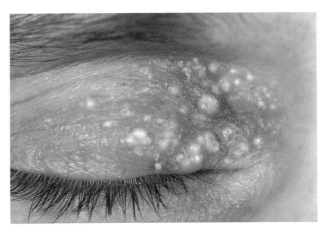

Abb. 1.**13** Milien

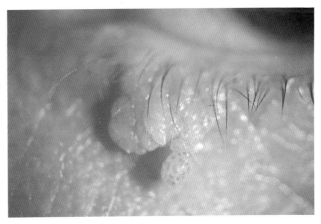

Abb. 1.**14** Plattenepithelpapillom

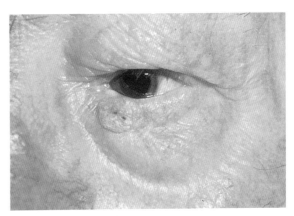

Abb. 1.**15** Seborrhoische Keratose

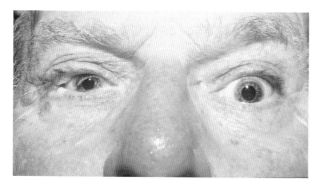

Abb. 1.**16**   Aktinische Keratose

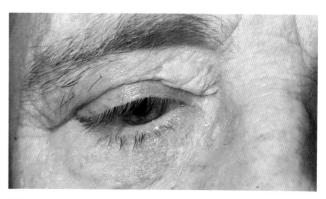

Abb. 1.**17**   Xanthelasmen

Die *aktinische Keratose* ist eine rauhe, trockene, schuppige Läsion mit einer erythematösen Basis (Abb. 1.**16**). Typischerweise sind ältere, hellhäutige Personen mit exzessiver Sonnenlichtexposition betroffen. Sie zählt zu den Präkanzerosen, da gelegentlich die Transformation in ein Plattenepithelkarzinom erfolgen kann.

Xanthelasmen sind gelbliche, subkutane Plaques aus Cholesterol und Lipiden, die typischerweise bei älteren Personen im medialen Augenlidbereich zu finden sind (Abb. 1.**17**).

Ein *Cornu cutaneum* (Abb. 1.**18**) ist häufig mit einer dysplastischen (z. B. aktinische Keratose) oder neoplastischen (z. B. Plattenepithelkarzinom) Veränderung assoziiert. Die Läsion sollte deshalb mit der Basis exzidiert und histologisch untersucht werden, um die zugrunde liegende Pathologie zu bestimmen.

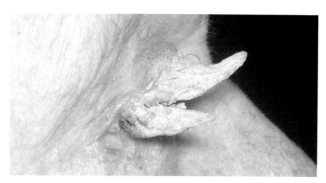

Abb. 1.**18**   Cornu cutaneum

▌Bösartige Augenlidtumoren

Einleitung

Klinische Untersuchung

Im folgenden werden die 3 Abschnitte der klinischen Untersuchung einer potentiell malignen soliden Augenlidveränderung dargestellt.

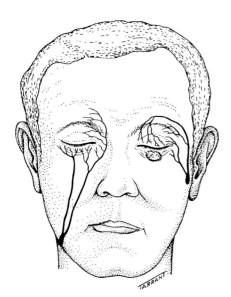

Abb. 1.**19**
Lymphdrainage der
Augenlider

1. **Die Palpation** kann die fehlende Verschieblichkeit gegenüber den darunterliegenden Strukturen aufzeigen. Eine Vergrößerung der korrespondierenden regionalen Lymphknoten spricht für eine Metastasierung. Das obere Augenlid und der laterale Kanthus drainieren in die präaurikulären, das untere Augenlid und der mediale Kanthus in die submandibulären Lymphknoten (Abb. 1.**19**).
2. **Bei der Inspektion** eines malignen Tumors können eine Ulzeration, eine oberflächliche Vaskularisation und bei Kontrolluntersuchungen ein progressives Wachstum beobachtet werden.
3. **Die Spaltlampenuntersuchung** einer malignen Läsion kann feine Veränderungen, wie z. B. Destruktionen der Wimpern und der Öffnungen der Meibom-Drüsen sowie ein einseitiges, umschriebenes Areal einer „chronischen Blepharitis" aufzeigen.

Histologische Diagnose

Gewebe für die histologische Untersuchung kann mit den folgenden Techniken entnommen werden.

1. **Eine Exzisionsbiopsie** kann bei kleinen Läsionen durchgeführt werden, mit einfachem Wundverschluß.
2. **Eine Inzisionsbiopsie** sollte durchgeführt werden, wenn, wegen der Größe der Läsion, ein einfacher Wundverschluß nicht mehr möglich ist. Das entnommene Material

sollte repräsentativ und groß genug sein für die ganze Veränderung. Sollte die Malignität bestätigt werden, schließt sich die definitive Behandlung an.

3. **Eine Feinnadelbiopsie** kann in ausgewählten Fällen hilfreich sein. Durch vorsichtiges Vor- und Zurückbewegen einer 25er-Nadel werden die Zellen durch kapilläre Anziehungskraft aufgenommen.

Basaliom

Das Basaliom ist der häufigste bösartige Tumor beim Menschen. 90% sind im Kopf- und Nackenbereich zu finden, davon ungefähr 10% im Lidbereich. Das Basaliom ist auch mit Abstand der häufigste bösartige Augenlidtumor, es liegt bei etwa 90% der Fälle vor. Am häufigsten ist das Unterlid betroffen, gefolgt, mit relativer Häufigkeit, von medialem Kanthus, oberem Augenlid und lateralem Kanthus. Der Tumor wächst langsam, ist lokal invasiv, metastasiert nicht. Tumoren in der Nähe des medialen Kanthus (Abb. 1.**32a**) neigen eher zur Invasion der Orbita und der Sinus. Die Therapie ist schwieriger als bei Lokalisation im übrigen Lidbereich. Rezidive nach inkompletter Entfernung haben die Tendenz, aggressiver zu sein und sind schwierig zu behandeln. Die überwiegende Anzahl der Basaliompatienten sind ältere Menschen.

Die 3 klinisch in erster Linie zu unterscheidenden Typen sind das *(1) noduläre, (2) ulzerierende* und *(3) sklerosierende Basaliom.*

Noduläres Basaliom

Das noduläre Basaliom besteht aus einem glänzenden, durchscheinenden, erhabenen, indurierten Knoten mit kleinen, dilatierten Blutgefäßen auf der Oberfläche. Die assoziierte Hyperkeratose kann ein perlenartiges Erscheinungsbild hervorrufen und zur Fehldiagnose aktinische Keratose oder Basalzellpapillom führen. In einigen Fällen enthält der Tumor Pigment und kann versehentlich für ein malignes Melanom gehalten werden (Abb. 1.**20**). Initial wächst der Tumor langsam, und es kann 1–2 Jahre dauern bis ein Durchmesser von 0,5 cm erreicht ist. Wenn der Tumor nicht als solcher erkannt und im Frühstadium behandelt wird, wächst er in der Folgezeit schneller.

Ulzerierendes Basaliom

Das ulzerierende Basaliom (Ulcus rodens) ist eine weiter fortgeschrittene Läsion mit erhabenen, eingerollten Rändern und einem zentralen Ulkus (Abb. 1.**21**). Erweiterte Blutgefäße können über den lateralen Rand der Veränderung ziehen. Nach relativ trivialen Traumen kann der Tumor bluten.

Sklerosierendes Basaliom

Sklerosierende Basaliome haben ihren Ursprung in der Epidermis, können aber in die Dermis vordringen und sich radial unter der normalen Epidermis ausdehnen. Die Diagnose kann schwierig sein. Zu sehen ist eine flache indurierte Plaque, die gewöhnlich keine Oberflächengefäße aufweist (Abb. 1.**22**). Es ist unmöglich, die Ränder klinisch zu bestimmen. Bei der Palpation scheint der Tumor ausgedehnter zu sein als bei der Inspektion. Gelegentlich ist er multizentrisch. Ein sklerosierendes Basaliom kann eine umschriebene einseitige „chronische Blepharitis" simulieren.

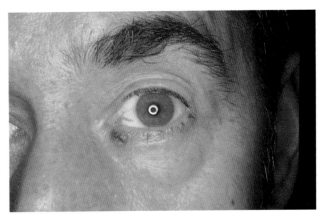

Abb. 1.**20**   Noduläres Basaliom

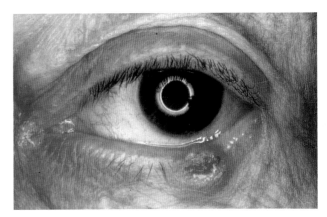

Abb. 1.**21**   Ulzerierendes Basaliom

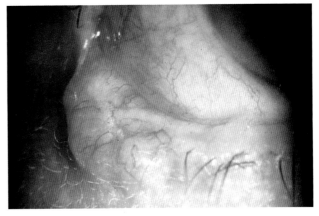

Abb. 1.**22**   Sklerosierendes Basaliom

Plattenepithelkarzinom

Das Plattenepithelkarzinom ist viel seltener als das Basaliom, aber potentiell aggressiver. Metastasierung in die regionalen Lymphknoten ist möglich. Ungefähr 5–10% aller bösartigen Augenlidtumoren sind Plattenepithelkarzinome. Sie können entweder de novo entstehen oder sich aus einer präkanzerösen Dermatose (z. B. aktinische Keratose, Morbus Bowen) entwickeln. Prädilektionstellen sind das untere Augenlid und der Lidrand. Am häufigsten tritt es auf bei älteren Personen

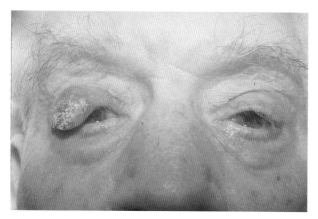

Abb. 1.**23** Plattenepithelkarzinom mit charakteristischer schuppiger Oberfläche

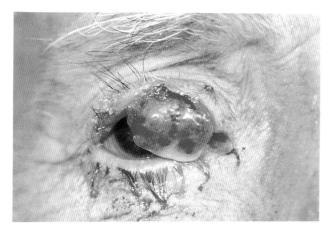

Abb. 1.**24** Großes Talgdrüsenkarzinom

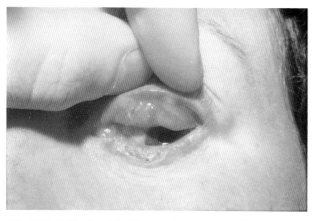

Abb. 1.**25** Infiltratives Talgdrüsenkarzinom des Unterlides mit pagetoider Ausbreitung in die obere palpebrale Konjunktiva

mit blassem Hauttyp und chronischer Sonnenexposition und Hautschäden in der Anamnese. Die Diagnose eines Plattenepithelkarzinoms kann schwierig sein, da sicher gutartige Läsionen, wie z. B. das Keratoakanthom, bei der histologischen Untersuchung in den tieferen Schichten ein invasives Plattenepithelkarzinom aufweisen können. Auch können andere maligne Tumoren, präkanzeröse Veränderungen und gutartige Tumoren Plattenepithelkarzinome imitieren.

Das frühe Plattenepithelkarzinom ist gekennzeichnet durch einen harten Knoten oder einen aufgerauhten, schuppigen Fleck, der über Monate verkrustete Erosionen und Fissuren bildet (Abb. 1.**23**). Dann entwickelt sich unter dem verkrusteten Debris ein flaches Ulkus mit roter Basis und scharf begrenzten, indurierten und erhabenen Rändern. Klinisch kann es nicht von einem Basaliom zu unterscheiden sein, im Hinblick auf das metastatische Potential des Plattenepithelkarzinoms ist die Differenzierung aber sehr wichtig.

Talgdrüsenkarzinom (Meibom-Karzinom)

Das Talgdrüsenkarzinom ist ein seltener Tumor, der meist ältere Menschen betrifft. Gewöhnlich entsteht es aus den Meibom-Drüsen, jedoch gelegentlich auch aus Zeis-Drüsen, den Talgdrüsen der Karunkel und der Augenbraue. Im Gegensatz zu Basaliom und Plattenepithelkarzinom ist der Tumor häufiger im Oberlidbereich zu finden, dort sind die Meibom-Drüsen zahlreicher. Die klinische Diagnose eines Talgdrüsenkarzinoms ist oft schwierig, da im Frühstadium die Zeichen der Malignität sehr subtil sein können. Der Tumor kann entweder einer weniger aggressiven Veränderung ähneln oder fehldiagnostiziert werden als rezidivierendes Chalazion oder chronische Konjunktivitis. Infolge der häufigen Schwierigkeiten bei der Diagnose und der Verzögerung der Behandlung liegt die Mortalitätsrate bei 10%. Metastasen können in regionalen Lymphknoten, Lunge, Leber und Gehirn zu finden sein.

Prognostisch ungünstig sind Oberlidbeteiligung, Durchmesser 10 mm oder mehr (Abb. 1.**24**) und Dauer der Symptome länger als 6 Monate. Die 2 klinischen Haupttypen sind (1) das *noduläre* und (2) das *spreitende* Talgdrüsenkarzinom.

Noduläres Talgdrüsenkarzinom

Das noduläre Talgdrüsenkarzinom bietet das Bild eines diskreten, langsam größer werdenden, festen, gelblichen Knotens. Im Kontrast zu Basaliom und Plattenepithelkarzinom ist initial meist keine Ulzeration vorhanden. In diesem Entwicklungsstadium kann der Tumor klinisch als „Chalazion" imponieren. Da die Differentialdiagnose noduläres Talgdrüsenkarzinom und Chalazion schwierig sein kann, wird empfohlen, bei jedem Chalazion, das rezidiviert oder eine ungewöhnliche Konsistenz aufweist, eine histologische Untersuchung durchzuführen.

Spreitendes Talgdrüsenkarzinom

Das spreitende Talgdrüsenkarzinom infiltriert die Dermis, so daß die primäre Lidveränderung klein bleiben und leicht übersehen werden kann. Die assoziierten diffus verdickten und entzündeten Areale am Lidrand, zusammen mit einem Wimpernverlust, können als „chronische Blepharitis" fehlinterpretiert werden. Als pagetoides Wachstum wird die Tumorausbreitung im Epithel von palpebraler (Abb. 1.**25**), bulbärer und Fornixkonjunktiva bezeichnet. Wenn die bulbäre Konjunktiva vom Tumor infiltriert ist, können eventuell Gefäßinjektion und oberflächliche Hornhautvaskularisation beobachtet und die Veränderung für eine „chronische Konjunktivitis" oder „Keratokonjunktivitis des oberen Limbus" gehalten werden.

Malignes Melanom

Das maligne Melanom ist selten, aber potentiell letal. Die 3 Haupttypen sind *(1) das oberflächlich spreitende, (2) das noduläre und (3)* das aus einer *Lentigo maligna* entstehende maligne Melanom. Letzteres ist eine Präkanzerose, die typischerweise ältere Menschen betrifft und mit einem Melanom der Konjunktiva assoziiert sein kann (Abb. 1.**26**).

Kaposi-Sarkom

Das Kaposi-Sarkom ist ein vaskulärer Tumor, der häufig in Verbindung mit dem Acquired immune deficiency syndrome (AIDS) auftritt. Viele Patienten haben eine fortgeschrittene systemische Beteiligung, obwohl der Tumor in einigen Fällen auch die einzige Manifestation von AIDS sein kann.

Die Untersuchung im Frühstadium zeigt eine rosafarbene, rot-violette bis braune Veränderung, die für eine Purpura, ein kleines Hämatom oder einen Naevus gehalten werden kann (Abb. 1.**27**). Im späteren Stadium wächst der Tumor schnell, kann ulzerieren und hämorrhagisch werden.

Die Behandlung mit niedrig dosierter Radiotherapie ist gewöhnlich sehr effektiv.

Grundlagen der Therapie

Chirurgische Exzision

Das Hauptziel der Chirurgie ist es, den ganzen Tumor zu entfernen, jedoch gleichzeitig soviel gesundes Gewebe wie möglich zu erhalten. Die meisten kleinen Basaliome können geheilt werden durch Exzision des Tumors zusammen mit einem 3 mm breiten, klinisch unauffälligen Rand. Eine ausgedehntere Exzision ist bei großen Basaliomen und aggressiven Tumoren, wie Plattenepithelkarzinomen und Talgdrüsenkarzinomen, erforderlich. Gefrierschnittkontrolle, entweder mit einer Standardmethode oder mikrographischer Chirurgie, kann die Erfolgsrate weiter erhöhen.

Standardgefrierschnitte des entnommenen Materials werden während der Operation auf die Tumorfreiheit der Ränder überprüft. Können keine Tumorzellen gefunden werden, erfolgt die Augenlidrekonstruktion. Werden dagegen in einem Areal Tumorzellen gefunden, wird solange weiter exzidiert, bis das Untersuchungsmaterial tumorfrei ist.

Mikrographische Chirurgie, auch *Mohs-Technik* genannt, schließt die Exzision mit horizontalen Seriengefrierschnitten der Tumorunterfläche ein. Die Schnitte werden farbenkodiert oder kartographiert, um verbliebene tumorhaltige Areale identifizieren zu können. Obwohl sehr zeitaufwendig, ermöglicht diese Methode die Kombination von maximaler Chance der kompletten Tumorentfernung mit minimaler Opferung gesunden Gewebes. Besonders sinnvoll ist diese Technik bei diffus wachsenden Tumoren mit undefinierbaren Rändern und fingerartigen Ausläufern, wie sklerosierenden Basaliomen, Talgdrüsenkarzinomen und rezidivierenden Tumoren.

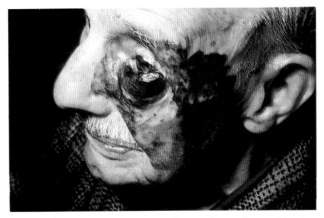

Abb. 1.**26**   Malignes Melanom, aus einer Lentigo maligna entstanden

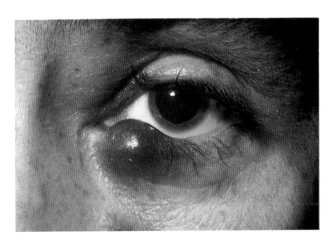

Abb. 1.**27**   Kaposi-Sarkom

Augenlidrekonstruktion

Die der Exzision folgende Rekonstruktion des Augenlides ist abhängig von dem Ausmaß der liddurchgreifenden horizontalen Resektion. Außerdem ist es wichtig, sowohl die anteriore Lamelle aus Haut und M. orbicularis als auch die posteriore Lamelle aus Tarsus und Konjunktiva zu rekonstruieren. Die graue Linie bildet die Grenze zwischen den beiden Lamellen (s. Abb. **1.1**). Wenn eine der beiden Lamellen während der Exzision geopfert werden mußte, muß sie mit gleichartigem Gewebe rekonstruiert werden. Die Technik ist abhängig von der Größe des Defekts.

Kleine Defekte, die weniger als ⅓ des Augenlides einnehmen, können in der Regel direkt verschlossen werden, vorausgesetzt, das umgebende Gewebe ist elastisch genug, um die Annäherung der Ränder zu ermöglichen. Falls keine Annäherung möglich ist, kann zur Mobilisierung weiteren Gewebes eine laterale Kantholyse durchgeführt werden (Abb. 1.**28a–c**).

Defekte mittlerer Größe, die weniger als die Hälfte des Augenlides betreffen, erfordern zur Defektdeckung einen semizirkulären Tenzel-Lappen (Abb. 1.**29a–c**).

Große Defekte, die mehr als die Hälfte des Augenlides betreffen, können mit einer der folgenden Techniken gedeckt werden:

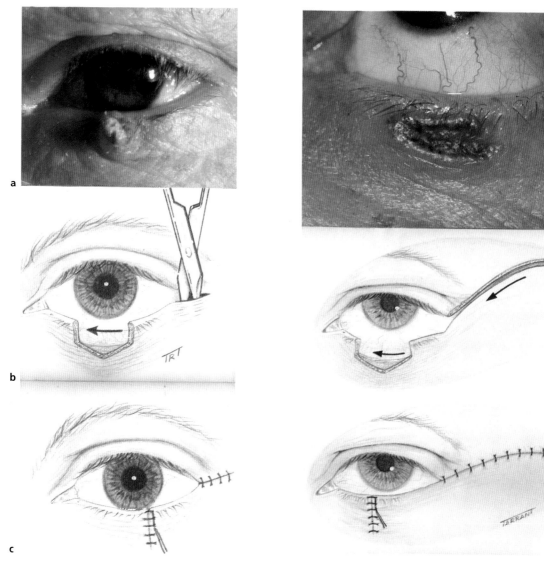

Abb. 1.**28a–c**   **a** Kleines Basaliom, **b** u. **c** Einfacher Defektverschluß

Abb. 1.**29a–c**   **a** Basaliom mittlerer Größe, **b** u. **c** Tenzel-Lappen

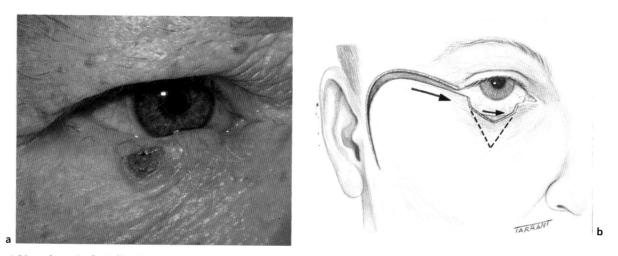

Abb. 1.**30a** u. **b**   **a** Großes infiltratives Basaliom, **b** Mustarde Wangen-Rotations-Lappen

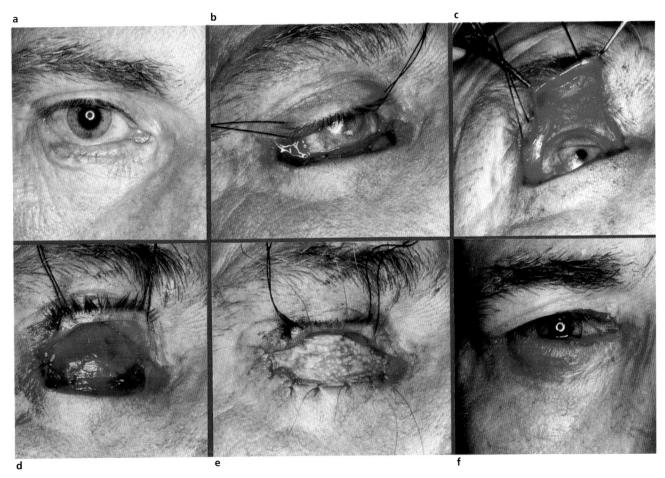

Abb. 1.**31a–f**   Augenlid-Teilungsverfahren nach kompletter Exzision des Unterlides

1. **Der Mustarde Wangen-Rotations-Lappen** (Abb. 1.**30a** u. **b**) wird eingesetzt, um große vertikale Ober- oder Unterliddefekte zu decken. Die hintere Lamelle wird mit Nasenseptumknorpel und Mukosa oder einer durchgreifenden Wangenschleimhaut rekonstruiert.
2. **Augenlid-Teilungsverfahren** können ebenfalls zur Deckung großer Defekte benutzt werden, obwohl bei der Rekonstruktion des Unterlides hierdurch die Funktion des Oberlides nicht beeinträchtigt werden sollte. Die Abb. 1.**31a–f** zeigt die Rekonstruktion des ganzen Unterlides nach der Exzision wegen eines infiltrierenden Basalioms:
    a) Ein tarsokonjunktivaler Lappen wird zur Füllung der posterioren Lamelle benutzt (Abb. 1.**31c** u. **d**).
    b) Die anteriore Lamelle wird entweder aus einem Hautlappen oder einem Transplantat rekonstruiert (Abb. 1.**31c**).
    c) Nach 6–8 Wochen wird der Brückenlappen geöffnet (Abb. 1.**31f**).
3. **Glabellalappen** können erforderlich sein bei Defekten mit Einbeziehung des medialen Kanthus und des medialen Oberlidanteils (Abb. 1.**32c**).

Exenteratio orbitae

Die Exenteratio umfaßt die Entfernung von Bulbus und Orbitainhalt. Gelegentlich ist sie erforderlich bei Tumoren mit Orbitainvasion und Talgdrüsenkarzinomen mit pagetoider Aus-

breitung. Eine radikale Halsdissektion (neck dissection) kann erforderlich sein bei Metastasierung in die regionalen Lymphknoten.

Strahlentherapie

Indikationen für die Strahlentherapie sind kleine noduloulzerative Basaliome, die nicht den Bereich des medialen Kanthus einbeziehen, bei Patienten, die nicht operationsfähig sind oder einen operativen Eingriff ablehnen.

Kontraindikationen:

1. Basaliome des medialen Kanthus, da sie oft tief infiltrieren und schwierig allein durch die Strahlentherapie zu beseitigen sind.
2. Oberlidtumoren, da die nachfolgende Keratinisierung für den Patienten unangenehm ist.
3. Aggressive Tumoren, wie sklerosierende Basaliome, Plattenepithelkarzinome und Talgdrüsenkarzinome.

Die *Rezidivrate* nach Strahlentherapie ist höher als nach chirurgischer Entfernung und die Bestrahlung erlaubt nicht die histologische Überprüfung der kompletten Tumorentfernung. Rezidive nach Strahlentherapie sind wegen der schlechten Heilungstendenz des bestrahlten Gewebes besonders schwierig chirurgisch zu behandeln.

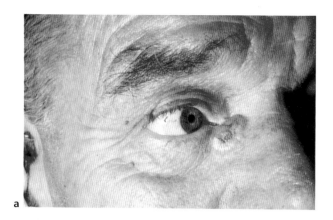

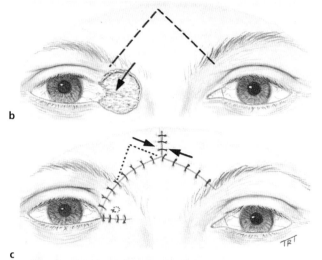

Abb. 1.**32 a–c**
a Basaliom mit Einbeziehung des medialen Kanthus
b u. **c** Glabellalappen

Potentielle Komplikationen der Strahlentherapie schließen Hautverletzungen, Wimpernverlust, konjunktivale Keratinisierung, trockenes Auge, Keratopathie, Katarakt, Stenose des Tränennasengangs und, nach Bestrahlung des medialen Kanthus, Retinopathie und Optikusneuropathie ein.

Kryotherapie

Indikationen für eine Kryotherapie stellen relativ kleine und oberflächliche Basaliome dar.

Kontraindikationen gleichen denjenigen der Strahlentherapie.

Die Kryotherapie kann bei Patienten mit Talgdrüsenkarzinomen und epibulbärer, pagetoider Ausbreitung eine sinnvolle Ergänzung zur Chirurgie sein und damit die Exenteratio ersparen. Auch bei Tumoren um den Kanalikulus kann die Kryotherapie vorteilhaft sein, da sie nicht zur Stenosierung führt.

Die *Rezidivrate* entspricht derjenigen nach Strahlentherapie.

Potentielle Komplikationen schließen Hautdepigmentation, Wimpernverlust und vermehrtes Bindehautwachstum ein.

Chemotherapie

Chemotherapie mit intravenösem Cisplatin kann eingesetzt werden zur Größenreduktion vor der lokalen Exzision bei sehr großen und fortgeschrittenen Basaliomen sowie bei Patienten, die eine Exenteratio ablehnen.

▌Erkrankungen der Augenwimpern

Trichiasis

Trichiasis ist eine erworbene, verkehrte Ausrichtung vorher normaler Wimpern nach hinten. Davon abgegrenzt werden sollte die Pseudotrichiasis als Folge eines Entropiums. In beiden Fällen irritieren die Wimpern die Kornea und verursachen infolgedessen initial eine Keratitis superficialis. Komplikationen lange bestehender Fälle schließen Pannusbildung (Abb. 1.33), Hornhautulzeration und gelegentlich eine infektiöse Keratitis ein. Die Trichiasis ist häufig mit Trachom und schwerer chronischer Staphylokokkenblepharitis assoziiert.

Behandlung

1. **Die Epilation,** bei der die Wimpern mechanisch mit der Pinzette entfernt werden, ist einfach und effektiv. Unglücklicherweise sind Rezidive innerhalb von 4–6 Wochen häufig und der Vorgang muß wiederholt werden.

2. **Die Elektrolyse** ist umständlich. Über eine feine Nadel wird elektrischer Strom in die Wurzel geleitet und zerstört den Wimpernfollikel. Meist sind zahlreiche Behandlungen erforderlich, um ein zufriedenstellendes Ergebnis zu erhalten. Wiederholte Behandlungen können zur Vernarbung des Augenlides führen.

3. **Die Kryotherapie** ist sehr effektiv, da eine große Anzahl von Wimpern gleichzeitig beseitigt wird. Durchgeführt wird sie mit einem speziellen Kryostab, der die Wimpernfollikel auf –20 °C gefriert. Die Gefrierzeit beträgt für das Oberlid 25 Sekunden und das Unterlid 20 Sekunden. Das Gewebe taut anschließend spontan auf und der Vorgang wird einmal wiederholt. Zwei Nachteile des Verfahrens sind Hautdepigmentation bei dunkelhäutigen Personen und die Destruktion der Meibom-Drüsen, die zur Reduktion der Tränenfilmintegrität führen kann. Bei okulärem vernarbendem Pemphigoid sollte die Kryotherapie vermieden werden, da sie zur Exazerbation der Erkrankung führen kann.

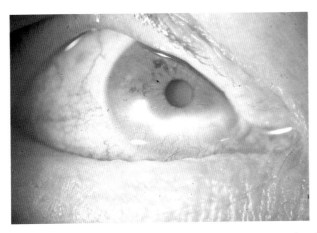

Abb. 1.**33**   Inferiorer kornealer Pannus durch eine ausgeprägte chronische Trichiasis

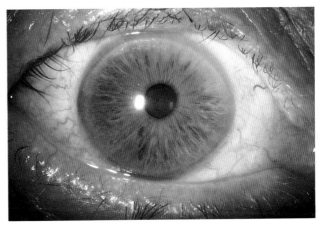

Abb. 1.**34**   Distichiasis

4. Die Laserthermoablation ist eine einfache uand schmerzlose Therapie, die den Wimpernfollikel präzise zerstört, ohne eine Anästhesie zu erfordern. Der Einsatz ist sinnvoll, wenn nur wenige, verstreute Wimpern entfernt werden sollen oder bei Patienten mit Erkrankungen, wie z. B. dem okulären Pemphigoid, bei dem die Stimulation einer Entzündung nicht wünschenswert wäre. Die Technik ist folgendermaßen:

a) Der Argon-Laser-Strahl wird eingestellt auf 50 μm (Fleckgröße), 0,2 Sekunden (Zeit) und 1000–1200 mW (Energie).

b) Der Strahl wird auf die Wimpernwurzel fokussiert und ausgelöst.

c) Der Krater wird durch Zunahme der Fleckgröße auf 200 μm vertieft, um den Wimpernfollikel zu erreichen. Zur Zerstörung eines Follikels sind ungefähr 12 Applikationen erforderlich.

Ungefähr ²/₃ aller Fälle heilen nach einer oder zwei Sitzungen. Die vollständige Heilung des Augenlides ohne Vaskularisation oder Verformung erfolgt innerhalb von 6 Wochen.

Abb. 1.**35**   Behandlung einer Distichiasis mit Kryotherapie

Kongenitale Distichiasis

Die kongenitale Distichiasis ist eine seltene Veränderung. Eine partielle oder vollständige zweite Wimpernreihe entspringt aus den Öffnungen der Meibom-Drüsen oder etwas dahinter (Abb. 1.**34**). Die Veränderung kann sporadisch auftreten oder autosomal-dominant vererbt werden. Die Wimpern neigen dazu dünner, kürzer und weniger pigmentiert zu sein als normale Zilien. Die kongenitale Distichiasis sollte von erworbenen, metaplastischen Wimpern, die beim späten Stevens-Johnson-Syndrom, Trachom und bei Verbrennungen auftreten, unterschieden werden. Bei diesen Erkrankungen entspringen die Wimpern in der Nähe der Öffnungen der Meibom-Drüsen und sind assoziiert mit anderen metaplastischen Veränderungen, wie Keratinisierung der Konjunktiva.

Behandlung (Abb. 1.**35**):

1. Das Augenlid wird entlang der grauen Linie in eine anteriore und posteriore Lamelle geteilt.
2. Die posteriore Lamelle wird mit Kryotherapie behandelt.
3. Die beiden Lamellen werden wieder adaptiert.

Dieser Vorgang verhindert die Depigmentation der Haut und gewährleistet die Zerstörung der aberrierenden Wimpern ohne Schädigung der normalen Wimpern in der anterioren Lamelle.

Entropium

Das Entropium ist eine Einwärtswendung des Augenlides. Die 4 Haupttypen sind *(1) altersabhängiges* (seniles), *(2) narbenbedingtes, (3) kongenitales* und *(4) akut spastisches* Entropium.

Altersabhängiges Entropium

Pathogenese

Das altersabhängige (senile) Entropium ist mit Abstand der häufigste Typ und betrifft nur das Unterlid. Es wird verursacht durch eine Kombination der folgenden, altersbedingten Veränderungen:

1. Beim Lidschluß erfolgt die Überlagerung des prätarsalen M.-orbicularis-Anteils durch den präseptalen. Hierdurch hat die untere Tarsuskante die Tendenz, sich vom Bulbus weg und die obere sich zum Bulbus hin zu drehen (Abb. 1.36).
2. Horizontale Lidschlaffheit resultiert aus der Verdünnung und Atrophie des Tarsus und der Lidbändchen. Klinisch kann dieses dadurch gezeigt werden, daß sich der zentrale Unterlidanteil um 6 mm oder mehr vom Bulbus abziehen läßt.
3. Die Schwäche der Unterlidretraktoren kann klinisch gezeigt werden, indem sich der Unterlidrand beim Abwärtsblick nicht ausreichend mitbewegt.

Behandlung

1. **Kauterisation** durch die Haut unter den Wimpern schafft eine Narbe und Barriere zwischen präseptalem und prätarsalem M. orbicularis (Abb. 1.37a–c).
2. **Transverse Lideversionsnähte** zur Verhinderung der Überlagerung des präseptalen M. orbicularis können als temporäre Maßnahme eingesetzt werden (Abb. 1.38a).

3. **Das Wies-Verfahren** besteht aus einer durchgreifenden horizontalen Lidspaltung und marginalen Rotation (Abb. 1.38b). Die Narbe schafft eine Barriere zwischen präseptalem und prätarsalem M. orbicularis und die evertierende Naht transferiert den Zug der Unterlidretraktoren vom Tarsus zu Haut und M. orbicularis.
4. **Das Fox-Verfahren** besteht in der Exzision von Konjunktiva und Tarsus in der Form eines Dreiecks mit der Basis nach unten. Es stellt ein relativ einfaches Verfahren zur Behandlung eines milden Entropiums dar (Abb. 1.39a u. b).
5. **Die Verkürzung der Unterlidretraktoren** schafft ebenfalls eine Barriere zwischen präseptalem und prätarsalem M. orbicularis (Abb. 1.40a u. b). Obwohl sie als primärer Eingriff durchgeführt werden kann, wird sie oft reserviert für die Behandlung von Rezidiven, die nach dem Wies-Verfahren und horizontaler Lidverkürzung auftreten.

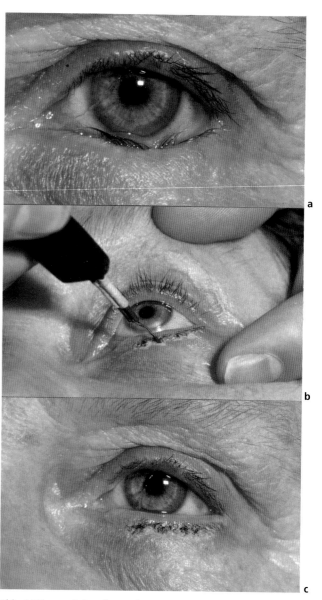

Abb. 1.**37 a–c** Behandlung des altersabhängigen Entropiums mit Kauterisation

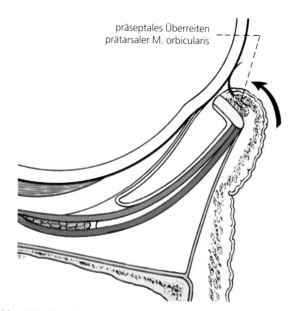

präseptales Überreiten
prätarsaler M. orbicularis

Abb. 1.**36** Pathogenese des altersabhängigen Entropiums

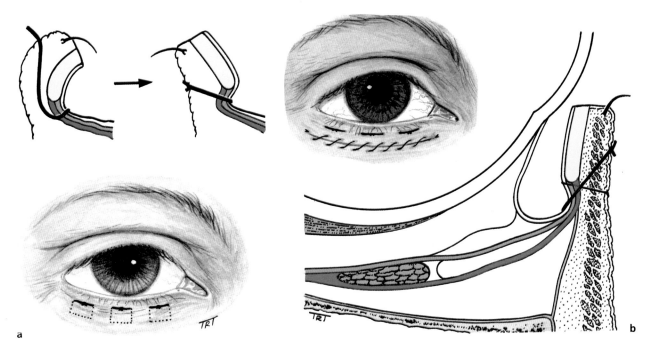

a

b

Abb. 1.**38**a u. **b**   **a** Transverse Lideversionsnaht, **b** Wies-Verfahren

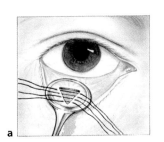

a

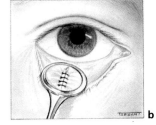

b

Abb. 1.**39**a u. **b**   Fox-Verfahren

Narbenentropium

Das Narbenentropium wird normalerweise durch Vernarbung der palpebralen Konjunktiva, die den Lidrand zum Bulbus zieht, verursacht.

Ursachen schließen das okuläre narbige Pemphigoid, Stevens-Johnson-Syndrom, Trachom und Verätzungen ein.

Die Behandlung hat zum Ziel, die Wimpern von der Hornhaut fernzuhalten (Kontaktlinse, Epilation) und die Deformität chirurgisch zu korrigieren. Bei Fällen geringer Ausprägung am Unterlid umfaßt der chirurgische Eingriff eine Tarsusfraktur, wohingegen bei schweren Fällen der Ersatz des kontrahierten konjunktivalen Gewebes durch Schleimhauttransplantate erforderlich ist.

Kongenitales Entropium

Ein wirkliches kongenitales Entropium ist sehr selten und wird auf die inkorrekte Entwicklung der Insertion der Retraktoraponeurose in die Tarsusunterkante zurückgeführt.

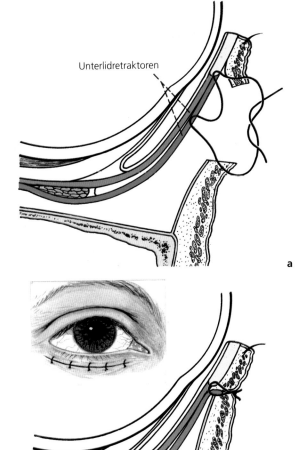

Unterlidretraktoren

a

b

Abb. 1.**40**a u. **b**   Verkürzung der Unterlidretraktoren

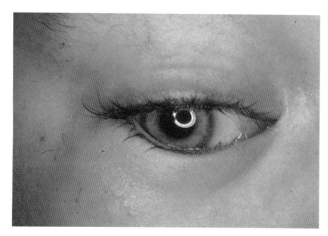

Abb. 1.**41** Kongenitales Entropium

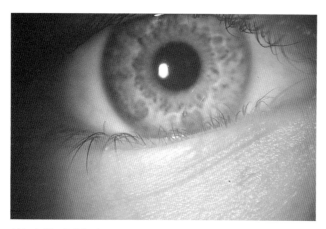

Abb. 1.**42** Epiblepharon

Die Behandlung mit einem Tarsus-Fixationsverfahren ist sofort erforderlich, um einen Hornhautschaden zu verhindern.

Bei der Untersuchung ist eine Einwärtswendung des ganzen Lides und der Wimpern mit fehlender unterer Lidfalte zu sehen (Abb. 1.**41**).

Kongenitales Epiblepharon

Das kongenitale Entropium sollte nicht mit dem häufigeren Epiblepharon verwechselt werden.

Die Untersuchung zeigt eine zusätzliche Hautfalte, die entlang des Lidrandes verläuft (Abb. 1.**42**). Die Wimpern sind vertikal ausgerichtet, insbesondere medial, und obwohl sie die Hornhaut berühren können, verursachen sie selten Beschwerden. Die beiden Veränderungen können durch das Herabziehen der Hautfalte unterschieden werden. Beim Epiblepharon drehen sich die Wimpern nach außen und die normale Lidstellung wird sichtbar. Beim kongenitalen Entropium wird das ganze Augenlid vom Bulbus weggezogen.

Eine Behandlung ist in den meisten Fällen nicht erforderlich, da sich die Veränderung mit fortschreitendem Alter in der Regel spontan zurückbildet. Eine Minderheit der Fälle mit persistierender Symptomatik benötigt Lidstütznähte oder eine Hautresektion.

Akutes spastisches Entropium

Das akute spastische Entropium wird verursacht durch Spasmen des M. orbicularis infolge okulärer Irritation oder eines essentiellen Blepharospasmus. Nach Beseitigung der Ursache bildet es sich gewöhnlich spontan zurück.

Behandlungsmöglichkeiten zur temporären Korrektur sind folgende:
1. Befestigung des Lides mit Pflaster an der Wangenhaut.
2. Augenlid-Eversionsnaht wie oben beschrieben.
3. Applikation eines chirurgischen Gewebeklebstoffes auf eine Hautfalte direkt unter dem unteren Augenlid.

▊ Ektropium

Das Ektropium ist eine Auswärtswendung des Augenlides. Es ist häufig mit Epiphora und chronischer Konjunktivitis assoziiert. Lange bestehende, fortgeschrittene Fälle können zu einer Expositionskeratopathie und sekundär zu konjunktivaler Hypertrophie und Keratinisierung führen. Die 4 Haupttypen sind *(1) altersabhängiges* (seniles), *(2) narbenbedingtes, (3) kongenitales* und *(4) paralytisches* Ektropium.

Altersabhängiges Ektropium

Klinische Charakteristika

Das altersabhängige (senile) Ektropium betrifft das Unterlid älterer Menschen und hat damit vieles gemeinsam mit dem altersbedingten Entropium. Die für beide Krankheitsbilder verantwortlichen Altersveränderungen sind identisch. Das altersabhängige Ektropium ist charakterisiert durch eine exzessive horizontale Augenlidverlängerung, in Kombination mit einer Schwäche des prätarsalen M.-orbicularis-Anteils. Damit verbunden ist häufig Laxheit der medialen und lateralen Lidbändchen, die klinisch demonstriert werden kann durch eine ausgeprägte temporale Verlagerung des unteren Tränenpünktchens, wenn das Lid zur Seite gezogen wird.

Behandlung

Das Vorgehen wird hauptsächlich bestimmt von der Position und dem Ausmaß der horizontalen Lidlaxheit.

Das mediale Ektropium kann mit einem der folgenden Verfahren korrigiert werden:

1. **Ziegler-Kauter-Punktionen,** die 5 mm unterhalb des Tränenpünktchens plaziert werden, können eingesetzt werden, um eine geringe mediale Laxheit mit Tränenpünktcheneversion zu korrigieren.

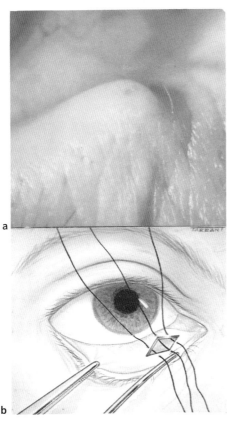

Abb. 1.43a u. b
a Gering ausgeprägtes mediales Ektropium
b Mediale Konjunktivalplastik

2. **Eine mediale Konjunktivalplastik** ist ebenfalls für Fälle mit gering ausgeprägtem, medialen Ektropium geeignet. Sie besteht in der Exzision eines rhombusförmigen Gewebestückes von ungefähr 4 mm Höhe und 8 mm Länge, parallel zu und etwas unterhalb von Kanalikulus und Tränenpünktchen (Abb. 1.43 b).
3. **Das Verfahren des „liegenden T's"** (Lazy-T-procedure) wird zur Korrektur eines ausgeprägten medialen Ektropiums eingesetzt. Es besteht in einer durchgreifenden medialen Exzision lateral des Tränenpünktchens, kombiniert mit einer medialen Konjunktivaplastik (Abb. 1.44b u. c).

Ein extensives Ektropium mit Einbeziehung des ganzen Augenlides erfordert eine der folgenden horizontalen Lidverkürzungsverfahren:

1. **Das Bick-Verfahren** besteht in einer durchgreifenden, trapezförmigen Exzision des Lides am lateralen Kanthus (Abb. 1.45a u. b).
2. **Das modifizierte Kuhnt-Szymanowski-Verfahren** besteht in der Exzision eines lateralen Hautdreiecks und eines auf der Spitze stehenden Fünfecks aus dem lateralen Liddrittel (Byron-Smith-Modifikation) (Abb. 1.46b u. c).

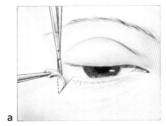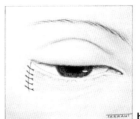

Abb. 1.45a u. b   Bick-Verfahren

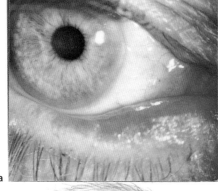

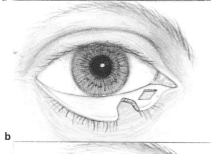

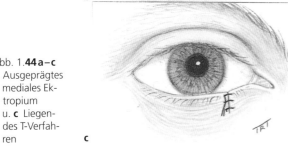

Abb. 1.44a–c
a Ausgeprägtes mediales Ektropium
b u. **c** Liegendes T-Verfahren

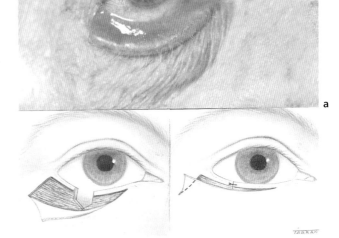

Abb. 1.46a–c
a Ausgeprägtes altersabhängiges Ektropium
b u. **c** Modifiziertes Kuhnt-Szymanowski-Verfahren

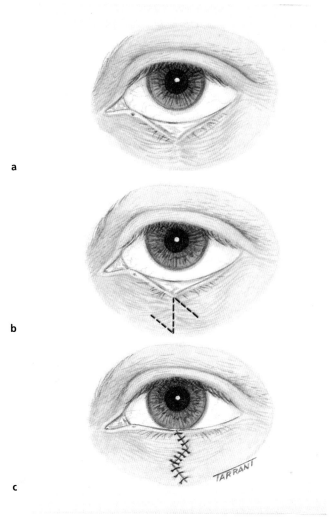

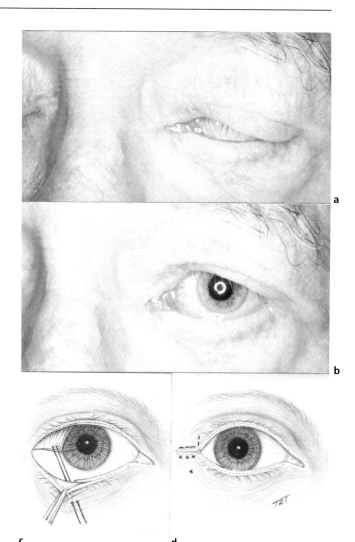

Abb. 1.**47a–c**
a Narben-Ektropium
b u. **c** Vertikales Lidverlängerungsverfahren (Z-Plastik)

Abb. 1.**48a–d**
a Inkompletter Lidschluß durch eine Fazialisparese
b Paralytisches Ektropium mit einem großen Unterlid-Tränenmeniskus
c u. **d** Laterale Kanthoplastik

Wenn exzessive Laxheit des medialen Lidbändchens besteht, sollte eine Lidbändchenstraffung erfolgen, bevor geschätzt wird, wieviel Gewebe zu exzidieren ist.

Narbenektropium

Das Narbenektropium entsteht durch Vernarbung oder Kontraktur von Haut und darunterliegenden Geweben, die das Augenlid vom Bulbus wegziehen. Wichtige Ursachen sind z. B. Tumoren, Trauma und Verbrennungen.

Die Behandlung von schweren Fällen besteht in der Exzision des verursachenden Narbengewebes in Kombination mit einem Verfahren, das einen Hautüberschuß zum Ersatz der vertikal fehlenden Haut schafft, wie z. B. Z-Plastik (Abb. 1.47 b u. c), Transpositionslappen oder freie Hauttransplantate.

Kongenitales Ektropium

Das kongenitale Ektropium ist eine seltene, beidseitige Veränderung, die isoliert oder in Verbindung mit einer Blepharophimose auftreten kann (s. Abb. 1.53).

Die Behandlung der schweren Fälle besteht im Ausgleich des vertikalen Hautdefekts mittels eines durchgreifenden Hauttransplantats.

Paralytisches Ektropium

Die Ursache des paralytischen Ektropiums ist eine Fazialisparese. Im folgenden sind die sekundären Veränderungen beschrieben, die in schweren Fällen beobachtet werden können.

1. Keratopathia e lagophthalmo (Expositionskeratopathie), bedingt durch einen inkompletten Lidschlag und die Unfähigkeit, das Augenlid zu schließen (Lagophthalmus) (Abb. 1.48a).
2. Epiphora (Abb. 1.48b), bedingt durch die Kombination von fehlendem Tränenpumpmechanismus und einem Anstieg der Tränenproduktion infolge der exponierten Hornhaut.
3. Retraktion des Augenlides und kosmetische Verformung wie Augenbrauenptosis.

Behandlung

Die Behandlung ist unterschiedlich für milde, temporäre Fälle, welche die Folge einer Bell-Lähmung darstellen und schwere, permanente Fälle, die der Resektion eines Parotistumors folgen können.

Die *temporäre Behandlung* besteht aus künstlichen Tränen tagsüber sowie Augensalbe und Pflasterverschluß der Lider während des Schlafs. Bei Patienten mit sehr gering ausgeprägtem Bell-Phänomen, kann eine temporäre Tarsorrhaphie in Frage kommen, bei der das Oberlid an das Unterlid genäht wird.

Die *permanente Behandlung* zielt auf die Reduktion der horizontalen und vertikalen Lidspalte mit einem der folgenden Verfahren:

1. **Bei der medialen Kanthoplastik** werden die Augenlider medial der Tränenpünktchen zusammengenäht. Der Ein-griff ist sinnvoll bei einem gering ausgeprägten Ektropium, die Tränenpünktchen werden invertiert und die Lidspalte zwischen innerem Kanthus und unterem Tränenpünktchen verkürzt. Bei assoziierter Lidlaxheit, besonders generalisiert oder lateral, kann eine mediale Kanthoplastik mit einem lateralen Kanthus-Schlingen-Verfahren kombiniert werden, zur Verkürzung des Augenlides und Anhebung des lateralen Kanthus. Eine laterale Kanthoplastik kann ebenfalls hilfreich sein (Abb. 1.**48 c** u. **d**).
2. **Eine dosierte Levatorrücklagerung** zur Korrektur der Oberlidretraktion.
3. **Prothetische Vorrichtungen,** wie Silikon-Schlingen, die das Augenlid umgeben, können eine dynamische Funktion ermöglichen, so daß Lidöffnung und -verschluß möglich sind. Unglücklicherweise sind die Ergebnisse oft enttäuschend, und es besteht eine hohe Komplikationsrate.

▎Ptosis

Die Ptosis ist eine anomal tiefe Position des Oberlides in Relation zum Bulbus. Die 4 Haupttypen sind *(1) neurogene, (2) aponeurotische, (3) mechanische* und *(4) myogene Ptosis.*

Neurogene Ptosis

Die neurogene Ptosis ist durch einen erworbenen oder kongenitalen Innervationsdefekt bedingt. Wichtige Ursachen sind eine Lähmung des 3. Hirnnervs und das Horner-Syndrom (okulosympathische Lähmung), beide werden in Kapitel 14 besprochen. Andere Formen der neurogenen Ptosis sind das Marcus-Gunn-Syndrom und eine Fehlregeneration des 3. Hirnnervs.

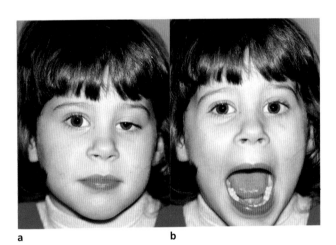

a   b

Abb. 1.**49 a** u. **b**   Marcus-Gunn-Syndrom

Marcus-Gunn-Syndrom

Das Marcus-Gunn-Syndrom (mandibulopalpebrale Synkinesie) ist verantwortlich für ungefähr 5% aller Fälle kongenitaler Ptosis.

Die Untersuchung zeigt eine Retraktion oder ein „Zwinkern" des ptotischen Lides in Verbindung mit der Stimulation des ipsilateralen M. pterygoideus durch z. B. Mundöffnung, Kauen, Saugen oder Bewegung des Kiefers zur kontralateralen Seite (Abb. 1.49 a u. b). Seltener sind eine Protrusion des Kiefers, Lachen, Schlucken und Zähnezusammenbeißen die Auslöser.

Die Behandlung besteht gewöhnlich in einer Levatorexzision in Kombination mit einem Frontalis-Suspensions-Verfahren (Abb. 1.**59 b** u. **c**).

Fehlregeneration des 3. Hirnnervs

Fehlregenerationssyndrome des 3. Hirnnervs können kongenital sein oder häufiger einer erworbenen Okulomotoriusparese folgen.

Während der Untersuchung sind bizarre Bewegungen des Oberlides bei verschiedenen Augenbewegungen zu sehen.

Die Behandlung ist identisch mit derjenigen des Marcus-Gunn-Syndroms.

Aponeurotische Ptosis

Die aponeurotische Ptosis entsteht durch einen Defekt, der die Übertragung der Kraft vom normalen Levatormuskel auf das Oberlid beschränkt. Der zugrundeliegende Defekt in der Aponeurose kann eine lokalisierte Dehiszenz oder Desinsertion oder eine generalisierte Verdünnung oder Dehnung sein.

Bei der Untersuchung sind folgende Befunde zu erheben:
1. Eine gute Levatorfunktion.
2. Eine hohe (12 mm oder mehr) oder abwesende Deckfalte, weil die posterioren Verbindungen der Aponeurose zum Tarsus abgelöst sind, wohingegen die anterioren Verbin-

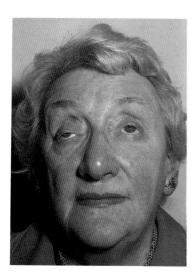

Abb. 1.**50** Bilaterale altersabhängige Ptosis

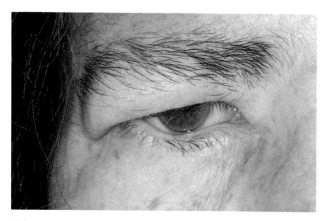

Abb. 1.**51** Dermatochalasis

dungen intakt geblieben sind und die Hautfalte nach oben gezogen haben.

3. Verdünnung des Augenlides oberhalb des Tarsus und Vertiefung des oberen Sulkus (Abb. 1.**50**).

Die Behandlung besteht meist in einer Verstärkung der Aponeurose (s. Abb. 1.**60b**).

Altersabhängige Ptosis

Die altersabhängige (senile) Ptosis ist auf einen mit dem Alter verbundenen degenerativen Prozeß der Levatoraponeurose zurückzuführen. Die Ptosis ist gewöhnlich bilateral und kann mit der myasthenischen Ptosis verwechselt werden, da sie häufig gegen Abend zunimmt, infolge der Ermüdung des Müller-Muskels, der sehr aktiv sein muß, um das Augenlid angehoben halten zu können.

Die Behandlung von gering ausgeprägten Fällen kann mit dem Fasanella-Servat-Verfahren (s. Abb. 1.**57b** u. **c**) erfolgen, wohingegen schwerere Fälle eine Verstärkung der Aponeurose benötigen.

Postoperative Ptosis

Die postoperative Ptosis ist wahrscheinlich die häufigste Ptosisform, die dem allgemeinen Ophthalmologen begegnet. Bei etwa 5% der Patienten ist die Ptosis Folge einer Katarakt-, Glaukom- oder Amotiooperation. Sie tritt häufiger bei Patienten mit vorbestehender schwacher Aponeurose auf. Vermutlich ist sie auf eine Dehiszenz oder Desinsertion der Levatoraponeurose durch traumatische Einwirkung auf das Oberlid oder den superioren Levatorkomplex durch eine Zügelnaht zurückzuführen. Kataraktchirurgie ohne Zügelnaht ist mit einer niedrigeren Inzidenz postoperativer Ptosis verbunden.

Die Behandlung besteht in einem Fasanella-Servat-Verfahren.

Blepharochalasis

Die Blepharochalasis ist eine seltene Veränderung, die charakterisiert ist durch rezidivierende Episoden eines schmerzlosen, nicht-dellenbildenden Ödems des oberen Augenlides, das sich gewöhnlich nach mehreren Tagen zurückbildet. Die Veränderung sollte nicht mit einer Dermatochalasis verwechselt werden (s. später). Die Blepharochalasis tritt gewöhnlich zuerst während der Pubertät auf, mit der Zeit werden die Episoden seltener. Beide Geschlechter erkranken gleich häufig. Gelegentlich sind die Unterlider betroffen und unilaterale Fälle können auftreten. Im folgenden sind die 2 Formen der Blepharochalasis aufgeführt:

1. **Hypertrophisch:** mit Herniation des orbitalen Fetts durch das geschwächte orbitale Septum.
2. **Atrophisch:** die Haut des Oberlides ist gedehnt, verdünnt, verfärbt und überreichlich vorhanden und sieht aus wie geknülltes Zigarettenpapier (s. Abb. 1.**60a**). In einigen Fällen haben die Verdünnung oder Dehiszenz der Levatoraponeurose eine Ptosis zur Folge.

Die Behandlung besteht gewöhnlich in einer operativen Korrektur der Aponeurose, die eventuell mit einer Blepharoplastik kombiniert werden muß.

Mechanische Ptosis

Die mechanische Ptosis ist das Ergebnis einer herabgesetzten Mobilität des oberen Augenlides durch konjunktivale Vernarbung oder exzessives Gewicht, z. B. als Folge von Ödem, Dermatochalasis oder Tumoren. Die Dermatochalasis ist charakterisiert durch überreichliche Oberlidhaut und tritt ausschließlich bei älteren Menschen auf. Sie kann verbunden sein mit einer Fettprotrusion durch ein geschwächtes orbitales Septum. Infolgedessen sehen die Lider sackartig erweitert aus und haben eine undeutliche Deckfalte.

Symptome schließen ein schweres Gefühl um die Augen, Brauenschmerz und, in schweren Fällen, Visusherabsetzung durch Obstruktion ein. Die Dermatochalasis kann auch eine Pseudoptosis verursachen, wenn die überreichliche Haut über den normalen Lidrand hinausgeht (Abb. 1.**51**).

Die Behandlung ist abhängig von der Ursache.

Myogene Ptosis

Die myogene (myopathische) Ptosis ist bedingt entweder durch eine kongenitale bzw. erworbene Myopathie des Levatormuskels selbst oder durch eine herabgesetzte Übertragung der Impulse an der neuromuskulären Verbindung. Eine mit Myasthenie assoziierte Ptosis wird auch als neuromyopathisch bezeichnet. Die erworbene Ptosis in Verbindung mit Myasthenia gravis, myotoner Dystrophie und okulärer Myopathie wird in Kapitel 14 besprochen. Die 2 Hauptformen der kongenitalen myogenen Ptosis sind die *einfache* und die mit dem *Blepharophimosesyndrom* assoziierte.

Einfache kongenitale Ptosis

Die einfache kongenitale Ptosis ist auf eine entwicklungsbedingte Dystrophie des Levatormuskels zurückzuführen.

Die Untersuchung zeigt folgendes:

1. Eine variable unilaterale oder bilaterale Ptosis (Abb. 1.**52**).
2. Beim Blick nach unten steht das ptotische Augenlid etwas höher als das normale Augenlid, als Folge schlechter Entspannung. Nach einer chirurgischen Korrektur kann das Zurückbleiben des Oberlides beim Blick nach unten ausgeprägter werden. Dieses steht im Gegensatz zur erworbenen Ptosis, bei der das betroffene Lid beim Blick nach unten dieselbe Position wie das normale Augenlid einnimmt.
3. Eine Schwäche des M. rectus superior kann wegen seiner engen embryologischen Verbindung zum Levator bei einigen Patienten vorhanden sein.
4. In schweren Fällen kann eine Kopfzwangshaltung mit Anhebung des Kinns vorliegen.
5. Refraktionsfehler, wie Astigmatismus und Anisometropie, sind relativ häufig und öfter für eine Amblyopie verantwortlich als die Ptosis selbst.

Die Behandlung von Kindern mit geringer bis mittelgradig ausgeprägter, kongenitaler Ptosis besteht gewöhnlich in der Levatorresektion (s. Abb. 1.**58b** u. **c**) im Vorschulalter, wenn genaue Messungen durchgeführt werden können; obwohl in schweren Fällen der chirurgische Eingriff früher in Erwägung gezogen werden sollte.

Blepharophimosesyndrom

Dies ist eine seltene kongenitale Veränderung, die autosomaldominant vererbt wird.

Die Untersuchung zeigt folgende Befunde:

1. Eine Ptosis, die symmetrisch sein kann (schwer oder mittelgradig) oder asymmetrisch (Abb. 1.**53**).
2. Telekanthus (laterale Verlagerung des medialen Kanthus).
3. Epikanthus inversus (untere Lidfalte größer als die obere Lidfalte).
4. Andere Merkmale sind, einschließlich Ektropium des Unterlides, schlecht entwickelter Nasenrücken und Hypoplasie der oberen Orbitakanten. Etwa 50% der Patienten haben eine assoziierte Amblyopie.

Die Behandlung sollte initial in der Korrektur von Epikanthus und Telekanthus bestehen, einige Monate später gefolgt von einer bilateralen Frontalissuspension.

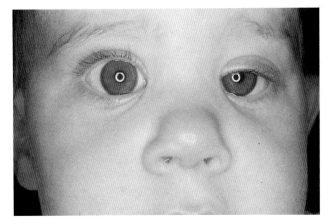

Abb. 1.**52**   Kongenitale Ptosis

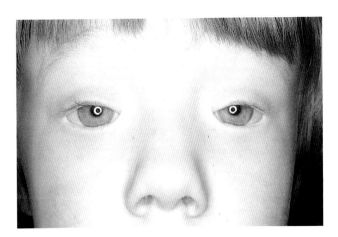

Abb. 1.**53**   Blepharophimosesyndrom

Klinische Untersuchung

Anamnese

Das Manifestationsalter der Ptosis und ihre Dauer läßt gewöhnlich die Unterscheidung von kongenitalen und erworbenen Fällen zu. Wenn die Anamnese nicht eindeutig ist, können alte Photographien hilfreich sein zur Bestimmung des Krankheitsbeginns. Es ist auch sehr wichtig, nach Symptomen eventuell zugrundeliegender systemischer Erkrankungen zu fragen, wie assoziierte Diplopie, Variabilität der Ptosis über den Tag und exzessive Müdigkeit.

Ausschluß einer Pseudoptosis

Eine Pseudoptosis kann durch folgendes bedingt sein:

1. **Herabgesetzte Lidspaltenhöhe** in Folge fehlender Unterstützung der Lider durch den Bulbus (z. B. Mikrophthalmus, Phthisis bulbi, Enophthalmus).
2. **Kontralaterale Lidretraktion,** die durch Vergleich des Oberlidstandes festzustellen ist; zu erinnern ist hierbei daran, daß der obere Limbus normalerweise ungefähr 2 mm vom Oberlid bedeckt wird.
3. **Ipsilaterale Hypotropie,** weil das Oberlid dem Bulbus nach unten folgt. Die Pseudoptosis verschwindet, wenn

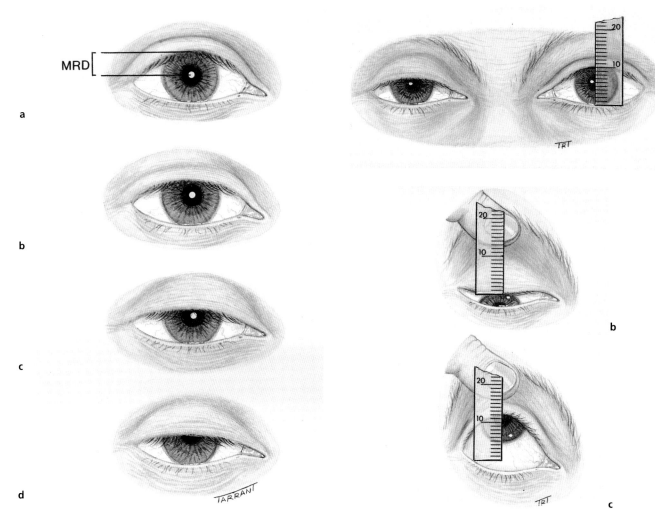

Abb. 1.**54a–d**   Marginale Reflex-Distanz
a Normal
b Geringe Ptosis
c Mittelgradige Ptosis
d Ausgeprägte Ptosis

Abb. 1.**55a–c**
a Messung der vertikalen Lidspaltenhöhe
b u. **c** Messung der Levatorfunktion

das hypotrope Auge die Fixation aufnimmt, durch das Abdecken des kontralateralen Auges.
4. **Dermatochalasis,** die sowohl eine wirkliche als auch eine Pseudoptosis verursachen kann.

Messungen

1. **Die marginale Reflexdistanz** ist die Entfernung zwischen Oberlidrand und dem Lichtreflex in der Pupille, wenn der Patient direkt auf eine vom Untersucher gehaltene Handlampe blickt. Normal sind 4–4,5 mm (Abb. 1.**54a**). In Abhängigkeit von der Messung wird der Schweregrad der Ptosis eingeteilt in gering (2 mm) (Abb. 1.**54b**), mittelgradig (3 mm) (Abb. 1.**54c**) und schwer (4 mm oder mehr) (Abb. 1.**54 d**). Es sollte eine Zeichnung mit dem Augenlid in Relation zum Limbus angefertigt werden und im Idealfall sollten die Augen in Primärposition, Aufwärtsblick und Abwärtsblick photographiert werden.

2. **Die vertikale Lidspaltenhöhe** ist der Abstand zwischen Ober- und Unterlidrand (Abb. 1.**55a**). Der normale Oberlidrand befindet sich ungefähr 2 mm unterhalb des oberen Limbus und der Unterlidrand 1 mm oberhalb des unteren Limbus. Die vertikale Lidspaltenhöhe ist bei Männern (7–10 mm) geringer als bei Frauen (8–12 mm). Das Ausmaß einer unilateralen Ptosis kann durch den Vergleich der 2 Messungen bestimmt werden.

3. **Die Oberlidexkursion** reflektiert die Levatorfunktion. Sie wird gemessen, wenn der Daumen fest gegen die Augenbraue des Patienten gehalten wird, um die Aktion des M. frontalis zu verhindern. Der Patient blickt soweit wie möglich nach unten und dann nach oben (Abb. 1.**55b** u. **c**).
Das Ausmaß der Exkursion wird mit einem Zentimetermaß gemessen und eingeteilt in gut (12 mm oder mehr), mittelmäßig (6–11 mm) und gering (5 mm oder weniger).

4. **Der Deckfaltenabstand** ist die vertikale Distanz zwischen Lidrand und Deckfalte beim Abwärtsblick. Bei Frauen wer-

den etwa 10 mm und bei Männern 8 mm gemessen. Abwesenheit der Deckfalte bei Patienten mit kongenitaler Ptosis ist ein indirektes Zeichen für eine schlechte Levatorfunktion, wohingegen ein großer Deckfaltenabstand an einen aponeurotischen Defekt denken läßt.

Assoziierte Veränderungen

1. **Eine vermehrte Innervation** zur Hebung des ptotischen Lides kann nach dem Gesetz von Hering auch eine vermehrte Innervation des anderen Lides zur Folge haben. Der Untersucher sollte das ptotische Lid mit dem Finger anheben und beobachten, ob das kontralaterale Lid absinkt. Ist dieses der Fall, sollte der Patient vor der chirurgischen Korrektur der Ptosis über ein postoperatives mögliches Absinken des Lides der anderen Seite informiert werden. In einigen Fällen bilateral erhöhter Innervation kann die chirurgische Behandlung beider Lider in einer Sitzung erforderlich sein.
2. **Die okuläre Motilität,** besonders des M. rectus superior, muß bei Patienten mit kongenitaler Ptosis untersucht werden. Die Korrektur einer ipsilateralen Hypotropie kann das Ausmaß einer Ptosis verbessern.
3. **Ein Marcus-Gunn-Syndrom** kann entdeckt werden, indem man den Patienten bittet, zu kauen und den Kiefer von einer Seite zur anderen zu bewegen.
4. **Ein inadäquates Bell-Phänomen,** bei dem die Augen beim Versuch des Lidschlusses nicht nach oben rotieren, stellt ein Risiko für eine postoperative Expositionskeratopathie (Keratopathia e lagophthalmo) dar, besonders nach ausgedehnten Levatorresektionen oder Suspensionsverfahren.
5. **Ein inkompletter Lidschluß** ist ebenfalls ein Risikofaktor für eine Keratopathia e lagophthalmo. Im allgemeinen sollte wegen dieses Risikos der chirurgische Eingriff bei Ptosis in Verbindung mit Myopathien vermieden werden. Die Indikation zur Chirurgie ist in diesen Fällen nicht kosmetisch, sondern visusbedingt zu stellen. Wenn eine chirurgische Korrektur für notwendig erachtet wird, sollte der Lidrand postoperativ gerade eben über der Sehachse liegen.

Phenylephrintest

Bei diesem Test werden entweder 10- oder 2,5%ige Phenylephrin-(Neosynephrin-)Augentropfen dreimal über einen Zeitraum von 10 Minuten in den Bindehautsack instilliert. Die Tropfen stimulieren den sympathisch innervierten Müller-Muskel. Das Ausmaß der Lidhebung wird 15 Minuten nach der letzten Tropfengabe gemessen. Die durch die Tropfen induzierte Lidhebung wird verglichen mit dem kontralateralen Augenlid und ist nützlich, um das Ausmaß des benötigten Fasanella-Servat-Verfahrens zu bestimmen.

Grundlagen der Chirurgie

Angewandte chirurgische Anatomie

Die beiden Heber des Oberlides sind die *Levatoraponeurose und der Müller-Muskel* (Abb. 1.56). In der Regel haben beide ihren Ursprung am Levatormuskel oder direkt darunter am Whitnall-Ligament.

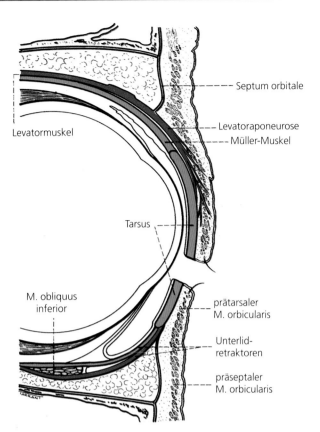

Abb. 1.**56** Anatomie von Levator und Unterlidretraktoren

Die *Levatoraponeurose* vereinigt sich ungefähr 4 mm oberhalb der oberen Tarsuskante mit dem orbitalen Septum. Ihre posterioren Fasern inserieren in das untere Drittel der anterioren Tarsusoberfläche. Das mediale und das laterale Horn der Aponeurose sind Ausläufer, die als Stützbänder fungieren. Die Levatoraponeurose kann entweder anterior durch die Haut oder posterior durch die Bindehaut erreicht werden.

Der *Müller-Muskel* inseriert in die obere Tarsuskante und kann transkonjunktival dargestellt werden.

Chirurgische Verfahren

Fasanella-Servat-Verfahren

Das Fasanella-Servat-Verfahren umfaßt die Exzision des oberen Tarsusrandes in Verbindung mit dem unteren Rand des Müller-Muskels und der darüberliegenden Konjunktiva (Abb. 1.**57**b u. c). Die Hauptindikationen sind die folgenden:

1. Das Horner-Syndrom (Abb. 1.**57**a), weil die Ptosis normalerweise gering und die Levatorfunktion gut ist.
2. Geringe postoperative Ptosis ohne signifikanten Defekt der Aponeurose.
3. Geringe kongenitale myogene Ptosis mit guter Levatorfunktion.

Levatorresektion

Die Levatorresektion hebt das Lid durch Verkürzung des Levatorkomplexes. Die Hauptindikation ist eine Ptosis mit guter bis mittelgradiger Oberlidexkursion (Levatorfunktion) ohne zugrundeliegende Dehiszenz in der Aponeurose. Der Eingriff

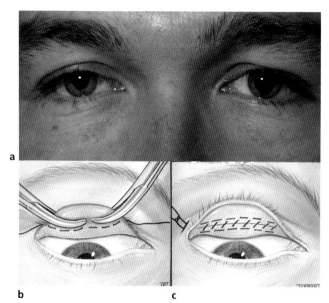

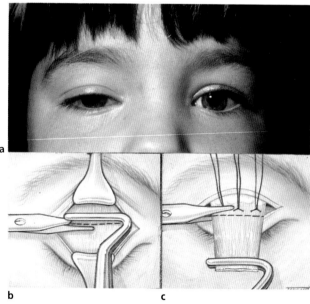

Abb. 1.**57 a–c**
a Geringe Ptosis rechts in Verbindung mit Horner-Syndrom
b u. **c** Fasanella-Servat-Verfahren

Abb. 1.**58 a–c**
a Mittelgradige kongenitale Ptosis rechts
b u. **c** Levatorresektion

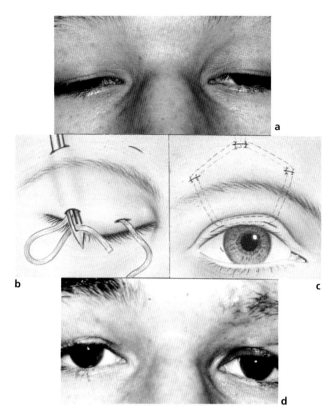

Abb. 1.**59 a–d**
a Ausgeprägte bilaterale Ptosis mit geringer Levatorfunktion;
b u. **c** Frontalis-Schlingen-Verfahren
d Postoperativer Befund

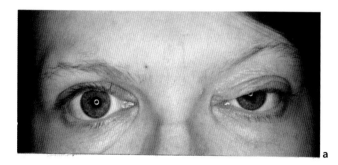

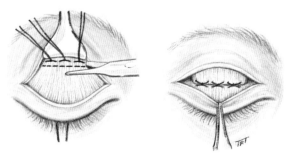

Abb. 1.**60 a** u. **b**
a Aponeurotische Ptosis in Verbindung mit atrophischer Blepharochalasis
b Vorlagerung der Levatoraponeurose

kann entweder mit Zugang durch die Haut (Abb. 1.**58 b** u. **c**) oder über eine posteriore Inzision durchgeführt werden. Das Ausmaß der Resektion wird bestimmt von der Levatorfunktion und dem Schweregrad der Ptosis, z. B.:

Eine *geringe Ptosis* (2 mm) mit mittelmäßiger Oberlidexkursion (Levatorfunktion) wird mit einer kleinen Levatorresektion (14–18 mm) behandelt.

Eine *mittelgradige Ptosis* (3 mm) mit mittelmäßiger Oberlidexkursion (Levatorfunktion) wird mit einer größeren Resektion (22–27 mm) behandelt.

Eine *schwere Ptosis* (4 mm oder mehr) mit mittelmäßiger Oberlidexkursion (Levatorfunktion) wird mit maximaler Resektion (30 mm) behandelt.

Frontalis-Schlingen-Operation

Die Frontalis-Schlingen-Operation hebt das Lid, indem der Tarsus mit dem M. frontalis über eine Schlinge aus Fascia lata oder nicht-resorbierbarem Material verbunden wird (Abb. 1.**59b** u. **c**). Die Hauptindikationen sind:

1. Schwere Ptosis mit geringer Oberlidexkursion (Levatorfunktion) (5 mm oder weniger) (Abb. 1.**59a**).
2. Marcus-Gunn-Syndrom, bei dem bilaterale Suspensionen durchgeführt werden, um ein symmetrisches Ergebnis zu erhalten.

3. Fehlregenerationen des 3. Hirnnervs.
4. Blepharophimosesyndrom.
5. Vollständige Lähmung des 3. Hirnnervs.
6. Nicht zufriedenstellendes Ergebnis nach vorheriger Levatorresektion.

Verstärkung der Aponeurose

Eine Verstärkung der Aponeurose hebt das Lid durch Vorlagerung oder Faltung der Aponeurose (Abb. 1.**60b**). Hiermit werden eine Dehiszenz oder Desinsertion der Levatoraponeurose operativ korrigiert. Die Indikation besteht bei aponeurotischer Ptosis mit guter Levatorfunktion (12 mm oder mehr).

2. Erkrankungen der Orbita

Einleitung

Angewandte Anatomie
Klinische Untersuchung von Orbitaerkrankungen
Spezielle Untersuchungsverfahren

Endokrine Ophthalmopathie

In Verbindung mit Schilddrüsenfunktionsstörungen
Pathogenese
Klassifikation
Lidretraktion
Beteiligung des Weichteilgewebes
Exophthalmus
Optikusneuropathie bei endokriner Ophthalmopathie
Restriktive thyroidale Myopathie

Orbitale Infektionen und Entzündungen

Präseptale Phlegmone
Bakterielle Orbitaphlegmone
Mykotische Orbitaphlegmone
Orbitaler Pseudotumor
Orbitale Myositis
Tolosa-Hunt-Syndrom

Orbitale Tumoren

Klassifikation
Kapilläres Hämangiom
Kavernöses Hämangiom
Lymphangiom
Orbitale venöse Anomalien
Pleomorphes Tränendrüsenadenom
Maligne Tränendrüsentumoren
Lymphoproliferative Erkrankungen
Rhabdomyosarkom
Dermoidzyste
Blutzyste
Mukozele
Gliom des N. opticus
Optikusscheidenmeningeom
Metastatische Tumoren
Tumorinvasion durch benachbarte Strukturen

Orbitafrakturen

Blow-out-Fraktur des Orbitabodens
Blow-out-Fraktur der medialen Wand
Frakturen des Orbitadaches
Frakturen der seitlichen Orbitawand

Kongenitale orbitale Fehlbildungen

Kraniofaziale Stenosen
Laterale faziale Mikrostomien
Hypertelorismus

Einleitung

Angewandte Anatomie

Die Orbita ist eine birnenförmige Höhle, deren Stiel der N. opticus ist (Abb. 2.1). Der intraorbitale Anteil des N. opticus ist viel länger (25 mm) als der Abstand zwischen Bulbusrückfläche und Canalis opticus (18 mm). Hierdurch ist eine signifikante Vorwärtsverlagerung des Bulbus möglich (Exophthalmus) ohne exzessive Dehnung des N. opticus.

Das *Dach* besteht aus 2 Knochen: dem kleinen Keilbeinflügel und dem Stirnbein. Es grenzt an die vordere Schädelgrube und den Sinus frontalis. Ein Defekt im Orbitadach kann einen pulsierenden Exophthalmus verursachen als Ergebnis der Übertragung der zerebrospinalen Pulsationen auf die Orbita.

Die *seitliche Wand* besteht ebenfalls aus 2 Knochen: dem großen Keilbeinflügel und dem Os zygomaticum: die vordere Bulbushälfte ist bei der Einwirkung eines lateralen Traumas sehr verletzbar, weil die seitliche Wand nur die hintere Bulbushälfte schützt.

Der *Boden* besteht aus 3 Knochen: Os zygomaticum, Maxilla, Os palatinum: Der posteromediale Anteil der Maxilla ist relativ schwach und kann bei einer Blow-out-Fraktur betroffen sein. Der Boden der Orbita ist gleichzeitig das Dach des Sinus maxillaris, infolgedessen kann ein Karzinom der Maxilla, daß in die Orbita einbricht, den Bulbus nach oben dislozieren.

Die *mediale Wand* besteht aus 4 Knochen: Maxilla, Os lacrimale, Os ethmoidale, Os sphenoidale. Die Lamina papyracea, welche die mediale Wand abdeckt, ist sehr dünn und wird von zahlreichen Löchern für Nerven und Blutgefäße perforiert. Aus diesem Grund ist eine orbitale Phlegmone häufig die Folge einer ethmoidalen Sinusitis.

Klinische Untersuchung von Orbitaerkrankungen

Anamnese

Die beiden hilfreichsten Symptome sind *Schmerzen* und *Modus des Exophthalmusbeginns.* Z.B. wachsen gutartige Tumoren gewöhnlich langsam und schmerzlos, während Schmerzen ein Charakteristikum von entzündlichen Orbitaveränderungen, Blutungen und bösartigen Tumoren sind. Wichtige Punkte in der Anamnese sind Schilddrüsenerkrankungen, bösartige systemische Tumorerkrankungen, orbitales Trauma und Sinuserkrankungen.

Richtung des Exophthalmus

Die Richtung des Exophthalmus kann Hinweise auf die mögliche Pathologie geben (Abb. 2.2a–d). Z.B. haben raumfordernde Prozesse innerhalb des Muskelkonus, wie kavernöses Hämangiom oder Tumoren des N. opticus, einen axialen Exophthalmus zur Folge, während Tumoren in der vorderen Orbita mit einem exzentrischen Exophthalmus, weg vom Ort der Läsion, einhergehen.

Ausmaß des Exophthalmus

Es kann entweder mit dem Hertel-Exophthalmometer (Abb. 2.3) oder mit einem Plastikzentimetermaß, das auf Höhe des lateralen Kanthus dem Orbitaknochen aufliegt (Abb. 2.4), gemessen werden. Messungen sollten in aufrechter Position und in Rückenlage durchgeführt werden. Der normale Abstand zwischen Hornhautscheitelpunkt und der lateralen Orbitakante beträgt weniger als 20 mm. Ein Wert über 21 mm oder mehr ist nicht mehr normal, und eine Differenz von mehr als 2 mm zwischen beiden Augen ist verdächtig. Das Ausmaß der vertikalen oder horizontalen Verlagerung des Bulbus wird gemessen, indem das Zentimetermaß über den Nasenrücken gelegt wird. Die Größe der vertikalen Lidspalten sollte auch notiert werden.

Ausschluß eines Pseudoexophthalmus

Die 3 hauptsächlichen Ursachen eines Pseudoexophthalmus sind *(1) ein sehr großer ipsilateraler Bulbus* (Abb. 2.5), *(2) eine Gesichtsasymmetrie* und *(3) ein kontralateraler Enophthalmus.* Letzteres ist häufig ein subtiles klinisches Zeichen, das für eine ipsilaterale Ptosis oder einen kontralateralen Exophthalmus ge-

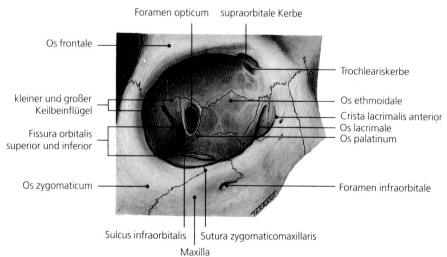

Foramen opticum   supraorbitale Kerbe

Os frontale

Trochleariskerbe

kleiner und großer Keilbeinflügel

Os ethmoidale
Crista lacrimalis anterior
Os lacrimale
Os palatinum

Fissura orbitalis superior und inferior

Os zygomaticum

Foramen infraorbitale

Sulcus infraorbitalis   Sutura zygomaticomaxillaris
Maxilla

Abb. 2.1   Anatomie der Orbita

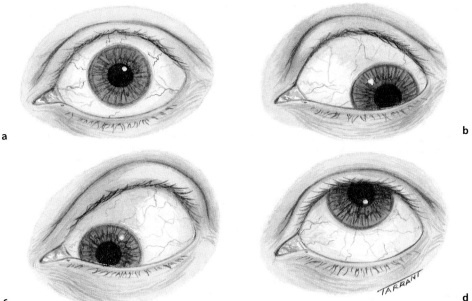

Abb. 2.**2 a–d**
a Axialer Exophthalmus, der gewöhnlich von einem raumfordernden Prozeß im Muskelkonus verursacht wird
b–d Eine anteriore raumfordernde Veränderung hat typischerweise einen ekzentrischen Exophthalmus zur Folge mit Verlagerung des Bulbus weg von der Läsion

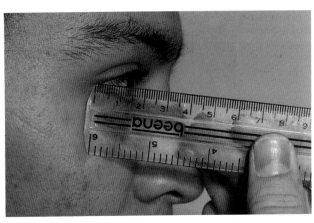

Abb. 2.**4** Messung eines Exophthalmus mit einem Plastikzentimetermaß

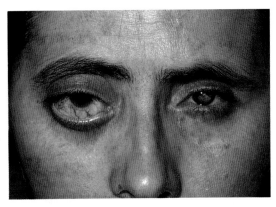

Abb. 2.**3** Messung eines Exophthalmus mit dem Hertel-Exophthalmometer

Abb. 2.**5** Pseudoexophthalmus des rechten Auges durch die Kombination von großem rechten Bulbus infolge hoher Myopie mit kleinem linken Bulbus als Ergebnis einer Phthisis bulbi

halten werden kann. Im folgenden sind die Hauptursachen für einen Enophthalmus aufgeführt:

1. Mikrophthalmus (kleiner Bulbus) (Abb. 2.**5**).
2. Strukturanomalien der Orbitaknochen, wie Blow-out-Fraktur und kongenitale Defekte. Zwei kongenitale Defekte sind die Maxillahypoplasie und die Abwesenheit des großen Keilbeinflügels, die mit Neurofibromatose Typ 1 assoziiert sein können.
3. Atrophie oder Vernarbung des Orbitainhalts. Ursachen hierfür sind unter anderem die Atrophie nach Bestrahlung, postinflammatorische Vernarbung der extraokulären Muskeln und metastatisches Karzinom mit Narbenbildung.
4. Postoperative Verkürzung der extraokulären Muskeln nach exzessiven Resektionen.

Untersuchung der okulären Motilität

Motilitätsstörungen können durch einen der folgenden Mechanismen hervorgerufen werden:

1. Restriktive Myopathie (z. B. thyroidal).
2. Eine assoziierte neurologische Veränderung (z. B. Lähmung des N. oculomotorius).
3. Einklemmung eines extraokulären Muskels (z. B. Blow-out-Fraktur).
4. Raumforderung bei Optikusscheidenmeningeom.

Sehschärfe

Eine Visusherabsetzung kann durch eine der folgenden Komplikationen bedingt sein:

1. **Chorioidale Falten** im Makulabereich sind die häufigste Ursache.
2. **Kompression des N. opticus** in Verbindung mit defektem Farbensehen und einer afferenten Pupillenstörung.
3. **Keratopathia e lagophthalmo** (Expositionskeratopathie) nur bei Patienten mit ausgeprägtem Exophthalmus.

Im allgemeinen verursachen orbitale Tumoren einen erheblichen Exophthalmus, bevor sie die Funktion des N. opticus beeinflussen. Gelegentlich können jedoch ein Granulom, ein kavernöses Hämangiom oder ein metastatischer Tumor an der Orbitaspitze den N. opticus in Abwesenheit eines signifikanten Exophthalmus komprimieren. Bei der endokrinen Ophthalmopathie besteht keine Beziehung zwischen Optikusbeteiligung und Ausmaß des Exophthalmus.

Dynamische Gegebenheiten

Die folgenden dynamischen Gegebenheiten geben Hinweise auf die mögliche Pathologie:

1. Die Zunahme des Venendrucks in Abhängigkeit von der Kopfhaltung, bei einem Valsalva-Manöver oder durch die Kompression der V. jugularis, kann bei Patienten mit venösen Anomalien (s. Abb. 2.32) oder Kindern mit kapillären orbitalen Hämangiomen einen Exophthalmus induzieren oder verstärken.
2. Eine Pulsation, besonders wenn sie gering ausgeprägt ist, kann am besten mit der Applanationstonometrie festgestellt werden. Die beiden Hauptursachen für eine Pulsation sind eine arteriovenöse Kommunikation und ein Defekt im Orbitadach. Letzteres ist nicht mit einem Gefäßgeräusch verbunden.

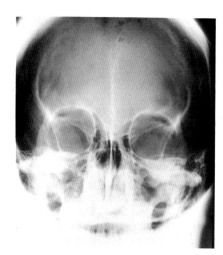

Abb. 2.**6**   Ansicht nach Caldwell

3. Ein Gefäßgeräusch kann bei einer Karotis-Kavernosus-Fistel und gelegentlich bei einem extrem vaskularisierten Tumor auskultiert werden. Ein Charakteristikum der Karotis-Kavernosus-Fistel ist das Geringerwerden oder Verschwinden des Gefäßgeräusches bei leichter Kompression der ipsilateralen A. Carotis.

Traktionstest

Der Traktionstest differenziert neurologische von restriktiven Störungen der okulären Motilität. Der Test wird folgendermaßen durchgeführt:

1. Tetracain-Augentropfen werden gegeben und in Tetracain gelegte Baumwolltupfer werden beidseits jeweils über den zu testenden Muskel gelegt und für etwa 5 Minuten dort belassen.
2. Die Muskelinsertion des betroffenen Auges wird mit einer chirurgischen Pinzette gegriffen und in das Aktionsfeld des schwachen Muskels rotiert.
3. Der Test wird am nicht betroffenen Auge wiederholt. Das Ergebnis kann positiv oder negativ sein.

● *Positiv:* Schwierigkeiten oder Unvermögen den Bulbus mit der Pinzette zu bewegen, zeigen ein restriktives Problem an (z. B. thyroidale Myopathie) oder die Einklemmung eines Muskels bei einer Orbitabodenfraktur. Beim kontralateralen Auge wird kein derartiger Widerstand festzustellen sein.
● *Negativ:* bei beiden Augen wird kein Widerstand zu registrieren sein, wenn der Muskel infolge einer neurologischen Veränderung paretisch ist.

Augeninnendruck-Differenztest

Dieser Test hat denselben Zweck wie der Traktionstest. Er wird durchgeführt, indem der Augeninnendruck zuerst in Primärposition gemessen wird. Eine weitere Messung erfolgt, wenn der Patient versucht, in die Richtung des Aktionsfeldes des betroffenen Muskels zu sehen.

● *Positiv:* ein Anstieg des Augeninnendrucks um 6 mmHg oder mehr zeigt an, daß der auf den Bulbus übertragene Widerstand das Ergebnis einer Muskelrestriktion ist.
● *Negativ:* ein Anstieg des intraokulären Drucks um weniger als 6 mmHg läßt an eine neurologische Veränderung denken.

Die Vorteile dieses Tests gegenüber dem Traktionstest sind die geringere Schmerzhaftigkeit und größere Objektivität.

Spezielle Untersuchungsverfahren

Röntgenuntersuchungen

Seit der Einführung der Computertomographie und der MRT (Magnetresonanztomographie) ist die Bedeutung von Röntgenaufnahmen zur Untersuchung von Orbitaerkrankungen zurückgegangen. Die Ansicht nach Caldwell, die aufgenommen wird, wenn der Patient mit Nase und Stirn den Film berührt, ist hilfreich zur Darstellung von Orbitaläsionen (Abb. 2.6). Bei der Ansicht nach Waters hebt der Patient das Kinn leicht an; mit dieser Röntgenaufnahme können Orbitabodenfrakturen dargestellt werden (Abb. 2.7).

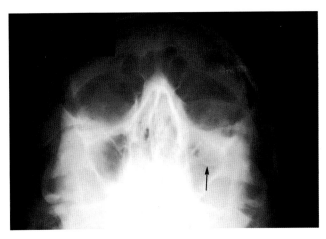

Abb. 2.**7** Ansicht nach Waters: der Pfeil zeigt auf eine Verdichtung des rechten Sinus maxillaris durch eine Blow-out-Fraktur des Orbitabodens

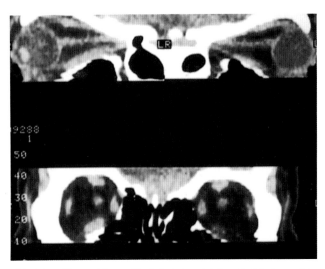

Abb. 2.**9** CT vergrößerter Muskeln bei endokriner Ophthalmopathie. Oben: sagittale Ansicht; unten: koronare Ansicht

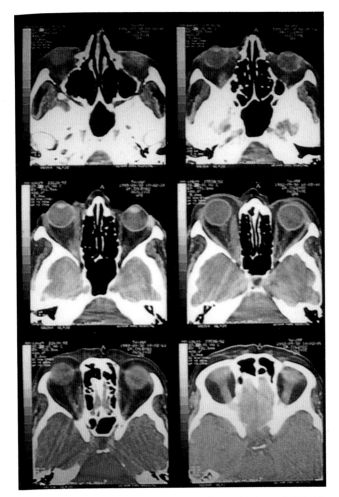

Abb. 2.**8** Axiales Computertomogramm mit verschiedenen Schichtbildern vergrößerter extraokulärer Muskeln bei endokriner Ophthalmopathie

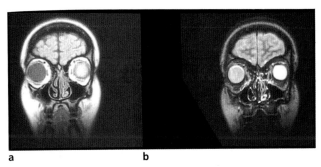

a   b

Abb. 2.**10 a** u. **b**
a T1-gewichtetes koronares Kernspintomographiebild der Orbita, auf dem der Glaskörper dunkel erscheint und das orbitale Fett hell
b T2-gewichtetes Bild auf dem der Glaskörper hell erscheint und das orbitale Fett dunkel

Computertomographie

Bei der Computertomographie (CT) werden Röntgenstrahlenschichtaufnahmen angefertigt. Aus den Gewebedichtewerten können mittels Computer detaillierte Querschnittbilder errechnet werden. Drei Ansichten sind zu erhalten, eine axiale (Abb. 2.**8**), eine sagittale (Abb. 2.**9** obere Bildhälfte) und eine

koronare (Abb. 2.**9** untere Bildhälfte). Die Computertomographie ist sehr hilfreich bei der Lokalisation und Größenbestimmung von raumfordernden orbitalen Prozessen. Ausgeprägt vaskularisierte Veränderungen, wie z. B. arteriovenöse Anomalien, können in einigen Fällen besser mit Kontrastmittel dargestellt werden. Der Hauptnachteil der Computertomographie ist es, verschiedene pathologische Weichteilprozesse nicht voneinander unterscheiden zu können, da diese radiologisch isodens sind.

Magnetresonanztomographie

Magnetresonanztomographie (MRT) beruht auf der Neuordnung von Wasserstoffkernen, wenn Gewebe einem kurzen elektromagnetischen Puls ausgesetzt werden. Nach der Einwirkung des elektromagnetischen Pulses kehren die Kerne in ihre normale Position zurück, dabei strahlen sie einen Teil der zuvor aufgenommenen Energie wieder ab. Empfindliche Receiver können dieses elektromagnetische Echo aufnehmen. Exponiertes Gewebe gibt eine Strahlung mit charakteristischer Intensität und bestimmtem Zeitprofil ab. Die Signale werden vom Computer analysiert, bearbeitet und als Querschnittbild dargestellt.

Durch Manipulation der Repetitionszeit (repetition time = TR) und der Echoverzögerungszeit (echo delay time = TE) können verschiedene Bilder erzeugt werden. Sequenzen mit kurzer TR und kurzer TE produzieren *T1-gewichtete* Bilder, auf denen der Glaskörper dunkel erscheint (hypointensiv) und das Orbitafett hell (hyperintensiv) (Abb. 2.**10a**). Im Gegensatz dazu produzieren lange TRs und lange TEs *T2-gewichtete* Bilder, auf denen der Glaskörper hell und Fett dunkel erscheint (Abb. 2.**10b**). Falls erforderlich, kann Gadolinium als Kontrastmittel eingesetzt werden. Spezielle Kopf- oder Oberflächenspulen können außerdem die räumliche Auflösung der Bilder verbessern.

Anders als konventionelle Röntgendiagnostik und CT setzt MRT den Patienten keiner ionisierenden Strahlung aus. Jedoch können beim Orbita-MRT knöcherne Strukturen schlecht differenziert werden.

Außerdem sind MRT-Darstellungen von soliden orbitalen Tumoren oft unspezifisch. Niedrige Signale auf T1-gewichteten Bildern und hohe Signale auf T2-gewichteten Bildern sind häufig bei vielen Neoplasmen zu finden.

Feinnadel-Aspirationsbiopsie

Das Biopsiematerial wird unter CT-Sichtkontrolle mit einer 23er-Nadel gewonnen. Diese Technik ist besonders hilfreich bei Patienten mit dem dringenden Verdacht auf orbitale Metastasen und bei Patienten mit sekundärem Neoplasma von benachbarten orbitalen Strukturen. Potentielle Nebenwirkungen sind Blutung und Bulbusperforation.

Endokrine Ophthalmopathie

Verbindung mit Schilddrüsenfunktionsstörungen

Der Morbus Basedow ist eine Autoimmunerkrankung mit exzessiver Sekretion von Schilddrüsenhormonen der ganzen Schilddrüse. Er tritt am häufigsten in der 4.–5. Lebensdekade auf und betrifft im Verhältnis von 8:1 Frauen häufiger als Männer. Er ist die häufigste Ursache für eine Thyreotoxikose. Andere, weniger häufige Ursachen sind die toxische knotige Struma, die subakute Thyroiditis, die einen transienten Hyperthyroidismus bewirken kann und die artifizielle Schilddrüsenüberfunktion durch übermäßige Einnahme von Schilddrüsenhormonen.

In 10–25% der Fälle tritt die endokrine Ophthalmopathie ohne klinische oder biochemische Anhaltspunkte für eine

Schilddrüsenfunktionsstörung auf. In der Mehrzahl der Fälle bestehen jedoch klinische und biochemische Hinweise für eine thyroidale Erkrankung, ihr Verlauf ist aber vom okulären völlig unabhängig. Wenn der Morbus Basedow bei einem Patienten auftritt, der nicht klinisch hyperthyreot ist, wird die Erkrankung als euthyreote endokrine Ophthalmopathie bezeichnet. Diese Form wird am häufigsten vom Ophthalmologen gesehen. Bei Patienten mit endokriner Ophthalmopathie können die Augensymptome der Schilddrüsenüberfunktion vorausgehen, gleichzeitig mit ihr auftreten oder nachfolgen. Allgemein gesehen sind die Augenveränderungen bei hyperthyreoter und euthyreoter endokriner Ophthalmopathie gleich, obwohl sie bei euthyreoter endokriner Ophthalmopathie die Tendenz zur Asymmetrie aufweisen (Abb. 2.**11a** u. **b**).

Pathogenese

Die endokrine Ophthalmopathie scheint eine organspezifische Autoimmunerkrankung zu sein, bei der ein humoraler Wirkstoff (IgG-Antikörper) für folgende Veränderungen verantwortlich zu sein scheint:

1. **Hypertrophie der extraokulären Muskeln,** hauptsächlich bedingt durch Anstieg der Glykosaminoglykane. In manchen Fällen sind die Muskeln 8mal größer als im Normalfall.
2. **Zelluläre Infiltration** des interstitiellen Gewebes mit Lymphozyten, Plasmazellen, Makrophagen und Mastzellen tritt im kongestiven Stadium auf. Die folgende Muskelfaserdegeneration führt schließlich zur Fibrose mit resultierender Funktionseinschränkung des Muskels in Form der restriktiven Myopathie mit Diplopie.
3. **Proliferation** des orbitalen Fettes, Bindegewebes und der Tränendrüsen ist verbunden mit Retention von Flüssigkeit und Akkumulation von Glykosaminoglykanen.

Die oben aufgeführten Faktoren führen zu einer Zunahme des Orbitainhalts und sekundär zu einem Anstieg des intraor-

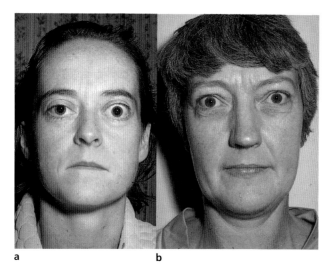

a   **b**

Abb. 2.**11a** u. **b**
a Asymmetrische Veränderungen bei euthyreoter endokriner Ophthalmopathie
b Symmetrische Veränderungen bei Morbus Basedow (hyperthyreoter endokriner Ophthalmopathie)

bitalen Drucks, der selbst wieder zu weiterer Flüssigkeitsretention führt (Abb. 2.**12**).

Klassifikation

Die 5 klinischen Hauptmanifestationen der endokrinen Ophthalmopathie sind *(1) Lidretraktion, (2) Weichteilbeteiligung, (3) Exophthalmus, (4) Optikusneuropathie* und *(5) restriktive Myopathie.* Es gibt 2 Entwicklungsstadien:

1. Das Stadium der aktiven Entzündung mit roten und schmerzhaften Augen. Es besteht die Tendenz zur Rückbildung innerhalb von 3 Jahren, und nur 10% der Patienten entwickeln ernsthafte okuläre Langzeitprobleme.
2. Das inaktive Stadium mit weißen Augen und schmerzloser Motilitätseinschränkung. Es sollte hervorgehoben werden, daß der Schweregrad der Erkrankung variieren kann, von gerade eben wahrnehmbaren Funktionseinschränkungen bis zur sekundären Blindheit, infolge von Keratopathia e lagophthalmo (Expositionskeratopathie) oder Optikusneuropathie.

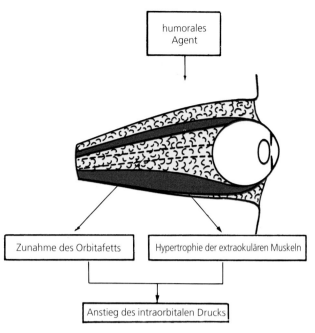

Abb. 2.**12**   Pathogenese der infiltrativen endokrinen Ophthalmopathie

Lidretraktion

Die Retraktion von Ober- und Unterlid ist bei ungefähr 50% der Patienten mit endokriner Ophthalmopathie zu beobachten und ist verantwortlich für funktionelle und kosmetische Probleme. Bei vielen Patienten wird die Lidretraktion durch einen gleichzeitig vorhandenen Exophthalmus verstärkt.

Pathophysiologie

Die genaue pathophysiologische Basis der Lidretraktion ist unklar. Die postulierten Mechanismen sind in der Reihenfolge ihrer Bedeutung im folgenden aufgeführt:

1. Kontraktion des Levators in Verbindung mit Fibrose und lokalen Adhäsionen zwischen Levator und darüberliegenden Orbitageweben. Im Unterlid kann die Fibrose des M. rectus inferior über den kapsulopalpebralen Muskelanteil eine Retraktion induzieren.
2. Sekundäre Überfunktion des Levator-Rektus-superior-Komplexes als Folge der Hypophorie durch Fibrose und Straffung des M. rectus inferior. Dieses manifestiert sich durch zunehmende Lidretraktion beim Übergang vom Abwärtsblick zum Aufwärtsblick. Eine Retraktion des Unterlides durch Überaktion des M. rectus inferior kann auch sekundär durch eine Fibrose des M. rectus superior zustande kommen.
3. Chemisch induzierte Überfunktion des Müller-Muskels als Ergebnis einer vermehrten Sympathikusinnervation durch einen hohen Schilddrüsenhormonspiegel. Diese Hypothese wird unterstützt durch die Beobachtung, daß die Lidretraktion bei einigen Patienten durch lokale Gabe des sympathikolytischen Medikaments Guanethidin reduziert werden kann. Dagegen sprechen eine fehlende Pupillenerweiterung oder andere Symptome einer vermehrten Aktion des sympathischen Nervensystems und außerdem die Tatsache der persistierenden Lidretraktion auch ohne Hyperthyreoidismus.

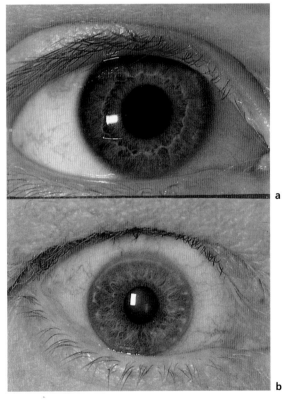

Abb. 2.**13 a** u. **b**   **a** Normale Position des Oberlides, **b** Lidretraktion

Klinische Merkmale

Der Rand des Oberlides befindet sich normalerweise ungefähr 2 mm unterhalb des oberen Limbus (Abb. 2.**13 a**). Eine Retraktion wird vermutet, wenn der Lidrand entweder auf demselben Niveau wie der obere Limbus liegt oder oberhalb, so daß die Sklera zu sehen ist (Abb. 2.**13 b**). Entsprechend liegt der Unterlidrand normalerweise auf der Höhe des unte-

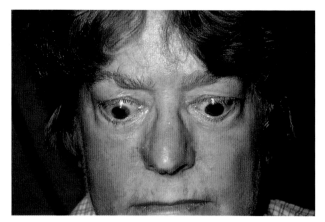

Abb. 2.**14** Verzögertes Nachfolgen des Oberlides bei Abwärtsblick (Graefe-Zeichen)

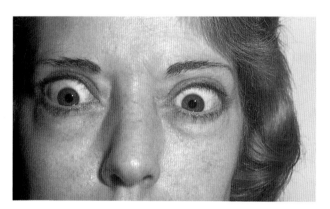

Abb. 2.**15** Starrender und verängstigt wirkender Blick

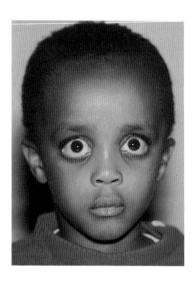

Abb. 2.**16**
Kongenitale Lidretraktion

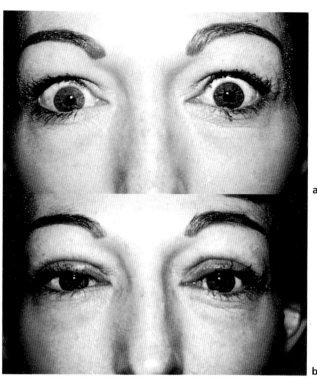

Abb. 2.**17 a** u. **b**
a Bilaterale Lidretraktion vor der Operation
b Postoperativ

ren Limbus und eine Retraktion wird angenommen, wenn die Sklera oberhalb der Unterlidkante sichtbar ist. Das Erscheinungsbild der Lidretraktion hat zur Beschreibung der folgenden Zeichen geführt:

1. **Dalrymplé-Zeichen** ist die Lidretraktion in Primärposition (s. Abb. 2.**11 a** u. **b**).
2. **Graefe-Zeichen** ist das verzögerte Absinken des Oberlides beim Abwärtsblick (lid-lag) (Abb. 2.**14**). Wenn der Patient von unten nach oben blickt, folgt der Bulbus mit Verzögerung dem Unterlid nach.

3. **Kocher-Zeichen** ist die krampfartige Verstärkung der Lidretraktion bei bewußter Fixation eines Objektes (Abb. 2.**15**).

Andere Ursachen einer Lidretraktion

1. **Neurologische Ursachen** umfassen die Fehlregeneration des Okulomotorius, das Collier-Zeichen des dorsalen Mittelhirns (Parinaud-Syndrom), Hydrozephalus und das Markus-Gunn-Syndrom.
2. **Metabolische Ursachen** umfassen Zirrhose und Urämie.
3. **Mechanische Ursachen** schließen Augenlidtrauma, chirurgische Überkorrektur einer Ptosis und eine unilaterale Ptosis mit kontralateraler Levatorüberfunktion ein.
4. **Die kongenitale Lidretraktion** ist sehr selten (Abb. 2.**16**).

Behandlung der Lidretraktion

Viele Patienten mit gering ausgeprägter Lidretraktion benötigen keine Therapie, und bei etwa 50% tritt eine spontane Besserung ein. Die Behandlung einer assoziierten Schilddrüsenüberfunktion kann die Lidretraktion auch verbessern. Die chirurgische Verkleinerung der vertikalen Lidspalte sollte bei Patienten mit signifikanter, aber stabiler Lidretraktion (Abb. 2.**17 a** u. **b**) überlegt werden. Die beiden Hauptindikationen sind Keratopathia e lagophthalmo (Expositionskeratopathie) und Kosmetik. Im allgemeinen jedoch ist die Reihenfolge der bei endokriner Ophthalmopathie durchgeführten Eingriffe *(1) orbitale Dekompression, (2) Strabismuschirurgie* und *(3) Chirurgie der Augenlider.* Diese zeitliche Abfolge ist erforderlich, da die Dekompression sowohl die okuläre Motilität als auch die Lidstellung beeinflussen kann und die Operation der extraokulären Muskeln ebenfalls Auswirkungen auf die Lidposition hat. Es folgen die hauptsächlich bei Lidretraktion durchgeführten Verfahren:

1. **Rücklagerung des M. rectus inferior** um 4 mm erfolgt, wenn die Fibrose dieses Muskels an der Oberlidretraktion beteiligt zu sein scheint.
2. **Müller-Ektomie** (Exzision des Müller-Muskels) wird eingesetzt bei gering ausgeprägter Lidretraktion. Schwerere Fälle erfordern auch die Rücklagerung der Levatoraponeurose (Abb. 2.**17a** u. **b**).
3. **Rücklagerung der Unterlidretraktoren** mit einem Skleratransplantat, wenn die Unterlidretraktion 2 mm oder mehr beträgt.

Falls erforderlich, können diese Verfahren mit einer Blepharoplastik kombiniert werden, um exzessives Fettgewebe und überschüssige Haut um die Augenlider zu entfernen. Eine laterale Tarsorrhaphie sollte nicht als primärer Eingriff durchgeführt werden, da die Lidretraktion nicht vermindert und die Haut gedehnt und unansehnlich wird. Sie ist jedoch sehr sinnvoll, um nach operativer Lidverlängerung einen Restexophthalmus zu verdecken.

Beteiligung des Weichteilgewebes

Klinische Merkmale

1. **Eine konjunktivale Injektion** ist ein sensitives Zeichen der Erkrankungsaktivität. Eine intensive fokale konjunktivale Hyperämie kann über den Sehnen der horizontalen Rektusmuskeln bestehen.
2. **Chemosis** ist die Bezeichnung für ein Ödem von Konjunktiva und Karunkel. Wenn es minimal ist, stellt es sich als überschüssige Konjunktivalfalte dar, die die mukokutane Verbindung des Unterlides überlappt. In schweren Fällen prolabiert die Bindehaut über das Unterlid (Abb. 2.**18**).
3. **Ödem und Lidfülle** treten oft zusammen auf, obwohl das Ödem auch isoliert bestehen kann. Lidfülle ist ein Zeichen für Ödem und Infiltration hinter dem orbitalen Septum, wohingegen ein isoliertes Ödem das Ergebnis von Flüssigkeitsansammlung vor dem orbitalen Septum, direkt unter der Haut und dem M. orbicularis, darstellt. Periorbitale Schwellungen, meist morgens am ausgeprägtesten, sind oft die Folge eines Prolaps von retroorbitalem Fettgewebe in die Augenlider.
4. **Die Keratokonjunktivitis des oberen Limbus** ist ein empfindliches Zeichen einer Beteiligung der Weichteilgewebe (s. Abb. 4.**28**). Die oben aufgeführten Zeichen sind in der Regel mit Tränensekretion, Photophobie, Fremdkörpergefühl und retrobulbärem Unbehagen assoziiert.

Therapie

Die Therapie der Weichteilbeteiligung ist oft unbefriedigend, aber eine oder alle der folgenden Möglichkeiten können hilfreich sein:

1. **Eine lokale Therapie** mit Gleitmitteln kann bei Patienten mit okulärer Irritation in Assoziation mit konjunktivaler Entzündung, freiliegender Hornhaut und Keratokonjunktivitis sicca infolge einer Tränendrüsenbeteiligung sinnvoll

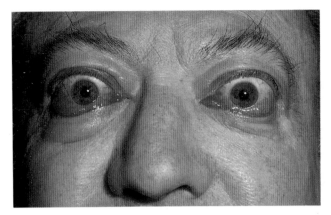

Abb. 2.**18** Ausgeprägte Chemosis bei endokriner Ophthalmopathie

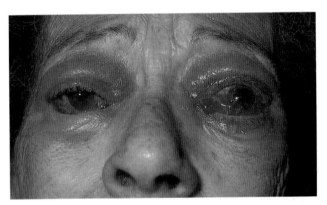

Abb. 2.**19** Extrem ausgeprägte endokrine Ophthalmopathie mit Expositionskeratopathie des linken Auges

sein. Künstliche Tränen können tagsüber und Salben zur Nacht gegeben werden. Patienten mit Keratokonjunktivitis des oberen Limbus benötigen eventuell Adrenalin- oder Acetylcystein-Augentropfen (s. Kapitel 4).
2. **Die Anhebung des Kopfes** durch 3 Kissen während der Nachtruhe kann das periorbitale Ödem reduzieren. Eine Pflasterverbindung der Augenlider während des Schlafs kann einer geringen Keratopathia e lagophthalmo (Expositionskeratopathie) vorbeugen.
3. **Diuretika** zur Nacht können das morgendliche periorbitale Ödem reduzieren.

Exophthalmus

Der Exophthalmus bei endokriner Ophthalmopathie ist typischerweise axial. Die endokrine Ophthalmopathie ist die häufigste Ursache für unilateralen und bilateralen Exophthalmus. Der Exophthalmus wird durch die Behandlung einer Hyperthyreose nicht beeinflußt. Er ist permanent bei etwa 70% der Patienten. Ein ausgeprägter Exophthalmus verhindert den adäquaten Lidschluß und kann, wenn keine Behandlung erfolgt, zu einer schweren Keratopathia e lagophthalmo (Expositionskeratopathie), Hornhautulzeration (Abb. 2.**19**) und Endophthalmitis führen.

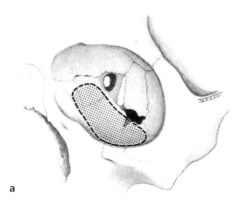

a

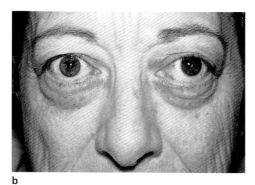

b

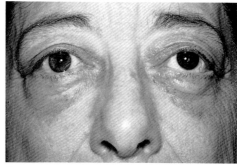

c

Abb. 2.**20a–c** **a** Zwei-Wände-orbitale Dekompression, **b** Präoperatives Erscheinungsbild, **c** Befund postoperativ

Therapie

Die Therapie des ausgeprägten Exophthalmus ist kontrovers. Einige Autoritäten favorisieren die frühe chirurgische Dekompression, während andere die Chirurgie nur dann für indiziert halten, wenn sich nichtinvasive Behandlungsmethoden als unzureichend oder unwirksam herausstellen.

Systemische Steroide

Systemische Steroide können bei Patienten mit rasch progressivem, schmerzhaftem Exophthalmus in der *Früh*phase der Erkrankung eingesetzt werden. Es dürfen allerdings keine Kontraindikationen wie Tuberkulose oder peptisches Ulkus bestehen:

1. Prednisolon oral 80–100 mg täglich werden initial gegeben. Der Wirkungsbeginn ist innerhalb von 48 Stunden, in Form von Verminderung der Beschwerden, der Chemosis und des periorbitalen Ödems, zu erwarten. Die Dosis sollte allmählich reduziert werden; die maximale Wirkung ist nach 2–8 Wochen erreicht. Ciclosporin zusätzlich erlaubt die Dosisreduktion des Prednisolons und die Kombination von beiden wird eventuell vom Patienten besser toleriert. Falls möglich, sollte die Steroidtherapie nach ungefähr 3 Monaten beendet werden.
2. Methylprednisolon intravenös (0,5 g in 200 ml isotonischer Kochsalzlösung über 30 Minuten) kann ebenfalls wirksam sein und kann nach 48 Stunden wiederholt werden. Wegen potentieller kardiovaskulärer Risiken ist eine sorgfältige Überwachung erforderlich.

Strahlentherapie

Strahlentherapie kann eine Alternative zur Behandlung mit systemischen Steroiden sein bei Patienten, die Kontraindikationen gegen die Verabreichung von systemischen Steroiden aufweisen oder trotz *adäquater* Dosierung nicht auf diese ansprechen. Eine positive Antwort ist meist innerhalb von 6 Wochen festzustellen, die maximale Besserung tritt um den 4. Monat ein.

Chirurgie

Chirurgische Dekompression kann als primäre Behandlung in Erwägung gezogen werden oder wenn nichtinvasive Methoden ineffektiv sind. Außerdem kann sie eingesetzt werden, wenn nichtinvasive Therapien nicht angebracht sind, z. B. während der inaktiven Erkrankungsphase bei Patienten mit kosmetisch inakzeptablem Exophthalmus. Im folgenden sind die Hauptformen der chirurgischen Dekompression aufgeführt:

1. **Zwei-Wände-**(kieferhöhlenethmoidale-)**Dekompression,** bei der Teile des Bodens und der hintere Anteil der medialen Wand entfernt werden mit Zugang über Lid, Fornix oder Kieferhöhle (Abb. 2.**20a**). Dieses ist das am häufigsten eingesetzte Verfahren mit dem 3–6 mm Rückverlagerung des Bulbus erreicht werden können (Abb. 2.**20b** u. **c**).
2. **Drei-Wände-Dekompression,** bei der die kieferhöhlenethmoidale Dekompression mit der Entfernung der lateralen Wand kombiniert wird. Das Ausmaß der Rückverlagerung beträgt 6–10 mm.
3. **Vier-Wände-Dekompression** ist die Drei-Wände-Dekompression kombiniert mit der Entfernung eines großen Anteils des Keilbeins im Orbitaspitzenbereich und der lateralen Hälfte des Orbitadaches. Daraus resultieren 10–16 mm Rückverlagerung, weshalb dieser Eingriff für die sehr seltenen Fälle eines extremen Exophthalmus reserviert ist.

Optikusneuropathie bei endokriner Ophthalmopathie

Pathogenese

Diese schwere Komplikation betrifft ungefähr 5% der Patienten. Die Hauptursache ist die direkte Kompression des N. opticus oder seiner Blutversorgung im Bereich der Orbitaspitze durch gestaute und vergrößerte Rektusmuskeln (s. Abb. 2.**8**). Diese Kompression, die oft in Abwesenheit eines signifikanten Exophthalmus auftritt, kann zu ausgeprägter, aber vermeidbarer Visusreduktion führen.

Klinische Merkmale

Symptome

Das Hauptsymptom der Beteiligung des N. opticus ist eine langsam progressive Verschlechterung der zentralen Sehschärfe in Verbindung mit einer Störung des Rot-Grün-Farbempfindens. Zur Früherkennung sollten Patienten selbst zu Hause ihre Sehschärfe überwachen, indem sie abwechselnd ein Auge verschließen, kleine Schrift lesen und die Intensität der Farben auf dem Fernsehbildschirm beurteilen.

Befunde

1. **Die Ophthalmoskopie** kann unauffällig sein oder eine Papillenschwellung und chorioretinale Falten zeigen. In fortgeschrittenen Fällen kann eine Optikusatrophie bestehen. Es ist wichtig, eine unverhältnismäßige Visuseinschränkung nicht auf geringe Hornhautkomplikationen zurückzuführen und so die Optikusneuropathie zu übersehen.
2. **Gesichtsfelddefekte** manifestieren sich meist als Zentral- oder Parazentralskotome, die mit Nervenfaserbündeldefekten kombiniert sein können. Diese Gesichtsfeldeinschränkungen, in Kombination mit einem gering erhöhten intraokulären Druck, können mit einem primären Offenwinkelglaukom verwechselt werden.
3. **Ein afferenter Pupillendefekt** ist ein sehr wichtiges Zeichen einer Beteiligung des N. opticus.

Therapie

Die Therapie der Optikusneuropathie bei endokriner Ophthalmopathie ist identisch mit der Behandlung des ausgeprägten Exophthalmus, nicht selten bestehen beide Erkrankungen gleichzeitig. Die initiale Therapie besteht in systemischen Steroiden oder Röntgenbestrahlung. Die orbitale Dekompression wird in Erwägung gezogen, wenn die nichtchirurgischen Maßnahmen ineffektiv oder unangebracht sind.

Restriktive thyreoidale Myopathie

Zwischen 30 und 50% der hyperthyreoten Patienten entwickeln eine Ophthalmoplegie. Die Diplopie kann vorübergehend sein, bei 50% der Patienten persistiert sie jedoch. Die okuläre Motilität ist während des infiltrativen Stadiums durch das Ödem und während des fibrotischen Stadiums durch die Fibrose eingeschränkt. Der intraokuläre Druck kann während des Aufblicks ansteigen, infolge einer Kompression des Bulbus durch einen fibrotischen M. rectus inferior.

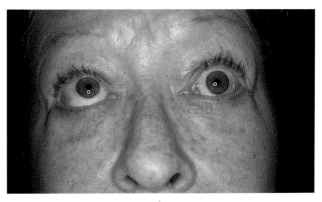

Abb. 2.**21** Einschränkung der Hebung links durch straffen M. rectus inferior

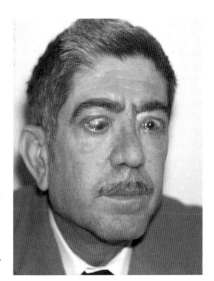

Abb. 2.**22** Ausgeprägter Strabismus convergens durch straffe Mm. recti mediales, hierdurch Simulation einer bilateralen Abduzenzparese

Klinische Merkmale

In der Reihenfolge der Häufigkeit ihres Auftretens sind die 4 Motilitätseinschränkungen:

1. **Hebungseinschränkung** durch fibrotische Kontraktion des M. rectus inferior. Die restriktive Behinderung des Aufblicks imitiert eine Lähmung des M. rectus superior (Abb. 2.**21**).
2. **Abduktionseinschränkung** durch fibrotische Kontraktion der M. rectus medialis, die eine Lähmung des N. abducens simulieren kann (Abb. 2.**22**).
3. **Senkungseinschränkung** durch Beteiligung des M. rectus superior.
4. **Adduktionseinschränkung** durch Beteiligung des M. rectus lateralis, sie ist am seltensten.

Therapie

Die Indikation für einen chirurgischen Eingriff ist Diplopie in der Primär- und/oder Leseposition. Der Winkel des Stellungsfehlers muß mindestens 6 Monate stabil sein, und es sollte keine kongestive Ophthalmopathie bestehen, die ein Indikator für das aktive Erkrankungsstadium darstellt.

Bis diese Kriterien erfüllt sind, sollte die Diplopie, wenn möglich, mit Prismen ausgeglichen werden.

Das *Ziel des chirurgischen Eingriffs* ist binokulares Einfachsehen in Primär- und Leseposition. Da die restriktive Myopathie einen inkomitanten Strabismus hervorruft, sollte der Patient darauf aufmerksam gemacht werden, daß postoperativ Binokularität nicht in allen Blickpositionen erwartet werden kann. Mit der Zeit kann das Feld des binokulären Einfachsehens jedoch als Resultat der zunehmenden Vergenz größer werden.

Die Technik sollte auf den jeweiligen Muskel zugeschnitten sein. Das am häufigsten durchgeführte Verfahren ist die Rück-

lagerung von M. rectus inferior und/oder M. rectus lateralis. Rücklagerungen mit einer nachjustierbaren Naht sind am effektivsten. Am ersten postoperativen Tag wird die Naht nachjustiert, um die optimale Ausrichtung zu erreichen und der Patient wird aufgefordert, das Erreichen von Einfachsehen anhand eines entfernten Fixationsobjekt, wie z. B. Fernseher, zu üben. Botulinustoxin-Injektionen in den beteiligten Muskel können in ausgewählten Fällen ebenfalls hilfreich sein (s. Kapitel 14).

▌Orbitale Infektionen und Entzündungen

Präseptale Phlegmone

Die präseptale Phlegmone betrifft typischerweise Kinder, sie ist meist die Folge einer Lidinfektion durch ein ausgeprägtes, akutes Hordeolum, eine Hautverletzung oder einen Insektenstich. Die Infektion penetriert nicht das orbitale Septum, das die anterioren Strukturen von der Orbita abgrenzt.

Die Untersuchung zeigt eine periorbitale Schwellung und Berührungsschmerzhaftigkeit ohne Exophthalmus (Abb. 2.23). Okuläre Motilität, Sehschärfe und Pupillenreaktionen sind normal.

Die Behandlung mit oralen Antibiotika erfolgt ambulant.

Bakterielle Orbitaphlegmone

Die bakterielle Orbitaphlegmone ist eine Infektion der Weichteilgewebe hinter dem orbitalen Septum. Sie ist viel seltener, aber auch gefährlicher als eine präseptale Phlegmone. Im folgenden sind die Hauptformen beschrieben:

1. **Die vom Sinus ausgehende Form** ist bei weitem die häufigste, sehr oft infolge einer ethmoidalen Sinusitis. Typischerweise sind Kinder (Abb. 2.24) und junge Erwachsene betroffen.

2. **Von angrenzenden Strukturen ausgehend,** bei z. B. Dakryozystitis, Infektionen des Mittelgesichts oder der Zähne. Dentale Infektionen können eine orbitale Phlegmone über eine intermediäre maxilläre Sinusitis verursachen.
3. **Posttraumatisch** entwickelt sich die Phlegmone am häufigsten innerhalb von 48–72 Stunden, wenn eine Verletzung zur Penetration des orbitalen Septums geführt hat. In einigen Fällen können die typischen klinischen Merkmale maskiert werden durch eine assoziierte Rißwunde oder ein Hämatom.
4. **Postoperativ** als Komplikation nach Amotiooperation, Strabismuschirurgie, Dakryzystorhinostomie und Orbitachirurgie.

Polymikrobielle Infektionen, die anaerobe Bakterien einschließen können, sind die Regel. Die häufigsten Erreger sind *Streptococcus pneumoniae*, *Staphylococcus aureus* und *Streptococcus pyogenes*. Bei Kindern unter 5 Jahren ist oft *Haemophilus influenzae* zu isolieren.

Klinische Merkmale

Bei *Krankheitsbeginn* entwickeln sich sehr schnell unilaterale Chemosis, Exophthalmus und schmerzhafte Diplopie.

Die Untersuchung zeigt einen febrilen Patienten mit schlechtem Allgemeinbefinden. Der Exophthalmus ist am

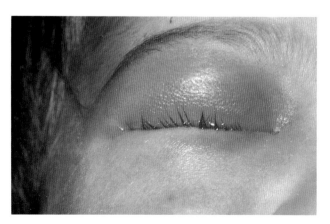

Abb. 2.**23** Präseptale Phlegmone

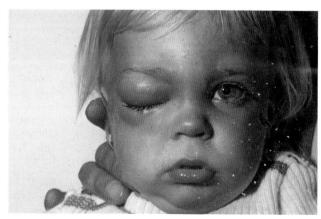

Abb. 2.**24** Orbitaphlegmone

häufigsten nach lateral und unten gerichtet. Die Augenlider sind geschwollen, erythematös, überwärmt und berührungsschmerzhaft bei der Palpation. Augenbewegungen sind eingeschränkt und schmerzhaft. In fortgeschrittenen Fällen können eine Visusherabsetzung und ein afferenter Pupillendefekt bestehen.

Mögliche Komplikationen

1. **Intrakranielle Komplikationen,** die in ungefähr 4% der Fälle eintreten, schließen Meningitis, Gehirnabszeß und Sinus-cavernosus-Thrombose ein. Letzteres ist eine seltene, aber sehr ernstzunehmende Komplikation, an die gedacht werden sollte bei bilateraler Beteiligung, rasch progressivem Exophthalmus und Stauung der fazialen, konjunktivalen und retinalen Venen. Weitere Zeichen sind plötzliche Progression aller klinischer Symptome in Verbindung mit Erschöpfungszustand, starken Kopfschmerzen, Übelkeit und Erbrechen.
2. **Ein subperiostaler Abszeß** ist am häufigsten entlang der medialen Orbitawand lokalisiert. Ein orbitaler Abszeß ist relativ selten bei vom Sinus ausgehender orbitaler Phlegmone, kann aber bei posttraumatischen oder postoperativen Fällen auftreten.
3. **Okuläre Komplikationen** sind Keratopathia e lagophthalmo (Expositionskeratopathie), erhöhter intraokulärer Druck, Verschluß der Zentralarterie oder -vene und entzündliche Optikusbeteiligung.

Therapie

Die orbitale Phlegmone ist ein Notfall, der die stationäre Aufnahme erfordert. Der Patient sollte von einem Augenarzt und einem Hals-Nasen-Ohren-Arzt betreut werden. Manchmal muß zur Drainage eines intrakraniellen Abszesses ein Neurochirurg hinzugezogen werden. Weil die Orbitaphlegmone visusbedrohend und gelegentlich lebensbedrohend ist, müssen häufige Kontrolluntersuchungen erfolgen. Die Funktion des N. opticus sollte alle 4 Stunden durch Testen von Pupillenreaktionen, Sehschärfe und Farbenempfinden überprüft werden.

Untersuchungen

Untersuchungen, soweit sie angemessen sind, umfassen folgende Punkte:

1. Leukozytenzählung.
2. Computertomogramm von Orbita, Sinus und Gehirn. Röntgenaufnahmen der Sinus werden nur durchgeführt, wenn ein Computertomogramm nicht möglich ist.
3. Blutkulturen und Kulturen aus Nasenschleimhautabstrichen können angelegt werden, ein positives Ergebnis ist aber unwahrscheinlich. Konjunktivale und oropharyngeale Kulturen sind ohne Ausnahme nicht hilfreich.
4. Eine Lumbalpunktion ist bei der Entwicklung von meningealen und zerebralen Symptomen indiziert.

Antibiotische Therapie

Bei *Kindern* unter dem Alter von 5 Jahren sollten die Antibiotika *Haemophilus influenzae* abdecken. Die in der Regel angewandte Kombination besteht aus Ampicillin 200 mg/kg KG und Tag, aufgeteilt in mehrere Tagesdosen und einem penicil-

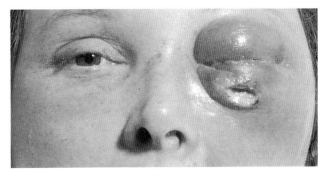

Abb. 2.**25**   Eiternder orbitaler Abszeß

linaseresistentem Penicillin (100 mg/kg KG und Tag) parenteral.

Bei *Erwachsenen* besteht die antibiotische Therapie aus parenteralen Breitbandantibiotika der 3. oder 4. Generation von Cefalosporinen und Metronidazol, um die Anaerobier abzudecken. Im Falle einer früheren anaphylaktischen Reaktion auf Penicillin oder eines seiner Derivate sollte der Patient mit Clindamycin, Chloramphenicol oder Vancomycin behandelt werden. Die antibiotische Therapie sollte fortgesetzt werden bis der Patient 4 Tage fieberfrei gewesen ist.

Chirurgie

Ein chirurgischer Eingriff sollte unter den folgenden Umständen durchgeführt werden: fehlendes Ansprechen auf die antibiotische Therapie, Abnehmen der Sehschärfe, Orbitaabszeß (Abb. 2.**25**), subperiostaler Abszeß und Notwendigkeit einer diagnostischen Biopsie bei atypischen Fällen. In den meisten Fällen ist sowohl die Drainage der Orbita als auch der infizierten Sinus erforderlich.

Mykotische Orbitaphlegmone

Klinische Merkmale

Rhinoorbitale Mukormykose

Die Mukormykose ist eine sehr seltene opportunistische Infektion durch Pilze der Familie der Mucoraceae. Sie hat eine hohe Morbidität und Mortalität. Sie betrifft typischerweise

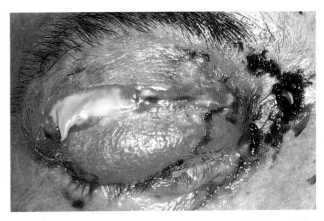

Abb. 2.**26**   Nekrose des oberen Augenlides bei mykotischer Orbitaphlegmone

Patienten mit diabetischer Ketoazidose. Die Infektion wird durch die Inhalation von Sporen erworben, die zu einer Oropharyngitis und Nasopharyngitis führen. Der Pilz kann sich dann in angrenzende Strukturen wie paranasale Sinus und anschließend Orbita und Gehirn ausbreiten. Die Infektion bevorzugt die Wände der Blutgefäße und führt zu Okklusionen und Infarkten (Abb. 2.26). Ischämische Infarzierungen über septischen Nekrosen sind verantwortlich für den schwarzen Schorf, der sich auf Gaumen, Nasenmuschel, nasalem Septum oder der Haut bilden kann. Klinisch ist die Progression der orbitalen Beteiligung langsamer als bei bakterieller orbitaler Phlegmone.

Orbitale Aspergillose

Die Aspergillose wird hervorgerufen durch *Aspergillus fumigatus*, *Aspergillus flavus* oder *Aspergillus oryzae*. Im Kontrast zur Mukormykose sind sonst gesunde Personen ohne identifizierbares Risiko betroffen. Klinisch verläuft die Aspergillose unauffälliger als die Mukormykose und kann viele Monate andauern. Das klinische Bild ist das eines fibrotischen Exophthalmus, ohne offensichtliche Entzündung. Sie ist in 80% der Fälle fatal.

Therapie

Die Therapie beider Arten der Pilzinfektion ist gleich und beinhaltet folgendes:

1. **Amphotericin B intravenös** und tägliche Amphotericin-Spülungen und Tamponaden der betroffenen Areale.
2. **Weite Exzision** der devitalisierten und nekrotischen Gewebe. Bei schweren, auf die Therapie nicht ansprechenden Fällen kann eine Exenteratio orbitae erforderlich sein.
3. **Hyperbarer Sauerstoffzusatz** kann hilfreich sein.

Es ist wichtig, wenn möglich, einen zugrundeliegenden metabolischen Defekt auszugleichen.

Orbitaler Pseudotumor

Klinische Merkmale

Der orbitale Pseudotumor (idiopathisch, unspezifisch, entzündlich, bei orbitalen Erkrankungen) ist eine relativ seltene Erkrankung, die charakterisiert ist durch nichtneoplastische, nichtinfektiöse, raumfordernde, periokuläre Läsionen. Der entzündliche Prozeß kann einige oder alle Weichteilgewebe der Orbita einbeziehen. Histopathologische Analysen waren bisher nicht in der Lage eine Korrelation zwischen klinischen und pathologischen Befunden und der Ursache der Erkrankung aufzuzeigen.

Der *Krankheitsbeginn* liegt gewöhnlich zwischen dem 20. und 50. Lebensjahr und ist abrupt, mit Lidödem, Chemosis (Abb. 2.27), konjunktivaler Entzündung, Einschränkung der Bulbusbeweglichkeit und Exophthalmus. Wenn die anterioren orbitalen Gewebe ausgeprägt entzündet sind, kann die Erkrankung klinisch einer bakteriellen orbitalen Phlegmone gleichen und der Therapieversuch mit systemischen Antibiotika erforderlich sein, bevor die richtige Diagnose deutlich wird.

Der *klinische Verlauf* ist variabel und kann einem der folgenden Abläufe entsprechen:

1. **Spontane Remission** nach einigen Wochen ohne Folgen.
2. **Langandauernde intermittierende aktive Episoden** und später Remission.
3. **Schwere, langandauernde Entzündung,** die im Verlauf zu progressiver Fibrose der orbitalen Gewebe führt und in einer „eingefrorenen Orbita" resultiert, die mit Ptosis und Sehverschlechterung durch Optikusbeteiligung verbunden sein kann.

Eine bilaterale Beteiligung tritt bei Kindern in etwa ¹/₃ der Fälle auf. Bei Erwachsenen ist eine beidseitige Erkrankung dagegen selten und kann assoziiert sein mit einer systemischen Erkrankung wie Polyarteriitis nodosa, Wegener-Granulomatose, Sarkoidose, Tuberkulose, Sjögren-Syndrom und Makroglobulinämie Waldenström.

Gleichzeitige orbitale und sinusoidale Pseudotumoren sind sehr selten zu finden.

Therapie

1. **Beobachtung** bei gering ausgeprägten Fällen, in Erwartung einer spontanen Remission.
2. **Systemische Steroide** sind bei 50–75% der Patienten mit mittelgradiger bis ausgeprägter Beteiligung effektiv. Die Initialdosis ist 60–80 mg pro Tag für ungefähr 2 Wochen. Bei gutem Ansprechen kann die Dosis langsam reduziert und bei einem Rezidiv erneut gegeben werden.
3. **Eine Strahlentherapie** sollte überlegt werden, wenn nach 2 Wochen adäquater Steroidtherapie keine Besserung eingetreten ist. Vorher sollte jedoch eine Biopsie durchgeführt werden, um einen Tumor auszuschließen. Ungefähr 75% der Patienten sprechen auf eine Strahlentherapie von 25 Gy in 12 Fraktionen an. Selbst eine geringere Dosis von 10 Gy kann eine lange Zeit anhaltende und manchmal permanente Remission bei steroidresistenten Patienten erzeugen. Bei initialem Ansprechen auf Steroide ist auch durch die Radiotherapie eine Besserung zu erwarten.
4. **Zytotoxische Medikamente,** wie Cyclophosphamid 200 mg pro Tag, können in den wenigen Fällen erforderlich sein, die resistent gegen Steroid- und Strahlentherapie sind.

Orbitale Myositis

Sie ist eine Unterform der idiopathischen, inflammatorischen Orbitaerkrankung, bei der ein oder mehrere extraokuläre

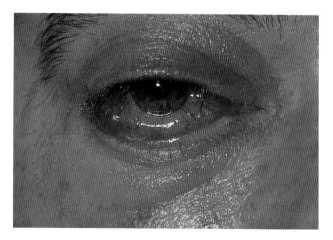

Abb. 2.**27** Ausgeprägte Beteiligung der anterioren Orbita bei Pseudotumor

Muskeln primär durch eine immunologisch induzierte Entzündung infiltriert sind. Die beiden Hauptformen sind die *akute* und die *chronische*.

Akute orbitale Myositis

Die klinische Manifestation erfolgt mit einer plötzlichen unilateralen Ptosis, Diplopie, lokalisierter Chemosis, Rötung und Schmerzen über dem beteiligten Muskel.

Bei der Untersuchung fällt eine Zunahme des Schmerzes bei dem Versuch, in Richtung des Aktionsfeldes des betroffenen Muskels zu blicken, auf und Diplopie resultiert infolge verminderter Funktion.

Die *Computertomographie* zeigt eine fusiforme Vergrößerung des betroffenen Muskels (Abb. 2.28).

Die Therapie erfolgt entweder mit systemischen Steroiden oder antiinflammatorischen Medikamenten, wie Indometacin.

Der klinische Verlauf ist meist kurz, obwohl gelegentlich Rezidive auftreten.

Chronische orbitale Myositis

Der *Krankheitsbeginn* ist weniger schmerzhaft als bei der akuten Myositis und bei der Überprüfung der Motilität kann eine Verwechslung mit einer endokrinen Ophthalmopathie erfolgen. Bei der Myositis kann das Auge jedoch nicht in die Richtung des betroffenen Muskels bewegt werden, bei der endokrinen Ophthalmopathie ist es umgekehrt.

Die Therapie mit systemischen Steroiden ist nicht so effektiv wie bei der akuten orbitalen Myositis und eine Strahlentherapie des betroffenen Muskels kann erforderlich sein.

Tolosa-Hunt-Syndrom

Das Tolosa-Hunt-Syndrom ist eine seltene Erkrankung, bei der angenommen wird, daß sie durch eine unspezifische gra-

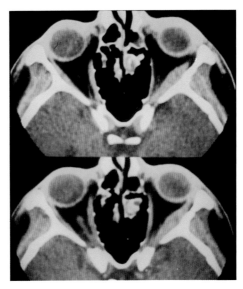

Abb. 2.**28**   Axiales CT mit fusiformer Vergrößerung des rechten M. rectus lateralis bei orbitaler Myositis

nulomatöse Entzündung des Sinus cavernosus hervorgerufen wird. Sie sollte von verschiedenen anderen Krankheitsbildern unterschieden werden, welche die Orbitaspitze, die Fissura orbitalis superior oder den Sinus cavernosus beteiligen, wie spezifische entzündliche Prozesse, vaskuläre und traumatische Läsionen und Tumoren.

Bei *Krankheitsbeginn* besteht eine Diplopie in Verbindung mit ipsilateralem, periorbitalem und Halbseitenkopfschmerz.

Die Untersuchung zeigt Exophthalmus, okuläre Hirnnervenlähmungen, Beeinträchtigung der Pupillomotorik und Sensibilitätsstörungen entlang des 1. und 2. Trigeminusastes.

Die Therapie erfolgt mit systemischen Steroiden. Der klinische Verlauf ist gekennzeichnet durch spontane Remissionen und Rezidive.

▌Orbitale Tumoren

Klassifikation

Vaskulär

- Kapilläres Hämangiom
- Kavernöses Hämangiom
- Lymphangiom
- Venöse Anomalien

Tränendrüse

- Pleomorphes Adenom (gemischtzelliger Tumor)
- Maligne Tränendrüsentumoren

Lymphoproliferative Erkrankungen

Rhabdomyosarkom

Zystische Veränderungen

- Dermoidzyste
- Blutzyste
- Mukozele

Neural

- Optikusgliom
- Optikusscheidenmeningeom

Metastatische Tumoren

Tumorinvasion durch benachbarte Strukturen

Kapilläres Hämangiom

Klinische Veränderungen

Das kapilläre Hämangiom ist der häufigste Tumor der Orbita und periorbitalen Strukturen in der Kindheit.

Klinisch manifest wird der Tumor typischerweise in der perinatalen Periode mit superiorer, periorbitaler Schwellung oder Exophthalmus oder einer Kombination von beidem (Abb. 2.**29**).

Während der Untersuchung kann oft eine Zunahme der Tumorgröße beim Weinen oder Pressen beobachtet werden. Weder Pulsation noch Gefäßgeräusche sind vorhanden. Hämangiomatöses Gewebe kann in den Fornices nach Eversion der Lider und im umgebenden subkutanen Gewebe beobachtet werden; die Augenlider erhalten hierdurch eine dunkelrote bis bläuliche Färbung. Bei ¹/₃ der Patienten können „Erdbeer"-Nävi auch auf den Augenlidern oder anderen Körpergebieten gefunden werden (Abb. 2.**30**).

Der *natürliche Verlauf* des Tumors entspricht dem kapillärer Hämangiome anderer Körperbereiche. Während des 1. Lebensjahres wächst er, dann beginnt die spontane Rückbildung. Die komplette Rückbildung ist bei 75% der Patienten mit dem Alter von 7 Jahren abgeschlossen. Ein schnell wachsendes, kapilläres Hämangiom kann ein Rhabdomyosarkom simulieren und eine Biopsie erfordern. Gelegentlich kann ein Hämangiom bluten, ulzerieren, nekrotisch werden oder sich infizieren.

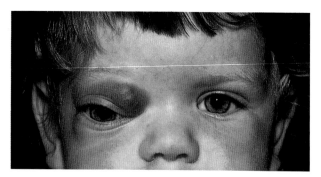

Abb. 2.**29** Kapilläres Hämangiom der anterioren Orbita

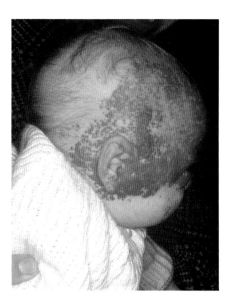

Abb. 2.**30** Ausgeprägte Ausdehnung eines kapillären Hämangioms

Assoziierte Veränderungen bei einigen Patienten umfassen:

1. **Subglottische Hämangiome,** die zur Obstruktion der Luftwege führen können.
2. **Thrombozytopenie** (Kasabach-Merritt-Syndrom), die typischerweise bei Patienten mit multiplen Hämangiomen auftritt.
3. **Herzversagen** durch hohes Auswurfvolumen, das bei Patienten mit sehr großen Tumoren eintreten kann.

Behandlung

Indikationen zur Behandlung sind folgende:

1. **Gefahr der Visusverschlechterung** durch (a) Amblyopie, am häufigsten durch induzierten Astigmatismus und Anisometropie, (b) Kompression des N. opticus oder (c) Keratopathia e lagophthalmo (Expositions-Keratopathie).
2. **Erhebliche kosmetische Beeinträchtigung** (Abb. 2.**30**).
3. **Schwere Nekrose oder Infektion.**
4. **Herzversagen durch hohes Auswurfvolumen.**

Behandlungsmethoden sind die folgenden:

1. **Steroidinjektion** von Triamcinolonacetonid 40 mg in Kombination mit Betamethason 6 mg um den Tumor kann während des frühen aktiven Stadiums sehr effektiv sein. Potentielle Komplikationen der Injektion sind: retrogrades Forcieren der Lösung in die Zentralarterie, Hautdepigmentation, Hautnekrosen, Blutung und Fettatrophie.
2. **Systemische Steroide** täglich über mehrere Wochen können ebenfalls die Tumorgröße reduzieren. Die Dosis beträgt 1,5–2,5 mg/kg KG täglich für mehrere Wochen und dann allmähliche Dosisreduktion. Die systemische Therapie ist besonders bei ausgedehnter orbitaler Komponente hilfreich.
3. **Lokale Resektion** mit Schneidekauterisation kann das Volumen eines vorderen, umschriebenen Tumors reduzieren, aber gewöhnlich bleibt diese Therapie für das späte, inaktive Stadium reserviert.
4. **Strahlentherapie** in kleinen Dosen reduziert die Tumorgröße, wird aber selten eingesetzt.

Kavernöses Hämangiom

Das kavernöse Hämangiom ist der häufigste gutartige orbitale Tumor bei Erwachsenen. Obwohl der Tumor überall in der Orbitahöhle auftreten kann, liegt er am häufigsten im Weichteilgewebe direkt hinter dem Bulbus.

Klinisch manifest wird er typischerweise im mittleren Lebensalter mit langsam progressivem, unilateralem Exophthalmus. Bei Frauen kann die Wachstumsrate durch eine Schwangerschaft beschleunigt werden.

Die Untersuchung zeigt einen axialen Exophthalmus (Abb. 2.**31**), der bei einigen Patienten mit einem Papillenödem und chorioretinalen Falten assoziiert sein kann. Gelegentlich kann ein Tumor im Bereich der Orbitaspitze den N. opticus ohne signifikanten Exophthalmus komprimieren.

Die Behandlung durch chirurgische Exzision ist bei der Mehrzahl der Patienten erforderlich, da der Tumor allmählich größer wird. Im Gegensatz zum kapillären Hämangiom ist der Tumor meist gut eingekapselt und relativ leicht zu entfernen.

salen Quadranten mit assoziierter zystischer konjunktivaler Komponente. Posterior gelegene Tumoren können einen langsam progressiven Exophthalmus verursachen oder initial inaktiv sein und mit einem plötzlichen, schmerzhaften Exophthalmus, infolge einer spontanen Blutung innerhalb des Tumors, auftreten. Im weiteren Verlauf wird das Blut eingekapselt, und es entstehen „Schokoladenzysten", die sich mit der Zeit spontan zurückbilden können.

Die Behandlung durch einen chirurgischen Eingriff ist schwierig, da der Tumor brüchig ist, nicht eingekapselt, leicht blutet und die normalen orbitalen Gewebe infiltrieren kann. Wenn die „Schokoladenzysten" persistieren und die Sehschärfe des Patienten beeinträchtigen, sollten sie drainiert werden. Die Veränderung kann auch subtotal entfernt werden durch kontrollierte Vaporisation (Verdampfung) mittels Kohlendioxidlaser.

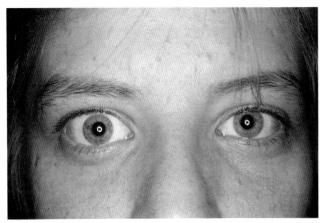

Abb. 2.**31**   Axialer Exophthalmus rechts bei kavernösem Hämangiom

Lymphangiom

Orbitale Lymphangiome sind gutartige, orbitale Mißbildungen, die für den Patienten wegen ihrer Neigung zu rezidivierenden Blutungen lästig und für den Chirurgen frustrierend sind, da sie schlecht umschrieben sind. Sie können mit orbitalen venösen Anomalien und Hämangiomen verwechselt werden.

Klinisch manifest werden sie gewöhnlich während der Kindheit oder bei jungen Erwachsenen.

Die Untersuchung der anterioren Tumoren zeigt typischerweise mehrere weiche, bläuliche Veränderungen im oberen na-

Orbitale venöse Anomalien

Orbitale venöse Anomalien, oft als Varizen bezeichnet, bestehen aus kongenitalen Vergrößerungen ein bis mehrerer, vorbestehender, venöser Kanäle (Abb. 2.**32** a). Meistens sind sie einseitig und am häufigsten oben nasal lokalisiert. Computertomogramm und Röntgenaufnahmen zeigen in ungefähr 20% der Fälle Phlebolithen.

Die klinische Manifestation kann von der frühen Kindheit bis zum späten mittleren Erwachsenenalter mit einer der aufgeführten Veränderungen erfolgen:

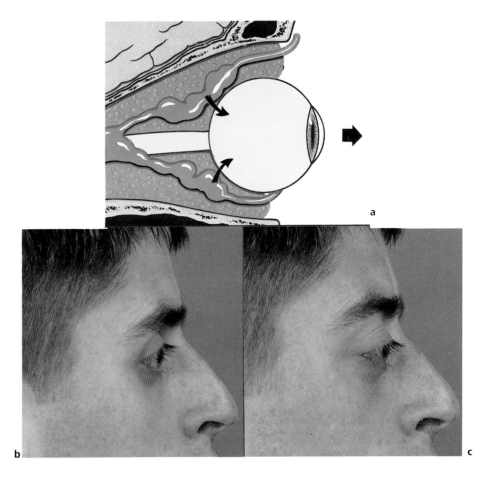

Abb. 2.**32 a–c**   Orbitale Varizen
a Pathogenese des Exophthalmus
b normale Bulbusposition
c Exophthalmus induziert durch ein
   Valsalva-Manöver

1. Intermittierender Exophthalmus ohne äußere Veränderungen. Der Exophthalmus pulsiert nicht und ist auch nicht mit einem Geräusch verbunden. Da die orbitalen Venen keine Klappen besitzen, kann ein schnell reversibler Exophthalmus durch einen erhöhten Venendruck infolge von Husten, Pressen, Valsalvamanöver, Kopftieflage und externer Kompression der Jugularvenen hervorgerufen werden (Abb. 2.**32b** u. **c**).

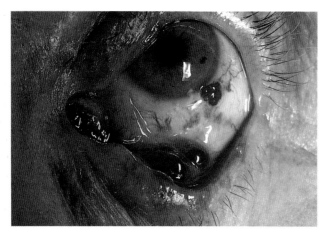

Abb. 2.**33**   Anteriore Orbitavarizen

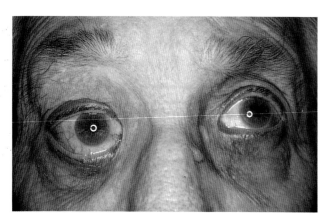

Abb. 2.**34**   Pleomorphes Adenom der rechten Tränendrüse mit Dislokation des Bulbus nach unten und innen

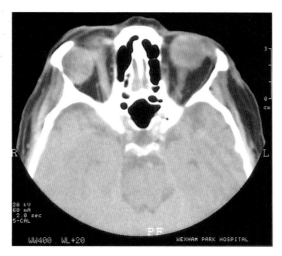

Abb. 2.**35**   Axiales CT eines pleomorphen Tränendrüsenadenoms rechts mit Exkavation des angrenzenden Knochens

2. Sichtbare Veränderungen des Augenlides und unter der Konjunktiva ohne Exophthalmus (Abb. 2.**33**).
3. Die Kombination sichtbarer Veränderungen mit Exophthalmus ist am häufigsten.
4. Akute orbitale Blutung oder Thrombose ist am seltensten.

Bei *natürlichem Verlauf* ist eine progressive Vergrößerung assoziiert mit rezidivierenden, episodischen Blutungen und Thrombosen.

Die Behandlung durch einen chirurgischen Eingriff ist technisch schwierig, da die Veränderung brüchig ist und leicht blutet, meistens ist die Exzision inkomplett. Indikationen zur chirurgischen Intervention umfassen wiederholte, nicht reversible Thrombosen, Schmerzen, ausgeprägten Exophthalmus und Kompression des N. opticus.

Pleomorphes Tränendrüsenadenom

Klinische Veränderungen

Das pleomorphe Adenom (gutartiger gemischtzelliger Tumor) ist der häufigste epitheliale Tumor der Tränendrüse.

Klinisch manifest wird der Tumor typischerweise bei Erwachsenen mit einer schmerzlosen, glatten, festen, nicht berührungsempfindlichen, langsam progressiven Schwellung im oberen äußeren Quadranten, die länger als 1 Jahr besteht (Abb. 2.**34**).

Die Untersuchung zeigt in den meisten Fällen einen Tumor mit Ursprung aus dem orbitalen Tränendrüsenanteil, der vom palpebralen Tränendrüsenanteil durch die Levatoraponeurose abgegrenzt wird. Der Tumor hat die Tendenz, sich nach hinten auszudehnen, er kann einen Exophthalmus verursachen. Der seltene Tumor mit Ursprung aus dem palpebralen Lappen hat die Tendenz nach vorn zu wachsen, führt nicht zur Bulbusdislokation und bedingt eine früh sichtbare Augenlidschwellung. Wegen seiner ungewöhnlichen Präsentation kann es sein, daß zunächst eine unzureichende Behandlung erfolgt.

Computertomographieveränderungen

Die Computertomographie kann die Größe und Form des Tumors demonstrieren, die Ausdehnung einer Knochenexkavation oder der Fossa lacrimalis sowie das Vorhandensein oder die Abwesenheit von knöchernen Destruktionen. Typischerweise hat das pleomorphe Adenom eine runde oder ovale, glatte, eingekapselte Kontur. Die Exkavation der Fossa lacrimalis ist nicht mit einer knöchernen Destruktion assoziiert (Abb. 2.**35**). Die Läsion kann auch zu einer Eindellung des Bulbus führen.

Behandlung

Die Behandlung besteht in der chirurgischen Exzision über eine laterale Orbitotomie, wie im folgenden beschrieben:

1. Der M. temporalis wird inzidiert (Abb. 2.**36a**).
2. Der Orbitainhalt wird nach medial retrahiert und der Knochen angebohrt, zur anschließenden Verdrahtung (Abb. 2.**36b**).

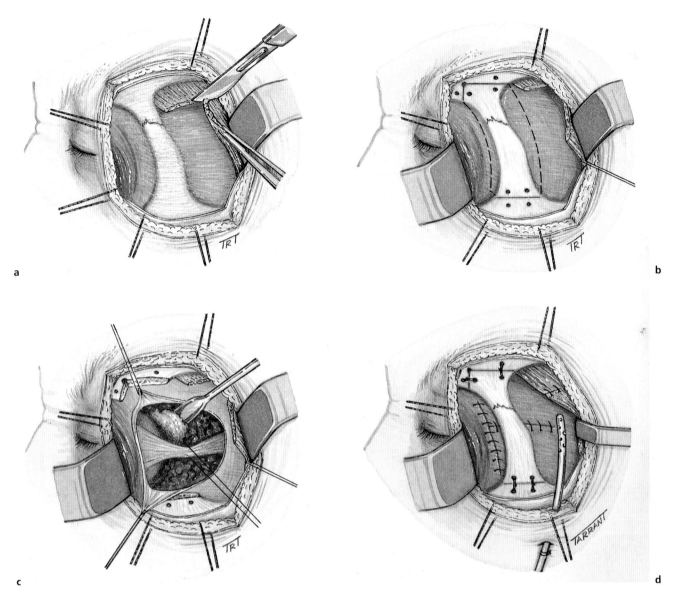

a   b

c   d

Abb. 2.**36 a–d**   Technik der lateralen Orbitotomie zur Entfernung eines pleomorphen Tränendrüsenadenoms

3. Die laterale Orbitawand wird entfernt und der Tumor vorsichtig ausgeräumt (Abb. 2.**36 c**).
4. Der M. temporalis und das Periosteum werden refixiert (Abb. 2.**36 d**).

Die Prognose ist ausgezeichnet, vorausgesetzt, der Tumor ist komplett reseziert, ohne Kapseleinriß. Wenn der Tumor inkomplett entfernt worden ist, oder zunächst eine Biopsie durchgeführt wird, kann die Tumoraussaat zu Rezidiven und selten zu einer malignen Transformation führen.

Maligne Tränendrüsentumoren

Die 3 wichtigsten malignen Tränendrüsentumoren epithelialen Ursprungs sind *(1) adenoidzystisches Karzinom, (2) pleomorphes Adenokarzinom* und *(3) mukoepidermoides Karzinom.*

Klinische Veränderungen

Klinische Manifestation: Weil maligne Tumoren schneller wachsen, ist die Anamnese bei der Erstvorstellung des Patienten kürzer als bei gutartigen Tumoren. Schmerzen sind ein Zeichen für Malignität, können aber auch bei entzündlichen Läsionen auftreten. Ein pleomorphes Adenokarzinom (bösartiger gemischtzelliger Tumor) manifestiert sich hauptsächlich in den 3 folgenden Erscheinungsbildern:

1. Nach inkompletter oder stückweiser Exzision eines benignen pleomorphen Adenoms, gefolgt von ein oder mehreren Rezidiven, erfolgt nach einer Periode von mehreren Jahren schließlich die maligne Entartung.

2. Ohne anamnestische Hinweise auf ein vorher bestehendes pleomorphes Adenom entwickelt sich ein rasch wachsender Tumor der Tränendrüse (gewöhnlich besteht er einige Monate).

3. Als lange bestehender Exophthalmus und/oder Schwellung des oberen Augenlides mit plötzlicher Größenzunahme.

Spezielle Untersuchungen

1. **Die Computertomographie** kann bei frühen Fällen keine Veränderungen zeigen. Wenn der Tumor größer wird, sind benachbarte Knochenveränderungen (mit und ohne Knochendestruktion) zu erkennen, mit zackigen infiltrierenden Ecken in der Haupttumormasse.
2. **Eine Biopsie** wird durchgeführt, um eine histologische Diagnose zu erhalten. Die anschließende Behandlung hängt ab von dem Ausmaß der Tumorinvasion in die angrenzenden Strukturen nach CT- und MRT-Befund.
3. **Die neurologische Beurteilung** ist obligat, da adenoidzystische Karzinome zur perineuralen Ausbreitung tendieren und sich in den Sinus cavernosus ausdehnen können.

Behandlung

1. **Radikale Chirurgie** in der Form einer orbitalen Exenteratio oder Mittelgesichtsresektion kann versucht werden, aber unglücklicherweise ist der Tumor ohne Ausnahme nicht mehr komplett chirurgisch zu exzidieren, und bei den meisten Patienten sind die Überlebenschancen sehr gering.
2. **Strahlentherapie** in Kombination mit lokaler Resektion kann lebensverlängernd sein und die Schmerzen vermindern.

Lymphoproliferative Erkrankungen

Der *Krankheitsbeginn* liegt gewöhnlich zwischen dem 50. und 80. Lebensjahr, jeder Teil der Orbita kann betroffen sein. Bei einigen Patienten sind die Veränderungen auf die Konjunktiva oder die Tränendrüse beschränkt. Gelegentlich sind beide Seiten betroffen (Abb. 2.**37**).

Der *klinische Verlauf* ist variabel. Obwohl durch histologische Untersuchungen normalerweise entzündliche Veränderungen von malignen Lymphomen unterschieden werden

können, bestehen bei einigen Fällen histologische Veränderungen, die den Verdacht auf Malignität zulassen. Die Läsion bildet sich aber dennoch spontan oder nach systemischer Steroidtherapie zurück. Bei anderen Patienten scheint eine gutartige, reaktive, lymphoide Hyperplasie vorzuliegen, der einige Jahre später die Entwicklung eines systemischen Lymphoms folgt. Es sieht deshalb so aus, daß einige Läsionen eine Zwischenposition einnehmen und eine genaue histologische Differenzierung unmöglich machen. Die endgültige Diagnose kann somit erst gestellt werden, wenn lange Nachbeobachtungszeiten keinen Hinweis auf eine multifokale Disseminierung ergeben.

Systemische Untersuchungen bei allen Patienten mit sowohl benigner als auch maligner hyperzellulärer lymphoider Veränderung der Orbita umfassen: Thoraxröntgenaufnahme. Serumimmunprotein-Elektrophorese, Lymphangiographie zur Feststellung einer retroperitonealen Beteiligung und, wenn erforderlich, Knochenmarkaspiration.

Die Behandlung umschriebener Veränderungen besteht in einer Strahlentherapie. Patienten mit disseminierten Erkrankungen erhalten dagegen eine Chemotherapie.

Rhabdomyosarkom

Das Rhabdomyosarkom ist der häufigste primäre, maligne Orbitatumor bei Kindern. Die 4 histologischen Hauptformen sind: *(1) embryonales*, es ist am häufigsten; *(2) alveolares*, es ist am aggressivsten; *(3) botryoides* (traubenförmiges); und *(4) pleomorphes*, es hat die beste Prognose, ist aber am seltensten.

Klinische Veränderungen

Klinisch manifest wird der Tumor meist im 1. Lebensjahrzehnt mit einem rasch progressiven Exophthalmus. Initial kann er mit einem entzündlichen Prozeß verwechselt werden.

Die Untersuchung zeigt meist einen Tumor in der oberen Orbita (Abb. 2.**38**), obwohl jeder Teil der Orbita betroffen sein kann. Die Diagnose wird durch eine Biopsie gefestigt.

Systemische Untersuchungen zum Nachweis möglicher Metastasen schließen ein: CT von Thorax, Abdomen, Becken; Leberfunktionsteste; Lumbalpunktur; Knochenmarkbiopsie; Röntgenaufnahmen des Skeletts.

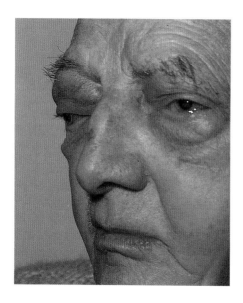

Abb. 2.**37**
Bilaterales
Orbitalymphom

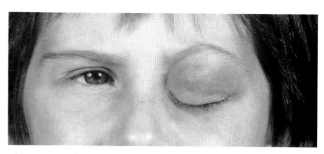

Abb. 2.**38**   Orbitales Rhabdomyosarkom

Behandlung

Die Behandlung besteht in hohen Dosen lokaler *Bestrahlung* gefolgt von einer *Chemotherapie* (Abb. 2.39a u. b). Komplikationen der Therapie schließen Katarakt, Ptosis, Enophthalmus, Retinopathie, Keratoconjunktivitis sicca, Gesichtsasymmetrie und Knochenhypoplasie ein. Die *Exenteratio* bleibt reserviert für die seltenen Rezidive oder strahlenresistente Tumoren. Die Überlebensrate beträgt 90%, wenn der Tumor auf die Orbita beschränkt ist und 65% bei Knochendestruktionen und weiterer Ausdehnung. Bei Fällen, die nicht auf die Therapie ansprechen, tritt der Tod innerhalb von 18 Monaten ein.

Dermoidzyste

Eine Dermoidzyste ist ein benignes, zystisches Teratom (Choristom), das von einer embryonalen Verlagerung der Epidermis nach subkutan, entlang der embryonalen Verschlußlinie abstammt. Dermoide haben ein verhornendes mehrschichtiges Plattenepithel, eine fibröse Wand und enthalten Hautanhangsgebilde wie Schweißdrüsen, Talgdrüsen und Haarfollikel. *Epidermoidzysten* enthalten keine Anhangsgebilde. Die 2 Hauptformen der Dermoide sind *(1) superfiziales* und *(2) tiefes*.

Superfiziale Dermoidzyste

Superfiziale Dermoide liegen anterior des orbitalen Septums.

Klinisch manifest wird das superfiziale Dermoid typischerweise im Säuglingsalter mit einer asymptomatischen, festen, runden, umschriebenen Veränderung im oberen temporalen Orbitaanteil mit Anschluß an die Sutura frontozygomatica (Abb. 2.40) oder im oberen nasalen Teil mit Anschluß an die Sutura frontolacrimalis.

Bei der Untersuchung sind die hinteren Ränder leicht zu tasten, was gegen einen tieferen Ursprung oder eine Ausdehnung nach posterior spricht. Es bestehen keine assoziierten Knochendefekte, kein Exophthalmus und der Bulbus ist auch nicht verlagert.

Die Behandlung basiert auf kosmetischen Indikationen.

Tiefe Dermoidzyste

Tiefe Dermoide liegen hinter dem Septum orbitale.

Klinisch manifest werden sie typischerweise bei Jugendlichen oder Erwachsenen mit Bulbusverlagerung und nichtaxialem Exophthalmus oder einem Tumor mit unscharfen hinteren Rändern. Einige tiefe Dermoide können sich über die Orbita hinaus in die Foassa temporalis oder nach intrakranial ausdehnen und können mit knöchernen Defekten verbunden sein.

Die Behandlung durch Exzision wird empfohlen, da tiefe Dermoide größer werden und ihren Inhalt in die angrenzenden Gewebe abgeben können. Die Folge hiervon ist eine schmerzhafte granulomatöse Entzündung, oft gefolgt von einer Fibrose. Wenn die Exzision inkomplett ist, kann ein Rezidiv auftreten und eine persistierende geringgradige Entzündung verursachen.

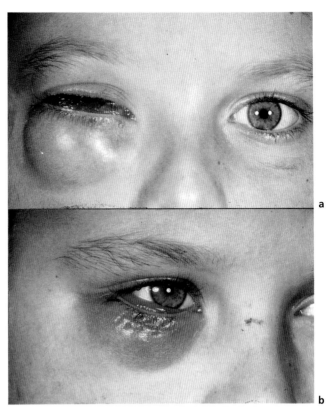

Abb. 2.**39a** u. **b**   Orbitales Rhabdomyosarkom **a** Vor Therapie, **b** Nach Therapie

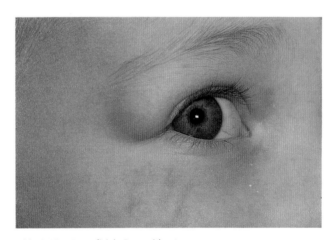

Abb. 2.**40**   Superfiziale Dermoidzyste

Blutzyste

Blutzysten der Orbita sind relativ selten und können mit einem stumpfen Orbitatrauma, Lymphangiom, venösen Anomalien und einer Blutdyskrasie assoziiert sein.

Klinisch manifest werden sie mit einer progressiven, nicht berührungsempfindlichen, raumfordernden Veränderung. Sie wird größer durch Absorption von Flüssigkeit in die Zystenhöhle als Folge eines osmotischen Druckgradienten, der durch hämatogenen Debris in der Zystenhöhle entsteht. Selten werden sie mit malignen Tumoren verwechselt, da sie einen Exophthalmus und Erosionen der orbitalen Knochen verursachen können.

Mukozele

Eine Mukozele ist eine langsam expandierende zystische Akkumulation von mukoiden Sekretionen und epithelialem Debris, die allmählich die knöchernen Wände der Sinus erodiert. Symptome werden verursacht durch das Übergreifen auf umgebende Gewebe. Eine Mukozele entsteht, wenn die Drainage der normalen Sinussekrete behindert ist, durch Narben, Infektion oder einen Tumor. Die orbitale Invasion erfolgt gewöhnlich entweder durch frontale oder ethmoidale Mukozelen und nur sehr selten durch Mukozelen mit Ursprung im Sinus maxillaris.

Klinisch manifest wird eine Mukozele mit der Kombination von Exophthalmus, Doppelbildern, Ptosis, Epiphora oder Bulbusverlagerung. Eine Schwellung des Oberlides, besonders nasal, kann auch auffällig sein (Abb. 2.**41**). Schmerzen sind selten, wenn keine Infektion (Mukopyozele) vorliegt.

Gliom des N. opticus

Klinische Veränderungen

Ein Gliom des N. opticus ist ein langsam wachsender Tumor, der typischerweise bei jungen Mädchen auftritt, aber gelegent-

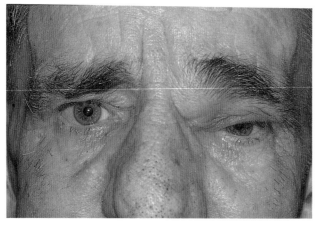

Abb. 2.**41**   Mukozele des linken Sinus frontalis

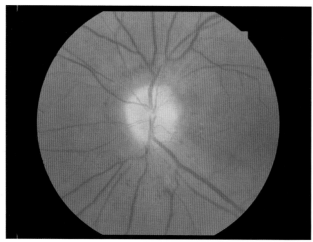

Abb. 2.**42**   Blasse, geschwollene Papille bei Optikusgliom

lich auch bei Erwachsenen. Ungefähr 25–50% der Patienten haben eine assoziierte Neurofibromatose Typ 1.

Die klinische Manifestation bei Kindern besteht gewöhnlich in einem Sehverlust, eventuell wird er erst mit dem Beginn des Exophthalmus festgestellt.

Bei der Untersuchung kann initial ein Papillenödem, gefolgt von Blässe, vorliegen (Abb. 2.**42**). Der Exophthalmus, wenn vorhanden, ist gewöhnlich nach unten und außen gerichtet.

Das CT zeigt eine fusiforme irreguläre Vergrößerung des N. opticus. Das MRT ist hilfreich zur Demonstration der posterioren Ausdehnung des Tumors.

Die Prognose variiert. Bei einigen Patienten hat der Tumor einen indolenten Verlauf mit geringer Größenänderung, während er sich bei anderen nach intrakranial ausdehnen und lebensbedrohlich werden kann. Die Inzidenz der Neurofibromatose Typ 1 ist in der erstgenannten Gruppe höher.

Behandlung

Die Therapieoptionen schließen folgendes ein:

1. **Beobachtung** bei Patienten, die über mehrere Jahre kein Tumorwachstum, keine kosmetische Deformität und eine gute Sehschärfe aufweisen.
2. **Chirurgische Exzision** des Tumors unter Bulbuserhalt bei Patienten mit wachsenden Tumoren, insbesondere, wenn die Sehschärfe sehr gering ist und der Exophthalmus ästhetisch nicht akzeptabel.
3. **Strahlenbehandlung,** die mit einer Chemotherapie kombiniert werden kann, bei Patienten mit intrakranieller Ausdehnung des Tumors und Inoperabilität.

Optikusscheidenmeningeom

Klinische Veränderungen

Optikusscheidenmeningeome sind sehr seltene Tumoren, die ihren Ursprung von meningoendothelialen Zellen der arachnoidalen Villi nehmen. Typischerweise sind Frauen mittleren Alters betroffen, aber gelegentlich auch Kinder und junge Erwachsene.

Die klinische Manifestation besteht in einem langsam progressiven, unilateralen Visusverlust.

Bei der Untersuchung ist initial ein Papillenödem zu sehen, wenn der distale Anteil des Nervs betroffen ist. Mit zunehmendem Tumorwachstum kommt eine Optikusatrophie hinzu, und die Papillenschwellung geht zurück. Optikoziliare Shuntgefäße sind ein häufiger Befund (Abb. 2.**43**). Es wird postuliert, daß diese Shunts das Resultat einer Konstriktion der zentralen retinalen Gefäße durch den Tumor sind, mit der Folge einer Dilatation präformierter Kapillaren, die eine Verbindung zwischen retinaler Zentralvene und peripapillären choroidalen Gefäßen herstellen. Diese Shunts werden auch gelegentlich bei Patienten mit einem Gliom des N. opticus gesehen.

Das *Tumorwachstum* ist initial auf die Dura begrenzt, derart, daß der Tumor den N. opticus schient und die Augenbewegungen einschränkt, besonders bei Aufblick. Nach langer

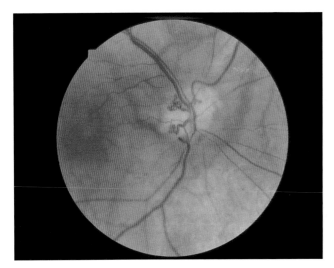

Abb. 2.**43**   Optikoziliare Shuntgefäße

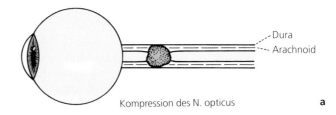

Kompression des N. opticus   **a**

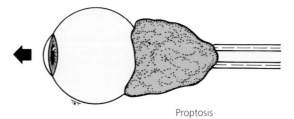

Proptosis   **b**

Abb. 2.**44 a** u. **b**   Optikusscheidenmeningeom
a Frühe Kompression des N. opticus
b Exophthalmus als Spätsymptom

Nachbeobachtungszeit kann sich der Tumor intrakonal ausbreiten oder der N. opticus selbst kann betroffen sein (Abb. 2.**44 a**). Exophytische Tumoren haben Ausläufer, die eine beträchtliche Größe erreichen und einen Exophthalmus erzeugen können (Abb. 2.**44 b**). Diese Abfolge der klinischen Manifestation ist genau das Gegenteil von derjenigen eines Tumors außerhalb der Durascheide, bei dem der Exophthalmus gewöhnlich ausgeprägt ist, bevor Zeichen der Optikuskompression auftreten.

Das Computertomogramm zeigt bei typischen Fällen eine tubuläre Verdickung und Kalzifikation des N. opticus (Abb. 2.**45**).

Behandlung

Die Therapieoptionen schließen folgendes ein:

1. **Beobachtung** von Patienten mittleren Alters mit langsam wachsenden Tumoren, da die Prognose gut ist.
2. **Strahlentherapie** bei Patienten mit langsam wachsenden Tumoren und relativ gutem Visus.
3. **Chirurgische Exzision** bei jungen Patienten mit aggressiven Tumoren, besonders, wenn das Auge auch blind ist.

Metastatische Tumoren

Bei Kindern

Das Neuroblastom ist ein maligner Tumor, der seinen Ursprung von primitiven Neuroblasten der Sympathikusstränge, am häufigsten im Bereich des Abdomens, seltener des Thorax oder Beckens, nimmt. Es ist eins der häufigsten soliden Tumoren der Kindheit. In fast der Hälfte der Fälle ist der Tumor zum Zeitpunkt der Diagnose disseminiert und die Prognose ist infaust. Orbitametastasen treten in ungefähr 40% der Fälle auf. Sie können bilateral sein und präsentieren sich mit einem plötzlichen Exophthalmus in Verbindung mit einer Lidekchymose.

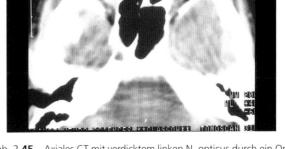

Abb. 2.**45**   Axiales CT mit verdicktem linken N. opticus durch ein Optikusscheidenmeningeom

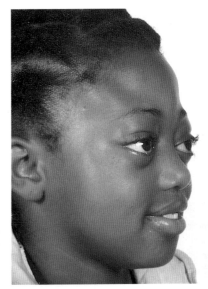

Abb. 2.**46**   Bilaterale anteriore Orbitabeteiligung bei akuter myeloischer Leukämie

Das Ewing-Sarkom ist ein maligner Tumor des Knochens, der in Extremitäten, Stamm, metatarsalen Knochen oder Rippen entstehen kann. Orbitale Metastasen verursachen einen plötzlichen hämorrhagischen Exophthalmus, aber im Gegensatz zum Neuroblastom sind die Metastasen gewöhnlich unilateral. Mit Therapie beträgt die Überlebensrate ungefähr 60%.

Die akute myeloische Leukämie kann sich bei Kindern primär in der Orbita manifestieren, ohne Beteiligung des peripheren Blutes oder des Knochenmarks (Abb. 2.**46**). In diesem Fall wird der Tumor als Chlorom bezeichnet, wegen der klinisch zu beobachtenden, grünen Farbe. Gewöhnlich folgt die systemische Disseminierung der Erkrankung zur voll ausgebildeten myeloblastischen Leukämie innerhalb von 2–36 Monaten nach dem initialen orbitalen Befall.

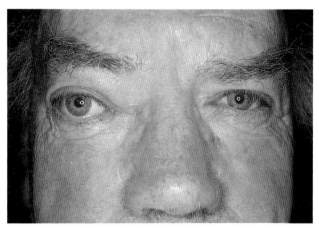

Abb. 2.**47**   Metastase eines Hypernephroms in der rechten Orbita mit Exophthalmus und seitlicher Bulbusverlagerung

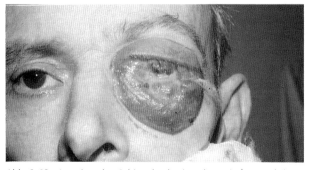

Abb. 2.**48**   Invasion der Orbita durch ein sehr weit fortgeschrittenes Karzinom des Sinus maxillaris

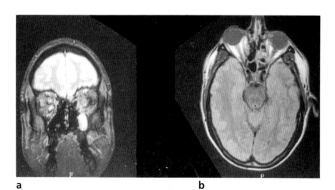

a   b

Abb. 2.**49 a** u. **b**   Kernspintomographie mit Invasion der linken Orbita durch ein Karzinom des Sinus maxillaris
a Koronare Ansicht   **b** Axiale Ansicht

Bei Erwachsenen

In ungefähr 25% der Fälle ist die Orbita der Ort der initialen Manifestation des Tumors, so daß der Ophthalmologe der Erstuntersucher sein kann. Nach der Häufigkeit ihres Auftretens angeordnet sitzen die Primärtumoren in: Brust, Bronchus, Prostata, Haut (Melanom), Gastrointestinaltrakt und Niere.

Klinische Manifestation

Klinisch manifest werden die Tumoren auf eine der 4 folgenden Arten:

1. **Eine Raumforderung** entweder in der anterioren Orbita oder eine axiale oder nichtaxiale Bulbusverlagerung sind am häufigsten (Abb. 2.**47**).
2. **Die Infiltration** der orbitalen Gewebe, charakterisiert durch Ptosis, Doppelbilder, indurierte periorbitale Haut und eine feste Orbita wird deutlich durch einen erhöhten Widerstand bei der Retropulsation des Bulbus. Ein Enophthalmus kann bei szirrhösen Tumoren vorhanden sein.
3. **Eine Entzündung,** ähnlich derjenigen bei orbitalem Pseudotumor.
4. **Funktionelle** klinische Manifestation primär mit Beteiligung der kranialen Nerven (II, III, IV, V, VI) im Bereich der Orbitaspitze und nur geringgradigem Exophthalmus.

Spezialuntersuchungen

1. Feinnadelbiopsie unter CT-Kontrolle kann hilfreich sein zur histologischen Festigung der Diagnose. Bei fehlendem Erfolg kann eine offene Biopsie erforderlich werden.
2. Hormonstudien von Gewebeproben können gebraucht werden, um die Richtung einer spezifischen Hormontherapie bei darauf ansprechenden Tumoren zu bestimmen.

Behandlung

Die Behandlung hat den Erhalt der Sehschärfe und die Beseitigung von Schmerzen zum Ziel, da die meisten Patienten innerhalb eines Jahres sterben. Es gibt hauptsächlich folgende Möglichkeiten:

1. **Strahlentherapie** als Hauptstütze der Therapie.
2. **Eine Hormontherapie** kann bei einigen Brust- und Prostatametastasen geeignet sein.
3. **Chemotherapie** ist oft sinnvoll, um die systemische Erkrankung unter Kontrolle halten zu können.
4. **Ein chirurgischer Eingriff** kann in den seltenen Fällen erforderlich sein, in denen andere Methoden intolerable Symptome nicht kontrollieren können.

Tumorinvasion durch benachbarte Strukturen

Die Orbitainvasion durch maligne Tumoren des Sinus tritt bei ungefähr 50% der Patienten ein. Diese Tumoren sind zwar selten, aber mit einer schlechten Prognose verbunden, solange sie nicht früh diagnostiziert werden. Für den Ophthalmologen ist es deshalb wichtig sowohl die otolaryngologischen als auch die ophthalmologischen Veränderungen zu kennen.

Das *maxilläre Karzinom* ist bei weitem der häufigste Sinustumor mit Orbitainvasion (Abb. 2.**48** u. 2.**49**).

1. **Otolaryngologische Merkmale** in der Reihenfolge ihrer Bedeutung sind Gesichtsschmerz, -kongestion und -schwellung, Epistaxis und nasale Absonderung.
2. **Ophthalmologische Merkmale** in der Reihenfolge ihrer Bedeutung umfassen: Exophthalmus mit Bulbusverlage-

rung nach oben und vorn, Doppelbilder, Sehverlust, Augenschmerzen und Epiphora.

Ethmoidale Karzinome können den Bulbus zur Seite verlagern.

Nasopharyngeale Karzinome können sich über die Fissura orbitalis inferior in der Orbita ausbreiten. Ohne Ausnahme ist ein Exophthalmus ein Spätsymptom.

Orbitafrakturen

Blow-out-Fraktur des Orbitabodens

Eine „reine" Blow-out-Fraktur der Orbita bezieht den Orbitarand nicht mit ein, während sonst der Orbitarand und die benachbarten Gesichtsknochen beteiligt sind. Eine Blow-out-Fraktur des Orbitabodens wird typischerweise durch einen

plötzlichen Anstieg des Orbitadrucks durch ein auftreffendes Objekt von > 5 cm Durchmesser, wie z. B. eine Faust oder ein Tennisball verursacht (Abb. 2.**50**a). Da die seitlichen Wände und das Dach gewöhnlich dem ansteigenden intraorbitalen Druck standhalten können, frakturiert am häufigsten der Orbitaboden entlang des dünnen Knochens, der den infraorbita-

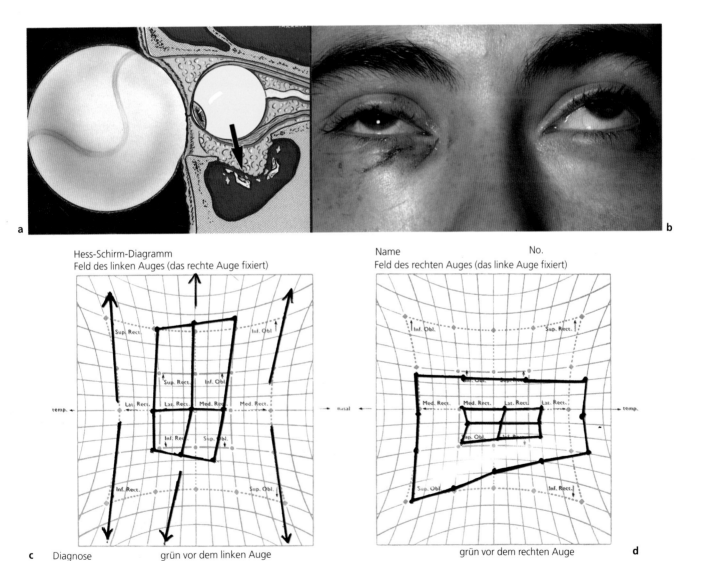

Abb. 2.**50**a–d **a** Mechanismus einer Blow-out-Fraktur des Orbitabodens, **b** Hebungseinschränkung des rechten Auges, **c** u. **d** Hess-Befund mit Restriktion von Auf- und Abblick des rechten Auges und sekundärer Überfunktion des linken Auges

len Kanal bedeckt. Gelegentlich kann auch die mediale Orbitawand eine Fraktur aufweisen.

Klinische Veränderungen

Die klinischen Veränderungen variieren in Abhängigkeit vom Schweregrad des Traumas und dem Zeitintervall zwischen Fraktur und Untersuchung. Eine akute Blow-out-Fraktur ist durch die folgenden Merkmale charakterisiert.

1. **Periokuläre Merkmale** umfassen Ekchymose, Ödem und gelegentlich subkutanes Emphysem. Letzteres ist häufiger bei Frakturen der medialen Wand als bei Orbitabodenfrakturen. Typischerweise entwickelt sich das Emphysem, wenn der Patient die Nase ausschnaubt. Wegen der Möglichkeit, infizierten Sinusinhalt in die Orbita zu forcieren, sollte vom Naseausschnauben abgeraten werden.

2. **Ein Enophthalmus** fehlt zu Beginn meist wegen eines assoziierten orbitalen Ödems oder einer Blutung. Gelegentlich kann ein leichter Exophthalmus bestehen. Bei signifikanten Frakturen kann sich ein Enophthalmus nach ungefähr 10 Tagen ausbilden, wenn das Ödem zurückgeht. Zeichen, die für einen Enophthalmus sprechen, sind ein tiefer oberer Sulkus und eine verengte Lidspalte. Ohne chirurgische Intervention kann der Enophthalmus ungefähr 6 Monate lang zunehmen, weil sich posttraumatische Degeneration und Fibrose entwickeln.

3. **Eine Anästhesie des N. infraorbitalis** betrifft Unterlid, Wange, Seite der Nase, Oberlippe, obere Zähne und Zahnfleisch. Sie ist sehr häufig, da eine Blow-out-Fraktur typischerweise entlang des medialen Randes des infraorbitalen Kanals beginnt und sich nach nasal erstreckt.

4. **Doppelbilder** können durch einen der folgenden Mechanismen verursacht werden:
   a) Blutung und Ödem des orbitalen Fetts können die Septen, die den M. rectus inferior und den M. obliquus inferior mit der Periorbita verbinden, fest werden lassen und so die Bulbusbewegungen einschränken. Der Traktionstest und die Differential-Augendruck-Tests sind gewöhnlich positiv. Die okuläre Motilität nimmt meist zu, wenn Blutung und Ödem resorbiert sind.

   b) Mechanische Einklemmung des M. rectus inferior oder M. obliquus inferior oder von benachbartem Gewebe oder Fett in der Fraktur. Die Doppelbilder treten sowohl bei Aufblick (Abb. 2.**50b**) als auch bei Abblick (doppelte Diplopie) auf. In diesen Fällen sind der Traktionstest und der Augeninnendruck-Differenztest positiv. Die Diplopie kann später besser werden, wenn sie hauptsächlich durch Einklemmung von Bindegewebe und Fett in der Fraktur bedingt ist, dagegen persistiert sie gewöhnlich, wenn die Muskeln selbst signifikant beteiligt sind.

   c) Die direkte Verletzung eines extraokulären Muskels ist mit einem negativen Traktionstest assoziiert. Die Muskelfasern regenerieren gewöhnlich und die Funktion ist innerhalb von ungefähr 2 Monaten wieder normal.

   d) Vertikale Bulbusverlagerung.

Obwohl selten, sollten intraokuläre Verletzungen (z. B. Hyphaema, Kammerwinkelrezession, retinale Dialyse) ausgeschlossen werden.

Untersuchungen

1. **Das Computertomogramm** ermöglicht die Beurteilung der Weichteilgewebe detaillierter als eine Röntgenaufnahme. Koronare Schnitte sind insbesondere hilfreich zur Bestimmung der Ausdehnung einer Fraktur. Sie ermöglichen auch die Artdiagnose von Verdichtungen des Kieferhöhlen-Weichteilgewebes, die prolabiertes orbitales Fett, extraokuläre Muskeln, Hämatome oder nicht im Zusammenhang stehende Antrum-Polypen darstellen können (Abb. 2.**51**). Sagittale Schnitte (axiale nicht) können auch sinnvoll sein, um die Lokalisation und das Ausmaß einer Fraktur zu demonstrieren.

2. **Der Hess-Test** dient der Dokumentation und Verlaufsbeobachtung der Progression einer Diplopie (Abb. 2.**50c** u. **d**).

3. **Das Feld des binokularen Einfachsehens** kann mit einem Lister- oder Goldmann-Perimeter bestimmt werden.

Initiale Behandlung

Die initiale Behandlung ist konservativ mit Antibiotika, wenn die Fraktur den Sinus maxillaris einbezieht. Der Patient sollte auch die Anweisung erhalten, die Nase nicht auszuschnauben. Die weitere Behandlung zielt auf die Prävention von permanenter vertikaler Diplopie und/oder kosmetisch inakzeptablem Enophthalmus. Die 3 Faktoren, die das Risiko, diese Spätkomplikationen zu bekommen, bestimmen, sind *(1) Frakturausmaß, (2) Herniation von Orbitainhalt in den Sinus maxillaris* und *(3) Muskeleinklemmung.* Obwohl es Überlappungen gibt, werden die meisten Frakturen in eine der folgenden Kategorien fallen:

1. Kleine Frakturen ohne Herniation. Diese erfordern keine Behandlung, da das Risiko permanenter Komplikationen minimal ist.

2. Frakturen, die weniger als die Hälfte des Orbitabodens betreffen, mit kleiner oder fehlender Herniation und rasch besser werdender Diplopie. Diese erfordern auch keine Therapie, solange der Enophthalmus nicht mehr als 2 mm beträgt.

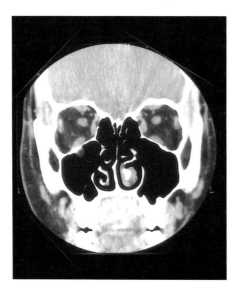

Abb. 2.**51** Koronares CT einer Blow-out-Fraktur des rechten Orbitabodens

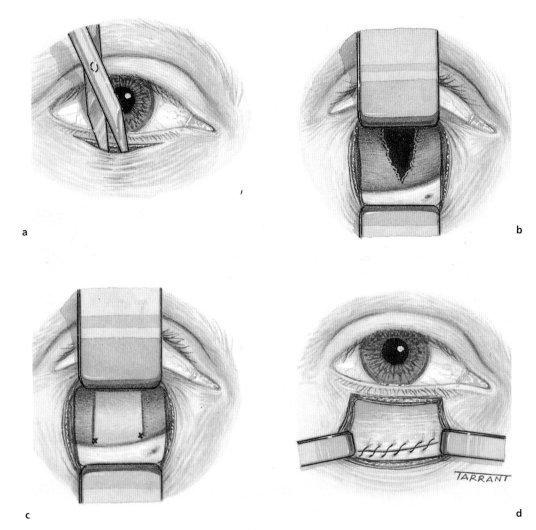

Abb. 2.**52a–d**   Technik des chirurgischen Eingriffs bei einer Blow-out-Fraktur des Orbitabodens

3. Frakturen, die mehr als die Hälfte des Orbitabodens betreffen, mit Einklemmung von Orbitainhalt und persistierender, signifikanter Diplopie in Primärposition. Diese sollten
innerhalb von 2 Wochen operiert werden. Wenn der chirurgische Eingriff hinausgezögert wird, sind die Ergebnisse
weniger befriedigend, da sich sekundäre fibrotische Veränderungen der Orbita entwickeln.

Chirurgie

Die Hauptschritte bei der Operation einer Blow-out-Fraktur
des Orbitabodens sind folgende:

1. Eine transkonjunktivale oder subziliare Inzision erfolgt
   (Abb. 2.**52a**).
2. Das Periost wird vom Orbitaboden abgehoben und alle ein-
   geklemmten Orbitaanteile werden aus der Kieferhöhle entfernt (Abb. 2.**52b**).
3. Der Defekt des Bodens wird durch Knochentransplantate
   oder synthetisches Material, wie z.B. Supramid, Silikon
   oder Teflon gedeckt (Abb. 2.**52c** und Abb. 2.**53**).
4. Das Periost wird genäht (Abb. 2.**52d**).

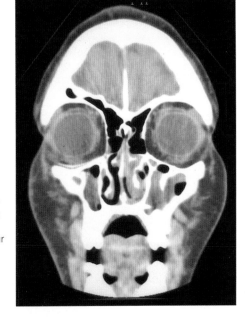

Abb. 2.**53**   Ko-
ronares CT nach
Operation einer
Blow-out-Fraktur
des rechten Or-
bitabodens un-
ter Einsatz von
synthetischem
Material

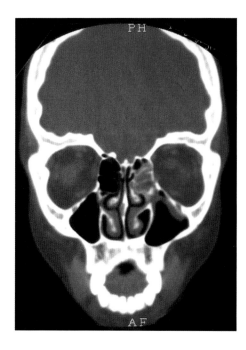

Abb. 2.**54** Koronares CT einer Blow-out-Fraktur der linken medialen Wand

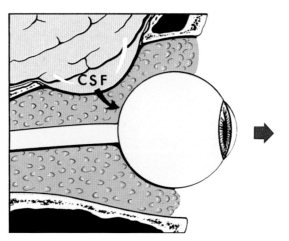

Abb. 2.**55** Fraktur des Orbitadaches mit resultierendem pulsierenden Exophthalmus infolge fortgeleiteter Pulsation der zerebrospinalen Flüssigkeit (CSF)

Blow-out-Fraktur der medialen Wand

Die meisten Frakturen der medialen Wand sind verbunden mit Frakturen des Bodens (Abb. 2.**54**). Isolierte Frakturen der medialen Wand sind seltener. Ein periokuläres subkutanes Emphysem während der akuten Phase ist charakteristisch. Wenn der M. rectus medialis eingeklemmt ist, können auch Adduktion und Abduktion eingeschränkt sein. In einigen Fällen kann die Retraktion des Bulbus mit Verengung der Lidspalte bei Abduktion dem Retraktionssyndrom von Duane Typ 1 gleichen. Falls erforderlich können das in der medialen Wand eingeklemmte Gewebe befreit und knöcherne Defekt gedeckt werden.

Frakturen des Orbitadaches

Frakturen des Orbitadaches werden dem Ophthalmologen selten begegnen. *Isolierte* Frakturen, verursacht durch ein geringes Trauma, wie z. B. der Fall auf ein scharfes Objekt oder ein Schlag auf Augenbraue oder Stirn, sind bei kleinen Kindern am häufigsten. *Komplizierte* Frakturen, verursacht durch ein größeres Trauma mit assoziierter Verlagerung des Orbitaran-

des oder signifikanter Beteiligung anderer kraniofazialer Knochen, betreffen am häufigsten Erwachsene.

Die klinische Manifestation ist charakterisiert durch ein Hämatom des Oberlides und periokuläre Ekchymosen, die sich nach wenigen Stunden entwickeln und sich später auf die gegenüberliegende Seite ausdehnen können.

Die Untersuchung kann eine inferiore oder axiale Bulbusverlagerung zeigen. Große Frakturen können mit einer Bulbuspulsation assoziiert sein, die nicht mit einem Geräusch verbunden ist (Abb. 2.**55**).

Die Behandlung kleiner Frakturen ist nicht erforderlich. Der Patient muß jedoch beobachtet werden, da die Möglichkeit einer Leckage von zerebrospinaler Flüssigkeit besteht, die zur Meningitis führen kann. Umfangreiche Knochendefekte mit nach unten dislozierten Fragmenten erfordern gewöhnlich die chirurgische Rekonstruktion.

Frakturen der seitlichen Orbitawand

Im akuten Stadium werden diese selten von Ophthalmologen gesehen. Die laterale Wand der Orbita besteht aus soliderem Knochen als die übrigen Wände, infolgedessen ist eine Fraktur gewöhnlich mit einer ausgedehnten fazialen Schädigung verbunden.

▌Kongenitale orbitale Fehlbildungen

Kraniofaziale Stenosen

Dieses ist eine Gruppe seltener, hereditärer Erkrankungen, charakterisiert durch Stenosen der Nähte des oberen Teils des Schädels, verbunden mit schweren orbitalen Anomalien. Die Vererbung ist gewöhnlich autosomal-dominant. Die dem Ophthalmologen am häufigsten begegnenden Krankheitseinheiten sind *(1) das Crouzon-Syndrom* und *(2) das Apert-Syndrom*.

Crouzon-Syndrom

Das Crouzon-Syndrom ist charakterisiert durch kraniale und faziale Deformitäten.

Die *Orbitae* sind sehr flach, da Maxilla und Os zygomaticum das Wachstum nicht fortsetzen. Der assoziierte Exophthalmus kann, wenn er ausgeprägt ist, zur Exposition der Hornhaut und deren Ulzeration führen. Außerdem können

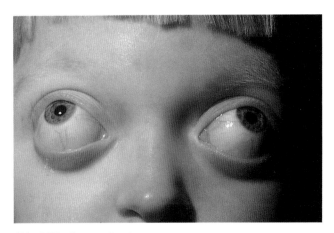

Abb. 2.**56** Crouzon-Syndrom

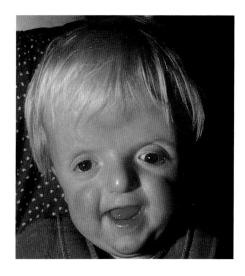

Abb. 2.**57**
Apert-Syndrom

Hypertelorismus (vergrößerter Abstand der Augen voneinander), Exotropie und Optikusatrophie bestehen (Abb. 2.**56**).

Andere Merkmale schließen Mittelgesichts-Mißbildungen ein, die eine nasale Luftwegobstruktion verursachen können. Eine geistige Behinderung ist selten.

Apert-Syndrom

Das Apert-Syndrom (Akrozephalosyndaktylie) ist die schwerste kraniofaziale Stenose, es kann alle kranialen Nähte einbeziehen. Ein Drittel der Patienten ist außerdem geistig behindert.

Die *Orbitae* sind flach, als Ergebnis der Diskrepanz zwischen Wachstum der Augen und des Gehirns sowie der zurückbleibenden Expansion des Schädels und der orbitalen Räume. Die laterale Position der Orbitae und das eingeschränkte orbitale Volumen resultieren in einem Exophthalmus mit charakteristischem Hypertelorismus und Exotropie (Abb. 2.**57**). Inferiore, laterale, Kanthus-Lageanomalien und antimongoloide Neigung können auch vorhanden sein. Ein Sehverlust kann durch Amblyopie bei Strabismus oder Anisometropie, Exposition der Hornhaut oder Optikusatrophie entstehen.

Andere Merkmale umfassen Gaumenspalte, Hypoplasie der Maxilla, Syndaktylie (Löffelhände) und Ankylose der Extremitäten. Anomalien von Herz, Lunge und Nieren können ebenfalls vorhanden sein. Auch eine geistige Behinderung ist relativ häufig.

Laterale faziale Mikrostomien

Diese stellen ein Spektrum von Anomalien dar, das Strukturen mit Abstammung vom 1. und 2. Kiemenbogen betrifft, charakterisiert durch asymmetrische Unterentwicklung des Gesichts. Die 2 häufigsten lateralen fazialen Mikrostomien sind *(1) das Treacher-Collin-Syndrom* und das *(2) Goldenhar-Syndrom*. Beide werden autosomal-dominant vererbt.

Treacher-Collins-Syndrom

Das Treacher-Collins-Syndrom ist durch eine generalisierte Rotation des Orbitainhalts und eine schräge Lidspalte gekenn-

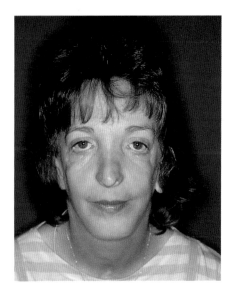

Abb. 2.**58**
Treacher-Collins-Syndrom

zeichnet. Die Neigung ist antimongoloid, indem der laterale Kanthus tiefer liegt als der mediale (Abb. 2.**58**). Assoziierte Veränderungen sind Wangen-, Os-zygomaticum- und Mandibulahypoplasie.

Okuläre Merkmale schließen Lidkolobom, Strabismus und Amblyopie ein.

Goldenhar-Syndrom

Das Goldenhar-Syndrom (okuloaurikulovertebrales Syndrom) ist charakterisiert durch gesenkte laterale Orbitakanten, einen ausgeprägt großen Mund, Maxilla- und Mandibulahypoplasie, Mikrotie, präaurikuläre Hautanhänge und Taubheit (Abb. 2.**59**). Multiple vertebrale Fehlbildungen können auch vorhanden sein.

Okuläre Merkmale umfassen epibulbäre Dermoide, Mikrophthalmus, Anophthalmus, Mikrokornea, Tilted disc, Optikushypoplasie, Makulahypoplasie und Strabismus.

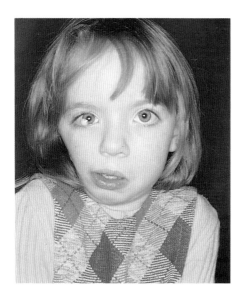

Abb. 2.**59**
Goldenhar-
Syndrom

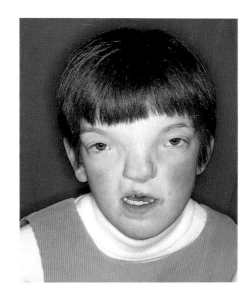

Abb. 2.**60**
Ausgeprägter
Hypertelorismus

Hypertelorismus

Hypertelorismus ist durch ekzessives Knochengewebe der medialen Orbitawände mit resultierendem vergrößertem Abstand der Augen voneinander gekennzeichnet (Abb. 2.**60**). Er sollte nicht mit dem Telekanthus verwechselt werden, bei dem der vergrößerte Abstand der medialen Kanthi durch einen Ekszeß von Weichteilgewebe verursacht wird. Hypertelorismus kann isolierter auftreten oder assoziiert sein mit Kraniostenose, kraniofazialen Spalten und frontaler Enzephalozele.

Okuläre Veränderungen schließen Strabismus divergens, Mikrophthalmus, Mikrokornea und Optikusatrophie ein.

3. Erkrankungen der Tränenwege

▌Einleitung

Angewandte Anatomie

Die Tränenwege bestehen aus den folgenden Strukturen: *Tränenpünktchen (Punkta), Ampullen, Tränenkanälchen (Kanalikulus), Tränensack und Tränennasengang* (Abb. 3.**1**).

Die *Tränenpünktchen* sind in der Nähe des medialen Endes des jeweiligen Lides lokalisiert. Normalerweise sind sie etwas nach posterior gerichtet und können nach Eversion des medialen Lidanteils inspiziert werden. Die Behandlung von exzessiven Tränen durch eine Stenose des Tränenpünktchens oder dessen Lageanomalie erfordert eine wenig invasive, chirurgische Intervention.

Die *Ampullen* (vertikalen Tränenkanälchen) sind ungefähr 2 mm lang und bilden den am weitesten proximal gelegenen Anteil der Tränenwege.

Die *horizontalen Tränenkanälchen* sind ungefähr 8 mm lang. Bei ungefähr 90% der Personen bilden der obere und der untere Kanalikulus einen gemeinsamen Tränenkanal, der in die laterale Wand des Tränensacks mündet. In den verbliebenen Fällen mündet jeder Kanalikulus einzeln. Ein kleiner Mukosalappen (Rosenmüller-Klappe) hängt über dem gemeinsamen Tränenkanal und verhindert den Reflux von Tränen vom Sack in die Kanalikuli. Die Behandlung einer Obstruktion der Tränenkanälchen ist oft kompliziert.

Der *Tränensack* ist ungefähr 10 mm lang und liegt in der Fossa lacrimalis zwischen anteriorer und posteriorer Crista lacrimalis. Das Os lacrimale und der frontale Prozeß der Maxilla trennen den Tränensack von dem mittleren Nasengang. Bei einer Dakryozystorhinostomie wird zur Umgehung einer Obstruktion des Ductus nasolacrimalis eine Anastomose zwischen dem Sack und der nasalen Mukosa geschaffen.

Der *Ductus nasolacrimalis* ist ungefähr 12 mm lang und stellt die Fortsetzung des Tränensacks dar. Er verläuft nach unten und ist leicht nach medial und hinten gewinkelt und mündet in den unteren Nasengang. Die Öffnung des Ductus ist teilweise von einer Mukosafalte bedeckt (Hasner-Klappe). Die Obstruktion des Ductus kann eine sekundäre Erweiterung des Sacks verursachen.

Angewandte Physiologie

Tränen fließen entlang der oberen und unteren Randstreifen und gelangen durch Kapillarwirkung und möglicherweise auch durch Sog, in den oberen und unteren Kanalikulus. Ungefähr 70% der Tränendrainage erfolgt über den unteren Tränenkanal und der Rest durch den oberen (Abb. 3.**2 a**).

Mit jedem Lidschlag komprimieren die superfizialen und tiefen Köpfe des prätarsalen M. orbicularis die Ampullen, verkürzen den horizontalen Tränenkanal und bewegen die Tränenpünktchen nach medial (Abb. 3.**2 b**). Simultan kontrahieren sich die tiefen Köpfe des präseptalen M. orbicularis, die mit der Faszie des Tränensacks verbunden sind, und erweitern den Sack damit, wodurch ein negativer Druck entsteht, der die Tränen aus den Kanalikuli in den Sack saugt.

Wenn sich die Augen öffnen, entspannt der Muskel, der Sack kollabiert und ein positiver Druck entsteht, der die Tränen durch den Ductus nasolacrimalis in die Nase drängt (Abb. 3.**2 c**).

Die Schwerkraft spielt ebenfalls eine bedeutende Rolle bei der Entleerung des Tränensacks. Die Tränenpünktchen werden zur Seite bewegt, die Tränenkanälchen werden länger und mit Tränen gefüllt.

Die 3 Hauptursachen für exzessive Wasserabsonderung sind *Lakrimation, obstruktive Epiphora* und *defekter Tränenpumpmechanismus.*

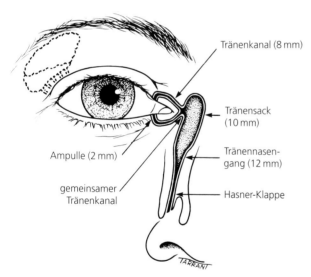

Abb. 3.**1**   Anatomie der Tränenwege

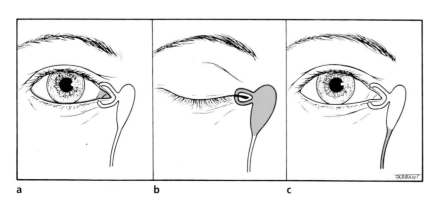

Abb. 3.**2 a–c** Physiologie des Tränenpumpmechanismus

1. **Lakrimation** wird verursacht durch eine Reflexüberproduktion von Tränenflüssigkeit durch Stimulation des N. trigeminus infolge von Irritation der Hornhaut oder Bindehaut. In diesen Fällen ist die exzessive Wasserabsonderung mit Symptomen der zugrundeliegenden Ursache verbunden. Die Behandlung ist gewöhnlich konservativ.
2. **Obstruktive Epiphora** wird verursacht durch mechanische Behinderung der Tränendrainage. Sie ist charakterisiert durch exzessive Wasserabsonderung, die verstärkt wird durch Kälte und Wind und am geringsten in einem trockenen, warmen Raum ist. Die meisten Fälle können chirurgisch gebessert werden.
3. **Ein defekter Tränenpumpmechanismus** tritt sekundär infolge von Lidlaxheit oder Schwäche des M. orbicularis (z. B. Fazialisparese) auf. Die Behandlung ist schwieriger als bei obstruktiver Epiphora.

Untersuchung bei Epiphora

Klinische Untersuchung

Die wichtigsten klinischen Untersuchungen sind *(1) allgemeine äußere Inspektion, (2) Spaltlampenuntersuchung* und *(3) Spülung.*

Allgemeine Inspektion

1. Untersuchung der Augenlider im Hinblick auf Ektropium, Trichiasis, Eversion des unteren Tränenpünktchens und Unterlidlaxheit.
2. Palpation unterhalb des medialen Lidbändchens zur Feststellung einer Tränensackvergrößerung, die durch eine akute Dakryozystitis oder Mukozele bedingt sein kann.
3. Kompression des Tränensacks, was einen Reflux von mukopurulentem Material zur Folge haben kann. Dies ist ein Hinweis auf eine Mukozele mit einem offenen Tränenkanälchensystem, aber einer Obstruktion entweder am unteren Ende des Tränensacks oder im Tränengang (s. Abb. 3.20). Bei akuter Dakryozystitis erzeugt der Druck über dem Sack Schmerzen. Gelegentlich ergibt die Palpation des Tränensacks einen Stein oder Tumor.

Spaltlampenuntersuchung

1. Untersuchung der Tränenpünktchen auf Lageanomalie, Stenose oder Obstruktion verursacht durch Fremdkörper oder Wimper. Eine Schwellung des Tränenpünktchens suggeriert eine Kanalikulitis (s. Abb. 3.17).
2. Die Expression von Eiter oder Konkrementen durch Druck auf die Kanalikuli mit einem Glasstäbchen ist charakteristisch für eine Kanalikulitis.
3. Die Untersuchung des Tränenmeniskus ist wichtig, weil viele Patienten mit Epiphora kein Überlaufen der Tränen über den Lidrand auf die Wange aufweisen, sondern nur einen hohen Tränenmeniskus (Abb. 3.3).
4. Die Dynamik des Lidschlusses sollte untersucht werden. Normalerweise treffen sich die Ränder der Augenlider beim Lidschluß und die Tränenpünktchen liegen aneinander. Bei Patienten mit Unterlidlaxheit kann ein Augenlid das andere überlagern, oder die Tränenpünktchen können evertiert sein.
5. Fluoreszeintropfen, die in beide Konjunktivalsäcke installiert werden, verschwinden normalerweise innerhalb von 2 Minuten. Ein längeres Verbleiben der Farbe zeigt eine unzureichende Tränendrainage an und kann in Grade von 1–4 eingeteilt werden.

Spülung

Ein Tropfen eines topischen Anästhetikums wird in den Konjunktivalsack instilliert und eine gerade Tränenkanüle auf einer mit 3 ml physiologischer Kochsalzlösung gefüllten Spritze in den unteren Kanalikulus inseriert. Während die Kanüle tiefer inseriert wird, wird der Versuch unternommen, die mediale Wand des Tränensacks und das Os lacrimale zu berühren. Es kann zu einem *harten* oder einem *weichen Stop* kommen.

Harter Stop

Er tritt ein, wenn die Kanüle die mediale Wand des Tränensacks und des Os lacrimale berührt (Abb. 3.4a). Dies zeigt gewöhnlich an, daß der Tränensack erreicht ist und schließt eine komplette Obstruktion des Kanalikulussystems aus. Der Untersucher plaziert einen Finger über der Fossa lacrimalis und

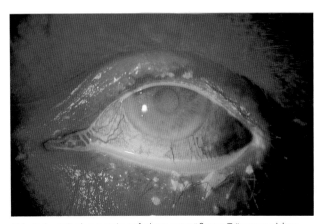

Abb. 3.**3**　Mit Fluoreszein gefärbter, vergrößerter Tränenmeniskus

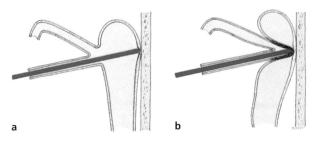

Abb. 3.**4a** u. **b**　Untersuchung des Tränensacks
a Harter Stop, **b** Weicher Stop

spült. Wenn die physiologische Kochsalzlösung die Nase erreicht, kann es sein, daß der Patient keine Obstruktion hat (und die Ursache des Tränens ist entweder eine Hypersekretion oder ein Versagen des Tränenpumpsystems) oder eine partielle Obstruktion. Erreicht die physiologische Kochsalzlösung nicht die Nase, spricht dieser Befund für eine komplette Obstruktion des Ductus nasolacrimalis. In dieser Situation wird sich der Tränensack während der Untersuchung erweitern, und es kommt zu einem Reflux durch das obere Tränenpünktchen. Ist zusätzlich eine Infektion vorhanden, kann die physiologische Kochsalzlösung eitrig werden.

Weicher Stop

Er vermittelt ein schwammartiges Gefühl, weil die Kanüle den gemeinsamen Tränenkanal und die laterale Wand gegen die mediale Wand des Tränensacks drückt (Abb. 3.4b). Dieses zeigt an, daß die Kanüle infolge einer Obstruktion im Kanalikulussystem den Tränensack nicht erreicht hat. Die Spülung führt deshalb nicht zu einer Erweiterung des Tränensacks. Im Falle einer Obstruktion des unteren Kanalikulus wird der Reflux der physiologischen Kochsalzlösung durch das untere Tränenpünktchen erfolgen. Ein Reflux durch das obere Tränenpünktchen spricht für Offenheit sowohl des oberen als auch des unteren Tränenkanals, aber für eine Obstruktion des gemeinsamen Kanalikulus.

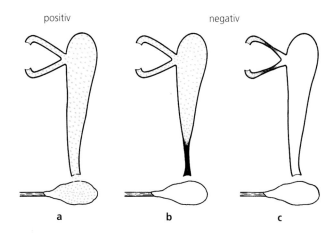

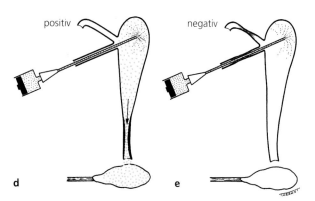

Abb. 3.**5a–e**   Jones-Farbtest
a–c Primärer Test
d u. **e** Sekundärer Test

Spezialuntersuchungen

Jones-Farb-Test

Farbtests sind nur bei Patienten mit Verdacht auf eine Obstruktion der Tränenwege indiziert. Bei diesen Patienten können wenige oder gar keine Tränen passieren, aber die Tränenwege erfolgreich gespült werden. Farbteste sind bei kompletter Obstruktion sinnlos.

Primärer Jones-Farb-Test

Der primäre Test (Abb. 3.5a–c) differenziert eine partielle Obstruktion der Tränenwege von einer primären Tränenhypersekretion. Zuerst werden Fluoreszeintropfen in den Konjunktivalsack instilliert. Nach ungefähr 5 Minuten wird ein mit 4%igem Kokain angefeuchteter Tupfer unter der inferioren Nasenmuschel an der Öffnung des Ductus nasolacrimalis inseriert. Die Ergebnisse werden folgendermaßen interpretiert:

- **Positiv:** Fluoreszein in der Nase spricht für offene Tränenwege. Primäre Hypersekretion ist die Ursache für die exzessive Wasserabsonderung und keine weiteren Tests sind erforderlich.
- **Negativ:** Kein Farbstoff gelangt in die Nase, dieser Befund zeigt eine partielle Obstruktion (Sitz unbekannt) an oder ein Versagen des Tränenpumpmechanismus. In dieser Situation wird der sekundäre Farbtest durchgeführt.

Sekundärer Jones-Farb-Test

Der sekundäre (Spül-)Test (Abb. 3.5d u. e) identifiziert den wahrscheinlichen Sitz einer partiellen Obstruktion. Ein Lokalanästhetikum wird in den Konjunktivalsack instilliert und alles übrige Fluoreszein ausgewaschen. Anschließend werden die Tränenwege mit physiologischer Kochsalzlösung gespült und die Ergebnisse folgendermaßen interpretiert:

- **Positiv:** Fluoreszeingefärbte physiologische Kochsalzlösung gelangt in die Nase und zeigt eine partielle Obstruktion des Ductus nasolacrimalis an.
- **Negativ:** Ungefärbte physiologische Kochsalzlösung gelangt in die Nase und zeigt eine partielle Obstruktion des oberen Drainagesystems (Tränenpünktchen, Kanalikuli oder gemeinsamer Tränenkanal) oder einen defekten Tränenpumpmechanismus an.

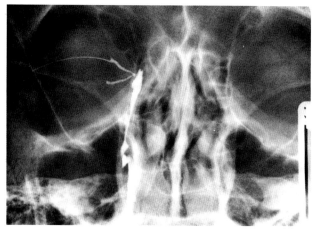

Abb. 3.**6**   Rechtes Makrodakryozystogramm mit freiem Fluß des Kontrastmittels in die Nase und Stenose des gemeinsamen Tränenkanals

Dakryozystographie

Bei der Dakryozystographie wird Kontrastmittel in einen Kanalikulus injiziert und anterior-posteriore und laterale Röntgenaufnahmen werden angefertigt. Eine besonders gute Darstellung des Kanalikulussystems kann erreicht werden, wenn die Injektion von Kontrastmittel (Lipiodol Ultra Fluid) über einen Katheter mit Makrographie kombiniert wird (Abb. 3.6 u. 3.7). Durch Subtraktion erhaltene, knochenfreie Bilder können noch differenziertere Informationen liefern. Diese Spezialuntersuchungen demonstrieren die exakte Lokalisation der Obstruktion und sind auch bei der Diagnose von Divertikeln, Fisteln und Füllungsdefekten durch Steine oder Tumoren hilfreich.

Tränenszintillographie

Tränenszintillographie ist die Kennzeichnung von Tränen mit einer γ-emittierenden Substanz wie Technetium 99m und die Aufzeichnung ihrer Fortleitung durch das Drainagesystem.

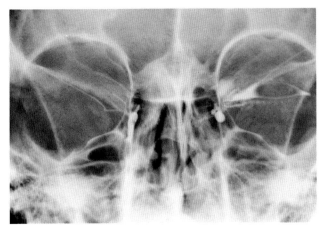

Abb. 3.**7** Bilaterales Makrodakryozystogramm. Rechts: Irregularität des gemeinsamen Tränenkanals, aber freie Passage des Kontrastmittels durch das sonst offene Tränenwegsystem. Links: komplette Obstruktion hoch im Sack

▉ Therapie der Tränenwegobstruktion

Die korrekte Behandlung der Tränenwegobstruktion hängt von ihrer Ursache und Lokalisation ab.

Obstruktion des Tränenpünktchens

Eine Obstruktion des Tränenpünktchens kann *primär* oder *sekundär* durch dessen Eversion zustande kommen.

Primäre Stenose des Tränenpünktchens

Die primäre Stenose wird initial durch eine Dilatation des Tränenpünktchens mit einem Nettleship-Dilatator (Abb. 3.8a u. b) behandelt. Wenn auch eine wiederholte Dilatation nicht zum Erfolg führt, kann eine der folgenden Eingriffe in Erwägung gezogen werden:

1. **Ein-Schnitt-Ampullotomie,** bei der ein vertikaler Schnitt in der hinteren Wand der Ampulle erfolgt.
2. **Ein Zwei-Schnitt-Verfahren** umfaßt einen vertikalen und einen kleinen horizontalen Schnitt in die Ampulle (Abb. 3.9a–c). Dies ergibt eine größere und länger bestehen bleibende Öffnung als das Ein-Schnitt-Verfahren.

Abb. 3.**8a** u. **b**   Technik der Dilatation des unteren Tränenpünktchens

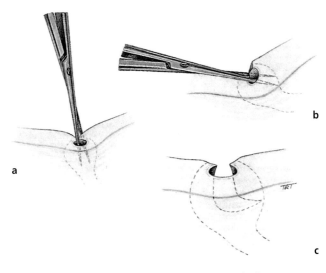

Abb. 3.**9a–c**   Zwei-Schnitt-Verfahren bei Tränenpünktchenstenose
a Vertikaler Schnitt   **b** Horizontaler Schnitt   **c** Endresultat

3. Bei der Laser-Punctum-Plastik wird das Tränenpünktchen mit dem Argon-Laser geöffnet. Die Methode ist insbesondere bei älteren Patienten sinnvoll, bei denen das Tränenpünktchen durch das Überwachsen von Konjunktivalepithel verschlossen ist.

Sekundäre Stenose des Tränenpünktchens

Die sekundäre Stenose, die durch eine Tränenpünktcheneversion ohne signifikantes altersabhängiges Ektropium verursacht wird, kann mit einem der folgenden Verfahren behandelt werden:

1. **Ziegler-Kauterisations-Punkturen** werden 5 mm unterhalb des Tränenpünktchens plaziert. Die folgende Schrumpfung des kauterisierten Gewebes sollte das Tränenpünktchen invertieren.
2. **Bei der medialen Konjunktivalplastik** wird ein diamantförmiges Gewebestück von ungefähr 4 mm Höhe und 8 mm Länge exzidiert, parallel und inferior von Kanalikulus und Tränenpünktchen (s. Abb. 1.**43**).

Wenn das Tränenpünktchen wieder seine normale Position eingenommen hat, wird es dilatiert, so daß es offen bleibt, wenn der normale Tränenfluß einsetzt. Bleibt das Tränenpünktchen stenosiert, entspricht die Therapie derjenigen der primären Stenose.

Obstruktion des Kanalikulus

Die Behandlung der Obstruktion des Kanalikulus ist abhängig von *Lokalisation* und *Schweregrad*.

Komplette Obstruktion

Die Obstruktion des medialen Endes des gemeinsamen Kanalikulus wird gewöhnlich durch eine dünne Membran an der Verbindung mit der Öffnung des Sacks verursacht, oft ist sie sekundär als Folge einer chronischen Dakryozystitis. Die Dakryozystographie zeigt meist die Füllung des gemeinsamen Tränenkanals. Die Behandlung erfolgt durch eine Dakryozystorhinostomie (DZR) (s. Abb. 3.**14**) und die Exzision der Membran vom Sackaspekt aus. Das Tränenwegsystem wird anschließend für 3 Monate intubiert.

Die Obstruktion des lateralen Endes des gemeinsamen Kanalikulus wird gewöhnlich durch eine idiopathische perikanalikuläre Fibrose lateral des Sacks verursacht, bei welcher der ganze gemeinsame Kanalikulus obstruiert ist. Bei der Dakryozystographie erfolgt deshalb keine Füllung des gemeinsamen Tränenkanals. Die Behandlung besteht in einer Kanalikulusdakryozystorhinostomie (KDZR), bei welcher der obstruierte gemeinsame Kanalikulus reseziert wird und die offenen Tränenkanäle mit dem Tränensack anastomosiert werden. Dieser wiederum erhält eine Anastomose zum Naseninneren. Das Tränenwegsystem wird für 3 Monate intubiert.

Eine einzelne Kanalikulusobstruktion mit wenigstens 8 mm offenem normalen Kanalikulus zwischen Tränenpünktchen und Obstruktion wird mit KDZR und Intubation behandelt. Wenn die Blockade > 8 mm vom Tränenpünktchen entfernt ist, ist eine KDZR unmöglich und die Insertion eines Lester-Jones-Röhrchens hat die besten Erfolgsaussichten (s. Abb. 3.**15**).

Partielle Obstruktion

Die partielle Obstruktion des gemeinsamen oder einzelner Kanalikuli kann durch Intubation der Tränenwege behandelt werden. Ein Röhrchen wird durch den Tränensack in die Nase geschoben und anschließend in der Nase festgebunden. Es sollte wenigstens 6 Monate belassen werden.

Erworbene Obstruktion des Ductus nasolacrimalis

Erworbene Ursachen für die Obstruktion des Ductus nasolacrimalis umfassen: *(1) altersabhängige Stenose bei älteren Personen, (2) nasoorbitales Trauma, (3) chronische Sinuserkrankung* und *(4) Dakryozystitis.* Eine komplette Obstruktion wird mit DZR behandelt. Inkomplette Obstruktionen sprechen manchmal auf die Tränenwegintubation mit Silikon-Röhrchen an. Die Intubation sollte nur durchgeführt werden, wenn die Röhrchen leicht eingeführt werden können, andernfalls sollte eine DZR erfolgen.

Kongenitale Obstruktion des Ductus nasolacrimalis

Verzögerte Kanalisation

Der Ductus nasolacrimalis ist der letzte Abschnitt des Tränendrainagesystems, der kanalisiert wird. Häufig ist bei Geburt das untere Ende des Ductus nasolacrimalis noch nicht kanalisiert (gewöhnlich in der Nähe der Hasner-Klappe). Dies ist klinisch nicht von Bedeutung, da er spontan während der ersten Lebenswochen durchgängig wird.

Klinische Veränderungen

Die klinische Manifestation erfolgt innerhalb weniger Wochen nach der Geburt mit Epiphora und Eiterabsonderung des Auges.

Bei der Untersuchung verursacht sanfter Druck auf den Tränensack den Reflux von purulentem Material aus dem Tränen-

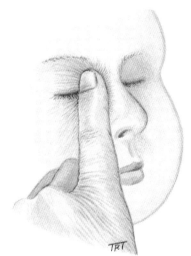

Abb. 3.**10** Technik der Tränenwegmassage bei einem Kind mit verzögerter Kanalisation des Ductus nasolacrimalis

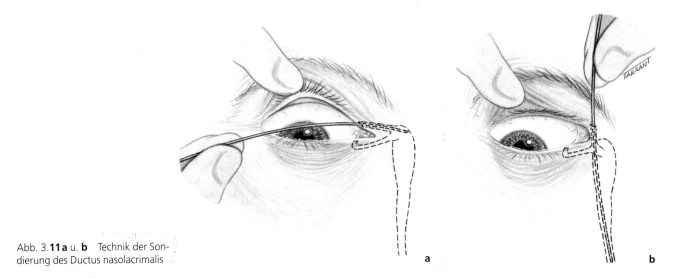

Abb. 3.**11 a** u. **b** Technik der Sondierung des Ductus nasolacrimalis

pünktchen. Andere kongenitale Ursachen einer vermehrten Wasserabsonderung des Auges umfassen die Atresie des Tränenpünktchens und Fisteln zwischen Sack und Haut.

Behandlung

1. **Die Massage** des Ductus nasolacrimalis erhöht den hydrostatischen Druck und rupturiert infolgedessen die membranöse Obstruktion. Zur Durchführung wird der Zeigefinger über den gemeinsamen Kanalikulus plaziert, um den Austritt von Material aus den Tränenpünktchen zu verhindern. Anschließend streicht er fest nach unten, um den hydrostatischen Druck im Tränensack zu erhöhen (Abb. 3.**10**). Zehnmal hintereinander, viermal am Tag, sollte diese Maßnahme durchgeführt werden. Sulfacetamid-Augentropfen werden außerdem viermal täglich instilliert.
2. **Die Sondierung** führt zur Beseitigung der obstruktiven Membran an der Hasner-Klappe. Sie sollte nicht vor dem 12. Lebensmonat erfolgen, da die spontane Kanalisation in ungefähr 95% der Fälle erfolgt. Die Sondierung innerhalb der ersten 2 Lebensjahre hat eine hohe Erfolgsrate, die danach abnimmt. Die Sondierung sollte in Allgemeinnarkose erfolgen (Abb. 3.**11 a** u. **b**). Nach der Sondierung sollte physiologische Kochsalzlösung durch den Ductus nasolacrimalis in die Nase gespült werden. Postoperative antibiotische Augentropfen werden viermal täglich für die Dauer einer Woche gegeben. Wenn nach 6 Wochen keine Besserung zu verzeichnen ist, sollte die Sondierung wiederholt werden.

Ungefähr 95% der Kinder sind nach der ersten Sondierung geheilt und weitere 6% nach der zweiten. Therapieversagen ist meist die Folge einer veränderten Anatomie des Ductus nasolacrimalis, die meist zum Zeitpunkt der ersten Sondierung festgestellt werden kann. Die Passage der Sonde ist behindert und die Flüssigkeit kann nicht durch den Ductus nasolacrimalis in die Nase gespült werden. Wenn die Symptome trotz zweier technisch befriedigender Sondierungen bestehenblei-

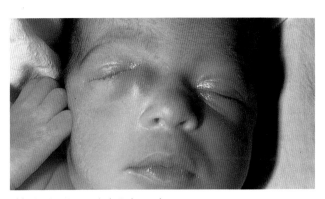

Abb. 3.**12** Kongenitale Dakryozele

ben, kann im Alter von 3–4 Jahren eine Dakryozystorhinostomie erforderlich werden.

Kongenitale Dakryozele

Eine kongenitale Dakryozele (Amniontozele) ist eine Ansammlung von Amnionflüssigkeit oder Mukus im Tränensack infolge einer nicht perforierten Hasner-Klappe.

Klinisch manifest wird die Veränderung perinatal mit einer bläulichen Schwellung innerhalb oder unterhalb des medialen Kanthus, verbunden mit Epiphora (Abb. 3.**12**).

Bei der Untersuchung fällt ein gespannter Tränensack auf, der initial mit Mukus gefüllt ist, aber sekundär infiziert werden kann. Eine Dakryozele sollte von einer Enzephalozele unterschieden werden, die durch eine pulsierende Schwellung oberhalb des medialen Lidbändchens charakterisiert ist.

Die Behandlung erfolgt initial durch Massage. Wenn dies nach 2 Wochen nicht zum Erfolg führt, sind Sondierung und Spülung erforderlich.

▌Chirurgische Techniken

Operation einer Kanalikulus-Verletzung

Kanalikulusverletzungen sollten innerhalb von 24 Stunden operiert werden. Einige Autoritäten operieren nur die Augenlider, während andere die Enden lokalisieren und mit Hilfe des Operationsmikroskops aneinanderbringen. Der Defekt wird dann mit einem Silikonschlauch überbrückt, der ungefähr 6 Monate in situ belassen wird (Abb. 3.**13**).

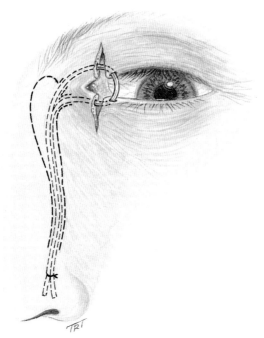

Abb. 3.**13**   Intubation der Tränenwege nach der Operation abgerissener oberer und unterer Kanalikuli

Dakryozystorhinostomie

Die Indikationen für die DZR sind Obstruktion des Tränensacks distal der inneren Öffnung des gemeinsamen Kanalikulus oder des Ductus nasolacrimalis. Die Technik ist folgendermaßen:

1. Es erfolgt eine gerade Inzision 8 mm medial des inneren Kanthus (Abb. 3.**14a**).
2. Die Crista lacrimalis anterior wird exponiert und der superfiziale Teil des medialen Lidbändchens abgetrennt.
3. Das Periost wird von der Crista lacrimalis anterior bis zum Boden des Sacks abgetrennt und nach vorn geschlagen. Der Sack wird nach lateral aus der Fossa lacrimalis zurückgeschlagen (Abb. 3.**14b**).
4. Ein Bohrloch wird im Bereich der Fossa lacrimalis angelegt und der Knochen entfernt (Abb. 3.**14c**).
5. Eine Sonde wird durch den Tränensack und den unteren Kanalikulus gesteckt und der Sack wird vertikal inzidiert, um 2 Lappen zu erhalten.
6. Durch eine vertikale Inzision der nasalen Mukosa werden ein anteriorer und ein posteriorer Lappen erhalten (Abb. 3.**14d**).
7. Die posterioren Lappen werden aneinander genäht (Abb. 3.**14e**).
8. Die anterioren Lappen werden aneinander genäht (Abb. 3.**14f**).
9. Die beiden Köpfe des M. orbicularis werden readaptiert und die Hautwunde mit Seide-Einzelknopfnähten verschlossen.

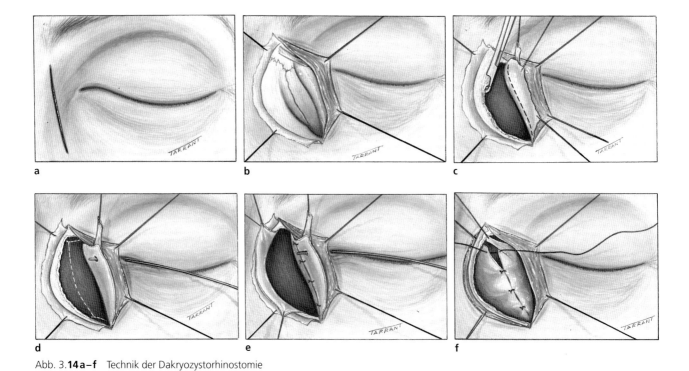

a   b   c

d   e   f

Abb. 3.**14a–f**   Technik der Dakryozystorhinostomie

Insertion eines Lester-Jones-Röhrchens

Die Indikation zur Insertion eines Lester-Jones-Röhrchens ist die fehlende Kanalikulusfunktion. Die Technik ist folgendermaßen:

1. Eine DZR wird bis zur Naht der posterioren Lappen durchgeführt.
2. Die Karunkel wird exzidiert.
3. Eine Stichinzision wird mit einem Graefe-Messer von einem ungefähr 2 mm hinter der internen Kommissur gelegenen Punkt aus gemacht, so daß die Spitze des Messers direkt hinter dem anterioren Tränensacklappen und vor dem Körper der mittleren Nasenmuschel herauskommt (Abb. 3.15 a). Der Stichkanal wird derart erweitert, daß ein Polyäthylen-Röhrchen hineingeschoben werden kann (Abb. 3.15 b).
4. Der weitere Operationsverlauf entspricht wieder der DZR.
5. Nach ungefähr 2 Wochen wird das Polyäthylen-Röhrchen durch ein Pyrex-Röhrchen ausgetauscht.

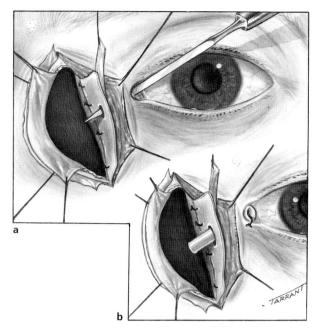

Abb. 3.**15 a** u. **b** Technik der Insertion eines Lester-Jones-Röhrchens

▌Infektionen der Tränenwege

Chronische Kanalikulitis

Die chronische Kanalikulitis wird häufig durch *Actinomyces israeli* (*Streptothrix* sp.) verursacht.

Klinisch manifest wird die Entzündung mit einer unilateralen Epiphora verbunden mit chronisch mukopurulenter Konjunktivitis, die nicht auf die konventionelle Therapie anspricht.

Die Untersuchung zeigt ein Ödem des Kanalikulus (Abb. 3.**16**), ein aufgeworfenes Tränenpünktchen (Abb. 3.**17**) und Konkremente im Kanalikulus. Gelegentlich findet sich ein Stein (Dakryolith) im Tränensack.

Die Behandlung besteht in der Entfernung der Konkremente durch einfache Kürettage oder durch einen linearen Schnitt in die konjunktivale Seite des Kanalikulus (Kanalikulotomie), gefolgt von einer Penicillin-Spülung (Abb. 3.**18**). Lokale oder systemische Tetrazykline oder Erythromycin können auch hilfreich sein.

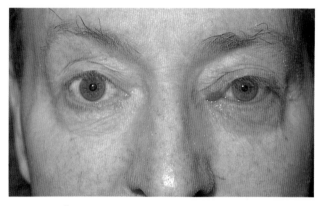

Abb. 3.**16** Ödem des linken oberen Kanalikulus durch eine Actinomyces kanalikulitis

Dakryozystitis

Die Infektion des Tränensacks ist meist die Folge einer Blockade des Ductus nasolacrimalis. Sie kann *akut* oder *chronisch* sein.

Akute Dakryozystitis

Klinisch manifest wird sie mit dem plötzlichen Auftreten einer schmerzhaften, gespannten Schwellung am medialen Kanthus, assoziiert mit Epiphora.

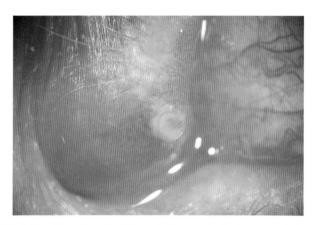

Abb. 3.**17** Schwellung des Tränenpünktchens des Patienten aus Abb. 3.**16**

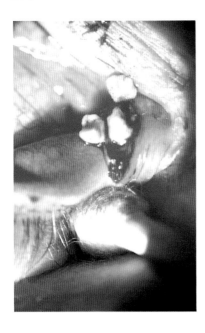

Abb. 3.**18** Exposition großer Konkremente nach Kanalikulotomie bei Streptothrixkanalikulitis

Die Behandlung erfolgt initial mit systemischen Breitbandantibiotika und warmen Kompressen. Spülung und Sondierung sollten nicht erfolgen. Wenn der Sack erweitert und mit Eiter angefüllt ist (Abb. 3.**19**), kann eine Stichinzision durch die Haut erforderlich werden, die relativ selten eine Fistelbildung zur Folge haben kann. Nach der Abheilung der akuten Infektion ist gewöhnlich eine Dakryozystorhinostomie erforderlich, um jede permanente Obstruktion zu beseitigen.

Chronische Dakryozystitis

Klinisch manifest wird sie mit Epiphora, die assoziiert sein kann mit einer chronischen oder rezidivierenden unilateralen Konjunktivitis. Der Tränensack bildet eine Mukozele und ist mit mukopurulentem Material angefüllt, das durch Druck auf den Sack exprimiert werden kann (Abb. 3.**20**).

Die Behandlung besteht in einer Dakryozystorhinostomie.

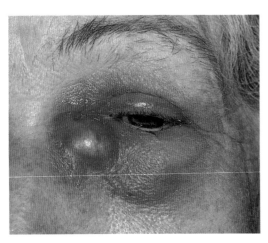

Abb. 3.**19** Abszeß des Tränensacks als Folge einer akuten Dakryozystitis

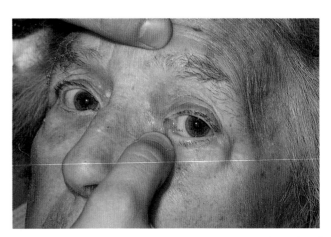

Abb. 3.**20** Expression von mukopurulentem Material durch Druck auf den Tränensack bei einem Patienten mit Mukozele als Folge einer chronischen Dakryozystitis

4. Erkrankungen der Konjunktiva

Einleitung

Angewandte Anatomie

Das *Konjunktivalepithel* hat eine Dicke von 2–5 Zellagen. Die basalen Zellen sind kubisch und entwickeln sich zu abgeflachten polyedrischen Zellen, wenn sie die Oberfläche erreichen. Bei chronischer Exposition und Austrocknung kann das Epithel verhornen.

Das *Stroma* (Substantia propria) besteht aus reichlich vaskularisiertem Bindegewebe, das durch eine Basalmembran vom Epithel getrennt ist. Die adenoide oberflächliche Lage entwickelt erst um den dritten Lebensmonat Lymphgewebe, deshalb kann das Neugeborene keine follikuläre Reaktion zeigen. Die tiefe, dickere, fibröse Lage ist mit dem Tarsus verbunden und gehört eher zum subkonjunktivalen Gewebe, als zur Konjunktiva. Die akzessorischen Tränendrüsen liegen innerhalb des Stromas. Die Muzinsekretoren entsprechen den folgenden 3 Typen (Abb. 4.1):

1. **Becherzellen,** die innerhalb des Epithels liegen und inferonasal am dichtesten sind.
2. **Henle-Krypten,** die entlang des oberen Drittels der superioren Tarsuskonjunktiva und des unteren Drittels der inferioren Tarsuskonjunktiva lokalisiert sind.
3. **Manz-Drüsen,** die den Limbus umgeben.

Destruktive Erkrankungen, wie das Narbenpemphigoid, zerstören oft die Muzinsekretoren, während chronisch-entzündliche Erkrankungen auch mit einer vermehrten Anzahl der Becherzellen verbunden sein können. Klinisch wird die Konjunktiva in 3 Abschnitte eingeteilt:

1. **Palpebraler Abschnitt,** der an der mukokutanen Verbindung beginnt und fest mit dem Tarsus verbunden ist.
2. **Fornix,** der locker ist und reichlich Konjunktivalgewebe enthält, so daß er leicht schwillt und Falten wirft.

3. **Bulbärer Teil,** der über der anterioren Sklera liegt. Das Stroma der bulbären Konjunktiva ist locker mit der darunterliegenden Tenonkapsel verbunden, lediglich am Limbus besteht eine feste Adhäsion.

Klinische Untersuchung der konjunktivalen Entzündung

Die 4 Hauptmerkmale, die bei der Differentialdiagnose der konjunktivalen Entzündung berücksichtigt werden sollten, sind: *(1) Art des Sekrets, (2) Art der konjunktivalen Reaktion, (3) Vorhandensein einer Pseudomembran oder echten Membran* und *(4) Vorhandensein oder Abwesenheit einer Lymphadenopathie.*

Sekret

Es besteht aus einem Exsudat, das von peripheren Blutgefäßen aus durch das Konjunktivalepithel gesickert ist. Auf der Oberfläche der Konjunktiva gelangen noch variable Mengen von Debris, Mukus und Tränen hinzu. Im folgenden sind die 4 hauptsächlichen Sekretarten beschrieben:

1. **Wäßrige Sekretion** setzt sich zusammen aus serösem Exsudat und einer variablen Menge Tränen aus der Reflexproduktion. Sie ist typisch für virale und toxische Entzündungen.
2. **Mukoides Sekret** ist typisch für die Konjunktivitis vernalis und Keratoconjunctivitis sicca.
3. **Purulentes Sekret** tritt bei schweren bakteriellen Infektionen auf.
4. **Mukopurulentes Sekret** ist bei geringen bakteriellen und auch bei chlamydienbedingten Infektionen zu finden.

Follikuläre konjunktivale Reaktion

Follikel bestehen aus einer Hyperplasie von Lymphgewebe innerhalb des Stromas. Charakteristischerweise sind sie verbunden mit akzessorischer Vaskularisation. Sie sind gewöhnlich in der Fornixkonjunktiva am ausgeprägtesten. Klinisch er-

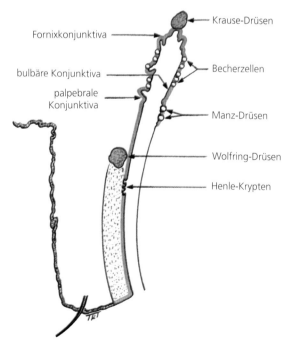

Abb. 4.**1**   Anatomie der Konjunktiva

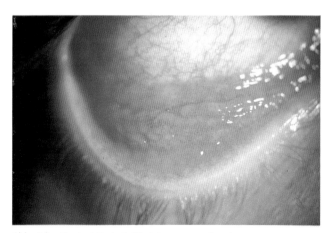

Abb. 4.**2**   Konjunktivale Follikel des unteren Fornix

scheinen sie als multiple, diskrete, leicht erhabene Läsionen, die kleinen Reiskörnern ähneln (Abb. 4.2). Jeder Follikel ist von einem winzigen Blutgefäß umgeben und seine Größe, die zwischen 0,5 und 5 mm variieren kann, ist abhängig von der Schwere und Dauer der Infektion. Wenn die Follikel größer werden, werden die begleitenden Gefäße zur Seite verlagert und sehen schließlich wie vaskuläre Kapseln aus, die die Basis des Follikels umgeben. Die 4 Hauptursachen für Follikel sind: *(1) virale Infektion, (2) Chlamydieninfektion, (3) okuloglanduläres Syndrom Parinaud* und *(4) Hypersensitivität auf lokale Medikamente.* Bei asymptomatischen Kindern hat das Vorhandensein von Follikeln (Follikulose) keine klinische Signifikanz.

Papilläre konjunktivale Reaktion

Papillen bestehen aus hyperplastischem Konjunktivalepithel, das in zahlreiche Falten oder Projektionen geworfen ist, mit zentralen Gefäßen und einem diffusen Infiltrat chronisch entzündlicher Zellen, einschließlich Lymphozyten, Plasmazellen und Eosinophilen. Papillen können sich nur in der Lidkonjunktiva und der bulbären Konjunktiva des Limbus bilden, wo das Konjunktivalepithel über fibröse Septen mit den darunterliegenden Strukturen verbunden ist. Papillen werden am häufigsten in der oberen Lidkonjunktiva gesehen, als ein feines mosaikartiges Muster erhabener, polygonaler, hyperämischer Areale, die voneinander durch blasse Kanäle getrennt sind (Abb. 4.3). Der zentrale fibrovaskuläre Kern erzeugt ein glomerulusartiges Erscheinungsbild, wenn er die Oberfläche erreicht. Gelegentlich kann eine ausgeprägte papilläre Reaktion eine darunterliegende follikuläre Antwort maskieren. Bei anhaltender Entzündung können die fibrösen Septen, welche die Papillen mit dem darunterliegenden Gewebe verankern, reißen und entweder zur Konfluenz der Papillen führen, wie bei bakteriellen Infektionen, oder zu Riesenpapillen, wie sie für die Conjunctivitis vernalis typisch sind. Späte Veränderungen der Papillen durch Organisation sind Epithelhyperplasie, oberflächliche Hyalinisation des Stromas und die Ausbildung von Krypten mit Becherzellen zwischen den Papillen. Eine papilläre Reaktion ist unspezifischer und hat geringeren diagnostischen Wert, als eine follikuläre Antwort. Die 5 Hauptursachen für Papillen sind: *(1) chronische Blepharitis, (2) vernale Erkrankung, (3) bakterielle Infektion, (4) kontaktlinsenassoziierte Probleme* und *(5) Keratokonjunktivitis des oberen Limbus.* Das Erscheinungsbild der normalen oberen Kante des Tarsus (unteren, wenn evertiert) kann Papillen und Follikeln ähneln und sollte deshalb nicht als klinisches Zeichen gebraucht werden (Abb. 4.4).

Pseudomembranen und Membranen

Pseudomembranen bestehen aus koaguliertem Exsudat, das mit dem entzündeten Konjunktivalepithel verhaftet ist (Abb. 4.5). Charakteristischerweise können sie ohne Verletzung des Epithels leicht abgezogen werden (Abb. 4.29). Die 4 Hauptursachen sind: *(1) schwere Adenovirusinfektion, (2) Conjunctivitis lignosa, (3) Gonokokkenkonjunktivitis* und *(4) Autoimmunkonjunktivitis.*

Echte Membranen entstehen, wenn das entzündliche Exsudat die oberflächlichen Lagen des Konjunktivalepithels durchdringt. Versuche, die Membran zu entfernen, können von Epitheleinriß und Blutung begleitet werden. Die Hauptursachen sind Infektion durch β-hämolysierende Streptokokken und Diphtherie.

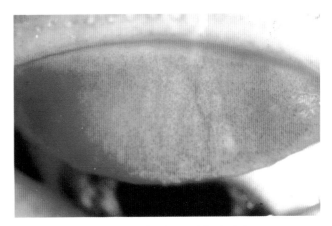

Abb. **4.3**   Papilläre Reaktion der oberen Lidkonjunktiva

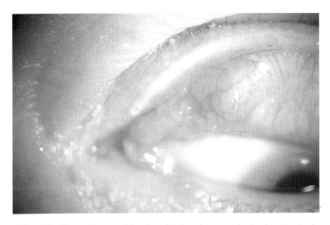

Abb. **4.4**   Normaler medialer Aspekt der oberen palpebralen Konjunktiva

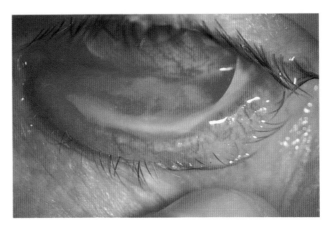

Abb. **4.5**   Konjunktivale Pseudomembran

Lymphadenopathie

Die Lymphdrainage der Konjunktiva führt zu den präaurikulären und submandibulären Knoten, was mit der Drainage der Augenlider korrespondiert (s. Abb. 1.19). Die Lymphadenopathie ist ein Merkmal *viraler Infektionen, chlamydienbedingter Infektionen* und schwerer *Gonokokkeninfektionen.*

Laboruntersuchungen

Indikationen

Im folgenden sind die Hauptindikationen für Laboruntersuchungen aufgeführt:

1. **Schwere eitrige Konjunktivitis:** um die pathogenen Keime zu identifizieren und die adäquate Therapie, basierend auf dem Antibiogramm, durchführen zu können.
2. **Follikuläre Konjunktivitis:** zur Unterscheidung einer viralen von einer chlamydienbedingten Infektion.
3. **Konjunktivale Entzündungen, bei denen das klinische Bild keine sichere ätiologische Diagnose ermöglicht.**
4. **Neugeborenenkonjunktivitis.**

Konjunktivale Abkratzpräparate

Abkratzpräparate sollten mit einem Kimuraspatel gewonnen werden, und zwar dort, wo die Erkrankung am ausgeprägtesten ist und vorzugsweise während des Akutstadiums. Das Material wird für die folgenden Färbungen auf einen Objektträger plaziert:

Die Gram-Färbung identifiziert und differenziert grampositive von gramnegativen Bakterien. Pilze können durch die grampositive Färbung ihres Protoplasmas identifiziert werden.

Die Giemsa-Färbung identifiziert die verschiedenen Entzündungszellen und Epithelzellen folgendermaßen:

1. Eine akute bakterielle Konjunktivitis verursacht vorwiegend eine neutrophile Zellreaktion.
2. Die virale Konjunktivitis ist charakterisiert durch eine mononukleäre Zellantwort mit dem Überwiegen von Lymphozyten und Monozyten. Virale Einschlußkörperchen werden am besten mit der Papanicolaou-(PAP-)Technik identifiziert.
3. Chlamydieninfektionen sind charakterisiert durch eine intensive, gemischte, neutrophile und mononukleäre Antwort, wobei der erstgenannte Zelltyp dominiert. Der pathognomonische zytologische Befund ist der Halberstaedter-Prowazeck-Einschlußkörper, typischerweise als Kappe des Epithelzellkerns zu sehen. Andere Spezialtests zur Chlamydiendiagnostik werden an späterer Stelle besprochen.
4. Die akute allergische Konjunktivitis ist charakterisiert durch Eosinophile und eosinophile Granula.

Konjunktivale Kulturen

Abstriche vom Bindehautsack und den Lidrändern werden mit sterilen Stiltupfern durchgeführt. Vor dem Abstreichen der Lidränder sollte der Applikator in Trypsin-Verdauungs-Nährbouillon getränkt werden, der die Chancen, Staphylokokken und andere Organismen zu züchten, erhöht.

■ Chronische Blepharitis

Die chronische Blepharitis ist die Entzündung der Lidränder. Es ist eine sehr häufige äußere Augenerkrankung, deren genaue Ätiologie unklar ist, obwohl Infektionen mit Staphylokokken und Seborrhoe bedeutende Rollen spielen. Die Behandlung der chronischen Blepharitis ist oft unbefriedigend, da es keine definitive Therapie gibt. Infolge der engen Beziehung zwischen Lid und Augenoberfläche kann die chronische Blepharitis auch sekundäre Veränderungen der Konjunktiva und Kornea bedingen und viele Patienten haben eine assoziierte Tränenfilminstabilität. Die Blepharitis ist deshalb in dieses Kapitel der Erkrankungen der Konjunktiva aufgenommen worden. Neben dem Verursachen von störenden Symptomen, kann die Blepharitis das Tragen von Kontaktlinsen stören und die Behandlung von Patienten mit trockenen Augen erschweren. Die 2 Hauptformen der chronischen Blepharitis sind die (1) anteriore und (2) die posteriore. Die Symptome der verschiedenen Formen der Blepharitis sind gleich: Oft besteht eine geringe Korrelation zwischen ihrem Schweregrad und dem Ausmaß der klinischen Veränderungen. Viele Symptome sind bedingt durch sekundäre Tränenfilminstabilität. Die häufigsten sind Brennen, Fremdkörpergefühl, geringe Photophobie und Lidkrusten, was häufig am Morgen ausgeprägter und gekennzeichnet durch Remissionen und Exazerbationen ist.

Anteriore Staphylokokkenblepharitis

Die Staphylokokkenblepharitis ist bedingt durch eine chronische Entzündung der Wimpernbasis mit winzigen intrafollikulären Abszessen. Dermale und epidermale Ulzeration und Gewebedestruktion sind die Folgen. Die Staphylokokkenblepharitis ist häufig bei Patienten mit atopischem Ekzem und wird öfter bei Frauen als bei Männern gesehen. Sie hat die Tendenz jüngere Patienten zu betreffen als die seborrhoische Blepharitis. Sie beginnt meist in der Kindheit.

Klinische Veränderungen

Die Untersuchung der vorderen Lidränder zeigt Hyperämie, Teleangiektasie und Schuppenbildung. Die Schuppen sind hart und brüchig und tendieren dazu, um die Wimpernbasis zentriert zu sein (Collarette) (Abb. 4.6a). Wenn sie entfernt werden, hinterlassen sie ein winziges blutendes Ulkus. Die Beteiligung ist bei der Staphylokokkenblepharitis ausgeprägter, als bei der seborrhoischen Blepharitis. In schweren Fällen können die Wimpern dicht mit gelben Krusten belegt sein.

Komplikationen bei schweren, lange bestehenden Fällen schließen Trichiasis, Madarosis (Wimpernverlust) (Abb. 4.6b) und gelegentlich Poliosis (weiße Wimpern) ein. Der vordere Lidrand kann vernarben, Einziehungen bekommen und hypertrophieren. Die Ausbreitung der Infektion auf die Zeis- oder Moll-Drüsen kann ein akutes Hordeolum externum

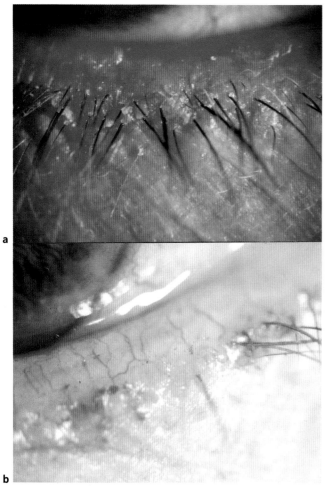

a

b

Abb. 4.**6 a** u. **b**   Anteriore Staphylokokkenblepharitis
a Collarettes der Wimpernbasis
b Verlust der Wimpern in einem lange bestehenden Fall

(Gerstenkorn) entstehen lassen, die Ausbreitung auf die Meibom-Drüsen ein Hordeolum internum. Rezidivierende Attacken einer akuten bakteriellen Konjunktivitis können ebenfalls auftreten.

Sekundäre Veränderungen durch Hypersensitivität auf Staphylokokkentoxine umfassen folgende:

1. Geringe papilläre Konjunktivitis.
2. Toxische punktförmige Epitheliopathie, die primär das untere Hornhautdrittel betrifft.
3. Marginale Keratitis (Katarrhulkus) (s. Abb. 5.**27**).
4. Selten Phlyktänulose (Abb. 5.**30**) und Pannusbildung.
5. Assoziierte Tränenfilminstabilität wird bei ungefähr 50% der Fälle beobachtet.

Behandlung

Entscheidend für die Therapie sind die Motivation des Patienten und die Fähigkeit, den Instruktionen korrekt zu folgen. Der Patient sollte darüber informiert werden, daß eine vollständige Beseitigung der Erkrankung nicht möglich sein wird, gewöhnlich aber der Symptome. Bei schweren und bereits sehr lange bestehenden Fällen können viele Wochen intensiver Therapie erforderlich sein, bis eine Besserung erreicht wird:

1. **Lidrandhygiene** ist die Stütze der Behandlung. Sie zielt auf die Beseitigung von Krusten und toxischen Produkten durch Abreiben der Lidränder zweimal täglich mit entweder einer kommerziell erhältlichen Lidbürste oder einem Stieltupfer, getränkt in einer 25%igen Babyshampoo-Lösung. Alternativ können ein Waschlappen oder ein Taschentuch benutzt werden. Es ist auch sinnvoll die Lidränder während der Haarwäsche mit verdünntem Shampoo abzureiben. Wenn die Erkrankung unter Kontrolle gebracht worden ist, kann die Lidhygiene reduziert werden.
2. **Antibiotische Salbe,** wie Bacitracin oder Erythromycin, sollte mit sauberen Fingern nach dem Entfernen aller Krusten in die Lidränder eingerieben werden. Im Idealfall sollten die verursachenden Organismen identifiziert und ihre Sensitivität auf verschiedene Antibiotika getestet werden.
3. **Schwache topische Steroide,** wie Fluorometholon viermal täglich für einige Tage, sind hilfreich bei der Behandlung der sekundären papillären Konjunktivitis, der toxischen Epitheliopathie, marginalen Keratitis und Phlyktänulose.
4. **Künstliche Tränen** zur Behandlung der Tränenfilminstabilität sind in ungefähr 50% der Fälle erforderlich. Solange dieser Aspekt der Erkrankung nicht erkannt und behandelt wird, wird die Beseitigung der Symptome unvollständig sein. Während der ersten 1–2 Wochen sollten die Tropfen häufig appliziert werden.

Anteriore seborrhoische Blepharitis

Die seborrhoische Blepharitis ist eine Erkrankung der Zeis- und Moll-Drüsen und ist häufig mit einer seborrhoischen Dermatitis assoziiert. Die seborrhoischen Hautveränderungen können Kopfhaut, Augenbrauen, Nasolabialfalten, retroaurikuläre Gebiete und das Brustbein betreffen. Die beiden Hauptformen der seborrhoischen Dermatitis sind *(1) der ölige Typ,* bei dem die schuppigen Eruptionen fettig sind und *(2) der trockene Typ* (Pityriasis capitis oder Kopfschuppen). Es ist postuliert worden, daß die ekzessiven Fettmengen bei Patienten mit seborrhoischer Dermatitis von Corynebacterium acnes in Bakterienlipase und irritierende Fettsäuren zerlegt werden.

Die seborrhoische Blepharitis kann isoliert auftreten oder mit einer Staphylokokken- oder posterioren Blepharitis verbunden sein. Die Symptome der reinen seborrhoischen Blepharitis ähneln denjenigen der Staphylokokkenblepharitis, sind aber weniger schwer, mit weniger „Kommen und Gehen" und selteneren Exazerbationen. Ungefähr 30% der Patienten haben eine assoziierte Instabilität des Tränenfilms.

Klinische Veränderungen

Bei der Untersuchung glänzt der vordere Lidrand wächsern, Erythem und Teleangiektasie sind gering bis mittelgradig ausgeprägt (Abb. 4.**7 a** u. **b**). Es besteht eine kopfschuppenartige Desquamation der Epidermis mit gelben, fettigen Schuppen überall an den Lidrändern. Die Schuppen sind weich, und sie hinterlassen kein kleines Ulkus, wenn sie entfernt werden. Die Wimpern sind ebenfalls fettig und kleben aneinander (Abb. 4.**7 a**).

Sekundäre Veränderungen, die selten sind und weniger schwer als bei Staphylokokkenblepharitis, sind papilläre Konjunktivitis und punktförmige Epitheliopathie, die vorwiegend das mittlere Drittel der Hornhaut betrifft.

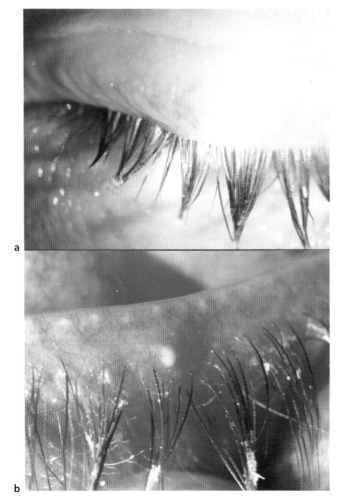

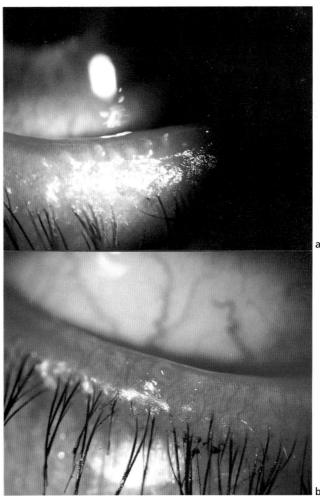

Abb. 4.**7a** u. **b**   Anteriore seborrhoische Blepharitis
a Fettige, verklebte Wimpern
b Wächserner Lidrand mit geringer Teleangiektasie

Abb. 4.**8a** u. **b**   Posteriore Blepharitis
a Aus den Öffnungen der Meibom-Drüsen gedrücktes zahnpastaartiges Sekret
b Kappenartige Überwölbung der Öffnungen der Meibom-Drüsen mit Öl

Die Behandlung einer reinen seborrhoischen Blepharitis besteht hauptsächlich in der Lidhygiene unter Einsatz von Natriumbikarbonat zum Entfetten. Falls erforderlich, sollten künstliche Tränen verschrieben werden.

Posteriore Blepharitis

Die posteriore Blepharitis ist durch eine Funktionsstörung der Meibom-Drüsen bedingt. Die Erkrankung kann isoliert in der Form als Meibom-Seborrhoe und primäre Meibomitis auftreten oder häufiger in Kombination mit einer seborrhoischen Blepharitis, bei der eine mehr generalisierte Anomalie der Talgdrüsen besteht.

Klinische Veränderungen

Die klinischen Veränderungen der posterioren Blepharitis variieren von Hypersekretion zu Drüsenstagnation und von flekkiger zu generalisierter Beteiligung der Meibom-Drüsen. Die 3 Hauptformen sind *(1) Meibom-Seborrhoe, (2) primäre Meibomitis* und *(3) Meibomitis mit sekundärer Blepharitis.*

Meibom-Seborrhoe

Die Meibom-Seborrhoe ist charakterisiert durch erweiterte Meibom-Drüsen, die bei leichtem Auspressen reichliche Mengen Fett abgeben. Am Lidrand erscheint es als kleine Ölkügelchen oder Ansammlung wächsernen Materials. Der Tränenfilm ist ausgeprägt fettig und schaumig. In schweren Fällen lagern sich die Sekrete als schäumende Absonderung im inneren Kanthusbereich ab (Meibom-Schaum). Dieser Typ der posterioren Blepharitis kann leicht übersehen werden, da trotz der Symptome (Brennen beim morgendlichen Erwachen), die ausgeprägt sein können, nur geringe oder gar keine Zeichen einer entzündlichen Liderkrankung bestehen.

Primäre Meibomitis

Die primäre Meibomitis ist charakterisiert durch eine diffuse Entzündung, die sich um die Öffnungen der Meibom-Drüsen zentriert. ²/₃ der Patienten haben eine assoziierte *Acne rosacea* und der übrige Teil eine *seborrhoische Dermatitis.* Die klinischen Hauptmerkmale sind folgende:

1. Die Meibom-Drüsen können geschwollen und kappenartig von Öl überwölbt sein (Abb. 4.**8b**). Die aus den Drüsen

ausgedrückten Sekrete können trübe sein und kleine Partikel enthalten. Bei fortgeschrittenen Fällen führt fester Druck auf die tarsalen Drüsen zu eingedicktem Sekret halbsolider Plaques mit zahnpastaartiger Konsistenz (Abb. 4.8 a).

2. Die Obliteration der Hauptgänge der Meibom-Drüsen kann eine sekundäre zystische Dilatation bedingen und die Formation von Meibom-Zysten. In fortgeschrittenen Fällen kann der hintere Lidrand verdickt, abgerundet, vaskularisiert sein und Einziehungen aufweisen.

3. Häufige sekundäre Veränderungen schließen papilläre Konjunktivitis und inferiore punktförmige Epitheliopathie ein. Ungefähr 30% der Patienten weisen eine Tränenfilminstabilität auf.

Meibomitis mit sekundärer Blepharitis

Die Meibomitis mit sekundärer Blepharitis ist immer mit einer seborrhoischen Dermatitis assoziiert. Im Kontrast zur primären Meibomitis ist die Beteiligung der Meibom-Drüsen gering und fleckförmig. Die Strukturen, welche die Drüsen umgeben, sind entzündet, die Sekrete verfestigt und schlecht auszudrücken. Sekundäre konjunktivale und korneale Veränderungen sind gewöhnlich gering ausgeprägt. Ungefähr 25% der Patienten zeigen eine assoziierte Tränenfilminstabilität.

Behandlung

Systemische Antibiotika sind die Hauptstütze der Therapie. Es wird angenommen, daß sie ihren Effekt über die Verhinderung der Produktion von Bakterienlipase und freien Fettsäuren ausüben. Die folgenden Antibiotika können eingesetzt werden:

1. **Tetracyclin** 250 mg zweimal täglich für mindestens 1 Monat. Die Hauptkontraindikationen des Tetracyclin sind Schwangerschaft, Laktation und Kinder jünger als 12 Jahre.

2. **Doxycyclin** 100 mg täglich ist eine gute Alternative zu Tetracyclin. Es hat weniger gastrointestinale Nebeneffekte und muß weniger häufig genommen werden. Es hat dieselben Kontraindikationen wie Tetracyclin.

3. **Erythromycin** wird manchmal eingesetzt, wenn Tetracyclin oder Doxycyclin kontraindiziert sind, aber seine Effektivität in der Behandlung der posterioren Blepharitis ist nicht gut ergründet.

Andere Methoden, einschließlich Lidhygiene, lokale Steroide und künstliche Tränen, entsprechen denen der anterioren Blepharitis. Warme Kompressen zum Aufweichen des verfestigten Talgs und mechanische Expression der Meibom-Drüsen können die Menge der irritierenden Lipide in den Drüsen reduzieren.

▌Bakterielle Konjunktivitis

Einfache bakterielle Konjunktivitis

Die einfache bakterielle Konjunktivitis ist eine sehr häufige und gewöhnlich selbstlimitierende Erkrankung. Die häufigsten kausalen Organismen sind *Staphylococcus epidermidis* und *Staphylococcus aureus*, aber andere grampositive Kokken, einschließlich *Streptococcus pneumoniae*, sind auch oft pathogen, genauso wie die gramnegativen Keime *Haemophilus influenzae* und *Moraxella lacunata*.

Klinische Veränderungen

Klinisch manifest wird die Erkrankung mit Rötung, Fremdkörpergefühl, Brennen und Sekretion. Photophobie kann bei assoziierter schwerer punktförmiger Epitheliopathie oder peripheren Hornhaut-Infiltraten hinzukommen. Beim Aufwachen sind die Augenlider oft miteinander verklebt und die Augen schlecht zu öffnen. Dies ist die Folge einer Exsudatansammlung während der Nacht. Gewöhnlich sind beide Augen betroffen, obwohl eins einen oder mehrere Tage vor dem anderen erkrankt sein kann.

Die Untersuchung zeigt eine konjunktivale Hyperämie, die in den Fornices am ausgeprägtesten ist (Abb. 4.9), eine geringe papilläre Reaktion, mukopurulentes Sekret und Lidverkrustung. Die Sehschärfe ist meist normal, wenn keine schwere punktförmige Epitheliopathie besteht. Gewöhnlich sind die präaurikulären Lymphknoten nicht geschwollen.

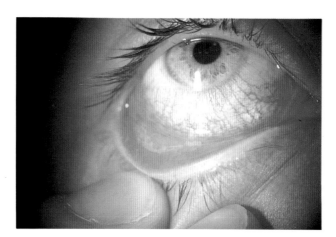

Abb. 4.**9**   Akute bakterielle Konjunktivitis

Behandlung

Auch ohne Therapie heilt die einfache Konjunktivitis nach 10–14 Tagen aus und Laboruntersuchungen werden nicht routinemäßig durchgeführt. Vor Behandlungsbeginn ist es wichtig, alles Sekret abzuspülen. Die initiale Therapie besteht in Breitspektrumantibiotika als Augentropfen während des Tages und -salbe während der Nacht, bis die Sekretion aufhört.

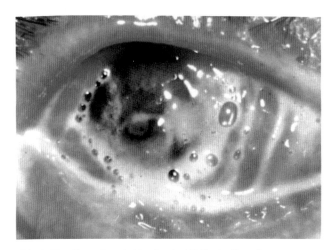

Abb. 4.**10**   Akute Gonokokkenkonjunktivitis des Erwachsenen

Antibiotische Augentropfen

Die zur Behandlung der Konjunktivitis eingesetzten antibiotischen Augentropfen schließen die folgenden ein:

1. **Norfloxacin** ist ein Chinolon-Antibiotikum mit Breitspektrumaktivität und geringer Toxizität. Es hat einen prolongierten Effekt, so daß gewöhnlich die Applikation viermal täglich ausreicht.
2. **Ofloxacin** hat ähnliche Eigenschaften wie Norfloxacin.
3. **Fusidinsäure** ist eine visköse Suspension, die hilfreich bei Staphylokokken-Infektionen ist, aber nicht wirksam gegen die meisten gramnegativen Bakterien. Initial werden die Tropfen viermal täglich für 48 Stunden gegeben und dann zweimal täglich für einige weitere Tage.
4. **Andere Antibiotika** umfassen: Chloramphenicol, Gentamicin, Tobramycin und verschiedene Kombinationen von Neomycin/Gramicidin/Bacitracin/Polymyxin.

Antibiotische Salben

Salben ermöglichen eine höhere Konzentration des Antibiotikums über längere Zeit als Augentropfen. Ihr Gebrauch während des Tages ist aber eingeschränkt, da die Applikation verschwommenes Sehen zur Folge hat.

Dagegen können sie zur Nacht verordnet werden, um eine gute Konzentration des Antibiotikums während des Schlafs zu erreichen. In Salbenform erhältliche Antibiotika sind z. B. Gentamicin, Polymyxin, Tetracyclin, verschiedene Kombinationen von Neomycin/Gramicidin/Polymyxin/Bacitracin.

Gonokokken-Keratokonjunktivitis bei Erwachsenen

Die Gonorrhoe ist eine venerische Infektion des Urogenitaltraktes verursacht durch die gramnegative Diplokokke *Neisseria gonorrhoeae*.

Bei *Männern* tritt nach einer Inkubationszeit von 3–5 Tagen ein eitriger urethraler Eiter auf. Erfolgt keine Behandlung, kann sich die Infektion auf Cowper-Drüsen und Epididymis ausbreiten und zu urethralen Strikturen führen.

Bei *Frauen* ist die Infektion in 50% der Fälle asymptomatisch. Die übrigen entwickeln eine Dysurie oder vaginale Sekretion. Erfolgt keine Behandlung, kann die Infektion in den Genitaltrakt aufsteigen und eine Entzündung des Beckens verursachen. Trotz der insgesamt häufigen Gonokokkeninfektionen ist die okuläre Beteiligung relativ selten.

Klinische Veränderungen

Klinisch manifest wird die Erkrankung mit einem perakuten, extrem profusen und cremig-dicken Eiter, der aus den Augen fließt (Abb. 4.**10**).

Die Untersuchung zeigt eine schwere konjunktivale Chemosis mit oder ohne Pseudomembranbildung, ein periokuläres Ödem, Berührungsschmerzhaftigkeit und Motilitätseinschränkungen. Es besteht eine ausgeprägte präaurikuläre Lymphadenopathie und in schweren Fällen können die präaurikulären Lymphknoten eitern.

Eine *Keratitis* kann bei schwerer Erkrankung entstehen. Initial bildet sich am Limbus eine marginale Ulzeration im eitergefüllten Sulkus zwischen geschwollener Konjunktiva und Hornhaut. Die marginalen Ulzerationen können sich zum Ringulkus verbinden. Eine ebenfalls mögliche zentrale Ulzeration kann schnell zu Perforation und Endophthalmitis führen.

Behandlung

Der Patient sollte stationär aufgenommen werden, Kulturen sollten abgenommen und die Augen häufig mit physiologischer Kochsalzlösung gespült werden.

Als *systemische Antibiotika* werden gegeben:

1. **Cefoxitin** 1 g intravenös oder Cefotaxim 500 mg intravenös viermal täglich. Wenn nur die Konjunktiva beteiligt ist, kann die Behandlung über einen Tag ausreichen, bei Hornhautbeteiligung kann sie für 3–5 Tage erforderlich sein.
2. **Ceftriaxon** 1 g intravenös.
3. **Spectinomycin** 2 g intramuskulär ist eine sinnvolle Alternative in penicillinresistenten Fällen.

Lokale Antibiotika in der Form von Gentamicin, Erythromycin oder Bacitracin sollten ebenfalls gegeben werden.

Eine sorgfältige ophthalmologische und mikrobielle Überwachung sollte erfolgen, um Komplikationen durch penicillinresistente Fälle zu vermeiden. Außerdem ist es wichtig, eine assoziierte Chlamydieninfektion zu therapieren.

Virale Konjunktivitis

Adenoviren-Keratokonjunktivitis

10 der 31 Serotypen von Adenoviren können Augeninfektionen verursachen. Das Spektrum der Erkrankungen variiert von gering und kaum wahrnehmbar bis zu vollausgebildeten Fällen. Letztere sind charakterisiert durch die 2 Syndrome: (1) pharyngokonjunktivales Fieber (PKF) und (2) Keratoconjunctivitis epidemica (KCE), die beide in Epidemien auftreten und bis zu 2 Wochen sehr ansteckend sind. PKF wird verursacht durch die Adenoviren 3 und 7. Es betrifft typischerweise Kinder und verursacht eine Infektion des oberen Respirationstraktes. Eine Keratitis entwickelt sich in 30% der Fälle. KCE wird am häufigsten durch die Adenovirustypen 8 und 19 verursacht und ist gewöhnlich nicht mit systemischen Symptomen assoziiert. Eine Keratitis tritt in ungefähr 80% der Fälle auf. Weil die Viren durch Finger-zu-Augen-Kontakt verbreitet werden können, ist es für Ophthalmologen sehr wichtig, nach dem Kontakt mit einem roten Auge, die Hände zu desinfizieren. Die Viren können auch über kontaminierte Instrumente, wie Applanationstonometer, verbreitet werden.

Klinische Veränderungen

Konjunktivitis

Klinisch manifest wird die Erkrankung mit akutem Tränen, Rötung, Unwohlsein und Photophobie. Beide Augen sind in 60% der Fälle betroffen.

Die Untersuchung zeigt Lidödem und Follikel, die häufig mit einer präaurikulären Lymphadenopathie verbunden sind. In schweren Fällen können sich subkonjunktivale Blutungen, Chemosis und Pseudomembranen entwickeln.

Die Behandlung ist unbefriedigend, aber die spontane Abheilung erfolgt in der Regel innerhalb von 2 Wochen. Lokale Steroide sollten vermieden werden, es sei denn, die Entzündung ist sehr ausgeprägt und eine Herpes-simplex-Infektion ausgeschlossen.

Keratitis

Die Keratitis ist bei PKF ein seltenes Problem, kann aber bei Patienten mit KCE sehr ausgeprägt sein.

Die Untersuchung ergibt eines der 3 folgenden Stadien:

1. *Stadium 1* tritt innerhalb von 7–10 Tagen nach Krankheitsbeginn auf. Es ist charakterisiert durch eine diffuse punktförmige epitheliale Keratitis (Abb. 4.11b, linke Hälfte), die sich innerhalb von 2 Wochen zurückbilden oder in das Stadium 2 übergehen kann.
2. *Stadium 2* ist charakterisiert durch fokale weiße subepitheliale Trübungen, die sich unter den epithelialen Läsionen bilden (Abb. 4.11a). Es wird angenommen, daß sie Immunantworten auf die Adenoviren repräsentieren. Gelegentlich können sie mit einer geringen vorübergehenden Uveitis anterior verbunden sein.
3. *Stadium 3* ist charakterisiert durch anteriore Stromainfiltrate, die sehr selten für Monate oder sogar Jahre persistieren können (Abb. 4.11b, rechte Hälfte).

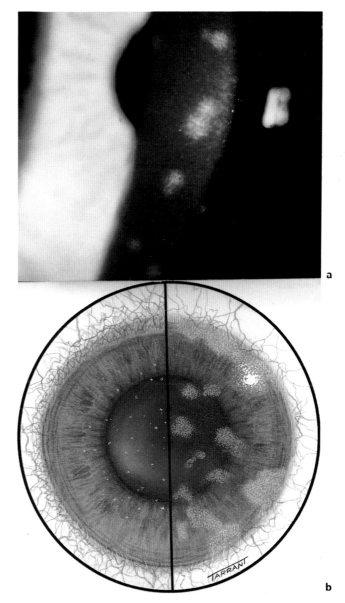

Abb. 4.**11a** u. **b**   Adenoviruskeratitis
a Stadium 2
b Linke Hälfte Stadium 1
b Rechte Hälfte Stadium 3

Die Behandlung mit lokalen Steroiden ist nur indiziert, wenn das Auge Beschwerden verursacht oder die Sehschärfe durch Stadium-3-Läsionen herabgesetzt ist. Steroide können den natürlichen Verlauf nicht verkürzen, sondern supprimieren die Hornhautentzündung, so daß die Läsionen nach dem vorzeitigen Absetzen die Tendenz zu Rezidiven aufweisen.

Akute hämorrhagische Konjunktivitis

Diese einigermaßen seltene Erkrankung wird gewöhnlich durch Enterovirus 70 verursacht, ein Mitglied der Picornavirus-Gruppe. Typischerweise sind Individuen mit niedrigem

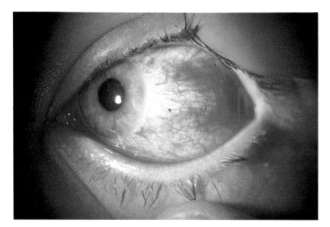

Abb. 4.**12**   Akute hämorrhagische Konjunktivitis

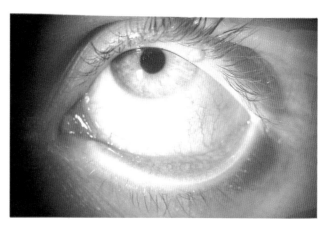

Abb. 4.**13**   Follikuläre Konjunktivitis assoziiert mit einer solitären Molluscum-contagiosum-Läsion des oberen Lidrandes

sozioökonomischem Status, gedrängten Lebensbedingungen und seltenem Händewaschen betroffen. Die Erkrankung ist sehr ansteckend, aber selbstlimitierend und heilt gewöhnlich innerhalb von 7 Tagen ab. Sie ist charakterisiert durch beidseitige, profuse, wäßrige Sekretion, palpebrale Follikel und subkonjunktivale Blutungen (Abb. 4.**12**). Es gibt keine effektive Therapie.

Molluscum-contagiosum-Konjunktivitis

Molluscum ist eine Infektion, die durch ein Pockenvirus verursacht und durch engen Kontakt übertragen wird. Die Erkrankung betrifft typischerweise heranwachsende Kinder und jun-

ge Erwachsene. Die konjunktivale Beteiligung ist ohne Ausnahme mit einer Molluscum-Lidveränderung verbunden (s. Abb. 1.**6**). Patienten mit Augenbeteiligung können Molluscum auch an anderen Körperteilen aufweisen, selten kann eine Molluskumläsion die Konjunktiva selbst betreffen, in Form einer kleinen weißen Papel.

Die Untersuchung zeigt eine chronische follikuläre Konjunktivitis, die nicht mit einer Lymphadenopathie assoziiert ist (Abb. 4.**13**). Bei lange bestehenden Fällen kann die obere Hornhaut eine feine epitheliale Keratitis und einen Mikropannus aufweisen.

Die Behandlung schließt die Zerstörung der Lidläsion durch Expression, Ausschabung, Kryotherapie oder Kauterisation ein.

▌Chlamydienkonjunktivitis

Einschlußkonjunktivitis bei Erwachsenen

Die Einschlußkonjunktivitis des Erwachsenen betrifft typischerweise junge Erwachsene während sexuell aktiver Jahre. Die Infektion ist so gut wie immer venerischer Natur und verursacht durch die Serotypen D-K von *Chlamydia trachomatis*. Die Augenveränderungen treten ungefähr 1 Woche nach sexuellem Kontakt auf und können mit einer unspezifischen Urethritis oder Zervixentzündung verbunden sein.

Klinische Veränderungen

Klinisch manifest wird die Erkrankung gewöhnlich mit einseitiger chronisch-purulenter Absonderung. Wenn keine Behandlung erfolgt, ist der Verlauf prolongiert, rezidivierend.

Die Untersuchung zeigt große opaleszente Follikel in den Fornices (Abb. 4.**14**) und in schweren Fällen überwiegt die Beteiligung des oberen Tarsus (Abb. 4.**15**). Wenn die Erkrankung fortschreitet, können sich Follikel in der Limbusregion und über der bulbären Konjunktiva bilden. Ödem der Plika und Chemosis können ebenfalls vorhanden sein. Eine präauri-

kuläre Lymphadenopathie ist häufig. Eine epitheliale Keratitis der oberen Hornhauthälfte ist die meist beobachtete korneale Veränderung. Randinfiltrate (Abb. 4.**16**) und oberer Mikropannus können auch bestehen.

Spezialuntersuchungen

Die verläßliche Unterscheidung von chlamydienbedingter und viraler Infektion kann nur mit der Hilfe von Kulturen, serologischen und zytologischen Studien erfolgen. In Anbetracht der venerischen Natur der Erkrankung sollten auch Teste auf Syphilis und Gonorrhoe durchgeführt werden. Die folgenden 4 sind die gegenwärtig eingesetzten Tests:

1. **Giemsa-Färbung-Zytologie** ist der kosteneffektivste Test, erfordert aber eine sehr versierte Interpretation und mangelt an Sensitivität. Die charakteristischen Befunde sind basophile, zytoplasmatische Einschlußkörperchen Halberstaedter-Prowazek.
2. **Direkte monoklonale fluoreszierende Antikörpermikroskopie** von Konjunktivalabstrichen ist schnell, nicht teuer und erlaubt die Einschätzung der Probenqualität. Sie erfordert eine versierte Interpretation und ein Fluoreszenzmikroskop.

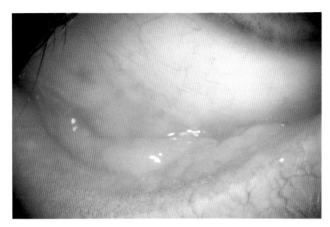

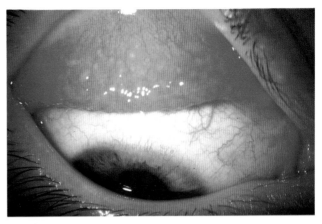

Abb. 4.**14**   Große opaleszente Follikel im unteren Fornix bei Einschluß-konjunktivitis des Erwachsenen

Abb. 4.**15**   Follikel der oberen palpebralen Konjunktiva bei Einschluß-konjunktivitis des Erwachsenen

3. **Enzyme immunosorbent assay (ELISA)** für Chlamydienantigene erfordert keine versierte Interpretation, erlaubt aber nicht die Einschätzung der Probenqualität und erfordert ein Spektrophotometer.
4. **McCoy-Zellkulturen** benötigen mindestens 3 Tage und erfordern eine hochentwickelte Gewebekultureinrichtung.

Behandlung

Die lokale Behandlung besteht in der Gabe von Tetracyclin-Salbe viermal täglich für 6 Wochen.

Die systemische Behandlung kann mit einem der folgenden oralen Antibiotika erfolgen.

1. **Doxycyclin** ist ein langzeitaktives Derivat des Tetracyclin. Es ist sehr effektiv sowohl bezüglich der okulären als auch der genitalen Infektion. Die Dosis ist entweder 300 mg wöchentlich für 3 Wochen oder 100 mg täglich für 1–2 Wochen. Das Medikament wird vom Darm besser resorbiert als Tetracyclin und wird nicht durch Milch beeinflußt. Es sollte während der Mahlzeiten eingenommen werden, um Magenbeschwerden zu vermeiden.
2. **Tetracyclin** 250 mg viermal täglich für 6 Wochen. Da seine Resorption vom Darm durch Speisen vermindert wird, sollte es vor den Mahlzeiten eingenommen werden. Tetracyclin sollte nicht Kindern unter 12 Jahren oder schwangeren oder stillenden Frauen gegeben werden, weil es bei Kindern die Zähne färben und gelegentlich zu Zahnhypoplasien führen kann.
3. **Erythromycin** 250 mg viermal täglich für 6 Wochen, wenn Tetracyclin nicht angebracht ist.

Trachom

Das Trachom ist eine Infektion, die durch die Serotypen A, B, Ba und C von *Chlamydia trachomatis* verursacht wird. Es ist eine Erkrankung der unterprivilegierten Völker mit schlechten Hygienebedingungen; die gemeine Fliege ist der Hauptvektor im Infektions-Reinfektions-Zyklus. Zur Zeit ist das Trachom die Hauptursache in der Welt für vermeidbare Blindheit.

Klinisch manifest wird die Erkrankung während der Kindheit mit der Bildung von Follikeln der bulbären und palpebra-

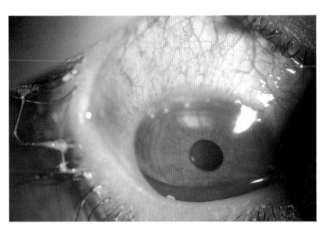

Abb. 4.**16**   Obere Hornhautinfiltrate bei Einschlußkonjunktivitis des Erwachsenen

len Konjunktiva und diffuser Infiltration mit Papillen. Diesen Veränderungen folgt eine chronische Entzündung, die schließlich konjunktivale Narbenbildung verursacht. Dieses wiederum kann bei älteren Kindern und Erwachsenen zu Trichiasis und Hornhautkomplikationen führen. Die 2 Formen der konjunktivalen Reaktion beim Trachom sind Follikel und diffuse Infiltration, manchmal mit papillärer Hypertrophie. Jede Form kann in der Intensität variieren.

Die Einteilung der Weltgesundheitsorganisation ist wie folgt:

- *TF* = trachomatöse follikuläre Entzündung von mehr als 5 Follikeln, größer als 0,5 mm am oberen Tarsus (Abb. 4.**17a**).
- *TI* = trachomatöse intensive Entzündung mit Verdickung, die mehr als 50% der großen, tiefen tarsalen Gefäße undeutlich macht.
- *TS* = trachomatöse (konjunktivale) Vernarbung mit weißen fibrotischen Linien, Bändern oder strangartigen Veränderungen in der tarsalen Konjunktiva. Charakteristischerweise erscheinen sie glitzernd und fibrös mit geraden, gewinkelten oder fiedrigen Kanten (Abb. 4.**17b**).
- *TT* = trachomatöse Trichiasis mindestens einer einwärtsgewendeten Wimper oder Hinweise auf deren kürzliche Entfernung (Abb. 4.**17c**).

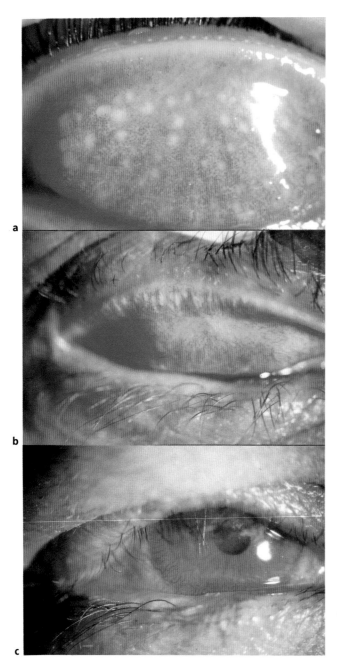

- *CO* = Hornhauttrübung, die mindestens einen Teil des Pupillenrandes verdeckt und einen Sehverlust von weniger als 0,32 verursacht.

Herbert-Dellen sind Einsenkungen, die durch die Vernarbung von limbalen Follikeln bedingt sind (Abb. 4.**18a** u. **b**). Sie sind pathognomonisch für das Trachom.

Die Behandlung der aktiven Erkrankung entspricht derjenigen der Einschlußkonjunktivitis des Erwachsenen. Die wichtigste Präventivmaßnahme ist strikte persönliche Hygiene innerhalb der Familie, besonders bei der Gesichtswäsche kleiner Kinder.

◀ Abb. 4.**17a–c**   Trachom
a Follikuläre Entzündung der oberen Lidkonjunktiva
b Arlt-Linien
c Trichiasis

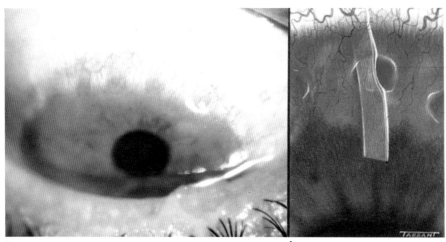

Abb. 4.**18a** u. **b**   Herbert-Dellen bei Trachom

■ Neugeborenenkonjunktivitis

Die Neugeborenenkonjunktivitis (Ophthalmia neonatorum) ist definiert als eine konjunktivale Entzündung, die während des 1. Lebensmonats auftritt. Es ist eine meldepflichtige Erkrankung. Die 3 Hauptursachen sind *(1) Chlamydien, (2) Gonokokken* und *(3) Verschiedenes.*

Chlamydienkonjunktivitis

Die Infektion mit Chlamydien ist die häufigste Ursache einer neonatalen Konjunktivitis.

Klinisch manifest wird sie typischerweise zwischen dem 5. und 14. Tag nach der Geburt mit einer akuten mukopurulenten Konjunktivitis (Abb. 4.**19**). Die konjunktivale Reaktion ist papillär, da Säuglinge vor dem 3. Lebensmonat keine Follikel bilden können. Die korrekte Diagnose und Behandlung sind wichtig, da Chlamydieninfektionen gelegentlich zu einem superioren Pannus, konjunktivaler Vernarbung und, sehr selten, zu Hornhauttrübungen führen können. Systemische Komplikationen wie Otitis media, Rhinitis und Pneumonie können sich ebenfalls entwickeln.

Die Behandlung erfolgt mit lokalem Tetracyclin und oralem Erythromycinethylsuccinat 25 mg/kg KG zweimal täglich für 14 Tage. Weil die Infektion während der Geburt von der Mutter auf das Kind übertragen wird, ist es wichtig, beide Eltern auf Zeichen einer genitalen Infektion zu untersuchen.

Gonokokkenkonjunktivitis

Die Gonokokkeninfektion ist eine seltene Ursache der Ophthalmia neonatorum, die während der Geburt von der Mutter auf das Kind übertragen wird.

Klinisch manifest wird sie gewöhnlich zwischen dem 1. und 3. Tag nach der Geburt mit einer akuten purulenten Konjunktivitis, assoziiert mit Chemosis und manchmal Membranoder Pseudomembranbildung.

Die Behandlung erfolgt mit lokalem und systemischem *Penicillin.* Die Dosis des systemischen Benzylpenicillins beträgt 50 000 Einheiten/kg KG aufgeteilt in 2 Tagesdosen über 7 Ta-

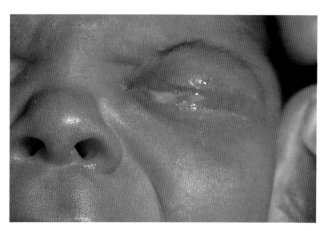

Abb. 4.**19** Neugeborenenkonjunktivitis

ge. Die alternative Therapie mit einmaliger intramuskulärer Injektion von *Cefotaxim* 100 mg/kg KG ist genauso effektiv. Wenn die Behandlung verzögert wird, besteht das Risiko einer sekundären Keratitis und kornealen Perforation. Die Keratitis ist jedoch seltener als bei Erwachsenen.

Beide Elternteile müssen auf das Vorhandensein einer genitalen Infektion untersucht werden.

Verschiedene Konjunktivitiden

Die *chemische Konjunktivitis* wird durch Silbernitrat oder Antibiotika, die als Prophylaxe gegen eine Gonokokkeninfektion eingesetzt werden, verursacht. Klinisch manifest wird sie innerhalb weniger Stunden nach der Geburt mit einer geringen konjunktivalen Hyperämie, die nicht länger als 24 Stunden anhält.

Die *einfache bakterielle Konjunktivitis* kann zu jeder Zeit klinisch manifest werden und wird verursacht durch *Staphylococcus aureus.*

Herpes simplex wird gewöhnlich zwischen dem 5. und 7. Tag klinisch manifest. Die Ursache ist in den meisten Fällen das Herpes-simplex-Typ-2-Virus. Charakteristisch ist eine Blepharokonjunktivitis, die durch eine Keratitis kompliziert werden kann.

■ Allergische Konjunktivitis

Saisonabhängige allergische Konjunktivitis

Die saisonabhängige allergische Konjunktivitis (Heufieber) ist eine sehr häufige allergische Reaktion, die durch Antigene aus der Luft getriggert wird, wie z.B. Schimmelpilzsporen, Pollen, Gras, Unkraut, Haare, Wolle und Federn. Es ist eine Typ-1-Hypersensitivitätsantwort vermittelt durch IgE-Anti-

körper, die an Membranen von Mastzellen in der Substantia propria der Konjunktiva gebunden sind. Die Bindung des Antigens an IgE-Antikörper bedingt die Freigabe von proentzündlichen Mediatoren, wie Histamin und Leukotriene, die für die klinischen Veränderungen verantwortlich sind.

Klinisch manifest wird die Erkrankung mit akuten, tansienten Anfällen von Juckreiz, Tränen und Rötung während der Heufiebersaison.

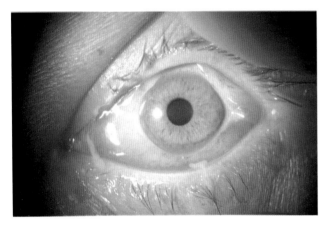

Abb. 4.**20**   Chemosis bei akuter allergischer Konjunktivitis

Die Untersuchung zeigt eine geringe Chemosis und eine diffuse papilläre Reaktion. In schweren Fällen können die Augenlider leicht ödematös sein, aber die Hornhaut ist niemals beteiligt. Die über das ganze Jahr bestehende Konjunktivitis ist klinisch gleich, kann aber zu jedem Zeitpunkt auftreten.

Die Behandlung erfolgt mit lokalen Mastzellstabilisatoren, die vier- bis sechsmal täglich in der Form von *Cromoglicinsäure*-Augentropfen oder 0,1%igen *Lodoxamid*-Augentropfen gegeben werden. Obwohl lokale Steroide auch wirksam sind, ist ihr Gebrauch nicht angebracht wegen ihrer potentiellen, unerwünschten Nebenwirkungen.

Obwohl systemische Antihistaminika die anderen Symptome des Heufiebers supprimieren können, ist ihre Wirksamkeit am Auge limitiert.

Akute allergische Konjunktivitis

Die allergische Konjunktivitis ist eine Urtikariareaktion verursacht durch eine große Menge von Allergenen, die den Konjunktivalsack erreichen. Häufig sind kleine Kinder betroffen, nach dem Spielen im Gras oder dem Streicheln von Haustieren, manchmal ist die Hausstaubmilbe die Ursache. Klinisch ist die Erkrankung charakterisiert durch den plötzlichen Beginn mit ausgeprägter Chemosis und Schwellung der Augenlider (Abb. 4.**20**). Die meisten Fälle heilen spontan innerhalb weniger Stunden. Neben der Beruhigung des Patienten, ist keine spezifische Therapie erforderlich.

Keratoconjunctivitis vernalis

Die Keratoconjunctivitis vernalis (VKC) (Frühlingskatarrh) ist eine seltene, rezidivierende, beidseitige, äußere Augenentzündung, die Kinder und junge Erwachsene betrifft. Sie ist häufiger bei Männern als bei Frauen. VKC ist eine allergische Erkrankung, bei der IgE-vermittelte Mechanismen eine bedeutende Rolle spielen. Ungefähr ³/₄ der Patienten haben eine assoziierte Atopie und ²/₃ weisen in der Familienanamnese enge Verwandte mit Atopie auf. Atopische Patienten entwikkeln oft Asthma und Ekzeme in der frühen Kindheit. Ihr peripheres Blut zeigt Eosinophilie und erhöht Serum-IgE-Spie-

gel. Die VKC beginnt gewöhnlich nach dem Alter von 5 Jahren und bildet sich um die Pubertät zurück, nur selten persistiert sie nach dem Alter von 25 Jahren.

Klinische Veränderungen

Die Hauptsymptome sind intensiver okulärer Juckreiz, assoziiert mit Tränen, Photophobie, Fremdkörpergefühl und Brennen. Dickes muköses Sekret und Ptosis können auch auftreten. Die Symptome können während des ganzen Jahres bestehen, sind aber charakteristischerweise während des Frühlings und Sommers am ausgeprägtesten. Die 3 klinischen Formen sind *(1) palpebrale, (2) limbale* und *(3) gemischte VKC.*

Palpebrale VKC

Die palpebrale VKC ist charakterisiert durch initiale konjunktivale Hyperämie und Chemosis, gefolgt von diffuser papillärer Hypertrophie, am ausgeprägtesten am oberen Tarsus. Die Papillen werden dann größer und haben ein abgeflachtes, polygonales Erscheinungsbild, das Pflastersteinen ähnelt (Abb. 4.**21 a**). In schweren Fällen rupturieren die Bindegewebssepten, so daß Riesenpapillen entstehen. Die Bindehautveränderungen sind verbunden mit einem zähen Exsudat. Die aktive Erkrankung ist charakterisiert durch Rötung, Schwellung und dicht gedrängte Papillen. Wenn sich die Entzündung beruhigt, nehmen die Papillen mehr Abstand voneinander ein.

Limbale VKC

Die Limbitis ist häufiger bei schwarzen Patienten und hat eine bessere Prognose. Sie ist charakterisiert durch hyperämische, ödematöse und verdickte Bindehaut. Wenn die Erkrankung fortschreitet, wird die Verdickung irregulär und nimmt das Aussehen mukoider Knötchen, bestehend aus limbalen Papillen mit glatter runder Oberfläche, an (Abb. 4.**21 b**). Diskrete, weiße oberflächliche Flecken (Trantas-Flecken), die vorwiegend aus Eosinophilen bestehen, sind um den Limbus auf den Spitzen der Papillen verteilt.

Hornhautveränderungen bei VKC

1. **Eine punktförmige Epitheliopathie** ist die früheste Veränderung. Diese feinen Mikroerosionen verbinden sich und betreffen charakteristischerweise die obere Hornhaut mit Ausnahme eines schmalen Streifens am Limbus. Feine Partikel anhaftender, abgeschilferter Epithelzellen und Mukusflecken können auch beobachtet werden.
2. **Makroerosionen** und Ulzerationen sind das Ergebnis von fortschreitendem Epithelverlust.
3. **Eine Plaque** entsteht gewöhnlich aus epithelialen Makroerosionen, die von Mukuslagen bedeckt sind, nicht von Tränen angefeuchtet werden können und der Reepithelialisierung widerstehen (Abb. 4.**21 c**).
4. **Eine subepitheliale Vernarbung,** gewöhnlich in Ringform, ist das Zeichen für eine frühere, schwere Hornhautbeteiligung.
5. **Ein Pseudogerontoxon** ähnelt einem Arcus senilis und ist gewöhnlich charakterisiert durch eine „Amorbogen"-Kontur in einem früher entzündet gewesenen Limbussegment (Abb. 4.**21 d**).

Patienten mit VKC haben eine erhöhte Inzidenz eines Keratokonus.

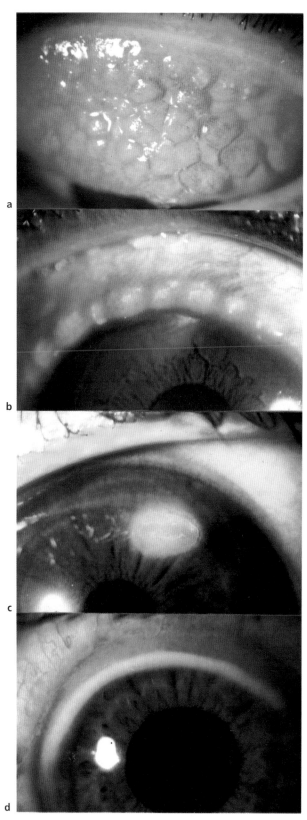

Abb. 4.**21a–d** Keratokonjunktivitis vernalis
a Große Papillen der oberen Lidkonjunktiva
b Limbitis
c Hornhautplaque
d „Amorbogen" Pseudogerontoxon

Behandlung

1. **Lokale Steroide** sind gewöhnlich wirksam, kontrollieren die Erkrankung aber nicht in allen Fällen vollständig. Da meistens eine Langzeitbehandlung erforderlich ist, sind steroidinduzierte Komplikationen hoch, weshalb große Vorsicht beim Gebrauch erforderlich ist. Häufig ist es möglich, die Medikamente zwischen den Attacken komplett wegzulassen und die neu auftretenden Schübe, massiv mit hohen Dosen und Reduktion auf eine möglichst kleine Dosis, so schnell wie möglich zu behandeln.
2. **Cromoglicinsäure**-Augentropfen viermal täglich sind sehr sinnvoll, da sie eine Reduktion oder sogar das Weglassen der Steroidtherapie ermöglichen können. Cromoglicin hat keine der Nebenwirkungen der Steroide und kann deshalb über lange Zeiträume als prophylaktisches Mittel gegeben werden. Allerdings ist es in der Kontrolle von akuten Schüben nicht so effektiv wie bei Steroiden und nur 20% der Patienten sprechen allein auf Cromoglicin an.
3. **Lodoxamid**-0,1%-Augentropfen sind neu und könnten Cromoglicin übertreffen.
4. **Acetylcystein**-5%-Augentropfen viermal täglich können hilfreich sein bei der Behandlung einer frühen Plaquebildung, da sie mukolytische Eigenschaften aufweisen.

Eine lamelläre Keratektomie zur Plaqueentfernung beschleunigt den Prozeß der Reepithelialisierung.

Atopische Keratokonjunktivitis

Die Keratoconjunktivitis atopica (AKC) ist relativ selten, aber eine ernstzunehmende Erkrankung, die typischerweise junge Männer mit atopischer Dermatitis betrifft. Die klassisch beteiligten Hautareale sind die seitlichen Nackenfalten, die Ellenbeugen und die Kniekehlen. In Ergänzung zu den charakteristischen Hautveränderungen können die Patienten auch an Asthma, Heufieber, Urtikaria, Migräne und Rhinitis leiden. Die Augensymptome entwickeln sich gewöhnlich mehrere Jahre nach dem Beginn der atopischen Veränderungen und gleichen im wesentlichen denen bei VKC.

Klinische Veränderungen

Die Augenlider sind verdickt, verkrustet und rissig (Abb. 4.**22a**). Eine chronische Staphylokokkenblepharitis ist sehr häufig assoziiert und muß behandelt werden.

Die *Konjunktiva* zeigt initial Infiltration (Abb. 4.**22a**) und papilläre Hypertrophie. Trantas-Flecken werden gelegentlich beobachtet. In fortgeschrittenen Fällen kann sich eine vernarbende Konjunktivitis mit Symblephara der unteren Fornices entwickeln. Auch die an die Lidränder angrenzende Lidbindehaut kann keratinisieren – eine potente Ursache für eine Keratopathie.

Die *Keratopathie* ist die Hauptursache für eine Sehverschlechterung. Eine punktförmige Epitheliopathie ist sehr häufig und benigne. Fortgeschrittenere Veränderungen schließen persistierende Epitheldefekte, schildförmige anteriore Stromanarben, periphere Neovaskularisation, aggressive Herpes-simplex-Keratitis und mikrobielle Keratitis ein.

Assoziierte Veränderungen umfassen Keratokonus, anteriore und posteriore subkapsuläre Katarakte und Netzhautablösung.

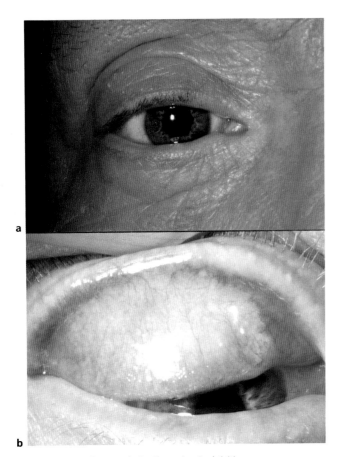

a

b

Abb. 4.**22a** u. **b**   Atopische Keratokonjunktivitis
a Glasiges und faltiges Aussehen der atopischen Lidhaut
b Verdickung der Oberlidbindehaut und partieller Verschluß der Blutgefäße

Behandlung

Infolge der chronischen Natur der AKC, kann die Behandlung extrem schwierig sein:

1. **Lokale Steroide** sind effektiv als Kurzzeitbehandlung beim Aufflackern von Entzündungen. Wenn möglich sollte die Langzeitbehandlung mit Steroiden (z. B. Dexamethason, Betamethason) wegen der potentiellen Nebeneffekte vermieden werden. Allerdings ist Fluorometholon ein sicheres und effektives Steroid, das auf Langzeitbasis gegeben werden kann, ohne das Risiko schwerer Komplikationen.
2. **Cromoglicinsäure** viermal täglich über das ganze Jahr sollte als Prophylaxe eingesetzt werden.
3. **Orale Antihistaminika** können bei Patienten mit ausgeprägtem Juckreiz hilfreich sein.

Riesenpapillen-Konjunktivitis

Die Riesenpapillen-Konjunktivitis ist eine mit den folgenden Fremdkörpern assoziierte Bindehautentzündung: *Kontaktlinsen, Kunstaugen* und *hervortretende Nähte*. Die klinischen Veränderungen und die Behandlung werden in Kapitel 5 besprochen.

▮ Autoimmunkonjunktivitis

Narbenpemphigoid

Das Narbenpemphigoid ist eine seltene, idiopathische, chronisch-progressive Autoimmunerkrankung, charakterisiert durch rezidivierende, subepitheliale Bläschen oder Bullae der Haut und mukösen Membranen mit der Tendenz zur Narbenbildung. Es ist in erster Linie eine Erkrankung älterer Menschen und betrifft Frauen häufiger als Männer. Immunglobuline und Komplement, die an die Basalmembranzone der Haut und mukösen Membranen, einschließlich Konjunktiva, gebunden werden, können dargestellt werden. Die Erkrankung ist mit einer erhöhten Prävalenz von HLA-B12 assoziiert.

Systemische Veränderungen

Hautläsionen sind seltener als Veränderungen der mukösen Membranen. Letztere treten in ungefähr 25% der Fälle und in 2 Formen auf:

1. Als rezidivierendes, vesikulobullöses, nichtvernarbendes Exanthem, das die Inguinalgegenden und/oder die Extremitäten betrifft und gelegentlich generalisiert (Abb. 4.**23**).
2. Lokalisierte erythematöse Plaques mit rezidivierenden Vesikeln und Bullae, die auf der Kopfhaut und im Gesichtsbereich in der Nähe der erkrankten mukösen Membranen auftreten. Die Läsionen verheilen schließlich unter Zurücklassung glatter, atrophischer Narben.

Die *orale Mukosa* ist in 80% der Fälle betroffen. Die mukösen Membranen von Nase, Larynx, Ösophagus, Anus, Vagina und

Abb. 4.**23**   Bullöses Exanthem bei Narbenpemphigoid

Urethra können auch erkrankt sein. Die submukösen Bläschen führen zu Erosionen, die heilen und narbige Strikturen zurücklassen können.

Die Behandlung mit lokalen Steroiden allein kann lokalisierte Hautläsionen kontrollieren. Eine systemische Therapie mit Steroiden, Azathioprin und Dapson kann bei einer sehr ausgedehnten Erkrankung erforderlich werden.

Okuläre Veränderungen

Das okuläre Narbenpemphigoid (essentielle Schrumpfung der Konjunktiva) ist eine häufige und potentiell sehr ernste Komplikation. Obwohl immer beidseits, ist die Erkrankung oft asymmetrisch im Hinblick auf Manifestationszeitpunkt, Schweregrad und Progressionsrate.

Klinisch manifest wird es mit subakutem Beginn unspezifischer Symptome, wie Irritation, Brennen, Tränen, so daß die richtige Diagnose leicht übersehen werden kann.

Die Untersuchung zeigt initial eine papilläre Konjunktivitis assoziiert mit diffuser, konjunktivaler Hyperämie. Subkonjunktivale Bullae können später entstehen und nach ihrem Platzen konjunktivale Ulzerationen und Pseudomembranbildung bedingen. Späte Veränderungen sind charakterisiert durch chronische Entzündung, subepitheliale Fibrose, konjunktivale Schrumpfung. Der gewöhnlich progressive Verlauf der Erkrankung kann unterbrochen werden durch Episoden subakuter Aktivität, charakterisiert durch diffuse konjunktivale Hyperämie und Ödem oder neugebildete konjunktivale Bullae und die rapide Schrumpfung der Bindehaut.

Okuläre Komplikationen

1. **Ein trockenes Auge** wird verursacht durch die Kombination von fibrösem Verschluß der Ductuli der Tränendrüse und akzessorischen Tränendrüsen und der Destruktion der muzinsezernierenden, konjunktivalen Becherzellen.
2. **Ein Symblepharon** ist eine ernste Komplikation, bei der sich zwischen Lidkonjunktiva und bulbärer Konjunktiva Adhäsionen ausbilden. Diese Adhäsionen sind typischerweise zuerst im unteren Fornix zu beobachten. Sie können am besten zu einem frühen Krankheitszeitpunkt beurteilt werden, durch Herunterziehen des Unterlides und der Aufforderung an den Patienten, nach oben zu blicken (Abb. 4.24a u. c). Beteiligung der Kanthi verursacht eine Abflachung der Plikakontur und der Karunkel.
3. **Ein Ankyloblepharon** ist charakterisiert durch die Ausbildung von Adhäsionen am äußeren Kanthus zwischen Ober- und Unterlid (Abb. 4.24b).
4. **Eine Keratopathie** wird verursacht durch die Kombination von Narbenentropium, metaplastischen Wimpern, Lagophthalmus und Trockenheit. In einigen Fällen kann die Hornhautoberfläche vollständig verhornt sein (Abb. 4.24c). Als Folge einer bakteriellen Infektion können Ulzeration und Neovaskularisation zu Erblindung führen.

Behandlung

1. **Die lokale Therapie** mit Steroiden kann während des akuten Stadiums hilfreich sein. Später können künstliche Tränen das Fehlen der wäßrigen Tränen mildern. Antibiotika sollten nach der Abnahme von Kulturen von Konjunktiva und Lidern verordnet werden.

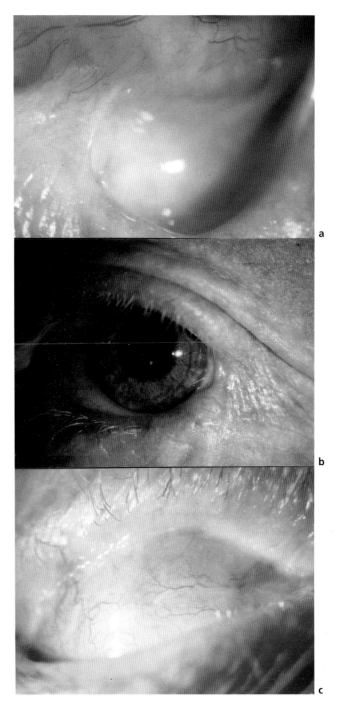

Abb. 4.**24a–c**   Okuläres Narbenpemphigoid
a Symblepharon
b Ankyloblepharon
c Vollständige Verhornung der Korneaoberfläche

2. **Eine systemische Therapie** mit Steroiden ist sinnvoll bei akuten Manifestationen. Die Langzeittherapie mit Dapson und zytotoxischen Medikamenten (z. B. Azathioprin, Cyclophosphamid) kann nützlich sein, zur Unterdrückung der konjunktivalen inflammatorischen Aktivität und zur Verhinderung der progressiven konjunktivalen Schrumpfung.
3. **Silikon-Kontaktlinsen** können zum Schutz der Hornhaut bei Trichiasis und Gefahr der Austrocknung mit Vorsicht eingesetzt werden. Harte Sklera-Kontaktlinsen kön-

nen helfen, den Tränenfilm vor der Kornea zu halten und bieten einen Schutz vor Lidreibung und Freilegung durch unzureichenden Lidschluß.

4. **Chirurgische Eingriffe** können beim Auftreten folgender Komplikationen erforderlich sein:
   a) Narbenentropium und metaplastische Wimpern.

b) Ausgeprägt trockene Augen können den Tränenpünktchenverschluß erfordern (s. Abb. 4.36), wenn die Tränenpünktchen nicht bereits durch Narben verschlossen sind.

c) Große, rezidivierende Hornhautdefekte können eine Tarsorrhapie erfordern, um eine Abheilung zu fördern.

d) Blinde Augen durch fortgeschrittene Keratinisierung der okulären Oberfläche können von Keratoprothesen profitieren.

Stevens-Johnson-Syndrom

Das Stevens-Johnson-Syndrom (Erythema multiforme major) ist eine akute, im allgemeinen selbstlimitierende, schwere, mukokutane, vesikulobullöse Erkrankung, die primär bei jungen, gesunden Personen auftritt. Männer sind häufiger betroffen als Frauen. Die häufigsten auslösenden Faktoren sind Hypersensitivitätsreaktionen auf Medikamente und Infektionen durch *Mycoplasma pneumoniae* und Herpes-simplex-Virus. Eine Ursache wird nur in 50% der Fälle gefunden. Die Basisveränderung ist eine akute Vaskulitis von Haut und Bindehaut. Die Patienten haben zirkulierende Immunkomplexe und immunreaktive Ablagerungen in den Blutgefäßwänden der Dermis. Erythema multiforme ist eine mildere Erkrankung, die in erster Linie die Haut betrifft; die Schleimhautbeteiligung ist entweder auf die Oberfläche beschränkt oder überhaupt nicht vorhanden.

Systemische Veränderungen

Klinisch manifest wird die Erkrankung mit Fieber, Unwohlsein, Angina und eventuell Husten und Arthralgie bis zu 14 Tagen.

Die *orale Mukosa* ist mit der Entwicklung von Bullae und Erosionen immer beteiligt. Dies führt auf den Lippen zu charakteristischen Krusten (Abb. 4.25 a). Die Ruptur der Bullae hinterläßt eine schmerzhaft entzündete hämorrhagische Basis mit einer weißen Pseudomembran. Innerhalb einer Woche reepithelialisieren die Läsionen.

Hautläsionen bestehen aus symmetrischen, erythematösen, makulopapulären Veränderungen. Einige von diesen entwickeln sich zu ringförmigen (Zielscheiben-)Läsionen mit einem roten Zentrum, umgeben von einer blassen Zone, die selbst wieder von einem roten peripheren Ring eingekreist wird (Abb. 4.25 b). Die Extremitäten sind am häufigsten betroffen mit Bevorzugung der dorsalen Anteile von Händen und Füßen und der Extensorenoberflächen. Der Stamm ist gewöhnlich ausgespart, abgesehen von schweren Fällen. Vesikulobullöse Läsionen, die hämorrhagisch und nekrotisch werden können, können sich ebenfalls entwickeln (Abb. 4.25 c). Die Heilung tritt innerhalb von 1–4 Wochen ein, manchmal unter Hinterlassung einer Narbe. Die Erkrankung kann rezidivieren, wenn der Patient erneut dem auslösenden Agens ausgesetzt wird.

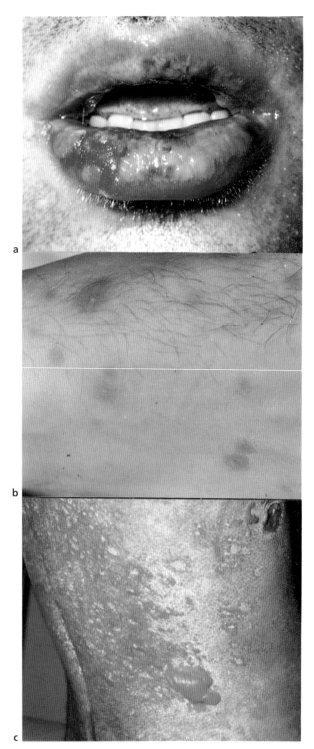

Abb. 4.**25 a–c**   Stevens-Johnson Syndrom
a Hämorrhagische Krusten der Lippen
b Zielscheibenläsionen
c Vesikulobullöse Hautveränderungen mit einem Nekroseareal

Okuläre Veränderungen

Die Konjunktiva ist in 90% der Fälle betroffen (Abb. 4.26).

Die Untersuchung zeigt eine papilläre Konjunktivitis, die ohne Folgen abheilen oder zur Entwicklung von fokalen, roten, ischämischen Arealen führen kann. Diesen folgen konjunktivale Pseudomembranen, die nach dem Abschilfern fokale, fibrotische Flecken zurücklassen. Im Anschluß an die akute Erkrankungsphase tritt keine weitere Vernarbung auf.

Komplikationen umfassen die folgenden:

1. Konjunktivale Fibrose und Keratinisierung.
2. Metaplastische Wimpern sind sehr fein und entspringen aus den Öffnungen geschädigter Meibom-Drüsen.
3. Störungen der Tränenfunktion in der Form von Epiphora, bedingt durch die Obstruktion der Tränendrainage, kann entstehen. Selten verursacht die Beteiligung der Tränenductuli ein trockenes Auge.
4. Eine Keratopathie infolge eines Narbenentropiums, fehlstehender Wimpern und konjunktivaler Keratinisierung.

Behandlung

Lokale Steroide, früh im Verlauf der Erkrankung gegeben, können die Vaskulitis kontrollieren und die konjunktivale Infarzierung verhindern. Andere therapeutische Mittel umfassen den Gebrauch lokaler Retinolsäure (retinoic acid) gegen

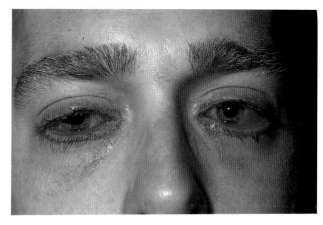

Abb. 4.**26**   Ausgeprägte Konjunktivitis bei Stevens-Johnson-Syndrom

die Verhornung, Tränenersatzmittel, therapeutische Kontaktlinsen, Tränenpünktchenverschluß und Chirurgie zur Korrektur permanenter Deformierungen.

▌Chemische Konjunktivitis

Obwohl chemische Traumen häufig relativ trivial sind, können einige die Gefahr der Erblindung mit sich bringen. Eine Verätzung ist deshalb die einzige Art einer okulären Verletzung, die sofortige Behandlung erfordert, ohne erst die Anamnese zu erheben und eine sorgfältige Untersuchung durchzuführen.

Säureverätzungen sind gewöhnlich weniger ernst als durch Laugen verursachte Verätzungen, da Säuren zur Koagulation der Gewebeproteine führen und damit eine Barriere gegen eine tiefere Penetration erzeugen. Der Hauptschaden ist infolgedessen auf Lider, Bindehaut und Hornhaut beschränkt.

Laugenverätzungen sind ernster, da Laugen die Lipide im Hornhautepithel verseifen und an die Mukoproteine und das Kollagen im kornealen Stroma binden. Infolgedessen zerstören sie die normalerweise vorhandenen Barrieren der Hornhaut und erhöhen schnell den pH-Wert in der Augenvorderkammer. Die Folge davon sind Schäden von Linse und vorderer Uvea. Die Spätkomplikationen nach Laugenverätzungen betreffen nicht nur die externen okulären Strukturen, sondern bestehen auch in Katarakt, Uveitis und Sekundärglaukom.

Sofortbehandlung

1. **Reichliche Spülung** mit nicht reizender steriler Flüssigkeit und Entfernung aller festen Partikel. Da Laugen an das Hornhautstroma binden, können sie nach der initialen Spülung mit Entfernung aller freien Laugen, die Schädigung der okulären Strukturen fortsetzen. Aus diesem Grund ist bei Augen mit Laugenverätzungen eine fortgesetzte Spülung erforderlich. Der pH-Wert der Konjunktiva und, wenn möglich, auch der verursachenden Chemikalie sollten bestimmt werden.

2. **Die Feststellung des Schadensausmaßes** wird bestimmt durch die Ausdehnung der Lidbeteiligung und deren Adnexe, den Grad der akuten Hornhautstroma-Trübung und das Ausmaß der ischämischen Nekrosen am Limbus. Bei schweren Verätzungen sind Konjunktiva und Episklera ausgebleicht und die Spaltlampenuntersuchung kann Unterbrechungen der Blutsäule zeigen (Abb. 4.27). Extensives Ausbleichen kann ein trügerisch weißes Auge zur Folge haben.

Folgebehandlung

Die Folgebehandlung bei Laugenverätzungen zielt auf die Vermeidung der Komplikationen, die 2–3 Wochen nach dem akuten Ereignis auftreten (ausbleibende Reepithelialisierung

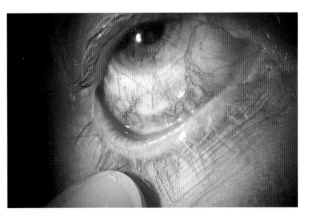

Abb. 4.**27**   Laugenverätzung der Konjunktiva

der Hornhaut, Einschmelzung und Deszemetozelen-Bildung):

1. **Lokale Steroide** können während der ersten Woche zur Bekämpfung der Uveitis, ohne erhöhtes Risiko der Hornhauteinschmelzung eingesetzt werden. Sie sind auch hilfreich bei der Reduktion des Ausmaßes der Symblepharonbildung. Während der 2. u. 3. Woche jedoch besiedeln Fibroblasten, wahrscheinlich mit Abstammung von umgebenden Keratozyten, die azellulären verbrannten Areale. Lokale Steroide sollten während dieser Zeit vermieden werden, da sie die Kollagensynthese verhindern und infolgedessen die korneale Ulzeration und Einschmelzung beschleunigen können. Nach der 3. Woche ist die Besiedelung der Hornhaut durch Fibroblasten erfolgt, und die Steroide können, falls erforderlich, erneut gegeben werden.

2. **Vitamin C** und **Citrat** haben einen positiven Einfluß auf Augen mit signifikanten Verätzungen, aber ihre genaue Wirkungsweise wird nicht vollständig verstanden:
   a) Vitamin C wird stündlich als 10%ige Kalium-Ascorbat-Tropfen und täglich oral als Ascorbinsäure in einer Dosis von 1 g gegeben.
   b) Citrat wird ebenfalls stündlich gegeben, und zwar als 10%ige Natrium-Citrat-Tropfen. Wenn das Epithel geheilt ist, werden die Tropfen für weitere 4–6 Wochen seltener instilliert.

3. **Kollagenaseinhibitoren** in Form von lokalem L-Cystein und Acetylcystein sind hilfreich, aber nicht generell erfolgreich bei der Vermeidung von persistierenden Epitheldefekten, Stromaeinschmelzung und Hornhautperforation.

4. **Tränenersatzmittel** und, wenn erforderlich, Tränenpünktchenverschluß sollten zur Vermeidung der Folgen des Tränenmangels eingesetzt werden.

5. **Kontaktlinsen** haben eine therapeutische Rolle während der Erholung von einer Verätzung, können aber nicht die Symblepharonbildung verhindern.

6. **Chirurgische Eingriffe** zur Behandlung von Spätfolgen schwerer Verätzungen umfassen folgende:
   a) Durchtrennung von konjunktivalen Bändern oder Adhäsionen.
   b) Transplantationen von Bindehaut oder mukösen Membranen.
   c) Korrektur der Augenlider bei Deformierungen.
   d) Eine Keratoplastik sollte mindestens 6 Monate hinausgezögert werden, vorzuziehen sind 12 Monate, um die maximale Rückbildung der Entzündung zu gewährleisten. Die Ergebnisse der Transplantate sind relativ schlecht, da es eine hohe Komplikationsrate gibt.

▌Verschiedene Konjunktivitiden

Keratokonjunktivitis des oberen Limbus

Die Keratokonjunktivitis des oberen Limbus von Theodore ist eine seltene, chronisch-entzündliche Erkrankung, die typischerweise Frauen mittleren Alters betrifft. Zwischen 20 und 50% der Patienten haben eine assoziierte Schilddrüsenfunktionsstörung. Die Erkrankung wird häufig fehldiagnostiziert, da die subjektiven Symptome ausgeprägter sind als die klinischen Befunde.

Klinische Veränderungen

Die Erkrankung ist gewöhnlich beidseits, obwohl das Ausmaß der Ausprägung asymmetrisch sein kann. Der Verlauf ist langwierig, mit Remissionen und Exazerbationen, bis endlich die Heilung ohne Folgen eintritt.

Klinisch manifest wird sie mit den unspezifischen Symptomen: Fremdkörpergefühl, Brennen, Photophobie und mukoide Sekretion.

Die Untersuchung der oberen Konjunktiva und Kornea zeigt folgende Veränderungen:

1. Papilläre Hypertrophie des oberen Tarsus, die ein diffuses, samtartiges Erscheinungsbild hervorrufen kann (Abb. 4.28a).
2. Hyperämie der oberen bulbären Konjunktiva, die am Limbus am ausgeprägtesten ist und mit Annäherung an den oberen Fornix zurückgeht. Die Epithelzellen können verhornt sein und das betroffene Areal stumpf erscheinen lassen.

3. Papilläre Hypertrophie am Limbus.
4. Punktförmige Erosionen der oberen Hornhaut sind häufig.
5. Korneale Filamente (Abb. 4.28b) sind in $1/3$ der Fälle zu finden und nicht notwendigerweise mit einer verminderten Tränensekretion assoziiert.
6. Eine Keratoconjunctivitis sicca besteht in ungefähr 25% der Fälle.

Behandlung

Die Behandlung zielt in erster Linie auf die Veränderung der anomalen mechanischen Interaktion von oberem Augenlid und oberem Hornhautlimbus. Obwohl es keine definitive Therapie gibt, existieren die folgenden Behandlungsmöglichkeiten:

1. **Lokale Therapie** mit 1%igen Adrenalin-Tropfen kann in einigen Fällen symptomatisch helfen. Die Anzahl der Hornhautfilamente kann mit 5%igem Acetylcystein reduziert werden. Patienten mit assoziierter Keratoconjunctivitis sicca sollten Tränenersatzmittel erhalten.

2. **Weiche Kontaktlinsen** sind bei einigen Patienten hilfreich.

3. **Thermokauterisation** der oberen bulbären Konjunktiva scheint bei einem großen Teil der Patienten sicher und effektiv zu sein.

4. **Die Resektion** der oberen Limbuskonjunktiva kann bei resistenten Fällen helfen.

5. **Die Korrektur der Schilddrüsenfunktionsstörung,** falls vorhanden, hat auch einen positiven Effekt.

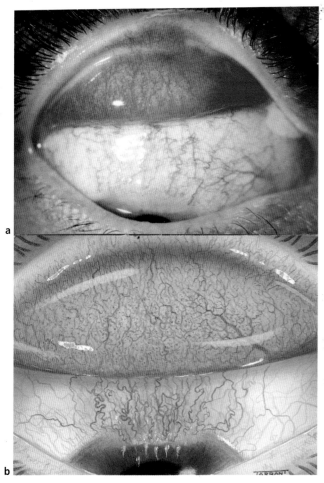

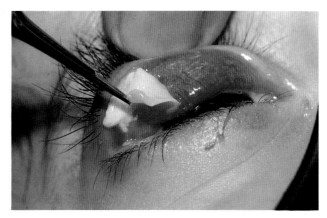

Abb. 4.**29**   Entfernung einer Pseudomembran bei Conjunctivitis lignosa

Abb. 4.**28 a** u. **b**   Keratokonjunktivitis des oberen Limbus

kung beginnt typischerweise in der Kindheit und ist gewöhnlich beidseits.

Die Untersuchung zeigt eine chronische Konjunktivitis, charakterisiert durch holzartige, pseudomembranöse Läsionen der tarsalen Bindehaut (Abb. 4.**29**). Andere muköse Membranen, wie diejenigen des Mundes, Nasopharynx, der Trachea und Vagina können auch beteiligt sein.

Die Behandlung mit lokalem Ciclosporin ist am effektivsten. Andere Behandlungsmethoden, die mit eingeschränktem Erfolg eingesetzt worden sind, umfassen: lokale Hyaluronidase, Antibiotika, Steroide, Natrium-Cromoglycat und Silbernitrat. Kryotherapie und chirurgische Resektion der Läsionen haben gewöhnlich rasche Rezidive zur Folge.

Okuloglanduläre Konjunktivitis Parinaud

Die okuloglanduläre Konjunktivitis Parinaud ist eine seltene Erkrankung, die am häufigsten folgende Ursachen hat: *Katzenkratzkrankheit, Tularämie, Sporotrichose, Tuberkulose, Syphilis* und *Lymphogranuloma venerum*.

Die Untersuchung ergibt folgendes:

1. Einseitige granulomatöse Konjunktivitis mit nodulären Erhebungen umgeben von Follikeln und gelegentlich mit Ulzerationen vergesellschaftet.
2. Lymphadenopathie der ipsilateralen präaurikulären und/oder submandibulären Lymphknoten.
3. Systemische Veränderungen wie Fieber und Unwohlsein.

Die Behandlung variiert in Abhängigkeit von der Ursache.

Conjunctivitis lignosa

Die Conjunctivitis lignosa ist eine sehr seltene Erkrankung, die charakterisiert ist durch einen chronischen Verlauf mit rezidivierenden pseudomembranösen Läsionen. Die Erkran-

„Mucus fishing"-Syndrom

Die häufigste zugrundeliegende Erkrankung, die den Zyklus des „mucus fishing" (Schleimfischen) initiiert, ist die Keratoconjunctivitis sicca, obwohl andere Erkrankungen mit ekzessiver Mukusproduktion die Ursache sein können. Wenn der Patient versucht, den überschüssigen Schleim aus dem Konjunktivalsack zu entfernen, traumatisiert er das Bindehautepithel. Dieses induziert wiederum eine erhöhte Schleimproduktion und einen Circulus vitiosus. „Mucus fishing" sollte vermutet werden, wenn eine ausreichende Behandlung einer externen Augenerkrankung, nicht die zu erwartenden Ergebnisse bringt. Bei direkter Befragung kann der Patient das „Schleimfischen" eventuell verneinen.

Die Untersuchung zeigt die charakteristischen, traumatischen Läsionen als isolierte, gut umschriebene Areale, die deutlich mit Bengalrosa anzufärben sind. Am häufigsten liegen sie über der Karunkel, Plika, der nasalen und inferioren bulbären Konjunktiva und der unteren Tarsuskonjunktiva.

Die Behandlung richtet sich nach der zugrundeliegenden Erkrankung, die verantwortlich ist, für die ekzessive Mukusproduktion. Der Patient sollte auch angewiesen werden, nicht direkt zu versuchen, den Schleim aus dem Auge zu entfernen und die Augen nicht zu berühren.

„Floppy eyelid"-Syndrom

Das Syndrom des schlaffen Augenlides (floppy eyelid syndrome) ist eine seltene und oft fehldiagnostizierte Erkrankung, die typischerweise adipöse Männer betrifft, bei denen ein gummiartiger Tarsus und ein lockeres oberes Augenlid während des Schlafs evertieren und damit die obere tarsale Konjunktiva und die Hornhaut Traumen aussetzen.

Die Untersuchung zeigt eine beidseitige oder einseitige chronische, papilläre Konjunktivitis der exponierten tarsalen Bindehaut. Die oberen Augenlider sind extrem locker und evertieren leicht, wenn sie angehoben werden.

Die Behandlung besteht in der Abdeckung der Augen während des Schlafs, entweder mit einem Uhrglasverband oder durch Verbindung der Lider mittels Pflasterstreifen, um das Umklappen zu vermeiden. Eine andauernde Heilung kann durch eine horizontale Lidverkürzung erreicht werden.

▎Keratoconjunctivitis sicca

Angewandte Physiologie

Die Haupttränendrüsen produzieren ungefähr 95% der wäßrigen Komponente der Tränen und die akzessorischen Tränendrüsen von Krause und Wolfring den übrigen Anteil. Die Tränensekretion hat eine *Basis-* (Ruhe) und eine viel größere *Reflexkomponente.* Die Reflexsekretion folgt der sensorischen Stimulation von oberflächlicher Hornhaut und Konjunktiva, als Ergebnis des Tränenfilmabbruchs und der Bildung trockener Flecken. Sie wird durch lokale Anästhesie reduziert. In der Vergangenheit wurde angenommen, daß die Basissekretion von den akzessorischen Tränendrüsen ausging und die Reflexsekretion durch die Haupttränendrüsen bedingt war. Heute wird die Reaktion des ganzen Tränengewebes als Einheit angenommen. Der präkorneale Tränenfilm besteht aus 3 Schichten: *(1) Lipide, (2) wäßrige Schicht* und *(3) Muzin* (Abb. 4.**30**), von denen jede eine andere Funktion aufweist.

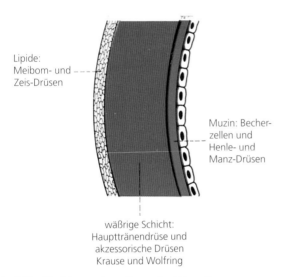

Lipide:
Meibom- und
Zeis-Drüsen

Muzin: Becherzellen und
Henle- und
Manz-Drüsen

wäßrige Schicht:
Haupttränendrüse und
akzessorische Drüsen
Krause und Wolfring

Abb. 4.**30**   Die 3 Lagen des präkornealen Tränenfilms

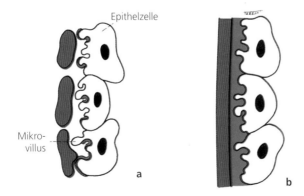

Epithelzelle

Mikro-
villus

a

b

Abb. 4.**31a** u. **b**   Funktion der Muzinschicht
a Bei Muzinmangel kann die wäßrige Schicht (blau) das Hornhautepithel nicht anfeuchten
b Eine normale Muzinmenge (rot) ermöglicht die Anfeuchtung des Hornhautepithels durch die wäßrige Lage

Äußere Lipidschicht

Die äußere Lipidschicht, die von den Meibom-Drüsen und den Zeis-Drüsen sezerniert wird, hat die folgenden Funktionen:

1. Verzögerung der Evaporation der wäßrigen Lage des Tränenfilms.
2. Erhöhung der Oberflächenspannung und infolgedessen Unterstützung der vertikalen Stabilität des Tränenfilms, so daß der Meniskus nicht über den Rand fließen kann.
3. Gleitfähigkeit der Augenlider über der Bulbusoberfläche.

Mittlere wäßrige Schicht

Die mittlere wäßrige Lage, die von den Tränendrüsen sezerniert wird, hat die folgenden Funktionen:

1. Versorgung des avaskulären Hornhautepithels mit atmosphärischem Sauerstoff.
2. Antibakterielle Funktion.
3. Beseitigung jeder kleinsten Unregelmäßigkeit der Hornhautoberfläche.
4. Abwaschen von Debris.

Innere Muzinschicht

Die innere Muzinschicht, die von den konjunktivalen Becherzellen, den Henle-Krypten und Manz-Drüsen sezerniert wird, verwandelt die hydro*phobe* Hornhautepitheloberfläche in eine hydro*phile*, so daß sie von der wäßrigen Schicht des Tränenfilms angefeuchtet werden kann (Abb. 4.**31a** u. **b**). Die 3 Hauptfaktoren zur effektiven Wiederherstellung des Tränenfilms sind *(1) normaler Blinkreflex, (2) Kongruität von äußerer Augenoberfläche und Lidern* und *(3) normales Hornhautepithel.*

Ursachen des trockenen Auges

Keratoconjunctivitis sicca (KCS) bezeichnet ein trockenes Auge, das primär auf einen Mangel der wäßrigen Phase zurückzuführen ist. Die folgenden sind die Hauptursachen:

Atrophie und Fibrose des Tränengewebes als Ergebnis einer destruktiven Infiltration durch mononukleäre Zellen, die unter 2 klinischen Bedingungen auftreten:

1. **Reine KCS,** bei der die Tränendrüsen allein betroffen sind.
2. **Sjögren-Syndrom,** eine Autoimmunerkrankung, die charakterisiert ist durch das Vorhandensein einer Hypergammaglobulinämie (50% der Fälle), rheumatoide Arthritis (70–90% der Fälle) und antinukleäre Antikörper (bis zu 80% der Fälle). Die Beteiligung der Speicheldrüsen verursacht einen trockenen Mund (Xerostomie). Andere muköse Membranen wie des Bronchialepithel und die Vagina können auch beteiligt sein. Wenn diese Veränderungen isoliert auftreten, wird die Erkrankung als *primäres* Sjögren-Syndrom bezeichnet. Wenn sie mit einer Bindegewebserkrankung assoziiert sind, spricht man von einem *sekundären* Sjögren-Syndrom. Andere systemische Erkrankungen in Verbindung mit dem Sjögren-Syndrom umfassen: systemischer Lupus erythematosus, systemische Sklerose, Psoriasisarthritis, juvenile chronische Arthritis, Polymyositis, Hashimoto-Thyroiditis und primäre biliäre Zirrhose.

Verschiedene Ursachen der KCS umfassen:

1. **Destruktion des Tränengewebes** durch Tumoren, Sarkoidose oder chronische Entzündung (Pseudotumor, endokrine Ophthalmopathie).
2. **Funktionsstörung der Meibom-Drüsen,** die den Tränenfilm destabilisiert.
3. **Fehlen der Tränendrüse** infolge ihrer chirurgischen Entfernung oder selten kongenital.
4. **Die Blockade der exkretorischen Gänge der Tränendrüse** als Ergebnis einer ausgeprägten konjunktivalen Vernarbung. Letztere kann auch einen Muzinmangel bedingen, verursacht durch die Destruktion der Becherzellen.
5. **Neurologische Erkrankungen,** wie die familiäre Dysautonomie (Riley-Day-Syndrom).

Klinische Untersuchung

Symptome

Die häufigsten Symptome sind Irritation, Fremdkörpergefühl, Brennen, zähe muköse Sekretion und transientes Verschwommensehen. Weniger häufige Symptome schließen Juckreiz, Photophobie und müde oder schwere Augenlider ein. Patienten mit ausgeprägter filamentöser Keratitis können über starke Schmerzen beim Lidschluß klagen. Überraschenderweise geben Patienten selten trockene Augen an, obwohl einige über einen Mangel an emotionsbedingten Tränen oder eine fehlende Reaktion auf Zwiebeln berichten. Die Symptome der KCS werden oft verstärkt durch Bedingungen, die mit einer vermehrten Evaporation der Tränen verbunden sind (z. B. Klimaanlagen, Wind) oder langes Lesen, bei dem der Lidschluß seltener ist. Die Symptome können durch das Schließen der Augen vermindert werden.

Klinische Veränderungen

Tränenfilmanomalien

1. Die Vermehrung der Mukusfäden und des Debris ist ein frühes Zeichen. Beim normalen Auge wird, wenn der Tränenfilm abbricht, die Muzinschicht mit Lipiden verunreinigt, aber abgewaschen. Beim trockenen Auge akkumuliert die lipidverunreinigte Muzinschicht im Tränenfilm und hat die Tendenz, sich mit jedem Lidschlag zu bewegen. Muzin hat auch die Eigenschaft, sehr schnell zu trocknen und sehr langsam zu rehydrieren.
2. Der marginale Tränenmeniskus ist konkav, klein und in schweren Fällen überhaupt nicht vorhanden. Bei normalen Augen ist der Meniskus konvex und ungefähr 1 mm hoch.

Hornhautanomalien

Folgende Keratopathien können bei mittleren bis ausgeprägten Fällen gesehen werden:

1. Punktförmige Epitheliopathie mit Beteiligung der unteren Hornhaut.

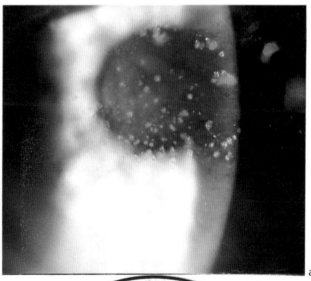

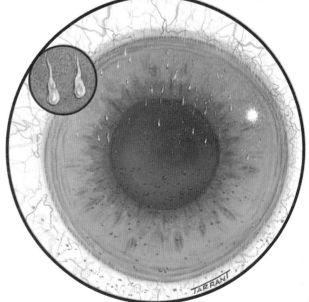

Abb. 4.**32 a** u. **b**   Hornhautfilamente

2. Filamente aus kleinen kommaförmigen Verdichtungen, mit dem freien Ende über der Hornhautoberfläche hängend und Bewegung bei jedem Lidschlag (Abb. 4.32 a u. b).
3. Muköse Plaques bestehend aus halbtransparenten, weiß bis grauen, leicht erhabenen Läsionen variabler Größe und Formen. Sie sind zusammengesetzt aus Mukus, Epithelzellen, proteinartigem und fettartigem Material. Sie werden gewöhnlich in Verbindung mit kornealen Filamenten gesehen und sind auch mit Bengalrosa anzufärben (Abb. 4.33).

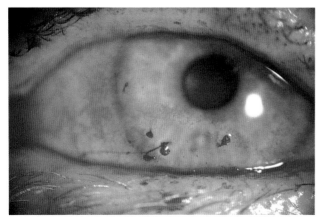

Abb. 4.**33**   Mit Bengalrosa angefärbte muköse Hornhautplaques

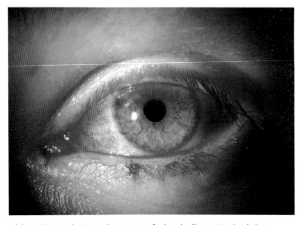

Abb. 4.**34**   Mit Bengalrosa angefärbte bulbäre Konjunktiva

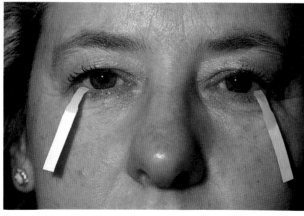

Abb. 4.**35**   Schirmer-Tests

Spezialtests

Tränenfilmaufreißzeit

Die Tränenfilmaufreißzeit (break-up time = BUT) gibt Aufschluß über die präkorneale Tränenfilmstabilität. Sie wird folgendermaßen ermittelt:

1. Fluoreszein wird in den unteren Fornix gegeben.
2. Der Patient wird aufgefordert, mehrmals hintereinander die Lider zu öffnen und zu schließen und dann nicht mehr.
3. Der Tränenfilm wird mit breitem Spalt und einem Kobaltblaufilter untersucht. Nach einem Zeitintervall bilden sich schwarze Flecken oder Linien, die den trockenen Arealen entsprechen.

Die Tränenfilmaufreißzeit ist das Intervall zwischen letztem Zwinkern und dem Auftreten des ersten, zufällig verteilten, trockenen Flecks. Die Entwicklung trockener Flecken immer am selben Ort sollte ignoriert werden, da sie durch eine korneale Hornhautoberflächenanomalie bedingt sind und nicht durch eine intrinsische Instabilität des Tränenfilms. Eine Tränenfilmaufreißzeit von *weniger als 10 Sekunden* ist anomal.

Bengalrosafärbung

Bengalrosa ist eine Farbe mit der Affinität zu devitalen Epithelzellen und Schleim. Die typische Färbung bei KCS besteht in 2 Dreiecken mit der Basis zum Limbus (Abb. 4.34). Hornhautfilamente und Plaques werden mit Hilfe der Farbe auch deutlicher gesehen. Ein Nachteil des Bengalrosas ist die mögliche okuläre Reizung, die bis zu einem Tag andauern kann, besonders bei sehr trockenen Augen. Um das Ausmaß der Irritation zu vermindern, sollte ein sehr kleiner Tropfen benutzt werden, aber ein lokales Anästhetikum sollte nicht vor der Instillation gegeben werden, da es falsch positive Ergebnisse zur Folge haben kann.

Schirmer-Test

Der Schirmer-Test ist hilfreich, wenn keine Spaltlampenbefunde der KCS vorhanden sind und der Verdacht auf eine KCS besteht. Der Test wird durchgeführt, indem das Ausmaß der Anfeuchtung eines (Whatman-)Filterpapiers von 5 mm Breite und 35 mm Länge bestimmt wird. Der Test kann mit und ohne vorherige Instillation eines lokalen Anästhetikums durchgeführt werden. Theoretisch wird bei der Durchführung ohne Anästhetikum die totale Sekretion (d. h. Basis- und Reflexsekretion) bestimmt, während mit einem Anästhetikum nur die Basissekretion gemessen wird. In der Praxis jedoch reduziert das lokale Anästhetikum zwar das Ausmaß der Reflexsekretion, aber nicht vollständig. Der Test wird folgendermaßen durchgeführt:

1. Das Auge wird vorsichtig getrocknet.
2. Das Filterpapier wird an einem Ende 5 mm gefaltet und an der Verbindung von mittlerem und äußerem Liddrittel inseriert (Abb. 4.35).
3. Der Patient wird gebeten, die Augen offen zu halten und den Lidschlag bei Bedarf durchzuführen.
4. Nach 5 Minuten wird das Filterpapier entfernt und das Ausmaß der Anfeuchtung gemessen.

Einem normalen Ergebnis entsprechen mehr als 15 mm ohne lokales Anästhetikum und etwas weniger mit Anästhesie. Zwischen 5 und 10 mm sind grenzwertig und weniger als 5 mm zeigen eine herabgesetzte Sekretion an. Einige Autoritäten geben als Trennwert zwischen normal und anomal 6 mm an.

Behandlung

Die Hauptziele der Behandlung der KCS sind es, das Unwohlsein zu mildern, eine glatte optische Oberfläche zu schaffen und einen Schaden der Hornhautstruktur zu vermeiden. Eins oder mehrere der folgenden Mittel können simultan eingesetzt werden.

Erhaltung der vorhandenen Tränen

1. **Herabsetzung der Raumtemperatur,** das Meiden warmer Räume mit Zentralheizung kann hilfreich sein, da eine erhöhte Raumtemperatur die Evaporation der Tränen vermehren kann.
2. **Raumbefeuchter** können versucht werden, sind aber häufig enttäuschend, da die Apparate nicht in der Lage sind, die relative Feuchtigkeit eines durchschnittlich großen Raumes signifikant zu erhöhen. Temporär kann lokal die Feuchtigkeit durch Brillen mit feuchter Kammer erhöht werden.
3. **Eine kleine laterale Tarsorrhapie** kann bei Patienten mit inkomplettem Lidschluß hilfreich sein, da sie die Fläche der Lidspalte reduziert.

Lokale Behandlung

Tränenersatzmittel

Tränenersatzmittel (künstliche Tränen) sind die Hauptstütze der Therapie der gering- bis mittelgradig ausgeprägten KCS. Entscheidend ist, daß die Patienten die Augentropfen häufig und regelmäßig nehmen. In schweren Fällen müssen die Tropfen halbstündlich oder stündlich gegeben werden, in geringgradig ausgeprägten kann viermal täglich ausreichen. Die Hauptnachteile der Augentropfen sind kurze Wirkungszeit und die Entwicklung von Unverträglichkeitsreaktionen gegen die Konservierungsmittel. Letzteres kann vermieden werden, wenn konservierungsmittelfreie Präparate eingesetzt werden.

Die 3 Hauptgruppen von Tränenersatzmitteln sind *(1) Zellulosederivate, (2) Polyvinylalkohol* und *(3) Mukomimetika.* Theoretisch schaffen die letztgenannten eine hydrophile Hornhautoberfläche und verstärken die korneale Anfeuchtung, in der Praxis sind sie nicht wirksamer als die anderen Augentropfen. Aus diesem Grund muß der Patient das geeignetste und am wenigsten irritierende Präparat durch Ausprobieren herausfinden.

Mukolytische Substanzen

5%ige Acetylcystein-Tropfen können bei Patienten mit kornealen Filamenten und mukösen Plaques hilfreich sein. Die Augentropfen werden viermal täglich gegeben und können nach der Installation etwas reizen. Acetylcystein riecht außerdem schlecht und kann nur begrenzt in Fläschchen aufbewahrt werden, so daß es jeweils nur bis zu 2 Wochen benutzt werden kann.

Verminderung der Tränendrainage

Der Verschluß des Tränenpünktchens bewahrt die natürlichen Tränen und verlängert den Effekt künstlicher Tränen. Von größtem Nutzen ist die Maßnahme bei Patienten mit ausgeprägter KCS, insbesondere bei assoziierter Konservierungsmitteltoxizität.

Temporärer Verschluß des Tränenpünktchens

Ein kurzzeitiger Verschluß der Tränenpünktchen kann erreicht werden durch kommerziell erhältliche Stöpsel oder Silikon-Stäbchen oder eine 2/0 Catgut-Naht. Das Hauptziel des temporären Verschlusses ist es, sicherzustellen, daß einem permanenten Verschluß keine Epiphora folgen wird. Initial werden alle 4 Tränenpünktchen verschlossen und der Patient nach einer Woche wiedereinbestellt. Wenn Epiphora besteht, werden die oberen Stöpsel entfernt und der Patient nach einer Woche erneut untersucht. Ist der Patient jetzt asymptomatisch, werden die unteren Stöpsel entfernt, und es erfolgt ein permanenter Verschluß der unteren Kanalikuli.

Permanenter Verschluß des Tränenpünktchens

Der permanente Verschluß sollte nur bei Patienten mit ausgeprägter KCS und wiederholten Schirmer-Test-Werten unter 2 mm oder weniger durchgeführt werden. Er sollte nicht erfolgen bei Patienten, die nach temporärem Verschluß nur der unteren Tränenpünktchen eine Epiphora entwickeln. Ein permanenter Verschluß sollte auch bei jungen Patienten vermieden werden, da ihre Tränenproduktion zur Fluktuation tendiert. Ein permanenter Verschluß wird erreicht durch zunächst kräftiges Dilatieren des Tränenpünktchens und anschließend sanftes Erhitzen der Mukosaauskleidung des proximalen Kanalikulus für eine Sekunde mit sanfter Kauterisation auf niedriger Stufe (Abb. 4.36). Nach einem erfolgreichen permanenten Verschluß ist es erforderlich, Zeichen der Rekanalisation zu erfassen. Argon-Laser-Kanalikuloplastik ist eine andere Methode des Verschlusses, die langfristig betrachtet nicht so erfolgreich ist wie die Kauterisation.

Es ist auch wichtig, jede andere Erkrankung, wie chronische Blepharitis und Superinfektion zu behandeln.

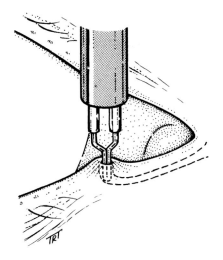

Abb. 4.**36** Technik des permanenten Tränenpünktchen-Verschlusses

Konjunktivale Degenerationen

Pinguecula

Eine Pinguecula ist eine sehr häufige Veränderung der bulbären Konjunktiva, bestehend aus einer gelb-weißen, dem nasalen oder temporalen Limbus benachbarten Ablagerung (Abb. 4.37). Die histologische Untersuchung zeigt eine Degeneration der Kollagenfasern des konjunktivalen Stromas, eine Verdünnung des darüberliegenden Epithels und gelegentlich eine Kalzifizierung. Einige Pingueculae können sehr langsam größer werden, aber die chirurgische Entfernung ist selten erforderlich.

Pterygium

Ein Pterygium ist ein dreieckiges Segel fibrovaskulären Gewebes, das auf die Hornhaut übergreift. Pterygien entstehen typischerweise bei Patienten, die in heißem Klima leben und könnten eine Antwort auf chronische Trockenheit und Sonnenexposition repräsentieren.

Die Untersuchung früher Fälle zeigt die Entwicklung kleiner grauer Hornhauttrübungen in der Nähe des nasalen Limbus. Anschließend überwächst die Bindehaut diese Trübungen und kriecht in dreieckiger Form langsam auf die Hornhaut vor (Abb. 4.38). Unter dem Körper der Läsion sind die Bowman-Membran und die oberflächlichen Hornhautstromalamellen zerstört. Eine Eisenlinie (Stocker-Linie) kann eventuell im Hornhautepithel, anterior des vorrückenden Kopfes des Pterygiums, beobachtet werden. Ein echtes Pterygium ist über seine ganze Ausdehnung fest mit den darunterliegenden Strukturen verbunden, während ein Pseudopterygium (bedingt durch eine Adhäsion einer Bindehautfalte mit einem peripheren Hornhautulkus) nur mit seiner Spitze an der Hornhaut fixiert ist.

Die Behandlung mittels chirurgischer Exzision ist entweder aus kosmetischen Gründen oder bei Progression in Richtung der optischen Achse indiziert. Die am meisten favorisierte Methode ist die Exzision der konjunktivalen Komponente, gefolgt von einem freien Bindehauttransplantat, gewöhnlich entnommen von der bulbären Oberfläche desselben Auges. Der postoperative Einsatz einer β-Bestrahlung, von lokalem Thio-

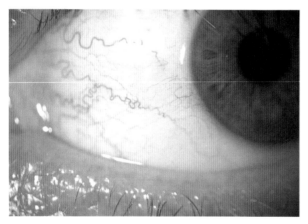

Abb. 4.**37**   Pinguecula

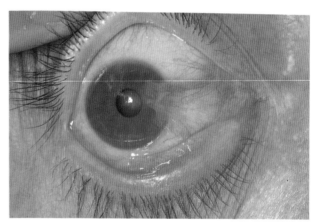

Abb. 4.**38**   Pterygium

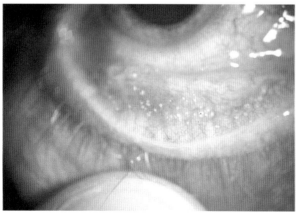

Abb. 4.**39**   Konjunktivale Konkremente

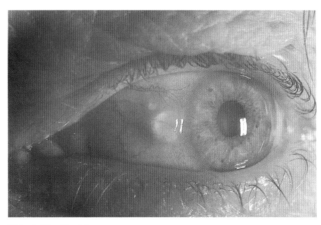

Abb. 4.**40**   Bindehautzyste

tepa oder von Mitomycin C können bei der Rezidivprophyla-xe effektiv sein. Eine frühe Argon-Laser-Behandlung von Re-zidiven kann helfen, die Progression zu verhindern.

Konkremente

Konjunktivale Konkremente sind kleine gelb-weiße Ablage-rungen in der palpebralen Bindehaut von älteren Menschen. Sie können auch bei Patienten mit chronischen, konjunktiva-len, entzündlichen Erkrankungen auftreten. Konkremente sind gewöhnlich diskret, aber konfluierende Konkremente sind nicht so selten (Abb. 4.**39**). Sie sind in der Regel asympto-

matisch, können aber gelegentlich durch das Epithel erodie-ren und ein Fremdkörpergefühl erzeugen. Sie können leicht mit einer Nadel entfernt werden.

Retentionszyste

Eine Retentionszyste ist eine sehr häufige Veränderung, die gewöhnlich als eine asymptomatische, dünnwandige Läsion, die eine klare Flüssigkeit enthält, in Erscheinung tritt (Abb. 4.**40**). Die Exzision der Zyste ist unnötig, solange nicht eine große Zyste das Auge reizt oder das Tragen von Kontaktlinsen stört.

5. Erkrankungen von Hornhaut (Kornea) und Lederhaut (Sklera)

Einleitung

Angewandte Hornhautanatomie
Klinische Untersuchung von Hornhauterkrankungen
Spezialuntersuchungen
Laboruntersuchungen
Prinzipien der Behandlung von Hornhauterkrankungen

Mikrobielle Keratitis

Bakterielle Keratitis
Keratitis durch Pilze
Akanthamöben-Keratitis
Interstitielle Keratitis

Virale Keratitis

Herpes-simplex-Keratitis
Herpes zoster ophthalmicus
Oberflächliche punktförmige Keratitis Thygeson

Erkrankungen der peripheren Hornhaut

Dellen
Randfurchenkeratitis (Keratitis marginalis)
Keratitis bei Rosazea
Phlyktänulose
Marginale Degeneration Terrien
Ulkus Mooren
Keratitis bei Kollagenosen

Hornhautdegenerationen

Altersabhängige Degenerationen
Lipidkeratopathie
Bandkeratopathie
Sphäroidale Degeneration
Noduläre Salzmann-Degeneration

Hornhautdystrophien

Klassifikation
Mikrozystische Dystrophie
Reis-Bückler-Dystrophie

Meesmann-Dystrophie
Gittrige Dystrophie
Granuläre Dystrophie
Makuläre Dystrophie
Fuchs-Endotheldystrophie
Posteriore polymorphe Dystrophie
Keratokonus
Keratoconus posterior
Keratoglobus
Pelluzide marginale Degeneration

Verschiedene Keratopathien

Keratopathia e lagophthalmo (Expositionskeratopathie)
Neurotrophe Keratopathie
Rezidivierende Hornhauterosionen
Kristalline Keratopathie
Vortexkeratopathie
Metabolische Keratopathie

Kontaktlinsen

Therapeutische Indikationen für Kontaktlinsen
Komplikationen beim Tragen von Kontaktlinsen

Grundlagen der Keratoplastik

Perforierende Keratoplastik
Lamelläre Keratoplastik

Prinzipien der refraktiven Hornhautchirurgie

Radiale Keratotomie
Photorefraktive Keratektomie
Epikeratoplastik

Episkleritis und Skleritis

Angewandte Anatomie
Episkleritis
Skleritis

Einleitung

Angewandte Hornhautanatomie

Anatomisch besteht die Hornhaut aus den folgenden 5 Lagen: *Epithel, Bowman-Membran, Stroma, Descemet-Membran* und *Endothel* (Abb. 5.1).

Das *Epithel* enthält 3 verschiedene Zelltypen:

1. Eine einzelne Lage basaler zylindrischer, palisadenförmig angeordneter Zellen, die über Hemidesmosomen mit der epithelialen Basalmembran verbunden ist.
2. Stachelzellen (2–3 Lagen), die dünne stachelartige Fortsätze aufweisen.
3. Lange und dünne Oberflächenzellen in 2 Lagen, die durch Brücken miteinander verbunden sind. Die Oberfläche der äußeren Zellen wird vergrößert durch Mikrofalten und Mikrovilli, welche die Adsorption von Schleim ermöglichen. Nach einer Lebensspanne von wenigen Tagen schilfern die oberflächlichen Zellen in den Tränenfilm ab. Wegen seiner exzellenten Regenerationsfähigkeit bildet das Epithel keine Narben.

Die Hornhaut ist über den ersten Trigeminusast reichlich mit sensorischen Nervenendigungen versorgt. Nervenplexus liegen subepithelial und stromal. Nach einer Hornhautabrasio oder bei bullöser Keratopathie verursacht die direkte Reizung der offenliegenden Nervenendigungen Schmerzen und die Reflexstimulation ist verantwortlich für Tränen und Photophobie. Ein Ödem des Hornhautepithels hat eine Brechung des Lichts zur Folge und das Symptom von Halos um Lampen.

Die *Bowman-Membran* ist eine azelluläre Struktur, welche die oberflächliche Lage des Stromas repräsentiert. Sie regeneriert nach Verletzungen nicht.

Das *Stroma* macht ungefähr 90% der Hornhautdicke aus. Es besteht aus kollagenproduzierenden Fibroblasten (Keratozyten), Kollagenfibrillen und Grundsubstanz.

Die *Descemet-Membran* wird aus einem feinen Gitterwerk kollagener Fibrillen gebildet. Die anteriore streifige Zone entwickelt sich in utero. Die hintere nicht streifige Zone wird während des Lebens durch das Endothel aufgebaut.

Das *Endothel* besteht aus einer einzelnen Lage hexagonaler Zellen. Es spielt eine vitale Rolle bei der Erhaltung des Entquellungszustandes der Hornhaut. Mit zunehmendem Alter nimmt die Anzahl der Endothelzellen allmählich ab, und da sie nicht regenerieren können, breiten sich Nachbarzellen aus, um den freien Raum zu füllen.

Klinische Untersuchung von Hornhauterkrankungen

Spaltlampenuntersuchung

Die 3 Haupttechniken der Spaltlampenuntersuchung sind *direkte Illumination* (Beleuchtung), *sklerale Streuung* und *Retroillumination* (Abb. 5.2 a–c):

1. **Direkte Illumination** mit diffusem Licht wird eingesetzt, um große Anomalien zu beobachten. Der Spalt wird schmal gestellt und schräg ausgerichtet, so daß ein viereckiger Schnitt der Hornhaut gesehen werden kann. Wird der Spalt noch weiter eingeengt, kann ein sehr dünner optischer Schnitt inspiziert werden. Durch das Führen des Lichtbündels über die ganze Hornhaut können die Dicke und Tiefe kornealer Veränderungen bestimmt werden.
2. **Sklerale Streuung** entsteht durch Verlagerung des Spaltes zur Seite, so daß das Licht auf den Limbus fällt, während das Mikroskop zentral fokussiert. Um dieses durchführen zu können, ist es erforderlich, die Lichtquelle, durch Entsperren der zentralverriegelnden Schraube, vom Beobachtungsstrahlengang des Mikroskops zu trennen. Während der Untersuchung mit skleraler Streuung wird das Licht innerhalb der Hornhaut durch vollständige innere Reflektion transmittiert und tritt am gegenüberliegenden Limbus wieder aus. Wenn das Licht durch eine Trübung behindert wird, erfolgt die Illumination der Läsion, weil sie den Weg des intern reflektierten Lichts ändert. Diese Technik ist besonders sinnvoll zur Diagnose subtiler Trübungen und eines gering ausgeprägten Hornhautödems.
3. **Retroillumination** setzt die Reflektion des Lichts von der Iris ein, um die Hornhaut von hinten auszuleuchten. Dies erlaubt es, auch feine epitheliale und endotheliale Veränderungen, Hornhautpräzipitate und kleine Blutgefäße sichtbar zu machen.

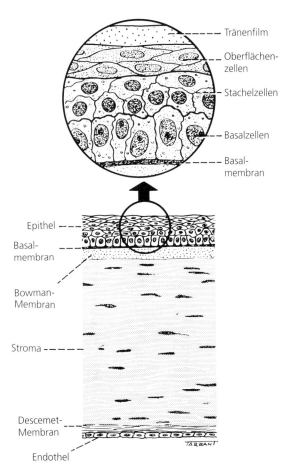

Tränenfilm

Oberflächenzellen

Stachelzellen

Basalzellen

Basalmembran

Epithel

Basalmembran

Bowman-Membran

Stroma

Descemet-Membran

Endothel

TARRANT

Abb. 5.1 Anatomie der Hornhaut

direkte Beleuchtung

sklerale Streuung

Retroillumination

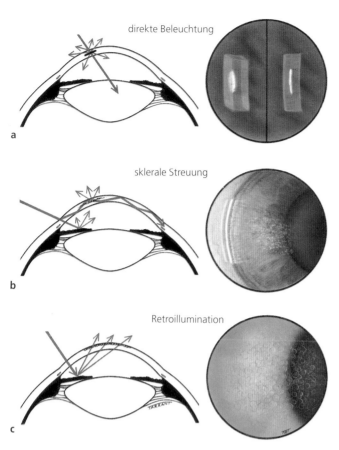

Abb. 5.**2a–c**   Technik der Spaltlampenuntersuchung der Hornhaut

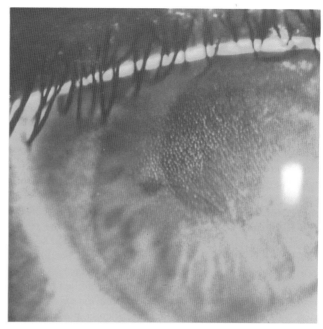

Abb. 5.**3**   Mit Fluoreszein angefärbte punktförmige Epithelerosionen

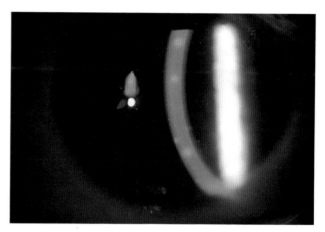

Abb. 5.**4**   Punktförmige epitheliale Keratitis

Klinische Zeichen der Hornhauterkrankung

Oberflächliche Zeichen

Die punktförmige Epitheliopathie oder punktförmige Epithelerosionen (PEE) sind charakterisiert durch feine, leicht eingesunkene, grau-weiße Flecken, die gut mit Fluoreszein anfärbbar sind, aber nicht mit Bengalrosa (Abb. 5.**3**). PEE sind ein unspezifisches Zeichen, das während der Frühstadien verschiedener Keratopathien gesehen werden kann. Die Lokalisation der PEE kann häufig als Hinweis auf die Ätiologie einer Keratopathie dienen, z. B.:

1. **Obere PEE** treten bei Keratoconjunctivitis vernalis und Keratoconjunctivitis des oberen Limbus auf (s. Abb. 4.**28b**).
2. **Untere PEE** können bei Trichiasis, Entropium, Staphylokokkenblepharitis, primärer Meibomitis, Keratoconjunctivitis sicca und Expositionskeratopathie (Keratopathia e lagophthalmo) gesehen werden.
3. **Interpalpebrale PEE** sind mit seborrhoischer Blepharitis, neuroparalytischer Keratopathie und UV-Licht-Exposition assoziiert.

Ein *Epithelödem* ist ein wichtiges Zeichen einer endothelialen Dekompensation. Es ist charakterisiert durch den Verlust des normalen Hornhautglanzes und in schweren Fällen können sich Vesikel und Bullae entwickeln.

Hornhautfilamente bestehen aus mukösen Fäden, die an ungewöhnlichen Stellen haften. Sie erscheinen als kommaförmige Verdichtungen, deren nicht anhaftendes Ende über die Hornhaut hängt (s. Abb. 4.**32a** u. **b**). Sie bewegen sich mit je-

dem Lidschlag. Unterhalb der Haftpunkte können graue subepitheliale Trübungen gesehen werden. Filamente sind gut mit Bengalrosa anfärbbar, aber nicht mit Fluoreszein. Die Begründung hierfür ist das Verbleiben des Fluoreszeins außerhalb der Zellen, während Bengalrosa eine Affinität zu Schleim und zusätzlich abgestorbenen und degenerierten Zellen besitzt. Ursachen für Hornhautfilamente umfassen Keratoconjunctivitis sicca, Keratoconjunctivitis des oberen Limbus, Herpes zoster, Mittelhirnschlaganfälle und essentiellen Blepharospasmus.

Die *punktförmige epitheliale Keratitis* (PEK) ist das Kennzeichen viraler Infektionen. Die Veränderungen bestehen aus granulären, getrübten Epithelzellen, die sich gut mit Bengalrosa, aber schlecht mit Fluoreszein anfärben lassen (Abb. 5.**4**).

Als *Pannus* wird das Einwachsen von fibrovaskulärem Gewebe vom Limbus aus in den subepithelialen Raum bezeichnet.

Zeichen, die Stroma und Descemet betreffen

Stromainfiltrate sind zusammengesetzt aus Leukozyten und zeigen eine aktive Entzündung an. Bei der Spaltlampenuntersuchung erscheinen sie als fokale, granuläre Verdichtungen.

Ein *Stromaödem* tritt gewöhnlich in Verbindung mit einer entzündlichen Infiltration auf. Klinisch ist es charakterisiert durch optisch leere Räume zwischen Stromalamellen, assoziiert mit einer Hornhautdickenzunahme und variabler Abnahme der Transparenz als Resultat einer Zerstörung der regulären Anordnung der Hornhautlamellen. 4 wichtige Ursachen eines zentralen Stromaödems sind disziforme Keratitis, Keratokonus, Fuchs-Dystrophie und intraoperative Schädigung des Hornhautendothels.

Eine *Stromavaskularisation* entsteht bei vielen verschiedenen Hornhauterkrankungen. Korneale Blutgefäße, die an der Spaltlampe sichtbar sind, sind ohne Ausnahme venös. Die arteriellen Versorgungsgefäße sind ohne den Einsatz der Fluoreszenzangiographie schwer zu erkennen. Lokalisierte oberflächliche Vaskularisationen (faszikulär) sind gewöhnlich mit einer spezifischen Hornhautläsion assoziiert. Eine tiefe Vaskularisation wird von den anterioren Ziliargefäßen gespeist. Die tiefen Gefäße haben meist einen annähernd geraden Verlauf, im Gegensatz zu den gewellten oberflächlichen Gefäßen, und verschwinden am Limbus. Wenn sie nicht perfundiert sind, erscheinen sie als „Geistergefäße", die am besten bei Retroillumination gesehen werden können.

Risse in der Descemet-Membran können infolge von Hornhautvergrößerung, Geburtstrauma und Keratokonus auftreten.

Descemet-Falten entstehen durch chirurgisches Trauma, okuläre Hypotonie und Stromaentzündung.

Spezialuntersuchungen

Pachymetrie ist die Messung der Hornhautdicke. Diese ist ein indirekter Hinweis auf die Integrität des Hornhautendothels. Die Dicke der Hornhaut nimmt zum Limbus hin zu, dort variiert sie zwischen 0,7–0,9 mm. Die normale zentrale Hornhautdicke liegt zwischen 0,49 und 0,5 mm. Werte über 0,6 mm sprechen für eine Endothelerkrankung. Die beiden zur Zeit im Einsatz befindlichen Pachymetertypen arbeiten optisch und mit Ultraschall.

Die *Endothelmikroskopie* photographiert das Hornhautendothel und stellt die verschiedenen Endothelzellcharakteristika wie Größe, Form, Dichte und Verteilung dar (Abb. 5.**5 a** u. **b**).

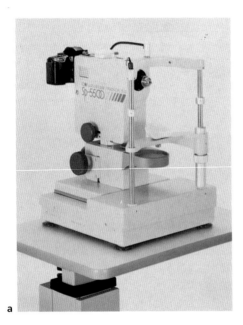

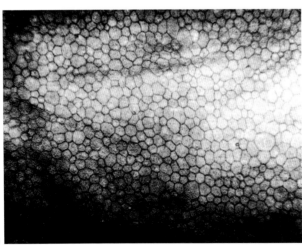

Abb. 5.**5 a** u. **b**   **a** Endothelmikroskop, **b** Bild des normalen Endothels

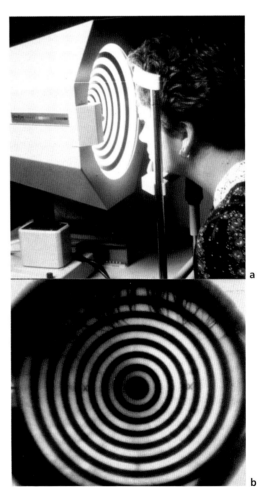

Abb. 5.**6 a** u. **b**   **a** Photokeratoskop, **b** Aussehen eines normalen Placidobildes

Die *Keratometrie* mißt die Hornhautkrümmung. Sie basiert auf der Annahme, daß die Hornhaut einem konvexen Spiegel mit feststehenden Krümmungen in jedem Meridian entspricht. Die Positionen der vom Keratometer auf die Hornhaut projizierten Lichtmarken werden nach der Reflektion von der Hornhautoberfläche vom Instrument registriert; sie werden in Dioptrien umgerechnet oder in Millimetern des Krümmungsradius angegeben.

Die *Keratoskopie* stellt Anomalien der Hornhautform dar. Das Keratoskop besteht aus multiplen konzentrischen Ringen in der Form einer Zielscheibe, die von der Hornhaut des Patienten reflektiert werden. Wenn die Hornhautoberfläche regelmäßig ist, besteht das reflektierte Bild aus gleichmäßigen konzentrischen Ringen; ist sie irregulär, wird die Reflexion verzerrt sein. Es folgen die 3 Haupttypen von Keratoskopen:

1. **Handgehaltene Placidoscheiben** sind der einfachste Typ.

2. **Photokeratoskope** sind weiter fortentwickelte Instrumente, die eine permanente photographische Aufzeichnung ermöglichen (Abb. 5.6a u. b).

3. **Computergestützte Photokeratoskope** (Korneoskope) erstellen eine numerische und eine farbkodierte topographische Karte der Hornhautoberfläche. Dies ist sehr hilfreich bei der Frühdiagnose des Keratokonus (s. Abb. 5.55b).

Laboruntersuchungen

Abkratzpräparate für die Laboranalyse können entweder mit einem Kimura-Spatel oder der abgebogenen Spitze einer 21er Injektionsnadel gewonnen werden. Nach der Instillation eines lokalen Anästhetikums werden die Basis und die Ränder der Läsion, gewöhnlich ein Ulkus, sanft unter Spaltlampenkontrolle abgekratzt. Das Material wird dann für die Gramfärbung auf einen Glasobjektträger gegeben und auf die folgenden Kulturmedien:

1. **Blutagar** für aerobe Organismen.

2. **Thioglykolatbouillon** für fakultativ anaerobe Organismen.

3. **Kochblutagar** für *Neisserien*- und *Haemophilus*-Spezies.

4. **Sabouraud-Agar** für Pilze; die Inkubation erfolgt sowohl bei Raumtemperatur als auch bei 37 °C.

5. **Gehirn-Herz-Infusion-Bouillon** für Pilze, die nicht auf Sabouraud-Agar wachsen.

6. **Nichtnähragar** für Akanthamöben.

Eine *Hornhautbiopsie* kann entweder mit einem Trepan oder durch freie lamelläre Dissektion mit einer scharfen Klinge durchgeführt werden. Es folgen die Hauptindikationen:

1. Keratitis mit negativen oder nicht weiterführenden Abkratzpräparaten und Kulturen.
2. Keratitis mit einem Infiltrat, das zu tief liegt, um mit einfacher Abkratztechnik erreicht zu werden.
3. Zur Diagnose problematischer Hornhauterkrankungen, wie der seltenen Dystrophien oder systemische, genetische, metabolische Speichererkrankungen mit kornealer Manifestation.

Prinzipien der Behandlung von Hornhauterkrankungen

Antimikrobielle Medikamente sollten bei kornealen Infektionen eingesetzt werden, sobald die Erstuntersuchungen abgeschlossen sind. Kollagenschilde können hilfreich sein bei der Medikamentenabgabe. Die Schilde haben eine Form wie Kontaktlinsen und sind in dehydrierter Form verpackt, weshalb vor der Anwendung eine Rehydrierung erforderlich ist.

Steroide können bei bestimmten Keratitisformen einen positiven Effekt aufweisen, obwohl ihr unüberlegter Gebrauch mikrobielles Wachstum fördern kann. Steroide können auch die Hornhautregeneration supprimieren und Ulzeration und Perforation fördern.

Förderung der Reepithelialisierung bei Augen mit Stromaverdünnung ist wichtig, da die Verdünnung selten fortschreitet, wenn das Epithel intakt ist. Es folgen die hauptsächlichen Methoden zur Förderung der Reepithelialisierung:

1. **Erhöhung der Gleitfähigkeit** mit künstlichen Tränen und Salben. Wenn möglich, sollten Tränenersatzmittel eingesetzt werden, die keine toxischen (Benzalkonium) oder sensibilisierenden (Thiomersal) Konservierungsmittel enthalten.

2. **Förderung des Lidschlusses** ist besonders hilfreich bei Keratopathia e lagophthalmo (Expositionskeratopathie) und neurotrophen Keratopathien und ebenfalls bei Augen mit persistierenden Epitheldefekten. Die Lider können temporär mit einem Pflasterstück (z. B. Steristril) mit horizontaler Ausrichtung verschlossen werden. Eine andere Methode ist die Induktion einer zeitlich begrenzten Ptosis durch Botulinum-Toxin-Injektionen. Eine Tarsorrhaphie kann bei Patienten mit einer ausgeprägt chronischen Erkrankung erforderlich werden.

3. **Weiche therapeutische Kontaktlinsen** fördern die Heilung, indem sie mechanisch das regenerierende Epithel vor dem ständigen Reiben des Lides schützen. Kollagenschilde wirken ähnlich wie Kontaktlinsen, aber da sie nur für wenige Tage bestehen bleiben, haben sie therapeutische Kontaktlinsen zur Behandlung chronischer Läsionen noch nicht ersetzt.

Die *Verhinderung einer Perforation* kann mit einer der folgenden Methoden erreicht werden:

1. **Gewebekleber** können eingesetzt werden, um die stromale Ulzeration zu limitieren und kleine Perforationen zu verschließen. Nachdem der Kleber appliziert worden ist, wird eine Kontaktlinse eingesetzt.

2. **Bindehautlappen,** welche die Hornhaut bedecken, wenn eine Ulzeration progressiv ist und nicht auf andere Methoden anspricht. Dieser Eingriff ist besonders geeignet bei chronisch unilateralen Erkrankungen mit schlechter Prognose, wenn wegen der assoziierten Pathologie kein brauchbarer Visus zu erwarten ist.

3. **Immunsuppressiva** können hilfreich sein bei bestimmten Formen schwerer peripherer Ulzeration, wie Ulcus rodens (Mooren), und solchen, die mit systemischen Bindegewebserkrankungen assoziiert sind.

Hornhauttransplantate können erforderlich sein, um die korneale Transparenz wiederherzustellen.

Mikrobielle Keratitis

Bakterielle Keratitis

Prädisponierende Faktoren

Die pathogenen Keime, die auch bei intaktem Epithel eine Hornhautinfektion erzeugen können, sind *Neisseria gonorrhoeae*, *Corynebacterium diphtheriae*, *Listeria* sp. und *Haemophilus* sp. Andere Bakterien sind nur in der Lage nach dem Verlust der kornealen Integrität, in Assoziation mit den folgenden Faktoren, eine Keratitis hervorzurufen:

1. **Tragen von Kontaktlinsen.** Besonders weiche Kontaktlinsen mit verlängerter Tragedauer stellen den häufigsten prädisponierenden Faktor bei Patienten mit vorher unauffälligen Augen dar. Die Infektion ist oft verursacht durch Pseudomonas aeruginosa. Dieser Keim benötigt einen Epitheldefekt zur kornealen Invasion. Solche Defekte treten irgendwann bei allen Kontaktlinsenträgern auf. Die Diagnose der bakteriellen Keratitis muß deshalb bei jedem Kontaktlinsenträger mit akut schmerzhaftem roten Auge und einem weißen Fleck auf der Hornhaut in Erwägung gezogen werden.
2. **Erkrankung der Augenoberfläche,** die den Abwehrmechanismus stört, wie postherpetische Hornhauterkran-

kung, Trauma, bullöse Keratopathie, Hornhautexposition (Keratopathia e lagophthalmo) und trockenes Auge. Das Risiko der bakteriellen Keratitis ist weiterhin erhöht bei Bestehen einer chronischen Dakryozystitis sowie der Administration von lokalen oder systemischen immunsuppressiven Medikamenten.

Klinische Veränderungen

Obwohl es keine verläßliche Methode zur Identifizierung des kausalen Organismus an der Spaltlampe gibt, erzeugen bestimmte Bakterien charakteristische Hornhautreaktionen:

1. **Staphylococcus aureus** und **Streptococcus pneumoniae** tendieren zu ovalen, gelb-weißen, dicht getrübten Stromasuppurationen, umgeben von relativ klarer Hornhaut (Abb. 5.7).
2. **Pseudomonas-Spezies** verursacht typischerweise eine irreguläre, scharf umgrenzte Ulzeration, dickes mukopurulentes Exsudat, eine diffuse Kolliquationsnekrose und ein semiopakes „milchglasartiges" Erscheinungsbild der angrenzenden Strukturen (Abb. 5.8). Die Infektion kann rasch fortschreiten und innerhalb von 48 Stunden in der Perforation resultieren.
3. **Enterobacteriaceae** verursachen gewöhnlich eine flache Ulzeration, grauweiße Suppuration und eine diffuse stromale Trübung. Die Endotoxine der gramnegativen Bakterien können ringförmige Hornhautinfiltrate (Hornhautringe) induzieren.

Behandlung

Ein bakterielles Hornhautulkus ist eine visusbedrohende Erkrankung, die eine rasche Identifikation und Beseitigung des kausalen Organismus erfordert. Sie wird am besten durch die stationäre Aufnahme des Patienten ermöglicht. Abkratzpräparate sollten angefertigt werden wie bereits beschrieben.

Wahl des Antibiotikums

Gramnegative Organismen werden mit Aminglykosiden behandelt. *Gentamicin* und *Tobramycin* sind gegen ein großes Spektrum von Organismen effektiv und stellen deshalb bei Verdacht auf gramnegative bakterielle Keratitis die Therapie der ersten Wahl dar. Die meisten Stämme von *Pseudomonas* sind Gentamicin empfindlich, obwohl dies bei anderen gramnegativen Bakterien nicht immer der Fall ist.

Grampositive Organismen werden mit *Cefuroxim* oder *Ciprofloxacin* behandelt. Das letztgenannte ist aktiv gegen die meisten grampositiven und gramnegativen Bakterien sowie gegen die Methicillin-resistenten Stämme von *Staphylococcus aureus* und gegen Gentamicin-resistente *Pseudomonas aeruginosa*-Bakterien.

Unglücklicherweise kann es eine geringe Korrelation zwischen den initialen Resultaten der Gram-Färbung und der Identifikation des Organismus in der Kultur geben. Infolgedessen sollte die initiale Therapie in einer Kombination von hoch konzentrierten Aminoglykosiden und einem Cephalosporin oder Ciprofloxacin bestehen.

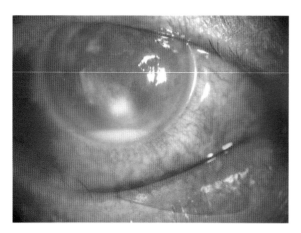

Abb. 5.**7**   Pneumokokkenkeratitis mit Hypopyon

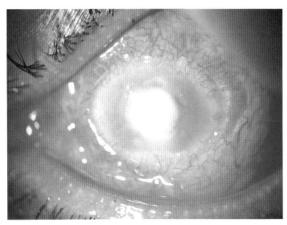

Abb. 5.**8**   Pseudomonaskeratitis

Präparation lokaler Antibiotika

Verstärkte (hoch konzentrierte) Augentropfen sind der effektivste Weg zur Erhaltung eines hohen und konstanten Spiegels von Antibiotika am Ort der Infektion.

Die *Präparation* hochkonzentrierter Augentropfen besteht in der Kombination von parenteralen oder lyophilisierten Standardantibiotika mit kompatiblen Vehikeln, die nicht bei hoher Konzentration zur Präzipitation des Antibiotikums führen. Die Konzentrationen sind die folgenden:

1. **Gentamicin 15 mg/ml:** 2 ml parenterales Gentamicin (40 mg/ml) werden zu 5 ml kommerziell erhältlicher ophthalmischer Lösung (0,3 %) gegeben.

2. **Tobramycin** 15 mg/ml: 2 ml parenterales Tobramycin (40 mg/ml) werden zu 5 ml kommerziell erhältlicher ophthalmischer Tobramycin-Lösung (0,3 %) gegeben.

3. **Cefuroxim 50 mg/ml:** 1000 mg parenterales Cefuroxim werden in 2,5 ml sterilem Wasser verdünnt. Von dieser Verdünnung werden 2,5 ml zu 12,5 ml künstlicher Tränen hinzugefügt. Dies ist stabil für 24 Stunden bei Raumtemperatur oder 96 Stunden bei Aufbewahrung im Kühlschrank.

Dosierung lokaler Antibiotika

Die Tropfen werden in den ersten wenigen Tagen über 24 Stunden halbstündlich gegeben. Wenn 2 verschiedene Antibiotika benutzt werden, kann eins zur vollen Stunde und das andere zur halben Stunde instilliert werden. Wenn die Erkrankung auf die Therapie anspricht, kann die Frequenz der Tropfengabe auf stündlich und zweistündlich während der Wachzeiten reduziert werden. Der Patient kann dann aus der stationären Behandlung entlassen und engmaschig ambulant weiterbetreut werden. Wenn die Erkrankung nicht fortschreitet, können die hoch konzentrierten Augentropfen durch verdünntere kommerzielle Präparate ersetzt werden, die allmählich reduziert und dann ganz weggelassen werden können. Es ist jedoch wichtig zu wissen, daß die häufige Instillation von Augentropfen, besonders Aminoglykosiden, korneale Toxizität und Verzögerung der Reepithelialisierung hervorrufen kann.

Subkonjunktivale Injektion von Antibiotika

Subkonjunktivale Injektionen ermöglichen eine hohe, aber transiente Spitzenkonzentration von Antibiotika. Ihre Werteinschätzung bei der Behandlung der bakteriellen Keratitis ist kontrovers. Einige Autoritäten meinen, daß es keine Indikation für den Einsatz gebe, während andere der Meinung sind, daß sie in Erwägung gezogen werden sollten (in Kombination mit lokaler Gabe) bei schweren Infektionen, besonders, wenn die Sehachse bedroht ist. Die Injektionen werden über 5 Tage alle 24 Stunden gegeben. Die Dosen sind: Gentamicin 20 mg, Tobramycin 20 mg, Cefuroxim 125 mg und Ciprofloxacin 2 mg.

Systemische Antibiotika

Ciprofloxacin systemisch gegeben (750 mg zweimal täglich) wird reichlich in den Tränen sezerniert und weist eine ausgezeichnete intraokuläre Penetration auf. Andere systemische Antibiotika werden nicht routinemäßig eingesetzt, da sie niedrige korneale Konzentrationen produzieren.

Antibiotikawechsel

Die initiale Verordnung sollte nur gewechselt werden, wenn resistente Keime nachgewiesen werden oder ein Ulkus an Größe zunimmt. Es ist nicht erforderlich, die initiale Behandlung zu ändern, wenn sie zu einer Befundbesserung geführt hat, selbst, wenn inzwischen erhaltene Kulturergebnisse auf einen resistenten Organismus hinweisen. Es ist jedoch sehr wichtig, eine ausbleibende Reepithelialisierung durch Medikamententoxizität infolge einer „Überbehandlung" nicht mit einer persistierenden Infektion zu verwechseln.

Lokale Zykloplegika und Steroide

Zykloplegika, wie Atropin, sollten bei allen Augen mit bakterieller Keratitis eingesetzt werden, um die Bildung hinterer Synechien infolge einer sekundären Uveitis anterior zu verhindern und zur Reduktion von Schmerzen durch Ziliarspasmen.

Die *Steroidtherapie* ist kontrovers. Die potentiellen Vorteile lokaler Steroide in der Reduktion des Ausmaßes von stromaler Nekrose und Vernarbung sollten gewogen werden gegen ihren Effekt der herabgesetzten Fibroblastenaktivität, der Hemmung der Wundheilung und damit erhöhten Perforationsgefahr. Steroide haben auch das Potential, Infektionen zu prolongieren, besonders diejenigen durch Pseudomonas. Aus diesem Grund sollte eine Steroidtherapie nur begonnen werden, wenn die Kulturen steril werden und eindeutige Zeichen einer Befundbesserung vorliegen. Dies ist gewöhnlich 7 – 10 Tage nach dem Behandlungsbeginn gegeben.

Ursachen für eine ausbleibende Therapieantwort

Die fehlende Reaktion einer bakteriellen Keratitis kann hauptsächlich unter den folgenden Umständen auftreten:

1. **Fehldiagnose** durch unzureichende Kulturen. Die häufigsten Ursachen sind nicht erkannte Infektionen mit Herpessimplex-Virus, Pilzen, Akanthamöben und atypischen Mykobakterien. In diesen Fällen sollten neue Kulturen des Ulkus angelegt und spezielle Kulturmedien eingesetzt werden, wie Lowenstein-Jensen (Mykobakterien), nicht nährstoffhaltiger E.-coli-bestreuter Agar (Akanthamöben) und Virus-Transport-Kulturmedien. Wenn diese auch negativ sind, kann es erforderlich sein, eine Hornhautbiopsie durchzuführen oder eine Exzisionskeratoplastik. Eine perforierende Keratoplastik kann auch indiziert sein bei Augen, die nicht auf die Therapie angesprochen haben und perforiert sind oder kurz davor stehen.

2. **Falsche Behandlung** durch die Wahl eines ungeeigneten Antibiotikums.

3. **Medikamententoxizität,** welche die Hornhautheilung verhindert.

4. **Unzureichende Kontrolle** der Wirtantwort.

Keratitis durch Pilze

Obwohl selten, sollten Hornhautinfektionen mit Pilzen (Keratomykose) immer in die Differentialdiagnose miteinbezogen werden, wenn eine eitrige bakterielle Keratitis und eine herpetische stromale nekrotische Keratitis angenommen werden.

Klinische Veränderungen

Das klinische Erscheinungsbild der Keratitis durch Pilze variiert in Abhängigkeit von dem infektiösen Agens und dem Stadium der Erkrankung. Lokale Steroide beschleunigen die Pilzreplikation und die Hornhautinvasion, indem sie die entzündliche Antwort der Wirts stören. Sie sind oft zum Zeitpunkt der Diagnose im Gebrauch.

Filamentöse Keratitis durch Pilze

Die filamentöse Keratitis durch Pilze wird gewöhnlich verursacht durch Aspergillus- oder Fusarium-Spezies. Am häufigsten kommt sie vor in Gebieten mit Agrarkultur. Typischerweise geht ihr ein okuläres Trauma voraus, bei dem meistens ein organisches Material, wie z. B. Holz, beteiligt gewesen ist. Unter diesen Umständen tritt die filamentöse Keratitis bei vorher gesunden Personen ohne vorherbestehende Augenerkrankung auf.

Die Untersuchung zeigt ein grauweißes Ulkus mit unscharfen Rändern, die über die Hornhautoberfläche erhaben sein können (Abb. 5.9). Die Läsion ist typischerweise umgeben von feinen, gefiederten, fingerähnlichen Infiltraten in das angrenzende Stroma. Weniger spezifische, assoziierte Veränderungen schließen Satellitenläsionen, Ringinfiltrate, endotheliale Plaque und Hypopyon ein.

Candida-Keratitis

Die Candida-Keratitis entwickelt sich gewöhnlich in Assoziation mit einer vorbestehenden chronischen Hornhauterkrankung oder bei einem immungeschwächten oder entkräfteten Patienten.

Die Untersuchung zeigt ein gelbweißes Ulkus in Verbindung mit dichtem Eiter, ähnlich dem einer bakteriellen Keratitis.

Behandlung

Vor dem Beginn einer antimykotischen Therapie sollte zur Diagnosesicherung überlegt werden, neue Kulturen anzulegen und eine Hornhautbiopsie durchzuführen, wenn Zweifel an der Diagnose bestehen. Ein Kulturergebnis kann innerhalb von 48–72 Stunden erhalten werden, aber Sensibilitäts-

tests benötigen ungefähr eine Woche. Aus diesem Grund sollte die initiale Therapie mit einem Breitspektrummittel wie *Econazol 1%* beginnen. *Natamycin* kann auch bei filamentöser und Candida-Keratitis eingesetzt werden. Systemisches *Itraconazol* oder *Ketoconazol* können in schweren Fällen ebenfalls hilfreich sein. Eine antimykotische Therapie sollte für 6 Wochen fortgesetzt werden. In einigen Fällen, die nicht auf die Behandlung ansprechen, kann eine therapeutische perforierende Keratoplastik erforderlich werden.

Akanthamöben-Keratitis

Akanthamöben sind ubiquitär freilebende Protozoen, die in der Luft, dem Boden und frischem oder brackigem Wasser vorkommen. Sie existieren in 2 Formen, als aktive (Trophozyt) und als ruhende (Zyste). Die zystische Form ist sehr widerstandsfähig und kann unter sehr feindlichen Umgebungsbedingungen lange Zeit überleben, einschließlich gechlorten Swimming-Pools, heißen Wannen (hot tubes) und Temperaturen unter dem Gefrierpunkt in Frischwasserseen. Unter passenden Umgebungsbedingungen kann die Zyste in den Trophozyten übergehen, der verschiedene Enzyme produziert, die Gewebepenetration und -destruktion ermöglichen. In einem großen Maß sind Menschen gegen eine Infektion resistent, obwohl eine Akanthamöben-Keratitis einer geringen Hornhautabrasio folgen kann. Kontaktlinsenträger, die destilliertes Wasser und Salztabletten statt kommerziell zubereiteter Salzlösungen zur Linsenpflege benutzen, sind insbesondere gefährdet. Eine Akanthamöben-Infektion kann für viele Wochen fehldiagnostiziert werden und mit einer herpetischen oder Pilzkeratitis verwechselt werden. Bedeutende Hinweise, die zur Diagnose führen, umfassen anamnestisch das Tragen von weichen Kontaktlinsen, negative Bakterien-, Pilz- und Viruskulturen, in Verbindung mit dem fehlenden Ansprechen auf eine konventionelle antimikrobielle Therapie.

Klinische Veränderungen

Die klinische Manifestation tritt mit Verschwommensehen und Schmerzen ein, die charakteristischerweise ausgeprägt sind und nicht im Verhältnis zum Ausmaß der okulären Beteiligung stehen.

Die Untersuchung früher Fälle zeigt multifokale, fleckige, anteriore Stromainfiltrate variabler Größe. Das darüberliegende Epithel kann intakt sein oder gering ausgeprägte, punktförmige Erosionen aufweisen. Die Infiltrate werden allmählich größer und gehen ineinander über, um einen partiellen oder vollständigen zentralen oder parazentralen nichteitrigen Ring zu formen, der verbunden sein kann mit variablem Epithelzusammenbruch oder der Bildung von Pseudodendriten (Abb. 5.**10**). Kleine weiße Satellitenläsionen können sich peripher des Ringes entwickeln. Wenn die Erkrankung langsam fortschreitet, können zentrales Hornhautödem, Skleritis, Hypopyon, Stromaverdünnung und letztendlich Deszemetozelen auftreten.

Behandlung

Die Diagnose kann gesichert werden durch die Färbung kornealer Abkratzpräparate mit Calcofluor white, eines che-

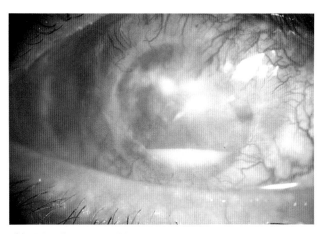

Abb. 5.**9** Filamentöse Pilzkeratitis mit Hypopyon

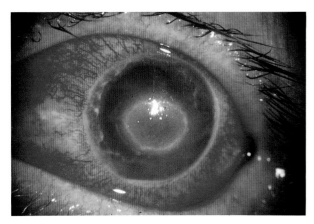

Abb. 5.**10**   Akanthamöbenkeratitis

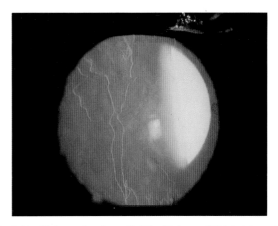

Abb. 5.**11**   Nicht perfundierte Gefäße (Geistergefäße) bei interstitieller Keratitis

mofluoreszenten Farbstoffs mit Affinität zu Amöbenzysten. In schwierigen Fällen kann eine Hornhautbiopsie erforderlich werden.

Die initiale Behandlung besteht in einer Kombination aus *Dipropamidin-* und *Polyhexamethylenbiguanid-Tropfen.* Andere Medikamente, die eingesetzt werden können, sind Propamidinisethionat-(Brolene)Salbe und -Tropfen und *Neomycin-Tropfen.* Eine perforierende Keratoplastik kann bei fehlendem Ansprechen auf die medikamentöse Therapie erforderlich werden.

Interstitielle Keratitis

Die interstitielle Keratitis ist eine Entzündung des Hornhautstromas ohne primäre Beteiligung des Epithels oder des Endothels. Sie ist mit einer großen Anzahl verschiedener Ursachen in Verbindung gebracht worden, besonders erwähnenswert hiervon sind *kongenitale Syphilis, Tuberkulose* und *Cogan-Syndrom.*

Luetische interstitielle Keratitis

Klinisch manifest ist sie gewöhnlich zwischen dem Alter von 5 und 25 Jahren mit akuten beidseitigen Schmerzen und ausgeprägtem Verschwommensehen.

Die Untersuchung läßt eine diffuse, wolkige Trübung des mittleren Stromas als Folge einer zellulären Infiltration erkennen. Innerhalb weniger Wochen entwickelt sich eine tiefe Vaskularisation und, wenn sich die Gefäße in der Hornhautmitte treffen, lassen sie das Bild des sogenannten „Lachs-Flecken" entstehen. Nach mehreren Monaten wird die Hornhaut allmählich wieder klar und die Gefäße sind nicht mehr perfundiert (Geistergefäße) (Abb. 5.**11**). Ist die Hornhaut erneut entzündet, können sich die Gefäße wieder mit Blut füllen.

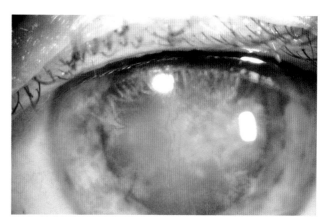

Abb. 5.**12**   Alte interstitielle Keratitis

Cogan-Syndrom

Klinisch manifest wird diese sehr seltene Erkrankung im mittleren Lebensalter mit akutem Tinnitus, Schwindel und Taubheit.

Die Untersuchung früher Hornhautveränderungen läßt anteriore Stromainfiltrate, die denen einer Chlamydien- und Adenoviruskeratitis gleichen, erkennen.

Die Behandlung früher Läsionen mit lokalen Steroiden verhindert gewöhnlich die Progression zu einer klassischen interstitiellen Keratitis mit tiefer Hornhautvaskularisation (Abb. 5.**12**). Die Frühdiagnose des Cogan-Syndroms ist wichtig, weil die prompte Therapie der kochlearen Symptome mit systemischen Steroiden eine permanente und profunde Taubheit verhindern kann. Einige Patienten können an einer assoziierten Polyarteriitis nodosa erkrankt sein.

▌Virale Keratitis

Herpes-simplex-Keratitis

Einleitung

Das Herpes-simplex-Virus (HSV) ist ein DNA-Virus mit dem Menschen als einzigem Wirt. Die Infektion mit HSV ist sehr häufig und ungefähr 90% der Bevölkerung sind seropositiv für HSV-Antikörper. Trotzdem verlaufen die meisten Infektionen subklinisch. Basierend auf verschiedenen klinischen und immunologischen Gegebenheiten wird das HSV in 2 Typen eingeteilt.

HSV-1 verursacht in erster Linie Infektionen oberhalb der Taille (Gesicht, Lippen und Augen) und ist gewöhnlich erworben durch Küssen oder engen Kontakt mit einer Person, die entweder Herpes labialis hat oder das Virus subklinisch verbreitet.

HSV-2 verursacht typischerweise Infektionen unterhalb der Taille (genitaler Herpes) und wird venerisch erworben. Sehr selten wird HSV-2 durch infizierte genitale Sekrete auf das Auge übertragen, insbesondere bei Neugeborenen während der Passage durch den Geburtskanal.

Die primäre HSV-Infektion tritt gewöhnlich früh im Leben auf durch infizierte Sekrete entweder über Tröpfcheninfektion oder seltener durch direkte Inokulation. Infolge des Schutzes durch mütterliche Antikörper ist sie während der ersten 6 Lebensmonate selten. Die primäre Infektion kann subklinisch sein, oder sie kann ein geringes Fieber und Unwohlsein hervorrufen. Bei Patienten mit Immundefekten kann die Infektion selten generalisieren und sogar lebensbedrohend werden. Im Anschluß an die primäre Infektion wandert das Virus entlang des Axons des sensorischen Nervs zu dessen Ganglion (Trigeminusganglion für HSV-1 und spinale Ganglien für HSV-2), wo es im latenten Zustand verbleibt. Bei einigen Patienten wird dieser Zustand wieder rückgängig gemacht, und das Virus wird aktiv, repliziert und wandert entlang des Axons des sensorischen Nervs zu seinem Zielgewebe, um dort

das Rezidiv einer Infektion zu verursachen (genitaler Herpes, Herpes labialis und herpetische Keratitis).

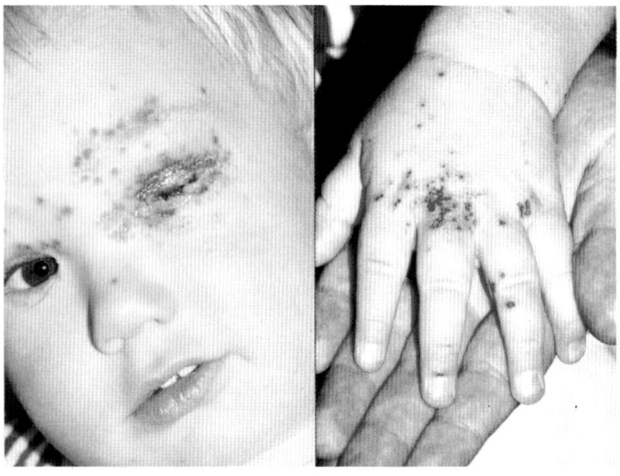

Primäre okuläre Infektion

Die primäre okuläre Infektion tritt typischerweise bei Kindern im Alter von 6 Monaten bis zu 5 Jahren auf und kann mit den Allgemeinsymptomen einer Viruserkrankung einhergehen. In den meisten Fällen verläuft die primäre herpetische Infektion selbstlimitierend und präsentiert selten ernsthafte Probleme.

Klinische Veränderungen

Die *Blepharokonjunktivitis* ist gewöhnlich gutartig und selbstlimitierend. Bei Kindern kann sie die einzige Manifestation einer primären Herpesinfektion sein. Die Hautveränderungen betreffen typischerweise die Lider und periorbitale Region. Initial bestehen sie aus Vesikeln, die schnell oberflächliche Krusten entwickeln und anschließend ohne Narben verheilen (Abb. 5.**13 a** u. **b**). Die Konjunktivitis ist einseitig, akut, follikulär und mit einem wäßrigen Sekret und präaurikulärer Adenopathie verbunden. Sie kann gelegentlich eine sekundäre Obstruktion der Kanalikuli verursachen.

Eine *Keratitis* entwickelt sich innerhalb weniger Tage bei ungefähr 50% der Patienten mit Blepharokonjunktivitis. Eine feine, epitheliale, punktförmige Keratitis kann ein vorübergehender Befund sein. Eine grobe, epitheliale punktförmige Keratitis kann eine Vielzahl epithelialer Läsionen zur Folge haben, die zu dendritischen Formen fortschreiten. Innerhalb von 2–3 Wochen erscheinen subepitheliale Infiltrate, die vor der Abheilung mehrere Wochen persistieren können. Selten können die Stromaläsionen zu einer disziformen Keratitis fortschreiten. In der großen Mehrheit der Fälle heilen die Läsionen ohne Folgen. Bei vielen Patienten sind diese charakteristischen Veränderungen nicht vorhanden, so daß zahlreiche primäre Infektionen nicht diagnostiziert werden und sich ohne spezifische Diagnose und Behandlung zurückbilden.

Behandlung

Bei Patienten mit Blepharokonjunktivitis sollten lokale antivirale Augensalben prophylaktisch fünfmal täglich für 21 Tage gegeben werden, um eine Keratitis zu verhindern. Allerdings ist die Ausbreitung des Virus von den Augenlidern und der Konjunktiva auf die Hornhaut selten, zumindest bei Kindern, selbst ohne antivirale Prophylaxe. Die Behandlung der Keratitis wird später diskutiert.

Dendritisches Ulkus

Klinische Veränderungen

Dendritische Ulzerationen können einzeln oder multipel vorhanden sein, sie sind das Kennzeichen der epithelialen Erkrankung.

Die Untersuchung früher Fälle zeigt getrübte Zellen, die ein dendritisches, grobes, punktförmiges oder sternförmiges Mu-

a   b

Abb. 5.**13 a** u. **b**
a Primäre Herpes-simplex-Blepharokonjunktivitis
b Infektion der Hand mit Herpes

ster haben können. Als Folge zentraler Desquamation entsteht ein linear verzweigtes Ulkus (Abb. 5.**14**). Der Ulkusgrund läßt sich mit Fluoreszein anfärben und die virusbeladenen Zellen am Rand des Ulkus nehmen Bengalrosa auf (Abb. 5.**15**). Die Läsion ist verbunden mit einer Verminderung der Hornhautsensibilität. Nach einigen Tagen entstehen anteriore Stromainfiltrate unter dem Ulkus, die sich gewöhnlich schnell wieder zurückbilden, sobald das Epithel verheilt ist. Gelegentlich führt die kontinuierliche Ausdehnung eines dendritischen Ulkus zu einem viel größeren Epitheldefekt mit geographischer oder amöboider Konfiguration (Abb. 5.**16**). Dieser kann insbesondere entstehen, wenn die Virusreplikationsrate durch den unüberlegten Gebrauch lokaler Steroide gesteigert worden ist.

Es ist von großer Bedeutung, Stromainfiltrate in Assoziation mit einem peripheren Ulkus, nicht mit einem marginalen (Katarrh-)Ulkus zu verwechseln (s. Abb. 5.**27a** u. **b**). Die Unterscheidung ist wegen der Steroidtherapie von größter Wichtigkeit, die bei marginaler Keratitis sehr effektiv ist, dagegen eine herpetische Hornhauterkrankung verschlimmern kann. Im Vergleich zum zentralen dendritischen Ulkus tendiert die periphere Läsion zu einer ausgeprägteren Stromareaktion, ist häufiger von einer Uveitis anterior begleitet und von Hornhautpräzipitaten. Der Verlauf ist eher langwieriger. Nach der Abheilung eines dendritischen Ulkus kann das Hornhautepithel weiterhin lineare und manchmal sich verzweigende Veränderungen zeigen, die einer oder mehreren Wellen des heilenden Epithels entsprechen. Diese Pseudodendriten verschwinden schließlich spontan und sollten nicht mit einer persistierenden Infektion verwechselt werden. Andere Ursachen einer nichtherpetischen dendritischen Ulzeration sind:

1. Herpes-zoster-Keratitis (s. unten).
2. Eine heilende korneale Abrasio.
3. Weiche Kontaktlinsen, die selten der Anlaß für einen Pseudodendriten in der Hornhaut der mittleren Peripherie sind.
4. Toxische Keratopathien, gewöhnlich bedingt durch exzessive Tropfengabe.

Prinzipien der antiviralen Behandlung

Selbst ohne Therapie heilen ungefähr 50% der aktiven Epithelläsionen ohne Folgen. Die Heilungsrate liegt im Bereich von 95% mit Behandlung, die idealerweise eine schnelle Heilung ohne Komplikationen und mit minimalen Nebeneffekten ermöglichen sollte. Dies wird am besten durch den Einsatz antiviraler Medikamente erreicht. Im allgemeinen besteht die initiale Therapie in Tropfen oder Salbe. Am 4. Tag sollte die Läsion beginnen kleiner zu werden und am 10. Tag sollte sie abgeheilt sein. Danach sollten die Medikamente rasch reduziert und am 14. Tag ganz weggelassen werden. Wenn am 7. Tag kein Ansprechen auf die Therapie zu verzeichnen ist, sollte eine Resistenz gegen das antivirale Medikament angenommen und entweder ein anderes eingesetzt oder ein Débridement durchgeführt werden. Wenn ein steroidinduziertes amöboides Ulkus behandelt wird, sollten die Steroide nicht plötzlich, sondern allmählich reduziert werden.

Antivirale Medikamente

1. **Acycloguanosin (3%ige Salbe)** (Aciclovir) wird fünfmal täglich verordnet. Es ist wirksamer sowohl als Idoxuridin als auch als Vidarabin (3%ige Salbe) und so effektiv wie Trifluorthymidin (Trifluridin). Aciclovir unterscheidet sich

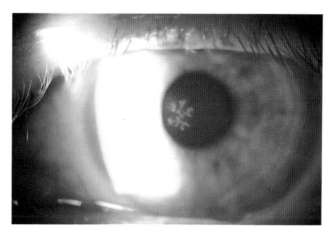

Abb. 5.**14**   Kleines dendritisches Ulkus

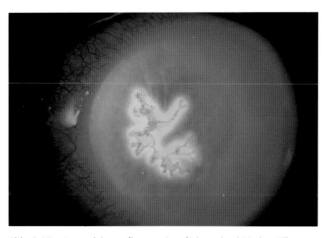

Abb. 5.**15**   Ausgedehntes fluoreszeingefärbtes dendritisches Ulkus

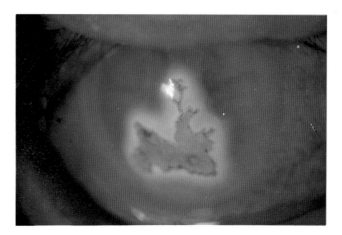

Abb. 5.**16**   Fluoreszeingefärbtes geographisches herpetisches Ulkus

von den anderen antiviralen Medikamenten, da es in erster Linie an virusinfizierten Zellen wirkt, indem es die virale Thymidin-Kinase unwirksam macht. Da das Medikament relativ wenig toxisch ist, selbst, wenn es über 60 Tage gegeben wird, ist es besonders geeignet als antiviraler Schutz während einer Steroidbehandlung der disziformen Keratitis, die eine längere Behandlung erfordert als das einfache dendritische Ulkus (s. unten). Aciclovir ist in der Lage, das intakte Hornhautepithel und Stroma zu penetrieren und therapeutische Spiegel im Kammerwasser zu erreichen, im Gegensatz zu den anderen, derzeit zur Verfügung stehenden antiviralen Medikamenten. Es ist möglicherweise auch einsetzbar bei der Behandlung der stromalen herpetischen Keratitis (s. unten).

2. **Trifluorthymidin** (Trifluridin) (1%ige Augentropfen) werden alle 2 Stunden während des Tages gegeben. Wie Aciclovir führt es in ungefähr 95% zur Heilung des dendritischen Ulkus innerhalb von 2 Wochen. Es zeigt keine Kreuzresistenz mit anderen Medikamenten und hat eine geringe Tendenz, resistente Stämme zu produzieren. Es ist jedoch toxischer als Aciclovir bezogen auf Hornhautepithel und Konjunktiva.

3. **Vidarabin** (3%ige Salbe) wird hauptsächlich in den seltenen Fällen mit Resistenz gegen Aciclovir und Trifluorthymidin eingesetzt.

4. **Idoxuridin** (0,5%ige Salbe, 0,1%ige Augentropfen) wird jetzt selten verordnet wegen des Entstehens resistenter Stämme und seiner Toxizität.

5. **Bromvinyldeoxyuridin** (1%ige Salbe, 0,1%ige Tropfen) ist ein neues, vielversprechendes, antivirales Medikament, das so wirksam ist wie Trifluorthymidin.

Die folgenden toxischen Effekte können insbesondere bei Idoxuridin auftreten: korneale punktförmige Erosionen, oberflächlicher Pannus, Epitheltrübung, verzögerte Wundheilung, konjunktivale Vernarbung, follikuläre Konjunktivitis, Tränenobstruktion, Kontaktdermatitis und Verschluß des Tränenpünktchens.

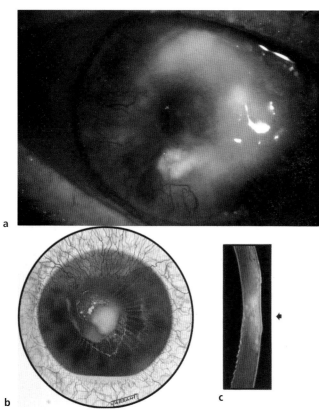

a

b   c

Abb. 5.**17a** u. **b**   Herpetische stromale nekrotische Keratitis

Débridement

Débridement ist eine effektive Möglichkeit, dendritische Ulzera zu behandeln, besonders wenn die Kombination mit antiviralen Medikamenten erfolgt. Es ist nicht angebracht bei geographischen Ulzera. Seit der Einführung antiviraler Medikamente in die Therapie, ist diese Art der Behandlung im allgemeinen für resistente Fälle, fehlende Compliance, Allergie gegen die antiviralen Medikamente und fehlende Verfügbarkeit antiviraler Medikamente reserviert.

Die Entfernung der virushaltigen Zellen schützt die benachbarten, gesunden Zellen vor der Infektion und entfernt den die stromale Entzündung induzierenden Stimulus. Die Hornhautoberfläche wird mit einem sterilen Stieltupfer bis zu 2 mm neben dem Ulkusrand abgerieben, da die pathologischen Veränderungen gut über die Dendriten hinausreichen. Antivirale Medikamente sollten nach dem Débridement gegeben werden. Es besteht eine 1:4 Chance einer 2. Herpesattacke innerhalb von 6 Jahren nach der initialen Attacke. Tritt die 2. Episode auf, ist das Risiko, ein Rezidiv innerhalb der nächsten 2 Jahre zu erleiden, um zirka 50% erhöht.

Stromale nekrotische Keratitis

Klinische Veränderungen

Die stromale nekrotische (infiltrative) Keratitis wird durch aktive virale Invasion und Destruktion verursacht. Glücklicherweise ist sie relativ selten. Sie kann mit einem intakten Epithel assoziiert sein oder einer epithelialen Erkrankung folgen.

Die Untersuchung des Stromas zeigt ein käsiges, nekrotisches Erscheinungsbild, das an eine bakterielle oder mykotische Infektion erinnert, oder es kann eine profunde interstitielle Trübung bestehen (Abb. 5.**17a** u. **b**). Eine begleitende Uveitis anterior kann vorhanden sein, mit Hornhautpräzipitaten unterhalb des Areals mit aktiver Stromainfiltration. Wenn die Erkrankung unzureichend behandelt wird, können Vaskularisation, Vernarbung und sogar Perforation resultieren.

Behandlung

Die Behandlung der stromalen Keratitis ist kontrovers, schwierig und oft unbefriedigend. Das erste Ziel ist es, jede aktive Epithelläsion mit antiviralen Medikamenten zu heilen. Wenn nach 14 Tagen kein Anhaltspunkt mehr für eine aktive Epithelerkrankung besteht, das Epithel aber noch nicht abgeheilt ist, entspricht die Behandlung derjenigen der trophischen Keratitis (gleitfähigmachende Salben, Druckverband oder therapeutische Kontaktlinsen). Ist das Epithel einmal geheilt, kann die stromale Reaktion zurückgehen. Jedoch in resistenten Fällen mit Symptomen, die Arbeitsunfähigkeit zur Folge haben, und bei einer ausgeprägten Uveitis anterior kann der vorsichtige Einsatz von Steroiden, kombiniert mit lokalem antiviralem und antibiotischem Schutz, erforderlich sein, um die Symptome zu beseitigen und eine ausgeprägte korneale Vernarbung zu verhindern.

Disziforme Keratitis

Die Ätiologie der disziformen Keratitis (Endotheliitis) ist kontrovers. Sie wird entweder verursacht durch eine reaktivierte virale Infektion der Keratozyten und des Endothels oder eine verstärkte Hypersensitivitätsreaktion auf Antigen. Es muß keine Assoziation zu einem dendritischen Ulkus in der Anamnese bestehen.

Die Untersuchung zeigt eine zentrale Zone eines epithelialen Ödems, die über einem Areal ödematöser stromaler Verdickung liegt (Abb. 5.**18**). Gelegentlich ist die Läsion ekzentrisch lokalisiert. Gewöhnlich ist die Stromainfiltration gering, obwohl ein umgebender (Wessely-)Ring von Präzipitaten an der Verbindung von viralem Antigen und Wirtantikörpern manchmal vorhanden sein kann. Andere Veränderungen umfassen Descemet-Falten, eine gering- bis mittelgradige Uveitis anterior und kleine Hornhautpräzipitate mit Konzentration unter dem beteiligten Hornhautareal.

Gelegentlich kann der intraokuläre Druck trotz des Vorhandenseins einer geringen Uveitis anterior erhöht sein. Obwohl das disziforme Ödem bei einigen Patienten diffuser wird, bildet es sich in der Mehrzahl der Fälle über mehrere Monate zurück. Die Diagnose einer geheilten disziformen Keratitis kann erfolgen, wenn ein dünner Ring stromaler Trübung vorgefunden wird, der permanent die Peripherie des ehemaligen, ödematösen Gebietes markiert. Während des aktiven Stadiums helfen die reduzierte Hornhautsensibilität und Hornhautpräzipitate, eine herpetische disziforme Keratitis von anderen Ursachen eines stromalen Hornhautödems zu differenzieren, wie Hydrops bei Keratokonus und Fuchs-Dystrophie.

Behandlung

Die Behandlung ist befriedigender als diejenige der stromalen, nekrotischen Keratitis. Das erste Ziel ist es, jede assoziierte Epithelläsion zur Abheilung zu bringen. Da die disziforme Keratitis gewöhnlich nicht mit ausgeprägten Beschwerden einhergeht, können kleine Läsionen mit Abstand von der Sehachse beobachtet werden. Wenn jedoch die Sehachse beteiligt ist, sind lokale Steroide in Kombination mit antiviralem Schutz erforderlich. Initial werden die Steroidtropfen und antiviralen Augentropfen viermal täglich gegeben. Bei Besserung des Befundes können die Stärke des Steroids reduziert und die antiviralen Augentropfen dreimal täglich gegeben werden. Im allgemeinen erfordern weniger als 0,25%ige Prednisolon-Augentropfen zweimal täglich keinen antiviralen Schutz. Die Steroide sollten über einen Zeitraum von mehreren Wochen allmählich reduziert werden, obwohl einige Patienten einen Tropfen einer schwachen Konzentration einmal täglich für lange Zeit benötigen, um einen Rebound zu vermeiden. Periodische Versuche sollten gemacht werden, die Dosis weiter zu reduzieren oder die Medikamente überhaupt wegzulassen.

Trophische Keratitis

Die trophische Keratitis, manchmal als „metaherpetische Keratitis" bezeichnet, ist nicht durch eine aktive Viruserkrankung allein, sondern auch durch Denervationsfaktoren, Medikamententoxizität und persistierende Defekte der Basalmembran bedingt. Wenn versucht wird, ein geographisches Ulkus von einem trophischen zu unterscheiden, sollte beachtet werden, daß ein geographisches Ulkus lineare „fußähnliche" Ausläufer hat, die mit Bengalrosa anfärbbar sind und sich von seinem Rand aus verzweigen. Diese Veränderungen sind bei einem trophischen Ulkus nicht vorhanden.

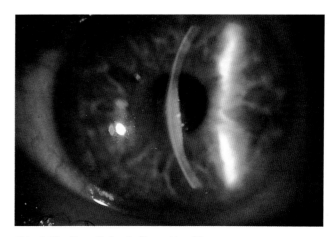

Abb. 5.**18** Herpetische disziforme Keratitis

Die Behandlung besteht in dem Weglassen aller potentiell toxischen lokalen Medikamente. Es werden Mittel verschrieben, wie sie oben bereits erwähnt sind, welche die epitheliale Heilung fördern. Es ist sehr wichtig, auf eine mögliche, sekundäre, bakterielle Infektion zu achten, bis das Epithel vollständig geheilt ist.

Herpes zoster ophthalmicus

Einleitung

Herpes zoster ist eine häufige Infektion durch das humane Herpesvirus 3 (HHV). Es ist morphologisch identisch mit dem Herpes-simplex-Virus, aber sowohl antigenetisch als auch klinisch unterschiedlich. Varizella (Windpocken) und Zoster sind verschiedene Erkrankungen, verursacht durch dasselbe Virus. Es gibt keinerlei Anhaltspunkte dafür, daß Zoster erworben werden kann durch den Kontakt mit Patienten, die entweder an Windpocken oder Zoster erkrankt sind. Zoster betrifft hauptsächlich ältere Patienten und ist selten bei Kindern. Die derzeitige Theorie der Ätiologie nimmt an, daß nach einer Windpockenerkrankung und der begleitenden Virämie einige Viren in der dorsalen Wurzel des Ganglions verbleiben; vielleicht erreichen sie diese über eine retrograde Ausbreitung entlang der sensorischen Nerven von Hautläsionen aus. Später, unter dem Einfluß weitestgehend unbekannter auslösender Faktoren, werden sie reaktiviert und wandern zurück zu den sensorischen Nerven von Haut und Augen, wo sie die charakteristischen Läsionen verursachen. Im akuten Infektionsstadium konnten Viren von diesen Orten kultiviert werden. Die okuläre Schädigung kann direkt als Ergebnis der zellulären Infiltration oder indirekt durch Denervation und Ischämie, induziert durch eine Vaskulitis, erfolgen.

Ungefähr 15% aller Herpes-zoster-Fälle betreffen den ophthalmischen Ast des N. trigeminus. Die Erkrankung wird dann als Herpes zoster ophthalmicus bezeichnet (HZO). Sehr selten ist das Auge beteiligt, wenn der N. maxillaris betroffen ist (Abb. 5.**19b**). Die Beteiligung des N. nasociliaris (Hutchinson-Zeichen) (Abb. 5.**19a**), der die Seite der Nase versorgt, liegt bei einem Drittel der Patienten mit HZO vor: sie korreliert signifikant mit der Entwicklung von okulären Komplikationen. Es besteht jedoch keine Korrelation zwischen okulären Komplikationen und Alter, Geschlecht oder Schweregrad

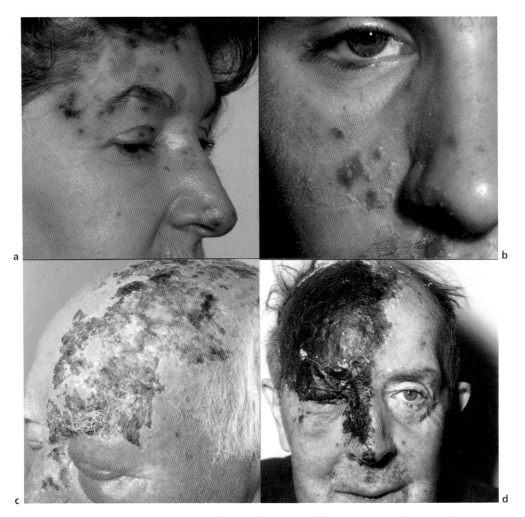

Abb. 5.**19a** u. **b**   Hautveränderungen bei Herpes zoster. **a** Hutchinson-Zeichen, **b** Beteiligung des N. maxillaris, **c** Stadium der Verkrustung, **d** Extrem ausgeprägte Verkrustung als Folge eines unangebrachten Gebrauchs von Stärkepuder

des Hautausschlags. Schwere Komplikationen können sich deshalb bei Patienten mit einem nur gering ausgeprägten Ausschlag irgendwo im Stirnbereich entwickeln. Insgesamt treten bei ungefähr 50% der Patienten mit HZO okuläre Läsionen auf. HIV-positive Patienten haben ein erhöhtes Risiko, an HZO zu erkranken, mit der Tendenz zu einem schwereren Verlauf als bei HIV-negativen. AIDS sollte deshalb bei Patienten in Erwägung gezogen werden, die HZO entwickeln und zu einer bekannten Risikogruppe gehören. Die vielfachen und diffusen okulären Komplikationen von HZO sind mit multiplen Mechanismen verknüpft, einschließlich vermuteter Virusausbreitung, Nervenschaden, ischämischer Vaskulitis und inflammatorischer, granulomatöser Reaktion. Die Komplikationen können akut, chronisch oder rezidivierend auftreten, in Abhängigkeit von den verschiedenen beteiligten Mechanismen. Klinisch kann HZO in die 3 folgenden Phasen aufgeteilt werden:

1. **Akute Phase** innerhalb der ersten 4 Wochen, die vollständig rückbildungsfähig ist.
2. **Chronische Phase,** die über Jahre bestehen bleiben kann.
3. **Rezidivphase,** in der akute oder chronische Läsionen kontrolliert zu sein scheinen, aber Jahre später rezidivieren.

Akute Phase

Ein Prodromalstadium mit Fieber, Unwohlsein und Kopfschmerzen kündigt typischerweise die neuralgische Komponente an, die den Hautläsionen von HZO vorausgehen kann. Die Neuralgie variiert von oberflächlichem Juckreiz, Prikkeln, Brennen bis zu ausgeprägten tiefen, bohrenden oder stechenden Schmerzen, die entweder konstant oder intermittierend sein können.

Klinische Merkmale der Hautveränderungen

Der Ausschlag kann einen oder alle drei Äste des N. ophthalmicus betreffen: *(1) frontal, (2) lakrimal* und *(3) nasoziliar.* Initial ist er makulopapulär und wird dann pustulär. Die Pusteln platzen schließlich, um verkrustende Ulzera zu bilden (Abb. 5.**19c**). Weil das Virus während des initialen Stadiums von den Hautläsionen isoliert werden kann, sind Personen mit nahem Kontakt, die bisher keine Windpocken gehabt haben, gefährdet, die Infektion zu erwerben. Zu Beginn wird der Ausschlag von einem periorbitalen Ödem begleitet. In schweren Fällen kann es zum Lidverschluß führen, sich auf die gegenüberliegende Seite ausbreiten und damit den falschen Eindruck einer bilateralen Erkrankung hervorrufen.

Behandlung der Hautveränderungen

Die Behandlung zielt auf die Förderung einer raschen Heilung der Haut ohne die Bildung massiver Krusten (Abb. 5.**19d**), die in Vernarbung der Nerven und postherpetischer Neuralgie resultieren können:

1. **Die systemische Therapie** besteht in der Gabe von *Aciclovir* (Zovirax) 800 mg Tabletten fünfmal täglich für 7 Tage. Dies reduziert signifikant die Blasenbildung, beschleunigt die Heilung und vermindert die Schmerzen während der eruptiven Phase, besonders bei immunsupprimierten Patienten. Um effektiv zu sein, sollte diese Behandlung so früh wie möglich nach dem Einsetzen des Hautausschlages beginnen. Der Effekt des Medikaments auf die Inzidenz okulärer Komplikationen und chronischer, postherpetischer Neuralgien ist zur Zeit kontrovers. Es ist aber nachgewiesen, daß die systemische Steroidtherapie einen positiven Effekt auf den Schweregrad einer chronischen postherpetischen Neuralgie hat.
2. **Die lokale Therapie** besteht in antiviralen Cremes und Tinkturen (Aciclovir, Idoxuridin) und einer Steroid-Antibiotika-Kombination (Terracortril-Spray). Dies sollte dreimal täglich verordnet werden bis alle Krusten abgefallen sind. Calamina und Stärkepuder fördern die Krustenbildung und sollten vermieden werden.

Klinische Merkmale der okulären Veränderungen

Verschiedene externe Läsionen schließen folgendes ein:

1. **Eine Konjunktivitis** ist eine der häufigsten Komplikationen, die immer mit Vesikeln am Lidrand assoziiert ist. Sie bildet sich gewöhnlich innerhalb einer Woche ohne Behandlung zurück.
2. **Eine Episkleritis** tritt in ungefähr ⅓ der Fälle mit Beginn des Ausschlags auf und wird häufig durch die darüberliegende Konjunktivitis verdeckt.
3. **Eine Skleritis** ist seltener. Sie entwickelt sich gewöhnlich nach einer Woche und beteiligt auch die Hornhaut (Sklerokeratitis).

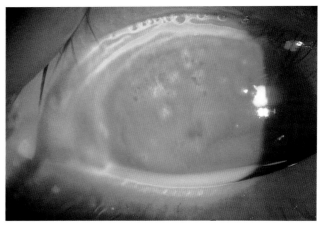

Abb. 5.**20** Korneale Mikrodendriten bei Herpes zoster, angefärbt mit Fluoreszein

Hornhautveränderungen schließen folgendes ein:

1. **Eine punktförmige epitheliale Keratitis** entwickelt sich bei ungefähr 50% der Patienten innerhalb von 2 Tagen nach dem Beginn des Ausschlags. Es wird angenommen, daß die Herde aus geschwollenen Epithelzellen, die replizierende Viren enthalten, bestehen. Die Läsionen, die mit Bengalrosa anfärbbar sind, liegen meist peripher, sind multipel, erhaben, klein und gewöhnlich von Mukus überzogen (filamentöse Keratitis). Die meisten Fälle von punktförmiger epithelialer Keratitis sind vorübergehend und bilden sich ohne Therapie zurück.
2. **Mikrodendritische Ulzera** sind auch häufig und erscheinen innerhalb von 4–6 Tagen (Abb. 5.**20**). Sie lassen sich einigermaßen gut mit Bengalrosa anfärben, aber im Gegensatz zu den dendritischen Ulzera bei HSV, liegen sie gewöhnlich peripher, sind breiter, mehr plaqueartig, ohne zentrale Ulzeration und haben eine mehr sternförmige als dendritische Form.
3. **Eine nummuläre Keratitis,** die in ungefähr ⅓ der Fälle zu beobachten ist, erscheint typischerweise 10 Tage nach dem Beginn des Ausschlags. Sie ist charakterisiert durch multiple, feine, granuläre Ablagerungen (direkt unter der

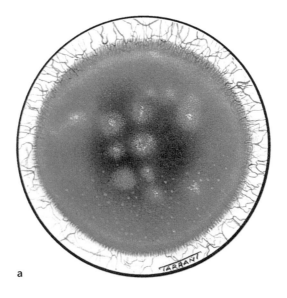

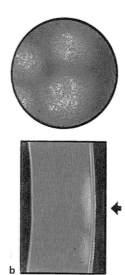

Abb. 5.**21a** u. **b**
Nummuläre Keratitis bei Herpes zoster   **a**   **b**

Bowman-Membran), die von einem Halo stromaler Trübung umgeben sind (Abb. 5.21 a u. b). Zuerst sind sie weiß, werden später jedoch braun. In einigen Fällen bilden sich die Läsionen spurlos zurück, während sie in anderen mit indolenter, chronisch zellulärer Infiltration und sekundärer Lipiddegeneration persistieren. Durch Facettenbildung kann der Visus herabgesetzt werden. Wird sie mit lokalen Steroiden behandelt, reagiert die nummuläre Keratitis genau wie die Stromainfiltrate bei Adenovirusinfektionen; in beiden Fällen verblassen die Läsionen initial, rezidivieren aber, sobald die Therapie zu früh abgesetzt wird.

4. **Eine disziforme Keratitis** entwickelt sich in ungefähr 5% der Fälle 3 Wochen nach dem Beginn des Ausschlags. Sie liegt gewöhnlich zentral, und es geht so gut wie immer eine nummuläre Keratitis voraus. Wird die disziforme Keratitis nicht behandelt, wird sie fast immer chronisch.

Eine *Uveitis anterior* resultiert aus einer angenommenen Virusreplikation, ischämischer Vaskulitis oder lymphozytischer Infiltration von Iris, Stromanerven oder intraokulären Nerven. Die klinischen Veränderungen und die Behandlung werden detailliert in Kapitel 6 abgehandelt.

Viele Fälle akuter retinaler Nekrose sind assoziiert mit VZV (Varicella-zoster-Virus) ohne das Vorhandensein einer Varicella- oder Zosterinfektion am übrigen Körper.

Behandlung der okulären Veränderungen

Eine *geringe Beteiligung*, wie korneale mikrodendritische Ulzera, einige Fälle nummulärer Keratitis und die meisten Fälle mit Episkleritis, sind selbstlimitierend und erfordern keine Therapie, obwohl indolente Episkleritiden und Skleritiden orales Flurbiprofen (Froben) 100 mg dreimal täglich erfordern können.

Eine *schwere Beteiligung* wird mit lokalen Steroiden behandelt, häufig ist eine Langzeittherapie erforderlich. Lokales Aciclovir allein ist bei schwerer okulärer Entzündung unzureichend und, obwohl es länger benötigt als Steroide, um mildere Fälle zu beruhigen, neigt es nicht zu Rezidiven. Die Kombinationsbehandlung mit Steroiden und Aciclovir ist wahrscheinlich besser als Steroide allein, es treten etwas weniger Reboundentzündungen auf. Es ist unbedingt erforderlich, die Medikamente langsam zu reduzieren, da ein plötzliches Absetzen zu einem Rezidiv führen kann.

Neurologische Komplikationen

Hirnnervenlähmungen des 3. (am häufigsten), 4. und 6. Nervs sind relativ häufig. Die spontane Erholung tritt innerhalb von 6 Monaten ein. Eine *Neuritis nervi optici* ist in einem von 400 Fällen zu beobachten. Eine *Enzephalitis* ist relativ selten und nur bei schweren Infektionen festzustellen. Eine *kontralaterale Hemiplegie* ist ebenfalls selten und meist gering ausgeprägt. Sie entwickelt sich typischerweise 2 Monate nach dem Beginn des Ausschlags.

Chronische Phase

Hautveränderungen

Typisch sind die wie ausgestanzt erscheinenden Narben, mit variablen Graden von Hyper- und Hypopigmentierung. Eine Ptosis kann auftreten als Folge von Lidnarben. Sie kann verbunden sein mit Trichiasis, Wimpernverlust, Ektropium, Entropium und Lideinziehungen.

Okuläre Veränderungen

1. **Eine mukussezernierende Konjunktivitis** ist eine häufige, chronische Veränderung, die begleitet sein kann von lipidgefüllten Granulomen unter der tarsalen Konjunktiva und submuköser Vernarbung (Abb. 5.22).
2. **Eine Skleritis** wird häufig chronisch und führt zu Flecken skleraler Atrophie. Eine nicht beachtete Sklerokeratitis kann zu progressiver Vernarbung der Hornhaut führen (Abb. 5.23 a u. b).
3. **Eine nummuläre Keratitis** kann für viele Monate persistieren, die peripheren Läsionen bilden manchmal Facetten, die später vaskularisiert und von Lipiden infiltriert werden.
4. **Eine disziforme Keratitis,** die nicht beachtet wird, kann zu Narben, Vaskularisation und Lipidablagerung führen (s. Abb. 5.42).
5. **Neurotrophe und Expositionskeratitis** (Keratopathia e lagophthalmo) können eine schwere Ulzeration, eine sekundäre Infektion und selbst eine Perforation zur Folge haben. Die Therapie wird an anderer Stelle besprochen.
6. **Eine Muköse-Plaque-Keratitis** kann sich in ungefähr 5% der Fälle zu jeder Zeit zwischen 1 Woche und 2 Jahren

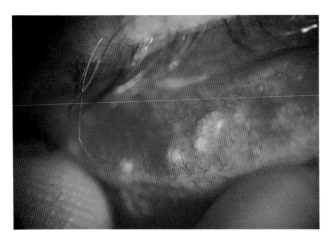

Abb. 5.**22**   Mukussezernierende Konjunktivitis mit lipidgefüllten Granulomen bei Herpes zoster

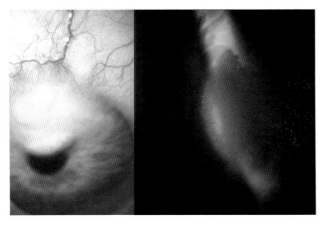

Abb. 5.**23**   Sklerosierende Keratitis bei Herpes zoster

nach dem Beginn des Ausschlags entwickeln, aber am häufigsten zwischen dem 3. und 6. Monat. Sie ist charakterisiert durch den plötzlichen Beginn einer ziliaren Injektion und der Produktion von mukösen Plaqueablagerungen auf der Oberfläche eines diffus geschwollenen Epithels (Abb. 5.24). Von einem Tag zum anderen variieren die Plaques in Größe, Form und Anzahl. Die weißgraue Plaque ist mit der Oberfläche verhaftet, hat scharf begrenzte Ränder und kann linear oder verzweigt sein. Sie wird gewöhnlich von diffuser Stromatrübung, Limbitis oder verminderter Hornhautsensibilität begleitet. Wenn die Plaque eine dendritiforme Gestalt annimmt, kann sie mit dendritischen Ulzera, verursacht durch Herpes simplex, verwechselt werden. Muköse Plaques sind sehr gut mit Bengalrosa anzufärben und mittelmäßig gut mit Fluoreszein. Nach ungefähr 3 Monaten verschwinden die Plaques und hinterlassen eine blasse, diffuse Hornhauttrübung. Während des aktiven Stadiums besteht die Behandlung in einer Kombination aus lokalen Steroiden und Acetylcystein.

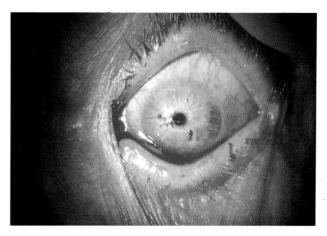

Abb. 5.**24**   Muköse-Plaque-Keratitis bei Herpes zoster

Postherpetische Neuralgie

Eine Neuralgie, die schwer und chronisch ist, betrifft ungefähr 7% der Patienten. Sie kann konstant oder intermittierend, schwer und stechend sein, wie bei Tic douloureux. Der Schmerz kann ausgeprägter in der Nacht und durch Berührung und Hitze verstärkt sein. Im allgemeinen bessert er sich mit der Zeit langsam, obgleich er zu Depressionen führen kann, manchmal so schwer, daß Selbstmordgefahr besteht. Unglücklicherweise ist die Therapie oft ineffektiv.

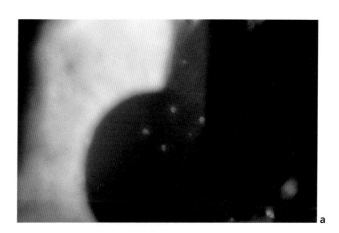

Rückfallphase

Rückfälle oder rezidivierende Läsionen können noch bis zu 10 Jahre nach den akuten Veränderungen auftreten. Ihnen voraus geht oft die plötzliche Wegnahme oder Reduktion lokaler Steroide. Die am häufigsten auftretenden Veränderungen sind Episkleritis, Skleritis, Iritis, Glaukom und nummuläre, disziforme und Muköse-Plaque-Keratitis.

Es muß daran erinnert werden, daß alle diese Veränderungen isoliert auftreten können, da der initiale Zosterschub vom Patienten vergessen worden sein kann oder so mild verlaufen ist, daß keine Diagnose erfolgte.

Oberflächliche punktförmige Keratitis Thygeson

Die oberflächliche punktförmige Keratitis Thygeson ist eine seltene, gewöhnlich beidseitige, nicht ansteckende, chronische Keratitis, charakterisiert durch Rezidive und Exazerbationen. Eine virale Ätiologie wird angenommen, ist aber nicht bewiesen.

Die Untersuchung läßt eine oberflächliche Keratitis, bestehend aus sternförmigen, runden oder ovalen Konglomeraten distinkter, granulärer, grauweißer, intraepithelialer Punkte erkennen, einige von diesen können mit einer geringen subepithelialen Trübung verbunden sein (Abb. 5.**25**a u. **b**). Die Konjunktiva ist nicht beteiligt. Die Erkrankung bildet sich spontan nach einigen Jahren zurück.

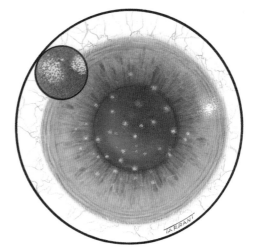

Abb. 5.**25**a u. **b**   Oberflächliche punktförmige Keratitis Thygeson

Die Behandlung zielt auf die Beseitigung der Symptome während der Exazerbationen. Einige Patienten mit relativ geringer Beteiligung können mit einfachen Gleitmitteln behandelt werden. Lokale Steroide sind gewöhnlich effektiv in der Unterdrückung der Keratitis, obwohl sie den Verlauf der Erkrankung prolongieren können. Die wenigen steroidresistenten Patienten können mit weichen Kontaktlinsen behandelt werden. Trifluorthymidin-Augentropfen können auch hilfreich sein.

Erkrankungen der peripheren Hornhaut

Dellen

Dellen bestehen aus umschriebenen Arealen kornealer Verdünnung, die infolge einer Instabilität des Tränenfilms auftreten. Die 3 Hauptursachen sind *(1) erhabene Limbusveränderungen, (2) harte Kontaktlinsen* und *(3) idiopathisch* bei älteren Personen.

Die Untersuchung zeigt untertassenartige Verdünnungen der peripheren Hornhaut, die auf lokaler Dehydratation des kornealen Stromas und Zusammendrängen seiner Lamellen beruht (Abb. 5.26a u. b). Wenn die Hornhaut nicht wieder hydriert wird, kann das Stroma einer sekundären Degeneration unterliegen, die zu umschriebener Vernarbung und Vaskularisation führt. In der Mehrheit der Fälle ist die Veränderung jedoch völlig harmlos und vorübergehend.

Die Behandlung besteht in der Beseitigung der Ursache und Förderung der kornealen Rehydrierung durch Verband und Einsatz von Gleitmitteln.

Randfurchenkeratitis (Keratitis marginalis)

Die marginale Keratitis (Katarrhulkus) ist eine häufige Erkrankung, die auf eine Hypersensitivitätsreaktion auf Staphylokokkenexotoxine zurückgeführt wird. Sie ist besonders häufig bei Patienten, die an einer chronischen Staphylokokkenblepharitis leiden.

Die Untersuchung früherer Fälle zeigt subepitheliale Infiltrate, die durch eine Zone klarer Hornhaut vom Limbus getrennt sind (Abb. 5.27a u. b). Die 10-, 2-, 4- oder 8-Uhr-Positionen sind am häufigsten zuerst betroffen. Dann breiten sie sich über die Zirkumferenz aus und werden von einem Zusammenbruch des darüberliegenden Epithels begleitet. Es entsteht ein fluoreszeinpositives Ulkus. Innerhalb weniger Tage überbrücken Blutgefäße die klare Hornhautzone und die Auflösung beginnt.

Die Behandlung mit lokalen Steroiden für kurze Zeit fördert die Rückbildung sehr effektiv. Um ein Rezidiv zu verhindern, sollte eine assoziierte, chronische Staphylokokkenblepharitis ebenfalls behandelt werden.

Keratitis bei Rosazea

Acne rosacea ist eine häufige, aber oft nicht diagnostizierte Hauterkrankung unbekannter Ätiologie, die typischerweise Frauen im Alter zwischen 30 und 50 Jahren betrifft. Okuläre Komplikationen treten in ungefähr 20% der Fälle vor dem Beginn der Hautveränderungen auf.

Hautveränderungen

Die Untersuchung der Haut zeigt eine chronische Hyperämie des Gesichts. Gewöhnlich sind Nase, zentrale Stirn und obere Wangen beteiligt. Die Errötung der Areale kann durch Aufnahme von Alkohol oder gewürzte Speisen induziert werden. Andere Veränderungen umfassen variable Grade von Teleangiektasie, Papeln, Pusteln (Abb. 5.28a u. b) und hypertrophische Talgdrüsen (Abb. 5.28c), die zu vermehrter Talgdrüsenproduktion führen. *Rhinophym* ist die am weitesten fortgeschrittene Form der Erkrankung (Abb. 5.28d). Die Diagnose

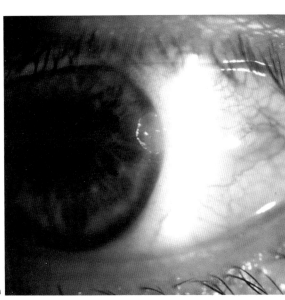
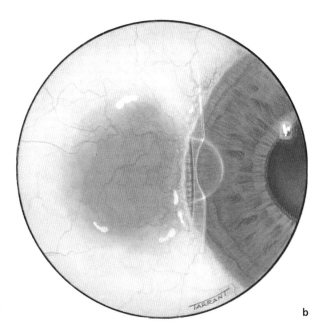

a   b

Abb. 5.**26a** u. **b**   Dellen

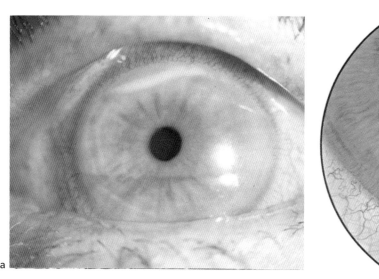
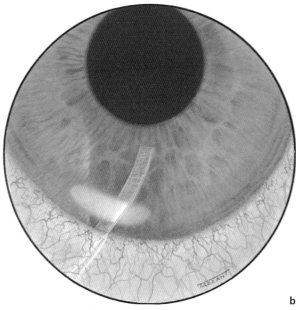

Abb. 5.**27a** u. **b** Katarrhulkus

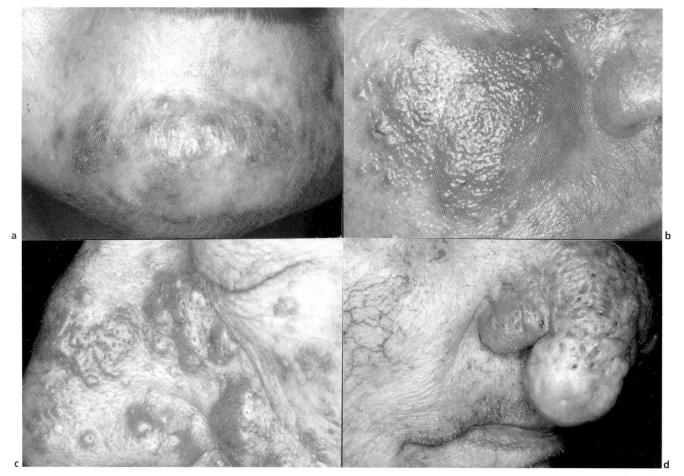

Abb. 5.**28a–d** Hautveränderungen bei Acne rosacea. **a** Teleangiektasie des Kinns, **b** Ausgeprägte Wangenbeteiligung, **c** Hypertrophie der Talgdrüsen, **d** Rhinophym

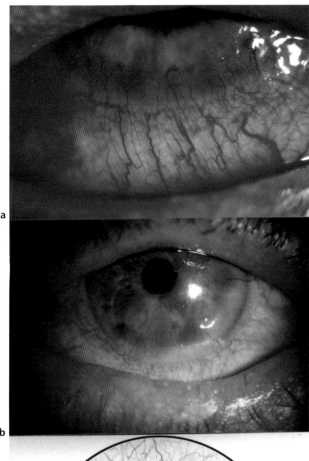

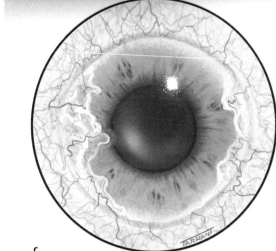

Abb. 5.29 a–c Rosazeakeratitis
a Periphere Vaskularisation
b Pannusbildung und Vernarbung
c Ausgeprägte Verdünnung

einer Rosazea wird jedoch häufig übersehen, teilweise, weil viele Patienten nur geringe Symptome haben, wie Teleangiektasie, und in der Anamnese leichtes Erröten des Gesichts. Es besteht keine Assoziation zwischen Schweregrad der Hautmanifestationen und dem Ausmaß der okulären Beteiligung.

Die Behandlung der Hautveränderungen besteht in systemischen Tetrazyklinen (oder einem Äquivalent) und/oder lokalem Metronidazol Gel.

Keratitis

Klinische Veränderungen

Eine Keratitis tritt in ungefähr 5% der Fälle auf und kann verschiedene Formen annehmen:

1. **Punktförmige Epitheliopathie** der unteren ²/₃ der Hornhaut.
2. **Periphere Vaskularisation,** besonders mit Einbeziehung der inferotemporalen und inferonasalen Quadranten, gefolgt von subepithelialen Infiltraten zentral der Gefäße (Abb. 5.29a). In schweren Fällen kann eine Pannusbildung die Sehachse beeinträchtigen (Abb. 5.29b).
3. **Eine Verdünnung** tritt entweder durch den Rückgang der Infiltrate oder eine deutliche Ulzeration auf (Abb. 5.29c). Perforationen können gelegentlich infolge ausgeprägter peripherer oder zentraler Hornhauteinschmelzungen entstehen, die durch den exzessiven Gebrauch lokaler Steroide bedingt sein können.

Chronische posteriore Blepharits (primäre Meibomitis) und rezdivierende Chalazien sind sehr häufig bei Patienten mit Rosazea.

Behandlung

Die lokale Therapie mit Steroidtropfen stellt ein sehr effektives Kurzzeitmittel zur Behandlung von Keratitis und Konjunktivitis dar.

Die systemische Therapie erfolgt mit einem der folgenden Antibiotika:

1. **Tetrazykline** 250 mg viermal täglich für 1 Monat, gefolgt von 250 mg täglich für mindestens 6 Monate (oder zweimal täglich die ganze Zeit über), sind gewöhnlich erfolgreich bei der Beseitigung sowohl der okulären als auch der Hautläsionen. Die Kontraindikationen der Tetrazyklintherapie werden in Kapitel 4 diskutiert. Der therapeutische Effekt des Tetrazyklins scheint nicht mit einer seiner antibakteriellen Aktionen verbunden zu sein.
   Obwohl Tetrazykline die Erkrankung unterdrücken, aber nicht heilen, hält die Befundbesserung gewöhnlich noch 6 Monate nach dem Absetzen der Therapie an. Eine vorsichtige, allmähliche Reduktion kann für okuläre Läsionen erforderlich sein.
2. **Doxycyclin** ist auch effektiv und kann eingesetzt werden, wenn Tetrazykline nicht angebracht sind. Im Gegensatz zu Tetrazyklin sollte es während der Mitte der Mahlzeit gegeben werden, um gastrointestinale Störungen zu vermeiden. Die initiale Tagesdosis sind 100 mg. Nach 1 Monat wird sie reduziert auf 50 mg für die Dauer eines Monats, im Anschluß daran erhält der Patient 50 mg jeden 2. Tag während eines Monats, dann wird das Medikament abgesetzt. Als Alternative können während der ganzen Zeit 100 mg jeden 2. Tag gegeben werden.

Phlyktänulose

Die Phlyktänulose ist eine seltene Erkrankung, die vorwiegend Kinder betrifft. Obwohl die Tuberkulose in der Vergangenheit als häufiger ätiologischer Faktor angenommen wur-

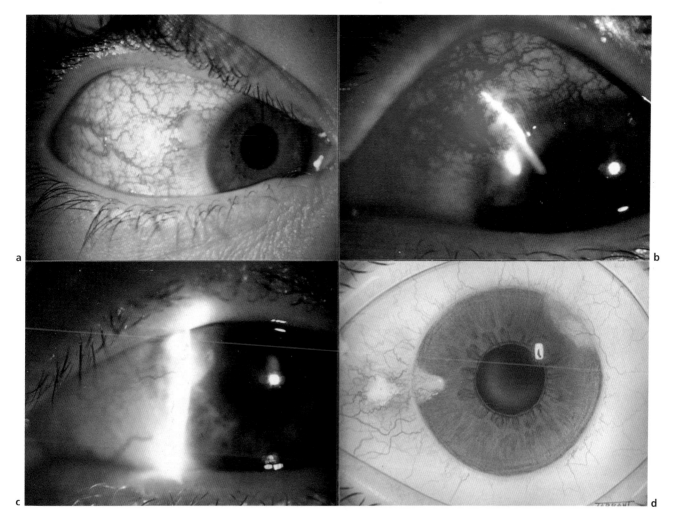

Abb. 5.**30a–d** Phlyktänulose. **a** Konjunktivale Phlyktäne, **b** Limbale Phlyktäne, **c** Verheilte korneale Phlyktäne, **d** Photomontage mit verschiedenen Stadien der Phlyktänulose

de, nimmt man derzeit an, daß die Phlyktänulose wahrscheinlich durch eine unspezifische, verzögerte Hypersensitivitätsreaktion auf Staphylokokken oder andere bakterielle Antigene hervorgerufen wird. Die meisten Fälle verlaufen selbstlimitierend, sehr selten ist die Erkrankung schwer und kann sogar zur Erblindung führen.

Die klinische Manifestation, selbst bei relativ gering ausgeprägten Fällen, besteht in Photophobie, Tränen und Blepharospasmus, der sehr störend sein kann.

Die Untersuchung der konjunktivalen Phlyktäne zeigt einen kleinen rosa-weißen Knoten in der Nähe des Limbus, umgeben von Hyperämie (Abb. 5.**30a**). Sie ist gewöhnlich vorübergehend und bildet sich spontan zurück. Eine korneale Phlyktäne beginnt am Limbus (Abb. 5.**30b**), und sie kann entweder spontan zurückgehen oder sich radial auf die Hornhaut ausdehnen. Sehr selten kann sie zu schwerer Ulzeration und Perforation führen. Eine abgeheilte Phlyktäne hinterläßt gewöhnlich eine dreieckige Narbe mit der Basis zum Limbus (Abb. 5.**30c** u. **d**).

Die kurzzeitige Therapie mit lokalen Steroiden fördert gewöhnlich die Rückbildung. Bei den seltenen resistenten Fällen können systemische Tetrazykline erforderlich werden.

Jede assoziierte chronische Staphylokokkenblepharitis sollte ebenfalls behandelt werden.

Marginale Degeneration Terrien

Die Terrien-Erkrankung ist eine seltene Verdünnung der peripheren Hornhaut. Ungefähr 75% der betroffenen Patienten sind Männer, $^2/_3$ hiervon sind älter als 40 Jahre. Die Veränderungen sind gewöhnlich beidseits, obwohl der Schweregrad der Beteiligung asymmetrisch sein kann.

Die Untersuchung früher Fälle zeigt feine, gelbweiße, punktförmige stromale Trübungen, die häufig mit einer geringen oberflächlichen Vaskularisation verbunden sind. Die Veränderungen beginnen gewöhnlich im oberen Anteil der Hornhaut und sind vom Limbus durch eine klare Zone getrennt. Bei einer flüchtigen Untersuchung können sie mit einem Arcus senilis verwechselt werden. Dieses Stadium ist gewöhlich asymptomatisch und die Progression extrem langsam. Schließlich kann die Verdünnung zur Bildung einer peripheren Rinne führen, deren äußerer Rand allmählich ansteigt, während der zum Zentrum gelegene steil ist. Dieser scharfe Rand kann durch eine weißgraue Linie demarkiert werden oder dichte, gelbweiße Lipidablagerungen zeigen (Abb. 5.31a). Obwohl der Boden der Rinne dünn wird und vaskularisiert (Abb. 5.31c), bleibt das darüberliegende Epithel intakt und läßt sich nicht mit Fluoreszein färben. Die Verdünnung breitet sich langsam über die Zirkumferenz aus, oft resultieren oben eine Ektasie und unten eine Furche. Die Sehschärfe geht allmählich infolge des zunehmenden Astigmatismus zurück. Einige Patienten entwickeln Episoden mit schwächenden Schmerzen und Entzündung.

Komplikationen umfassen folgende:

1. **Pseudopterygien** können sich an anderen Positionen als den 3 und 6 Uhr Meridianen entwickeln. Sie wachsen unter einem schrägen Winkel auf die Hornhaut und können zu einem frühen Zeitpunkt auftreten, wenn die Verdünnung noch sehr gering ist (Abb. 5.31b).
2. **Eine Perforation** ist selten und kann eine Keratoplastik erfordern.
3. **Ein ausgeprägter Astigmatismus** kann auch mit einer halbmondförmigen Exzision der Rinne und Naht der „gesünderen" Ränder behandelt werden.

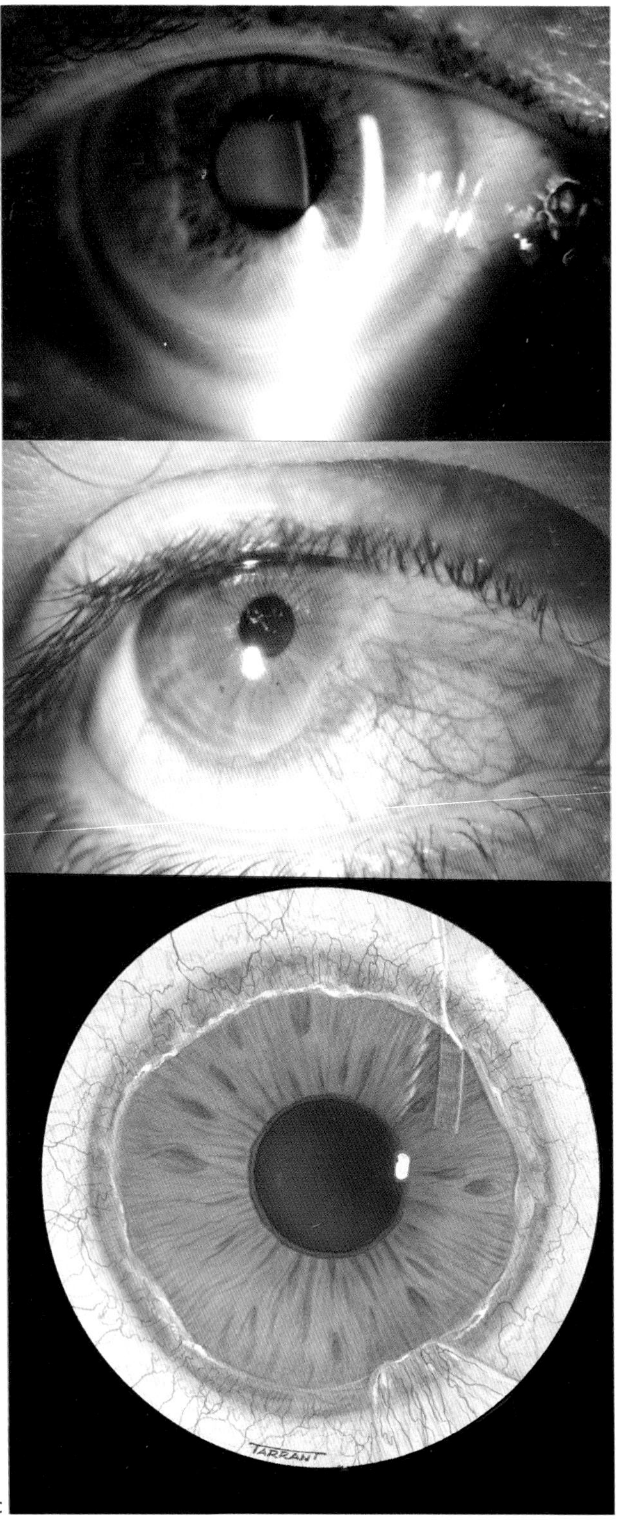

Ulkus Mooren

Ulkus Mooren (Ulcus rodens) ist eine sehr seltene, periphere, ulzerative Keratitis, von der angenommen wird, daß sie durch eine ischämische Nekrose infolge einer Vaskulitis der Limbusgefäße zustande kommt. Es konnte gezeigt werden, daß die Konjunktiva neben dem Ulkus Enzyme, wie Kollagenase und Proteoglykonase, produziert, was ebenfalls kausale Bedeutung haben kann. Die 2 Formen des Ulkus Mooren sind *eine limitierte Form*, die gewöhnlich einseitig auftritt und meist ältere Personen betrifft und *eine progressive Form*, die beidseitig ist und typischerweise bei jüngeren Individuen zu sehen ist.

Die Untersuchung früherer Fälle zeigt Flecken grauer Infiltrate in der Nähe des Hornhautrandes. Diese breiten sich langsam aus, unterminieren dabei am fortschreitenden Rand das Hornhautepithel sowie die oberflächlichen kornealen Lamellen und bilden einen überhängenden Rand (Abb. 5.32). Die Ausbreitung kann selbstlimitierend sein oder progressiv. In schweren progressiven Fällen bezieht die Ulzeration die gesamte Zirkumferenz der Hornhaut ein (Abb. 5.33), und sie kann sich auch nach zentral ausbreiten (Abb. 5.34). Hinter dem aktiven Rand des Ulkus beginnt die Heilung von der Peripherie aus unter Hinterlassung einer dünnen, vaskularisierten und trüben Hornhaut (Abb. 5.35). Eine sekundäre Katarakt kann entstehen, aber eine Perforation ist selten.

Die Behandlung ist häufig schwierig und schließt folgende Möglichkeiten ein:

1. **Die lokale Therapie** mit Steroiden in stündlichen Abständen ist der initiale Ansatz.
2. **Die systemische Therapie** mit Ciclosporin, Steroiden und zytotoxischen Medikamenten (Cyclophosphamid, Azathioprin oder Methotrexat) kann bei Patienten mit beidseitiger, simultaner Ulzeration erforderlich sein, da sie die schlechteste Prognose haben und am schwierigsten zu behandeln sind.
3. **Eine konjunktivale Exzision,** ungefähr 3 mm vom Limbus und parallel zum Ulkus, kann bei einigen Fällen, die nicht auf die systemische Therapie ansprechen, effektiv sein.

Abb. 5.**31a–c** Marginale Degeneration Terrien
a Frühstadium mit gelb-weißen Lipidablagerungen
b Pseudopterygium
c Spätstadium mit Verdünnung der Zirkumferenz

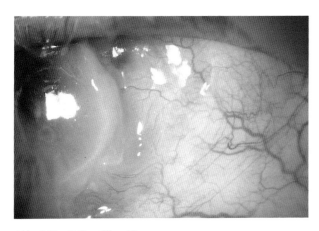

Abb. 5.**32**   Frühes Ulkus Mooren

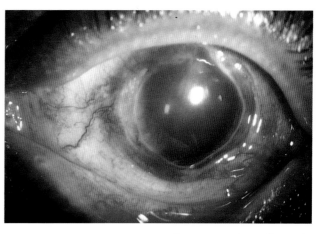

Abb. 5.**33**   Weiter fortgeschrittenes Ulkus Mooren mit Beteiligung der Zirkumferenz

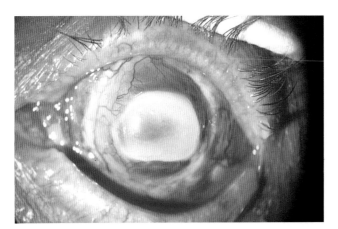

Abb. 5.**34**   Ulkus Mooren mit zentraler Ausbreitung

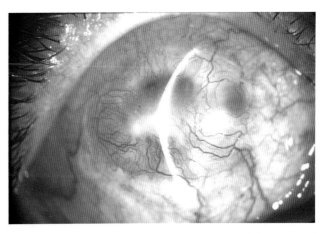

Abb. 5.**35**   Verheiltes Ulkus Mooren mit kornealer Vaskularisation und Trübung

Keratitis bei Kollagenosen

Das Vorhandensein ausgeprägter, persistierender, peripherer, kornealer Infiltration, Ulzeration oder Verdünnung, nicht erklärt durch eine koexistente okuläre Erkrankung, sollte die sofortige Suche nach einer assoziierten Kollagenose initiieren. Die vier Haupterkrankungen, an die gedacht werden sollte, sind *rheumatoide Arthritis, systemischer Lupus erythematodes, Polyarteriitis nodosa* und *Wegener-Granulomatose.* Die okulären Läsionen können gelegentlich der klinischen Manifestation der systemischen Erkrankung vorausgehen.

Keratitis bei rheumatoider Arthritis

Klinische Veränderungen

Die rheumatoide Arthritis ist die häufigste Kollagenose mit Beteiligung der peripheren Hornhaut. Die beiden anderen okulären Komplikationen sind Keratoconjunctivitis sicca und Skleritis. Die folgenden peripheren Hornhautveränderungen können primär auftreten oder sekundär als Folge einer Skleritis:

1. **Eine sklerosierende Keratitis** ist charakterisiert durch eine allmähliche periphere Verdickung und Trübung des Stromas neben dem Skleritisareal. Der Prozeß kann nach zentral fortschreiten und kompliziert werden durch Vernarbung, Vaskularisation und Lipidablagerung.
2. **Eine periphere Hornhautverdünnung** („Kontaktlinsenhornhaut") ist charakterisiert durch eine allmähliche Resorption des peripheren Hornhautgewebes ohne Beteiligung des Epithels. Weil der zentrale Anteil der Kornea normal bleibt, ähnelt der Befund einer auf dem Auge befindlichen Kontaktlinse (Abb. 5.**36**).
3. **Eine akute stromale Keratitis** ist charakterisiert durch oberflächliche und/oder im mittleren Stroma gelegene periphere Infiltrate in Verbindung mit einer nichtnekrotisierenden Skleritis (Abb. 5.**37**). Spätkomplikationen schließen diffuse periphere Trübung und Vaskularisation und gelegentlich epithelialen Zusammenbruch und stromale Einschmelzung ein.
4. **Eine periphere Hornhauteinschmelzung** ist ein akutes schwerwiegendes Krankheitsbild. Sie kann auftreten in einem Gebiet bereits verdünnter peripherer Hornhaut vom Kontaktlinsentyp, nicht assoziiert mit einer Entzündung

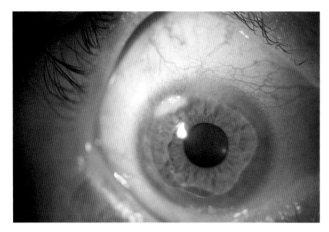

Abb. 5.**36** „Kontaktlinsenhornhaut" bei rheumatoider Arthritis – das Infiltrat ist eine ungewöhnliche Veränderung

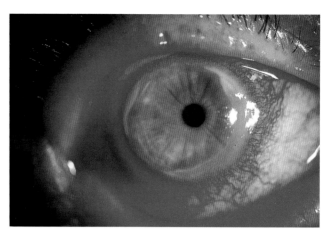

Abb. 5.**37** Akute stromale Keratitis bei rheumatoider Arthritis

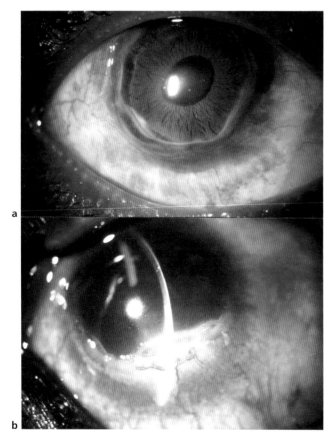

Abb. 5.**38a** u. **b** Periphere Hornhauteinschmelzung bei rheumatoider Arthritis
a Ohne Entzündung
b Mit Entzündung

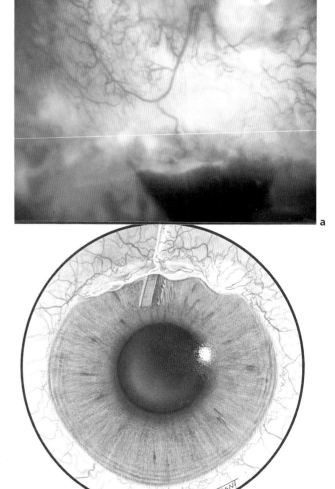

Abb. 5.**39a** u. **b** Periphere Sklerokeratitis bei Polyarteriitis nodosa
a Frühe Beteiligung
b Späte Beteiligung mit ausgedehnter Verdünnung und Vernarbung

(Abb. 5.38 a), oder häufiger, bei intensiver Entzündung am Limbus (Abb. 5.38 b). In einigen Fällen schmilzt das ganze Hornhautstroma innerhalb weniger Tage ein und führt zur Deszemetozelenbildung.

Behandlung

1. **Lokale Steroide** können hilfreich sein bei akuter stromaler Keratitis, aber sie sollten bei peripherer kornealer Rinnenbildung und Keratolyse vermieden werden, da eine weitere Hornhautverdünnung und mögliche Perforation induziert werden können.
2. **Eine systemische Therapie** mit Steroiden und/oder zytotoxischen Medikamenten ist bei aktiver Skleritis erforderlich (s. unten).
3. **Eine konjunktivale Exzision** kann bei einigen therapierefraktären Fällen die Progression der Hornhautfurchenbildung aufhalten.
4. **Eine Keratoplastik** kann erforderlich werden, entweder notfallmäßig zur Verhinderung einer Perforation oder wahlweise zur Visusrehabilitation.

Keratitis bei systemischem Lupus erythematodes

Die häufigste okuläre Komplikation eines systemischen Lupus erythematodes (SLE) ist die punktförmige epitheliale Keratopathie. Die 3 Formen der peripheren Hornhautveränderungen sind:

1. Eine asymptomatische nicht infiltrative marginale Verdünnung.
2. Eine marginale Infiltration.
3. Eine marginale Ulzeration mit Infiltration und Vaskularisation.

Andere okuläre Komplikationen des SLE schließen Keratoconjunctivitis sicca, Skleritis, retinale Vaskulitis und Optikusneuropathie ein.

Keratitis bei Polyarteriitis nodosa und Wegener-Granulomatose

Die Untersuchung früherer Fälle zeigt beidseitige marginale Stromainfiltrate. Das darüberliegende Epithel dekompensiert und das anteriore Stroma beginnt zu ulzerieren. Die Ulzeration breitet sich über die Zirkumferenz aus und kann auch, wie das Ulkus Mooren, nach zentral reichen. Der Prozeß kann auch die Sklera miteinbeziehen, dies ist beim Ulkus Mooren nicht der Fall (Abb. 5.39 a u. b).

Die Behandlung mit lokalen Steroiden ist ineffektiv, obwohl eine systemische Therapie mit einer Kombination aus Steroiden und Cyclophosphamid bessern kann.

Andere okuläre Komplikationen der Polyarteriitis nodosa umfassen Skleritis, choroidale Vaskulitis, retinale Vaskulitis und anteriore ischämische Optikusneuropathie. Andere okuläre Komplikationen der Wegener-Granulomatose umfassen orbitale Erkrankung, Skleritis, Konjunktivitis, Uveitis, retinale Vaskulitis und anteriore ischämische Optikusneuropathie.

▌Hornhautdegenerationen

Altersabhängige Degenerationen

Arcus senilis

Der Arcus senilis ist diejenige periphere Hornhauttrübung, die am häufigsten gesehen werden kann. Er kann assoziiert sein mit familiären und nichtfamiliären Dyslipoproteinämien, kann aber auch ohne prädisponierende Faktoren auftreten. Eine Hyperlipoproteinämie, am bedeutendsten ist Typ II, ist häufig mit beidseitigem Arcus assoziiert. Weniger häufig besteht die Assoziation mit Typ III, IV und V. Das Vorhandensein eines Arcus senilis ist auch abhängig vom Alter und wird eigentlich bei allen Personen, die älter als 80 Jahre sind, gefunden. Ein einseitiger Arcus senilis ist ein seltener Befund, der mit einer Karotiserkrankung oder okulären Hypotonie verbunden ist. Ein Arcus senilis ist auch bei Patienten mit Schnyder-kristalline-Hornhautdystrophie ohne Dyslipoproteinämie festgestellt worden.

Die Untersuchung zeigt beidseitige Lipidablagerungen, die in der oberen und unteren perilimbalen Hornhaut beginnen und über die Zirkumferenz fortschreiten, um ein Band von 1 mm Breite zu formen (Abb. 5.40, rechte Seite). Der zentrale Rand des Bandes ist diffus, während die steile periphere Kante vom Limbus durch eine klare Zone abgegrenzt ist. Dieser klare Zwischenraum kann gelegentlich einer geringen Verdünnung unterliegen (senile Furche). Histologische Studien haben gezeigt, daß die Lipide zuerst in der vorderen Hälfte der Descemet-Membran und dann im anterioren Stroma, direkt unter der Bowman-Membran, abgelagert werden.

Weißer Vogt-Limbusgürtel

Der Vogt-weiße-Limbusgürtel ist ein häufiger, unschädlicher, altersabhängiger Befund, charakterisiert durch beidseitige, enge, halbmondförmige Linien aus kreideartigen Flecken im Bereich der Lidspalte, entlang des nasalen und temporalen Limbus (Abb. 5.40, linke Seite). Es gibt 2 Formen: 1 ist vom Limbus durch einen klaren Zwischenraum getrennt, 2 nicht.

Cornea farinata

Die Cornea farinata ist ebenfalls eine unschädliche Veränderung, charakterisiert durch das Vorhandensein winziger, gewöhnlich beidseitiger, flußspatartiger Ablagerungen im tiefen Hornhautstroma, am prominentesten zentral (Abb. 5.40, linke Seite).

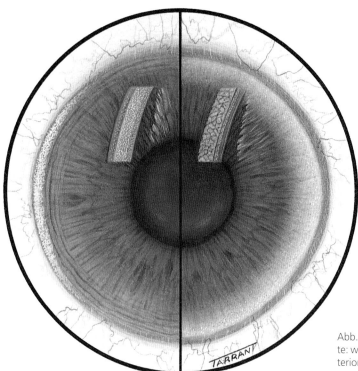

Abb. 5.**40**   Altersabhängige Hornhautdegenerationen. Linke Bildhälfte: weißer Vogt-Limbusgürtel und Cornea farinata; rechte Bildhälfte: anteriores Krokodilchagrin und Arcus senilis

Krokodilchagrin

Krokodilchagrin ist charakterisiert durch das Vorhandensein von gewöhnlich asymptomatischen, grauweißen, polygonalen stromalen Trübungen, die durch relativ klare Räume voneinander getrennt sind (Abb. 5.**40**, rechte Seite). Die Trübungen beteiligen am häufigsten die vorderen ²/₃ des Stromas (anteriores Krokodilchagrin), obwohl sie gelegentlich auch weiter hinten gefunden werden (posteriores Krokodilchagrin).

Cornea guttata

Die Cornea guttata besteht aus fokalen Kollagenakkumulationen auf der Rückfläche der Descemet-Membran. Sie werden anscheinend aus abnormen Endothelzellen gebildet und erscheinen als Warzen oder Vorsprünge der Descemet-Membran.

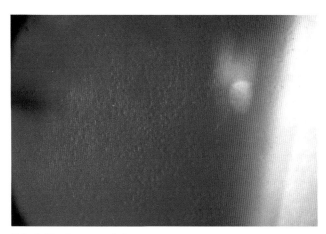

Abb. 5.**41**   Cornea guttata

Die Untersuchung mit der Endothelmikroskopie zeigt feine dunkle Flecken, die durch eine Unterbrechung des regulären Endothelmosaiks bedingt sind (Abb. 5.**41**). In fortgeschritteneren Fällen entsteht das Bild des „gehämmerten Metalls" oder assoziierte Melaninpigmentablagerungen liegen auf dem Endothel. Wenn die Veränderungen peripher zu finden sind, werden sie als Hasall-Henle-Körperchen (Warzen) bezeichnet und haben keine Bedeutung, sie zeigen lediglich das Altern an. Der Ausdruck „Cornea guttata" ist reserviert für identische Läsionen, die aber zentral liegen. Gewöhnlich sind auch diese unschädlich, obwohl sie selten das Frühstadium einer Fuchs-Dystrophie anzeigen können (s. unten).

Lipidkeratopathie

Die Lipidkeratopathie ist eine Hornhautdegeneration, die sich in 2 Formen präsentiert: die *primäre Lipidkeratopathie* ist selten und tritt spontan in einer avaskulären Hornhaut auf; die *sekundäre Lipidkeratopathie* ist viel häufiger und assoziiert mit einer früheren okulären Verletzung oder einer Erkrankung, die zur Hornhautvaskularisation führt. Die häufigsten Ursachen sind Herpes simplex und Herpes zoster disziforme Keratitis.

Die Untersuchung zeigt weiße oder gelbliche Hornhautstroma-Ablagerungen bestehend aus Cholesterol, Fetten und Phospholipiden. Die sekundäre Form ist mit Hornhautvaskularisation verbunden (Abb. 5.**42**). Ohne Therapie ist die vaskularisierte Lipidkeratopathie eine progressive Erkrankung, die eine Verschlechterung der Sehschärfe verursacht.

Die Behandlung besteht zuerst in der Kontrolle der primären entzündlichen Erkrankung und anschließend der Lipidablagerungen. In einigen Fällen kann eine langsame Resorption

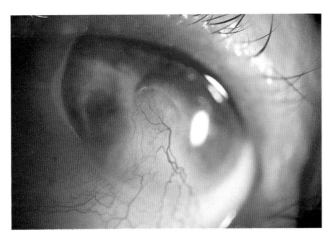

Abb. 5.**42** Lipidkeratopathie

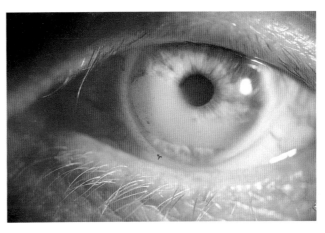

Abb. 5.**43** Bandkeratopathie

der Lipidinfiltrate durch Argon-Laser-Photokoagulation der Versorgungsgefäße induziert werden. Voraussetzung ist deren Identifikation mittels Fluoreszenz-Angiographie. Ein Hornhauttransplantat ist eine alternative Behandlung, wenn die Lasertherapie nicht angebracht oder ineffektiv ist.

Bandkeratopathie

Die Bandkeratopathie ist eine relativ häufige Erkrankung, charakterisiert durch Ablagerungen von Kalziumsalzen im subepithelialen Raum und dem anterioren Anteil der Bowman-Membran. Die 4 Hauptursachen, geordnet nach der Häufigkeit ihres Auftretens, sind *(1) chronische Iridozyklitis,* besonders bei Kindern, *(2) idiopathisch* bei älteren Menschen, *(3) Phthisis bulbi* und *(4) erhöhte Serum-Kalzium- oder -Phosphat-Spiegel.*

Die Untersuchung zeigt charakterischerweise eine interpalpebrale Verteilung der Veränderungen. Ein klarer Zwischenraum grenzt den steilen Rand des Bandes vom Limbus ab (Abb. 5.**43**). Die Spaltlampenuntersuchung läßt Löcher in den Kalzium-Plaques erkennen, von denen angenommen wird, daß sie Nervenkanäle in der Bowman-Membran repräsentieren. Transparente Spalten, durch Sprünge oder Risse im Kalzium, können auch gesehen werden.

Die Behandlung ist mit den folgenden Methoden aus visuellen oder kosmetischen Gründen indiziert:

1. **Chelatbildung** ist eine einfache und effektive Form der Behandlung für relativ gering ausgeprägte Fälle. Sie wird folgendermaßen durchgeführt:
   a) Das Hornhautepithel über der Trübung wird mit einem Messer abradiert (Abb. 5.**44a**).
   b) Eine Lösung von Natrium EDTA (0,01 mol/l) wird dann mit einem Stieltupfer auf die Hornhaut gegeben, bis alles Kalzium entfernt ist (Abb. 5.**44b**); dies dauert gewöhnlich ungefähr 10 Minuten. Das Auge wird nach gründlicher Spülung verbunden, bis das Epithel abgeheilt ist.

2. **Eine Excimer-Laser-Keratektomie** kann bei Fällen mit ausgedehnterer und tieferer Beteiligung eingesetzt werden.

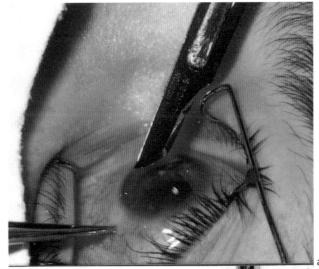

a

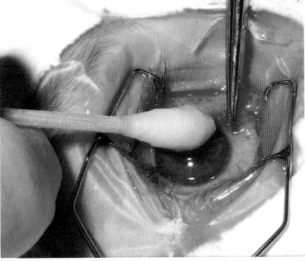

b

Abb. 5.**44a** u. **b** Behandlung der Bandkeratopathie durch Chelation
a Das Epithel wird abradiert
b Applikation von Na-EDTA

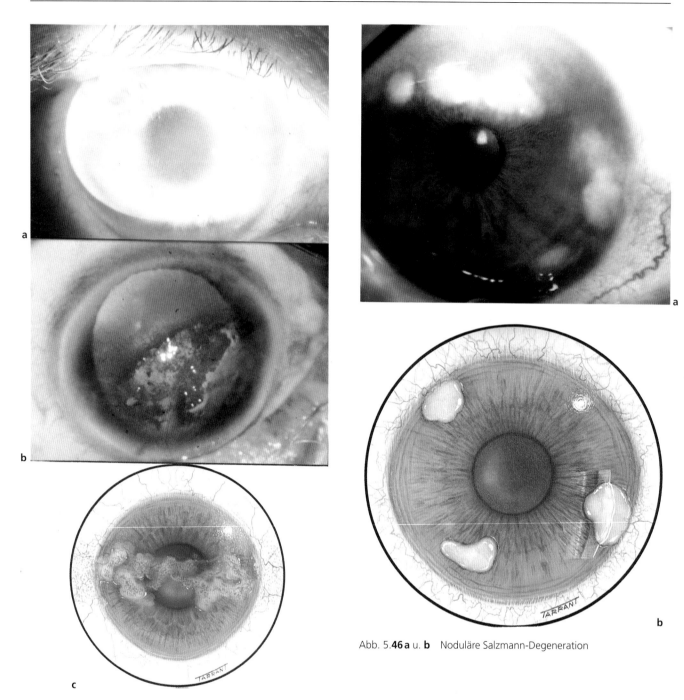

Abb. 5.**46 a** u. **b**   Noduläre Salzmann-Degeneration

Abb. 5.**45 a–c**   Sphäroidale Degeneration
a Frühstadium mit kornealer Trübung
b u. **c** Fortgeschrittenere, noduläre Formen

Sphäroidale Degeneration

Die sphäroidale Degeneration ist auch unter vielen Synonymen bekannt, einschließlich korneale Elastose, Labrador Keratopathie, klimatische Tröpfchenkeratopathie und noduläre Bietti-Dystrophie. Es ist eine degenerative Erkrankung, die typischerweise bei Menschen auftritt, die während ihrer Arbeit vorwiegend im Freien sind. Der Schweregrad der Degeneration korreliert eng mit der Zeit, die im Freien zugebracht wurde.

Die Untersuchung zeigt kleine bernsteinfarbene, sphäroidale Granula oder Tröpfchen, die aus Proteinen bestehen und in einem interpalpebralen Streifen im oberflächlichen Hornhautstroma lokalisiert sind. Die Veränderungen beginnen in der Peripherie und breiten sich dann nach zentral hin aus (Abb. 5.**45 a**). Die Erkrankung variiert von umschriebenem Nebel bis zur Entwicklung großer Knoten und ernstzunehmender Sehverschlechterung im späteren Leben durch korneale Trübung (Abb. 5.**45 b** u. **c**).

Die **Behandlung** mit Hornhautepithel-Débridement oder oberflächlicher Keratektomie kann als temporäre Methode eingesetzt werden, um die Sehschärfe zu verbessern. Eine lamelläre oder perforierende Keratoplastik ist zur langfristigen Verbesserung von visuell behinderten Patienten erforderlich.

Noduläre Salzmann-Degeneration

Die noduläre Salzmann-Degeneration tritt immer als Folge einer chronischen Keratitis auf, insbesondere nach Keratitis bei Trachom und Phlyktänulose.

Die Untersuchung zeigt diskrete, erhabene, grau oder graublaue oberflächliche Stromatrübungen, die Knoten bilden, welche das Hornhautepithel anheben (Abb. 5.**46a** u. **b**). Diese Knoten sind entweder in vernarbter Hornhaut oder an den Rändern transparenter Kornea lokalisiert. Die Basis eines Knotens kann umgeben sein von epithelialen Eisenablagerungen. Die Bowman-Membran ist gewöhnlich durch Narbengewebe ersetzt und das Epithel ist irregulär.

Die Behandlung entspricht derjenigen der sphäroidalen Degeneration.

▌Hornhautdystrophien

Die Hornhautdystrophien sind eine Gruppe spontan auftretender, gewöhnlich vererbter, beidseitiger, stationärer oder langsam progressiver Hornhautveränderungen, die sich in Abwesenheit von einer Entzündung entwickeln. Der Beginn der Erkrankung, Symptome, Art der Progression und Vererbung unterscheiden sich bei den verschiedenen Dystrophien. Die meisten sind im 2. Lebensjahrzehnt klinisch manifest, aber einige, die den Visus kaum herabsetzen, werden erst im Erwachsenenalter symptomatisch.

Klassifikation

Vordere Dystrophien

- Mikrozystisch
- Reis-Bückler
- Meesmann

Stromale Dystrophien

- Gittrig
- Makulär
- Granulär

Hintere Dystrophien

- Fuchs-Endothel
- Hintere polymorphe

Ektatische Dystrophien

- Keratokonus
- Hinterer Keratokonus
- Keratoglobus
- Pellucide marginale Degeneration

Mikrozystische Dystrophie

Die mikrozystische Dystrophie, auch bekannt unter *Cogan-, Landkarten-Fleck-Fingerabdruck-, Epitheliale-Basalmembran-Dystrophie*, ist die in der Praxis am häufigsten gesehene. Trotz-

dem wird sie oft fehldiagnostiziert, in erster Linie wegen ihres variablen Erscheinungsbildes.

Die Untersuchung zeigt beidseitige, fleckartige, zystische oder lineare einem Fingerabdruck ähnliche Veränderungen (Abb. 5.47). Mit der Zeit wechselt oft ein Muster in das andere über und die Verteilung der Läsionen kann ebenfalls variieren.

  Komplikationen in der Form von rezidivierenden Hornhauterosionen entwickeln sich in ungefähr 10% der Fälle, gewöhnlich nach dem Alter von 30 Jahren. Die übrigen Patienten bleiben während ihres ganzen Lebens asymptomatisch. Das Auftreten beidseitiger, simultaner, rezidivierender Erosionen suggeriert sehr eine mikrozystische Dystrophie. Die Behandlung der rezidivierenden Hornhauterosionen wird später besprochen.

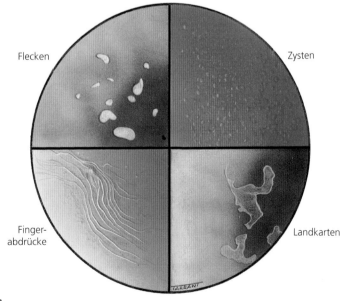

Flecken   Zysten

Finger-abdrücke   Landkarten

Abb. 5.**47** Verschiedene Veränderungen bei mikrozystischer Dystrophie

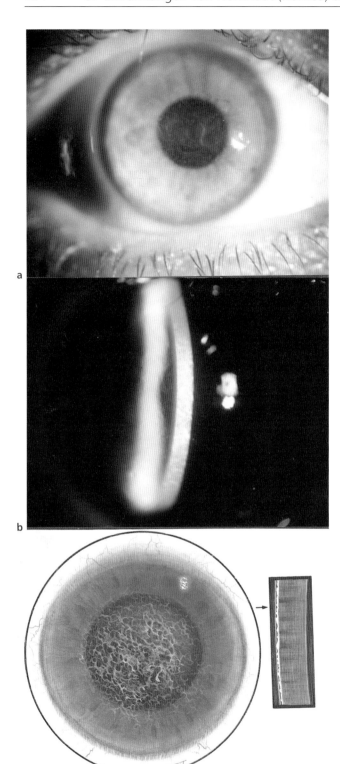

Abb. 5.**48 a–c** Reis-Bückler-Dystrophie

Reis-Bückler-Dystrophie

Die *Vererbung* ist autosomal-dominant.

Der *Beginn* dieser relativ häufigen progressiven Dystrophie liegt in der frühen Kindheit, mit Symptomen rezidivierender Hornhauterosionen.

Die Untersuchung zeigt oberflächliche, ringförmige Trübungen, am dichtesten im Zentrum, die ein „honigwabenartiges" Erscheinungsbild hervorrufen (Abb. 5.48 a–c). Die Hornhautsensibilität ist reduziert.

Eine *Karatoplastik* (lamellär oder perforierend) kann erforderlich werden, wenn die Sehschärfe signifikant herabgesetzt ist. Rezidive im Transplantat sind häufig.

Meesmann-Dystrophie

Die *Vererbung* ist autosomal-dominant.

Der *Beginn* dieser sehr seltenen Dystrophie ist früh im Leben. Die Erkrankung ist gewöhnlich visuell ohne Konsequenzen, obwohl einige Patienten eine geringe okuläre Irritation entwickeln können.

Die Untersuchung zeigt feine, epitheliale Zysten, die bis zum Limbus reichen und am zahlreichsten im interpalpebralen Gebiet sind (Abb. 5.49 a u. b).

Gittrige Dystrophie

Es gibt 2 Formen der gittrigen Dystrophie: die Typen 1 und 2. Die letztere ist mit einer systemischen Amyloidose assoziiert.

Die *Vererbung* beider Formen ist autosomal-dominant.

Gittrige Dystrophie Typ 1

Der *Beginn* liegt gewöhnlich am Ende des 1. Lebensjahrzehnts mit rezidivierenden Hornhauterosionen, die den charakteristischen Hornhautveränderungen vorausgehen können.

Die Untersuchung zeigt ein delikates Netzwerk verzweigter, spinnenartiger Ablagerungen von Amyloid, die auf unterschiedlichen Ebenen innerhalb des vorderen oder mittleren Stromas miteinander verwoben sind und überlappen. Die Hornhautperipherie bleibt ausgespart (Abb. 5.50 a–c). Bei flüchtiger Untersuchung können die Veränderungen mit prominenten Hornhautnerven verwechselt werden. Es können verstreute Flocken und Sterne assoziiert sein. Allmählich entwickelt sich eine Trübung der zentralen Hornhaut, die dichter wird und sich bis zur Hornhautperipherie ausdehnt und dabei die Gitterlinien verdeckt. Eine Herabsetzung der Hornhautsensibilität entwickelt sich und gelegentlich kann eine Vaskularisation gesehen werden.

Die *Färbung* erfolgt mit Kongorot.

Eine *perforierende Keratoplastik* wird gewöhnlich mit dem Alter von 40 Jahren erforderlich.

Gittrige Dystrophie Typ 2

Die gittrige Dystrophie Typ 2 ist assoziiert mit einer systemischen Amyloidose, die charakterisiert ist durch progressive kraniale und periphere Nervenlähmungen, trockene und jukkende Haut, Blepharochalasis, vorstehende Lippen und einen maskenartigen Gesichtsausdruck.

Der *Beginn* mit allmählicher Sehverschlechterung liegt nach dem 20. Lebensjahr. Rezidivierende Hornhautero-

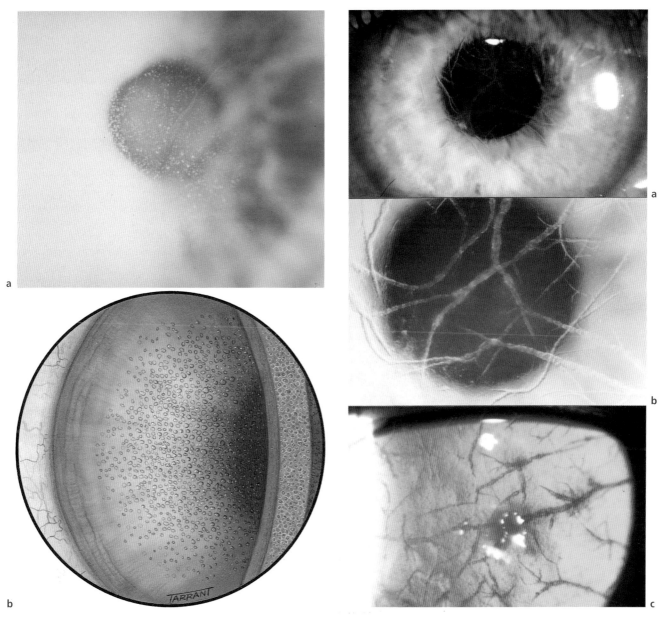

Abb. 5.**49**a u. **b** Meesmann-Dystrophie

Abb. 5.**50**a–c Gittrige Dystrophie

sionen können sich bei einigen Patienten während des 5. Lebensjahrzehnts entwickeln.

Die Untersuchung zeigt radiäre Gitterlinien, die weniger zahlreich und dicker sind als bei Typ 2. Die Sehschärfe ist bis spät im Leben gewöhnlich gut. Eine Keratoplastik ist selten erforderlich.

Die *Färbung* erfolgt mit Kongorot.

Granuläre Dystrophie

Es gibt 2 Formen der granulären Dystrophie: Typ 1 und 2. Der erstere umfaßt etwa 60% der Fälle.

Die *Vererbung* beider Formen ist autosomal-dominant.

Granuläre Dystrophie Typ 1

Der *Beginn* mit rezidivierenden Hornhauterosionen liegt im 1. Lebensjahrzehnt.

Die Untersuchung zeigt sehr kleine, diskrete, krümelartige, weiße Granula innerhalb des vorderen Stromas der axialen Hornhaut, assoziiert mit wenigen Ringen oder Sternen (Abb. 5.**51**b). Zwischen den Läsionen ist das Stroma klar. Bei jungen Erwachsenen nimmt die Anzahl der Trübungen zu, und sie nehmen eine disziforme Verteilung ein. Auch weiterhin vermehren sich die Flecken und zwischen ihnen entwickelt sich eine milchglasartige Trübung. Mit dem Alter von 40 Jahren fällt die Sehschärfe auf 0,5–0,1. Einige Patienten klagen über Lichtstreuung, die während Nachtfahrten als besonders störend empfunden wird.

Die *Färbung* mit Masson-Trichrom ist leuchtend rot.

Granuläre Dystrophie Typ 2

Der *Beginn* mit Verschwommensehen liegt im 2. Lebensjahrzehnt. Rezidivierende Erosionen sind häufig.

Die Untersuchung zeigt große, ring- oder scheibenförmige Trübungen, gewöhnlich im oberflächlichen Stroma mit wenigen, sternförmigen, tieferen Trübungen (Abb. 5.**51a**). Die Veränderungen nehmen sehr langsam an Größe zu, aber nicht anzahlmäßig.

Die *Färbung* mit Masson-Trichrom ist leuchtend rot.

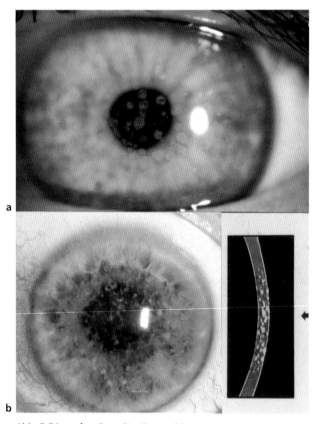

Abb. 5.**51a** u. **b**   Granuläre Dystrophie
a Typ 2
b Typ 1

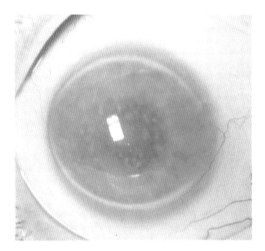

Abb. 5.**52**   Makuläre Dystrophie

Makuläre Dystrophie

Die makuläre Dystrophie ist die seltenste, aber die ernsteste der 3 klassischen, stromalen Dystrophien. Es gibt 2 Formen der makulären Dystrophie: *Typ 1* ist assoziiert mit einem Mangel an Keratansulfat im Serum und der Hornhaut. Bei *Typ 2* ist das Keratansulfat in beiden Strukturen normal.

Die *Vererbung* ist autosomal-rezessiv.

Der *Beginn* liegt in der zweiten Hälfte des 1. Lebensjahrzehnts.

Die Untersuchung zeigt zentrale, fokale, grauweiße, schlecht umrissene Trübungen, die Glykosaminoglykan enthalten. Das Stroma zwischen den Läsionen ist diffus wolkig (Abb. 5.**52**). Obwohl die Trübungen initial das oberflächliche Stroma beteiligen, ist mit der Zeit das ganze Stroma sowohl in der Dicke als auch in der Gesamtausdehnung einschließlich der peripheren Kornea betroffen.

Eine *perforierende Keratoplastik* zur Visusverbesserung ist gewöhnlich während des 3. Lebensjahrzehnts erforderlich. Rezidive der Dystrophie im Transplantat sind weniger häufig als bei der gittrigen Dystrophie.

Die *Färbung* erfolgt mit Alzianblau.

Die Hauptunterschiede zwischen der makulären und den anderen beiden stromalen Dystrophien sind die autosomal-rezessive Vererbung, die Beteiligung der peripheren Hornhaut und bereits früh im Leben eine signifikante Visusbeeinträchtigung.

Fuchs-Endotheldystrophie

Klinische Veränderungen

Der *Beginn* dieser langsam progressiven, gewöhnlich beidseitigen Erkrankung liegt im Alter. Die Veränderung ist häufiger bei Frauen als bei Männern und gelegentlich autosomal-dominant vererbt. Es besteht die Assoziation mit einer leicht erhöhten Prävalenz eines primär chronischen Offenwinkelglaukoms.

Die Untersuchung früherer Fälle zeigt die allmähliche Zunahme zentraler endothelialer Vorsprünge und die Ausbreitung zur Hornhautperipherie (Abb. 5.**53**, linke Seite). Die Dekompensation der Endothelzellen resultiert in einem Ödem des zentralen Stromas und Verschwommensehen. Eine bullöse Keratopathie entwickelt sich, wenn die ödematöse Stromadicke um etwa 30% zugenommen hat. Bleibt das Epithelödem bestehen, führt dies zur Bildung von Bullae, die Schmerzen und Unbehagen bei der Ruptur hervorrufen (Abb. 5.**53**, rechte Seite). Wenn die Erkrankung fortschreitet, entwickelt das Stroma allmählich Trübungen und kann vaskularisiert werden. Die Bowman-Membran wird durch einen degenerativen Pannus ersetzt.

Behandlung

1. **Hypertonische Mittel,** wie Natriumchlorid-5%-Tropfen oder -Salbe können gelegentlich bei der Behandlung eines frühen Epithelödems effektiv sein.
2. **Die Senkung des intraokulären Drucks** kann eine Reduktion sowohl des stromalen als auch des epithelialen Ödems zur Folge haben.

3. **Weiche therapeutische Kontaktlinsen** können die Augen komfortabler machen, durch den Schutz der exponierten Hornhautnerven und durch Abflachung der Bullae.
4. **Eine perforierende Keratoplastik** in fortgeschrittenen Fällen hat eine hohe Erfolgsrate.

Posteriore polymorphe Dystrophie

Die *Vererbung* dieser seltenen kongenitalen Dystrophie ist gewöhnlich autosomal-dominant, kann aber auch autosomal-rezessiv sein.

Der *Beginn* ist entweder bei Geburt oder während der ersten Lebensjahre.

Die Untersuchung zeigt vesikuläre, geographische oder bandförmige Trübungen auf der Hornhautrückfläche (Abb. 5.**54**). Die Beteiligung ist häufig asymmetrisch.

Die Behandlung ist in den meisten Fällen nicht erforderlich, da die Erkrankung meist asymptomatisch und unschädlich ist. Ein kleiner Anteil der Patienten kann schließlich eine Keratoplastik benötigen, wenn die Endotheldysfunktion in stromalem und Epithelödem resultiert. Einige Patienten entwickeln ein Glaukom, das entweder vom Offenwinkel- oder Winkelblocktyp sein kann. Diejenigen mit Winkelblockglaukom weisen ausgedehnte iridokorneale Adhäsionen mit Korektopie auf. Einige Patienten mit polymorpher Dystrophie haben ein Alport-Syndrom (s. Kapitel 9).

Keratokonus

Der Keratokonus (konische Hornhaut) ist eine einigermaßen häufige, progressive Erkrankung bei der die Hornhaut eine irreguläre, kegelförmige Form annimmt. Die Kennzeichen des

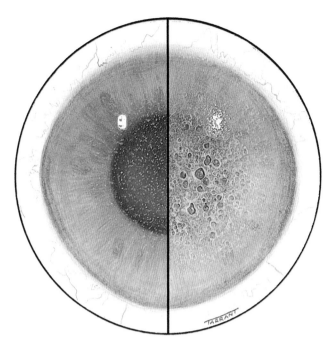

Abb. 5.**53** Fuchs-Dystrophie. Linke Bildhälfte: Cornea guttata; Rechte Bildhälfte: bullöse Keratopathie

Keratokonus sind zentrale oder parazentrale Stromaverdünnung, apikale Protrusion und irregulärer Astigmatismus. Die Veränderung beginnt um die Pubertät und schreitet danach langsam fort, obwohl sie zu jeder Zeit stationär werden kann. Beide Augen sind in ungefähr 85% der Fälle betroffen, obwohl der Schweregrad ausgeprägt asymmetrisch sein kann. Die Ätiologie des Keratokonus ist obskur. Die Rolle der Vererbung ist noch nicht klar definiert und die meisten Patienten haben keine positive Familienanamnese. Die Nachkommen scheinen nur in 10% der Fälle betroffen zu sein und eine auto-

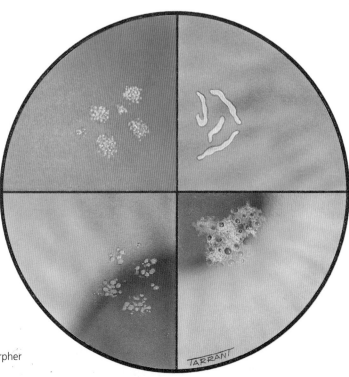

Abb. 5.**54** Verschiedene Veränderungen bei hinterer polymorpher Dystrophie

somal-dominante Vererbung mit inkompletter Penetranz ist vorgeschlagen worden. Ein Keratokonus tritt bei den folgenden Erkrankungen auf.

Systemische Erkrankungen umfassen Down-Syndrom, Turner-Syndrom, Ehlers-Danlos-Syndrom, Marfan-Syndrom, Atopie, Osteogenesis imperfecta und Mitralklappenprolaps.

Okuläre Assoziationen umfassen Keratoconjunctivitis vernalis, kongenitale Leber-Amaurose, Retinitis pigmentosa, blaue Skleren, Aniridie und Ectopia lentis. Das Tragen harter Kontaktlinsen und ständiges Augenreiben sind ebenfalls als prädisponierende Faktoren vorgeschlagen worden.

Klassifikation

Mit der *Keratometrie* wird der Keratokonus klassifiziert in gering (< 48D), mittelgradig (48–54D) und schwer (> 54D).

Morphologisch werden die folgenden drei Formen unterschieden:

1. **Kegelkonus,** charakterisiert durch die kleine Größe (5 mm) und steile Krümmung. Die Spitze des Kegels liegt oft entweder zentral oder parazentral und nach inferonasal verlagert.
2. **Ovaler Konus,** der größer ist (5–6 mm), ellipsoid und häufig inferotemporal deplaziert.
3. **Globuskonus,** der am größten ist (> 6 mm) und über 75% der Hornhaut einbeziehen kann.

Bei gering ausgeprägten Fällen kann die Morphologie unbestimmt sein.

Klinische Veränderungen

Der *Beginn* liegt typischerweise zwischen dem 10. und 20. Lebensjahr, mit Sehverschlechterung in einem Auge, bedingt durch progressiven Astigmatismus und Myopie. Der Patient berichtet eventuell über häufigen Wechsel der Brillenkorrektion oder abnehmende Toleranz beim Tragen von Kontaktlinsen. Als Folge der asymmetrischen Natur der Erkrankung hat das Nachbarauge eine normale Sehschärfe mit geringfügigem Astigmatismus. Schließlich wird der Astigmatismus irregulär. Der Verlauf ist variabel, aber, wenn die Erkrankung fortschreitet, nimmt auch das Ausmaß des Astigmatismus am zweiten Auge zu.

Frühe Veränderungen, die leicht übersehen werden können, sind mit den folgenden Untersuchungsmethoden zu erkennen:

1. **Bei der Retinoskopie** ist ein irregulärer „Scheren"-Reflex zu erkennen.
2. **Die Keratometrie** zeigt initial einen irregulären Astigmatismus, bei dem die Hauptmeridiane nicht mehr 90 Grad auseinanderliegen und die Testfiguren nicht mehr überlagert werden können.
3. **Photokeratoskopie** (Abb. 5.55b) oder Placido-Scheiben zeigen eine Unregelmäßigkeit der reflektierten Ringkonturen.
4. **Bei der Spaltlampenuntersuchung** sind sehr feine, tiefe, stromale, schräge Streifen (Vogt-Linien), die bei Druck von außen auf den Bulbus verschwinden (Abb. 5.55a) zu erkennen. Prominente Hornhautnerven können auch vorhanden sein.

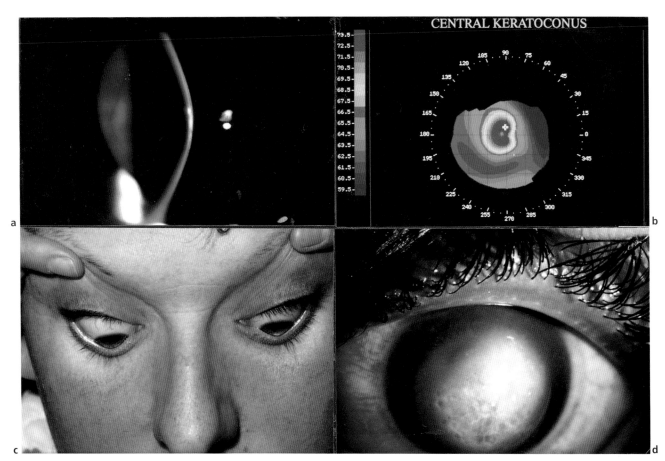

Abb. 5.**55a–d**   Keratokonus **a** Vogt-Linien, **b** Kornea-Karte mit Unregelmäßigkeiten, **c** Beidseitiges Munson-Zeichen, **d** Hydrops

Späte Veränderungen:

1. Progressive zentrale oder parazentrale Hornhautverdünnung bis zu einem Drittel der Hornhautdicke. Dies ist verbunden mit schlechter Sehschärfe durch ausgeprägten irregulären Astigmatismus mit steilen Keratometrie-(K-)Werten.
2. Ausbuchtung des Unterlides, wenn der Patient nach unten blickt (Munson-Zeichen) (Abb. 5.**55 c**).
3. Epitheliale Eisenablagerungen (Fleischer-Ring) können die Basis des Konus umgeben.
4. Zentrale und parazentrale Hornhautvernarbung in schweren Fällen.
5. Ein akuter Hydrops resultiert aus Rupturen in der Descemet-Membran und akuter Leckage von Flüssigkeit in das Hornhautstroma und -epithel (Abb. 5.**55 d**). Dies verursacht eine plötzliche Visusherabsetzung in Kombination mit Unbehagen und Tränen. Obwohl der Riß gewöhnlich innerhalb von 6–10 Wochen heilt und das Hornhautödem zurückgeht, kann eine Stromavernarbung variablen Ausmaßes eintreten. Akute Episoden werden initial mit hypertonen Salzlösungen und Verband oder weicher therapeutischer Kontaktlinse behandelt. In einigen schweren Fällen kann eine Keratoplastik erforderlich werden.

Behandlung

1. **Eine Brillenkorrektion** in sehr frühen Fällen kann einen regulären Astigmatismus und einen irregulären Astigmatismus geringen Ausmaßes ausgleichen.
2. **Kontaktlinsen** erzeugen eine reguläre refraktive Oberfläche über dem Konus. Fortschritte sowohl im Linsendesign als auch in den Materialien haben den Anteil von Keratokonuspatienten, die mit Kontaktlinsen versorgt werden können, erhöht. Nur noch zwischen 5 und 10% benötigen einen chirurgischen Eingriff. Die folgenden 4 Kontaktlinsentypen können eingesetzt werden:
   a) Standard, großer Durchmesser (9,7 mm), gaspermeable Linsen, geeignet für ovale und Globuskonusse.
   b) Asphärische Linsen für mittelgradige Kegelkonusse.
   c) Kleine steile Linsen für mittelgradige bis hochgradige Kegelkonusse.
   d) Speziell designte Linsen für steile, ovale und Globuskonusse, wenn die Standardlinsen nicht anzupassen sind.
3. **Die Epikeratoplastik** ist ein effektiver Eingriff bei Patienten, die Kontaktlinsen nicht tolerieren und keine signifikanten zentralen Hornhautnarben aufweisen.
4. **Eine perforierende Keratoplastik** ist indiziert bei Patienten mit fortgeschrittener, progressiver Erkrankung, insbesondere mit signifikanter Hornhautvernarbung. Die Visusergebnisse sind ausgezeichnet, das Risiko der Transplantatabstoßung gering.

Keratoconus posterior

Diese sehr seltene Erkrankung beginnt bei der Geburt.

Die Untersuchung zeigt einen nicht progressiven, kegelförmigen Vorsprung der Hornhautrückfläche. Der Vorsprung ist meist zentral lokalisiert und assoziiert mit einer hinteren Hornhauttrübung. Die Hornhautvorderfläche bleibt normal. Eisenringe und geringer irregulärer Astigmatismus sind

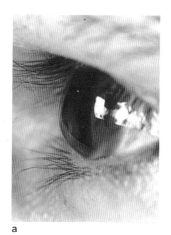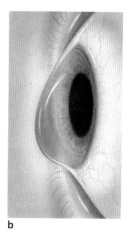

Abb. 5.**56 a** u. **b**   **a** Keratoglobus, **b** Pelluzide marginale Degeneration

manchmal zu beobachten, aber Streßlinien treten nicht auf. In 50% der Fälle sind beide Augen betroffen. Die Veränderung ist häufig mit anderen Anomalien des Vorderabschnitts verbunden und wird als Entwicklungsanomalie angesehen.

Keratoglobus

Diese extrem seltene Erkrankung beginnt normalerweise bei der Geburt.

Die Untersuchung zeigt beidseitige Verdünnung und Protrusion der ganzen Hornhaut, die eine normale Größe aufweist (Abb. 5.**56 a**). Die Hornhautverdünnung ist in der Peripherie am ausgeprägtesten. Obwohl die große Mehrzahl der Fälle nicht progressiv ist, kann ein akuter Hydrops infolge von Rupturen der Descemet-Membran gelegentlich auftreten. Die Hornhaut selbst ist wegen ihrer extremen Verdünnung auch rupturgefährdet. Der Keratoglobus ist in Assoziation mit kongenitaler Leber-Amaurose und blauen Skleren beschrieben worden. Es ist auch über Familien mit Keratoglobus bei einem Mitglied und Keratokonus bei einem anderen berichtet worden.

Pelluzide marginale Degeneration

Der *Beginn* dieser sehr seltenen Erkrankung mit irregulärem Astigmatismus liegt zwischen dem 20. und 40. Lebensjahr.

Die Untersuchung zeigt beidseits langsam progressive, halbmondförmige Areale der inferioren Hornhaut mit Verdünnung von 4–8 Uhr. Das Gebiet der Verdünnung ist gewöhnlich 1–2 mm breit und vom korneoskleralen Limbus durch normale Hornhaut abgegrenzt (Abb. 5.**56 b**). Im Kontrast zum Keratokonus liegt die Protrusion der Hornhaut über dem verdünnten Areal und nicht innerhalb. Ein Fleischer-Ring ist nicht zu beobachten, aber die Veränderung kann durch einen akuten Hydrops kompliziert werden. Ein irregulärer Astigmatismus ist häufig und harte Kontaktlinsen werden wegen der inferioren Dezentrierung gewöhnlich nicht gut toleriert.

Verschiedene Keratopathien

Keratopathia e lagophthalmo (Expositionskeratopathie)

Die Keratopathia e lagophthalmo (Expositionskeratopathie) wird verursacht durch die unzureichende Fähigkeit der Lider, die Hornhaut bei jedem Lidschlag mit dem präkornealen Tränenfilm zu überziehen. Dies geschieht trotz des Vorhandenseins einer normalen Tränenproduktion. Wichtige Ursachen umfassen Fazialisparese, schweren Exophthalmus und Vernarbung der Augenlider. Gelegentlich kann bei normalen Personen auch ohne diese Faktoren die Hornhaut während des Schlafs exponiert sein.

Die Untersuchung zeigt ein Spektrum klinischer Befunde, das von inferiorer punktförmiger Epitheliopathie bis zu ausgeprägter Ulzeration, Neovaskularisation, Infektion und selbst Perforation reichen kann. Die Symptome der Hornhautexposition während des Schlafs können denen der rezidivierenden Hornhauterosionen gleichen.

Die Behandlung, wenn eine Erholung erwartet wird, besteht während des Tages in häufigem Gebrauch künstlicher Tränen und während der Nacht in Salbeninstillation und Schließen der Augenlider mit Pflaster. Wenn die zugrundeliegende Er-krankung bestehen bleibt, ist gewöhnlich ein lidchirurgischer Eingriff erforderlich (s. Kapitel 1).

Neurotrophe Keratopathie

Die neurotrophe (neuroparalytische) Keratopathie entsteht in einer anästhesierten Hornhaut. Obwohl der genau verantwortliche pathologische Prozeß unklar ist, scheint es so zu sein, daß die sensorischen Hornhautnerven für die Erhaltung des gesunden Hornhautepithels sehr wichtig sind. Der Verlust der neuralen Einflüsse verursacht Ödem und Exfoliation der Epithelzellen, wahrscheinlich durch Veränderung ihrer metabolischen Aktivität.

Erworbene Ursachen einer neurotrophen Keratopathie umfassen: Durchtrennung des fünften Hirnnervs, Herpes-simplex- und Herpes-zoster-Keratitis, Diabetes und Lepra.

Kongenitale Ursachen, die sehr selten sind, umfassen die familiäre Dysautonomie (Riley-Day-Syndrom), anhidrotische ektodermale Dysplasie und kongenitale Schmerzunempfindlichkeit.

Klinische Veränderungen

Die Hornhautveränderungen sind charakterisiert durch die Entwicklung einer punktförmigen Epitheliopathie, die vorwiegend die interpalpebrale Hornhaut betrifft. Die Epithelzellen werden dann grau, leicht opak und ödematös. In fortgeschrittenen Fällen folgt auf die Exfoliation des Hornhautepithels die Ulzeration (Abb. 5.57a). Die neurotrophe Keratopathie hat die Tendenz zu kommen und zu gehen. Einige Patienten entwickeln ernste Läsionen am ersten Tag, andere erst nach vielen Jahren.

Behandlung

Die beste präventive Maßnahme ist die Induktion einer ipsilateralen Ptosis durch eine Botulinum-Toxin-Injektion (s. Kapitel 14). Die Injektion sollte 3 Tage vor einem neurochirurgischen Eingriff am Trigeminusnerven durchgeführt werden, um die Zeit bis zur Entwicklung des vollen Effekts zu haben. Wenn Botulinum-Toxin nicht verfügbar ist, sollte eine Tarsorrhaphie durchgeführt werden (Abb. 5.57b). Ist die Keratopathie einmal voll entwickelt, ist die Heilung sehr langsam, da die Mitoserate des Epithels herabgesetzt ist. In diesen Fällen zielt die Therapie auf die Förderung der Reepithelialisierung mit Gleitmitteln und Verband, wie bereits früher beschrieben.

Rezidivierende Hornhauterosionen

Der Hornhautepithel-Basalmembran-Komplex ist verantwortlich für die feste Verbindung von Basalzellschicht und dem darunterliegenden Stroma. Der Ausdruck „rezidivierendes Hornhauterosionen-Syndrom" bezieht sich auf Veränderungen, die charakterisiert sind durch eine Störung auf diesem Niveau, die in defekter Adhäsion und rezidivierendem Zusammenbruch des Epithels besteht. Die Erkrankung wird am

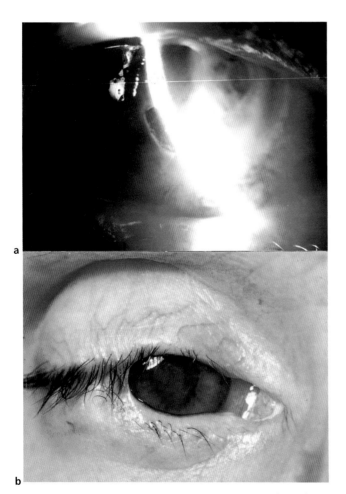

Abb. 5.**57a** u. **b**   Neurotrophe Keratopathie **a** Epitheldefekte, **b** Tarsorrhaphie

häufigsten durch ein oberflächliches Hornhauttrauma ausgelöst, besonders durch Kratzer. Sie kann aber auch bei bestimmten Hornhautdystrophien auftreten, wie bereits beschrieben.

Klinische Veränderungen

Klinisch manifest wird die Erkrankung typischerweise beim Erwachen, mit plötzlichem Beginn einseitiger Schmerzen, Tränen, Photophobie und Verschwommensehen. In gering ausgeprägten Fällen bilden sich diese Symptome gewöhnlich spontan innerhalb weniger Stunden zurück. Patienten mit schweren Rezidiven können jedoch für Monate oder manchmal sogar Jahre geplagt werden, bis die normale Verbindung von Basalzellschicht und Epithel wiederhergestellt ist. Die Erkrankung scheint bei Diabetikern besonders unangenehm zu sein.

Die Untersuchung während des akuten Stadiums zeigt eine Hornhautabrasio, die mit Fluoreszein anfärbbar ist. Es ist wichtig, auch das andere Auge anzusehen, um gegebenenfalls eine mikrozystische Dystrophie feststellen zu können.

Behandlung der akuten Erosionen

1. **Augendruckverband** für 24 Stunden kombiniert mit einem milden zykloplegischen Medikament und einer prophylaktischen antibiotischen Salbe wird in den meisten gering ausgeprägten Fällen ausreichen.
2. **Débridement** ist erforderlich in schweren Fällen mit assoziierter ausgedehnter Devitalisierung und fehlender Adhäsion des Epithels. Die Zone der defekten Adhäsion wird bestimmt nach Anästhesierung der Hornhaut durch anschließende Berührung des betroffenen Areals mit einem feuchten Stieltupfer. Das anomale Epithel wird sich unter minimalem Druck lösen und eine graue Farbe annehmen. Das Débridement erfolgt anschließend durch sanftes Abreiben des lockeren Epithels mit einem Zelluloseschwamm und Entfernung desselben mit einer kleinen Fadenpinzette.

Das Débridement hinterläßt ein glattes Basalmembransubstrat, das von einem gesunden Epithel überwachsen werden kann. Ein Augendruckverband wird dann, wie oben beschrieben, angelegt.

Prophylaktische Behandlung

Die folgenden Methoden sollten bei Patienten mit häufigen schweren Rezidiven in Erwägung gezogen werden:

1. **Erhöhung der Gleitfähigkeit** mit künstlichen Tränen viermal täglich und Instillation einer einfachen Gleitmittelsalbe zur Nacht für 8 Wochen sind bei relativ gering ausgeprägten Fällen gewöhnlich erfolgreich.
2. **Therapeutische Kontaktlinsen** mit niedrigem Wassergehalt können versucht werden, wenn Gleitmittel nicht helfen. Die Kontaktlinsen werden 2 Monate getragen, bis die Adhäsion des Epithels wiederhergestellt ist.
3. **Eine oberflächliche, epitheliale Keratektomie** kann bei schweren, therapierefraktären Fällen erforderlich sein, besonders, wenn sie mit einer aberrierenden Basalmembran bei oberflächlichen Hornhautdystrophien und Degenerationen verbunden sind. Der Eingriff wird in Lokalanästhesie unter einem Operationsmikroskop durchgeführt. Das Epithel wird sanft mit einem Skalpell oder Hockey-Messer

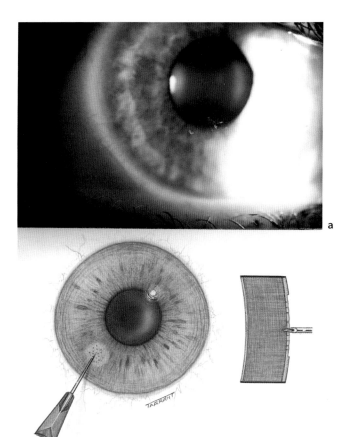

Abb. 5.**58a** u. **b**   Rezidivierende Hornhauterosionen
a Hornhautepithel-Anomalien nach der Abheilung einer akuten Attacke
b Behandlung mit anterioren Stromapunkturen

abgeschabt und die Oberfläche mit einem Zelluloseschwamm geglättet. Einige Operateure entfernen annähernd das ganze Epithel und sparen nur das Limbusgebiet aus, wohingegen andere nur eine fokale Behandlung der betroffenen Areale durchführen.
4. **Eine Punktur des vorderen Stromas (Hornhautstichelung)** ist bei therapierefraktären Erosionen eine Alternativbehandlung. Der Eingriff wird an der Spaltlampe durchgeführt und besteht in 15–25 vorderen Stromamikropunkturen mit einer gebogenen 25er-Kaliber-Nadel (Abb. 5.**58a** u. **b**). Dies hat umschriebene Mikrovernarbungen zur Folge und stimuliert mit mehr Sicherheit die epitheliale Adhäsion. Die Behandlung der Sehachse sollte vermieden werden. Der Nd:YAG-Laser kann auch zur Bildung stromaler Punkturen eingesetzt werden.

Kristalline Keratopathie

Chrysiasis

Die Chrysiasis ist die Ablagerung von Gold in lebenden Geweben. Sie tritt nach langer Goldtherapie auf, gewöhnlich während der Behandlung der rheumatoiden Arthritis. Eigentlich alle Patienten mit kontinuierlicher Goldtherapie, die eine Dosis erhalten haben, die 1000 mg überschreitet, entwickeln Hornhautablagerungen; aber ungefähr die Hälfte der Fälle entwickelt auch Linsenablagerungen.

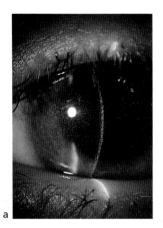 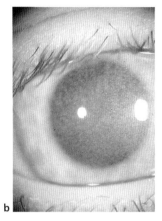

Abb. 5.**59a** u. **b**   Hornhautkristalle bei Zystinose

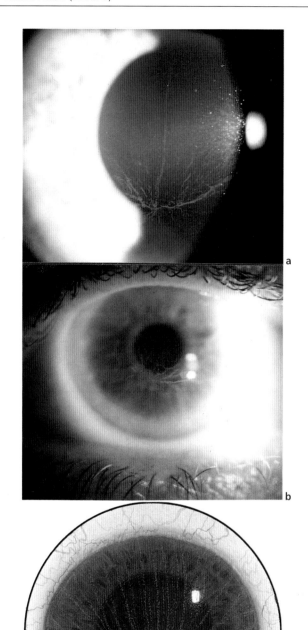

Abb. 5.**60a–c**   Vortexkeratopathie (Cornea verticillata)

Die Untersuchung der Hornhautchrysiasis zeigt feine, purpurfarbene oder rötliche Partikel, die in der hinteren Stromahälfte eingeschlossen sind. Sie tendieren dazu, mehr inferior konzentriert zu sein und sparen die obere und periphere Hornhaut aus. Diese Befunde sind völlig unschädlich und infolgedessen keine Indikation für das Abbrechen einer Goldtherapie. Ungefähr 50% der Patienten, die drei oder mehrere Jahre behandelt werden, entwickeln Linsenablagerungen ohne eine Visusherabsetzung.

Zystinose

Die Zystinose ist eine seltene, autosomal-rezessive, metabolische Erkrankung, die charakterisiert ist durch ausgedehnte Gewebeablagerungen eines Nichtprotein-Zystein-Kristalls infolge eines Defekts des lysosomalen Transports.

Systemische Veränderungen umfassen schwere Wachstumsretardierung, Nierenversagen, Hepatosplenomegalie und Hypothyroidismus. Patienten mit der schwersten nephropathischen Form sterben meist vor dem Erreichen des 2. Lebensjahrzehnts an Nierenversagen.

Okuläre Veränderungen bestehen in progressiver Kristallablagerung in Konjunktiva und Hornhaut, die intensive Photophobie, Blepharospasmus, Hornhauterosionen und Visusbehinderung verursachen. In der Peripherie beteiligen die Hornhautkristalle das Stroma über seine ganze Dicke, wohingegen im Zentrum nur die vorderen $^2/_3$ betroffen sind (Abb. 5.**59a** u. **b**). Später wird die Sehschärfe weiter herabgesetzt durch Kristallablagerungen in der Iris, auf der Linsenkapsel und innerhalb der Netzhaut.

Die Behandlung der Hornhautkristalle besteht in häufigem lokalem Gebrauch von 0,2%igem Cysteamin für mehrere Wochen.

Monoklonale Gammopathie

Eine monoklonale Gammopathie tritt in Verbindung mit *(1) multiplem Myelom, (2) Makroglobulinämie Waldenström* und *(3) Lymphom* auf. Hornhautkristalle, die das früheste Zeichen der systemischen Erkrankung sein können, sind diffus im Hornhautstroma verteilt, obwohl auch gelegentlich nur das Epithel betroffen sein kann.

Vortexkeratopathie

Die Vortexkeratopathie (Cornea verticillata) ist charakterisiert durch symmetrische, beidseitige, gräuliche oder goldene Hornhautepithelablagerungen, die wirbel-(vortex-)förmig von einem Punkt unterhalb der Pupille ausgehen (Abb. 5.**60a–c**). Die frühen Veränderungen können mit einer Hudson-Stähli-Linie verwechselt werden. Die Cornea verticillata ist zu beobachten beim Morbus Fabry und bei Patienten, die mit verschiedenen Medikamenten behandelt werden, einschließlich Chloroquin, Amiodaron, Amodiaquin, Pethidin, Indometacin, Chlorpromazin, Tamoxifen.

Chloroquin-Keratopathie

Eine Chloroquin-Keratopathie ist die Folge der Ablagerung des Medikaments im Hornhautepithel. Im Gegensatz zur Chloroquin-Retinopathie besteht keine Relation zu Dosierung oder Therapiedauer. Die Veränderungen sind gewöhnlich nach dem Absetzen des Medikaments reversibel; gelegentlich können sie trotz fortgeführter Darreichung zurückgehen. Selten können ausgeprägte Ablagerungen des Medikaments Halos oder eine Visusreduktion bedingen.

Amiodaron-Keratopathie

Die Amiodaron-Keratopathie ist im Gegensatz zur Chloroquin-Keratopathie abhängig von Dosierung und Therapiedauer. Das Medikament wird zur Behandlung verschiedener Herzarrhythmien eingesetzt. Bei niedrigen Dosen von 100–200 mg pro Tag zeigen die Patienten klare Hornhäute oder nur sehr geringe Veränderungen. Bei Dosen von 400–1400 mg pro Tag entwickelt sich jedoch, in Abhängigkeit von der Behandlungsdauer, eine mittelgradige bis schwere Keratopathie. Vordere, subkapsuläre Linsentrübungen können bei ungefähr 50% der Patienten entstehen, die mittlere bis hohe Dosen erhalten.

Morbus Fabry

Der Morbus Fabry ist eine Glykolipidose bedingt durch einen Mangel an dem Enzym α-Galaktosidase A. Systemische Veränderungen umfassen Angiokeratome (purpurne, teleangiektatische Hautläsionen), kardiovaskuläre und Nierenveränderungen und Episoden qualvoller Schmerzen der Zehen und Finger. Die okulären Veränderungen umfassen Cornea verticillata und speichenartige Linsentrübungen.

Metabolische Keratopathie

Mukopolysaccharidosen

Die Mukopolysaccharidosen (MPSs) sind eine Gruppe von Speichererkrankungen, die aus einem Mangel lysosomaler Enzyme resultieren und zu einem anomalen Abbau eines oder mehrerer der folgenden Mukopolysaccharide führen: Dermatan, Heparan oder Keratansulfat. Unvollständig abgebaute Mukopolysaccharide akkumulieren in vielen Organsystemen und führen zu progressiv sich verschlechternden, klinischen Manifestationen, wie Grobheit des Gesichts, Skelettanomalien und Herzerkrankung. MPSs werden autosomal-dominant vererbt, mit Ausnahme der 2 Subtypen des Morbus Hunter, die X-chromosomal gebunden vererbt werden. Die okulären Veränderungen umfassen Hornhautstromainfiltration, retinale Pigmentepitheldegeneration, Schwellung des N. opticus, Atrophie und selten Glaukom.

Hornhautablagerungen sind im allgemeinen assoziiert mit Skelettanomalien. Sie treten bei allen Mukopolysaccharidosen, außer der Hunter- und Sanfilippo-Form, auf. Bei der Hurler- (Abb. 5.**61**) und Scheie-Form sind sie am schwersten ausgeprägt und bei Geburt vorhanden. In diesem Fall sollte die Hornhauttrübung differenziert werden von einem Hornhaut-

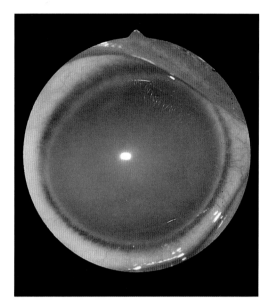

Abb. 5.**61**   Hornhauttrübung bei Morbus Hurler

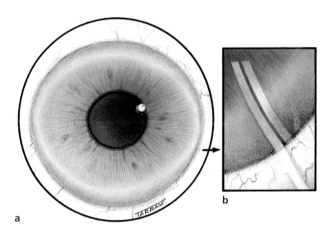

Abb. 5.**62**   Kayser-Fleischer-Ring bei Morbus Wilson

ödem infolge eines kongenitalen Glaukoms, einer Röteln-Keratopathie und eines Geburtstraumas.

Andere okuläre Veränderungen der Mukopolysaccharidosen umfassen Pigmentretinopathien bei allen, außer der Morquio- und Maroteaux-Lamy-Form, und Optikusatrophie bei allen 6 MPSs.

Morbus Wilson

Der Morbus Wilson (hepatolentikuläre Degeneration) ist eine seltene Erkrankung, verursacht durch einen Mangel an α-2-Globulin-Zäruloplasmin. Sie ist charakterisiert durch eine ausgedehnte Kupferablagerung in den Geweben und wird auf 3 Arten manifest: *(1) Lebererkrankung, (2) neurologische Beteiligung der Basalganglien* oder *(3) psychiatrische Veränderungen.*

Hornhaut-Kupfer-Ablagerungen sind bei fast allen Patienten vorhanden. Der klassische Kayser-Fleischer-Ring ist im peripheren Anteil der Descemet-Membran lokalisiert und erscheint als eine Zone von Granula, die bei unterschiedlicher Beleuchtung ihre Farbe ändern (Abb. 5.**62** a u. **b**). Das Kupfer wird vorzugsweise im vertikalen Meridian der Hornhaut abgelagert und kann unter Penicillamintherapie verschwinden. Einige Patienten haben auch eine grüne „Sonnenblumen“-Katarakt.

▌Kontaktlinsen

Therapeutische Indikationen für Kontaktlinsen

Die folgenden sind die hauptsächlichen therapeutischen Indikationen für Kontaktlinsen (Abb. 5.**63**):

1. **Irregulärer Astigmatismus** assoziiert mit Keratokonus kann mit einer harten Kontaktlinse korrigiert werden, noch lange, nachdem Brillen nicht mehr helfen und lange, bevor eine Hornhauttransplantation erforderlich wird.
2. **Oberflächliche Hornhautunregelmäßigkeiten:** Eine Kontaktlinse kann eine oberflächliche, unregelmäßige Hornhautoberfläche durch eine glattere und optisch perfektere Oberfläche ersetzen. Auf diese Art kann die Sehschärfe verbessert werden, vorausgesetzt, die Unregelmäßigkeiten sind nicht zu ausgeprägt.
3. **Persistierende Epitheldefekte** können schneller heilen durch den Schutz des regenerierenden Hornhautepithels vor dem ständigen Reiben der Lider. Dies erlaubt die Entwicklung der hemisdesmosomalen Verbindungen mit der epithelialen Basalmembran.
4. **Rezidivierende Hornhauterosionen,** insbesondere, wenn sie mit einer Hornhautdystrophie assoziiert sind, können das Langzeittragen von Kontaktlinsen erfordern. Bei traumatischen Fällen können die Kontaktlinsen gewöhnlich nach einigen Wochen weggelassen werden.
5. **Eine bullöse Keratopathie** kann mit weichen Kontaktlinsen behandelt werden, die den Schmerz nehmen durch den Schutz der, infolge der traumatischen Wirkung der Augenlider, freiliegenden Hornhautnervenendigungen. Die Linsen können auch die Bullae abflachen und in ein diffuses, feines Epithelödem transformieren. Die zusätzliche Instillation von hypertoner (5%-)Salzlösung kann sich durch weitere Reduktion des Ödems und Verbesserung der Sehschärfe positiv auswirken.

6. **Eine feuchte filamentöse Keratitis** assoziiert mit ausgeprägter Lakrimation, wie sie bei Patienten mit Stammhirn-Schlaganfällen und essentiellem Blepharospasmus gesehen wird, kann mit weichen Kontaktlinsen, die jeweils abends herausgenommen werden, behandelt werden.
7. **Deszemetozelen** können als temporäre Maßnahmen mit Kontaktlinsen abgedeckt werden, um dem natürlichen Heilungsvorgang genügend Zeit zu lassen.
8. **Spezifische Hornhauterkrankungen,** wie die oberflächliche punktförmige Keratitis Thygeson und die Keratokonjunktivitis des oberen Limbus, können ebenfalls, wie bereits beschrieben, mit Kontaktlinsen therapiert werden.
9. **Schutz** des normalen Hornhautepithels in Augen mit Trichiasis oder drohender Keratopathia e lagophthalmo (Expositionskeratopathie) ist eine weitere Indikation.

Komplikationen beim Tragen von Kontaktlinsen

Allergische Konjunktivitis

Eine Allergie auf Thiomersal, ein Konservierungsmittel in Kontaktlinsenpflegelösungen, war früher ein häufiges Problem bei weichen Kontaktlinsen. Zu einer bestimmten Zeit waren mindestens 10% der Träger weicher Kontaktlinsen allergisch auf oder sensibilisiert gegen Thiomersal und nicht in der Lage, Lösungen zu gebrauchen, die dieses Konservierungsmittel enthielten. Jetzt enthalten weniger Pflegelösungen für weiche Kontaktlinsen Thiomersal.

Klinisch manifest wird die Allergie mit Rötung, Brennen und Jucken kurz nach dem Einsetzen der Linse. Diese Symptome können Tage bis Monate auf die initiale Thiomersalexposition folgen.

Die Untersuchung zeigt eine geringe, perilimbale Injektion, graues Epithel vom oberen Pol der Hornhaut bis zu ihrer axialen Zone und eine feine papilläre konjunktivale Reaktion (Abb. 4.**3**).

Die Behandlung besteht in der Vermeidung von Lösungen, die Thiomersal enthalten. Die Linsen sollten ferner mit Hitze und mit konservierungsmittelfreien Salzlösungen oder mit einem 3%igen Wasserstoffperoxid-System desinfiziert werden.

Riesenpapillen-Konjunktivitis

Die Riesenpapillen-Konjunktivitis (RPK) ist einigermaßen häufig. Obwohl jede Kontaktlinse die Erkrankung verursachen kann, sind weiche Kontaktlinsen am häufigsten involviert. Patienten mit Asthma, Heufieber oder Tierallergien scheinen ein erhöhtes Risiko zu haben. Es ist angenommen worden, daß die RPK eine immunologische Ursache hat, bei der die Kontaktlinsenablagerungen, insbesondere die Proteine, als Allergene agieren.

Klinisch manifest kann die Veränderung Monate oder Jahre nach dem Beginn des Kontaktlinsentragens werden, mit okulärem Juckreiz nach dem Entfernen der Linse, erhöhter Mukusproduktion am Morgen, Photophobie und herabgesetzter Lin-

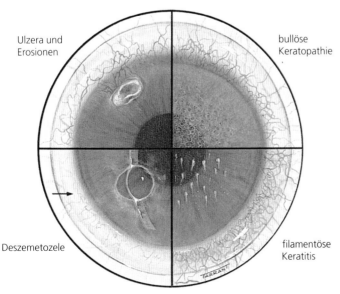

Ulzera und Erosionen

bullöse Keratopathie

Deszemetozele

filamentöse Keratitis

Abb. 5.**63**   Therapeutische Indikationen für Kontaktlinsen

sentoleranz. Verschwommensehen kann auch auftreten entweder infolge von Ablagerungen auf der Linse oder durch Verlagerung der Linse durch das Oberlid zum oberen Fornix.

Die Untersuchung des Oberlides ist zur Diagnosestellung erforderlich. Das Spektrum der Veränderungen der oberen tarsalen Konjunktiva reicht von geringer papillärer Antwort bis zu dem vollausgebildeten Bild der RPK, charakterisiert durch Riesenpapillen (Abb. 5.**64**). Exzessiver Mukus im Auge und auf den Kontaktlinsen ist ebenfalls festzustellen. In einigen Fällen können Trantas-Flecken und Limbitis, wie bei Keratoconjunctivitis vernalis, beobachtet werden.

Die Behandlung ist wie folgt:

1. Die Linsenhygiene sollte optimiert werden, und der Patient muß eventuell noch einmal bezüglich des Gebrauchs der Pflegelösungen beraten werden.
2. Die Tragezeit der Linsen sollte minimalisiert werden.
3. Beachtet werden sollten Linsensitz und das Material, aus dem sie bestehen. Linsen mit exzessiver Randhebung können die Oberfläche des Tarsus traumatisieren und zur RPK prädisponieren. Bei gaspermeablen Hornhautlinsen ist die Wahrscheinlichkeit geringer, eine RPK zu erzeugen als bei weichen Linsen, vielleicht wegen ihres kleinen Durchmessers. Manchmal löst der Wechsel zu gaspermeablem Material das Problem.
4. Die lokale Therapie mit Natrium-Cromoglicinsäure ist oft effektiv, aber Steroide sollten vermieden werden, da die Nebenwirkungen der Steroidtherapie schwerer sein können als die Erkrankung, die behandelt wird.

Kontaktlinseninduzierte Keratokonjunktivitis des oberen Limbus

Eine kontaktlinseninduzierte Keratokonjunktivitis des oberen Limbus wird durch eine Thiomersal-Hypersensitivität verursacht. Die Veränderung ist gewöhnlich beidseitig, aber asymmetrisch. Die initialen Veränderungen bestehen in einer oberen, oberflächlichen, punktförmigen Keratitis, gefolgt von subepithelialen Trübungen und Infiltraten. In fortgeschrittenen Fällen kann sich ein ausgedehnter kornealer Pannus entwickeln.

Hornhautkomplikationen

Hauptsächlich die folgenden Hornhautkomplikationen treten beim Tragen von Kontaktlinsen auf (Abb. 5.**65**):

1. **Ein epitheliales Ödem** infolge einer Hypoxie ist gewöhnlich reversibel.
2. **Eine Hornhautvaskularisation** entwickelt sich in einigen Augen als Antwort auf die linseninduzierte Hypoxie, insbesondere bei Linsen mit verlängerter Tragedauer und gelegentlich bei Linsen, die täglich herausgenommen werden. Das Wachstum neuer Gefäße ist typischerweise subepithelial, obwohl auch eine tiefere stromale Vaskularisation auftreten kann. Der obere Limbus ist für eine Vaskularisation am empfänglichsten. Wenige neue Gefäße gehen gewöhnlich zurück, wenn die Kontaktlinsen weggelassen werden.

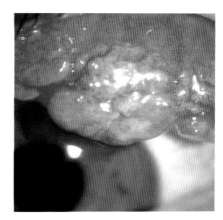

Abb. 5.**64**
Riesenpapillen-Konjunktivitis

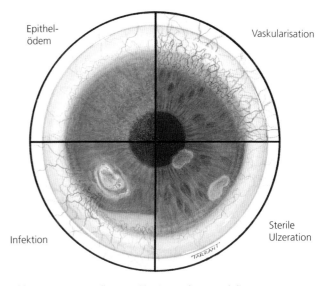

Epithel-ödem · Vaskularisation · Infektion · Sterile Ulzeration

Abb. 5.**65**   Potentielle Komplikationen des Kontaktlinsentragens

3. **Sterile Hornhautinfiltrate** sind gewöhnlich kleine, periphere Trübungen, die innerhalb des Epithels subepithelial oder im vorderen Stroma liegen. Sie sind zumeist asymptomatisch und werden während einer Routinefolgeuntersuchung entdeckt. Sie verschwinden gewöhnlich nach dem Weglassen der Kontaktlinsen, und eine erneute Anpassung flacherer Linsen ist meistens möglich. Es ist jedoch sehr wichtig, daran zu erinnern, daß ein Hornhautinfiltrat eine frühe Manifestation einer mikrobiellen Keratitis sein kann.
4. **Eine mikrobielle Keratitis** durch Bakterien, Akanthamöben und Pilze ist die ernsteste, aber glücklicherweise eine relativ seltene Komplikation. Die klinischen Veränderungen und die Behandlung sind bereits besprochen worden.
5. **Eine Hornhautverziehung**, die in ausgeprägtem und permanentem Astigmatismus resultiert, kann in einigen Augen als Antwort auf eine chronische Hypoxie, z. B. infolge zu langen Tragens impermeabler harter Kontaktlinsen, auftreten.

Grundlagen der Keratoplastik

Die Keratoplastik, die auch als Hornhauttransplantation oder -verpflanzung bezeichnet wird, ist eine Operation, bei der anomales Wirtsgewebe durch gesundes Spenderhornhautgewebe ersetzt wird.

Das Transplantat kann einen *Teil der Hornhautdicke (lamellär)* oder durchgreifend *die ganze Dicke (perforierend)* umfassen.

Perforierende Keratoplastik

Indikationen

1. **Eine optische Indikation** ist primär die Verbesserung der Sehschärfe; trübes Hornhautgewebe wird durch klares Spendergewebe ersetzt. Zur Zeit ist die häufigste Indikation die bullöse Keratopathie bei Pseudophakie. Andere häufige Indikationen sind Keratokonus, Hornhautdystrophien und -degenerationen und Narben, verursacht durch verschiedene Keratitis- oder Traumaformen.
2. **Tektonische Indikationen** sind die Restauration oder Erhaltung der Hornhautanatomie in Augen mit schweren strukturellen Veränderungen wie Stromaverdünnung und Deszemetozelen.
3. **Eine therapeutische Indikation** ist die Entfernung von entzündetem Hornhautgewebe in Augen, die nicht auf eine konventionelle antimikrobielle oder antivirale Therapie ansprechen.
4. **Eine kosmetische Indikation** ist die Verbesserung des Erscheinungsbildes des Auges.

Spendergewebe

Das Spendergewebe sollte idealerweise weniger als 6 Stunden nach dem Tod entnommen worden sein. Hornhäute von Spendern unter 12 Monaten werden gewöhnlich nicht eingesetzt, da sie schlaff sind und die Wahrscheinlichkeit eines hohen Astigmatismus groß ist. Hornhäute von Spendern älter als 70 Jahre sind ebenfalls ungeeignet, da sie eine geringe Endothelzellzahl aufweisen. Die präoperative Untersuchung des Spendergewebes schließt das Erscheinungsbild an der Spaltlampe und wenn möglich die Endothelmikroskopie ein.

Kontraindikationen für die Verwendung einer Spenderhornhaut sind die folgenden:

1. Tod unbekannter Ursache.
2. Bestimmte infektiöse Erkrankungen des ZNS (z. B. Jakob-Creutzfeld-Erkrankung, systemische sklerosierende Panenzephalitis, progressive multifokale Leukoenzephalopathie).
3. Bestimmte systemische Infektionen (z. B. AIDS, virale Hepatitis, Syphilis, Sepsis).
4. Leukämie und disseminierte Lymphome.
5. Intrinsische Augenerkrankungen (z. B. Malignome, aktive Entzündungen) oder frühere intraokuläre Eingriffe.

Aufbewahrungsmedien haben die überlebensfähige Aufbewahrungszeit des Spendergewebes auf 2 Wochen ausgedehnt. Es ist zu hoffen, daß zukünftige Entwicklungen der Aufbewahrungsmedien unter Beteiligung von Insulin und epidermalem Wachstumsfaktor die Endothelzellüberlebensfähigkeit und -funktion während der Aufbewahrung weiter verbessern werden.

Prognostische Faktoren

Negative prognostische Empfängerfaktoren umfassen: ausgeprägte stromale Vaskularisation, fehlende Hornhautsensibilität, extreme Verdünnung der geplanten Wirt-Transplantat-Verbindung und aktive Hornhautentzündung. Im allgemeinen sind die günstigsten Voraussetzungen umschriebene Narben, Keratokonus und Hornhautdystrophien.

Assoziierte negative Faktoren, welche die Prognose, ein klares Transplantat nach einer Operation zu behalten, reduzieren, umfassen: unkontrolliertes Glaukom, vordere Synechien, Uveitis und rezidivierende oder progressive Formen der Bindehautentzündung, wie Acne rosacea und okuläres narbiges Pemphigoid. Störungen des Tränenfilms und Anomalien der Augenlider, wie Ektropium, Entropium und Trichiasis, sollten vor einem chirurgischen Eingriff korrigiert werden.

Chirurgisches Vorgehen

Die Hauptschritte bei der Durchführung einer Keratoplastik sind die folgenden:

1. **Die Bestimmung der Transplantatgröße** wird vor der Operation mit einem variablen Spaltlampenbündel durchgeführt und zum Operationszeitpunkt durch versuchsweises Plazieren von Trepanen verschiedener Durchmesser. Im allgemeinen haben Transplantate mit einem Durchmesser von mehr als 8,5 mm eine erhöhte Inzidenz postoperativer, vorderer Synechienbildung, Vaskularisation und Anstieg des Augeninnendrucks. Eine ideale Größe ist 7,5 mm; kleinere Transplantate als diese können einen Astigmatismus entstehen lassen.
2. **Die Exzision der Spenderhornhaut** sollte immer der Exzision der Wirtshornhaut vorausgehen. Das Spendergewebe wird präpariert durch Trepanation des vorher exzidierten, korneoskleralen Scheibchens, endotheliale Seite nach oben auf einem konkaven Teflonblock. Alternativ kann die Hornhaut aus dem ganzen Bulbus trepaniert werden. Das Spenderscheibchen ist gewöhnlich 0,5 mm größer im Durchmesser als der geplante Durchmesser der Öffnung in der Wirtshornhaut, um die Möglichkeit eines postoperativen Glaukoms zu reduzieren und einen wasserfesten Wundverschluß zu fördern und eine exzessive postoperative Hornhautabflachung zu verhindern.
3. **Die Exzision des Wirtsgewebes** wird besonders vorsichtig ausgeführt, um Iris und Linse mit dem Trepan nicht zu verletzen (Abb. 5.**66a–c**). Die Linse kann in einem gewissen Ausmaß dadurch geschützt werden, daß vor dem Beginn der Operation eine ausreichende Miosis sichergestellt worden ist. Die 3 Geräte zum Ausschneiden der Empfängerhornhaut sind ein einfacher manueller Trepan, ein Motor- oder ein Vakuumtrepan, der eine Adhäsion mit der Empfängerhornhaut erzeugt und das Abgleiten reduziert. Eine zu rasche Dekompression des Auges kann verhindert werden mit Hilfe einer partiellen Trepanation der Horn-

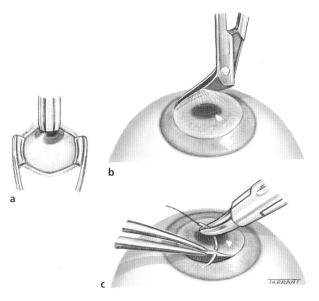

Abb. 5.**66 a–c**   Technik der perforierenden Keratoplastik
a Exzision der Wirtshornhaut mittels Trepan
b Komplettierung mit Schere
c Einnähen der Spenderhornhaut

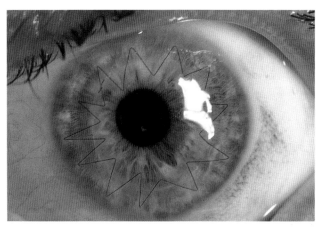

Abb. 5.**67**   Postoperatives Erscheinungsbild einer fortlaufenden Naht zur Transplantatsicherung

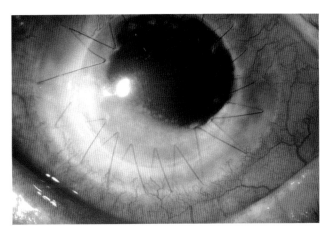

Abb. 5.**68**   Hornhautpräzipitate und Ödem des Transplantats assoziiert mit spätem Versagen der perforierenden Keratoplastik

hautdicke und anschließender Eröffnung der Vorderkammer mit einem Messer. Die Exzision kann dann mit einer Schere vervollständigt werden.

4. **Die Fixation des Spendergewebes** erfolgt initial mit mindestens 4 Einzelknopfhauptnähten. Der Verschluß wird anschließend mit Einzelknopfnähten, einer kontinuierlichen fortlaufenden Naht (Abb. 5.**67**) oder einer Kombination von beidem vervollständigt. Die Hornhautstiche sind gewöhnlich nicht durchgreifend, sondern nur partiell, da Stiche durch die volle Hornhautdicke mit einer Leckage entlang der Stichkanäle assoziiert sein können und eine Eintrittspforte für Bakterien bilden können.

5. **Die Wiederherstellung der Vorderkammer** erfolgt mit BSS (Balanced salt solution).

Postoperative Behandlung

Das Auge kann nach 24 Stunden tagsüber ohne Verband bleiben, eine Schutzbrille sollte dann jedoch getragen werden. In den ersten beiden Wochen werden lokale Steroide viermal und Mydriatika zweimal täglich gegeben. Die Mydriatika können anschließend abgesetzt werden, aber die Kortikosteroide sollten für 12 Monate (einmal täglich für 6 Monate und dann jeden 2. Tag) weitergegeben werden.

Die Nahtentfernung von einer nicht vaskularisierten Hornhaut erfolgt ein Jahr nach der Keratoplastik.

1. **Frühe postoperative Komplikationen** umfassen eine flache Vorderkammer, Irisprolaps, persistierende Epitheldefekte und Infektion.

2. **Späte postoperative Komplikationen** umfassen Glaukom, Astigmatismus, Bildung einer retrokornealen Membran, späte Wunddehiszenz, zystoides Makulaödem und Rezidiv des initialen Krankheitsprozesses auf dem Transplantat.

Transplantatversagen

Früh

Frühes Versagen ist charakterisiert durch eine Trübung des Transplantats vom ersten Tag an. Es wird verursacht durch eine Endothelfunktionsstörung, die infolge eines defekten Spenderendothels oder eines chirurgischen Operationstraumas auftritt.

Spät

Ein spätes Versagen ist meist das Ergebnis einer immunologischen Transplantatabstoßung. Ungefähr 50% der Fälle treten innerhalb der ersten 6 Monate postoperativ und die beträchtliche Mehrheit innerhalb eines Jahres auf.

Die Untersuchung sehr früher Fälle zeigt Hornhautpräzipitate auf dem Transplantatendothel. Dies ist gefolgt von ziliarer Injektion, subepithelialen Infiltraten, einem Anstieg der Anzahl der Hornhautpräzipitate, Epithel- und Endothelabstoßungslinien und Transplantatödem (Abb. 5.**68**). Gelegentlich ist ein Anstieg der Transplantatdicke als Folge der endothelialen Funktionsstörung die früheste Veränderung.

Die Behandlung besteht in der sofortigen stündlichen Gabe von lokalen Steroiden und periokulären Steroidinjektionen.

In ausgeprägten, resistenten Fällen können systemische Immunsuppressiva erforderlich sein.

Lamelläre Keratoplastik

Hauptindikationen für eine lamelläre Keratoplastik sind die folgenden:

1. Trübung der oberflächlichen Drittel des Hornhautstromas, nicht verursacht durch eine potentiell rezidivierende Erkrankung.
2. Marginale Hornhautverdünnung oder Infiltration, wie bei rezidivierendem Pterygium, marginaler Degeneration Terrien und limbalen Dermoiden oder Tumoren.
3. Umschriebene Verdünnung oder Deszemetozelenbildung.

■ Prinzipien der refraktiven Hornhautchirurgie

Radiale Keratotomie

Eine radiale Keratotomie (RK) vermindert eine Myopie durch Abflachung der Hornhaut infolge einer Serie tiefer, radialer Inzisionen.

Die Indikation schließt Erwachsene mit stabiler Myopie zwischen 2 und 8 Dioptrien ein, vorzugsweise mit minimalem Astigmatismus, die aus den verschiedensten Gründen mit Brillen oder Kontaktlinsen nicht mehr zufrieden sind.

Kontraindikationen schließen Patienten mit einer Myopie von mehr als 8 Dioptrien ein, weil ihre Endrefraktion nicht vorhersehbar ist. Eine RK sollte auch vermieden werden bei Patienten mit vorher bestehender Hornhauterkrankung, weil das Risiko der Perforation erhöht ist und sich die Hornhauterkrankung verschlechtern kann. Da die Myopie stabil sein muß, bevor eine RK durchgeführt wird, sind Patienten unter 21 Jahren nicht geeignet.

Technik und Ergebnisse

Die Technik der RK ist wie folgt:

1. Die Sehachse und eine umgebende klare optische Zone von ungefähr 4 mm werden markiert und anschließend die Hornhautdicke mit einem Ultraschallpachymeter gemessen.

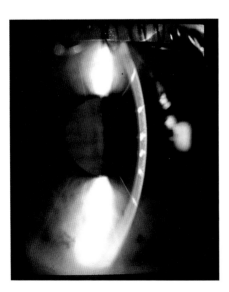

Abb. 5.**69**   Erscheinungsbild einer Hornhaut nach radialer Keratotomie

2. Mit einem speziell kalibrierten Diamantmesser werden 16 sehr tiefe radiale Inzisionen vom Rand der optisch klaren Zone zum Limbus gezogen (Abb. 5.**69**). Dies schwächt die Hornhaut und führt zu einer Vorwölbung der mittleren Peripherie und Abflachung des Zentrums.

Postoperativ können für mehrere Wochen Photophobie und Blendung auftreten. Fluktuationen der Refraktion am Tag sind sehr häufig, aber ihr Ausmaß ist selten so groß, daß mehrere Brillen erforderlich werden.

Die Ergebnisse zeigen eine Langzeitstabilität der Refraktion in 50% der Fälle, aber ungefähr 25% erfahren fortgesetzte Veränderungen noch nach 6 Monaten bis zu 4 Jahren. Obwohl eine RK eine Myopie zwischen 2 und 8 Dioptrien korrigieren kann, kann die Endrefraktion nicht mit Sicherheit vorausgesagt werden:

- 60% der Patienten sind innerhalb einer Dioptrie emmetrop.
- 30% sind um mehr als eine Dioptrie unterkorrigiert.
- 10% sind um mehr als eine Dioptrie überkorrigiert.

Die Endrefraktion ist genauer bei Patienten mit einer Myopie unter 5 Dioptrien und wird weniger akkurat zwischen 5 und 8 Dioptrien. Ältere Patienten scheinen bessere Visusergebnisse zu erhalten als jüngere Patienten. Ein persistierender irregulärer Astigmatismus tritt in fast allen Fällen in der Region der Inzisionsnarben auf, ist aber selten so ausgeprägt, daß die Sehschärfe mit Brille herabgesetzt wäre.

Komplikationen

Operative Komplikationen umfassen akzidentelle Hornhautperforationen, eine dezentrierte klare Zone, Inzisionen über der Sehachse, eine unkorrekte Anzahl der Inzisionen und eine fehlerhafte Achse der Inzisionen.
Postoperative Komplikationen umfassen intrastromale, epitheliale Einschlußzysten und, selten, visusbedrohende Komplikationen, wie bakterielle Keratitis, Endophthalmitis, traumatische Bulbusruptur im Bereich einer geschwächten Narbe und Katarakt infolge eines chirurgischen Linsentraumas.

Photorefraktive Keratektomie

Die photorefraktive Keratektomie (PRK) mit dem Excimer-Laser besteht in einer neuen Formgebung der vorderen Hornhaut zur Korrektion von Refraktionsfehlern. Der Excimer-Laser ist ein gepulster Laser, der genau Hornhautgewebe in einer bestimmten Tiefe exzidieren kann, mit minimaler Zerreißung der angrenzenden Gewebe. Bei der Behandlung der Myopie werden kleine Gewebemengen von der Hornhautoberfläche entfernt, so daß die zentrale Vorwölbung der Hornhaut abgeflacht wird (Abb. 5.**70a** u. **b**). Ungefähr 10 µm Ablation korrigieren eine Dioptrie Myopie. Die Indikationen stimmen mit denen für eine RK überein.

Technik und Ergebnisse

Die Technik der PRK ist folgendermaßen:

1. Die Sehachse wird markiert.
2. Das Hornhautepithel wird entfernt.
3. Der Laser wird eingesetzt, um nur die Bowman-Membran und das Stroma zu abladieren. Dies benötigt gewöhnlich 30–60 Sekunden.

Nach der Operation heilt die Hornhaut gewöhnlich innerhalb von 48–72 Stunden. In allen Fällen entwickelt sich eine subepitheliale Trübung innerhalb von 2 Wochen und persistiert für 1–6 Monate. Selten verursacht sie eine herabgesetzte Sehschärfe, kann aber nachts eine erhöhte Blendungsempfindlichkeit hervorrufen.

Die Ergebnisse der PRK sind folgende:
90% der Augen mit bis zu 7 Dioptrien liegen innerhalb einer Dioptrie Emmetropie. Die Ergebnisse sind weniger voraussehbar, wenn die Myopie höher ist. Eine Regression (späte Tendenz in Richtung Myopie) kann noch bis zu 6 Monaten nach der PRK eintreten. Die Neigung scheint größer zu sein, wenn höhere Grade der Myopie behandelt werden. Hornhautnarben sind in 3% der Fälle zu verzeichnen.

Epikeratoplastik

Die Epikeratoplastik ist ein Verfahren, bei dem ein Lentikel von Spendergewebe eingesetzt wird, um die Oberfläche der Hornhaut zu verändern. Pluslentikel können zur Korrektur einer Aphakie eingesetzt werden, plane Lentikel können Gewebe verstärken und eine Hornhaut mit Keratokonus abflachen und Minuslentikel können eine Myopie korrigieren.

Indikationen sind folgende:

1. **Aphakie in der Kindheit** bei Kindern, die älter als 1 Jahr kontaktlinsenintolerant oder ungeeignet für das Tragen von Kontaktlinsen sind, wegen vorbestehender Hornhauterkrankung und die nicht in der Lage sind, Brillen zu tragen. Die Erfolgsrate bei kleinen Kindern ist geringer als bei größeren und die Korrektion ist ungenauer als diejenige, die mit Intraokularlinsen oder Kontaktlinsen erreicht werden kann.
2. **Einseitige Aphakie bei Erwachsenen** bei einem Patienten, der ungeeignet ist für Kontaktlinsen und bei dem eine sekundäre Intraokularlinsen-Implantation kontraindiziert ist.
3. **Ein Keratokonus** bei einem Patienten mit einer klaren Hornhaut, der kontaktlinsenintolerant oder ungeeignet zum Tragen von Kontaktlinsen ist, wegen einer vorbestehenden Hornhauterkrankung und der mit Brille keine aus

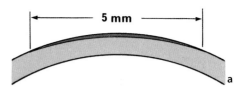

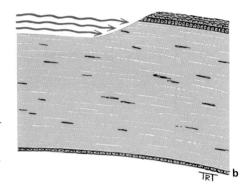

Abb. 5.**70** Prinzipien der photorefraktiven Keratektomie mit dem Excimer-Laser

reichende Sehschärfe erhält. Bei diesen Patienten gibt es 3 Ziele der Epikeratoplastik: Verstärkung der dünnen Hornhaut, Abflachung der Hornhautkrümmung, so daß das Tragen von Kontaktlinsen möglich wird und Reduktion des Astigmatismus. Verglichen mit der perforierenden Keratoplastik ist die Epikeratoplastik weniger invasiv und ein Verfahren mit größerer Sicherheit, da es extraokulär ist.
4. **Eine hohe Myopie** bei einem Patienten, der keine Kontaktlinsen tragen kann, bei dem Brillen eine zu starke Verzerrung für funktionelle und Arbeitserfordernisse erzeugen und dessen Myopie sich außerhalb der Wirkungsbereiche von RK und PRK bewegt. Die Ergebnisse der Epikeratophakie bei Myopie sind weniger voraussehbar und stabiler als bei Aphakie und Keratokonus.

Kontraindikationen sind ausgeprägt trockenes Auge, Lagophthalmus und Myopie von weniger als 4 Dioptrien, da RK und PRK in diesem Fall zu bevorzugen sind.

Technik und Ergebnisse

Die Technik der Epikeratoplastik ist folgendermaßen:

1. Das Spenderlentikel der gewünschten Stärke wird, bis es benötigt wird, in trockengefrorenem Zustand (lyophilisiert) aufbewahrt. Die Lentikel sind kommerziell erhältlich und können ähnlich wie Kontaktlinsen bestellt werden.
2. Die Sehachse wird auf der Hornhaut markiert und der größte Teil des umgebenden Epithels entfernt, Bowman-Membran und Stroma dabei unversehrt gelassen.
3. Mit einem über der zentralen Sehachsenmarkierung zentrierten Trepan wird ein zirkulärer Schnitt von ungefähr 8 mm Durchmesser und 0,3 mm Tiefe gemacht.
4. Der innere Rand der Trepaninzision wird exzidiert, um eine zirkuläre Furche im Empfängerstroma zu erzeugen (Abb. 5.**71a**). Als Alternative kann der äußere Rand der Inzision unterminiert werden, ohne Gewebe zu entfernen. Die Furche fungiert als Ort der Narbenbildung zwischen Spendergewebe und Empfängerstroma.

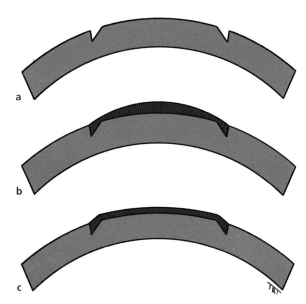

Abb. 5.**71a–c**   Prinzipien der Epikeratoplastik (siehe Text)

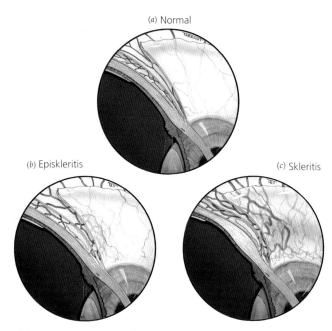

Abb. 5.**72a–c**   Angewandte Anatomie der anterioren Gefäßhülle in Relation zu Episkleritis und Skleritis

5. Das Spenderlentikel wird eingenäht und reepithelialisiert innerhalb weniger Tage. Ein konvexes (plus) Lentikel wird zur Korrektion der Aphakie (Abb. 5.**71b**) und ein konkaves (minus) Lentikel zur Korrektion der Myopie (Abb. 5.**71c**) verwendet.

Mindestens 4–12 Wochen benötigt das Transplantatepithel zur Stabilisierung. Das Transplantat wird langsam klar und Falten auf seiner Rückfläche verschwinden allmählich. Die beste Sehschärfe wird gewöhnlich nach 2–3 Monaten erreicht.

Gelegentliche Komplikationen schließen Blendung und chronische Epitheldefekte ein.

Die Ergebnisse zeigen, daß ein großer Anteil der Patienten eine zufriedenstellende Sehschärfe erreicht. Mögliche Nachteile umfassen langsame, postoperative Visuserholung und leicht subnormalen Endvisus, da die Empfängerhornhaut in situ bleibt.

■ Episkleritis und Skleritis

Angewandte Anatomie

Das sklerale Stroma besteht aus Kollagenbündeln variabler Größe und Form, die nicht so gleichmäßig wie in der Hornhaut orientiert sind. Die innere Skleraschicht (Lamina fusca) geht über in die suprachoroidale und supraziliare Lamelle des Uvealtrakts. Die anteriore Episklera besteht aus dichtem, vaskulärem Bindegewebe, das mit dem oberflächlichen Sklerastroma und der Tenonkapsel verschmilzt. Die 3 vaskulären Lagen, welche die anteriore Sklera bedecken sind *(1) konjunktivale, (2) oberflächlich episklerale* und *(3) tiefe Gefäßplexus.*
        Die *konjunktivalen Gefäße* sind die oberflächlichsten.
        Die *oberflächlichen episkleralen Gefäße* innerhalb der Tenonkapsel haben eine radiale Konfiguration (Abb. 5.**72a**). In Augen mit einer Episkleritis tritt die maximale Kongestion innerhalb dieses vaskulären Plexus ein (Abb. 5.**72b**). Die Tenonkapsel und die Episklera sind mit entzündlichen Zellen infiltriert, obwohl die Sklera selbst nicht geschwollen ist. Lokale Phenylephrin-Tropfen lassen die Bindehautgefäße abblassen (und in einem bestimmten Ausmaß auch den oberflächlichen episkleralen Plexus) und erlauben damit das Sichtbarwerden der darunterliegenden Sklera.

        Der *tiefe Gefäßplexus* liegt in der Nachbarschaft der Sklera und zeigt maximale Kongestion in Augen mit Skleritis (Abb. 5.**72c**). Es besteht immer auch eine Schwellung der oberflächlichen episkleralen Gefäße, aber diese sollte ignoriert werden, wenn die Diagnose der Skleritis gestellt wird. Die Instillation von Phenylephrin wird keinen Effekt auf den Grad der Schwellung des tiefen Plexus haben. Die externe Untersuchung im Tageslicht ist zur Beurteilung des Niveaus der maximalen Injektion extrem wichtig.

Episkleritis

Klinische Veränderungen

Die Episkleritis ist eine häufige, benigne, selbst-limitierende und oft rezidivierende Erkrankung, die typischerweise junge Erwachsene betrifft. Selten ist sie mit einer systemischen Erkrankung assoziiert und geht nie in eine echte Skleritis über. Die zwei klinischen Hauptformen der Episkleritis sind die einfache und die noduläre.

Klinisch manifest wird sie mit einseitigem, geringem Unbehagen, Berührungsempfindlichkeit und Tränen.

Die Untersuchung der *einfachen* Episkleritis zeigt eine sektorförmige oder, selten, diffuse Rötung (Abb. 5.**73**). Im Gegensatz hierzu betrifft die noduläre Episkleritis ein umschriebenes Gebiet des Bulbus und bildet einen Knoten mit umgebender Injektion. Der tiefe, sklerale Anteil des Lichtbündels ist bei der Spaltlampenuntersuchung nicht verlagert (Abb. 5.**74a** u. **b**). Als Folge rezidivierender, nodulärer Episkleritiden können die oberflächlichen Skleralamellen eine Anordnung in mehr parallelen Reihen annehmen, so daß die Sklera durchscheinender wird. Es ist wichtig, diese erhöhte Durchsichtigkeit nicht mit einer Skleraverdünnung infolge einer nekrotisierenden Skleritis zu verwechseln.

Behandlung

Die einfache Episkleritis bildet sich gewöhnlich innerhalb von 1–2 Wochen zurück. Die noduläre Form kann länger benötigen. Gering ausgeprägte Fälle erfordern eventuell keine Therapie, aber das Unbehagen ist störend. Lokale Steroide und/oder nicht steroidale, antiinflammatorische Medikamente (NSAIM) können hilfreich sein. Bei den seltenen, nicht auf diese Therapie ansprechenden, rezidivierenden Erkrankungen, kann die Verabreichung von systemischem Flurbiprofen (100 mg dreimal täglich) bei den ersten Anzeichen eines Rezidivs dieses eventuell verhindern. Systemisches Indometacin (50 mg zweimal täglich) kann auch eingesetzt werden, ist aber nicht so effektiv wie Flurbiprofen.

Skleritis

Die Skleritis ist eine granulomatöse Entzündung der skleralen Hülle des Auges. Sie ist viel seltener als die Episkleritis. Die Erkrankung nimmt ein Spektrum okulärer Veränderungen ein, das von trivialen selbstlimitierenden entzündlichen Episoden bis zu einem nekrotisierenden Prozeß mit möglicherweise visusbedrohenden Komplikationen, wie z. B. Uveitis, Katarakt, Glaukom, Keratitis, Netzhautödem und Optikusneuropathie, reicht.

Klassifikation

Die Klassifikation beruht auf dem primären anatomischen Sitz der Entzündung und den folgenden assoziierten Veränderungen der skleralen Gefäße:

Vordere Skleritis

1. **Nicht nekrotisierend:**
   - diffus
   - nodulär
2. **Nekrotisierend:**
   - mit Entzündung
   - ohne Entzündung

Hintere Skleritis

1. **Nicht nekrotisierend**
   - diffus
   - nodulär
2. **Nekrotisierend mit Entzündung**

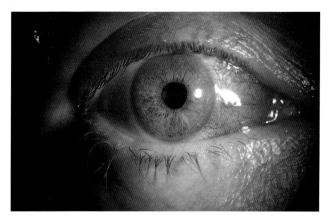

Abb. 5.**73**   Einfache sektorenförmige Episkleritis

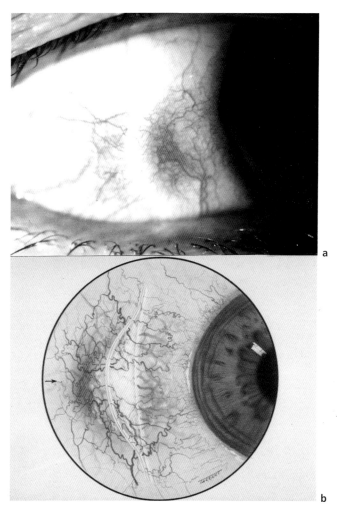

Abb. 5.**74a** u. **b**   Noduläre Episkleritis – beachte die fehlende Verlagerung des Spaltlampenbündels

Assoziierte systemische Erkrankungen

Ungefähr 45% der Patienten mit Skleritis, insbesondere vom nekrotisierenden Typ, können eine der folgenden systemischen Erkrankungen aufweisen:

1. **Rheumatoide Arthritis** ist mit Abstand am häufigsten, und es wird geschätzt, das ungefähr einer von 200 Patienten mit dieser Erkrankung eine Skleritis entwickelt.

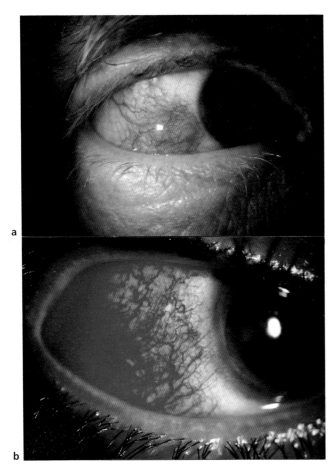

Abb. 5.**75a** u. **b**   **a** Nicht nekrotisierende noduläre Skleritis, **b** Nicht nekrotisierende diffuse Skleritis

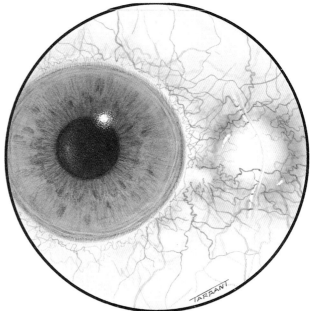

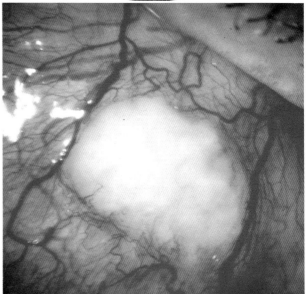

Abb. 5.**76a** u. **b**   Nekrotisierende Skleritis mit Entzündung
a Früher avaskulärer Fleck
b Fortgeschrittene Avaskularität

2. **Kollagenosen** umfassen Wegener-Granulomatose, Polyarteriitis nodosa und systemischen Lupus erythematodes.
3. **Verschiedene Erkrankungen** umfassen: rezidivierende Polychondritis, Herpes zoster und chirurgisch induzierte Skleritis. Letztere ist eine nekrotisierende Skleritis, die jeder Art von chirurgischem Eingriff folgen kann bei Patienten, die entweder eine zugrundeliegende systemische Erkrankung haben oder bereits zu einem früheren Zeitpunkt am Auge operiert worden sind.

Vordere, nicht nekrotisierende Skleritis

Klinische Veränderungen

Eine *diffuse Skleritis* ist charakterisiert durch eine ausgedehnte Entzündung mit Beteiligung entweder eines Bulbussegments oder der ganzen vorderen Sklera (brawny skleritis). Distorsion des Musters des Gefäßplexus ist charakteristisch, mit Verlust der normalen radialen Anordnung (Abb. 5.75a u. **b**). Sie ist relativ gutartig und geht selten in die noduläre Form über.

Die *noduläre Skleritis* kann, bei flüchtiger Untersuchung, einer nodulären Episkleritis ähneln. Eine detailliertere Untersuchung zeigt jedoch, daß der sklerale Knoten nicht über dem darunterliegenden Gewebe verschieblich ist. Der natürliche Verlauf der nodulären Skleritis suggeriert eine Erkrankung intermediären Schweregrades, und der Patient sollte, im Hinblick auf die gelegentliche Entwicklung einer Skleranekrose, beobachtet werden. Insgesamt beträgt die Inzidenz der Sehverschlechterung ungefähr 25%.

Behandlung

1. **Orale nicht steroidale antiinflammatorische Medikamente** (NSAIM), in der Form von Flurbiprofen 100 mg dreimal täglich oder Indometacin 50 mg zweimal täglich, sind die initiale Therapie, solange nicht bereits früher Intoleranz oder Ineffektivität festgestellt wurden.
2. **Orales Prednisolon** 40–80 mg täglich kann als Kurzzeittherapie bei Patienten erforderlich sein, die entweder NSAIMs nicht tolerieren oder resistent gegen deren Wirkung sind. Eine Kombination von NSAIM und niedrig dosierten Steroiden kann bei relativ wenigen Patienten, die nicht auf eins der beiden Medikamente allein in adäquater Dosierung ansprechen, erfolgreich sein.
3. **Lokale Steroide** sind hilfreich, um bei einer assoziierten Episkleritis Schmerzen und Ödem zu reduzieren.

Vordere nekrotisierende Skleritis mit Entzündung

Klinische Veränderungen

Klinisch manifest wird diese schwerste Skleritisform mit allmählichem Einsetzen von Schmerzen und umschriebener Rötung.

Die Untersuchung sehr früher Fälle zeigt Distorsion oder Verschluß von Blutgefäßen im betroffenen Gebiet mit dem Auftreten von avaskulären Flecken im episkleralen Gewebe (Abb. 5.76a u. b). Diesen Veränderungen folgt die Entwicklung einer Skleranekrose (Abb. 5.77a u. b). Schließlich wird die Sklera tansparent und die darunterliegende Uvea sichtbar. Das entzündete Areal breitet sich allmählich um den ganzen Bulbus herum aus, oft ausgehend von den primären Entzündungsherden, und kann sich mit anderen, separaten Herden verbinden. Die zusätzliche Präsenz einer Uveitis anterior ist ein Zeichen für eine sehr schwere Erkrankung mit Beteiligung des Ziliarkörpers.

Komplikationen umfassen Katarakt, Keratitis, Keratolyse und sekundäres Glaukom. Im allgemeinen entwickeln ungefähr 75% der Fälle eine Sehverschlechterung. Ungefähr 25% der Patienten versterben innerhalb von 5 Jahren nach dem Beginn der Skleritis an einer assoziierten systemischen Gefäßerkrankung.

Behandlung

1. **Orales Prednisolon** 60–120 mg täglich für 2–3 Tage hat gewöhnlich eine dramatische Auswirkung auf das Ausmaß der Schmerzen. Dies ist ein sehr bedeutender Indikator einer aktiven Erkrankung. Die Dosis kann, in Abhängigkeit von dem Rückgang der Schmerzen, allmählich reduziert werden.
2. **Immunsuppressive Medikamente** (Cyclophosphamid, Azathioprin oder Ciclosporin) können in steroidresistenten Fällen erforderlich werden.
3. **Eine kombinierte Stoßtherapie** mit intravenösem Methylprednisolon (500–1000 mg) und Cyclophosphamid (500 mg) ist reserviert für die Minderheit der Patienten, die auf die orale Behandlung nicht ansprechen oder diejenigen, die eine Skleranekrose aufweisen.

Vordere nekrotisierende Skleritis ohne Entzündung

Die vordere Skleritis ohne Entzündung (Scleromalacia perforans) tritt typischerweise bei Frauen mit lange bestehender, seropositiver, rheumatoider Arthritis auf. Die Veränderung ist asymptomatisch und beginnt mit einem gelben, nekrotischen Skleraflecken in normaler Sklera. Schließlich werden, infolge der skleralen Verdünnung, große Bezirke der darunterliegenden Uvea exponiert (Abb. 5.78). Solange jedoch der intraokuläre Druck nicht erhöht ist, ist eine spontane Perforation extrem selten. Es gibt keine wirksame Behandlung.

Hintere Skleritis

Die hintere Skleritis (Scleritis posterior) ist definiert als sklerale Entzündung mit primärer Entstehung hinter dem Äquator. Sie repräsentiert ungefähr 20% aller Skleritisfälle, und unge-

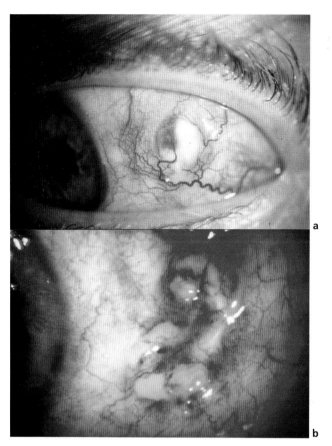

Abb. 5.**77**a u. **b**   Nekrotisierende Skleritis mit Entzündung
a Frühe Skleranekrose
b Weiter fortgeschrittene Skleranekrose

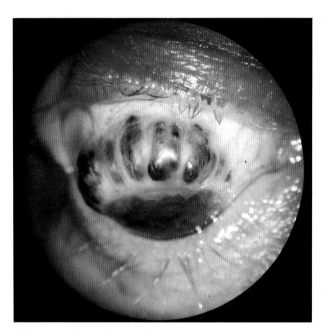

Abb. 5.**78**   Scleromalacia perforans

fähr 30% aller Patienten haben eine assoziierte systemische Autoimmunerkrankung. Die Diagnose kann gefestigt werden durch den Nachweis einer verdickten Sklera bei der Ultraschalluntersuchung. Ungefähr 85% der Fälle entwickeln eine Sehverschlechterung, in erster Linie bedingt durch das Ödem der darüberliegenden Retina.

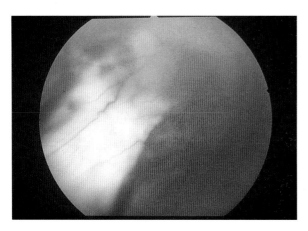

Abb. 5.**79**   Subretinale Exsudation bei Scleritis posterior

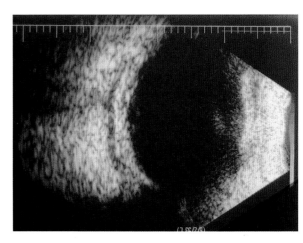

Abb. 5.**80**   Ultrasonogramm bei schwerer hinterer Skleritis mit Sklera-
verdickung, Tenonitis und charakteristischem „T"-Zeichen

Klinische Veränderungen

Die klinische Manifestation ist variabel und hängt von dem genauen Sitz der Beteiligung ab. Die häufigsten Erstsymptome sind Schmerzen und Sehverschlechterung.

In 80% der Fälle ist eine vordere Skleritis assoziiert.

Die *Ophthalmoskopie* zeigt am häufigsten Papillenschwellung, Makulaödem und exsudative Netzhautabhebung. Andere Veränderungen des hinteren Segments schließen Vitritis, ringförmige Aderhautabhebung, choroidale Falten, subretinale Schwellung, intraretinale, weiße Ablagerungen, die harten Exsudaten ähneln, und subretinale Exsudation ein (Abb. 5.**79**).

Bei der *Inspektion* können Lidödem, Exophthalmus und eingeschränkte Augenmotilität beobachtet werden.

Die vielen Erkrankungen, die zur Differentialdiagnose der hinteren Skleritis in Frage kommen, umfassen: Neuritis nervi optici, rhegmatogene Netzhautablösung, choroidaler Tumor, entzündliche Orbitaerkrankung oder Orbitatumor, uveales Effusionssyndrom und Morbus Harada. Die Ultraschalluntersuchung ist eine diagnostisch sehr hilfreiche Untersuchungsmethode (Abb. 5.**80**).

Behandlung

Die Behandlung älterer Patienten mit assoziierter systemischer Erkrankung gleicht derjenigen der vorderen Skleritis (d. h. nodulär, diffus und nekrotisierend). Junge Patienten ohne assoziierte systemische Erkrankung sprechen gewöhnlich gut auf NSAIMs an.

6. Uveitis

Einleitung

Klassifikation der Uveitis
Klinische Veränderungen bei Uveitis

Uveitis in Verbindung mit Arthritis

Ankylosierende Spondylitis
Morbus Reiter
Psoriasisarthritis
Juvenile chronische Arthritis

Uveitis bei nichtinfektiösen systemischen Erkrankungen

Sarkoidose
Morbus Behçet
Vogt-Harada-Koyanagi-Syndrom

Uveitis bei chronischen systemischen Infektionen

Acquired immune deficiency Syndrom (AIDS)
Erworbene Syphilis
Tuberkulose
Lepra
Borreliose (Lyme disease)

Uveitis bei Infektionen mit Parasiten

Toxoplasmose
Toxokariasis

Virale Uveitis

Herpes-zoster-Iritis
Herpes-simplex-Iritis
Akute retinale Nekrose
Kongenitale Röteln

Mykotische Uveitis

Fokale hämorrhagische Chorioretinopathie (Presumed ocular histoplasmosis syndrome)
Candidiasis

Häufige idiopathische spezifische Uveitis-Syndrome

Fuchs-Uveitis-Syndrom (Heterochromiezyklitis Fuchs)
Uveitis intermedia
Juvenile chronische Iridozyklitis
Akute Uveitis anterior bei jungen Erwachsenen

Seltene idiopathische spezifische Uveitis-Syndrome

Sympathische Uveitis
Akute posteriore multifokale plakoide Pigmentepitheliopathie (APMPPE)
Serpiginöse Chorioidopathie
Birdshot-Retinochorioidopathie
Multiple evanescent white-dot syndrome
Punktförmige innere Chorioidopathie
Multifokale Chorioiditis mit Panuveitis
Glaukoamatozyklitische Krise (Posner-Schlossmann Syndrom)
Morbus Eales
Retinale Vaskulitis

Behandlung der Uveitis

Behandlungsziele
Mydriatika
Steroide
Zytotoxische Medikamente
Ciclosporin

▌Einleitung

Klassifikation der Uveitis

Uveitis, streng definiert, ist eine Entzündung des Uveatraktes. Der Begriff wird jedoch jetzt zur Beschreibung vieler Formen der intraokulären Entzündung, die nicht nur die Aderhaut, sondern auch angrenzende Strukturen betreffen, eingesetzt. Die 4 Hauptklassifikationen sind *(1) anatomische* (Abb. 6.1), *(2) klinische, (3) ätiologische* und *(4) pathologische.*

Anatomische Klassifikation

Die *Uveitis anterior* wird unterteilt in *Iritis,* bei der die Entzündung vorwiegend die Iris betrifft, und *Iridozyklitis,* bei der die Iris und der vordere Teil des Ziliarkörpers (Pars plicata) gleich betroffen sind.

Die *Uveitis intermedia* ist charakterisiert durch die vorwiegende Beteiligung des hinteren Teils des Ziliarkörpers (Pars plana) und der extremen Netzhautperipherie.

Die *Uveitis posterior* zeichnet sich aus durch eine Entzündung mit Lokalisation hinter dem posterioren Rand der Glaskörperbasis.

Die *Panuveitis* ist charakterisiert durch die Beteiligung des ganzen Uveatraktes.

Die *Uveitis anterior* ist die häufigste Form, gefolgt von den Intermedia- und Posteriorformen sowie der Panuveitis.

Klinische Klassifikation

In Abhängigkeit von der Art des Beginns und der Dauer kann die Uveitis unterteilt werden in *akut* und *chronisch.*

Die *akute Uveitis* hat gewöhnlich einen plötzlichen symptomatischen Beginn und persistiert für 6 Wochen oder weniger. Wenn die Entzündung nach einer initialen Episode erneut auftritt, wird sie als rezidivierend akut bezeichnet.

Eine *chronische Uveitis* besteht für Monate oder Jahre. Ihr Beginn ist häufig schleichend und kann asymptomatisch sein, obwohl gelegentlich akute oder subakute Exazerbationen auftreten können.

Ätiologische Klassifikation

Die *exogene Uveitis* wird entweder durch eine Verletzung der Uvea von außen oder die Invasion von Mikroorganismen oder anderen Noxen von außerhalb verursacht.

Die *endogene Uveitis* wird duch Mikroorganismen oder andere Noxen vom Patienten ausgehend verursacht. Im folgenden die Hauptformen:

1. **Assoziiert mit einer systemischen Erkrankung** (z. B. Spondylitis ancylosans).
2. **Infektionen mit Bakterien** (z. B. Tuberkulose), **Pilzen** (z. B. Candidiasis), **Viren** (z. B. Herpes zoster), **Protozoen** (z. B. Toxoplasmose) oder **Rundwürmern** (z. B. Toxokariasis).
3. **Idiopathische spezifische Uveitiseinheiten** sind eine Gruppe nicht miteinander verbundener Erkrankungen, die nicht mit einer zugrundeliegenden Erkrankung assoziiert sind, aber spezielle Charakteristika besitzen, die eine separate Beschreibung erfordern (z. B. Heterochromiezyklitis Fuchs).

Pathologische Klassifikation

Wird sie pathologisch klassifiziert, kann die Uveitis in eine *granulomatöse* und eine *nicht granulomatöse* Form unterteilt werden. Klinisch ist diese Unterscheidung nicht immer sinnvoll, da einige Formen der granulomatösen Uveitis (z. B. Sarkoidose) mit nicht granulomatösen Veränderungen einhergehen können und gelegentlich nicht granulomatöse Entzündungen mit granulomatösen Charakteristika (z. B. Heterochromiezyklitis Fuchs).

Klinische Veränderungen bei Uveitis

Uveitis anterior

Symptome

Die Hauptsymptome der akuten Uveitis anterior sind Photophobie, Schmerzen, Rötung, herabgesetzte Sehschärfe und

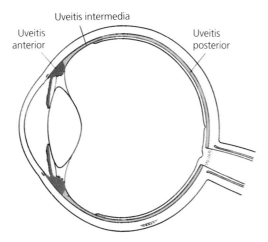

Abb. 6.**1** Anatomische Klassifikation der Uveitis

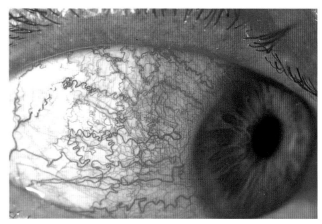

Abb. 6.**2** Ziliare Injektion bei akuter Uveitis anterior

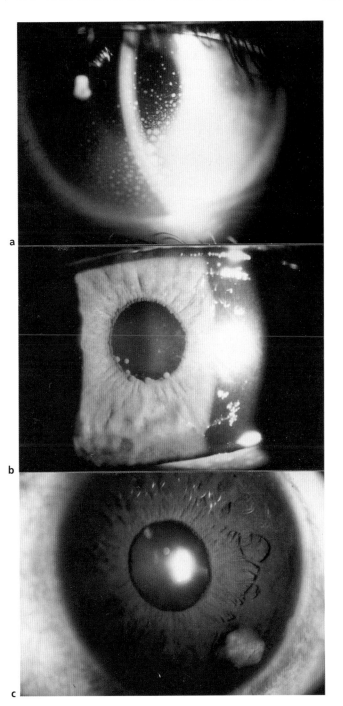

Abb. 6.**3a–c** Granulomatöse Uveitis anterior
a Speckige Hornhautbeschläge
b Koeppe-Knoten
c Busacca-Knoten

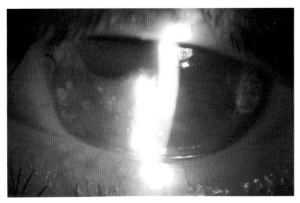

Abb. 6.**4** Alte Hornhautpräzipitate

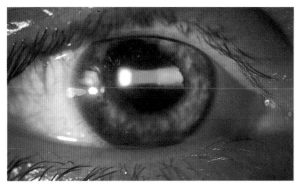

Abb. 6.**5** Zellen in der Vorderkammer (+4) und ausgeprägter Tyndall

der Heterochromiezyklitis Fuchs sind sie jedoch über das ganze Endothel verteilt. Endothelbeschläge durch viele hundert kleine Zellen treten bei akuter Uveitis anterior auf und während subakuter Exazerbationen und chronischer Entzündungen.

1. **Kleine Hornhautbeschläge** sind charakteristisch für Herpes zoster und Heterochromiezyklitis Fuchs.
2. **Hornhautbeschläge mittlerer Größe** treten bei den meisten Formen akuter und chronischer Uveitis auf.
3. **Große Hornhautbeschläge** sind gewöhnlich vom speckigen Typ und haben ein fettiges, wächsernes Erscheinungsbild (Abb. 6.3 a).
4. **Frische Hornhautbeschläge** tendieren dazu, weiß und rund zu sein. Wenn sie älter werden, schrumpfen sie, verblassen und werden pigmentiert. Verblassende speckige Hornhautbeschläge nehmen ein milchglasartiges (hyalinisiertes) Aussehen an (Abb. 6.4).

Irisknötchen sind ein Charakteristikum der granulomatösen Entzündung.

1. **Koeppe-Knötchen** sind klein und am Pupillenrand lokalisiert (Figur 6.3 b).
2. **Busacca-Knötchen** sind größer, aber seltener. Sie sind auf der Irisoberfläche, nicht im Bereich der Pupille zu finden (Abb. 6.3 c).

Zellen in der Augenvorderkammer sind das Zeichen einer aktiven Entzündung (Abb. 6.5). Sie sollten eingeteilt werden nach der Anzahl, die im Spaltlampenstrahl sichtbar wird. Die Lichtintensität und die Vergrößerung der Spaltlampe sollten maximal sein und der Spaltlampenstrahl 3 mm lang und 1 mm

Tränen. Bei chronischer Uveitis kann das Auge jedoch weiß sein und die Symptome minimal, selbst in Gegenwart einer schweren Entzündung.

Die *Injektion* bei der akuten Uveitis anterior ist um die Hornhaut herum „ziliar" und hat eine violette Farbe (Abb. 6.2).

Hornhautbeschläge sind zelluläre Ablagerungen auf dem Hornhautendothel. Ihre Charakteristika und Verteilung können bedeutende Hinweise auf die wahrscheinliche Uveitisform geben. Am häufigsten sind Hornhautbeschläge in den mittleren und unteren Hornhautzonen zu beobachten. Bei

breit. Die Zellen sollten folgendermaßen gezählt und von 0 bis +4 klassifiziert werden:

- 5–10 Zellen = +1
- 11–20 Zellen = +2
- 21–50 Zellen = +3
- > 50 Zellen = +4

Ein *positiver Tyndall* ist das Ergebnis einer Proteinleckage aus geschädigten Irisblutgefäßen in die Kammerwasserflüssigkeit und nicht notwendigerweise ein Zeichen der aktiven Entzündung. Aus diesem Grund ist das Vorhandensein eines positiven Tyndalls ohne Zellen keine Indikation zur Behandlung. Der Tyndall wird mit der Spaltlampeneinstellung klassifiziert, die auch zum Zählen der Zellen eingesetzt wird. Der Strahl sollte schräg auf die Irisoberfläche gelenkt werden, um das Ausmaß der Obskurierung von Irisdetails beurteilen zu können. Der Tyndall wird folgendermaßen von 0 bis +4 eingeteilt:

- gering   – gerade feststellbar = +1
- mäßig   – Irisdetails klar = +2
- deutlich – Irisdetails getrübt = +3
- intensiv – mit ausgeprägtem fibrinösen Exsudat = +4

Hintere Synechien sind Adhäsionen zwischen der vorderen Linsenoberfläche und der Iris (Abb. 6.**6**). Sie können sich während einer akuten Uveitis wegen der engen Pupille leicht ausbilden. Außerdem können sie bei mäßig bis ausgeprägter chronischer Uveitis entstehen. Hintere Synechien über 360 Grad (Seclusio pupillae) behindern die Passage des Kammerwassers

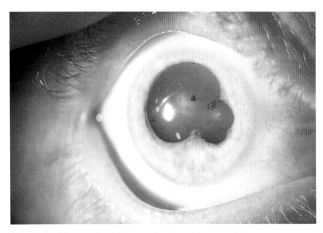

Abb. 6.**6**   Hintere Synechien nach einer akuten Uveitis anterior

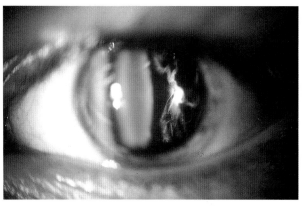

Abb. 6.**7**   „Schneeball"-Glaskörpertrübungen bei Pars planitis

von der hinteren in die vordere Augenkammer. Die Folge hiervon ist eine Vorwölbung der peripheren Iris (Iris bombé), die infolge des Verschlusses des Kammerwinkels zu einer Erhöhung des intraokulären Druckes führen kann.

Zellen im vorderen Glaskörper sollten in ihrer Dichte mit denjenigen des Kammerwassers verglichen werden. Bei einer Iritis übertrifft die Anzahl der Zellen im Kammerwasser bei weitem die Anzahl der Zellen im Glaskörper. Bei einer Iridozyklitis dagegen ist die Verteilung in diesen Augenabschnitten gleich.

Uveitis intermedia

Symptome. Es werden gewöhnlich Schwebeteilchen vor den Augen angegeben, obwohl der Patient auch gelegentlich über eine Sehverschlechterung klagen kann, die durch ein chronisches zystoides Makulaödem verursacht wird.

Kennzeichen sind zellige Infiltration des Glaskörpers mit wenigen oder gar keinen Zellen in der Augenvorderkammer und fehlende fokale entzündliche Fundusveränderungen.

Uveitis posterior

Symptome

Die 2 Hauptsymptome der Entzündung des posterioren Segments sind *Schwebeteilchen* und *Visusverschlechterung*. Ein Patient mit einer peripheren entzündlichen Läsion wird über Schwebeteilchen vor den Augen und über gelegentlich minimales Verschwommensehen klagen. Auf der anderen Seite wird eine aktive Chorioiditis mit Beteiligung der Fovea oder des papillomakulären Bündels in erster Linie den Verlust des zentralen Sehens zur Folge haben und der Patient das Vorhandensein von Schwebeteilchen nicht wahrnehmen.

Kennzeichen

Glaskörperveränderungen umfassen Zellen, positiven Tyndall, Trübungen und häufig eine Ablösung des posterioren Glaskörpers. In einigen Fällen ist die hintere Glaskörpergrenzmembran mit entzündlichen Präzipitaten bedeckt, die keratitischen Präzipitaten vergleichbar sind. Grobe Trübungen sind gewöhnlich das Ergebnis ausgeprägter Gewebedestruktion. „Schneeball"- oder „Baumwollball"-Trübungen (Abb. 6.**7**) sind charakteristisch für eine Pars planitis, obwohl sie auch bei Candidiasis und Sarkoidose auftreten können.

Eine *Chorioiditis* ist gekennzeichnet durch gelbe oder gräuliche Flecken mit ausreichend gut begrenzten Rändern (Abb. 6.**8**):

Inaktive Läsionen erscheinen als weiße, gut definierte Areale chorioretinaler Atrophie mit pigmentierten Rändern (Abb. 6.**9**). Die retinalen Blutgefäße verlaufen ohne Veränderungen über die Läsionen hinweg.

Eine *Retinitis* läßt die Retina weiß getrübt erscheinen (Abb. 6.**10**). Da die Begrenzung des entzündlichen Fokus unscharf ist, kann es schwierig sein, den Übergang von gesunder zu entzündeter Retina zu bestimmen.

Eine *Vaskulitis* ist die Entzündung der retinalen Blutgefäße. Die Netzhautvenen (Periphlebitis) sind am häufigsten beteiligt, obwohl in einigen Fällen die Arteriolen (Periarteriitis) betroffen sein können. Eine aktive Periphlebitis ist gekennzeichnet durch flaumige, weiße Trübungen um die Blutsäule

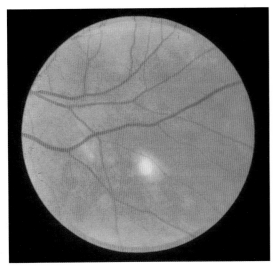

Abb. 6.**8**   Aktive fokale Chorioiditis

(Abb. 6.**11** a). Die Beteiligung ist unregelmäßig mit irregulären Ausdehnungen außerhalb der Gefäßwand. Perivaskuläre Akkumulationen granulomatösen Gewebes bei schwerer Periphlebitis lassen „Kerzenwachstropfen" (Abb. 6.**11** b) entstehen.

Die 3 Hauptformen der Uveitis posterior sind *(1) unifokale* (z. B. Toxoplasmose), *(2) multifokale* (z. B. vermutete okuläre Histoplasmose) und *(3) geographische* (z. B. Zytomegalievirus-Retinitis).

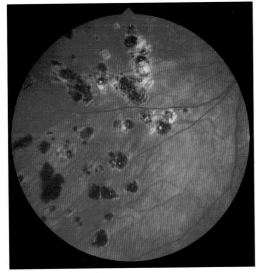

Abb. 6.**9**   Alte multifokale Chorioiditis

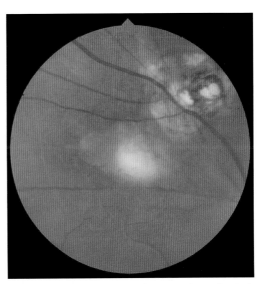

Abb. 6.**10**   Aktive fokale Toxoplasmose-Retinochorioiditis in der Nähe einer alten Narbe

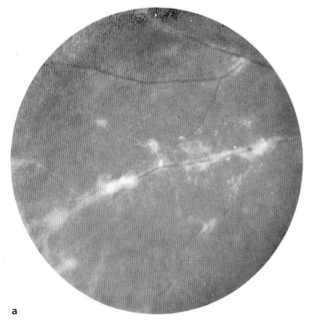

a

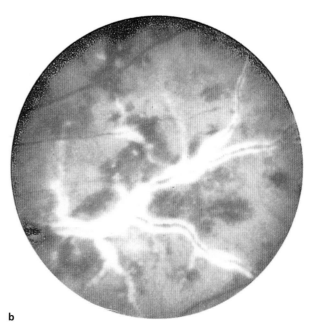

b

Abb. 6.**11** a u. **b**   Aktive retinale Periphlebitis. **a** Frühe Beteiligung, **b** Ausgeprägte Beteiligung

▌Uveitis in Verbindung mit Arthritis

Ankylosierende Spondylitis (Morbus Bechterew)

Systemische Veränderungen

Ankylosierende Spondylitis (AS) ist eine häufige, idiopathische, chronische, entzündliche Arthritis, die primär das axiale Skelett betrifft. Die symptomatische AS ist viel häufiger bei Männern als bei Frauen. Patienten mit AS weisen einen negativen Rheumafaktor auf, sind aber gewöhnlich HLA-B27 positiv; oft sind andere Familienmitglieder ebenfalls betroffen.

Klinisch manifest wird die Erkrankung gewöhnlich während des 2. und 3. Lebensjahrzehnts mit einem allmählichen Beginn chronischer Rückenschmerzen und Steifheit. Der Verlauf der AS ist gewöhnlich bei Frauen benigner als bei Männern. In einigen Fällen ist eine akute Iritis das erste klinische Manifestationszeichen der AS. Aus diesem Grund sollte bei allen Männern mit akuter unilateraler Iritis eine Röntgenuntersuchung der sakroiliakalen Gelenke erfolgen, unabhängig von Symptomen im unteren Rückenbereich. In der Frühphase der Erkrankung können die Röntgenaufnahmen einen pathologischen Befund zeigen, bevor der Patient über Beschwerden klagt. Die Diagnose der subklinischen AS ist wichtig, da eine adäquate Therapie die Entwicklung schwerer struktureller Veränderungen der Wirbelsäule verhindern kann (Abb. 6.12 a u. **b**).

Eine deutliche Assoziation besteht zwischen *HLA-B27, AS* und *akuter Iritis*. Die Prävalenz von HLA-B27 in Großbritannien ist folgendermaßen:

- In der allgemeinen Bevölkerung: 8%.
- Bei Patienten mit akuter Iritis: um 45%.
- Bei Patienten mit AS: ungefähr 85%.
- Bei Patienten mit AS und akuter Iritis: ungefähr 95%.

Das Vorhandensein von HLA-B27 bei einem Patienten mit frühen radiologischen Veränderungen bestätigt infolgedessen nur die Diagose der AS. Patienten mit akuter Iritis, die HLA-B27 positiv sind, aber radiologisch unauffällig, sollten in zweijährigen Abständen von einem Rheumatologen auf das Vorhandensein einer sakroiliakalen Veränderung untersucht werden, da die Wahrscheinlichkeit, eine AS zu entwickeln, hoch ist.

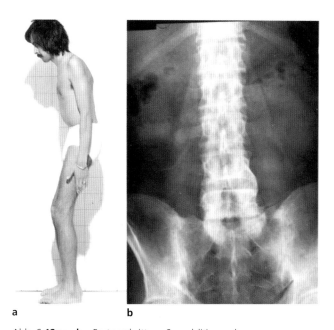

a   **b**

Abb. 6.**12 a** u. **b**   Fortgeschrittene Spondylitis ancylosans
a Fixierte Beugeverformung
b Radiologische Veränderungen, die eine beidseitige Sklerose und Erosion der sakroiliakalen Gelenke und knöcherne Fusion der Wirbelsäule zeigen

Okuläre Veränderungen

Eine akute, rezidivierende, nicht-granulomatöse Iritis tritt bei 30% der Patienten mit AS auf; 30% aller Männer mit akuter Iritis werden eine AS haben. Obwohl selten beide Augen gleichzeitig betroffen sind, ist jedes Auge häufig zu verschiedenen Zeiten betroffen. Bei schweren Fällen ist ein fibrinöses Exsudat im Kammerwasser zu finden (Abb. 6.**13**). Es existiert keine Korrelation zwischen Schweregrad und Aktivität des Auges und Gelenkbeteiligung. Die Iritis kann dem klinischen Beginn der AS vorausgehen oder folgen. Obwohl das Risiko eines Rezidivs in einem der beiden Augen hoch ist, ist die Langzeit-Visusprognose gut und die Sehschärfe gefährdende Komplikationen sind selten. Bei einigen Patienten mit vielen rezidivierenden Schüben wird die Entzündung schließlich chronisch.

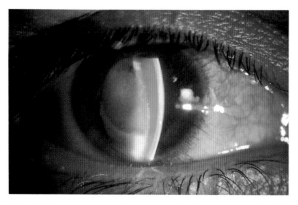

Abb. 6.**13**   Sehr ausgeprägte akute Uveitis anterior mit fibrinösem Kammerwasserexsudat bei Spondylitis ankylosans

Morbus Reiter

Systemische Veränderungen

Der Morbus Reiter besteht aus der Trias von Urethritis, Konjunktivitis und „seronegativer" Arthritis. Mukokutane Läsionen sind häufig und eine Spondylitis tritt bei einigen Patienten auf. Die Erkrankung ist selten und betrifft Männer häufiger als Frauen. Ungefähr 75% der Patienten sind HLA-B27 positiv.

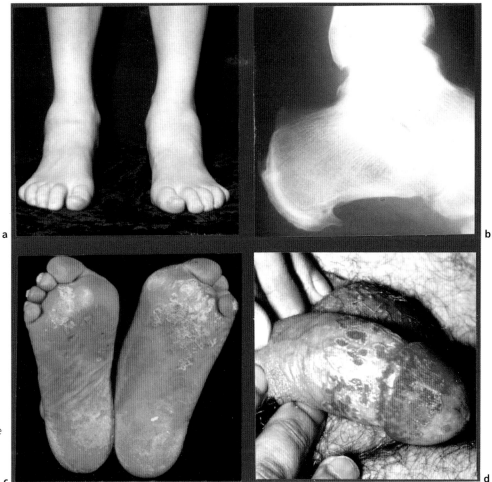

Abb. 6.**14a–d** Morbus Reiter
a Akute Arthritis der Sprunggelenke
b Röntgenaufnahme eines
    Kalkaneussporns
c Keratoderma blenorrhagicum
d Balanitis circinata

Klinisch manifest wird die Erkrankung typischerweise während des 3. Lebensjahrzehnts auf eine der folgenden Arten:

1. Unspezifische Urethritis.
2. Nach einer Dysenterie ohne vorausgehende Urethritis.
3. Akute Arthritis, die typischerweise Knie und Sprunggelenke betrifft (Abb. 6.**14a**).

Die Untersuchung zeigt folgende Befunde:

1. **Periartikuläre Veränderungen** einschließlich plantarer Faszienentzündung, Achillessehnenentzündung, Bursitis und Kalkaneusperiostitis, die einen Kalkaneussporn zur Folge haben kann (Abb. 6.**14b**).
2. **Extraartikuläre Veränderungen** umfassen: transiente, schmerzlose Mundulzera; schuppende, plaqueartige Hautläsionen, die einer Psoriasis ähnlich sind (Keratoderma blenorrhagicum) (Abb. 6.**14c**); schmerzlose, erythematöse Erosionen der Glans penis (Balanitis circinata [Abb. 6.**14d**], Nagelveränderungen, kardiovaskuläre Veränderungen, unspezifische genitale Ulzerationen und Urogenitaltraktläsionen.

Okuläre Veränderungen

1. **Eine Konjunktivitis,** die beidseitig und mukopurulent ist, ist bei weitem die häufigste Manifestation. Gewöhnlich folgt sie der Urethritis nach ungefähr 2 Wochen und geht dem Beginn der Arthritis voraus. Die Konjunktivitis heilt gewöhnlich innerhalb von 7–10 Tagen spontan und erfordert keine Behandlung. Bakterienkulturen sind gewöhnlich negativ.
2. **Eine akute Iritis** tritt bei ungefähr 20% der Patienten auf, entweder mit dem ersten Morbus-Reiter-Schub oder während eines Rezidivs.
3. **Eine Keratitis** kann isoliert auftreten oder in Verbindung mit einer Konjunktivitis. Sie besteht in subepithelialen Trübungen mit darüberliegenden punktförmigen Epithelläsionen (Abb. 6.**15**).

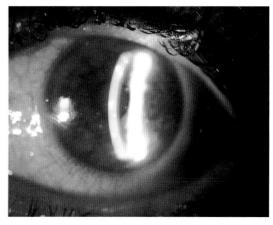

Abb. 6.**15** Keratitis mit subepithelialen Trübungen bei Morbus Reiter

Psoriasisarthritis

Systemische Veränderungen

Die Psoriasisarthritis ist eine idiopathische, seronegative, chronische, anoduläre, erosive Arthritis, die ungefähr 7% der Patienten mit Psoriasis betrifft (Abb. 6.**16a**). Die Erkrankung tritt bei beiden Geschlechtern gleich häufig auf und ist assoziiert mit einer erhöhten Prävalenz von HLA-B27 und HLA-B17.

Die *Arthritis* entwickelt sich typischerweise während des 4. und 5. Lebensjahrzehnts. Die Gelenkbeteiligung ist charakteristischerweise asymmetrisch und kann wurstförmige Verformungen der Finger zur Folge haben (Abb. 6.**16b**).

Extraokuläre Veränderungen umfassen Psoriasis, die gewöhnlich vor dem Beginn der Arthritis besteht und Nagelveränderungen (Abb. 6.**16c** u. **d**).

Okuläre Veränderungen

1. **Eine Konjunktivitis** tritt in ungefähr 20% auf.
2. **Eine akute Iritis** ist seltener als bei ankylosierender Spondylitis und Morbus Reiter.
3. **Eine Keratitis** mit erhabenen Hornhautinfiltraten direkt innerhalb des Limbus entwickelt sich bei einigen Patienten mit akuter Iritis.
4. **Ein sekundäres Sjögren-Syndrom** kann auftreten, ist aber selten.

Juvenile chronische Arthritis

Systemische Veränderungen

Die juvenile chronische Arthritis (JCA) ist eine seltene, idiopathische, entzündliche Arthritis von mindestens 3 Monaten Dauer, die bei Kindern vor dem Alter von 16 Jahren auftritt.

Das Verhältnis Frauen:Männer ist 3:2. Die Patienten sind seronegativ für den IgM-Rheumafaktor. In Nordamerika wird die JCA häufig als juvenile „rheumatoide" Arthritis bezeichnet. Basierend auf dem Zeitpunkt des Beginns und dem Ausmaß der Gelenkbeteiligung während der ersten 3 Monate, werden 3 Formen der Präsentation folgendermaßen unterschieden:

Ein *systemischer Beginn der JCA*, davon sind ungefähr 20% der Patienten betroffen, wird angekündigt durch ein hohes remittierendes Fieber und mindestens eine der folgenden Veränderungen: transienter makulopapulärer Ausschlag, generalisierte Lymphadenopathie, Hepatosplenomegalie und Serositis (Abb. 6.**17a–c**). Initial können die Arthralgie oder Arthritis fehlen oder minimal sein und nur eine Minderheit der Patienten entwickelt schließlich eine progressive Polyarthritis. Die Bezeichnung „Morbus Still" wird heute gewöhnlich für Patienten dieser Untergruppe reserviert, bei der eine Uveitis extrem selten ist.

Einen *polyartikulären Beginn der JCA* weisen ungefähr weitere 20% der Patienten auf. Die Arthritis bezieht 5 oder mehr Gelenke ein, am häufigsten die Knie, gefolgt von Handgelenken und Sprunggelenken (Abb. 6.**17b**): systemische Veränderungen sind mild oder fehlen und eine Uveitis ist selten.

Einen *paukiartikulären Beginn der JCA* zeigen ungefähr 60% der Fälle. Die Arthritis beteiligt 4 oder weniger Gelenke, am häufigsten die Knie (Abb. 6.**17c**), obwohl gelegentlich nur ein einziger Finger oder Zeh betroffen sein können. Einige Patienten in dieser Untergruppe bleiben paukiartikulär während andere schließlich eine Polyarthritis entwickeln. Systemische Veränderungen fehlen, aber eine Uveitis ist häufig, besonders bei Kindern mit frühem Erkrankungsbeginn, die positive antinukleäre Antikörper (ANA), HLA-DW5 und HLA-DPw2 aufweisen.

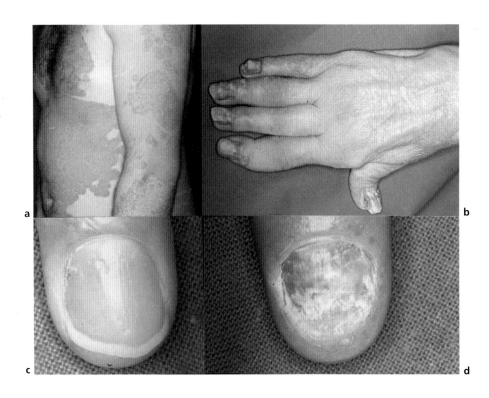

Abb. 6.**16a–d** Psoriasisarthritis
a Schwere Psoriasis
b Wurstförmige Finger und ausgeprägte Nageldystrophie
c Dellenbildung
d Onycholysis

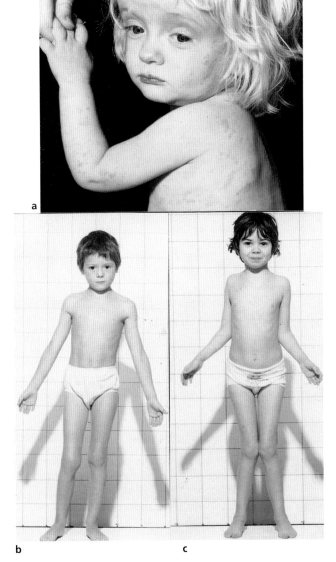

Abb. 6.**17 a–c** Juvenile chronische Arthritis
a Makulopapulärer Ausschlag bei systemischem Krankheitsbeginn
b Paukiartikuläre Beteiligung des rechten Knies
c Polyartikuläre Erkrankung

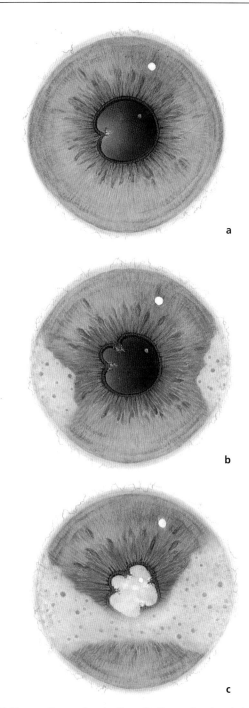

Abb. 6.**18 a–c** Progression der Komplikationen der chronischen Uveitis anterior in Verbindung mit juveniler chronischer Arthritis
a Ausbildung hinterer Synechien
b Zunahme der Anzahl der hinteren Synechien und frühe Hornhautbandkeratopathie
c Ausgeprägte Bandkeratopathie und mature Katarakt

Uveitis-Screening

Da der Beginn der intraokulären Entzündung ohne Ausnahme asymptomatisch ist, ist es für gefährdete Kinder sehr wichtig, regelmäßig untersucht zu werden, bis mindestens 7 Jahre nach dem Beginn der Arthritis. Die Häufigkeit der erforderlichen Spaltlampenuntersuchungen richtet sich nach den verschiedenen Risikofaktoren wie folgt:

● Systemischer Beginn = jährlich.
● Polyartikulärer Beginn = alle 9 Monate.
● Polyartikulärer Beginn + ANA = alle 6 Monate.
● Paukiartikulärer Beginn = alle 4 Monate.
● Paukiartikulärer Beginn + ANA = alle 3 Monate.

Okuläre Veränderungen

Die Uveitis anterior bei JCA ist chronisch, nicht granulomatös und beidseitig in 70% der Fälle. Es ist ungewöhnlich für Patienten mit initial einseitiger Uveitis, eine Beteiligung des anderen Auges nach mehr als einem Jahr zu bekommen. Bei den Patienten mit bilateraler Uveitis ist der Schweregrad der intraokulären Entzündung gewöhnlich symmetrisch.

Die klinische Manifestation ist ohne Ausnahme asymptomatisch und die Uveitis wird häufig anläßlich einer Routine-Spaltlampenuntersuchung festgestellt. Selbst während akuter Exazerbationen mit +4 Zellen im Kammerwasser sind Beschwerden von seiten des Patienten selten, obwohl wenige über die Zunahme von Glaskörperschwebeteilchen berichten.

Die Untersuchung zeigt selbst bei schwerer Uveitis ein Auge ohne Injektion. Die Hornhautpräzipitate sind gewöhnlich klein bis mittelgroß. Während akuter Exazerbationen ist das ganze Hornhautendothel von vielen hundert Zellen „bestäubt". Ein Hypopyon ist sehr selten.

Hintere Synechien sind häufig bei Augen mit lange bestehender, nicht diagnostizierter Uveitis.

Der *klinische Verlauf* entspricht einem der folgenden Muster:

1. In ungefähr 10% der Fälle ist die intraokuläre Entzündung sehr gering ausgeprägt, nicht verbunden mit Hornhautpräzipitaten, weist nie mehr als +1 Zellen auf und persistiert weniger als 12 Monate.
2. Ungefähr 15% der Patienten haben einen Uveitisschub, der weniger als 4 Monate dauert mit einem Schweregrad der Entzündung von +2 bis +4 Zellen im Kammerwasser.

3. In 50% der Fälle ist die Uveitis mittelgradig bis schwer und persistiert länger als 4 Monate.
4. In 25% der Fälle ist die intraokuläre Entzündung sehr ausgeprägt, dauert mehrere Jahre und spricht schlecht auf die Behandlung an. In dieser Untergruppe tritt eine Hornhautbandkeratopathie bei 40% der Patienten auf, eine Katarakt bei 30% und ein sekundäres entzündliches Glaukom bei 15% (Abb. 6.18 a–c).

Die Behandlung mit lokalen Steroiden ist bei den meisten Patienten in der Regel erfolgreich; akute Exazerbationen erfordern häufige Instillationen. Diejenigen, die schlecht auf die lokale Therapie ansprechen, sind oft auch resistent gegen eine systemische Steroidtherapie, obwohl sie auf periokuläre Injektionen reagieren können. Der therapeutische Wert zytotoxischer Medikamente, wie Chlorambucil, ist unbestimmt.

Uveitis bei nichtinfektiösen systemischen Erkrankungen

Sarkoidose

Systemische Veränderungen

Die Sarkoidose ist eine häufige, idiopathische, multisystemische Erkrankung, charakterisiert durch nicht verkäsende Granulome in der Lunge und in anderen Organen. Das Krankheitsbild ist häufiger bei schwarzen als bei weißen Personen zu finden.

Klinisch manifest wird sie gewöhnlich auf eine der folgenden Arten:

1. **Akuter Beginn** während des 3. Lebensjahrzehnts mit Erythema nodosum (Abb. 6.19 a), Parotisvergrößerung (Abb. 6.19 b) und Hilus-Lymphadenopathie (Abb. 6.20 a).
2. **Schleichender Beginn** während des 5. Lebensjahrzehnts mit Müdigkeit, Dyspnoe und Arthralgie.

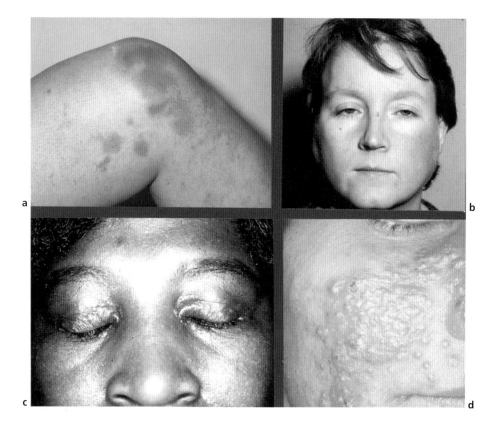

Abb. 6.**19 a–d**   Sarkoidose
a Erythema nodosum
b Parotisvergrößerung
c Lidinfiltration
d Wangeninfiltration

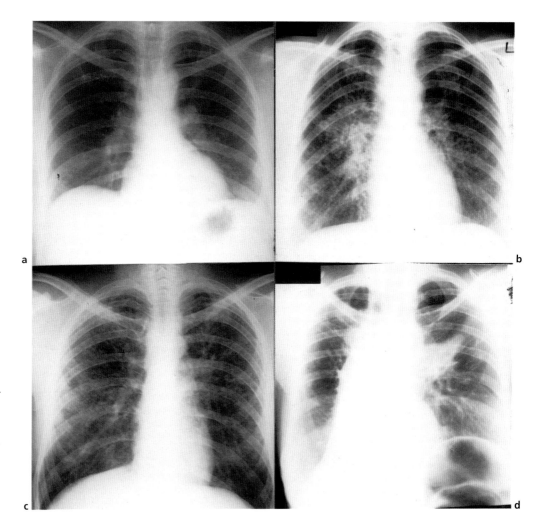

Abb. 6.**20a–d** Stadieneinteilung radiologischer Zeichen auf Thorax-Röntgenaufnahmen bei Sarkoidose
a Beidseitige Hilusadenopathie (Stadium 1)
b Hilusadenopathie und retikulonoduläre parenchymale Infiltrate (Stadium 2)
c Retikulonoduläre Infiltrate allein (Stadium 3)
d Lungenfibrose (Stadium 4)

Die Untersuchung zeigt Lungenläsionen bei ungefähr 90% der Patienten. Andere Veränderungen umfassen verschiedene Hautläsionen (Abb. 6.**19c** u. **d**), Arthropathie, ZNS-Beteiligung, Kardiomyopathie, Nierenerkrankung, Hyperkalzämie, Lebererkrankung, Lymphadenopathie und Hepatosplenomegalie.

Diagnostische Tests

Obwohl die Diagnose oft leicht ist, fehlen bei einigen Patienten viele Merkmale. Die folgenden speziellen Untersuchungen können hilfreich sein:

1. **Thorax-Röntgenaufnahmen** werden bei mehr als 90%

der Patienten pathologisch sein. Die Befunde können in die folgenden 4 Stadien eingeteilt werden:
   a) Stadium 1: beidseitige Hilus-Lymphadenopathie und normales Parenchym (Abb. 6.**20a**).
   b) Stadium 2: beidseitige Hilus-Lymphadenopathie und retikulonoduläre parenchymale Infiltrate (Abb. 6.**20b**).
   c) Stadium 3: retikulonoduläre Infiltrate allein (Abb. 6.**20c**).
   d) Stadium 4: progressive Lungenfibrose (Abb. 6.**20d**).

2. **Eine Biopsie** der Lunge über ein Fiberoptik-Bronchoskop kann bei ungefähr 90% der Patienten die Diagnose der Sar-

koidose korrekt stellen. Ungefähr 70% der Patienten haben zelluläre Infiltrate und/oder granulomatöse Läsionen in der Bindehaut, unabhängig von einer Augenbeteiligung. Die Tränendrüsenbiopsie über einen transkonjunktivalen Zugang kann bei Patienten mit vermuteter Sarkoidose überlegt werden, besonders wenn die Tränendrüsen vergrößert sind oder wenn sie eine erhöhte Gallium-Aufnahme zeigen. Biopsien sind positiv bei 25% der Patienten ohne vergrößerte Drüsen und bei 75% mit vergrößerten Drüsen.

3. **Der Kveim-Test** ist bei 85–90% der Patienten mit früher oder aktiver systemischer Erkrankung positiv, die Sensitivität nimmt aber mit der Chronizität ab.

4. **Das Serum angiotensin converting enzyme (ACE)** ist bei Patienten mit aktiver Sarkoidose gewöhnlich erhöht und normal während einer Remission. Bei Patienten mit vermuteter Neurosarkoidose sollte das ACE im Liquor untersucht werden.

5. **Calcium-Assays** zeigen einen anomalen Metabolismus. Eine Hyperkalziurie ist häufig, aber eine Hyperkalzämie ungewöhnlich.

6. **Der Gallium-67 Scan** von Kopf, Nacken und Thorax zeigt bei Patienten mit aktiver Sarkoidose häufig eine vermehrte Aufnahme.

7. **Eine bronchoalveoläre Lavage** läßt einen erhöhten Anteil aktivierter T-Helfer-Lymphozyten erkennen.

Okuläre Veränderungen

Eine Augenbeteiligung ist bei ungefähr 30% der Patienten mit systemischer Sarkoidose zu finden.

Die okuläre Beteiligung kann bei Patienten mit wenigen oder gar keinen konstitutionellen Symptomen auftreten sowie bei Patienten mit inaktiver systemischer Erkrankung. Bei akuter Sarkoidose ist die okuläre Entzündung gewöhnlich unilateral. Wenn die Erkrankung chronisch wird, entwickelt sich in der Regel eine beidseitige Beteiligung.

Lidläsionen bestehen in violetten Sarkoidplaques (Lupus pernio), Sarkoidgranulomen der Lidränder, die mit kleinen Chalazien verwechselt werden können und verschiedenen infiltrativen Läsionen (Abb. 6.**19**c).

Läsionen des vorderen Augensegments können die Konjunktiva, Episklera und selten die Sklera betreffen (Abb. 6.**21**). Eine Infiltration der Tränendrüse kann in einer Keratoconjunctivitis sicca resultieren.

Die *Uveitis anterior* kann entweder akut oder chronisch sein.

1. **Die akute Iridozyklitis** betrifft typischerweise junge Patienten mit akuter Sarkoidose.
2. **Die chronische granulomatöse Iridozyklitis** (s. Abb. 6.**3** a – c) ist häufig beidseitig und betrifft gewöhnlich ältere Patienten mit chronischer Lungenfibrose, bei denen die systemische Erkrankung inaktiv sein kann. Die intraokuläre Entzündung kann schwierig zu kontrollieren sein und Komplikationen wie Hornhautbandkeratopathie, Cataracta complicata und sekundäres Glaukom sind häufig.

Das hintere Augensegment ist bei ungefähr 25% der Patienten mit okulärer Sarkoidose beteiligt, gewöhnlich in Verbindung mit einer Uveitis anterior. Die Manifestationen im hinteren Augensegment sind bedingt durch perivaskuläre Granulome, die sekundär Blutgefäße, Retina, Choroidea und N. opticus schädigen (Abb. 6.**22**).

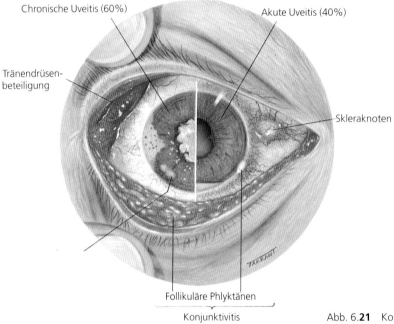

Chronische Uveitis (60%)

Akute Uveitis (40%)

Tränendrüsenbeteiligung

Skleraknoten

Follikuläre Phlyktänen

Konjunktivitis

Abb. 6.**21**   Komplikationen im vorderen Augensegment bei Sarkoidose

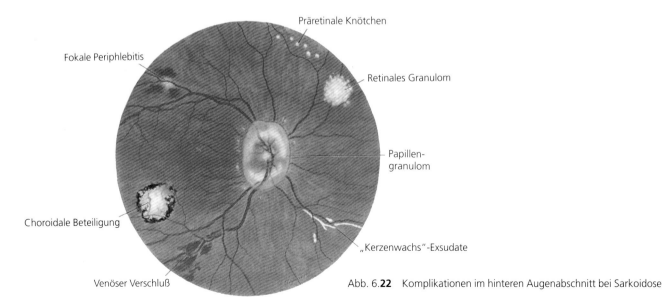

Präretinale Knötchen

Fokale Periphlebitis

Retinales Granulom

Papillengranulom

Choroidale Beteiligung

„Kerzenwachs"-Exsudate

Venöser Verschluß

Abb. 6.**22**   Komplikationen im hinteren Augenabschnitt bei Sarkoidose

Glaskörperveränderungen treten in den 2 folgenden Formen auf:

1. **Eine diffuse Vitritis** ist am häufigsten und gewöhnlich inferior am ausgeprägtesten.
2. **Schneeball-Trübungen** können gelegentlich vorhanden sein (Abb. 6.7).

Fundusveränderungen umfassen folgende:

1. **Die Periphlebitis** ist die subtilste und häufigste Veränderung der Sarkoidose des hinteren Augenabschnitts. Obwohl sich akute Läsionen spontan oder infolge systemischer Steroidtherapie zurückbilden können, persistiert die vaskuläre Einscheidung gewöhnlich, wenn sie sich erst einmal ausgebildet hat. Ein fortgeschrittenes Stadium der Periphlebitis ist charakterisiert durch „Kerzenwachstropfen" (Abb. 6.23). Komplikationen der Periphlebitis sind retinaler Astvenenverschluß, periphere Neovaskularisation und Papillenneovaskularisation.
2. **Retinale Granulome** können aus einem „Überlaufen" granulomatösen Gewebes resultieren. In fortgeschrittenen Fällen können sarkoide Knötchen auf der Netzhautoberfläche lokalisiert sein. Sie können auch in den Glaskörper reichen. Präretinale Knötchen sind typischerweise einzeln, grauweiß und inferior sowie anterior des Äquators zu finden (Landers-Zeichen) (Abb. 6.24). Die schwerste Form der retinalen Sarkoidose wird als „akute Sarkoidretinopathie" bezeichnet. Sie ist charakterisiert durch Glaskörpertrübung, Kerzenwachstropfen, retinale und präretinale Granulome und Netzhautblutungen.
3. **Kleine choroidale Granulome** sind häufig und charakterisiert durch beidseitige, multiple, blaßgelbe, erhabene Läsionen.
4. **Große choroidale Granulome** werden selten gesehen.
5. **Veränderungen des N. opticus** können die folgenden Formen aufweisen:
   a) Fokale Granulome können den N. opticus beteiligen, beeinträchtigen die Sehschärfe aber gewöhnlich nicht.
   b) Ein Papillenödem ist gewöhnlich die Folge einer ausgedehnten Beteiligung des zentralen Nervensystems und kann ohne andere okuläre Läsionen zu beobachten sein.
   c) Die Neovaskularisation der Papille ist eine gelegentliche Komplikation eines retinalen Astvenenverschlusses als Folge einer schweren Periphlebitis. Selten kann sie mit einem Papillengranulom verbunden sein.
   d) Eine persistierende Papillenschwellung unbekannter Ursache ist ein häufiger Befund bei Patienten mit Netzhaut- oder Glaskörperbeteiligung.

Systemische Steroide können erforderlich sein bei Patienten mit schwerer Erkrankung des hinteren Augenabschnitts, insbesondere, wenn der N. opticus betroffen ist (Abb. 6.25 a u. b).

Morbus Behçet

Systemische Veränderungen

Der Morbus Behçet ist eine idiopathische multisystemische Erkrankung, die typischerweise junge Männer der östlichen Mittelmeerregion und Japans betrifft und selten in Westeuropa und Amerika ist. Die Erkrankung ist verbunden mit einer erhöhten Prävalenz von HLA-B5. Die zugrundeliegende Ver-

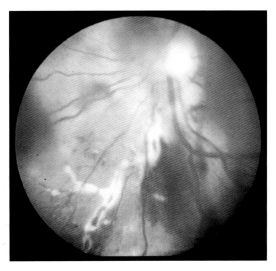

Abb. 6.**23**   Schwere Periphlebitis bei Sarkoidose mit „Kerzenwachs"-Tropfen und Blutungen

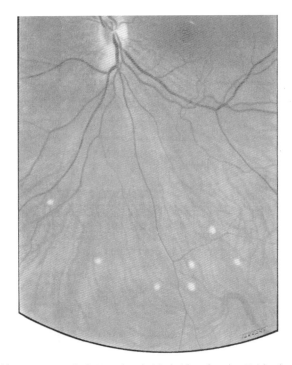

Abb. 6.**24**   Präretinale Knötchen bei Sarkoidose (Landers-Zeichen)

änderung ist eine obliterative Vaskulitis, wahrscheinlich hervorgerufen durch anomale zirkulierende Immunkomplexe.

Klinisch manifest wird der Morbus Behçet gewöhnlich im 3. und 4. Lebensjahrzehnt mit rezidivierenden oralen aphthösen Ulzerationen. Da es keine speziellen bestätigenden Tests gibt, erfordert die Diagnose das Vorhandensein von *oraler Ulzeration* in Assoziation mit 2 der folgenden Veränderungen: *rezidivierende genitale Ulzeration, Hautläsionen, Augenbeteiligung* und *positiver Pathergietest.*

Die *orale Ulzeration* ist ein universeller Befund und sehr häufig das 1. Anzeichen der klinischen Manifestation. Aphthöse Ulzera sind schmerzhaft und flach, mit einer gelblichen, nekrotischen Basis. Sie rezidivieren und haben die Tendenz, ge-

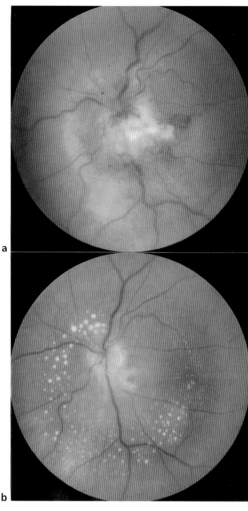

Abb. 6.**25a** u. **b**
a Beteiligung des N. opticus bei Sarkoidose vor der Behandlung
b Erscheinungsbild desselben Auges nach der Behandlung mit systemischen Steroiden: verstreute, restliche retinale Granulome

häuft aufzutreten mit Einbeziehung von Zunge (Abb. 6.**26b**), Zahnfleisch, Lippen und bukkaler Mukosa (Abb. 6.**26a**).

Genitale Ulzerationen sind bei ungefähr 90% der Patienten vorhanden und auffälliger und störender bei Männern als bei Frauen (Abb. 6.**26c**).

Hautläsionen schließen Erythema nodosum, Pusteln und Ulzerationen ein. Eine Papel, die sich am Ort einer Hautpunktion (Pathergietest) entwickelt, ist charakteristisch.

Andere Veränderungen umfassen Thrombophlebitis (Abb. 6.**26 d**), Arthropathie, gastrointestinale Läsionen, ZNS-Beteiligung und kardiovaskuläre Läsionen.

Okuläre Veränderungen

Ungefähr 70% der Patienten mit Morbus Behcet entwickeln eine rezidivierende, beidseitige, nicht granulomatöse, intraokuläre Entzündung. Bei jedem einzelnen Patienten kann ent-

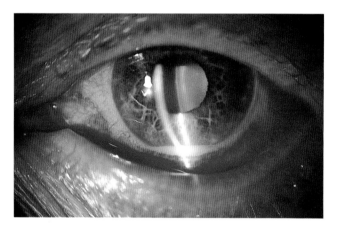

Abb. 6.**27**   Hypopyon bei Uveitis anterior in Assoziaton mit Morbus Behçet

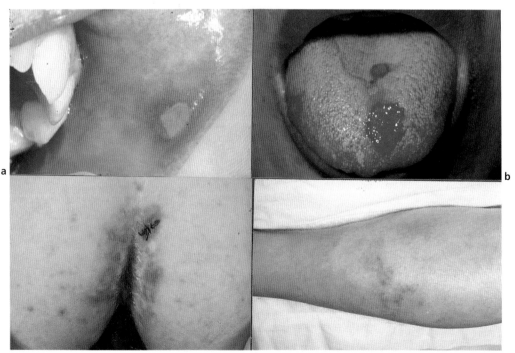

Abb. 6.**26a–d**   Morbus Behçet
a Ulkus der Wangenschleimhaut
b Ulkus der Zunge
c Genitale Ulzeration
d Beinödem infolge einer schweren Thrombophlebitis

weder die Beteiligung des vorderen oder des hinteren Augenabschnitts dominieren. Bei Patienten mit Beteiligung des hinteren Augenabschnitts ist die Langzeit-Visusprognose schlecht.

Eine *akute rezidivierende Iridozyklitis*, die assoziiert sein kann mit einem transienten Hypopyon (Abb. 6.27), ist häufig. Initial spricht sie gut auf lokale Steroide an, aber schließlich kann sie chronisch werden und zu einer Phthisis bulbi führen.

Die *Beteiligung des Hinterabschnitts* umfaßt die folgenden Veränderungen:

1. **Eine diffuse vaskuläre Leckage** über den ganzen Fundus ist der häufigste Befund und persistierend. Die Folge hiervon sind oft diffuses Netzhautödem, zystoides Makulaödem und gelegentlich Ödem oder Hyperämie des N. opticus (Abb. 6.28 e).
2. **Eine Periphlebitis,** die in venösen Verschlüssen und sekundärer retinaler Vaskularisation resultieren kann, ist ebenfalls häufig (Abb. 6.28 a).
3. **Eine Retinitis** kann während der aktiven Stadien der systemischen Erkrankung gesehen werden. Sie ist charakteri-

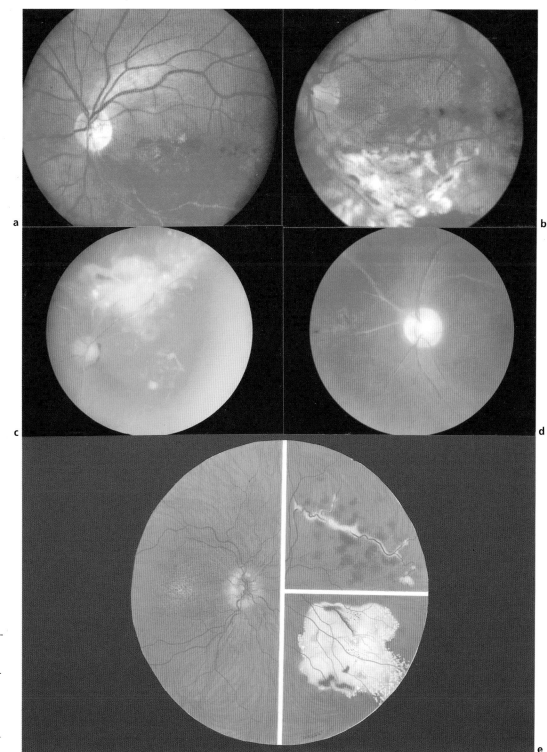

Abb. 6.**28 a–e** Komplikationen des hinteren Augenabschnitts bei Morbus Behcet
a Retinaler Astvenenverschluß durch eine Periphlebitis
b Netzhautinfiltrate
c Massive retinale Exsudation
d Optikusatrophie und Gefäßeinscheidung
e Photomontage der Hinterabschnitt-Manifestationen

siert durch weiße, nekrotische Infiltrate der inneren Netz-haut, die assoziiert sein können mit intraretinalen Blutun-gen (Abb. 6.28b). Die Infiltrate sind gewöhnlich transient und vernarben nicht. Bei einigen Patienten dagegen führt eine akute massive retinale Exsudation, welche die äußeren Netzhautschichten betrifft und mit Obliteration der dar-überliegenden Blutgefäße assoziiert ist (Abb. 6.28c), zu Arealen retinaler Nekrose und Atrophie (Abb. 6.28d).

4. **Eine Vitritis,** die schwer und dauerhaft sein kann, besteht bei Augen mit Uveitis regelmäßig.

Behandlung der Uveitis posterior

1. **Systemische Steroide** in hohen Dosen kontrollieren ge-wöhnlich initial die Entzündung im hinteren Augenab-schnitt erfolgreich. Unglücklicherweise werden die Läsio-nen schließlich oft steroidresistent und erfordern eine alter-native Therapie.
2. **Chlorambucil** ist initial bei ungefähr 75% der Fälle effek-tiv.
3. **Ciclosporin** ist ein potenter Immunmodulator, der den zel-lulären und den humoralen Arm der Immunantwort beein-flußt. Es kann hilfreich sein bei akuten Exazerbationen von Augen- und mukokutanen Läsionen.
4. **Ein Plasmaaustausch** kann in einigen Fällen helfen.

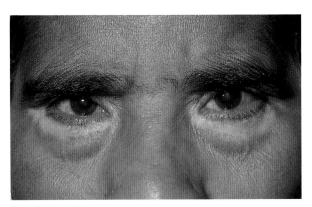

Abb. 6.**29**   Vitiligo

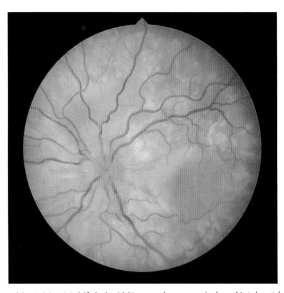

Abb. 6.**30**   Multifokale Ablösung der sensorischen Netzhaut bei Mor-bus Harada

Vogt-Koyanagi-Harada-Syndrom

Systemische Veränderungen

Das Vogt-Koyanagi-Harada-(V-K-H-)Syndrom ist eine idio-pathische, multisystemische Erkrankung, die typischerweise pigmentierte Individuen betrifft. Japanische Patienten, bei de-nen die Erkrankung relativ häufig ist, haben eine erhöhte Prä-valenz des HLA-DR4 und -DW15.

Haut- und Haarveränderungen umfassen folgende:

1. **Alopezie** (Haarausfall) ist bei ungefähr 60% der Patienten zu finden und gewöhnlich auf kleine Areale beschränkt.
2. **Poliosis** (Weißfärbung der Wimpern) ist ebenfalls häufig und entwickelt sich gewöhnlich einige Wochen nach dem Beginn der Erkrankung.
3. **Vitiligo** (Flecken depigmentierter Haut) folgt gewöhnlich dem Beginn der visuellen Symptome nach einigen Wochen (Abb. 6.29).

Neurologische Veränderungen umfassen folgende:

1. **Irritation,** wie Kopfschmerzen und Steifheit, entwickelt sich zusammen mit der okulären Beteiligung.
2. **Eine Enzephalitis** ist seltener als die meningeale Beteili-gung. Sie kann sich in Form von Krämpfen, Hirnnervenpa-resen und -paralysen manifestieren.
3. **Gehörsymptome** umfassen Tinnitus, Vertigo und Taub-heit.
4. **Eine Liquorlymphozytose** tritt während der akuten Pha-se der Erkrankung auf.

Okuläre Veränderungen

Eine *chronische granulomatöse Iridozyklitis* ist der einzige Be-fund im Bereich des vorderen Augenabschnitts (s. Abb. 6.3 a–c). Sie hat einen prolongierten Verlauf und führt häufig zur Ausbildung von hinteren Synechien, sekundärem Glaukom und Katarakt.

Die *Beteiligung des hinteren Augenabschnitts* beginnt ge-wöhnlich mit dem Auftreten einer multifokalen Choroiditis, die assoziiert sein kann mit Papillenhyperämie oder -ödem. Dieser folgt die Entwicklung multifokaler Ablösungen der sensorischen Netzhaut am hinteren Pol (Abb. 6.30), die mit der Zeit bullös werden. Die exsudativen Netzhautablösungen gehen allmählich zurück, entweder spontan oder mit Hilfe von systemischen Steroiden unter Zurücklassung gesprenkel-ter Narben, die mit der Atrophie und Proliferation des retina-len Pigmentepithels korrespondieren. Die Sehschärfe kann gut bleiben, selbst bei Makulabeteiligung.

In der Praxis kann das V-K-H-Syndrom unterteilt wer-den in das Vogt-Koyanagi-Syndrom, charakterisiert haupt-sächlich durch Hautveränderungen und Uveitis anterior und den Morbus Harada, bei dem neurologische Veränderungen und eine exsudative Netzhautablösung vorherrschen.

▌Uveitis bei chronischen systemischen Infektionen

Acquired immune deficiency syndrome (AIDS)

Das Acquired immune deficiency syndrome (AIDS) ist definiert als das Auftreten von opportunistischen Infektionen und/oder Kaposi-Sarkom (Abb. 6.31 a u. b) oder -Lymphom bei Patienten, die keine Immunsuppression anderer Ursache aufweisen. Der ursächliche Erreger von AIDS ist das Human immunodeficiency virus (HIV), das vorwiegend durch Geschlechtsverkehr übertragen wird. Homosexuelle Männer sind häufiger infiziert als Heterosexuelle. Das Virus kann auch durch kontaminiertes Blut oder Nadeln übertragen werden. Patienten können einige Jahre HIV positiv sein, bevor sie die klinischen Manifestationen von AIDS entwickeln. Die Erkrankung ist ohne Ausnahme fatal.

Opportunistische Infektionen können durch die folgenden Organismen bedingt sein:

1. **Protozoen:** *Pneumocystis-carinii*-Pneumonie oder disseminierte Erkrankung, Toxoplasmose und Cryptosporidose.
2. **Viren:** Zytomegalievirus-(CMV-)Retinitis, CMV-Pneumonie, CMV-Kolitis und persistierende invasive Herpes-Virus-Läsionen.
3. **Pilze:** Cryptococcose und Ösophagus-Candidiasis.
4. **Bakterien:** atypische Mykobakterien und extrapulmonäre Tuberkulose.

Okuläre Komplikationen entwickeln sich bei ungefähr 75% der AIDS-Patienten. Die 4 Hauptkategorien sind *retinale Mikroangiopathie, opportunistische Infektionen, Tumoren* und *neuroophthalmologische Läsionen* in Assoziation mit intrakraniellen Infektionen und Tumoren. Veränderungen des vorderen Augensegments umfassen Iritis, schweren Herpes zoster ophthalmicus und Kaposi-Sarkom der Augenlider (s. Abb. 1.27) und Bindehaut (s. Abb. 7.15). Diese sind bereits beschrieben worden und nur die Veränderungen des hinteren Augenabschnitts werden an dieser Stelle besprochen.

Retinale Mikroangiopathie

Die nicht infektiöse retinale Mikroangiopathie ist charakterisiert durch Cotton-wool-Herde, die assoziiert sein können mit retinalen Hämorrhagien und Mikroaneurysmen (Abb. 6.32). Die Läsionen können mit einer frühen CMV-Retinitis verwechselt werden. Jedoch, im Gegensatz zur CMV-Retinitis, sind die Cotton-wool-Herde gewöhnlich asymptomatisch und bilden sich fast ohne Ausnahme spontan nach einigen Wochen zurück. Mögliche Ursachen der Mikroangiopathie umfassen Immunkomplex-Ablagerung und HIV-Infektion des Endothels der Netzhautgefäße.

Zytomegalievirus-Retinitis

Klinische Veränderungen

Die CMV-Retinitis betrifft schließlich 40% der Patienten mit AIDS und ihr Auftreten zeigt eine schwere systemische Beteiligung an, obwohl sie in seltenen Fällen die initiale Manifestation der Erkrankung sein kann. Es sollte jedoch betont wer-

den, daß die CMV-Retinitis auch bei einem Immundefekt, der nicht durch AIDS bedingt ist, auftreten kann. Selten können Neugeborene mit kongenitaler Infektion erkrankt sein.

Die *zentrale Retinitis* ist charakterisiert durch ein dichtes, weißes, gut umschriebenes, geographisches Areal retinaler Nekrose, das sich häufig entlang der Gefäßbögen entwickelt (Abb. 6.33 b). Netzhautblutungen können sich entweder innerhalb des Retinitisgebiets oder entlang des fortschreitenden Randes entwickeln. Der Befund kann einem Astvenenverschluß ähneln (Abb. 6.33 d). Es besteht ein Mangel an assoziierter intraokulärer Entzündung. Seltene assoziierte Befunde umfassen retinale venöse Gefäßeinscheidungen, ähnlich derjenigen bei Frosted-branch-Angiitis (Abb. 6.33 c) und eine Papillenneovaskularisation.

Die *periphere Retinitis* hat ein granuläres, weniger intensives, weißes Escheinungsbild und ist weniger gut begrenzt (Abb. 6.33 a). Sie ist häufiger als die zentrale Form, obwohl bei vielen Patienten beide Formen nebeneinander bestehen können.

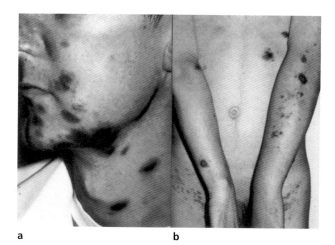

a   b

Abb. 6.**31 a** u. **b**   Kaposi-Sarkom

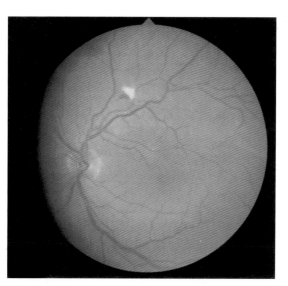

Abb. 6.**32**   Retinale Mikroangiopathie bei AIDS

Unabhängig davon, ob die Retinitis zentral oder in der Peripherie beginnt, schreitet der Prozeß langsam und unaufhaltsam mit „buschfeuerartiger" Ausdehnung entlang des Verlaufs der retinalen Blutgefäße fort, um eine vollständige Netz- hautatrophie zu verursachen (Abb. 6.33f) und gelegentlich eine Beteiligung des Nervus opticus (Abb. 6.33e). Eine Netzhautablösung, die exsudativ oder rhegmatogen sein kann, tritt bei ungefähr 50% der Patienten auf.

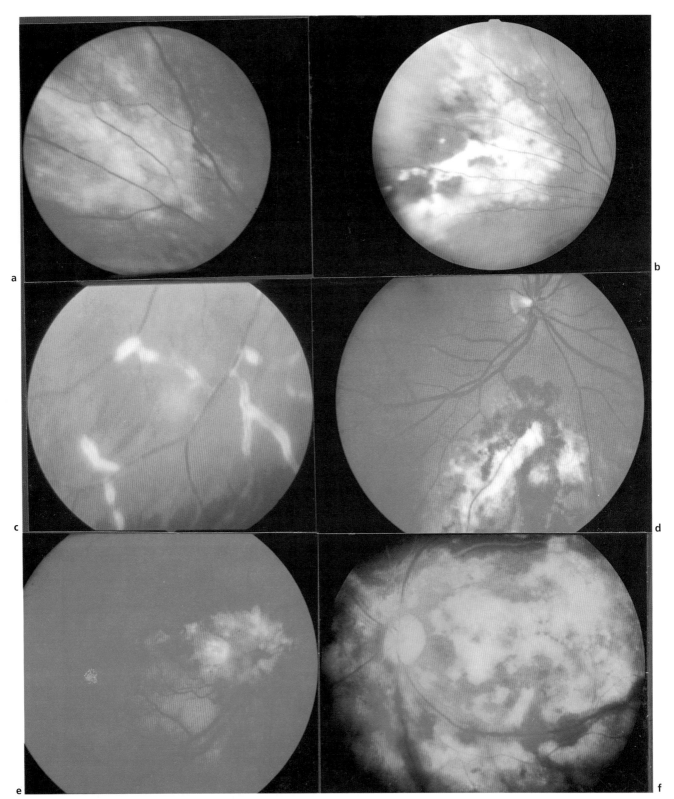

Abb. 6.**33a–f**   Zytomegalievirus-Retinitis bei AIDS. **a** Granuläre periphere Retinitis, **b** Zentrale Retinitis, **c** Venöse Gefäßeinscheidung, **d** Zentrale Retinitis mit Blutung, **e** Beteiligung des N. opticus, **f** Fortgeschrittenes Stadium

Therapie

1. **Ganciclovir intravenös** ist zu Beginn bei 80% der Patienten effektiv, aber 50% erleiden schließlich ein Rezidiv und die Reinduktion der Therapie wird erforderlich. Das Medikament hat das hohe Risiko einer Knochenmark-Suppression, so daß Vorsicht geboten ist, falls es mit anderen myelosupprimierenden Agentien, wie Zidovudin (AZT), verabreicht wird.
2. **Foscarnet intravenös** hat gegenüber Ganciclovir den Vorteil, keine Neutropenie zu verursachen und die Lebenserwartung ein wenig zu erhöhen. Nebenwirkungen umfassen Nierentoxizität, Elektrolytstörungen und Krämpfe.
3. **Intravitreales Ganciclovir** als Injektion oder über einen Infusomaten scheint so effektiv wie die venöse Therapie zu sein. Allerdings kann die intravitreale Therapie die Entwicklung einer beidseitigen Retinitis nicht verhindern und in bezug auf Foscarnet fehlt der Anstieg der Überlebenszeit. Intravitreale Injektionen können auch ernstzunehmende Komplikationen, wie Glaskörperblutung, Netzhautablösung und Endophthalmitis, zur Folge haben. Aus diesem Grund ist die intravitreale Therapie zur Zeit für Patienten reserviert, welche die systemische Therapie nicht tolerieren können.

Pneumocystis-carinii-Chorioiditis

Pneumocystis carinii, ein opportunistischer Protozoenparasit ist eine Hauptursache der Morbidität und Mortalität bei AIDS. Das Bestehen einer chorioidalen Beteiligung kann ein wichtiges Zeichen der extrapulmonären, systemischen Dissemination sein. Die meisten Patienten mit Chorioiditis haben Pentamidin zur Inhalation prophylaktisch gegen eine Pneumocystis-carinii-Pneumonie erhalten. Eine systemische Prophylaxe schützt gegen eine Chorioiditis, aber Pentamidin als Aerosol schützt nur die Lungen und erlaubt den Organismen die Dissemination über den Körper. Das Vorhandensein einer Chorioiditis bedeutet im Gegensatz zur CMV-Retinitis nicht notwendigerweise eine düstere Überlebensprognose.

Die Untersuchung zeigt flache, gelbe, runde, chorioidale Läsionen, die einen Durchmesser von 0,3–3,0 mm aufweisen (Abb. 6.34). Sie sind hinter dem Äquator lokalisiert und in 75% der Fälle bilateral. Die Anzahl der Läsionen in jedem Auge kann sehr variieren, und es existiert keine assoziierte intraokuläre Entzündung. Selbst wenn die Fovea beteiligt ist, besteht eine geringe oder gar keine Beeinträchtigung der Sehschärfe.

Die Therapie mit intravenösem Trimethoprim, Sulphamethoxazol oder parenteralem Pentamidin bewirkt eine Rückbildung der Läsionen innerhalb einiger Wochen.

Andere Veränderungen

1. **Die Toxoplasmose-Retinochorioiditis** bei AIDS unterscheidet sich vom Erscheinungsbild bei immunkompetenten Patienten und kann eine lebenslange Behandlung erfordern. Sie tendiert dazu, schwerer zu sein, bilateral, multifokal und nicht in Verbindung mit alten Narben zu stehen. Sie ist oft mit einer ZNS-Beteiligung verbunden.
2. **Die Cryptococcus-Chorioiditis** ist die häufigste Pilzinfektion. Sie ist gewöhnlich mit einer Meningitis verbunden. Charakterisiert ist sie durch asymptomatische, cremi-

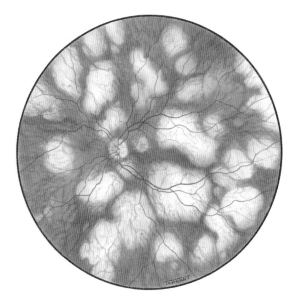

Abb. 6.**34**   Pneumocystis-carinii-Chorioiditis

ge, chorioidale Läsionen, die nicht mit einer Vitritis assoziiert sind. Kleine weiße Kugeln an der vitreoretinalen Verbindung können ebenfalls auftreten. Einige Patienten mit Cryptococcose können, infolge gleichzeitig bestehender Beteiligung der Sehnerven, die sich entweder als Papillenschwellung oder Retrobulbärneuritis manifestiert, die Sehschärfe verlieren. Andere Pilzinfektionen, die den hinteren Augenabschnitt bei AIDS-Patienten beteiligen können, sind Candidiasis und selten Histoplasmose.

3. **Die Varicella-zoster-Retinitis** kann eine rasch progressive, äußere Netzhautnekrose bei Patienten mit vorbestehender oder gleichzeitig bestehender Hautbeteiligung verursachen. Die Retinitis spricht schlecht auf die antivirale Therapie an und die meisten Patienten erblinden innerhalb weniger Wochen beidseitig. Die Varicella-zoster-Retinitis ist von der akuten retinalen Nekrose durch das Fehlen einer Entzündung und die frühe Beteiligung des hinteren Augenpols zu unterscheiden. Sie ist von der CMV-Retinitis zu differenzieren, weil sie multifokal auftritt und eine diffuse, tiefe Netzhauttrübung aufweist und rasch fortschreitet.
4. **Das intraokuläre Riesenzell-Lymphom** mit Netzhautbeteiligung kann der CMV-Retinitis gleichen.

Erworbene Syphilis

Systemische Veränderungen

Die erworbene Syphilis ist eine sexuell übertragene Infektion, die verursacht wird durch die Spirochäte *Treponema pallidum*. Sie stellt eine systemische Erkrankung dar, die, wenn sie unbehandelt bleibt, offene und verborgene Stadien aufweist:

1. **Das Primärstadium** entwickelt sich typischerweise 9–90 Tage nach der Exposition und ist charakterisiert durch ein schmerzloses Ulkus (Schanker) am Ort der Infektion mit assoziierter regionaler Lymphadenopathie.
2. **Das Sekundärstadium** tritt gewöhnlich mit der 8. Infektionswoche ein, obwohl es erheblich verzögert sein kann. Es manifestiert sich gewöhnlich mit einer mukokutanen Be-

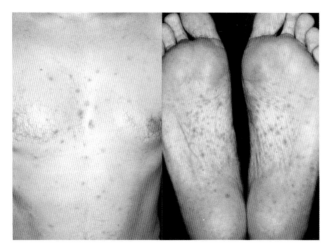

Abb. 6.**35**   Ausschlag bei sekundärer Syphilis

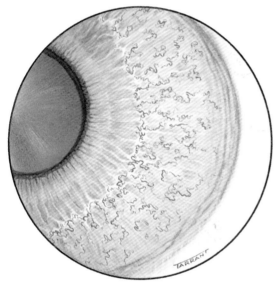

Abb. 6.**36**   Frühe Roseolae bei sekundärer Syphilis

teiligung. Ein gefleckter, papulöser oder gemischter Hautausschlag, der charakteristischerweise die Handinnenflächen und Sohlen betrifft, ist häufig (Abb. 6.**35**). Die systemische Beteiligung kann Unwohlsein, Fieber, generalisierte Lymphadenopathie, Meningitis, Nephritis und Hepatitis verursachen. Das latente Stadium folgt der Rückbildung der sekundären Syphilis und kann nur mit serologischen Tests diagnostiziert werden.

3. **Das Tertiärstadium** tritt bei ungefähr 30% der unbehandelten Patienten innerhalb von 5–30 Jahren ein. Die Hauptveränderungen der tertiären Syphilis sind: *Aortitis* und *Neurosyphilis*, die Tabes dorsalis oder generalisierte Paralyse des Geisteskranken verursacht sowie *benigne späte Syphilis*, charakterisiert durch Gummata in anderen Geweben als dem kardiovaskulären und Zentralnervensystem.

Syphilis und AIDS

Patienten mit erhöhtem Risiko für AIDS haben ebenfalls ein erhöhtes Risiko, eine andere sexuell übertragbare Krankheit, wie die Syphilis, zu bekommen, so daß die beiden Erkrankungen gleichzeitig bestehen können. Es scheint so zu sein, daß eine konkomitante HIV-Infektion den natürlichen Verlauf der Syphilis verändert, indem die Erkrankung aggressiver ist mit ungewöhnlichen Manifestationen. Alle Patienten mit AIDS sollten deshalb auf Syphilis untersucht werden und vice versa.

Diagnostische Untersuchungen auf Syphilis

1. **FTA-Abs** (Fluoreszenz-Treponema-Antikörper-Absorptionstest) ist ein spezifischer Test zur Feststellung von Anti-Treponema-Antikörpern. Einmal positiv, bleibt er trotz Behandlung lebenslang positiv. Der Test ist nicht titrierbar und wird angegeben als: reaktiv, schwach reaktiv und nichtreaktiv.
2. **VDRL**-(Veneral disease research laboratory-)**Test** ist ein unspezifischer Reagin-Test, der als Screening hilfreich ist. Wenn er positiv ist, sollten ein oder mehrere spezifische Tests durchgeführt werden. Der VDRL wird kurz nach der Entwicklung des primären Schankers positiv und negativ nach adäquater Therapie. Wird er es nicht, so waren die Antibiotika nur partiell effektiv oder die Patientencompliance schlecht. Eine weitere Therapie ist infolgedessen erforderlich.
3. **MHA-TP und TPHA** (Hämagglutinations-Test auf *Treponema pallidum*) sind hilfreiche spezifische Tests auf Treponemaantikörper, können aber bei früher primärer Syphilis negativ sein. Sie können auch bei Frambösie positiv sein.
4. **Die Dunkelfeldmikroskopie** auf das Vorhandensein von Spirochäten wird bei Schanker oder mukokutanen Läsionen durchgeführt.

Beim Screening von Patienten auf Syphilis sollen sowohl der FTA-Abs als auch der VDRL durchgeführt werden.

Okuläre Veränderungen

Die okuläre Syphilis ist selten und hat keine pathognomonischen Veränderungen. Die Augenbeteiligung tritt typischerweise während des sekundären und tertiären Stadiums auf. Die Fähigkeit der Syphilis viele verschiedene okuläre Erkrankungen zu imitieren, kann zu Fehldiagnosen und verspäteter adäquater Therapie führen. Die Erkrankung muß deshalb bei jedem Fall einer intraokulären Entzündung angenommen werden, der nicht auf die konventionelle Therapie anspricht.

Vorderer Augenabschnitt

Äußere Veränderungen umfassen Madarosis, primären Schanker der Konjunktiva, Skleritis und interstitielle Keratitis (s. Abb. 5.**11**).

Eine *Iridozyklitis* ist bei ungefähr 4% der Patienten mit sekundärer Syphilis zu finden. Die intraokuläre Entzündung ist gewöhnlich akut. Sie kann granulomatös oder nichtgranulomatös sein und wird chronisch, wenn sie nicht adäquat therapiert wird. Beide Augen sind in ungefähr 50% der Fälle beteiligt. Bei einigen Patienten ist die Iridozyklitis zuerst mit erweiterten Iriskapillaren (Roseolae) (Abb. 6.**36**) assoziiert, die in lokalisiertere Papeln übergehen können und schließlich in größere, gut umschriebene, gelbliche Knötchen. Gummata, die sich charakteristischerweise an der Iriswurzel befinden, sind extrem selten.

Verschiedene Formen postinflammatorischer Irisatrophie können sich ebenfalls entwickeln.

Hinterer Augenabschnitt

Die 3 folgenden Formen von Fundusveränderungen sind bei Syphilis zu beobachten:

1. **Eine multifokale Chorioretinitis** tritt typischerweise während des späten sekundären Stadiums auf. Die abgeheilten Läsionen erscheinen als Areale chorioretinaler Atrophie in Verbindung mit Hyperpigmentierung (s. Abb. 6.9). Gelegentlich ähneln ausgedehnte Pigmentveränderungen mit perivaskulären Knochenbälkchen denjenigen bei Retinitis pigmentosa und können mit Nachtblindheit und einem Ringskotom verbunden sein.
2. **Eine unifokale Chorioiditis** ist seltener und oft bilateral. Sie ist charakterisiert durch einen entzündlichen Fokus in der Nähe der Papille (juxtapapilläre Chorioiditis) oder der Makula (zentrale Chorioiditis).
3. **Eine Neuroretinitis** beteiligt in erster Linie die Netzhaut und die Papille und ist unabhängig von einer chorioidalen Entzündung. Der Augenhintergrund zeigt ein Netzhaut- und Papillenödem. Die retinalen Venen können geschwollen sein und peripapilläre Cotton-wool-Herde oder flammenförmige Blutungen können auftreten sowie perimakuläre, wachsartige Exsudate. Solange die Neuroretinitis nicht mit antisyphilitischen Medikamenten behandelt wird, ist sie progressiv. Die retinalen Blutgefäße werden ersetzt durch weiße Stränge und der Sehnerv wird atrophisch (Abb. 6.37).

Neuroophthalmologische Veränderungen

Neuroophthalmologische Veränderungen umfassen folgende:

1. **Argyll-Robertson-Pupillen** und andere Pupillenanomalien.
2. **Veränderungen des Sehnervs** einschließlich Retrobulbärneuritis, Papillenödem, verursacht durch erhöhten intrakraniellen Druck und eine Perioptikusneuritis. Letzteres ist ein entzündlicher Prozeß der meningealen Hüllen des Sehnervs, gewöhnlich in Verbindung mit einer syphilitischen Meningitis.
3. **Okulomotorische Lähmungen** des 3. und 6. Hirnnervs.
4. **Gesichtsfelddefekte** durch eine gummatöse Beteiligung des Gehirns.

Behandlung der okulären Syphilis

Eine Lumbalpunktion sollte zum Ausschluß einer Neurosyphilis durchgeführt werden. Konventionelle Penicillin-Dosierungen sind bei okulärer Syphilis unzureichend und das therapeutische Vorgehen ist dasselbe wie bei Neurosyphilis. Es besteht in 12–24 Megaeinheiten (MU) wäßrigen Penicillins intravenös täglich für 10 Tage, gefolgt von einer intramuskulären täglichen Dosis von 2,4 MU für 3 Wochen. Penicillinempfindliche Patienten können mit oralem Tetracyclin 500 mg viermal täglich für 30 Tage oder oralem Erythromycin 500 mg viermal täglich für 30 Tage behandelt werden.

Tuberkulose

Systemische Veränderungen

Tuberkulose (TBC) ist eine chronische granulomatöse Entzündung durch entweder bovine oder humane Tuberkelbazil-

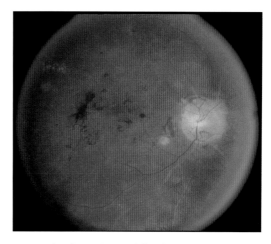

Abb. 6.**37** Endstadium einer syphilitischen Neuroretinitis mit Hyperpigmentierung, Gefäßeinscheidung und -verdünnung und Optikusatrophie

len. Erstere verursachen TBC durch das Trinken von Milch infizierter Rinder und letztere werden durch „Tröpfcheninfektion" verbreitet.

Die *primäre TBC* tritt bei Personen ohne vorherige Auseinandersetzung mit dem Tuberkelbazillus auf. Typischerweise entsteht ein „Primärkomplex" in der Brust (Ghon-Herd + regionale Lymphadenopathie), der gewöhnlich spontan abheilt und wenige oder keine systemischen Symptome verursacht.

Die *postprimäre TBC* ist das Ergebnis einer Reinfektion oder selten, ein Wiederauftreten einer primären Läsion, gewöhnlich bei einem Patienten mit herabgesetzter Immunität. Klinische Veränderungen umfassen fibrös-verkäsende pulmonäre Läsionen und Miliar-TBC durch hämatogene Ausbreitung über viele Körperabschnitte. Theoretisch kann die Aussaat lebender Bazillen in die Uvea während der primären oder Miliärstadien geschehen. Die Folge hiervon sind entweder verkäsende Knötchen oder kleine Miliartuberkel.

Diagnostische Tests

1. **Untersuchung des Sputums** auf säurefeste Bazillen.
2. **Thorax-Röntgenaufnahmen,** die kompatibel sind mit denen einer TBC, sind von Bedeutung bei Patienten mit Uveitis. Jedoch schließt eine negative Thorax-Röntgenaufnahme nicht notwendigerweise die Möglichkeit einer TBC aus.
3. **Der Tuberkulin-Test** kann hilfreich sein bei der Diagnose einer extrathorakalen TBC. Ein negativer Test schließt gewöhnlich die Möglichkeit einer TBC aus, während ein positiver Test nicht notwendigerweise zwischen früherer Exposition und aktiver Erkrankung unterscheidet.
4. **Der Isoniazid-Test** ist hilfreich, wenn eine TBC-Uveitis angenommen wird. Sollte Isoniazid 300 mg täglich für 3 Wochen zu einer dramatischen Verbesserung der okulären Entzündung innerhalb von 1–2 Wochen führen, ist die Diagnose einer TBC sehr wahrscheinlich.

Okuläre Veränderungen

Äußere Veränderungen können eigentlich jede okuläre und periokuläre Struktur betreffen, einschließlich der Lider, Bindehaut, Hornhaut, Lederhaut und Augenhöhle.

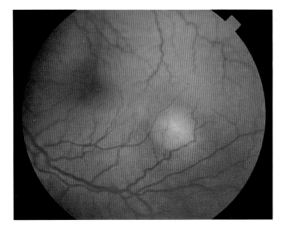

Abb. 6.**38**   Einzelnes tuberkulöses chorioidales Granulom

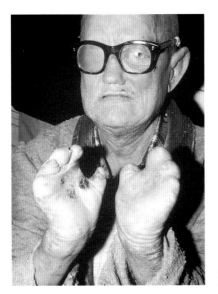

Abb. 6.**39**
Fortgeschrittene Lepra

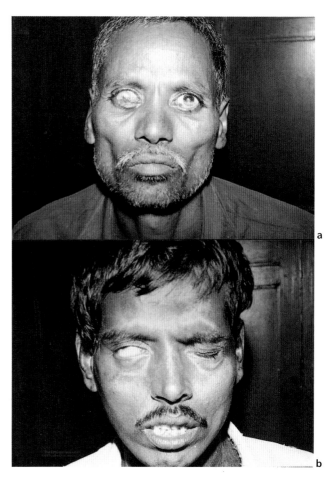

Abb. 6.**40a** u. **b**
a Schwere Hornhautvernarbung
b Lagophthalmus

Eine *Uveitis* wird derzeit selten durch eine TBC verursacht. Die Möglichkeit einer TBC ist immer nur zu vermuten und basiert auf indirekten Anzeichen, wie unbehandelbare Uveitis, die nicht auf Steroide anspricht, negative Befunde, andere Ursachen einer Uveitis betreffend, positive systemische Veränderungen, die für TBC sprechen, und, gelegentlich, positive Antwort beim Isoniazid-Test. Es gibt keinen spezifischen Befund bei TBC und das klinische Bild ist pleomorph.

1. **Eine chronische Iridozyklitis,** die gewöhnlich granulomatös ist, aber gelegentlich nichtgranulomatös sein kann, ist die häufigste Veränderung.
2. **Eine Chorioiditis** kann fokal oder multifokal sein. Selten kann ein großes solitäres Granulom mit einem chorioidalen Tumor verwechselt werden (Abb. 6.**38**).
3. **Eine retinale Vaskulitis** ist charakterisiert durch mäßige Vitritis, schwere ischämische Periphlebitis und periphere retinale Kapillarverschlüsse, die zur Neovaskularisation führen.

Behandlung der TBC

Therapiert wird mit Isoniazid 300 mg täglich und Pyridoxin-Hydrochlorid 10 mg täglich (um eine periphere Neuritis zu verhindern), kombiniert mit einem anderen antituberkulösen Medikament wie Rifampicin für 12 Monate. Die okuläre Penetration von Isoniazid ist sehr gut, obwohl einige Patienten intolerant werden.

Lepra

Systemische Veränderungen

Lepra (Morbus Hansen) (Abb. 6.**39**) hat die höchste Inzidenz okulärer Komplikationen der systemischen Erkrankungen. Das für Lepra verantwortliche pathogene Agens ist *Mycobacterium leprae,* das eine Affinität für Haut, periphere Nerven und den vorderen Augenabschnitt aufweist. Die beiden Formen sind lepromatöse und tuberkuloide Lepra. Die uveale Beteiligung bei der tuberkuloiden Erkrankung ist seltener als bei der lepromatösen Form.

Okuläre Veränderungen

Äußere Veränderungen umfassen Madarosis, Konjunktivitis, Episkleritis, Keratitis und Skleritis. Die Keratitis (Abb. 6.**40a**) ist die Folge einer Kombination von Trichiasis, Lagophthalmus (Abb. 6.**40b**), Hornhautanästhesie und Sekundärinfektion.

Eine *Iritis* und ihre Komplikationen sind die häufigsten Ursachen der Erblindung bei Lepra.

1. **Eine akute Iritis** wird auf die Ablagerung von Immunkomplexen in der vorderen Uvea zurückgeführt. Sie kann assoziiert sein mit systemischen Symptomen wie Fieber und Schwellung von Hautläsionen. Gelegentlich wird die intraokuläre Entzündung durch den Beginn oder Abbruch einer antilepromatösen systemischen Therapie verstärkt. Die Behandlung erfolgt mit lokalen Steroiden.
2. **Eine chronische Iritis** ist das Ergebnis einer direkten Invasion der vorderen Uvea durch die Bakterien. Ein pathognomonisches Zeichen der lepromatösen Lepra ist das Vorhandensein von kleinen, schimmernden „Iris-Perlen" am Pupillenrand, die einer Halskette ähneln (Abb. 6.**41 a**) und aus Bakterien innerhalb von Histiozyten zusammengesetzt sind. Die „Perlen" werden langsam größer und verschmelzen, bevor sie gestielt sind und in die Vorderkammer geraten, aus der sie schließlich verschwinden (Abb. 6.**41 b**). Viel seltener als „Irisperlen" sind noduläre Leprome, die gelbe, globuläre, polymorphe, einzelne Veränderungen darstellen. Auch sie werden wie „Irisperlen" in nicht entzündeten Augen gesehen.

Schließlich wird die Iris atrophisch, die Pupille miotisch und die zusätzliche Ausbildung von Löchern im Irisstroma kann ein der essentiellen Irisatrophie ähnliches Erscheinungsbild hervorrufen (Abb. 6.**42**). Die chronische Iritis ist resistenter gegen die konventionelle Therapie als die akute Form, da sie keine echte Uveitis, sondern eine neuroparalytische Entzündung durch eine frühe Beteiligung der Irisnerven sein kann. Augen mit chronischer Uveitis tolerieren gewöhnlich die chirurgische Behandlung einer sekundären Katarakt sehr gut.

Borreliose (Lyme disease)

Die Lyme-Erkrankung ist eine Infektion mit der Spirochäte *Borrelia burgdorferi*, die der Treponeme ähnlich ist, die Syphilis verursacht. Die Erkrankung wird durch den Biß ihres Vektors, einer Zecke der Spezies Ixodes, übertragen. Wie bei der Syphilis entwickeln sich frühe und späte Manifestationen in vielen Organsystemen.

Systemische Veränderungen

1. **Stadium 1** ist charakterisiert durch einen pathognomonischen Ausschlag (Erythema migrans), der begleitet werden kann von einer grippeähnlichen Erkrankung. Die Behandlung des frühen Stadiums besteht in 250 mg Tetracyclin viermal täglich oder Doxycyclin 100 mg zweimal täglich für 10–30 Tage. Erythromycin oder Penicillin können eingesetzt werden, wenn Tetracyclin nicht geeignet ist.
2. **Stadium 2** entwickelt sich innerhalb von Tagen bis Monaten und reflektiert die Dissemination der Spirochäten in vielen Organen, besonders in Haut, Herz, Gelenken und ZNS.

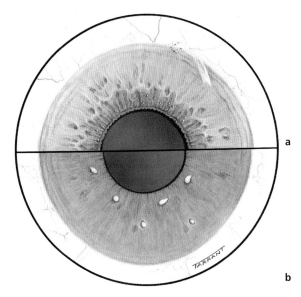

Abb. 6.**41 a** u. **b** Chronische lepromatöse Iritis
a Kleine „Irisperlen"
b Große „Irisperlen", einige von ihnen sind in die Vorderkammer „getropft"

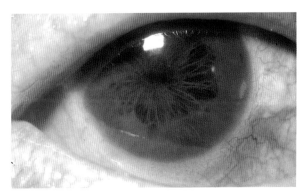

Abb. 6.**42** Ausgeprägte Miosis und Irisatrophie bei chronischer lepromatöser Iritis

3. **Stadium 3** kann einer erkrankungsfreien Periode folgen und Probleme fortgesetzt über viele Jahre verursachen. Die Hauptveränderung ist eine chronische oder rezidivierende Arthritis, ähnlich derjenigen bei rheumatoider Arthritis.

Okuläre Veränderungen

1. **Stadium 1** ist charakterisiert durch Konjunktivitis und periorbitales Ödem.
2. **Stadium 2** ist charakterisiert durch eine intraokuläre Entzündung in Form einer granulomatösen Iridozyklitis, Uveitis intermedia, retinalen Vaskulitis und gelegentlich Chorioiditis.
3. **Stadium 3** ist charakterisiert durch Episkleritis, stromale Keratitis und orbitale Myositis.

▌Uveitis bei Infektionen mit Parasiten

Toxoplasmose

Toxoplasma gondii ist ein obligat intrazelluläres Protozoon. Die Katze ist der definitive Wirt des Parasiten und andere Tiere, wie Mäuse, und auch Menschen sind Zwischenwirte (Abb. 6.43). Es existieren 3 Formen des Parasiten:

1. **Sporozyste** (Oozyste), die von den Katzen über den Kot ausgeschieden wird.
2. **Bradyzoit**, der in Gewebe eingekapselt ist.
3. **Tachyzoit** (Trophozoit), der die proliferierende, aktive Form dastellt, die verantwortlich ist für Gewebedestruktion und Entzündung.

Menschen können auf eine der folgenden Arten infiziert werden:

1. **Aufnahme ungekochten Fleisches** (Lamm, Schwein, Rind), das Bradyzoiten eines intermediären Wirts enthält.
2. **Aufnahme von Sporozysten** nach akzidenteller Kontamination der Hände während der Entsorgung von Katzenabfällen und anschließender Übertragung auf Speisen. Kinder können sich durch das Essen von Schmutz (Pica), der Sporozysten enthält, infizieren.
3. **Transplazentare Ausbreitung** der Parasiten (Tachyzoiten) auf den Feten kann bei schwangeren Frauen mit akuter Toxoplasmose erfolgen.

Diagnostische Tests

Die Diagnose der Retinitis, die durch Toxoplasmose verursacht wird, basiert auf einer kompatiblen Läsion am Augenhintergrund und der positiven Serologie von Toxoplasma-Antikörpern. Jeder Antikörpertiter ist signifikant, da bei rezidivierender Toxoplasmose keine Korrelation zwischen Titer und der Aktivität der okulären Entzündung besteht.

1. **Indirekte Immunfluoreszenz-Antikörper-Tests** setzen abgetötete Organismen ein, die dem Patientenserum und antihumanem Globulin, das mit Fluoreszein gekennzeichnet ist, ausgesetzt werden. Die Untersuchung erfolgt unter dem Fluoreszenzmikroskop. Obwohl dieser Test im großen und ganzen den Sabin-Feldman-Farbtest ersetzt hat, können sowohl falsch-positive, als auch falsch-negative Ergebnisse erhalten werden.
2. **Bei Hämagglutinationstests** werden aufgelöste Organismen auf roten Blutkörperchen umhüllt und dem Patientenserum ausgesetzt. Positive Seren bewirken die Agglutination der roten Blutkörperchen.
3. **Enzyme-linked immunosorbent assays (ELISA)** beteiligen die Bindung von Patientenantikörpern an einen Überschuß von fester Phase Antigenen. Dieser Komplex wird dann mit einem enzymgekoppelten zweiten Antikörper inkubiert. Die Beurteilung der Enzymaktivität ermöglicht die Messung der spezifischen Antikörperkonzentration. Der Test kann auch zur Bestimmung von Antikörpern im Kammerwasser eingesetzt werden, die spezifischer sind als diejenigen des Serums.

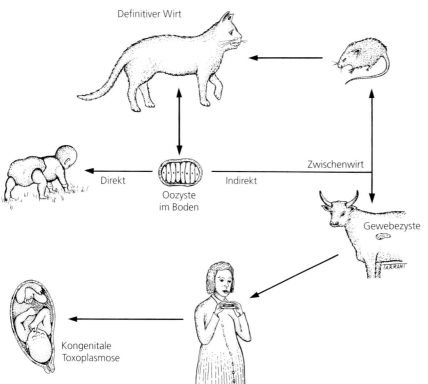

Abb. 6.**43**　Lebenszyklus von Toxoplasma gondii

Systemische Veränderungen

Akute erworbene systemische Toxoplasmose

Die Infektion eines immunkompetenten Individuums ist gewöhnlich asymptomatisch, obwohl eine Lymphadenopathie und Fieber bei einigen Fällen auftreten können. Eine Minderheit der Patienten entwickelt eine Meningoenzephalitis, charakterisiert durch Konvulsionen und Bewußtlosigkeit. Die exanthematöse Form, die einer Rickettsien-Infektion ähnelt, ist die seltenste und ernsteste Form der akuten Toxoplasmose. Individuen mit herabgesetzter Immunabwehr, wie Transplantatempfänger und AIDS-Patienten, unterliegen dem Risiko einer lebensbedrohlichen Erkrankung. Die häufigste Manifestation bei AIDS-Patienten ist eine intrazerebrale, raumfordernde Veränderung, die im CT einem Abszeß ähnelt.

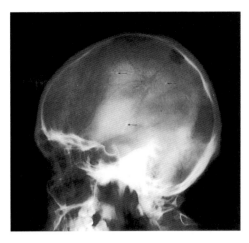

Abb. 6.**44**　Intrakranielle Verkalkung bei kongenitaler Toxoplasmose

Kongenitale systemische Toxoplasmose

Die Toxoplasmose wird über die Plazenta auf den Feten übertragen, wenn eine schwangere Frau an der akuten Form erkrankt. Wenn die Mutter vor der Schwangerschaft infiziert wurde, wird der Fetus unbeschädigt sein. Der Schweregrad der Beteiligung des Feten variiert mit der Dauer der Gestation zum Zeitpunkt der mütterlichen Infektion. Z. B. kann die Infektion während der frühen Schwangerschaft in einer Totgeburt resultieren, während eine Infektion in der späten Schwangerschaft generalisierte Konvulsionen, Paralysen, Fieber und viszerale Beteiligung zur Folge haben kann. Eine intrakranielle Verkalkung kann auf Schädelröntgenaufnahmen gesehen werden (Abb. 6.**44**). Jedoch, genau wie bei der erworbenen Form, verlaufen die meisten Fälle kongenitaler systemischer Toxoplasmose subklinisch. Bei diesen Kindern können im späteren Leben beidseitige, verheilte, chorioretinale Narben entdeckt werden, entweder zufällig oder wenn bei dem Kind eine herabgesetzte Sehschärfe besteht (Abb. 6.**45**).

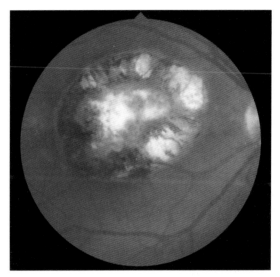

Abb. 6.**45**　Makulanarbe bei kongenitaler Toxoplasmose

Rezidivierende Toxoplasmose-Retinochorioiditis

Ein Rezidiv einer alten, verheilten, kongenitalen Toxoplasmose ist bei weitem die häufigste Ursache einer infektiösen Retinitis in sonst gesunden Individuen. Die Rezidive treten gewöhnlich zwischen dem 10. und 35. Lebensjahr auf (Durchschnitt 25. Lebensjahr), wenn die Zysten rupturieren und Hunderte von Tachyzoiten in normale Netzhautzellen freisetzen. Die primäre Veränderung ist eine innere Retinitis. Die entzündliche Reaktion in Chorioidea, Iris und retinalen Blutgefäßen wird auf einen immunbedingten Ursprung zurückgeführt und nicht als das Ergebnis einer direkten Infestation angesehen.

Klinische Veränderungen

Eine *Iridozyklitis*, die granulomatös oder nicht granulomatös sein kann, ist relativ häufig.

Eine *Uveitis posterior* kann die folgenden Formen annehmen:

1. **Eine fokale oberflächliche nekrotisierende Retinitis,** die an den Rand einer alten inaktiven pigmentierten Narbe (Satellitenläsion) angrenzt, ist bei weitem am häufigsten (Abb. 6.**46a**). Obwohl alle Teile des Augenhintergrunds gefährdet sind, betrifft die Retinitis typischerweise den postäquatorialen Fundus. Die Läsionen können in der Größe von $^{1}/_{10}$– 5 Papillendurchmessern variieren und sind verbunden mit darüberliegender Glaskörpertrübung. Eine sehr schwere Glaskörperbeteiligung kann den Einblick auf den Fundus erheblich beeinträchtigen, obwohl der entzündliche Herd noch immer erkennbar ist – sog. „Scheinwerfer-im-Nebel"-Bild (Abb. 6.**46b**). In einigen Fällen ist die hintere Glaskörpergrenzmembran von entzündlichen Präzipitaten bedeckt, die keratitischen Präzipitaten vergleichbar sind. Bei AIDS-Patienten sind die Veränderungen schwerer, beidseitig, multifokal und nicht notwendigerweise mit alten Narben assoziiert.

2. **Eine tiefe Retinitis,** die in den äußeren Netzhautschichten lokalisiert ist, ist viel seltener. Der entzündliche Fokus erscheint gelb, hat besser abgrenzbare Ränder und ist nicht mit einer Vitritis verbunden (Abb. 6.**46d**). In einigen Fällen entwickelt sich aus dem tiefen Herd schließlich eine mehr typische Veränderung.

3. **Eine punktförmige äußere Retinitis** ist selten. Sie ist charakterisiert durch multifokale, punktförmige, grauweiße Läsionen, die gewöhnlich in der Makula, auf der Höhe der tiefen Retina und des retinalen Pigmentepithels lokalisiert sind.

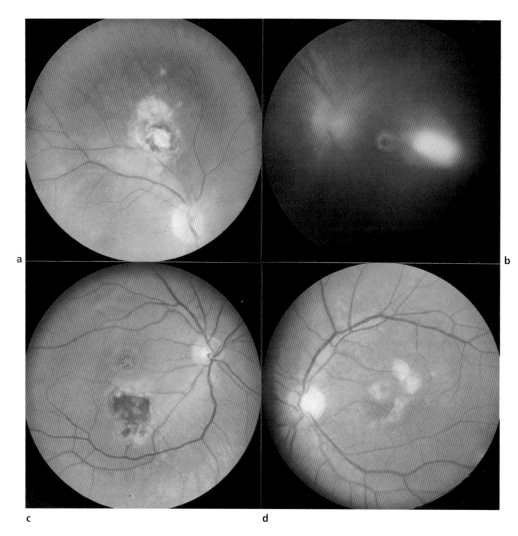

Abb. 6.**46 a–d**   Toxoplasmose-
Retinochorioiditis
a Typische fokale, aktive Retinitis
b Sehr schwere Vitritis und
„Scheinwerferlicht-im-Nebel"-
Bild bei aktiver Läsion
c Makulaloch durch chronisches
zystoides Makulaödem angrenzend an eine Toxoplasmosenarbe
d Tiefe Retinitis

4. **Massive Granulome** sind ein anderer seltener Befund, der charakterisiert ist durch Veränderungen mit mehr als 6 Papillendurchmessern Größe, mit scharf begrenzten Rändern und amorphen Zentren. Die Granulome können schlecht sichtbar sein, wegen der ausgedehnten Glaskörperbeteiligung.

5. **Eine Papillitis** kann die Folge einer aktiven Retinitis mit Lokalisation im juxtapapillären Bereich (Retinochorioiditis juxtapapillaris Jensen) sein. Gelegentlich ist der Sehnerv selbst der primäre Sitz der Beteiligung. Die Papillitis ist charakterisiert durch eine weiße, entzündliche Masse auf der Papille mit darüberliegender Glaskörpertrübung. Die Sehschärfe ist meist relativ gut, bis die Makula oder das papillomakuläre Bündel betroffen sind.

Klinischer Verlauf

Die Heilungsrate ist abhängig von der Virulenz der Organismen, der Kompetenz des Immunsystems des Wirts, der Größe der Läsion und dem Einsatz antimikrobieller Medikamente. Bei immunkompetenten Wirten heilt die Retinitis innerhalb von 1–4 Monaten und wird ersetzt durch eine scharf demarkierte, atrophische Narbe, die von einem hyperpigmentierten Rand umgeben ist. Die Glaskörpertrübung geht allmählich zurück, obwohl Glaskörperkondensationen zurückbleiben können. Die Rückbildung der Uveitis anterior ist ein verläßliches Zeichen für die Heilung des hinteren Augenabschnitts. Bei einem kleinen Prozentsatz von Fällen persistiert die Entzündung bis zu 2 Jahre, trotz intensiver Therapie. Eine fulminante Entzündung tritt am häufigsten auf, wenn die Retinitis mit Steroiden allein behandelt wird oder bei immunsupprimierten Patienten. Nach dem ersten Schub liegt die mittlere Rezidivrate innerhalb von 3 Jahren bei ungefähr 50%, und die durchschnittliche Anzahl von Rezidiven pro Patient beträgt 2,7. Augen mit Toxoplasmose können das Sehvermögen durch verschiedene direkte oder indirekte Ursachen verlieren:

1. **Direkte Beteiligung** der Fovea, des papillomakulären Bündels und des Sehnervs sind selten.

2. **Ein zystoides Makulaödem und ein Makular pucker** können bei einigen Augen ohne direkte Foveabeteiligung entstehen (Abb. 6.**46 c**).

3. **Eine Traktionsamotio** durch eine ausgedehnte Glaskörperfibrose ist selten.

Behandlung der okulären Toxoplasmose

Bei immunkompetenten Patienten erfordern nicht alle aktiven Läsionen eine Behandlung, da kleine Herde häufig selbstlimitierend sind und harmlos (Abb. 6.**60**). Die Hauptindikationen für eine Behandlung sind die folgenden:

1. Eine Läsion, welche die Makula, das papillomakuläre Bündel oder den Sehnerven bedroht oder beteiligt (Abb. 6.**47a** u. **b**).
2. Eine sehr schwere Vitritis, die eine ausgeprägte Sehverschlechterung bedingt, die schließlich zu Glaskörperfibrose und Traktionsamotio führen könnte.
3. Bei AIDS-Patienten sollten alle Veränderungen unabhängig von Lokalisation und Schweregrad behandelt werden.

Solange keines der oben genannten Kriterien zutrifft, ist eine Therapie unnötig.

Systemische Therapie

Zur Zeit existiert kein allgemein anerkanntes Therapieschema und die folgenden Medikamente können eingesetzt werden:

1. **Systemische Steroide** werden bei Augen mit visusbedrohenden Läsionen empfohlen, insbesondere wenn sie mit einer schweren Vitritis assoziiert sind. Systemische Steroide sind jedoch kontraindiziert bei AIDS-Patienten, obwohl posteriore Subtenon-Injektionen sicher sind.
2. **Clindamycin** 300 mg viermal täglich wird oral für 3 Wochen gegeben. Wenn es jedoch allein verabreicht wird, kann es bei einigen Patienten eine pseudomembranöse Kolitis, infolge von vermehrtem Clostridien-Wachstum, hervorrufen. Die Behandlung der Kolitis erfolgt mit oralem Vancomycin 500 mg 6stündlich für 10 Tage. Das Risiko einer Kolitis wird reduziert, wenn Clindamycin zusammen mit einem Sulfonamid gegeben wird, welches das vermehrte Clostridien-Wachstum verhindert.
3. **Die Sulfonamid-Therapie** besteht entweder in Sulfadiazin oder der gemischten Sulfonamid-Sulfatrias (wenn verfügbar). Als orale Anfangsdosis werden 2 g gegeben, gefolgt von 1 g viermal täglich für 3–4 Wochen. Seltene Nebeneffekte der Sulfonamide umfassen Nierensteine und allergische Reaktionen. Ein Stevens-Johnson-Syndrom kann sehr selten durch Sulfonamide ausgelöst werden.
4. **Pyrimethamin (Daraprim)** ist ein starkes antitoxoplasmotisches Agens, das Thrombozytopenie, Leukopenie und Folsäuremangel verursachen kann. Aus diesem Grund sollten wöchentlich Blutbildkontrollen erfolgen und das Medikament sollte in Kombination mit oraler Folinsäure 10 mg/Tag (gemischt mit Orangensaft) gegeben werden, weil dies den toxischen Nebeneffekten entgegenwirkt. Die Therapie beginnt mit 75–150 mg, gefolgt von 25–50 mg täglich für 3–4 Wochen. Das Medikament wird nur eine Woche lang gegeben, wenn es mit Clindamycin kombiniert wird. Routinemäßige Blutbildkontrollen sind dann unnötig. Pyrimethamin sollte nicht bei Patienten mit AIDS eingesetzt werden.
5. **Co-trimoxazol** ist eine Kombination von Trimethoprim 160 mg und Sulfamethoxazol 800 mg. Wenn es in einer oralen Dosierung von 960 mg zweimal täglich für 4–6 Wochen gegeben wird, kann es allein oder in Kombination mit Clindamycin effektiv sein. Die Nebenwirkungen entsprechen denen der Sulfonamide.

Zusatztherapie

1. **Eine Laserphotokoagulation** kann theoretisch die Zelle-zu-Zelle-Ausbreitung der Infektion limitieren, indem sie die aktive Läsion umschließt. Sie wird jedoch Rezidive, die von entfernten Herden ausgehen, nicht verhindern und die

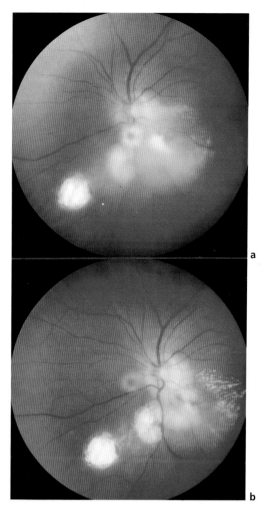

Abb. 6.**47a** u. **b**
a Schwere aktive Toxoplasmoseretinitis angrenzend an die Papille vor der Behandlung
b Dasselbe Auge nach der Behandlung

Durchführung ist bei signifikanter Glaskörpertrübung schwierig.
2. **Eine Kryotherapie** kann bei peripheren Veränderungen eingesetzt werden, wenn eine medikamentöse Behandlung kontraindiziert ist.
3. **Eine Vitrektomie** kann zur Entfernung ausgeprägter und persistierender Glaskörperverdichtungen in ruhigen Augen durchgeführt werden.

Toxokariasis

Die Toxokariasis ist bedingt durch eine Infektion mit einem häufigen intestinalen Askariden (Rundwurm) der Hunde: *Toxocara canis*. Ungefähr 80% der Welpen zwischen dem Alter von 2 und 6 Monaten sind mit diesem Wurm infiziert. Die Infektion des Menschen entsteht durch akzidentelle Ingestion von Erde oder Essen, das kontaminiert ist mit Eiern, die mit dem Hundekot ausgeschieden worden sind. Sehr kleine Kinder, die Schmutz essen (Pica) oder sehr nahen Kontakt zu jungen Hunden haben, sind besonders gefährdet die Erkrankung zu bekommen. Im menschlichen Intestinum entwickeln sich

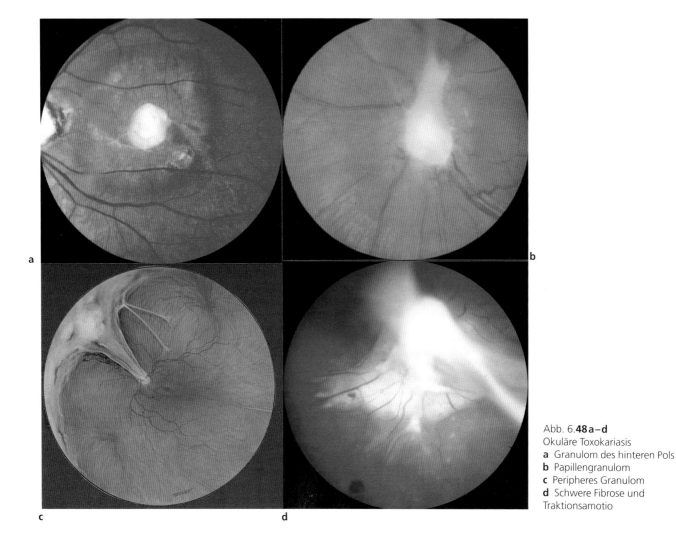

Abb. 6.**48 a–d**
Okuläre Toxokariasis
a Granulom des hinteren Pols
b Papillengranulom
c Peripheres Granulom
d Schwere Fibrose und
Traktionsamotio

die Eier zu Larven, welche die intestinale Wand penetrieren und in verschiedene Organe wandern, wie Leber, Lunge, Haut, Gehirn und Augen. Wenn die Larven sterben, zerfallen sie und verursachen eine entzündliche Reaktion, die gefolgt ist von einer Granulation. Klinisch kann die humane Infestation 2 Formen annehmen: viszerale Larva migrans und okuläre Toxokariasis.

Viszerale Larva migrans

Die viszerale Larva migrans (VLM) wird durch eine schwere systemische Infestation verursacht, die gewöhnlich um das 2. Lebensjahr auftritt. Die klinischen Veränderungen, die im Schweregrad variieren können, umfassen geringgradiges Fieber, Hepatosplenomegalie, Pneumonie, Konvulsionen und selten den Tod. Das Blut zeigt eine Leukozytose und deutliche Eosinophilie.

Okuläre Toxokariasis

Die okuläre Toxokariasis unterscheidet sich deutlich von der VLM. Patienten mit okulärer Beteiligung sind sonst gesund. Sie haben eine normale Leukozytenzahl ohne Eosinophilie. Eine Pica-Anamnese ist selten und das durchschnittliche Alter bei der Vorstellung ist bedeutend höher (7,5 Jahre) im Ver-

gleich zur VLM (2 Jahre). Die 3 häufigsten okulären Veränderungen sind: *(1) ein chronisches endophthalmitisähnliches Bild, (2) ein Granulom am hinteren Pol* und *(3) periphere Granulome.* Andere, weniger häufige Manifestationen sind ein Pars planitis ähnliches Syndrom, Uveitis anterior, Papillitis, ein umschriebener Glaskörperabszeß und retinale Spuren. Nur die 3 häufigsten Läsionen werden beschrieben; alle betreffen nur ein Auge.

Chronische Endophthalmitis

Klinisch manifest wird sie zwischen dem 2. und 9. Lebensjahr mit Leukokorie, Strabismus oder einseitigem Sehverlust.

Die Untersuchung zeigt eine Uveitis anterior und eine Vitritis. Bei einigen Fällen kann ein peripheres Granulom bestehen, während bei anderen periphere Retina und Pars plana von einem dichten, grauweißen Exsudat bedeckt sind, das den „Schneewehen", die bei Pars planitis gesehen werden, ähnelt.

Die Behandlung mit systemischen oder periokulären Steroiden kann bei einigen Fällen hilfreich sein. Diejenigen, die nicht auf Steroide ansprechen, können von einer Pars-plana-Vitrektomie profitieren, welche die Entfernung des Larvenantigens aus dem Glaskörper ermöglicht und das Auge ruhiger macht. Unglücklicherweise ist die Visusprognose sehr schlecht und einige Augen müssen schließlich enukleiert werden.

Der *Verlust des Sehvermögens* kann folgende Ursachen haben:

1. **Eine Netzhautablösung** als Folge der Kontraktion vitreoretinaler Membranen (Abb. 6.48 d).
2. **Okuläre Hypotonie** und Phthisis bulbi durch Trennung des Ziliarkörpers von der Sklera infolge der Kontraktion einer zyklitischen Membran. In einigen Fällen befreit die Exzision der Membranen nicht nur die Sehachse, sondern verhindert auch die Ausbildung einer Phthisis bulbi.
3. **Makulaödem und Katarakt.**

Granulom des hinteren Augenpols

Klinisch manifest wird es typischerweise mit einseitiger Sehverschlechterung zwischen dem 6. und 14. Lebensjahr.

Die Untersuchung zeigt ein rundes, gelbweißes solides Granulom, das entweder in der Makula (Abb. 6.48 a) oder zwischen Makula und Sehnerv (Abb. 6.48 b) lokalisiert ist. Die Veränderung ist leicht über die Netzhautoberfläche erhaben und hat einen Durchmesser zwischen 1 und 2 Papillendurchmessern. Retinale Streßlinien und Distorsion der Netzhautgefäße sind häufig assoziierte Befunde. Gelegentlich verschwinden Blutgefäße in der mit einer zentralen Einziehung versehenen Läsion. Manchmal ist das Granulom von harten, gelben Exsudaten umgeben. Wenn es sich einmal ausgebildet hat, ist das Granulom gewöhnlich stationär und das Ausmaß des Sehverlustes hängt von seiner Lokalisation ab. Seltene Komplikationen umfassen seröse Netzhautablösung und subretinale Blutung.

Peripheres Granulom

Klinisch manifest wird es gewöhnlich während der Adoleszenz oder des Erwachsenenlebens infolge einer Sehverschlechterung durch Distorsion der Makula oder eine Netzhautablösung. In unkomplizierten Fällen kann die Läsion während des ganzen Lebens unentdeckt bleiben.

Die Untersuchung zeigt ein weißes, halbkugelförmiges Granulom, das am Äquator oder anterior von diesem in irgendeinem Quadranten des Augenhintergrundes lokalisiert ist. Die Läsion ist häufig mit Glaskörperbändern, die sich bis zum posterioren Fundus ausdehnen, assoziiert. In schweren Fällen verbindet eine Netzhautfalte das Granulom mit dem Sehnerven (Abb. 6.48 c). In den meisten Fällen ist die Visusprognose ausgezeichnet.

Ein *Sehverlust* in schweren Fällen kann durch folgende Traktionsphänomene bedingt sein:

1. **Heterotopie der Makula** infolge von Kontraktionen der Bänder, die das Granulom mit dem Sehnerven verbinden. Der „Zug" auf die Makula kann eine Pseudoexotropie zur Folge haben.
2. **Eine Netzhautablösung** (traktionsbedingt oder rhegmatogen) durch die Kontraktion der vitreoretinalen Bänder. In einigen Fällen kann ein vitreoretinaler chirurgischer Eingriff zur Wiederanlegung der Netzhaut führen.

Diagnostische Tests

1. **Der Enzyme-linked immunosorbent assay (ELISA)** kann eingesetzt werden zur Bestimmung des Serum-Antikörper-Spiegels gegen *Toxocara canis*. Unglücklicherweise kann die Prävalenz der Seropositivität bei kleinen Kindern 20–30% erreichen und limitiert infolgedessen die Brauchbarkeit des Tests. Wenn eine okuläre Toxokariasis vermutet wird, sollten exakte ELISA-Titer gefordert werden, einschließlich der Testung unverdünnten Serums. Obwohl ein vollständig negativer Titer die Erkrankung ausschließen kann, ist jeder positive Titer vereinbar mit Toxokariasis, aber nicht notwendigerweise diagnostisch. Er muß deshalb in Verbindung mit den klinischen Befunden interpretiert werden. Ein positiver Titer schließt deshalb auch ein Retinoblastom nicht aus.
2. **Die Ultraschalluntersuchung** kann sowohl bei der Diagnosestellung in Augen mit trüben Medien als auch zum Ausschluß anderer Ursachen einer Leukokorie hilfreich sein.

▋ Virale Uveitis

Herpes-zoster-Iritis

Klinische Veränderungen

Insgesamt entwickeln ungefähr 40% der Patienten mit Herpes zoster ophthalmicus (HZO) eine Iritis. Diejenigen, mit Beteiligung des N. nasociliaris, der die Seite der Nase versorgt (Hutchinson-Zeichen) (s. Abb. 5.19 a), sind besonders gefährdet.

Die Untersuchung zeigt eine nicht granulomatöse Iritis mit kleinen, keratitischen Präzipitaten. Die Vorderkammerreaktion ist gewöhnlich nicht sehr ausgeprägt, mit einem schwachen Tyndall und einer mittelgradigen Zellzahl, obwohl sehr selten eine schwere Irisischämie ein Hypopyon verursachen kann, das mit Blut tingiert ist.

Komplikationen. Solange sie nicht intensiv behandelt wird, wird die Uveitis chronisch und kann zu folgenden Komplikationen führen:

1. **Eine Irisatrophie** entsteht in ungefähr 20% der Fälle. Sie ist charakterisiert durch den sektorförmigen Verlust des Irispigments, der bei der Transillumination gesehen werden kann (Abb. 6.49). Die Fluoreszenzangiographie der Iris zeigt verschlossene Blutgefäße im Bereich der Atrophie.
2. **Ein Sekundärglaukom** entwickelt sich in ungefähr 20% der Augen. Der Druckanstieg, der manchmal abrupt sein kann, ist bedingt durch eine Kombination von Entzündung des Trabekelwerks (Trabekulitis) und Trabekelobstruktion durch entzündlichen Debris.
3. **Eine sekundäre Katarakt** entsteht bei einigen Patienten mit chronischer Uveitis anterior.

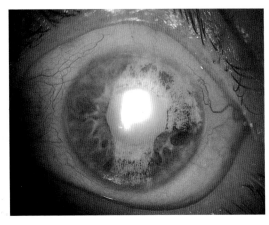

Abb. 6.**49**   Irisatrophie als Folge einer Herpes-zoster-Iritis

4. Eine Phthisis bulbi ist sehr selten und bedingt durch eine schwere Ischämie des Ziliarkörpers.

Behandlung

Systemisches Aciclovir (800 mg fünfmal täglich) innerhalb von 72 Stunden nach dem Beginn des Ausschlags kann die Entstehung einer Iritis verhindern. Eine etablierte Iritis wird mit lokalen Steroiden behandelt. Die Therapie muß mehrere Monate fortgesetzt und dann allmählich reduziert werden.

Differentialdiagnose

Obwohl die Diagnose in den meisten Fällen einfach ist, ist es wichtig zu wissen, daß eine schwere Uveitis bei Patienten mit nur einem leichten Ausschlag irgendwo auf der Stirn auftreten kann. In diesen Fällen wird die initiale Diagnose eines HZO manchmal nicht gestellt und der Patient erscheint einige Monate später mit einer chronischen unilateralen Iridozyklitis. Um die Diagnose nicht zu verfehlen, sollte man immer an die Möglichkeit eines HZO als Ursache einer Uveitis anterior denken und die folgenden Untersuchungen durchführen:

1. Überprüfung der Hornhautsensibilität, da sie nach einer Varicella-zoster-Keratitis häufig herabgesetzt ist.
2. Untersuchung der Hornhaut auf das Vorhandensein von nummulären Läsionen, die für viele Monate persistieren können.
3. Transillumination der Iris auf das Vorhandensein einer Atrophie.
4. Untersuchung der Kopfhaut des Patienten an der Haarlinie auf das Vorhandensein postherpetischer Vernarbung und Pigmentation.

Herpes-simplex-Iritis

Eine Kontroverse existiert hinsichtlich des Auftretens einer Herpes-simplex-Iritis ohne Keratitis. Einige Autoritäten glauben, daß dies niemals eintrete, während andere der Meinung sind, daß einige Iritisfälle das Ergebnis einer direkten Invasion der vorderen Uvea durch Viruspartikel seien. In den meisten Augen mit einer Herpes-simplex-Keratitis und Uveitis anterior ist letztere wahrscheinlich durch ein Hypersensitivi-

tätsphänomen hervorgerufen und nicht assoziiert mit Viruspartikeln in der Uvea.

In Assoziation mit einer aktiven epithelialen Keratitis

Die Untersuchung zeigt eine aktive, fluoreszenzpositive Hornhautveränderung (s. Abb. 5.**15**). Die assoziierte Uveitis anterior ist akut und folgt der Entwicklung der Keratitis nach 1–2 Tagen. Ein Sekundärglaukom kann in schweren Fällen auftreten und rezidivierende Schübe können eine Irisatrophie bedingen. Die Irisatrophie besteht in kleinen, scharf begrenzten Arealen mit ausgezackten Rändern, im Kontrast zu der größeren, segmentalen Irisatrophie bei Herpes zoster.

Die Behandlung der Keratitis erfolgt mit lokalen antiviralen Medikamenten (s. Kapitel 5). Die Pupille sollte beweglich gehalten werden, um hintere Synechien zu vermeiden, aber lokale Steroide sollten niemals bei einer aktiven epithelialen Keratitis eingesetzt werden.

In Assoziation mit einer disziformen Keratitis

Die Untersuchung zeigt eine typische disziforme Keratitis mit einer zentralen Zone eines epithelialen Ödems, das über einem Areal stromaler Verdickung liegt (s. Abb. 5.**18**). Einige Augen weisen auch Descemet-Falten auf. Die Uveitis anterior ist gewöhnlich mild, mit +1 oder +2 Zellen im Kammerwasser. Hornhautpräzipitate sind klein oder mittelgroß und charakteristischerweise rückwärtig der disziformen Läsion lokalisiert. Gelegentlich ist der intraokuläre Druck erhöht, trotz des Vorhandenseins einer nur milden Uveitis.

Die Behandlung besteht in Mydriatika und lokalen Steroiden (s. Kapitel 5).

Nicht assoziiert mit einer Keratitis

Die Untersuchung zeigt eine milde bis mittelgradige Uveitis anterior. Außer der herabgesetzten Hornhautsensibilität bei einigen Fällen kann es kein anderes Symptom geben. Bei diesen Patienten ist es wahrscheinlich, daß ursprünglich eine Hornhautveränderung bestand, aber alle Spuren der Infektion zum Zeitpunkt der Diagnose der Uveitis verschwunden sind; der einzige mögliche Hinweis auf die frühere Keratitis ist die herabgesetzte Hornhautsensibilität. Es ist auch möglich, daß die Uveitis nicht mit einem früheren Keratitisschub assoziiert ist.

Die Behandlung besteht in lokalen Steroiden und Mydriatika. Der Patient sollte in häufigen Intervallen untersucht werden, um sicherzustellen, daß kein dendritisches Ulkus entsteht.

Akute retinale Nekrose

Klinische Veränderungen

Die akute retinale Nekrose (ARN) ist eine seltene, aber verheerende nekrotisierende Retinitis. Sie betrifft typischerweise sonst gesunde Individuen aller Altersklassen, kann aber gelegentlich bei immungeschwächten Patienten auftreten, einschließlich derjenigen mit AIDS. ARN ist eine biphasische Erkrankung, welche die Tendenz hat, bei jüngeren Patienten durch Herpes simplex und bei älteren Personen durch Herpes zoster hervorgerufen zu sein. Die klassische Trias der ARN besteht in folgendem:

1. Arteriitis und Periphlebitis der Netzhaut- und Chorioidalgefäße.
2. Konfluierende, nekrotisierende Retinitis, die vorwiegend die periphere Retina betrifft.
3. Mittelgradige bis schwere Vitritis.

Die *Beteiligung des vorderen Augensegments* ist charakterisiert durch Lidödem, Chemosis, subkonjunktivale Blutung, Episkleritis, Skleritis, Iridozyklitis und gelegentlich geringen Exophthalmus.

Die *Beteiligung des hinteren Augenabschnitts* beginnt typischerweise in der Peripherie mit Einscheidung der retinalen Arteriolen und der Entwicklung tiefer, multifokaler, gelbweißer, retinaler Infiltrate, die verbunden sein können mit retinalen Blutungen (Abb. 6.**50**). Die Läsionen konfluieren allmählich und entsprechen einer durchgreifenden nekrotisierenden Retinitis (Abb. 6.**51a**). Der hintere Pol ist gewöhnlich lange ausgespart, so daß die Sehschärfe einigermaßen gut bleiben kann, trotz der schweren Nekrose der umgebenden Netzhaut. Das andere Auge ist gewöhnlich bei 30–50% der Patienten innerhalb von 2 Monaten betroffen, obwohl das Intervall bei einigen Individuen viel länger sein kann. Die akute Retinitis heilt innerhalb von 4–12 Wochen ab, unter Zurücklassung einer transparenten und nekrotischen Netzhaut mit Atrophie des retinalen Pigmentepithels (Abb. 6.**51b**). Die Visusprognose ist schlecht, nur ungefähr 30% der Fälle haben einen Endvisus von mehr als 0,1.

Der *Sehverlust* kann eine der folgenden Ursachen haben:

1. **Eine rhegmatogene Netzhautablösung** entwickelt sich in 50–80% der Fälle als Folge der Ausbildung von Netzhautlöchern im Randbereich beteiligter und nichtbeteiligter Zonen (Abb. 6.**51c**).
2. **Eine Traktionsamotio** ist weniger häufig und bedingt durch sekundäre Kondensation und Fibrose der Glaskörperbasis. Beide Formen der Netzhautablösung sind extrem schwierig zu therapieren, wegen der häufigen Entwicklung einer ausgeprägten proliferativen Vitreoretinopathie.
3. **Eine ischämische Optikusneuropathie** ist bedingt durch einen thrombotischen arteriolären Verschluß und die Infiltration des Sehnervs durch Entzündungszellen.

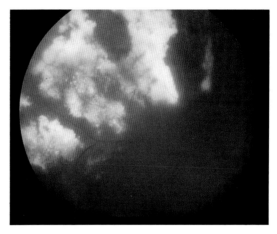
Abb. 6.**50** Ausgeprägte Netzhautinfiltration bei akuter retinaler Nekrose

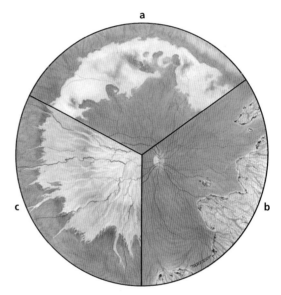
Abb. 6.**51a–c** Progression der akuten retinalen Nekrose

Behandlung

1. **Systemisches Aciclovir,** das initial intravenös für 7–21 Tage und anschließend oral für 4–6 Wochen gegeben wird, kann die Rückbildung der akuten retinalen Läsionen beschleunigen, verhindert aber weder die Netzhautablösung noch die Beteiligung des anderen Auges.
2. **Die systemische Steroidtherapie** ist kontrovers. Obwohl Steroide effektiv sein können in der Behandlung der schweren Vitritis und anderer schwerer Entzündungsfolgen wie einer Skleritis, haben sie einen permissiven Effekt auf die Herpesviren und sollten klugerweise erst eingesetzt werden, wenn die intravenöse Therapie eingeleitet worden ist.
3. **Aspirin** kann verabreicht werden als Versuch, die vaskulärobstruktiven Komplikationen zu verhindern.
4. **Die Laserphotokoagulation** kann effektiv sein in der Verhinderung einer Netzhautablösung, wenn sie früh erfolgt, durch die Schaffung einer chorioretinalen Adhäsion in Arealen potentieller retinaler Lochbildung.
5. **Die vitreoretinale Chirurgie,** einschließlich der Silikon-Injektion, kann erfolgreich sein bei der Behandlung komplizierter Netzhautablösungen.

Kongenitale Röteln

Systemische Veränderungen

Röteln bestehen gewöhnlich in einem benignen febrilen Exanthem. Kongenitale Röteln sind das Ergebnis einer transplazentaren Übertragung des Virus von einer infizierten Mutter auf den Feten, gewöhnlich während des ersten Trimesters der Schwangerschaft. Die Folge hiervon können ernste chronische fetale Infektion und Mißbildungen sein. Es scheint so zu sein, daß das Risiko für den Feten eng verbunden ist mit dem Stadium der Gestation zum Zeitpunkt der mütterlichen Infektion. Die fetale Infektionsrate beträgt ungefähr 50% während der ersten 8 Wochen, 33% zwischen der 9. und 12. Woche und ungefähr 10% zwischen der 13. und 24. Woche. Jedes der verschiedenen Organe, das beteiligt sein kann, hat seine eigene Empfänglichkeitsperiode für eine Infektion, nach deren Verstreichen keine schweren Anomalien entstehen.

Systemische Komplikationen der kongenitalen Röteln umfassen: spontaner Abort, Totgeburt, kongenitale Herzmißbildungen, Taubheit, Mikrozephalie, mentale Behinderung, Hy-

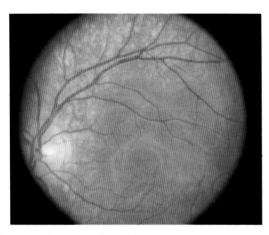

Abb. 6.**52**　Alte Rötelnretinopathie

potonie, Hepatosplenomegalie, thrombozytopenische Purpura, Pneumonie, Myokarditis und Knochenläsionen der Metaphysen.

Okuläre Veränderungen

1. **Eine Retinopathie** ist die häufigste okuläre Komplikation, aber ihre genaue Inzidenz ist unbekannt, weil Katarakte häufig die Beurteilung des Fundus beeinträchtigen. Der charakteristische Befund ist eine „Salz-und-Pfeffer"-Pigmentstörung, die oft den hinteren Pol und am ausgeprägtesten die Makula beteiligt (Abb. 6.**52**). Der Sehnerv und die retinalen Blutgefäße sind gewöhnlich unauffällig. Der foveale Reflex kann fehlen. Die Retinopathie kann in einem oder beiden Augen auftreten und die Sehschärfe ist im allgemeinen nicht vermindert, obwohl ein kleiner Prozentsatz der Augen das Sehvermögen infolge einer chorioidalen Neovaskularisation verlieren kann.

2. **Eine Katarakt** ist die zweithäufigste Komplikation, die ungefähr 15% der Kinder betrifft. Die perlmutterartige, nukleäre Katarakt kann bilateral oder unilateral sein und ist häufig mit einem Mikrophthalmus assoziiert.

3. **Ein Mikrophthalmus** besteht bei 10–20% der Kinder und ist verbunden mit Katarakt, Sehnervenanomalien und Glaukom.

4. **Ein Glaukom** entwickelt sich in ungefähr 10% der Augen, gewöhnlich während der Neonatalperiode. Es kann mit einer Katarakt assoziiert sein oder auch nicht. Wenn es in einem mikrophthalmischen Auge auftritt, kann der erhöhte Augendruck die Hornhaut auf normale Werte vergrößern. Bei einem Glaukom in Augen normaler Größe kann die Hornhaut größer als normal werden (Buphthalmus). Eine Hornhauttrübung infolge eines Hornhautödems ist auch ein wichtiges Merkmal des Glaukoms.

5. **Andere Komplikationen,** die seltener sind, stellen Hornhauttrübung, Iritis, Irisatrophie und extreme Refraktionsfehler dar. Pendelnystagmus und Strabismus können sich als Konsequenz verschiedener okulärer Anomalien entwickeln.

▌Mykotische Uveitis

Fokale hämorrhagische Chorioretinopathie (Presumed ocular histoplasmosis syndrome)

Systemische Veränderungen

Die Histoplasmose ist eine Pilzinfektion, die verursacht wird durch *Histoplasma capsulatum.* Die Übertragung erfolgt durch Inhalation und die Organismen erreichen über den Blutstrom die Milz, Leber und gelegentlich die Chorioidea und setzen multiple Herde granulomatöser Entzündung. Bei der großen Mehrzahl der Patienten ist die Fungämie unschädlich und asymptomatisch, weil die Organismen nach wenigen Wochen verschwinden. Eine kleine Minorität von Patienten mit schwerer, disseminierter, systemischer Histoplasmose entwickelt eine Endophthalmitis.

Obwohl das Presumed ocular histoplasmosis syndrome (POHS) niemals bei Patienten mit aktiver disseminierter, systemischer Histoplasmose festgestellt worden ist, hat die Erkrankung eine erhöhte Prävalenz in Gebieten mit endemischer Histoplasmose, wie dem Mississippi-Ohio-Missouri-Flußtal. Bisher ist *Histoplasma capsulatum* nicht aus einem Auge mit POHS isoliert worden. Über ein mit dem POHS identisches Syndrom ist im UK berichtet worden, in dem die Histoplasmose nicht endemisch ist. Bei diesen Patienten sind Hauttests und serologische Tests negativ.

Diagnostische Tests

1. **Der Histoplasma-Hauttest** ist positiv bei ungefähr 90% der Patienten mit POHS.

2. **Komplement-Fixationstests** haben einen eingeschränkten Wert, weil sie gewöhnlich einige Jahre nach der eigentlichen Infektion negativ werden.

3. **Röntgenaufnahmen** können gelegentlich alte verkalkte Granulome in Lunge und Leber zeigen.

4. **Gewebetypisierung:** Patienten mit Presumed ocular histoplasmosis syndrome, insbesondere bei Assoziation mit einer Makulopathie, haben eine erhöhte HLA-B7-Prävalenz.

Okuläre Veränderungen

Das POHS ist asymptomatisch, solange bis es eine Makulopathie bedingt. Das früheste Symptom der Makulabeteiligung ist die Metamorphopsie. Die folgenden 4 Formen von Fundusveränderungen werden beim POHS gesehen (Abb. 6.**53**):

1. **Atrophische „Histospots"** bestehen aus rundlichen, leicht irregulären, gelblichweißen Läsionen, die sich in der Größe zwischen 0,2 und 0,7 Papillendurchmesser bewegen. Kleine Pigmentklumpen können in oder auf den Rändern von Narben vorhanden sein, obwohl auch einige Flecken nicht mit Pigment assoziiert sind (Abb. 6.**54a**). Die Lä-

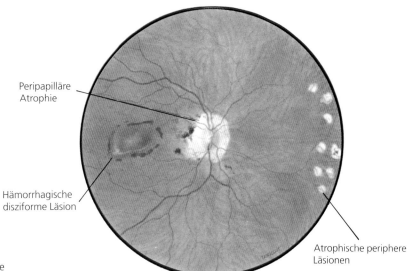

Peripapilläre Atrophie

Hämorrhagische disziforme Läsion

Atrophische periphere Läsionen

Abb. 6.**53** Presumed ocular histoplasmosis syndrome

sionen sind in der mittleren Netzhautperipherie und am hinteren Pol verstreut.

2. **Die peripapilläre Atrophie** ist am häufigsten charakterisiert durch eine diffuse, sich über die ganze Zirkumferenz ausdehnende Atrophie, die bis 0,5 Papillendurchmesser über den Rand des Sehnervs hinaus reicht (Abb. 6.**54b**). Weniger häufig sind die peripapillären Läsionen irregulär und wie ausgestanzt und gleichen den peripheren Spots. In einigen Augen können sowohl diffuse als auch fokale Veränderungen gesehen werden.

3. **Lineare Streifen** chorioretinaler Atrophie werden in der Fundusperipherie gesehen.

4. **Eine chorioidale Neovaskularisation** ist eine späte Manifestation des POHS, die sich gewöhnlich im Alter von 20–45 Jahren entwickelt. In den meisten Fällen sind die neovaskulären Membranen mit einem alten, makulären „Histospot" assoziiert, obwohl sie sich gelegentlich innerhalb einer peripapillären Veränderung entwickeln. Sehr selten entstehen die Membranen ohne präexistente Narben und sie sind auch in Verbindung mit peripheren „Histospots" beobachtet worden.

Der Glaskörper bleibt klar und ist niemals beteiligt.

Klinischer Verlauf der Makulopathie

Der klinische Verlauf der Makulopathie ist variabel und folgt einem der aufgeführten Muster:

1. Die neovaskuläre Membran kann initial eine Flüssigkeitsleckage aufweisen und eine Metamorphopsie bedingen sowie zu verschwommenem zentralen Sehen und einem Skotom führen. Eine sorgfältige Spaltlampenuntersuchung mit einem Kontaktglas zeigt eine durch seröse Flüssigkeit angehobene Makula und eine darunterliegende umschriebene gelbweiße oder graue Läsion. In einigen Augen resorbiert sich die subretinale Flüssigkeit spontan und die visuellen Symptome bilden sich zurück.

2. Ein dunkler grünschwarzer Ring entwickelt sich häufig auf der Oberfläche der gelbweißen Läsion und eine Blutung in den subsensorischen retinalen Raum entsteht, die einen deutlichen Abfall der Sehschärfe zur Folge hat (Abb. 6.**55a**). In wenigen Augen geht die subretinale Blutung zurück und die Sehschärfe bessert sich.

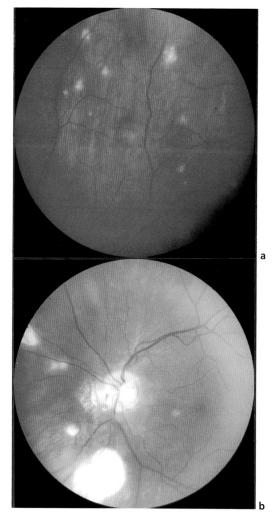

a

b

Abb. 6.**54a** u. **b** Presumed ocular histoplasmosis syndrome
a Periphere „Histospots"
b Peripapilläre Narben

3. In einigen Augen bleibt der initiale neovaskuläre Komplex für ungefähr 2 Jahre aktiv und hat wiederholte Blutungen zur Folge. Dieses bedingt endlich eine profunde und per-

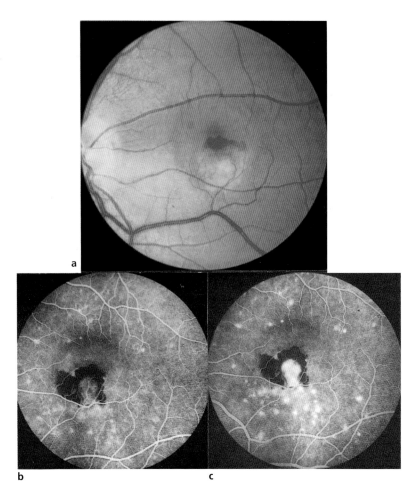

Abb. 6.**55a–c** Neovaskuläre Makulopathie bei Presumed ocular histoplasmosis syndrome
a Subretinale Blutung
b Frühphase des Angiogramms mit von Blutung umgebener, chorioidaler Neovaskularisation
c Spätphase mit mittelgradiger Leckage

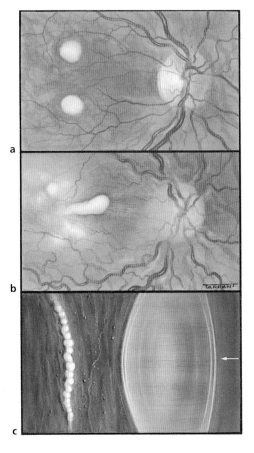

Abb. 6.**56a–c**
Progression
der okulären
Candidiasis
a Multifokale
Retinitis
b Ausdehnung
in den Glaskörper
c „Perlenkette"

manente Beeinträchtigung des zentralen Sehvermögens durch die Ausbildung einer fibrösen, disziformen Narbe in der Fovea.

Patienten mit einer Makulopathie in einem Auge und einer asymptomatischen, atrophischen Makulanarbe im anderen entwickeln wahrscheinlich eine disziforme Läsion im zweiten Auge. Sie sollten sich infolgedessen selbst täglich mit einem Amsler-Netz untersuchen, um eine frühe Metamorphopsie entdecken zu können.

Behandlung der Makulopathie

Die Hauptstütze der Therapie der chorioidaler Neovaskularisation in Augen mit POHS ist die Argon-Laser-Photokoagulation. Ohne Behandlung haben 60% der Augen eine Sehschärfe von weniger als 0,1. Die besten Resultate der Photokoagulation werden in Augen mit neovaskulären Komplexen erreicht, die nicht dichter als 0,25 Papillendurchmesser an das Zentrum der Fovea heranreichen und eine intakte kapillarfreie Zone aufweisen. Eine Fluoreszenzangiographie vor Therapie ist die unabdingbare Voraussetzung zur Bestimmung der Ausdehnung und Lokalisation einer chorioidaler Neovaskularisation (Abb. 6.**55b** u. **c**).

Candidiasis

Systemische Veränderungen

Candida albicans, ein hefeartiger Pilz, ist ein häufiger Schmarotzer der menschlichen Haut, von Mund, Gastrointestinaltrakt und Vagina. Die Candidiasis ist eine opportunistische Infektion, bei der die Organismen pathogene Eigenschaften erwerben.

Eine Candidämie, die in okulärer Beteiligung resultieren kann, tritt bei 3 Hauptgruppen von Patienten auf.

1. **Drogenabhängige** können die Erkrankung durch den Gebrauch unsteriler Nadeln und Spritzen erwerben. Nicht selten zeigen sie keine deutlichen Anzeichen einer disseminierten Candidiasis und negative Blut- und Urinkulturen für Candida-Spezies. In dieser Gruppe kann die Diagnose übersehen werden, solange die Haut nicht sorgfältig auf das Vorhandensein von Einstichstellen untersucht wird.
2. **Patienten mit Langzeit-Dauerkathetern,** die für Hämodialysen oder parenterale Ernährung nach ausgedehnter Darmchirurgie eingesetzt werden, unterliegen einem erhöhten Risiko.
3. **Immunkompetenzgeschwächte Patienten:** hierbei handelt es sich um ausgeprägt geschwächte Patienten mit herabgesetzter Immunität, entweder infolge einer zugrundeliegenden systemischen Erkrankung (AIDS, Malignom) oder einer Langzeittherapie mit Medikamenten wie Antibiotika, Steroiden und zytotoxischen Mitteln.

Okuläre Veränderungen

Eine *vordere Uveitis* ist häufig und kann assoziiert sein mit einem Hypopyon.

Der *hintere Augenabschnitt* zeigt folgende Progression seiner Beteiligung:

1. Obwohl die initialen Herde in der Chorioidea liegen, erfolgt bald die Invasion der Retina durch die Organismen und verursacht eine multifokale Retinitis. Sie manifestiert sich mit kleinen, runden, weißen, leicht erhabenen Läsionen, die unscharfe Ränder aufweisen (Abb. 6.**56**a u. 6.**57**a).
2. Wenn die Läsionen in der Größe zunehmen, können sie mit Hämorrhagien assoziiert sein, die gelegentlich blasse Zentren (Roth-Flecken) aufweisen. Bei adäquater antimykotischer Therapie heilen die retinalen Läsionen unter Hinterlassung einer blassen, gliösen Narbe oder eines fokalen Defektes des retinalen Pigmentepithels.
3. Bis die antimykotische Therapie gegeben wird, werden die kleinen retinalen Läsionen größer (Abb. 6.**57**b) und reichen in den Glaskörper. Die Folge hiervon sind fluktuierende, weiße „Bovist"-(Pilz-) oder „Wattebausch"-Kolonien (Abb. 6.**56**b u. 6.**57**c). Mehrere Kolonien miteinander verbunden durch opaleszierende Stränge werden als „Perlen-

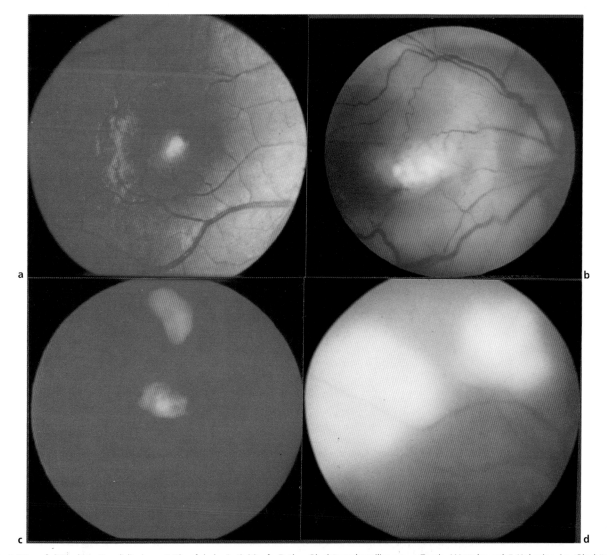

Abb. 6.**57**a–d Okuläre Candidiasis. **a** Frühe fokale Retinitis, **b** Frühe Glaskörperbeteiligung, **c** Zwei „Wattebausch"-Kolonien im Glaskörper, **d** Endophthalmitis

kette" (Abb. 6.56c) bezeichnet. Einige milde Retinitisfälle heilen spontan.

4. Fortgeschrittene Fälle sind charakterisiert durch einen vitreoretinalen Abszeß und eine schwere retinale Nekrose (Abb. 6.57d). Die sekundäre Glaskörperorganisation kann eine Traktionsamotio bedingen.

Behandlung der okulären Läsionen

1. **Die medikamentöse Behandlung** besteht in einer Kombination von 5-Fluorocytosin 150 mg/kg KG täglich und Ketoconazol 200 bis 400 mg täglich für 3 Wochen. Eine alternative Therapie bei resistenten Fällen ist intravenöses Amphotericin B in 5%-Dextrose, über einen Zeitraum von mehreren Tagen bis eine kumulative Dosis von 200 mg erreicht worden ist. Die initiale tägliche Dosis sind 5 mg und nach ein paar Tagen kann auf 20 mg erhöht werden.

2. **Eine Pars-plana-Vitrektomie** ist indiziert bei mittelgradiger bis schwerer Glaskörperbeteiligung (Endophthalmitis). Während der Vitrektomie sollten Abstriche und Kulturen zur Bestätigung der Diagnose und Testung der Sensitivität der Organismen auf antimykotische Mittel erfolgen. Außerdem werden 5 μg Amphotericin B in die zentrale Glaskörperhöhle injiziert.

▌Häufige idiopathische spezifische Uveitis-Syndrome

Fuchs-Uveitis-Syndrom (Heterochromiezyklitis Fuchs)

Das Fuchs-Uveitis-Syndrom (FUS) oder die Heterochromiezyklitis Fuchs ist eine chronische, nicht granulomatöse Uveitis anterior, die einen schleichenden Beginn aufweist. Typischerweise ist ein Auge eines Erwachsenen mittleren Alters betroffen, obwohl es auch während der Kindheit auftreten kann und sehr selten bilateral. Die Heterochromiezyklitis Fuchs macht ungefähr 2% aller Uveitisfälle aus, trotzdem wird sie wahrscheinlich häufiger fehldiagnostiziert und überbehandelt als jede andere Uveitisform. Die Heterochromie (unterschiedliche Irisfarbe) kann bei einigen Patienten fehlen oder schwierig festzustellen sein, besonders bei Individuen mit braunen Augen, solange der Patient nicht bei Tageslicht mit nicht erweiterten Pupillen untersucht wird.

Klinisch manifest wird das FUS häufig durch einseitiges Verschwommensehen infolge einer Kataraktentwicklung. Einige Patienten klagen über Glaskörperschwebeteilchen und anderen fällt ein Farbunterschied zwischen beiden Augen auf. Gelegentlich wird die Erkrankung zufällig entdeckt.

Die Untersuchung zeigt die folgenden Veränderungen:

1. **Hornhautpräzipitate** sind charakteristisch und möglicherweise pathognomonisch. Sie sind klein, rund oder sternförmig, haben eine grauweiße Farbe und sind über das ganze Hornhautendothel verteilt (Abb. 6.58a). Sie können kommen und gehen, konfluieren aber niemals und sind auch nicht pigmentiert. Gefiederte Fibrinelemente können zwischen den Hornhautpräzipitaten gesehen werden.

2. **Das Kammerwasser** zeigt einen schwachen Tyndall, mit niemals mehr als +2 Zellen.

3. **Das Fehlen hinterer Synechien** ist allgemein.

4. **Eine Irisstromaatrophie** ist typischerweise diffus und kann assoziiert sein mit einer fleckigen Atrophie der posterioren Irispigmentlage (Abb. 6.58b). In frühen Fällen ist der einzige anomale Befund ein Verlust der Iriskrypten. Eine weiter fortgeschrittene Stromaatrophie läßt die Iris trüb erscheinen mit einem Verlust der Details. Sie erscheint wie ausgewaschen, besonders in der Pupillarzone. Die fleckige Atrophie der posterioren Pigmentlage kann während der Iristransillumination entdeckt werden und Lücken in der pigmentierten Iriskrause lassen die Pupille mottenfraßähnlich erscheinen. Die normalen radiären Irisblutgefäße erscheinen prominent als Ergebnis des Stromaverlustes.

5. **Irisheterochromie** (Abb. 6.59a u. b): am häufigsten ist das betroffene Auge hypochrom, obwohl dieses ein inkonstanter Befund ist. Bei einigen Patienten kann die Iris hyperchrom sein, während bei anderen die Heterochromie fehlt. Bei einem kleinen Anteil der Fälle ist die Heterochromie kongenital. Faktoren, die den Grad der Heterochromie bestimmen, sind sowohl das Ausmaß der Stromaatrophie und der posterioren Pigmentlage als auch die natürliche Irisfarbe des Patienten. Bei einigen Patienten mit vorwiegend stromaler Atrophie scheint die posteriore Pigmentlage durch und wird die dominierende Pigmentierung, so daß das Auge hyperchrom erscheint. Allgemein wird ein braunes Auge weniger braun und ein blaues Auge erhält eine stärker gesättigte blaue Farbe.

6. **Koeppe-Knötchen** können gelegentlich gesehen werden.

7. **Eine Rubeosis iridis** ist ein einigermaßen häufiger Befund, der sich mit feinen irregulären Neovaskularisationen auf der Irisoberfläche manifestiert. Diese Gefäße sind fragiler als normale Irisgefäße, und sie können bluten, wenn der Druck in der Vorderkammer plötzlich reduziert wird, wie bei einer Parazentese.

8. **Eine vergrößerte Pupille** kann als Ergebnis der Atrophie des Irissphinkters vorhanden sein.

9. **Eine Vitritis** mit einer kleinen Anzahl von Zellen und faserigen Verdichtungen ist häufig.

10. **Die Gonioskopie** kann unauffällig sein oder einen der folgenden Befunde zeigen:
    a) Eine Neovaskularisation, die charakterisiert ist durch das Vorhandensein feiner, radialer, astartiger Gefäße im Kammerwinkel, ist häufig (Abb. 6.60). Diese Gefäße sind wahrscheinlich verantwortlich für die filiformen Hämorrhagien, die bei einer Kammerwinkel-Parazentese 180° entfernt vom Durchtrittsort (Amsler-Zeichen) auftreten.

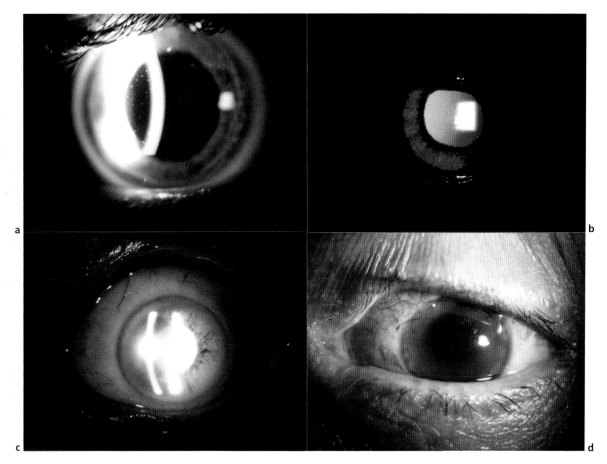

Abb. 6.**58a–d**   Uveitis-Syndrom-Fuchs. **a** Kleine, sternförmige Hornhautpräzipitate, **b** Irisatrophie, **c** Cataracta complicata, **d** Hyphäma nach einer Kataraktextraktion

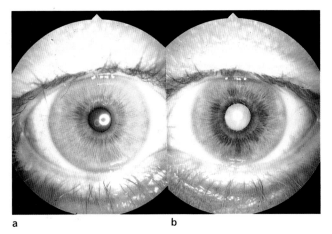
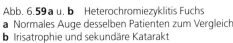

Abb. 6.**59a** u. **b**   Heterochromiezyklitis Fuchs
a Normales Auge desselben Patienten zum Vergleich
b Irisatrophie und sekundäre Katarakt

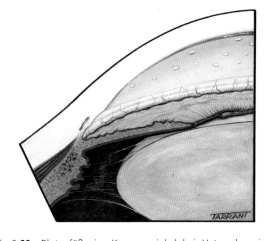

Abb. 6.**60**   Blutgefäße im Kammerwinkel bei Heterochromiezyklitis Fuchs

b) Eine Membran kann die Kammerwinkeldetails obskurieren.

c) Kleine, nicht-konfluierende, irreguläre, periphere vordere Synechien können in einigen Augen beobachtet werden.

Komplikationen

Das FUS hat einen chronischen Verlauf über viele Jahre. Die 2 Hauptkomplikationen sind Katarakt und Glaukom, beides kann bei einigen Patienten mit dem unbedachten Gebrauch lokaler Steroide in Verbindung stehen.

1. **Eine Katarakt** ist extrem häufig und unterscheidet sich nicht von einer, die mit anderen Formen der Uveitis anterior verbunden ist (Abb. 6. **58 c**). Die Ergebnisse der Kataraktchirurgie mit einer Hinterkammlinsen-Implantation sind in der Regel gut, obwohl bei einigen Fällen die Operation durch ein Hyphäma kompliziert wird (Abb. 6.**58 d**).
2. **Ein sekundäres Glaukom** stellt die ernsteste Gefährdung des Sehvermögens dar und ist bei langer Nachbeobachtungszeit häufig. Initial ist die Erhöhung des intraokulären Drucks intermittierend bevor sie chronisch wird. Das Glaukom ist gewöhnlich vom Offenwinkeltyp, und es wird angenommen, daß es durch eine trabekuläre Sklerose verursacht wird. Wie bereits erwähnt, korrelieren die feine Rubeosis und die peripheren vorderen Synechien nicht notwendigerweise mit einem erhöhten Augeninnendruck. Bei einigen Patienten geht dem Glaukom eine Kataraktextraktion voraus. Es wird gewöhnlich resistent gegen die medikamentöse Therapie, und die konventionelle Filtrationschirurgie hat eine Versagerquote von ungefähr 50%. Aus diesem Grunde wird 5-Fluorouracil als Zusatz bei der Glaukomchirurgie empfohlen.

Behandlung

In der Mehrheit der Fälle führt die Behandlung mit lokalen Steroiden zu keiner objektiven Verbesserung. Mydriatika sind unnötig, da sich keine hinteren Synechien entwickeln. Der Patient sollte jedoch in ungefähr 6monatigen Intervallen untersucht werden, um ein Glaukom entdecken zu können.

Uveitis intermedia

Klinische Veränderungen

Die Uveitis intermedia besteht aus 2 Syndromen: *Pars planitis* und *chronische Zyklitis*, beide sind charakterisiert durch eine Vitritis und eine fehlende oder minimale Uveitis anterior. Es sind keine fokalen, entzündlichen Fundusveränderungen vorhanden, obwohl einige Augen eine geringe Periphlebitis der peripheren Retina aufweisen. Klinisch besteht der einzige Unterschied zwischen Pars planitis und chronischer Zyklitis in den fehlenden „Schneeverwehungen" bei letzterer. Die Uveitis intermedia macht 8% aller Fälle einer Uveitis aus. Es ist eine idiopathische, schleichende, chronische, intraokuläre Entzündung, die typischerweise Kinder oder junge Erwachsene betrifft. Obwohl beide Augen in 80% der Fälle erkrankt sind, ist der Schweregrad der Beteiligung oft asymmetrisch. Bei Langzeitbeobachtung entwickeln ungefähr 10% der Patienten schließlich Merkmale einer Sarkoidose oder multiplen Sklerose.

Klinisch manifest wird sie typischerweise mit vermehrten Schwebeteilchen, obwohl gelegentlich ein Patient über eine Verschlechterung des zentralen Sehens, die durch ein Makulaödem bedingt ist, klagt. Bei einigen Fällen wird die Erkrankung zufällig entdeckt.

Die Untersuchung zeigt folgende Veränderungen:

1. **Die Vorderkammer** kann ruhig sein oder einen leichten Tyndall, einige Zellen und mehrere kleine Hornhautpräzipitate aufweisen. Hintere Synechien fehlen jedoch.
2. **Eine Vitritis** wird bei frühen Fällen mit Zellen im vorderen Glaskörper manifest. Später nehmen sie eine segelartige Konfiguration ein und kleine gelatinöse Exsudate („Schneebälle" oder „Wattebäusche") erscheinen (s. Abb. 6.7). Eine Abhebung der hinteren Glaskörpergrenzmembran ist häufig.
3. **Eine geringe periphere Periphlebitis** mit Einscheidung der terminalen Venolen ist oft zu beobachten.
4. **Schneeverwehungen** sind das Kennzeichen der Pars planitis, fehlen aber bei chronischer Zyklitis. Sie bestehen aus grauweißen Plaques im Bereich der inferioren Pars plana (Abb. 6.**61**). Eine Plaque, die als Schneeverwehung bezeichnet wird, kann nur mit dem indirekten Ophthalmoskop und skleraler Eindellung gesehen werden. In fortgeschrittenen Fällen reicht die Plaque sowohl nach nasal und in die temporale Peripherie als auch nach posterior und bedeckt die periphere Retina.

Komplikationen

Der klinische Verlauf ist variabel. Einige Patienten haben eine einzelne, geringgradige, selbstlimitierende Episode, die mehrere Monate dauert. Die Mehrzahl jedoch hat einen chronischen, schwelenden Verlauf über mehrere Jahre, der assoziiert sein kann mit subakuten Exazerbationen und inkompletten Remissionen. Trotzdem ist die Visusprognose bei den meisten Patienten relativ gut. Die folgenden sind die hauptsächlichen, visusbedrohenden Komplikationen:

1. **Ein zystoides Makulaödem** ist die häufigste Ursache für eine Verschlechterung der Sehschärfe. Wenn das Ödem chronisch wird, entwickeln sich zystoide Veränderungen, die schließlich infolge der Ausbildung eines lamellären Foramens zu einer permanenten Beeinträchtigung des Visus führen.
2. **Eine sekundäre Katarakt** hat die Tendenz, sich häufiger in Augen mit schwerer und prolongierter Entzündung zu entwickeln.
3. **Eine Traktionsamotio** kann in fortgeschrittenen Fällen entstehen, als Ergebnis der Kontraktion des fibrovaskulären Gewebes an der Pars plana.

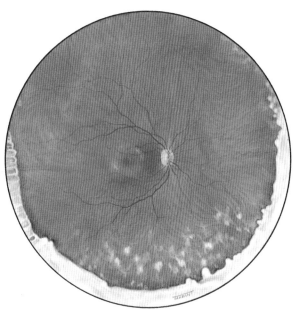

Abb. 6.**61** Inferiore periphere Schneeverwehungen bei Pars planitis

4. Zyklitische Membranen können sich infolge massiver Proliferation eines vaskularisierten Exsudates auf der hinteren Linsenkapsel entwickeln.

Behandlung

Es ist wichtig, die Erkrankung nicht überzubehandeln. Die Hauptindikation für die Therapie ist eine Sehschärfe unter 0,6 infolge eines chronischen zystoiden Makulaödems.

1. **Periokuläre Steroidinjektionen:** wiederholte sub-Tenon-Injektionen mit Triamcinolonacetonid oder Methylprednisolon kontrollieren die meisten Fälle. Die Erfordernis wiederholter Injektionen wird durch die Sehschärfe des Patienten bestimmt und nicht durch den Schweregrad der Vitritis. Die Technik der Injektion wird in Abb. 6.**62 a–d** gezeigt.
2. **Die systemische Therapie** mit Steroiden, zytotoxischen Mitteln oder Ciclosporin kann im Falle einer Resistenz gegen periokuläre Injektionen eingesetzt werden.
3. **Eine Kryotherapie** der Glaskörperbasis kann hilfreich sein bei steroidresistenten Fällen und in solchen mit aktiver, peripherer Neovaskularisation. Der Grund hierfür ist mehr, die neuen Gefäße zu beseitigen und die assoziierte, avaskuläre Retina, als die Exsudationsareale zu behandeln.

Juvenile chronische Iridozyklitis

Obwohl die juvenile chronische Arthritis (JCA) die häufigste systemische Assoziation einer chronischen Iridozyklitis bei Kindern darstellt, sind viele Patienten mit juveniler chronischer Iridozyklitis sonst gesund. Genau wie im Falle der chronischen Iridozyklitis bei Patienten mit JCA sind ungefähr 75% der Patienten mit idiopathischer juveniler chronischer Iridozyklitis Mädchen. Da der Beginn der intraokulären Entzündung oft schleichend ist und asymptomatisch, werden viele Fälle nicht diagnostiziert bis die Sehschärfe durch eine Cataracta complicata reduziert ist oder die Eltern einen weißen Flecken auf der Hornhaut bemerken, der durch eine Bandkeratopathie hervorgerufen wird (Abb. 6.**63**). Bei einer kleinen Anzahl von Fällen wird die Uveitis zufällig entdeckt.

Akute Uveitis anterior bei jungen Erwachsenen

Obwohl die ankylosierende Spondylitis die häufigste systemische Assoziation einer akuten Uveitis anterior darstellt, weisen viele Patienten keine zugrundeliegende systemische Erkrankung auf, jedoch sind ungefähr 45% HLA-B27 positiv. Das Risiko für HLA-B27 negative Patienten (insbesondere Frauen), schließlich eine ankylosierende Spondylitis zu entwickeln, ist sehr klein. Einige HLA-B27 positive Patienten (insbesondere Männer) bekommen schließlich die Erkrankung.

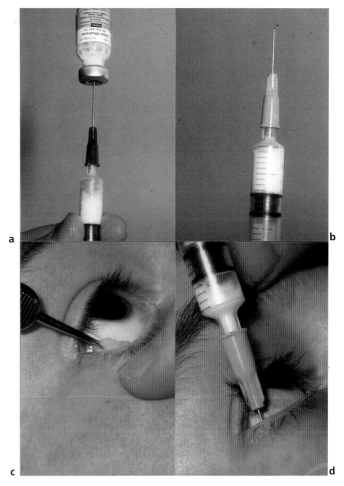

Abb. 6.**62 a–d**   Technik der posterioren sub-Tenon-Injektion
a Aufziehen des Steroids
b 16-mm-Nadel (Kaliber 25) wird für die Injektion genommen
c Konjunktivale Anästhesie mit einem in Lokalanästhetikum getränkten Stieltupfer
d Injektion nahe der Sklera

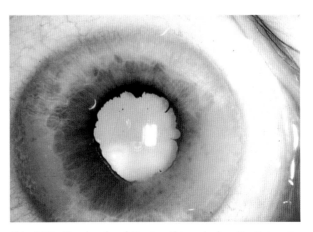

Abb. 6.**63**   Hornhautband-Keratopathie und sekundäre Cataracta matura bei idiopathischer juveniler chronischer Iridozyklitis

▌Seltene idiopathische spezifische Uveitis-Syndrome

Sympathische Ophthalmie

Die sympathische Ophthalmie ist eine seltene, *bilaterale*, granulomatöse Panuveitis, die nach perforierenden Augenverletzungen (gewöhnlich in Verbindung mit einem Uveaprolaps) entsteht oder, seltener, intraokulärer Chirurgie folgt. Das traumatisierte Auge wird als *erregendes Auge* bezeichnet und das Partnerauge als *sympathisierendes Auge*. 65 % der Fälle einer sympathischen Ophthalmie treten zwischen der 2. Woche und 3 Monaten nach der Verletzung ein und 90 % der Fälle innerhalb des ersten Jahres. Prodromale Symptome des sympathisierenden Auges sind Photophobie und Verschwommensehen infolge eines Akkommodationsverlustes.

Klinische Veränderungen

Vorderabschnitt-Veränderungen im erregenden Auge zeigen Anzeichen der initialen Verletzung. Das Auge ist oft exzessiv gerötet und irritierbar. Wenn die Entzündung im Ziliarkörper beginnt, sind die frühesten Veränderungen im „sympathisierenden Auge" Zellen im retrolentalen Raum. Wenn die Entzündung schwer und chronisch wird, zeigen beide Augen Koeppe-Knötchen und speckige Hornhautbeschläge (s. Abb. 6.3 a–c). Solange die Augen nicht früh mit Mydriatika behandelt werden, bilden sich sehr schnell hintere Synechien aus.

Hinterabschnitt-Veränderungen bestehen in kleinen, tiefen, gelbweißen Flecken, die mit Dalen-Fuchs-Knoten korrespondieren, die über beide Fundi verstreut sind (Abb. 6.64).

Ein Ödem des Sehnervs und ein subretinales Ödem sind ebenfalls häufig. Sehr selten beginnt die Entzündung im hinteren Augenabschnitt, aber unabhängig vom initialen Sitz entsteht schließlich eine Panuveitis. In einigen Fällen verläuft die Uveitis relativ mild und selbstlimitierend. In den meisten Fällen jedoch persistiert die intraokuläre Entzündung über Jahre und kann zu Katarakt, Glaukom und Phthisis bulbi führen.

Behandlung

1. **Die Enukleation** (nicht Evisceratio) innerhalb von 2 Wochen nach der Verletzung wird in den meisten Fällen eine sympathische Ophthalmie verhindern. Es ist auch wahrscheinlich, aber unbewiesen, daß die Enukleation des erregenden Auges innerhalb von 2 Wochen nach dem Beginn der sympathischen Ophthalmie die endgültige Prognose des sympathisierenden Auges günstig beeinflußt.
2. **Eine Steroidtherapie** in allen möglichen Darreichungsformen sollte energisch sein. Wenn die Uveitis erst einmal kontrolliert ist, kann die Therapie allmählich reduziert werden, aber jede akute Exazerbation sollte intensiv behandelt werden.
3. **Immunsuppressive Therapie** mit Chlorambucil, Cyclophosphamid oder Ciclosporin kann in schweren, steroidresistenten Fällen erforderlich sein.

Akute posteriore multifokale plakoide Pigmentepitheliopathie (APMPPE)

Die akute posteriore multifokale plakoide Pigmentepitheliopathie (APMPPE) ist eine seltene idiopathische Erkrankung, die typischerweise beide Augen junger Erwachsener betrifft. Beide Geschlechter sind gleichmäßig betroffen, und es gibt eine Assoziation mit HLA-B7 und DR2. Das retinale Pigmentepithel ist als primärer Sitz der Erkrankung angenommen worden, obwohl auch vorgeschlagen worden ist, daß die Erkrankung eine Vaskulopathie der Choriokapillaris repräsentieren könne.

Klinisch manifest wird sie durch eine subakute, unilaterale Verschlechterung der Sehschärfe, gefolgt wenige Tage später von der Beteiligung des anderen Auges. Ungefähr 50 % der Patienten haben eine prodromale, grippeartige Erkrankung, die mit einem Erythema nodosum assoziiert sein kann. Eine kleine Minderheit hat eine ZNS-Vaskulitis.

Die Untersuchung zeigt tiefe, plakoide, cremefarbene oder grauweiße Areale, welche die postäquatoriale Netzhaut und den hinteren Pol betreffen (Abb. 6.65 a). Einige Augen entwickeln auch Gefäßeinscheidungen und ein Papillenödem sowie eine seröse Abhebung der sensorischen Retina. Innerhalb einiger Tage zeigt das andere Auge ähnliche Veränderungen.

Visusprognose: Obwohl es keine effektive Therapie gibt, ist die Langzeitvisusprognose gewöhnlich gut. In der Mehrzahl der Fälle bilden sich die plakoiden Läsionen und die Vitritis innerhalb einiger Wochen zurück und die Sehschärfe wird wieder normal oder annähernd normal, trotz vorhandener restlicher, multifokaler Areale mit Depigmentierung und Verklumpung, die das retinale Pigmentepithel betreffen (Abb. 6.65 b). In einigen Fällen wird die Sehschärfe nicht besser und selten entwickelt sich eine chorioidale Neovaskularisation.

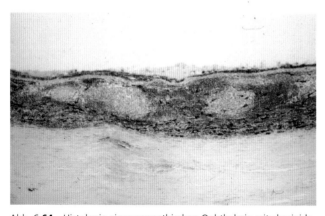

Abb. 6.**64**   Histologie einer sympathischen Ophthalmie mit chorioidaler Verdickung durch diffuse granulomatöse Infiltration. Dalen-Fuchs-Knoten aus Epitheloidzellen zwischen retinalem Pigmentepithel und Bruch-Membran

Serpiginöse Chorioidopathie

Die serpiginöse Chorioidopathie ist eine idiopathische, chronische, progressive und rezidivierende Erkrankung von retinalem Pigmentepithel (RPE), Choriokapillaris und Chorioidea.

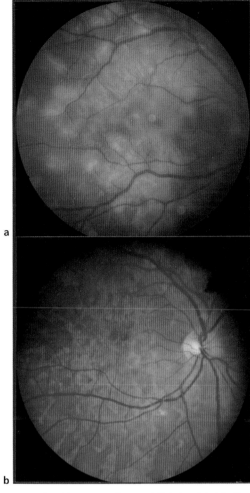

Abb. 6.**65a** u. **b**   Akute posteriore multifokale plakoide Pigmentepitheliopathie
a Akute Läsionen
b Zurückbleibende retinale Pigmentepithelveränderungen

Typischerweise sind Patienten zwischen der 4. und 6. Lebensdekade betroffen, beide Geschlechter gleich. Die Beteiligung ist bilateral, obwohl das Ausmaß häufig asymmetrisch ist. Der Patient ist asymptomatisch, bis die Fovea einbezogen ist.

Untersuchung: Die chorioretinalen Läsionen beginnen gewöhnlich um den Sehnerven und breiten sich von dort in alle Richtungen aus (Abb. 6.**66a**). Selten beteiligen die initialen Läsionen die Makula (Abb. 6.**66b**).

1. **Akute Läsionen** bestehen aus cremefarbenen Verdichtungen mit unscharfen Rändern auf der Höhe des RPE. Sie sind verbunden mit einer geringen Uveitis anterior und Vitritis. Sie bleiben für einige Wochen bestehen und die Farbe wird schließlich heller.
2. **Inaktive Läsionen** bestehen aus übriggebliebenen Arealen von RPE- und Chorioideaatrophie mit ausgezackten Rändern, die wie ausgestanzt erscheinen. Große chorioidale Blutgefäße auf der Basis der Atrophieareale sind häufig die einzigen sichtbaren Reste der Chorioidea. Frische, akute Läsionen entstehen gewöhnlich als Extensionen alter inaktiver Narben. Weitere Schübe resultieren in einer Ausdehnung des destruktiven Prozesses vom peripapillären Gebiet aus in einer irregulären, gewundenen, schlangenartigen Weise.

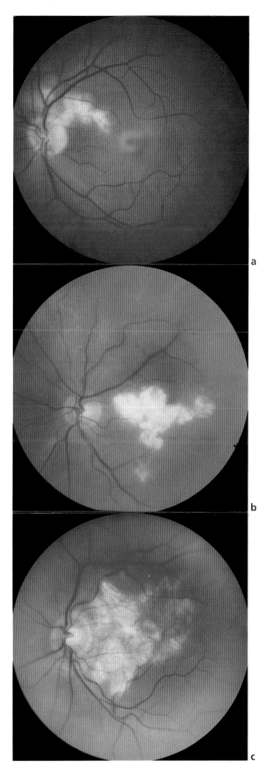

Abb. 6.**66a–c**   Serpiginöse Chorioidiopathie
a Frühe aktive Läsionen
b Weiter fortgeschrittene, aktive Läsionen
c Inaktives Stadium mit schwerer Makulabeteiligung

Ein *Sehverlust*, bedingt durch die Beteiligung der Fovea (Abb. 6.**66c**), ist schwerwiegend und permanent. Augen, in denen die Fovea umgangen worden ist, sind nicht vor einer zukünftigen Beteiligung geschützt, weil die Läsionen gelegentlich extrapapillär beginnen und sich später nach zentral, in Richung des Sehnervs, ausbreiten. Chorioidale Neovaskularisationen entwickeln sich in einigen Fällen.

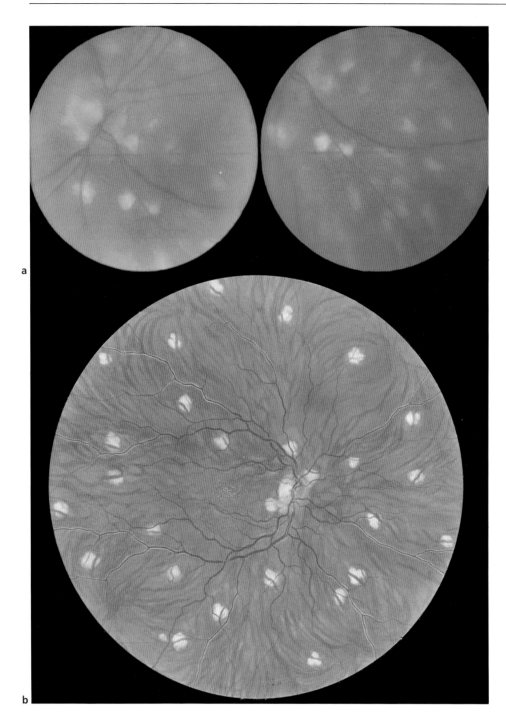

Abb. 6.**67**
Birdshot Retinochorioidopathie
a Akute Läsionen
b Chronische Läsionen

Behandlung

Die Behandlung der initialen akuten Erkrankung erfolgt mit posterioren sub-Tenon-Injektionen von 40 mg Triamcinolon-acetonid. In schweren, rezidivierenden Fällen kann die Dreifachtherapie mit systemischen Steroiden, Azathioprin und Ciclosporin helfen. Eine Laser-Photokoagulation kann bei sekundärer chorioidaler Neovaskularisation erforderlich sein.

Birdshot-Retinochorioidopathie

Die Birdshot-Retinochorioidopathie ist eine bilateral, chronische, multifokale Chorioidopathie und Vaskulopathie. Sie betrifft typischerweise gesunde Frauen mittleren Alters, die HLA-A29 positiv sind.

Klinisch manifest wird sie entweder mit Glaskörperschwebeteilchen oder, seltener, durch verschwommenes zentrales Sehen infolge eines Makulaödems.

Untersuchung: Die Befunde sind abhängig vom Stadium der Erkrankung.

1. **Akute Läsionen** bestehen aus einer variierenden Anzahl bilateraler, flacher, cremig gelber Flecken, bedingt durch eine fokale Hypopigmentierung des RPE und der Chorioidea, die sich strahlenförmig vom Sehnerv zum Äquator hin ausdehnen (Abb. 6.67). Der Durchmesser jeder Läsion beträgt zwischen einem halben und einem ganzen Papillen-

durchmesser und ihre Ränder sind nicht scharf begrenzt. Vitritis und retinale Vaskulopathie, die sich als zystoides Makulaödem und perivaskuläre Leckage manifestieren, sind häufige assoziierte Befunde. Einige Patienten können initial eine Vitritis aufweisen, assoziiert mit Papillenödem, retinaler Vaskulitis und zystoidem Makulaödem, bevor die Flecken klinisch sichtbar werden.

2. **Die chronischen Läsionen** können konfluieren und sich auf die Makula ausdehnen. Nach einigen Wochen oder Monaten gehen die einzelnen Flecken in mehr atrophische, weiße, depigmentierte Läsionen über, die umschriebener sind, aber nicht mit einer sekundären Hyperpigmentierung verbunden.

Ein *Sehverlust* kann bedingt sein durch Makulopathie, Glaskörperblutung, Netzhautatrophie, Optikusatrophie und Katarakt.

Die Behandlung mit periokulären und systemischen Steroiden kann hilfreich sein in bezug auf rezidivierende Entzündungen oder ein zystoides Makulaödem.

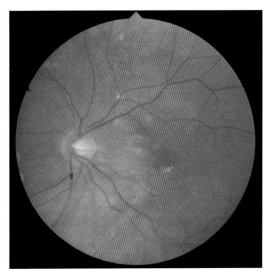

Abb. 6.**68**   Punktförmige innere Chorioidopathie

Multiple evanescent white-dot syndrome

Das Multiple evanescent white-dot syndrome betrifft typischerweise junge, gesunde Erwachsene. Es ist häufiger bei Frauen als bei Männern, in einem Verhältnis von 3 : 1.

Klinisch manifest wird es bei jungen Individuen mit akutem, unilateralen Sehverlust, dem eine grippeartige Erkrankung vorausgehen kann.

Die Untersuchung zeigt multiple, kleine, weiche, grauweiße Flecken bestehend aus kleinen weißen Punkten auf der Höhe des RPE oder tief in der Retina. Die Flecken haben eine Größe von $^1/_4$–$^1/_3$ Papillendurchmesser und sind über die periphere Makula und das peripapilläre Gebiet verteilt, oft über die großen Gefäße hinaus. Charakteristisch ist eine granuläre Fovea, die viele winzige, punktförmige, orangefarbene Punkte enthält, die viel kleiner und einheitlicher sind als die Läsionen am übrigen Fundus. Andere Befunde umfassen Vitritis, retinale Gefäßeinscheidungen und Papillenschwellung. Die Untersuchung der Gesichtsfelder kann eine Vergrößerung des blinden Flecks zeigen.

Eine Behandlung ist nicht erforderlich und die Visusprognose gut. Die Flecken verschwinden spontan über einige Wochen und die Sehschärfe erreicht wieder normale oder annähernd normale Werte. Selten kann es Rezidive geben und selten können beide Augen beteiligt sein.

Punktförmige innere Chorioidopathie

Die punktförmige innere Chorioidopathie betrifft typischerweise junge, gesunde, myope Frauen.

Klinisch manifest wird sie mit akuten Skotomen und Photopsie.

Die Untersuchung zeigt verstreute, kleine, gelbe oder graue Läsionen der inneren Chorioidea am hinteren Pol. Eine seröse Netzhautablösung kann sich in einigen Fällen entwickeln, wenn die Läsionen zahlreich sind. Eine Uveitis anterior oder Vitritis sind nicht assoziiert.

Eine Behandlung ist in den meisten Fällen nicht erforderlich und die Visusprognose gut. Die akuten Läsionen bilden sich innerhalb einiger Wochen zurück unter Hinterlassung scharf demarkierter, atrophischer Narben, die solchen, die mit Histoplasmose assoziiert sind, ähneln (Abb. 6.**68**). Mit der Zeit werden die Narben größer und pigmentiert. In einigen Fällen entwickelt sich eine sekundäre chorioidale Neovaskularisation in Verbindung mit einer Narbe und erfordert eine Laser-Photokoagulation.

Multifokale Chorioiditis mit Panuveitis

Die multifokale Chorioiditis mit Panuveitis tritt typischerweise im Alter von 20–50 Jahren auf und ist häufiger bei Frauen als bei Männern, das Verhältnis beträgt 3 : 1.

Klinisch manifest wird sie mit subakutem Verschwommensehen.

Die Untersuchung zeigt multiple, grauweiße oder gelbe Läsionen auf der Höhe von RPE oder Chorioidea, häufig assoziiert mit Ansammlungen zahlreicher kleiner Läsionen in der inferioren, peripheren Retina. Eine Vitritis ist immer vorhanden und eine Uveitis anterior in 50% der Fälle. Chronische Läsionen werden atrophisch mit scharfen, ausgestanzten Rändern, variabler Pigmentierung und gelegentlich Fibrose. Einige Fälle ähneln einer Sarkoidose, und es sollte nach dieser Erkrankung gesucht werden. Neue Läsionen und Episoden rezidivierender Entzündung sind häufig.

Die *Visusprognose* auf lange Zeit betrachtet ist günstig, obwohl einige Patienten einen permanenten Visusverlust entwickeln können, bedingt durch ein zystoides Makulaödem oder Komplikationen infolge einer chorioidalen Neovaskularisation in Assoziation mit einer der Narben.

Die Behandlung mit periokulären und systemischen Steroiden während des aktiven Stadiums kann die Prognose verbessern. Eine Laser-Photokoagulation der sekundären chorioidalen Neovaskularisation kann erforderlich sein.

Glaukomatozyklitische Krise (Posner-Schlossmann-Syndrom)

Die glaukomatozyklitische Krise (Posner-Schlossmann-Syndrom) ist charakterisiert durch rezidivierende Schübe eines sekundären Offenwinkelglaukoms mit geringer Uveitis anterior. Die Erkrankung betrifft typischerweise junge Erwachsene. Während eines Schubs ist der Augeninnendruck ausgeprägt erhöht (40–60 mmHg) für einen Zeitraum von wenigen Stunden bis zu einigen Tagen. Die Attacken sind einseitig, obwohl 50% der Patienten zu verschiedenen Zeiten eine bilaterale Beteiligung aufweisen.

Klinisch manifest wird sie gewohnlich mit Halos um Lampen infolge eines Hornhautödems, aber Schmerzen sind selten.

Die Untersuchung während eines Schubs zeigt ein Hornhautepithelödem und eine normal tiefe Vorderkammer. Das

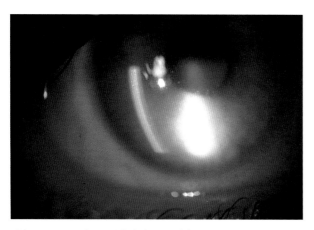

Abb. 6.**69**   Hornhautepithelödem und feine Hornhautpräzipitate bei glaukomatozyklitischer Krise

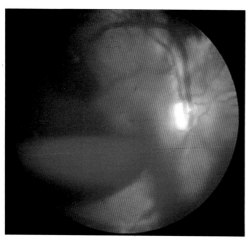

Abb. 6.**70**   Präretinale und Glaskörperblutungen bei schwerem Morbus Eales

Kammerwasser enthält einige Zellen, ist aber nicht Tyndall positiv. Einige, feine, nichtpigmentierte Hornhautpräzipitate (Abb. 6.**69**) sind ebenfalls vorhanden, aber keine hinteren Synechien. Obwohl die Intervalle zwischen den Schüben in der Länge variieren, nehmen sie mit der Zeit gewöhnlich zu und in seltenen Fällen entwickelt sich ein chronischer Anstieg des Augeninnendrucks. Dies kann zu einer Exkavation des Sehnervs und zu Gesichtsfeldverlust führen. Einige Patienten entwickeln eine geringe Heterochromie.

Die Behandlung während eines Schubes besteht in der medikamentösen Augeninnendrucksenkung. Der positive Effekt lokaler Steroide ist zweifelhaft.

Morbus Eales

Der Morbus Eales ist eine periphere, retinale, vaskuläre Erkrankung, die typischerweise beide Augen junger Männer betrifft.

Klinisch manifest wird er gewöhnlich mit plötzlichem Verschwommensehen als Folge einer Glaskörperblutung (Abb. 6.**70**).

Die Untersuchung zeigt initial Einscheidungen der kleinen, peripheren, retinalen Venen. Später reichen die Veränderungen mehr nach posterior. Fortgeschrittene Fälle sind charakterisiert durch eine massive proliferative Retinopathie, ausgedehnte Netzhaut- und Glaskörperblutungen und gelegentlich Traktionsamotio. Einige Augen entwickeln schließlich Rubeosis iridis, Neovaskularisationsglaukom und Katarakt.

Die Behandlung ist unbefriedigend. Bei einigen Fällen kann eine panretinale Laser-Photokoagulation eine Regression der Neovaskularisationen induzieren. Augen mit persistierender Glaskörperblutung und Netzhautablösung können von einer Pars-plana-Vitrektomie profitieren.

Retinale Vaskulitis

Die retinale Vaskulitis ist eine visusbedrohende entzündliche Erkrankung, die vorwiegend junge Personen betrifft. Wie schon erwähnt, kann sie assoziiert sein mit vielen verschiedenen systemischen Erkrankungen (z. B. Sarkoidose, Morbus Behçet), oder sie kann bei sonst gesunden Individuen auftreten.

Die Untersuchung der idiopathischen, retinalen Vaskulitis zeigt eine Periphlebitis in Assoziation mit Vitritis, Papillenödem und Makulaödem. Eine sekundäre Obstruktion der retinalen Venen kann bestehen. Die Fluoreszenzangiographie zeigt häufig eine diffuse kapilläre Leckage. Gelegentlich kann auch eine fehlende Perfusion der Netzhautkapillaren vorkommen, die zu sekundärer Neovaskularisation führen kann.

Die Behandlung mit systemischen Steroiden und Immunsuppressiva kann in einigen Fällen hilfreich sein. Eine Laser-Photokoagulation kann bei Augen mit sekundärer Neovaskularisation erfolgreich sein.

Behandlung der Uveitis

Behandlungsziele

Die Ziele der Behandlung der Uveitis sind folgende:

1. **Verhinderung visusbedrohender Komplikationen.**
2. **Linderung der Beschwerden des Patienten.**
3. **Wenn möglich, Behandlung der zugrundeliegenden Ursache.**

Die 4 Gruppen der Medikamente, die zur Zeit bei der Behandlung der Uveitis eingesetzt werden sind *Mydriatika, Steroide, zytotoxische Medikamente* und *Ciclosporin.* Patienten mit Uveitis durch Infektionen sollten mit dem geeigneten antimikrobiellen oder antiviralen Mittel therapiert werden.

Mydriatika

Indikationen

1. **Besserung des Befindens** durch Milderung des Spasmus des Ziliarmuskels und des Pupillensphinkters, der bei schwerer akuter Uveitis anterior auftritt. Diese Linderung kann erreicht werden mit Atropin, dem stärksten, verfügbaren Zykloplegikum. Gewöhnlich ist es unnötig, Atropin für länger als 2 Wochen zu geben. Wenn die Entzündung erst einmal Zeichen des Rückgangs zeigt, kann es durch ein kurz wirkendes Mydriatikum wie Tropicamid oder Cyclopentolat ersetzt werden.
2. **Verhinderung von hinteren Synechien** durch ein kurz wirkendes Mydriatikum, das die Pupille mobil hält. Bei gering ausgeprägten Fällen einer chronischen Uveitis anterior kann das Mydriatikum vor dem Schlafengehen instilliert werden, um Akkommodations-Schwierigkeiten während des Tages zu verhindern. Bei Augen mit chronischer Uveitis anterior sollte die Pupille nicht ständig erweitert werden, weil sich hintere Synechen auch in der dilatierten Stellung ausbilden können. Bei kleinen Kindern kann die ständige Atropinisierung eines Auges eine Amblyopie induzieren.
3. **Beseitigung von Synechien,** wenn möglich, durch den Gebrauch entweder eines stark wirksamen lokalen Mydriatikums (Atropin, Epinephrin) oder subkonjunktivale Injektionen einer Mischung von Adrenalin, Atropin und Procain.

Steroide

Steroide sind noch immer die Hauptstütze der Behandlung der meisten Uveitisfälle. Sie können lokal in Form von Tropfen oder Salben, mittels periokulärer Injektion oder systemisch gegeben werden.

Lokale Applikation

Lokale Steroide können nur bei der Uveitis anterior gegeben werden, da sie in Geweben hinter der Linse keine therapeutischen Spiegel erreichen. Starke Steroide wie Dexamethason, Betamethason und Prednisolon müssen angewendet werden, da schwächere Präparate wie Fluorometholon und Clobetason von limitiertem Wert sind. Eine Lösung penetriert die Hornhaut besser als eine Suspension oder Salbe. Salbe kann jedoch zur Nacht gegeben werden.

Die *Häufigkeit der Instillation* der Tropfen hängt vom Schweregrad der Entzündung ab und kann variieren von einem Tropfen alle 5 Minuten bis zu einem Tropfen jeden 2. Tag. Im allgemeinen sollte man mit einer hohen Instillationsrate beginnen und dann reduzieren, wenn die Entzündung zurückgeht, eher als mit einer niedrigen Rate zu beginnen und allmählich zu steigern. Dieses Prinzip ist sowohl auf die lokale als auch die systemische Administration von Steroiden anzuwenden.

Die akute Uveitis anterior spricht relativ gut auf die Behandlung an, und diese kann gewöhnlich nach einigen Tagen reduziert und nach 5–6 Wochen beendet werden. Die Therapie der chronischen Uveitis anterior ist viel schwieriger, weil die Steroidbehandlung viele Monate und sogar Jahre dauern kann. In diesen Fällen werden akute Exazerbationen mit +4 Zellen mit stündlicher Instillation für 2–3 Tage behandelt und anschließend werden die Tropfen auf viermal täglich reduziert. Wenn die Entzündung gut kontrolliert ist, mit nicht mehr als +1 Zellen, kann die Instillationsrate allmählich über die nächsten Monate weiter reduziert und dann beendet werden. Nach dem Weglassen der Tropfen sollte der Patient innerhalb weniger Tage erneut untersucht werden, um sicherzustellen, daß die Uveitis nicht rezidiviert.

Komplikationen, die durch die Gabe lokaler Steroide entstehen können, sind folgende:

1. **Glaukom,** bei empfänglichen Individuen (s. Kapitel 8).
2. **Eine posteriore, subkapsuläre Katarakt,** die sowohl durch systemische, als auch, selten, durch lokale Steroide induziert sein kann. Das Risiko steigt mit der Menge und Dauer der Therapie (s. Kapitel 9).
3. **Hornhautkomplikationen** einschließlich: a) Reduktion des immunologischen Schutzes gegen sekundäre Infektionen mit Bakterien und Pilzen, b) Begünstigung des Wiederauftretens und der Vermehrung von Herpes-simplex-Viren und c) verstärkte Hornhauteinschmelzung durch Hemmung der Kollagensynthese.
4. **Systemische Nebeneffekte** können induziert werden als Folge prolongierter Administration, besonders bei Kindern.

Periokuläre Injektionen

Vorteile gegenüber Tropfen sind die folgenden:

1. Sie sind in der Lage, eine therapeutische Konzentration hinter der Linse zu erzeugen.
2. Medikamente, die nur wasserlöslich sind und die Hornhaut nicht penetrieren, wenn sie lokal gegeben werden, können über die Sklera in das Auge gelangen, wenn sie periokulär gegeben werden.
3. Ein Langzeiteffekt kann erreicht werden, wenn ein Depot-Präparat wie Triamcinolonacetonid oder Methylprednisolon verabreicht werden.

Indikationen für periokuläre Steroide sind folgende:

1. Schwere akute Uveitis anterior, besonders bei Patienten mit ankylosierender Spondylitis mit einem ausgeprägten fibrinösen Exsudat in der Vorderkammer oder Hypopyon.
2. Als Unterstützung einer lokalen oder systemischen Therapie bei resistenten Fällen einer chronischen Uveitis anterior.
3. Uveitis intermedia.
4. Schlechte Patientencompliance.
5. Zum Zeitpunkt der Operation bei Augen mit Uveitis.

Die Technik der Administration periokulärer Injektionen ist entweder anterior oder posterior unter die Tenon. Es ist ausgesprochen wichtig, vor der periokulären Injektion die Bindehaut sehr gut zu anästhesieren. Wenn dieses korrekt durchgeführt wird, kann die Injektion mit minimalen Unannehmlichkeiten für den Patienten erfolgen. Die Bindehaut wird folgendermaßen anästhesiert:

1. Instillation eines Lokalanästhetikums wie Oxybuprocain in 1–5minütigen Intervallen.
2. Ein kleiner Baumwolltupfer wird in Lokalanästhetikum getränkt und in den Bindehautsack auf den geplanten Injektionsort gelegt und dort für 5 Minuten belassen.

Die *vordere sub-Tenon-Injektionstechnik* ist folgendermaßen:

1. 1 ml Steroid wird in eine 2-ml-Spritze aufgezogen und die Aufziehnadel wird durch eine (Kaliber 25) 10-mm-Nadel ausgetauscht.
2. Der Patient wird aufgefordert, vom Injektionsort weg zu blicken.
3. Mit einer chirurgischen Pinzette werden Bindehaut und Tenon-Kapsel gegriffen.
4. Mit dem Schliff vom Auge weg gerichtet, wird die Nadel durch die Konjunktiva und Tenon-Kapsel an dem Punkt, an dem sie festgehalten werden, geführt.
5. Langsame Injektion von 0,5 ml Steroid.

Die anterioren sub-Tenon-Injektionen werden hauptsächlich bei der Behandlung der schweren oder resistenten Uveitis anterior eingesetzt.

Die *posteriore sub-Tenon-Injektionstechnik* ist folgendermaßen (Abb. 6.62 a–d):

1. 1,5 ml Steroid werden in eine 2-ml-Spritze aufgezogen und die Aufziehnadel durch eine 16-mm-Nadel (Kaliber 25) ersetzt.
2. Der Patient wird aufgefordert, vom Injektionsort weg zu blicken, dieser ist gewöhnlich im oberen oder unteren temporalen Quadranten.
3. Das Augenlid wird evertiert und die bulbäre Konjunktiva mit der Nadelspitze penetriert (Schliff zum Bulbus zeigend), ein wenig auf der bulbären Seite des Fornix.
4. Die Nadel wird langsam posterior inseriert und dabei so nah wie möglich am Bulbus vorbeigeführt. Um den Bulbus nicht mit der Spitze der Nadel versehentlich zu penetrieren, werden große Bewegungen von einer Seite zur anderen gemacht, während die Nadel inseriert und dabei der Limbus beobachtet wird. Eine Bewegung des Limbus zeigt die Einbeziehung der Sklera an.
5. Wenn die Nadel nicht weiter inseriert werden kann, wird leicht aspiriert und, wenn kein Blut in der Spritze sichtbar ist, 1 ml injiziert. Wenn die Nadel zu weit weg vom Bulbus ist, kann keine adäquate transsklerale Absorption des Steroids stattfinden. Posteriore sub-Tenon-Injektionen sind indiziert bei Uveitis intermedia und als Alternative zur systemischen Therapie der Uveitis posterior. Posteriore sub-Tenon-Injektionen werden am häufigsten zur Behandlung der Uveitis intermedia eingesetzt.

Systemische Therapie

Das hauptsächlich systemisch oral gegebene Steroid ist Prednisolon 5 mg. Magensaftresistente (2,5 mg) Tabletten können bei Patienten mit einer gastrischen Ulkusanamnese eingesetzt werden. Injektionen von adrenokortikotropem Hormon (ACTH) können bei einigen Patienten, welche die orale Therapie nicht tolerieren, verabreicht werden.

Indikationen für eine systemische Therapie sind folgende:

1. Unbehandelbare Uveitis anterior, die weder auf lokale Therapie noch auf anteriore sub-Tenon-Injektionen reagiert hat.
2. Unbehandelbare Uveitis intermedia, die keine Besserung nach posterioren sub-Tenon-Injektionen gezeigt hat.
3. Uveitis posterior, die nicht auf sub-Tenon-Injektionen angesprochen hat.

Regeln beim Gebrauch systemischer Steroide sind folgende:

1. Beginn mit hoher Dosis, dann Reduktion.
2. Die initiale Dosis von Prednisolon ist 1–1,5 mg/kg KG.
3. Die Gesamtdosis sollte vor dem Frühstück genommen werden.
4. Wenn die Entzündung einmal kontrolliert ist, werden die Steroide nur jeden 2. Tag eingenommen und dann allmählich über mehrere Wochen reduziert.
5. Wenn die Steroide für weniger als 2 Wochen gegeben worden sind, ist keine allmähliche Dosisreduktion erforderlich.

Nebenwirkungen hängen von der Therapiedauer ab und sind folgende:

1. **Eine Kurzzeittherapie** kann peptische Ulzera, mentale Veränderungen, Elektrolytstörungen, aseptische Nekrosen des Femurkopfes und, sehr selten, ein hyperosmolares, hyperglykämisches, nicht ketotisches Koma verursachen.
2. **Eine Langzeittherapie** kann einen Cushing-artigen Status, Reaktivierung von Infektionen wie TBC, Katarakt, Zunahme des Schweregrads einer vorbestehenden Erkrankung wie Diabetes, Begrenzung des Wachstums bei Kindern und Myopathie bedingen.

Kontraindikationen der Steroidtherapie sind folgende:

1. Inaktive Erkrankung mit chronischem positiven Tyndall, aber ohne Zellen.
2. Sehr geringe Uveitis anterior.
3. Uveitis mit normalem Sehvermögen.
4. Heterochromiezyklitis Fuchs.
5. Wenn eine antimikrobielle Therapie geeigneter ist (z. B. Candidiasis).

Zytotoxische Medikamente

Da alle zytotoxischen Medikamente potentiell toxisch sind, sollte ihre Verabreichung von einem Internisten beaufsichtigt werden. Komplikationen umfassen: Knochenmarksdepression, gastrointestinale Ulzeration, Stomatitis, Leberschaden, Sterilität, Alopezie, Neoplasie, hämorrhagische Zystitis, genetischer Schaden, Übelkeit und Erbrechen. Methotrexat und 6-Mercaptopurin werden heute selten gebraucht wegen ihrer ernsten Nebenwirkungen und schlechten Ergebnisse bei der Behandlung der Uveitis.

Indikationen für den Einsatz zytotoxischer Medikamente sind folgende:

1. Potentiell zur Erblindung führende (gewöhnlich bilaterale), rezidivierende Uveitis, die nicht auf eine adäquate Steroidtherapie angesprochen hat.
2. Intolerable Nebeneffekte bei systemischer Steroidtherapie.

Spezifische Formen der Uveitis, die mit zytotoxischen Medikamenten behandelt worden sind, umfassen folgende:

1. Posteriore Uveitis bei Morbus Behçet, wegen der ansonsten schlechten Prognose. Das am häufigsten eingesetzte Medikament ist Chlorambucil, obwohl Azathioprin und Ciclosporin auch vorteilhaft sein können. Bei ungefähr 50% der Patienten läßt sich die intraokuläre Entzündung stabilisieren und bei 25% verbessern. Die übrigen verschlechtern sich weiter.

2. Die sympathische Ophthalmie ist nur eine relative Indikation für zytotoxische Medikamente, weil die meisten Fälle mit einer adäquaten Steroidtherapie behandelt werden können. Sowohl Chlorambucil als auch Cyclophosphamid können bei steroidresistenten Fällen hilfreich sein.
3. Die Uveitis intermedia ist eine seltene Indikation, da die meisten Fälle mit periokulären Steroidinjektionen kontrolliert werden können. Bei schweren, unbehandelbaren Fällen können Azathioprin, Chlorambucil und Cyclophosphamid helfen.

Ciclosporin

Ciclosporin ist ein starkes Anti-T-Zell-Immunsuppressivum und verursacht deshalb keine Knochenmarksuppression wie die zytotoxischen Medikamente. Es ist nützlich bei der Behandlung steroidresistenter und/oder gegen zytotoxische Medikamente resistenter Uveitisfälle. Eine niedrige Dosis Ciclosporin kann auch mit systemischen Steroiden kombiniert werden. Die Hauptkomplikationen sind Hypertonie und Nephrotoxizität.

7. Tumoren des Auges

Melanozytische konjunktivale Veränderungen

Einleitung
Epitheliale Melanose
Okulodermale Melanose
Nävus
Primäre erworbene Melanose
Malignes Melanom

Nichtpigmentierte konjunktivale Tumoren

Papillom
Konjunktivale intraepitheliale Neoplasie
Invasives Plattenepithelkarzinom
Kaposi-Sarkom
Choristom
Lymphoide Tumoren

Tumoren der Uvea

Irismelanom
Ziliarkörpermelanom
Chorioidales Melanom
Chorioidaler Nävus
Umschriebenes Hämangiom
Diffuses chorioidales Hämangiom
Metastatisches Karzinom
Chorioidales Osteom
Retikulumzellsarkom

Tumoren der Retina

Retinoblastom
Retinales Astrozytom
Retinales kapilläres Hämangiom
Retinales kavernöses Hämangiom
Retinales razemöses Hämangiom

Tumoren des retinalen Pigmentepithels

Kongenitale Hypertrophie des retinalen Pigmentepithels
Melanozytom der Papille
Kombiniertes Hamartom des retinalen Pigmentepithels
und der Retina

Melanozytische konjunktivale Veränderungen

Einleitung

Melanozyten sind von der Neuralleiste abstammende Zellen, die in die Haut und muköse Membranen gewandert sind. Sie synthetisieren eine spezielle Organelle, das sogenannte Melanosom, das verantwortlich ist für die charakteristische Hautfarbe verschiedener Rassen. Die Produktion von Melanin erfordert die enzymatische Oxydation von Tyrosin. Bei Albinismus ist die Anzahl der Melanozyten normal, aber das Melanin kann wegen eines Enzymmangels nicht produziert werden.

Melanose (Melanozytose) bedeutet vermehrte Pigmentierung infolge von Hyperplasie oder Hypertrophie der Melanozyten.

Ein *Nävus* ist ein gutartiger Tumor, zusammengesetzt aus Nävuszellen oder Nävozyten. Wie Melanozyten enthalten diese Zellen Melanosomen, deshalb sind sie in der Lage, Melanin zu produzieren.

Ein *Melanom* ist ein maligner Tumor, der aus der Transformation von Melanozyten oder Nävuszellen resultiert. Er kann pigmentiert oder unpigmentiert sein.

Epitheliale Melanose

Die konjunktivale epitheliale (Rassen-)Melanose wird häufig bei Schwarzen und anderen Personen mit dunkler Gesichtsfar-

be gesehen. Sie entwickelt sich während der ersten Lebensjahre und stagniert mit dem frühen Erwachsenenalter. Die Pigmentierung ist bilateral, obwohl Verteilung und Intensität asymmetrisch sein können.

Die Untersuchung zeigt Areale flacher, fleckiger, über die Bindehaut verteilter bräunlicher Pigmentierung (Abb. 7.**1**). Am ausgeprägtesten ist sie in der Lidspalte und nimmt an Intensität zu den Fornices hin ab. Die Pigmentierung kann besonders am Limbus ausgeprägt sein und um die perforierenden Äste der Ziliarnerven, wenn sie durch die Sklera treten. Die limbusnahe Pigmentierung kann auf die periphere Hornhaut reichen. Mit der Spaltlampe kann das Pigment im Epithel lokalisiert werden, und die Bindehaut ist frei über der Sklera beweglich.

Eine Behandlung ist unnötig, da die Veränderung kein malignes Potential besitzt.

Okulodermale Melanose

Die okulodermale Melanose (Nävus von Ota, kongenitale okuläre Melanose) besteht aus Hyperpigmentierung von Gesichtshaut und mukösen Membranen im Verlauf des ophthal-

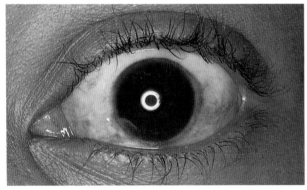

Abb. 7.**1**   Konjunktivale epitheliale Melanose

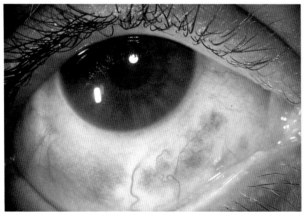

Abb. 7.**2**   Konjunktivale subepitheliale Melanose bei Nävus von Ota

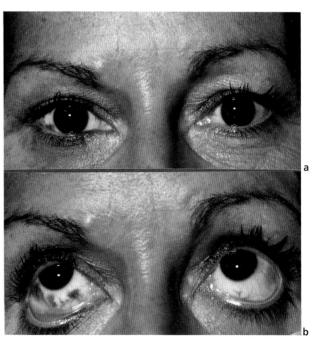

Abb. 7.**3 a** u. **b**   Nävus von Ota mit Hyperpigmentierung der ipsilateralen Iris

mischen, maxillären und, gelegentlich, des mandibulären Astes des N. trigeminus. Es gibt 3 mögliche Muster.

1. Eine dermale Melanose, bei der nur die Haut beteiligt ist, ist in ungefähr ¹/₃ der Fälle zu beobachten.
2. Eine okuläre Melanose (Melanosis oculi), bei der nur die Sklera involviert ist, ist selten. Bei der Betrachtung mit der Spaltlampe besteht die subepitheliale Melanose aus multifokalen, schiefergrauen Pigmentierungen, die unter dem Epithel liegen (Abb. 7.2). Wegen der tiefen Lokalisation ist die Veränderung nicht über dem Bulbus verschieblich.
3. Die okulodermale Melanose ist das komplette Syndrom mit sowohl Haut- als auch Augenbeteiligung. Sie tritt bei ungefähr ²/₃ der Patienten auf (Abb. 7.3a u. b). Der Begriff „kongenitale okuläre Melanozytose" umfaßt Patienten mit sowohl okulärer Beteiligung allein als auch kombinierter okulärer und dermaler Beteiligung.

Assoziierte Veränderungen umfassen:

1. Die Melanose betrifft häufig die ipsilaterale Uvea; selten können auch die orbitalen Gewebe beteiligt sein und in einigen Fällen kann sie über die Orbita hinaus in Meningen und Gehirn reichen.
2. Maligne Melanome von Uvea, Haut, Orbita und zentralem Nervensystem sind beschrieben.
3. Andere okuläre Befunde umfassen Glaukom assoziiert mit Hyperpigmentierung des Trabekelwerks, Melanose der Hornhaut und Linse, Uveitis, Katarakt und Hyperpigmentierung des Sehnervs.

Es gibt keine Therapie. Die ernsteste Komplikation ist die maligne Transformation, während das Glaukom die häufigste Komplikation darstellt. Patienten mit okulodermaler Melanose sollten deshalb regelmäßig auf die Entwicklung einer dieser Komplikationen hin untersucht werden.

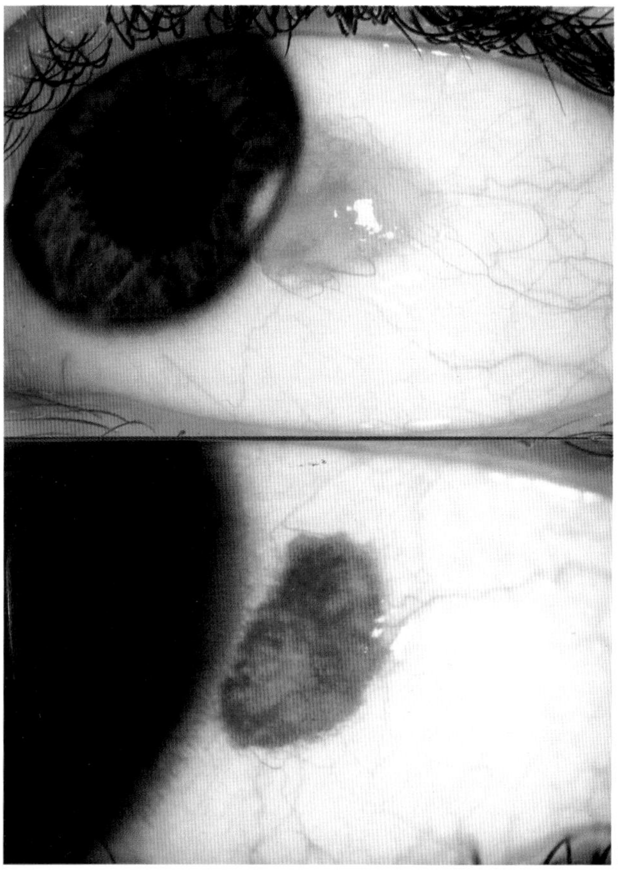

Abb. 7.**4a** u. **b**   Konjunktivale Nävi

Nävus

Die Klassifikation der konjunktivalen Nävi ist ähnlich derjenigen der Haut, mit lediglich geringen Modifikationen. Die meisten sind compound oder subepitheliale Nävi.

Klinische Veränderungen

Klinisch manifest werden sie gewöhnlich während der Pubertät oder während des frühen Erwachsenenlebens.

Die Untersuchung zeigt eine einzelne, scharf begrenzte, flache oder leicht erhabene Läsion (Abb. 7.4a u. b). Der häufigste Sitz ist der limbusnahe Bereich, gefolgt von anderen epibulbären Lokalisationen, Plika, Karunkel und Lidrand. Nävi können fokal oder diffus sein, sie sind aber nie multifokal. Zystische Räume werden häufig innerhalb der Nävussubstanz gesehen. Die Menge des Pigments ist variabel. Pigmentierte Nävi haben eigentlich immer eine braune Tönung, die sich im Bereich von gelbbraun bis dunkel schokoladenbraun bewegt. Ungefähr 30% der Nävi sind fast unpigmentiert, obwohl sie bei sorgfältiger Untersuchung eine feine Pigmentstippung erkennen lassen. In der Pubertät können Pigmentmenge und Größe der Läsion zunehmen.

Da Nävi der palpebralen und Fornixkonjunktiva extrem selten sind, sollten alle Veränderungen, die sich in diesen Be-

reichen finden, den Verdacht auf einen Melanomvorläufer oder ein Melanom erheben und sollten biopsiert werden. Weil limbusnahe Nävi sich nicht auf die periphere Hornhaut ausdehnen, sollte eine pigmentierte Läsion, die auf die Hornhaut übergeht, klinisch als malignes Melanom angesehen werden. Gelegentlich kann sich ein pigmentierter Nävus entzünden und vaskularisieren und für einen angiomatösen Tumor gehalten werden.

Behandlung

Die Mehrzahl der Nävi unterliegt keiner malignen Transformation und die Exzision ist nur aus kosmetischen Gründen indiziert oder wenn die Veränderung eine ständige Irritation hervorruft. Unter diesen Umständen sollte die ganze Läsion exzidiert werden unter Einsatz der „Bare sclera technique". Eine seltene Indikation für eine Exzision ist ein Nävus, der Zeichen der Größenzunahme im Erwachsenenalter aufweist.

Primäre erworbene Melanose

Die primäre erworbene Melanose (PEM) entwickelt sich typischerweise bei weißen Patienten mittleren oder höheren Alters. Bei Schwarzen ist sie extrem selten und, im Gegensatz zur epithelialen Melanose, fast immer unilateral.

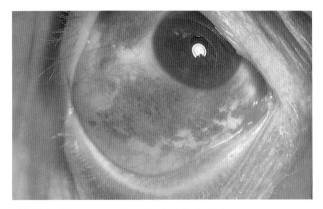

Abb. 7.**5**   Primäre erworbene konjunktivale Melanose

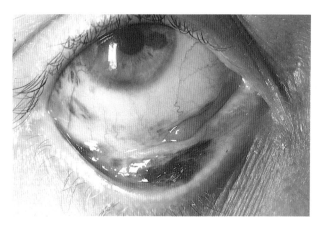

Abb. 7.**6**   Melanom bei PEM

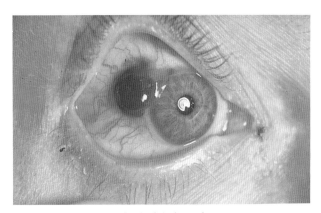

Abb. 7.**7**   Pigmentiertes konjunktivales Melanom

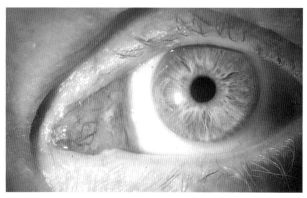

Abb. 7.**8**   Amelanotisches konjunktivales Melanom

Klinische Veränderungen

Klinisch manifest wird sie gewöhnlich während des 6. oder 7. Lebensjahrzehnts.

Die Untersuchung zeigt unifokal oder multifokal flache, unscharfe Areale brauner (von goldbraun bis schokoladenbraun) konjunktivaler Pigmentierung (Abb. 7.**5**). Da jeder Anteil der Bindehaut betroffen sein kann, ist es nötig, sowohl den inferioren als auch den superioren Fornix mittels Eversion der Lider zu untersuchen. Die Läsion kann frei über dem Bulbus verschoben werden. Im Gegensatz zu konjunktivalen Nävi fehlen zystische Räume. PEM kann kleiner werden oder für lange Zeiträume stabil bleiben, fokal heller werden oder dunkler oder sich zentrifugal vergrößern (radiale Wachstumsphase).

Behandlung

Die Behandlung hängt von der Ausdehnung der Veränderung ab. Wenn der Patient multizentrische, flache Läsionen aufweist, die sich während des späteren Lebens entwickelt haben, sollten sie in 6monatigen Intervallen photographiert werden. Wenn die Flecken dicker oder nodulär werden, sollte die lokale Exzision durchgeführt werden.

Malignes Melanom

Das konjunktivale Melanom ist verantwortlich für ungefähr 2% aller Augenmalignome. Es ist deshalb viel seltener als das Melanom der Chorioidea. Die folgenden sind die 3 klinischen und pathologischen Formen:

1. **Ein Melanom bei PEM** tritt auf, wenn sich der Tumor indirekt nach einem variablen, protrahierten Verlauf der PEM entwickelt. Das dramatischste Anzeichen für Malignität bei einem Patienten, der wegen einer PEM beobachtet wird, ist das plötzliche Auftreten eines oder mehrerer Knoten in sonst flachen Läsionen (Abb. 7.**6**). Die angrenzende Haut ist ebenfalls gelegentlich einbezogen.
2. **Ein primäres Melanom** ist ein Melanom ohne PEM.
3. **Ein Melanom,** das von einem vorbestehenden benignen Nävus abstammt, ist sehr selten.

Klinische Veränderungen eines primären Melanoms

Klinisch manifest wird es typischerweise während des frühen 5. Lebensjahrzehnts. Der Tumor ist extrem selten bei Schwarzen und während der ersten beiden Lebensjahrzehnte.

Die Untersuchung zeigt einen solitären, pigmentierten (Abb. 7.**7**) oder unpigmentierten Knoten. Unpigmentierte Tumoren haben ein charakteristisches, glattes, vaskularisiertes oder „Fischfleisch"-Erscheinungsbild (Abb. 7.**8**). Eine häufige Lokalisation ist das Limbusgebiet, obwohl der Tumor überall in der Bindehaut entstehen kann.

Behandlung

1. **Die lokale Exzision** ist der primäre Eingriff. Wenn der Pathologe einen Tumor im Schnittrandbereich findet, erfolgt eine weite Exzision der chirurgischen Narbe oder die Applikation von Kryo- oder Lasertherapie ist indiziert. Außerdem sollten die Patienten mehrmals jährlich zeitlebens un-

tersucht werden. Bei jeder Untersuchung sollte die gesamte Bindehaut inspiziert werden. Zusätzlich ist die Palpation der regionalen Lymphknoten erforderlich. Die Dissektion der regionalen Lymphknoten kann bei einigen Patienten mit umschriebener Ausbreitung die Erkrankung erfolgreich zum Stillstand bringen.

2. **Eine Exenteratio** kann bei großen Tumoren, die sich aus der palpebralen Bindehaut entwickelt und auf die Augenlider (Abb. 7.**9**) sowie die vordere Orbita ausgedehnt haben, durchgeführt werden. Dieses Verfahren entfernt den Tumor lokal, erhöht aber gewöhnlich nicht die Überlebensrate.

3. **Eine palliative Chemotherapie** kann bei Metastasen erfolgen, die annähernd in jedem Organsystem auftreten können.

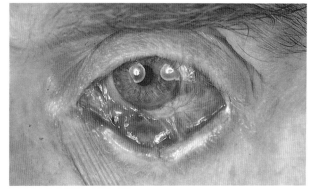

Abb. 7.**9**   Fortgeschrittenes Melanom mit Ursprung in der palpebralen Konjunktiva und Invasion des Unterlides

Prognose

Die Mortalitätsrate für beide Formen des malignen Melanoms liegt bei 25%. Tumoren, die in der bulbären Bindehaut entstehen, haben eine exzellente 5-Jahres-Überlebensrate von annähernd 100%; die 5-Jahres-Überlebensrate für Limbustumoren liegt bei 80% und die der palpebralen Konjunktiva bei 50%. Die ungünstige Prognose in der letzten Gruppe kann teilweise mit der verzögerten Diagnose zusammenhängen.

▍Nichtpigmentierte konjunktivale Tumoren

Papillom

Wie bei Papillomen der Augenlider können diejenigen mit konjunktivalem Ursprung *gestielt* oder *breitbasig* sein.

Gestielte Papillome betreffen am häufigsten Kinder und junge Erwachsene. Es wird angenommen, daß sie durch eine Infektion mit dem Papillomavirus hervorgerufen werden, wie ihre Gegenstücke (Verruca vulgaris) der Lider. Sie können bilateral und multipel sein und assoziiert mit Verruca vulgaris der Lider oder anderer Hautbereiche. Lokalisiert sind sie gewöhnlich im Bereich der palpebralen Bindehaut, des Fornix oder der Karunkel (Abb. 7.**10**). Die Behandlung der Veränderungen kann unnötig sein, wegen der hohen spontanen Rückbildungsrate innerhalb von 2–3 Jahren. Wenn eine Behandlung für erforderlich gehalten wird, kann sie initial mit Kryotherapie versucht werden. Bei fehlendem Erfolg sollte die Läsion chirurgisch entfernt werden.

Breitbasige (neoplastische) Papillome betreffen gewöhnlich ältere Erwachsene und sind nicht infektiös. Sie sind ohne Ausnahme einzeln und unilateral und entweder auf der bulbären Konjunktiva (Abb. 7.**11**) oder am Limbus (Abb. 7.**12**) lokalisiert. Die Behandlung erfolgt durch chirurgische Exzision.

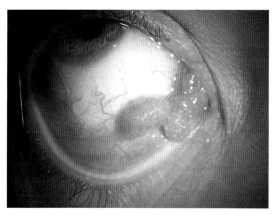

Abb. 7.**10**   Gestieltes konjunktivales Papillom

Konjunktivale intraepitheliale Neoplasie

Die „konjunktivale intraepitheliale Neoplasie" ist ein Begriff, der jetzt für *Morbus Bowen, Carcinoma in situ, konjunktivale Dysplasie* und *intraepitheliales Epitheliom* gebraucht wird. Der Tumor beginnt gewöhnlich in der Nähe des Limbus und breitet sich in Richtung Fornices und Hornhaut aus.

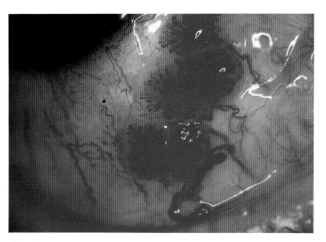

Abb. 7.**11**   Breitbasiges konjunktivales Papillom

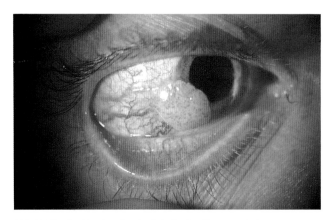

Abb. 7.**12**   Breitbasiges konjunktivales Papillom am Limbus

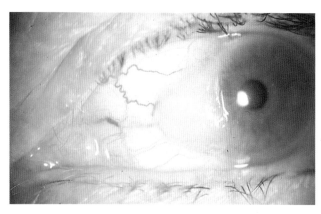

Abb. 7.**13**   Konjunktivale intraepitheliale Neoplasie

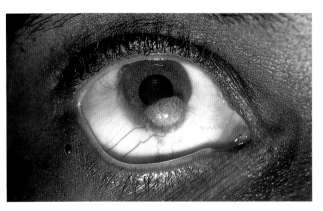

Abb. 7.**14**   Invasives Plattenepithelkarzinom

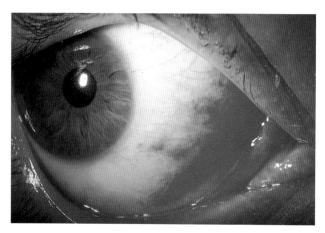

Abb. 7.**15**   Konjunktivales Kaposi-Sarkom

Die Untersuchung zeigt eine leicht erhabene, fleischige Masse mit buschartigen Blutgefäßen, obwohl gelegentlich ein gelatinöser, avaskulärer Tumor bestehen kann (Abb. 7.**13**). Da die Veränderung oberhalb der Basalmembran liegt, ist die Bindehaut frei über dem darunterliegenden episkleralen Gewebe verschieblich.

Die Behandlung kann in chirurgischer Exzision, Kryotherapie oder beidem bestehen. Rezidive können auftreten, der Übergang in einen invasiven Tumor ist aber selten.

Invasives Plattenepithelkarzinom

Das invasive Plattenepithelkarzinom ist charakterisiert durch eine tiefe Invasion des Stromas mit Fixation an die darunterliegenden Gewebe. Wenn der Tumor unbehandelt bleibt, kann er tief penetrieren und das Augeninnere erreichen, wo er schnell wachsen kann.

Die Untersuchung zeigt im Lidspaltenbereich am Limbus eine weiße, aufgerauhte, erhabene Läsion (Abb. 7.**14**). Gelegentlich ist ein papilläres oder breitbasiges Wachstumsmuster zu beobachten. Wegen seiner Seltenheit kann der Tumor als chronische Konjunktivitis oder atypisches Pterygium fehldiagnostiziert werden.

Die Behandlung früher Fälle entspricht derjenigen der konjunktivalen intraepithelialen Neoplasie, obwohl Enukleation oder selbst Exenteration für fortgeschrittene Tumoren erforderlich werden können.

Kaposi-Sarkom

Das Kaposi-Sarkom ist ein vaskulärer Tumor, der schließlich 25% der AIDS-Patienten betrifft.

Die Untersuchung zeigt eine hellrote Veränderung, am häufigsten im unteren Fornix lokalisiert. Eine sehr frühe Läsion kann mit einer „chronischen" subkonjunktivalen Blutung verwechselt werden, einem Fremdkörpergranulom oder einem kavernösen Hämangiom (Abb. 7.**15**).

Die Behandlung kleiner Läsionen kann unnötig sein, da sie sehr langsam wachsen. Eine fokale Strahlentherapie kann hilfreich sein, wenn die Rückbildung erforderlich ist.

Choristom

Choristome stellen das kongenitale vermehrte Wachstum normalen Gewebes mit anomaler Lokalisation dar. Sie sind die

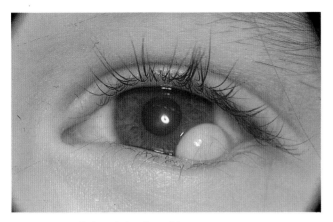

Abb. 7.**16**   Einfaches Limbusdermoid

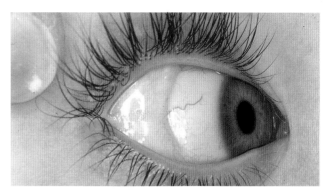

Abb. 7.**17**   Konjunktivales Lipodermoid

häufigste Form epibulbärer Tumoren bei Kindern. Die 2 Hauptformen sind *(1) Dermoid* und *(2) Lipodermoid* (Dermolipom).

Dermoide bestehen aus kollagenem Bindegewebe, das von epidermoidem Epithel bedeckt ist. Sie erscheinen als solide, weiße Veränderungen und sind am häufigsten am Limbus lokalisiert (Abb. 7.**16**).

Lipodermoide bestehen aus Fettgewebe mit umgebendem, dermisartigem Bindegewebe. Sie erscheinen als weiche, gelbe, bewegliche, subkonjunktivale Veränderungen, die am häufigsten am Limbus oder äußeren Kanthus (Abb. 7.**17**) lokalisiert sind.

Patienten mit *Goldenhar-Syndrom* haben häufig epibulbäre Choristome (s. Abb. 2.**59**).

Lymphoide Tumoren

Die Bindehaut kann bei einer Vielzahl verschiedener benigner und maligner lymphoider Veränderungen involviert sein. Der Morbus Hodgkin beteiligt jedoch nur selten die Bindehaut und wenn, besteht ohne Ausnahme eine assoziierte ausgedehnte systemische Erkrankung.

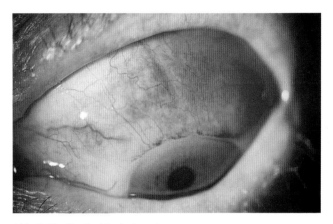

Abb. 7.**18**   Konjunktivales Lymphom

Die Untersuchung zeigt lachsfarbene, subkonjunktivale Infiltrate, die durch eine Biopsie von einem malignen Lymphom (Abb. 7.**18**) unterschieden werden müssen.

Die Behandlung erfolgt mittels Strahlentherapie.

▌Tumoren der Uvea

Irismelanom

Klinische Veränderungen

Zwischen 5 und 10% aller uvealen Melanome entstehen in der Iris. Die meisten Irismelanome wachsen langsam und bestehen aus Spindel-A- oder Spindel-B-Zellen. Sie weisen eine exzellente Prognose auf.

Klinisch manifest werden sie gewöhnlich während des 5. oder 6. Lebensjahrzehnts.

Die Untersuchung zeigt ein solitäres, pigmentiertes (Abb. 7.**19a** u. **b**) oder unpigmentiertes (Abb. 7.**20**) Knötchen, am häufigsten in der unteren Irishälfte. Die wichtigste Veränderung, die an ein Malignom denken läßt, ist dokumentiertes Wachstum. Andere verdächtige Befunde umfassen große Ausdehnung des Tumors, spontanes Hyphäma, umschriebene Linsentrübungen, Distorsion der Pupille und Ectropium uvae (Abb. 7.**21**). Selten zeigt ein malignes Melanom ein diffuses, intrastromales Wachstum, mit der Folge einer ipsilateralen, hyperchromen Heterochromie und eines sekundären Glaukoms durch Invasion des Kammerwinkels. Der Grad der assoziierten Vaskularisierung ist nicht hilfreich bei der Differenzierung einer gutartigen von einer bösartigen Irisläsion.

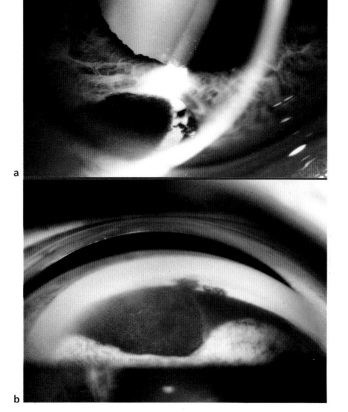

a

b

Abb. 7.**19a** u. **b**   Pigmentiertes Irismelanom
a Spaltlampenbefund
b Gonioskopischer Befund

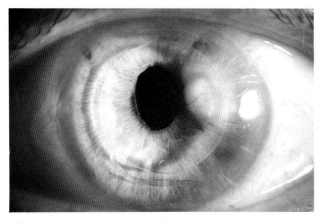

Abb. 7.**20**   Amelanotisches Irismelanom in einem Auge mit Vorderkammerkunstlinse

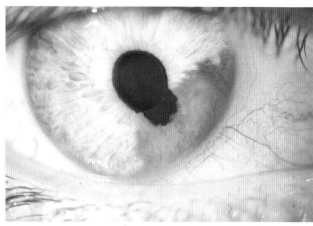

Abb. 7.**21**   Irismelanom, das eine Distorsion der Pupille und ein Ectropium uveae verursacht

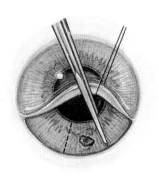

a

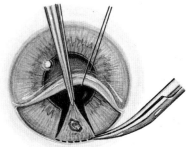

b

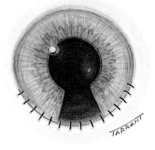

Abb. 7.**22a–c**   Excision eines Irismelanoms durch breite
c   Iridektomie

Denn die Vaskularisierung ist eher mit dem Ausmaß der Pigmentierung als mit der Natur der Läsion verknüpft. Bei amelanotischen Tumoren ist die Vaskularisierung leicht festzustellen, während sie bei stark pigmentierten Veränderungen oft maskiert ist.

Behandlung

Die *Beobachtung* einer verdächtigen Läsion sollte folgendermaßen sein:

1. Die Ausdehnung der Veränderung sollte sorgfältig nach Spaltlampenuntersuchung, Gonioskopie und Photographie dokumentiert werden.

2. Der Patient sollte in 6monatigen Intervallen untersucht werden, um ein mögliches Wachstum aufzudecken.

Die *chirurgische Exzision*, falls erforderlich, wird mit einem der folgenden Verfahren durchgeführt:

1. **Eine breite Iridektomie** (Abb. 7.22 a–c) ist für kleine Tumoren gewöhnlich ausreichend.
2. **Eine Iridozyklektomie oder Iridotrabekulektomie** ist erforderlich bei größeren Tumoren mit Kammerwinkelinvasion.
3. **Die Enukleation** bleibt gewöhnlich reserviert für die seltenen, diffus wachsenden Tumoren.

Differentialdiagnose

Irisnävus

Irisnävi sind häufige gutartige Tumoren, die aus kleinen spindeligen oder dendritischen Nävuszellen bestehen. Klinisch stellt ein Nävus eine pigmentierte, flache oder leicht erhabene Läsion der oberflächlichen Irisschichten dar (Abb. 7.23 a). Er verzieht das umgebende Gewebe oder die benachbarten Strukturen nicht, aber wenn er in der Nähe der Pupille lokalisiert ist, kann er zu Distorsion, Ectropium uveae oder umschriebenen Linsentrübungen führen. Patienten mit *Neurofibromatose Typ 1* haben eine erhöhte Irisnävusprävalenz (Lisch-Knötchen) (Abb. 7.24). Ein diffuser Nävus, der das normale Muster der Iriskrypten obskuriert, ist ein Teil des *Cogan-Reese-Syndroms*. Irissommersprossen sind kleiner als Nävi und bestehen aus flachen Aggregationen von Melanozyten auf der Irisoberfläche (Abb. 7.23 b).

Iriszysten

Primäre Iriszysten sind seltene Kuriositäten, die entweder aus dem Irispigmentepithel oder selten aus dem Irisstroma entstehen. Die große Mehrzahl, besonders diejenigen der Pigmentepithellage, sind stationär und asymptomatisch und erfordern keine Therapie (Abb. 7.25 a). Die hauptsächliche klinische Bedeutung erhalten diese Läsionen durch ihre Ähnlichkeit mit Neoplasmen der Iris und des Ziliarkörpers. Zysten des Irispigmentepithels sind globuläre, dunkelbraune Strukturen, die transilluminieren. Gelegentlich sind sie bilateral und multipel. Im Gegensatz zu epithelialen Zysten sind stromale Zysten größer, solitär, haben eine klare anteriore Wand und enthalten Flüssigkeit.

Sekundäre Iriszysten entwickeln sich nach intraokulärer Chirurgie, okulärem Trauma oder dem längeren Gebrauch von Langzeitmiotika. Zysten, die nach einem chirurgischen Eingriff entstehen oder nach einem Trauma, werden oft größer und führen zu schweren Komplikationen, wie Uveitis anterior und Glaukom (Abb. 7.25 b).

Andere Iristumoren

Das *juvenile Xanthogranulom* ist ein vaskulärer Tumor, der die Haut und gelegentlich das Auge betrifft. Es ist eine wichtige Ursache für spontanes Hyphäma und sekundäres Glaukom bei Kindern.

Leiomyome sind extrem seltene Tumoren, die ihren Ursprung in der glatten Irismuskulatur haben (Abb. 7.25 c).

Es kann sehr schwierig sein, sie sowohl klinisch als auch histologisch von amelanotischen Melanomen zu unterscheiden.

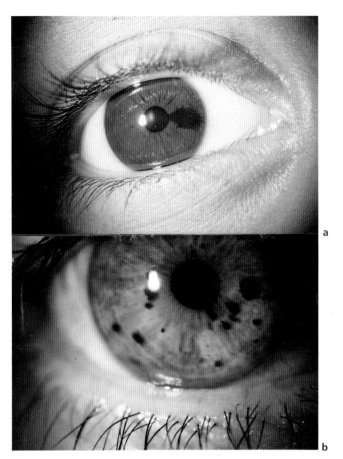

Abb. 7.**23 a** u. **b**
a Irisnävus
b Irissommersprossen

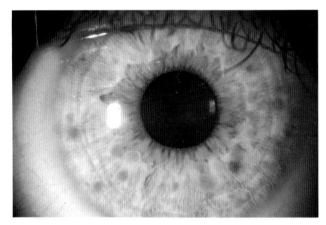

Abb. 7.**24**   Lisch-Knötchen

Metastasen in der Iris sind sehr selten. Wenn sie vorhanden sind, erscheinen sie als rosafarbene oder gelbe, brüchige Veränderungen, die mit Entzündungszeichen oder einem Pseudohypopyon assoziiert sein können.

Ein *entzündliches Granulom*, wenn es groß ist, kann mit einem Tumor verwechselt werden (Abb. 7.25 d).

Fluoreszenzangiographie

Obwohl die Fluoreszenzangiographie die tumoreigene Gefäßversorgung darstellen kann, ist sie gewöhnlich nicht hilfreich

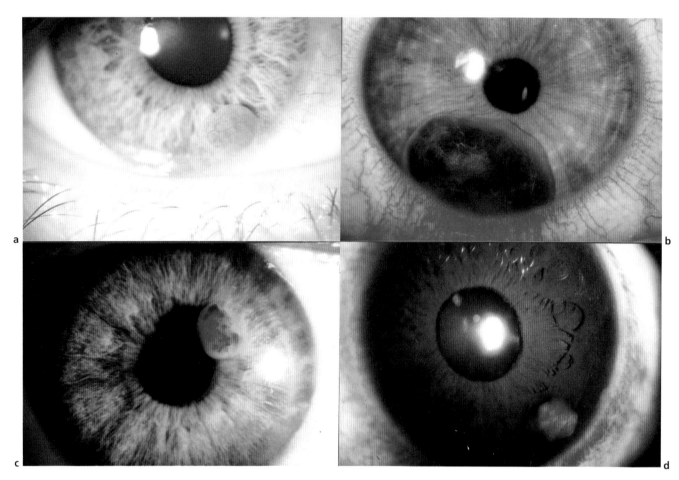

Abb. 7.**25a–d**   **a** Primäre Iriszyste, **b** Große sekundäre Iriszyste, **c** Irisleiomyom, **d** Großes entzündliches Irisgranulom (Busacca-Knötchen)

bei der Differenzierung eines Nävus von einem Melanom (Abb. 7.**26a** u. **b**). Melanin in Nävus oder Melanom wird die Fluoreszenz maskieren, während amelanotische Veränderungen hyperfluoreszent sind.

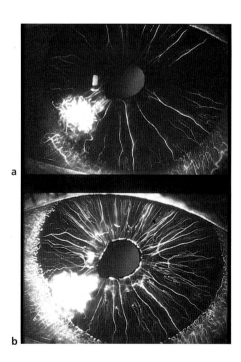

Abb. 7.**26a** u. **b**
Fluoreszenzangio-
gramm eines Iris-
melanoms
a Frühphase
b Spätphase mit
Farbstofffleckage

Ziliarkörpermelanom

Klinische Manifestation

Ziliarkörpermelanome sind häufiger als Irismelanome, aber seltener als diejenigen der Chorioidea. Sie werden erst bei weit dilatierter Pupille sichtbar (Abb. 7.**27a**). Die klinische Manifestation ist auf viele verschiedene Arten möglich, in Abhängigkeit von Größe und Lokalisation:

1. **Druck auf die Linse** durch den Tumor kann deren Verlagerung nach vorn mit sekundärem Astigmatismus (Abb. 7.**27 b**), eine Subluxation oder die Ausbildung einer umschriebenen Trübung zur Folge haben.
2. **Äußere Zeichen** schließen erweiterte episklerale Blutgefäße im selben Quadranten wie der Tumor („Wachtposten"-Gefäße; Abb. 7.**28**) ein. Die Ausdehnung des Tumors durch die skleralen Emissarien kann eine dunkle, epibulbäre Veränderung bewirken, die manchmal mit einem konjunktivalen Tumor verwechselt wird (Abb. 7.**29**).
3. **Anteriore Erosion** durch die Iriswurzel in die Vorderkammer (Abb. 7.**30**).
4. **Netzhautablösung,** die durch eine posteriore Tumorausdehnung bedingt ist (Abb. 7.**31**).
5. **Eine Uveitis anterior** durch Tumornekrose ist eine seltene klinische Manifestation.
6. **Wachstum des Tumors über die Zirkumferenz,** 360° um den Ziliarkörper, ist mit der schlechtesten Prognose verbunden, weil die frühe Diagnose sehr schwierig ist.

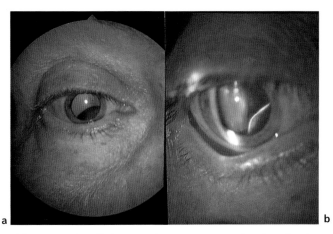

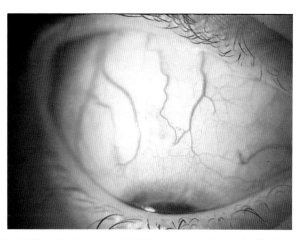

Abb. 7.**27 a** u. **b** Ziliarkörpermelanom, **a** Gegen den Rotreflex betrachtet, **b** Linsenverlagerung

Abb. 7.**28** „Wachtposten"-Gefäße in einem Auge mit Ziliarkörpermelanom

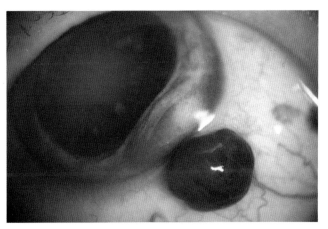

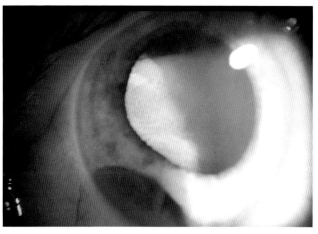

Abb. 7.**29** Extraokuläre Ausdehnung eines Ziliarkörpermelanoms

Abb. 7.**30** Ziliarkörpermelanom mit Erosion der Iriswurzel

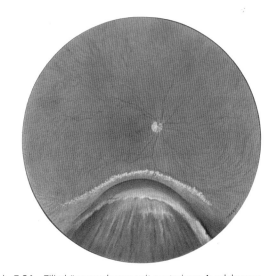

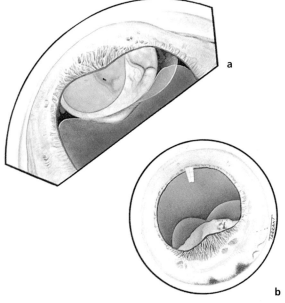

Abb. 7.**31** Ziliarkörpermelanom mit posteriorer Ausdehnung

Abb. 7.**32 a** u. **b** Amelanotisches Ziliarkörpermelanom

Untersuchungen

1. Die Untersuchung mit dem Dreispiegelkontaktglas durch eine gut dilatierte Pupille ist essentiell bei allen Augen, in denen ein Ziliarkörpermelanom vermutet wird (Abb. 7.**32 a** u. **b**). Sie ist insbesondere hilfreich zu Aufdeckung einer anterioren Erosion durch die Iriswurzel in den Kammerwinkel.

2. **Die Transillumination** ist zur Bestimmung der Dimensionen und der Lokalisation des Ziliarkörpertumors sowie der geeigneten Therapie einzusetzen. Die Transillumination ist auch bei der Differenzierung von Tumor und Zyste hilfreich.
3. **Die Ultrasonographie** ist insbesondere bei getrübten Medien nützlich zur Feststellung eines Tumors.
4. **Eine keilförmige Inzisionsbiopsie** unter einem Sklerallappen partieller Dicke kann bei atypischen Fällen erforderlich sein. Wenn die histologische Untersuchung ein Malignom zeigt, sollte die geeignete Therapie ohne Verzögerung erfolgen.

Behandlung

1. **Eine Enukleation** ist die Behandlung der Wahl bei großen Ziliarkörpertumoren und Tumoren der anterioren Chorioidea. Ein sekundäres Glaukom, das gewöhnlich eine ausgedehnte Invasion des Schlemm-Kanals anzeigt, ist ebenfalls eine Indikation für eine Enukleation. Der Wert der Bestrahlung vor der Enukleation muß noch belegt werden.

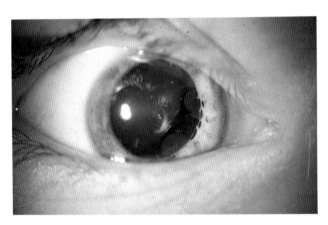

Abb. 7.**33**   Kongenitale Ziliarkörperzysten mit Verlagerung der Linse

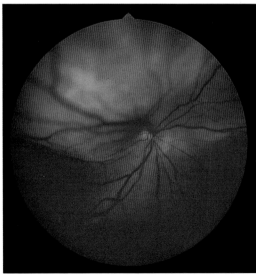

Abb. 7.**34**   Großes chorioidales Melanom

2. **Eine Iridozyklektomie** kann bei kleinen bis mittelgroßen Tumoren, die nicht mehr als $^1/_3$ des iridokornealen Winkels einnehmen, durchgeführt werden. Die ernstesten Komplikationen der lokalen Resektion sind Glaskörperblutung, Netzhautablösung und Tumorreste.
3. **Eine Strahlentherapie** erfolgt in ausgewählten Fällen entweder mit radioaktiven Applikatoren oder geladenen Partikeln.

Differentialdiagnose

Das *Medulloepitheliom* (Diktyom) ist ein seltener, langsam wachsender und lokal invasiver Tumor, der aus dem nichtpigmentierten Ziliarepithel entsteht. Diktyome werden typischerweise während des 1. Lebensjahrzehnts klinisch manifest mit schlechter Sehschärfe in Verbindung mit einem Ziliarkörpertumor, erhöhtem Augeninnendruck und/oder Katarakt. Selten wird die richtige Diagnose vor der Enukleation gestellt.

Das *Leiomyom* ist auch ein seltener Tumor, der typischerweise bei jungen Frauen zu finden ist.

Das *zystische Adenom* des pigmentierten Ziliarepithels ist ebenfalls sehr selten.

Hämangiome können bei einigen Patienten mit Sturge-Weber-Syndrom vorhanden sein.

Kongenitale Zysten sind selten und können die Linse verlagern (Abb. 7.**33**).

Chorioidales Melanom

Klinische Veränderungen

Das maligne Melanom der Chorioidea ist der häufigste, primäre intraokuläre Tumor des Erwachsenen. Patienten mit okulodermaler Melanose haben ein erhöhtes Risiko. Der Tumor ist sehr selten bei Schwarzen.

Klinisch manifest wird er am häufigsten während des 6. Lebensjahrzehnts. Der Tumor ist nach dem Alter von 80 Jahren selten und weniger als 4% der Patienten sind unter 30 Jahre alt.

Die Untersuchung typischer Fälle zeigt eine pigmentierte, erhabene, eiförmige Veränderung. Die Farbe des Tumors ist häufig braun, obwohl er mit dunkelbraunem oder schwarzem Pigment gesprenkelt oder amelanotisch sein kann (Abb. 7.**34**). Wenn der Tumor wächst, kann er durch die Bruch-Membran brechen und als pilzförmige Masse erscheinen (Abb. 7.**35**), die zu einer exsudativen Ablösung der darüberliegenden, sensorischen Netzhaut führt (Abb. 7.**36**). Eine Ansammlung von orangefarbenem Pigment (Lipofuszin) im retinalen Pigmentepithel (RPE) ist häufig, aber nicht diagnostisch. Andere, gelegentlich mit dem chorioidalen Melanom assoziierte Veränderungen umfassen chorioidale Falten, Blutungen, harte gelbe Exsudate, sekundäres Glaukom, Katarakt und Uveitis.

Bei einigen Patienten ist der Tumor symptomfrei und wird während einer Routine-Fundusuntersuchung entdeckt. Bei anderen verursacht er in Abhängigkeit von seiner Größe, Lokalisation und dem Vorhandensein oder dem Fehlen einer sekundären exsudativen Netzhautablösung eine herabgesetzte Sehschärfe oder einen Gesichtsfelddefekt. Fernmetastasen des intraokulären Tumors oder seiner extraskleralen Extensionen sind eine häufige Todesursache.

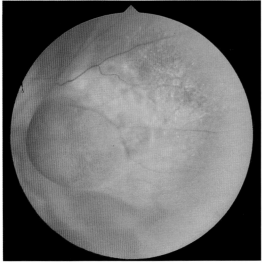

Abb. 7.**35**   Pilzförmiges chorioidales Melanom

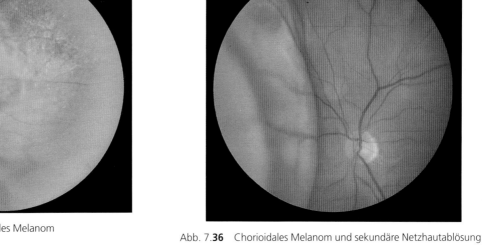

Abb. 7.**36**   Chorioidales Melanom und sekundäre Netzhautablösung

Die Erkrankungen, die hauptsächlich in die Differential-diagnose des chorioidalen Melanoms einbezogen werden müssen, sind Netzhautablösung, Aderhautamotio, Aderhautmetastasen, exsudative, altersabhängige Makuladegeneration, lokalisiertes chorioidales Hämangiom und ein großer chorioidaler Nävus.

Medizinische Untersuchung

Eine allgemeine medizinische Untersuchung zielt auf folgendes:

1. **Ausschluß einer chorioidalen Metastase.** Bei den Primärtumoren handelt es sich bei Männern am häufigsten um bronchiale, bei Frauen um Brusttumoren. Gelegentlich liegt der primäre Sitz in Niere oder Gastrointestinaltrakt.
2. **Auffinden von Fernmetastasen** des okulären Tumors. Die Untersuchungen hierzu umfassen Leberfunktionstests und Thoraxröntgenaufnahmen, da 97% der Metastasen in Lunge und Leber liegen. Ein Abdominal-CT und MRT der Leber werden durchgeführt, wenn hepatische Metastasen vermutet werden.

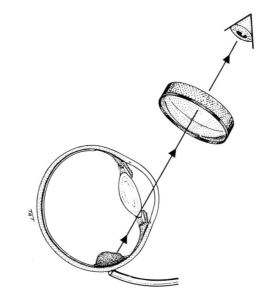

Abb. 7.**37**   Technik der skleralen Transillumination

Augenuntersuchung

1. **Die indirekte Ophthalmoskopie** ist bei Augen mit klaren Medien in der Mehrzahl der Fälle für die exakte Diagnose eines chorioidalen Melanoms ausreichend. Die binokulare Untersuchung erleichtert es dem Untersucher Prominenzen festzustellen und gibt einen dreidimensionalen Eindruck. Sie ermöglicht es dem Kliniker, das Vorhandensein von beweglicher Flüssigkeit zu entdecken und schafft einen besseren Durchblick durch getrübte Medien. Die Untersuchung des Partnerauges kann ebenfalls wertvolle Informationen vermitteln, da primäre Melanome so gut wie immer unilateral sind, während ähnliche Läsionen, wie Metastasen und die exsudative altersabhängige Makuladegeneration, häufig bilateral auftreten.
2. **Die Spaltlampenuntersuchung** mit einer +75-dpt-Linse im umgekehrten Bild (s. Abb. 12.**4**) ist bei der Befundung

feiner Veränderungen hilfreich, die mit relativ kleinen Tumoren verbunden sind, wie Lipofuszinpigment, subretinale Flüssigkeit, zystoide Veränderungen der darüberliegenden sensorischen Netzhaut und erweiterte Gefäße innerhalb des Tumors.

3. **Die Transillumination** ist eine einfache Technik zur Differenzierung pigmentierter Tumoren und dichter Blutungen, die nicht durchscheinend sind, gegenüber solchen Läsionen, die durchleuchtbar sind, wie exsudative Netzhautablösung, Aderhautamotiones und unpigmentierte Tumoren. Die Kaltlichtquelle wird auf der Bindehaut plaziert und die durch Transillumination erzeugten Lichteffekte über normaler Sklera und über dem Sitz der Läsion werden verglichen (Abb. 7.**37**). Der Grad der Transillumination kann mit einem binokularen indirekten Ophthalmoskop bei ausgeschalteter Beobachtungsbeleuchtung unmittelbar intraokular beurteilt werden.

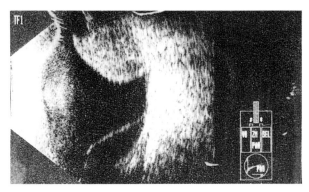

Abb. 7.**38**   Ultrasonogramm, das ein großes, chorioidales Melanom mit sekundärer inferiorer Netzhautablösung zeigt

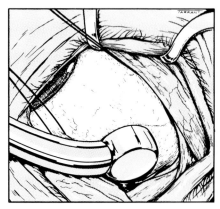

Abb. 7.**39**   P32-Test

Spezielle Untersuchungen

1. **Die Fundus-Fluoreszenzangiographie** kann gelegentlich bei der Untersuchung kleiner bis mittelgroßer chorioidaler Veränderungen hilfreich sein. Es gibt kein pathognomonisches Muster, obwohl die meisten Melanome während der arteriovenösen Phase des Angiogramms eine gesprenkelte Fluoreszenz zeigen, mit progressiver Anfärbung der Läsion und prolongierter Retention des Farbstoffs. Das Muster der Fluoreszenz variiert in Abhängigkeit von der Beschaffenheit des darüberliegenden retinalen Pigmentepithels (RPE). Die Destruktion des RPE hat durch erhöhte Hintergrundfluoreszenz (Fensterdefekt) eine Hyperfluoreszenz zur Folge. Vorhandenes Lipofuszinpigment andererseits wird die Transmission der chorioidalen Fluoreszenz partiell blockieren. Die Demonstration großer Blutgefäße innerhalb eines kleinen Tumors (doppelte Zirkulation) ist ein Zeichen für mögliche Malignität, obwohl diese Gefäße nicht mit dem Füllungsmuster einer chorioidalen Neovaskularisation (wie Brüsseler Spitzen), die mit einem Nävus assoziiert sein kann, verwechselt werden darf. Die Fluoreszenzangiographie ist insbesondere bei der Unterscheidung eines Melanoms von subretinaler Blutung, exsudativer Makulopathie und posteriorer Skleritis einzusetzen. Sie ist weniger zu gebrauchen bei der Differenzierung der Melanome von anderen chorioidalen Tumoren, wie Hämangiomen und Metastasen.

2. **Die Ultraschalluntersuchung** ist die exakteste Methode zur Festigung der Diagnose und Bestimmung der Tumorgröße. Sie ist auch nützlich bei der Diagnose von Tumoren in Augen mit getrübten Medien. Die B-Bild-Ultraschallun-

tersuchung zeigt die vordere Begrenzung des Tumors sowie akustische Leere, chorioidale Exkavation und orbitale Verschattung (Abb. 7.38). Außerdem ist die Bestimmung einer extraokulären Melanomausdehnung möglich.

3. **Der P32-Test** basiert auf der Tatsache, daß maligne Zellen in einem höheren Maße Phosphor inkorporieren und brauchen als normale Zellen. Radioaktiver Phosphor emittiert β-Strahlen, die mit einem Geiger-Zähler quantifiziert werden können. Die genaue Plazierung der Sonde über dem Tumorzentrum ist erforderlich, um exakte Befunde erhalten zu können (Abb. 7.39). Der Test ist hilfreich zur Unterscheidung eines großen Melanoms von einer ähnlich aussehenden benignen Läsion, wie einem Hämangiom, aber nicht zur Unterscheidung von einer Metastase, da beide eine positive Aufnahme zeigen.

4. **Das CT** ist sehr erfolgreich bei der Feststellung der extraokulären Ausdehnung des Tumors, es hat aber gegenüber dem Ultraschall bei der Bestimmung der Tumorgröße und bei der Differentialdiagnose keine Vorteile.

5. **Das MRT** kann chorioidale Melanome darstellen, insbesondere, wenn die Kombination mit Oberflächenspulen und Fettsuppressionssequenzen erfolgt. Diese sind im Vergleich zum Glaskörper hyperintensiv bei T1-gewichteten Aufnahmen und hyointensiv im Vergleich zum Glaskörper bei T2-gewichteten Aufnahmen. Kontrastmittel (Gadolinium) verstärkt die Auflösung.

6. **Farbkodierte Doppler-Bildverfahren** können bei der Differenzierung pigmentierter Tumoren von intraokulären Blutungen helfen, insbesondere bei Augen mit trüben Medien.

7. **Eine intraokuläre Biopsie** ist eine schwierige Technik, die gelegentlich eingesetzt wird, um zelluläre Aspirate zur Analyse zu erhalten, wenn die Diagnose nicht mit weniger invasiven Methoden gestellt werden kann.

Behandlung

Die korrekte Behandlung maligner Melanome der Chorioidea ist kontrovers und die Wahl der geeigneten Therapie komplex. Jeder Patient sollte individuell betrachtet und die folgenden Faktoren beachtet werden: (1) Sehschärfe des betroffenen Auges; (2) Größe, Lokalisation, Ausmaß und sichtbare Aktivität des Tumors; (3) Status des Partnerauges und (4) Gesundheitszustand sowie Alter des Patienten. Diese Faktoren sind von Bedeutung, da z. B. eine Behandlung bei einem langsam wachsenden Tumor im letzten Auge eines sehr alten oder chronisch kranken Patienten ungeeignet sein kann.

1. **Die Enukleation** (Entfernung des Bulbus) ist bei sehr großen Tumoren indiziert, insbesondere, wenn eine brauchbare Sehschärfe irreversibel verloren ist. In diesen Fällen wird die Enukleation der Strahlentherapie vorgezogen, da die erforderliche Bestrahlungsdosis zur Erreichung der Tumorspitze so hoch sein müßte, daß das übrige Auge nicht gerettet werden könnte. Zur Vermeidung einer möglichen hämatogenen Dissemination der malignen Zellen sollte die Enukleation mit vorsichtiger Isolation und Durchtrennung der extraokulären Muskeln und minimaler Traktion auf den Sehnerven bei der Sektion ausgeführt werden. Einige Autoritäten befürworten eine externe Bestrahlung vor der Enukleation, um das Risiko der metastatischen Ausbreitung zu vermindern. Ungefähr 4 Wochen nach der Enukleation kann der Patient mit einem Kunstauge versorgt

werden. Nachuntersuchungen sollten in 9monatigen Intervallen zur Feststellung eines orbitalen Tumorrezidivs erfolgen. Die Überlebensrate aller Formen des chorioidalen Melanoms nach Enukleation liegt bei ungefähr 75% nach 5 Jahren, 65% nach 10 Jahren und 60% nach 15 Jahren. Nach der Enukleation scheint es eine bimodale Todesinzidenz zu geben, nach 2–4 Jahren und nach 9–10 Jahren.

2. **Radioaktive Plaques (Applikatoren)** mit gammastrahlenden Isotopen (Kobalt-60 und Jod-125) sind für kleine Tumoren (< 3 mm Dicke und < 10 mm Durchmesser) und mittelgroße Tumoren (3–5 mm Dicke und 10–15 mm Durchmesser) geeignet. Der Applikator wird für eine bestimmte Zeit auf dem Bulbus fixiert und gibt eine feste Strahlendosis an den Tumor ab (Abb. 7.**40a–d**). Sein Hauptnachteil sind strahleninduzierte Komplikationen, wie Retinopathie, Papillopathie, Glaskörperblutung und Katarakt. Der Schweregrad dieser Komplikationen ist geringer bei Jod-125- als bei Kobalt-60-Applikatoren. Die Überlebensrate nach Applikatortherapie und Enukleation ist gleich.

3. **Ionenbeschleuniger-Bestrahlung (Zyklotron)** scheint ein sehr vielversprechender Ansatz zu sein, der sich als Alternative zur Enukleation, selbst bei Augen mit großen Tumoren, herausstellen könnte. Das Melanomgebiet wird mittels Transillumination und Tantal-Klipps markiert und die Bestrahlung in mehreren Sitzungen durchgeführt. Die Vorteile dieser Form der Röntgentherapie gegenüber derjenigen mit radioaktiven Applikatoren ist die Möglichkeit der besseren Fokussierung des Strahls. Obwohl gesagt wird, daß die Inzidenz der Komplikationen geringer sei, sind die Langzeitergebnisse der schweren Partikelbestrahlung vergleichbar mit der Applikatortherapie. Unglücklicherweise ist diese Behandlungsform bisher nur in wenigen Zentren verfügbar.

4. **Die Photokoagulation** mit Xenon- oder Argon-Laser kann überlegt werden, wenn die folgenden Kriterien erfüllt sind:
   a) Der größte Tumordurchmesser ist nicht größer als 6,5 Papillendurchmesser (10 mm) und der Tumor nicht mehr als 3 mm erhaben.
   b) Der Tumor sollte nicht mit einer signifikanten subretinalen Flüssigkeitsmenge verbunden sein, da diese die adäquate Therapie verhindern wird.
   c) Der Tumor sollte mindestens 3 mm von der Fovea entfernt sein, so daß die Herde die zentrale Sehschärfe nicht beeinträchtigen.
   d) Kleine Rezidive nach Applikatortherapie oder Tumorresektion können ebenfalls mit Photokoagulation behandelt werden.
   Nur 5–10% aller chorioidalen Melanome erfüllen diese Kriterien und von denjenigen, die mit Photokoagulation behandelt werden, benötigen ungefähr die Hälfte schließlich die Enukleation, entweder infolge fortgesetzten Tumorwachstums oder photokoagulationinduzierter Komplikationen.

5. **Eine partielle lamelläre Sklerouvektomie** kann bei bestimmten, sorgfältig ausgesuchten Tumoren vor dem Äquator und mit gewöhnlich weniger als 15 mm Durchmesser geeignet sein. Das Verfahren besteht in der Exzision des Tumors mit einem Rand gesunder Chorioidea unter einem Sklerallappen partieller Dicke. Die Retina wird nicht entfernt und legt sich auf den Sklerallappen. Obwohl über gute Ergebnisse berichtet worden ist, stellt sie eine schwie-

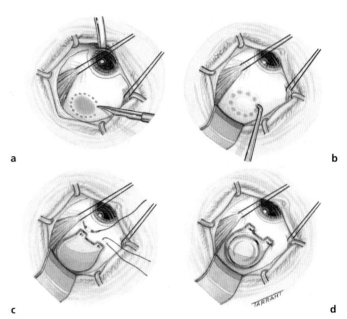

Abb. 7.**40a–d**   Behandlung des chorioidalen Melanoms mit Applikator (radioaktive Plaque)
a Tumorkennzeichnung mit Methylenblau
b Weitere Kennzeichnung mit Diathermie
c Transparenter Schablonenapplikator temporär über dem Tumor zentriert und Anlegen der vorgelegten Nähte
d Schablonenapplikator wird gegen Applikator derselben Größe ausgetauscht

rige Technik dar, die durch Glaskörperblutung, Netzhautablösung und Tumorrezidiv kompliziert werden kann.

6. **Eine Exenteratio** ist bei Melanomen mit extensiver extraokulärer Ausdehnung indiziert. Patienten mit geringen Graden einer extraokulären Ausbreitung werden gewöhnlich mit Strahlentherapie behandelt.

7. **Palliative Chemotherapie** oder Immuntherapie kann das Leben bei Patienten mit Metastasen etwas verlängern. Bei Patienten mit Lungenmetastasen liegt die Lebenserwartung im allgemeinen unter 1 Jahr und, wenn die Leber beteiligt ist, bei unter 3 Monaten.

Histologische Klassifizierung

Die 4 Hauptformen der melanozytischen Tumoren der Uvea sind *(1) Spindelzellnävi, (2) Spindelzellmelanome, (3) gemischtzellige Melanome* und *(4) Epitheloidzellmelanome* (Abb. 7.**41a–d**). Die Hauptveränderungen, die in die histologische Klassifizierung eingegangen sind, stellen Nukleolusgröße und Pleomorphismus dar.

Spindel-A-Zellen sind schlank, mit abgeflachten Kernen und einer prominenten basophilen Kernlinie durch eine Einfaltung der Kernmembran. Der Kern enthält keinen Nukleolus. Tumoren, die aus diesem Zelltyp zusammengesetzt sind, werden als gutartig angesehen und als Spindelzellnävi klassifiziert.

Spindel-B-Zellen sind etwas größer als Spindel-A-Zellen mit einem runden oder ovalen Kern und einem prominenten Nukleolus. Der Zytoplasmarand der einzelnen Zelle ist schlecht differenziert, so daß die Zellen dazu neigen, ineinander überzugehen und ein Syncytium zu formen. Tumoren, die aus diesen Zellen bestehen, haben die zweitbeste Prognose.

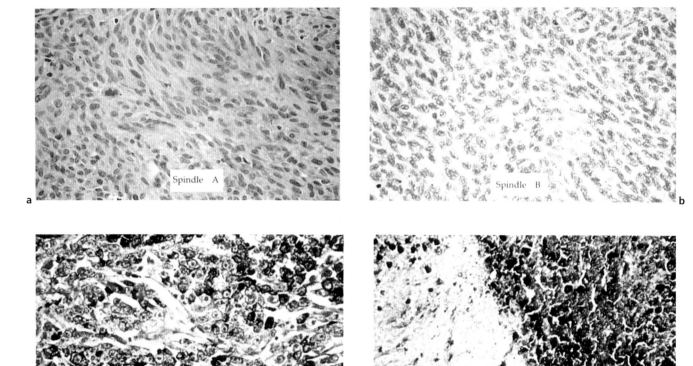

Abb. 7.**41a–d**   Histologie der uvealen Melanome

Epitheloidzellen sind groß, oval oder rund, mit gut begrenzten Zellmembranen, eosinophilem Zytoplasma und runden Kernen mit prominenten Nukleoli. Die Zellen können sowohl in Größe und Form (Pleomorphismus) variieren als auch in der Pigmentmenge. Mitosen sind reichlich vorhanden. Tumoren, die aus diesen Zellen zusammengesetzt sind, haben die schlechteste Prognose.

Gemischtzellige Tumoren bestehen aus einer Kombination von Spindel- und Epitheloidzellen. Wie zu erwarten, haben diese Tumoren eine intermediäre Prognose.

Die faszikuläre und die nekrotische Variante des Melanoms werden nicht länger als separate Formen aufgeführt. Bei faszikulären Tumoren sind die Spindelzellen „palisadenartig" oder bandartig in parallelen Reihen angeordnet. Sie haben die gleiche Prognose wie Tumoren, die aus gleichen Spindelzellen in zufälliger Anordnung bestehen. Bei nekrotischen Tumoren kann der Zelltyp nicht bestimmt werden. Eine massive Tumornekrose kann die Folge einer unzureichenden Blutversorgung oder durch Autoimmunmechanismen bedingt sein. Der nekrotische Prozeß kann eine intensive entzündliche Reaktion hervorrufen, die klinisch mit einer Endophthalmitis oder Uveitis verwechselt werden kann. Die Prognose entspricht derjenigen der gemischtzelligen Tumoren.

Prognostische Faktoren

1. **Zelltyp:** Spindelzell-Tumoren haben die beste Prognose und die aus Epitheloidzellen bestehenden die schlechteste.
2. **Tumorgröße:** große Tumoren haben eine schlechtere Prognose als kleinere.

3. **Extrasklerale Ausbreitung** ist mit einer sehr schlechten Prognose verbunden.
4. **Lokalisation:** anteriore Tumoren haben eine schlechtere Prognose, da sie gewöhnlich später diagnostiziert werden, als diejenigen in der Nähe des hinteren Pols.
5. **Wachstumsmuster:** diffus wachsende Tumoren tendieren zu einer schlechteren Prognose, weil sie gewöhnlich Epitheloidzellen enthalten und sich eher nach extraskleral ausbreiten.
6. **Pigmentierungsgrad:** ausgeprägt pigmentierte Tumoren haben eine schlechtere Prognose als amelanotische Tumoren.
7. **Patientenalter:** Patienten, die älter als 65 Jahre sind, haben eine schlechtere Prognose als jüngere.

Chorioidaler Nävus

Klinische Veränderungen

Chorioidale Nävi sind zu etwa 10% in der Bevölkerung zu beobachten. Obwohl sie wahrscheinlich bei Geburt vorhanden sind, tritt das maximale Wachstum während der Jahre vor der Pubertät auf und ist danach extrem selten. Aus diesem Grund sollte das seltene Ereignis klinisch feststellbaren Wachstums den Verdacht auf eine mögliche maligne Transformation lenken.

Ein *typischer Nävus* ist eine asymptomatische, flache oder minimal erhabene, ovale oder zirkuläre, schiefergraue Verän-

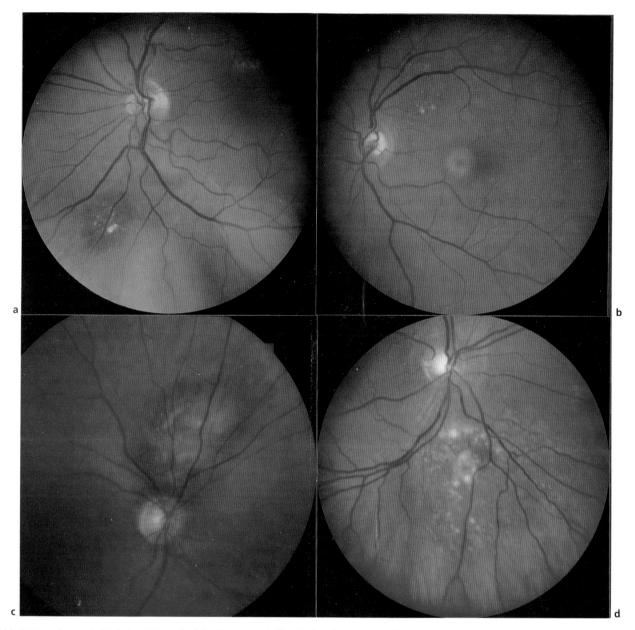

Abb. 7.**42 a–d**   **a** u. **b** Typischer kleiner chorioidaler Nävus mit Oberflächendrusen, **c** „Verdächtiger" chorioidaler Nävus mit Lipofuszinpigment auf der Oberfläche, **d** Großer, „verdächtiger" chorioidaler Nävus

derung von weniger als 5 mm Durchmesser (Abb. 7.**42 a** u. **b**). Mit der Zeit kann das retinale Pigmentepithel über dem Nävus degenerative Veränderungen und die Ausbildung von Drusen zeigen (Abb. 7.**43 a** u. **b**). Eine sekundäre chorioidale Neovaskularisation kann ebenfalls auftreten. In der Mehrzahl der Fälle ist die Diagnose leicht mit dem Ophthalmoskop allein zu stellen.

Ein „*verdächtiger Nävus*" ist durch die folgenden Veränderungen charakterisiert:

1. Ansammlungen von orangem (Lipofuszin) Pigment auf der Oberfläche (Abb. 7.**42 c**).
2. Hinterer Rand der Veränderung nicht mehr als 3 mm vom Sehnerv entfernt (Abb. 7.**42 d**).
3. Dicke von mehr als 2 mm.
4. Seröse Netzhautablösung und Symptome.

Behandlung

Im Hinblick auf die obengenannten Befunde sollte ein Nävus alle 18–24 Monate mit einer Fundusphotographie allein dokumentiert werden, da das Risiko der malignen Transformation sehr gering ist. Ein „verdächtiger Nävus" sollte alle 6 Monate photographiert und möglichst mit Fluoreszenzangiographie untersucht werden. Es ist schwierig, kleine Veränderungen der Dicke mit Ultraschall zu bestimmen. Der sorgfältige Vergleich von Fundusphotographien ist aber gewöhnlich eine zuverlässige Methode zur Wachstumsdokumentation. Wenn einmal Wachstum nachgewiesen ist, sollte die Veränderung als chorioidales Melanom reklassifiziert und entsprechend behandelt werden.

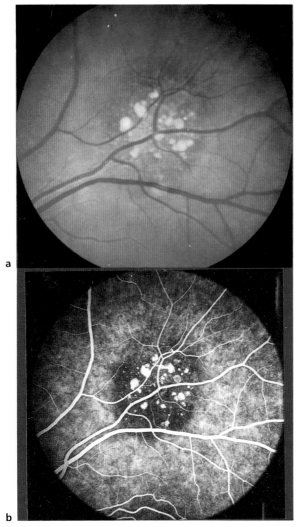

Abb. 7.43 a u. b
a Typischer chorioidaler Nävus mit Oberflächendrusen
b Fluoreszenzangiogramm derselben Veränderung mit Blockade der chorioidalen Hintergrundfluoreszenz und Anfärbung der Drusen

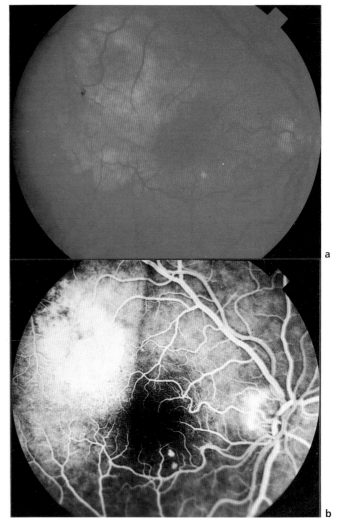

Abb. 7.44 a u. b
a Umschriebenes chorioidales Hämangiom,
b Fluoreszenzangiogramm derselben Veränderung mit Farbstoffleckage

Fluoreszenzangiographie

Die Befunde der Fluoreszenzangiographie hängen vom Ausmaß der Avaskularität und dem Grad der Pigmentierung ab. Die meisten chorioidalen Nävi sind avaskulär und pigmentiert und lassen eine Hypofluoreszenz entstehen, die durch Blockade der chorioidalen Hintergrundfluoreszenz entsteht (Abb. 7.43 b). Weniger pigmentierte Läsionen zeigen eine intensive, gefleckte Färbung während der arteriellen und arteriovenösen Phasen.

Umschriebenes chorioidales Hämangiom

Klinische Veränderungen

Ein umschriebenes (lokalisiertes) chorioidales Hämangiom ist ein seltener, benigner, vaskulärer Tumor.

Klinisch manifest wird er im Erwachsenenalter mit einseitiger Sehverschlechterung des betroffenen Auges.

Die Untersuchung zeigt eine glatte, erhabene, gewölbte oder plakoide, rotorangefarbene, chorioidale Veränderung, die in die umgebende Chorioidea übergeht. Die meisten Tumoren weisen einen Durchmesser zwischen 3 und 9 mm auf und sind meistens am hinteren Pol lokalisiert (Abb. 7.44 a). Häufige sekundäre Veränderungen umfassen exsudative Netzhautablösung, zystoide Degeneration und Sprenkelung des darüberliegenden retinalen Pigmentepithels. In einigen Fällen kann eine Metaplasie des Pigmentepithels in Knochen stattfinden. Ein hilfreiches klinisches Zeichen ist Abblassen der Läsion bei Druck auf den Bulbus.

Die Differentialdiagnose umfaßt ein amelanotisches chorioidales Melanom und Metastasen. Wenn die subretinale Flüssigkeit auf die Fovea begrenzt ist, kann der Tumor mit einer zentralen serösen Chorioretinopathie verwechselt werden.

Spezielle Untersuchungen

1. **Der P32-Test** ist gewöhnlich negativ.
2. **Die B-Scan-Ultraschalluntersuchung** demonstriert eine eiförmige oder plakoide Läsion mit scharfen vorderen Rän-

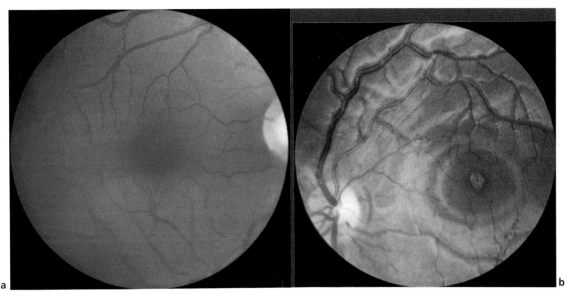

Abb. 7.**45a** u. **b**   **a** Diffuses chorioidales Hämangiom, **b** Partnerauge zum Vergleich

dern und akustischer Solidität, aber keine chorioidale Exkavation oder orbitale Verschattung.

3. **Die Fluoreszenzangiographie** zeigt typischerweise eine frühe Hyperfluoreszenz des Tumors während der chorioidalen Füllungsphase, progressive Hyperfluoreszenz während der arteriellen, venösen und Rezirkulationsphasen und eine progressive Leckage in die Umgebung und den darüberliegenden subretinalen Raum in der Spätphase (Abb. 7.**44b**). Diese Veränderungen sind nicht pathognomonisch.

Behandlung

Asymptomatische Tumoren erfordern keine Therapie. Wenn die Sehschärfe durch eine seröse Netzhautablösung bedroht ist, sollte eine energische Laserphotokoagulation des Tumors durchgeführt werden. Vermutlich erzeugt dies eine chorioretinale Adhäsion und verhindert eine weitere Flüssigkeitsansammlung. Eine externe Bestrahlung kann in ausgewählten Fällen ebenfalls hilfreich sein.

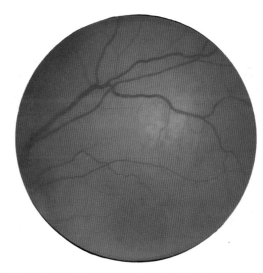

Abb. 7.**46**   Chorioidale Metastase eines Brustkarzinoms

Diffuses chorioidales Hämangiom

Die durch diesen Tumor verursachte diffuse chorioidale Verdickung gibt dem Augenhintergrund eine tiefrote Farbe (Abb. 7.**45a**), die leicht übersehen werden kann, solange nicht der Vergleich mit dem Partnerauge erfolgt (Abb. 7.**45b**). Die meisten Tumoren treten bei Patienten mit dem Sturge-Weber-Syndrom auf (s. Kapitel 14).

Metastatisches Karzinom

Chorioidale Metastasen sind wahrscheinlich häufiger als primäre Malignome. Der häufigste Primärsitz ist bei Frauen die Brust und bei Männern der Bronchus. Eine chorioidale Metastase kann die initiale Manifestation eines Bronchialkarzinoms sein, während eine anamnestische Mastektomie bei Patientinnen mit Brusttumoren die Regel ist. Andere weniger häufige Primärsitze schließen Niere, Hoden und Gastrointestinaltrakt ein. Die Prostata ist ein extrem seltener Ort für einen Primärtumor.

Klinische Veränderungen

Obwohl chorioidale Metastasen überall am Fundus entstehen können, sind sie am hinteren Pol deutlich häufiger zu finden (Abb. 7.**46**).

Klinisch manifest werden sie gewöhnlich mit uni- oder bilateraler Sehverschlechterung. Gelegentlich erfolgt die Invasion des Sehnervs durch Metastasen. Die Folge ist ein schwerwiegender Sehverlust.

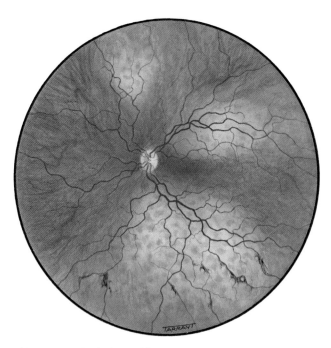

Abb. 7.**47**   Multiple chorioidale Metastasen

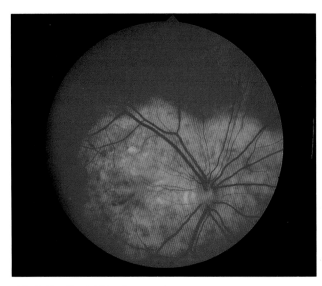

Abb. 7.**48**   Chorioidales Osteom

Die Untersuchung zeigt solitäre oder multiple, cremeweiße, plakoide oder eiförmige Veränderungen (Abb. 7.**47**). Da die Tumoren gewöhnlich seitlich infiltrieren, sind sie selten signifikant erhaben und haben schlecht definierbare Ränder. Die wenigen, die eine globuläre Form annehmen, können einem amelanotischen Melanom ähneln. Assoziierte Veränderungen umfassen eine charakteristische, gesprenkelte Pigmentverklumpung auf der Tumoroberfläche und eine ausgedehnte, exsudative Netzhautablösung, die mit einer primären Netzhautablösung verwechselt werden kann. Eine sorgfältige Untersuchung des Partnerauges ist wichtig, da bilaterale Metastasen häufig sind.

Spezielle Untersuchungen

1. **Der P32-Test** hat keinen Wert bei der Unterscheidung von Metastasen und primären amelanotischen Melanomen, da bei beiden positive Ergebnisse erhalten werden. Er ist jedoch wertvoll zum Ausschluß eines chorioidalen Hämangioms.
2. **Die B-Scan-Ultraschalluntersuchung** kann eine diffuse chorioidale Verdickung darstellen, die auch bei den seltenen, diffus wachsenden Melanomen gesehen werden kann.
3. **Die Fluoreszenzangiographie** zeigt variable Muster.
4. **Eine zytologische Untersuchung** der subretinalen Flüssigkeit kann in zweifelhaften Fällen hilfreich sein.

Behandlung

Eine Enukleation ist kontraindiziert, solange das Auge nicht schmerzt. Die palliative Behandlung besteht aus Chemotherapie in Verbindung mit externer Bestrahlung.

Chorioidales Osteom

Klinische Veränderungen

Das chorioidale Osteom (knöchernes Choristom) ist ein sehr seltener, gutartiger, verknöcherter Tumor der Chorioidea, der typischerweise gesunde, junge Frauen betrifft. Bei 75% der Fälle ist es einseitig.

Klinisch manifest werden kann der Tumor mit geringem, bis ausgeprägtem Verschwommensehen, Metamorphopsie und Gesichtsfelddefekten, die mit der Tumorlokalisation korrespondieren. Bei einigen Patienten wird der Tumor zufällig entdeckt.

Die Untersuchung zeigt eine orangegelbe, ovale oder runde Veränderung mit gut definierten, ausgezackten, geographischen Rändern, am häufigsten in der Nähe des Sehnervs oder am hinteren Pol (Abb. 7.**48**). Assoziierte Veränderungen umfassen diffuse Sprenkelung des darüberliegenden retinalen Pigmentepithels und multiple, kleine, vaskuläre Netze auf der Oberfläche des Tumors. Der Tumor wächst langsam und in einigen Fällen kann sich eine chorioidale Neovaskularisation entwickeln.

Spezielle Untersuchungen

1. **Die Fluoreszenzangiographie** zeigt während der frühen und späten Phasen ein diffuses, gesprenkeltes Hyperfluoreszenzmuster. Bei der Ultraschalluntersuchung ist ein dichter Tumor zu erkennen. Das Orbitagewebe hinter dem Tumor wird nicht dargestellt.
2. **Der P32-Test** ist positiv, da alle Knochen im Körper Phosphor aufnehmen.
3. **Röntgenaufnahmen und CT** können den Tumor darstellen. Im CT hat der Tumor dieselbe Dichte wie normaler Knochen.

Retikulumzellsarkom

Das Retikulumzellsarkom ist ein seltenes Non-Hodgkin-, B-zell-Lymphom. Die 2 Hauptformen sind: *systemisch* mit primärer Beteiligung von Lymphknoten, viszeralen Organen und selten Uvealtrakt und, seltener, der *ZNS-Typ*, der häufig das Auge involviert. Okuläre Veränderungen können der ZNS-Beteiligung um Monate und selbst Jahre vorausgehen. Beide Augen sind schließlich in 80% der Fälle betroffen, aber der Schweregrad der Beteiligung ist oft asymmetrisch.

Die klinische Manifestation, erfolgt auf eine der folgenden Arten:

1. Chronische Uveitis anterior, die nicht auf Steroide reagiert.
2. Uveitis intermedia bei älteren Patienten.
3. Subretinale Infiltration mit multifokalen, gelblichen Veränderungen, die hyperpigmentierte Flecken aufweisen, die pathognomonisch sind (Abb. 7.**49**). Eine exsudative Netzhautablösung ist eine seltene Spätkomplikation.

Die Behandlung sowohl des ZNS- als auch des okulären Retikulumzellsarkoms besteht in einer Strahlentherapie.

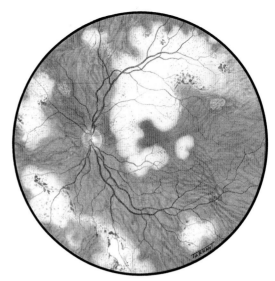

Abb. 7.**49**   Subretinale Infiltrate bei Retikulumzellsarkom

∎ Tumoren der Retina

Retinoblastom

Das Retinoblastom ist der häufigste, primäre, maligne, intraokuläre Tumor der Kindheit und der zweithäufigste aller Altersgruppen (das chorioidale Melanom ist häufiger). Trotzdem ist es ein seltener Tumor, der nur ungefähr bei einer von 20 000 Lebendgeburten auftritt. Es gibt keine Geschlechtsprädilektion. Auch wenn der Tumor initial nur in einem Auge gefunden wird, sind schließlich beide Augen in ¹/₃ der Fälle betroffen. Das Durchschnittsalter bei Diagnose ist 18 Monate und die große Mehrheit der Fälle wird klinisch vor dem Alter von 3 Jahren manifest. Kinder mit beidseitigen Tumoren zeigen eine frühere Manifestation als diejenigen mit unilateraler Beteiligung.

Vererbung

Familiäre Fälle: Obwohl die Vererbung des Retinoblastoms autosomal-dominant ist, mit 90–95%iger Penetranz, haben nur 6% eine positive Familienanamnese. Familiäre Fälle haben einen frühen Beginn, eine bilaterale Beteiligung und sind dazu prädestiniert, sekundäre, nicht okuläre Malignome, einschließlich Pinealoblastom (trilaterales Retinoblastom) und osteogenes Sarkom, zu entwickeln. Die sekundären Malignome können sich sowohl am Ort der Strahlentherapie eines Retinoblastoms entwickeln als auch in nicht bestrahlten Körperarealen. Patienten mit familiärem Retinoblastom haben ein 50%-Risiko, die Erkrankung auf ihre Nachkommen zu vererben. Seltene Fälle mit Retinom (Retinozytom), die als gutartige Gegenstücke des Retinoblastoms angesehen werden, haben dieselben genetischen Voraussetzungen wie das Retinoblastom. Das Gen, welches zum Retinoblastom prädestiniert, ist auf dem langen Arm von Chromosom 13 lokalisiert. Patienten mit größeren Abweichungen in dieser Region haben dysmorphe Veränderungen und eine mentale Behinderung, neben dem erhöhten Risiko, ein Retinoblastom zu entwickeln (13q-Syndrom).

Sporadische Fälle können bilateral oder unilateral sein. Alle bilateralen Fälle werden als germinale Mutation betrachtet und sind infolgedessen Genträger. Nicht familiäre, bilaterale Fälle gleichen den familiären sowohl in den klinischen Veränderungen als auch bezüglich des Risikos, nicht okuläre Malignome zu entwickeln. Zwischen 10 und 15% der unilateralen Fälle sind ebenfalls das Ergebnis einer germinalen Mutation und tragen genau wie die bilateralen (familiär oder nicht familiär) das Gen. Klinisch können die beiden Subtypen der sporadischen, unilateralen Fälle nicht differenziert werden, obwohl es wahrscheinlich ist, daß zukünftige molekulargenetische Techniken bei der Unterscheidung helfen werden.

Die genetische Beratung kann schwierig sein. Um sie zu verbessern, kann eine hochentwickelte DNA-Analyse in geeigneten Fällen durchgeführt werden. Die folgenden Prinzipien sollten berücksichtigt werden.:

1. Gesunde Eltern mit einem erkrankten Kind haben ein Risiko von 5%, ein zweites erkranktes Kind zu bekommen.
2. Wenn zwei oder mehr Geschwister erkrankt sind, ist das Risiko, weitere betroffene Kinder zu bekommen, 50%.
3. Für Überlebende eines hereditären Retinoblastoms beträgt die Wahrscheinlichkeit, ein Kind zu bekommen, das den Tumor entwickelt, fast 50%.

Klinische Manifestation

1. **Eine Leukokorie** (weißer Pupillarreflex) ist die häufigste Art der klinischen Manifestation und bei ungefähr 60% der Fälle vorhanden (Abb. 7.**50**).
2. **Strabismus** ist die zweithäufigste Art der klinischen Manifestation (20% der Fälle). Dies ist die Begründung dafür, daß alle Kinder mit Strabismus mit gut erweiterter Pupille untersucht werden müssen. Gelegentlich kann ein Patient mit einem kleinen Tumor eine Sehstörung ohne Strabismus aufweisen.

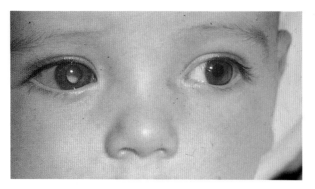

Abb. 7.**50**   Leukokorie des rechten Auges durch ein Retinoblastom

Familienanamnese ist negativ. Es ist deshalb wichtig, diese Tumorform in die Differentialdiagnose der chronischen Uveitis mit einzubeziehen.

5. **Eine orbitale Entzündung,** die eine Orbitalphlegmone imitieren kann, kann in Augen mit nekrotischen Tumoren auftreten und bedeutet nicht notwendigerweise eine extraokuläre Ausbreitung.

6. **Ein Exophthalmus** ist die Folge einer orbitalen Beteiligung.

7. **Routineuntersuchungen** von Risikopatienten können gelegentlich den Tumor aufzeigen.

3. **Ein sekundäres Glaukom,** das mit und ohne Buphthalmus (s. Abb. 8.**46** a) beobachtet werden kann, ist eine relativ seltene Form der Manifestation (3 %).

4. **Eine Pseudouveitis** mit einem roten Auge und Schmerzen, assoziiert mit Hypopyon und Hyphäma ist eine seltene Art der Manifestation (Abb. 7.**51** a–d). Sie ist charakteristisch für ein infiltrierendes Retinoblastom, bei dem Tumorzellen diffus auf die Retina übergreifen, ohne eine umschriebene Tumormasse zu bilden. Dieser seltene Subtyp präsentiert sich bei älteren Kindern mit einem Durchschnittsalter von 6 Jahren, im Gegensatz zu 18 Monaten bei typischen Fällen. Die Tumoren sind unilateral und die

Untersuchung

Die indirekte Ophthalmoskopie mit Skleraeindellung sollte an beiden Augen in maximaler Mydriasis durchgeführt werden. Solange die Skleraeindellung nicht eingesetzt wird, können Tumoren, die vor dem Äquator entstehen, übersehen werden. Die beiden folgenden Erscheinungsbilder des Fundus können beobachtet werden:

1. Endophytische Tumoren projizieren von der Retina in den Glaskörperraum. Sie haben eine weiße oder perlmutterartig rosa Farbe und weisen häufig feine Blutgefäße auf ihrer Oberfläche auf (Abb. 7.**52** b).
Bei sekundärer Verkalkung ist der Tumor scharf begrenzt und ähnelt Hüttenkäse. Oft ist mehr als ein Tumor im selben Auge zu finden (Abb. 7.**53**).

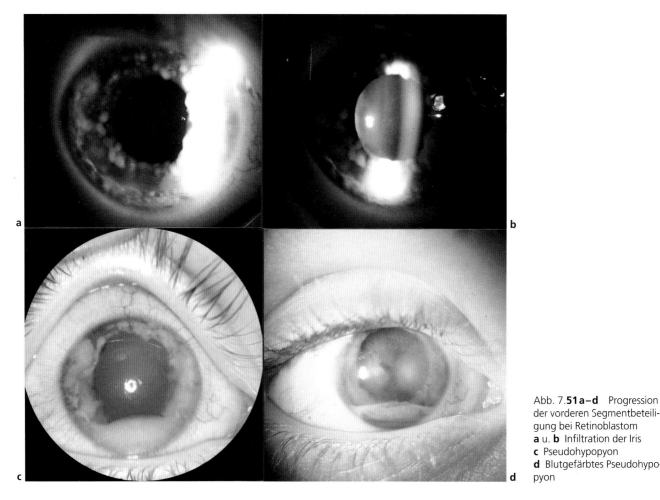

Abb. 7.**51** a–d   Progression der vorderen Segmentbeteiligung bei Retinoblastom
a u. **b** Infiltration der Iris
c Pseudohypopyon
d Blutgefärbtes Pseudohypopyon

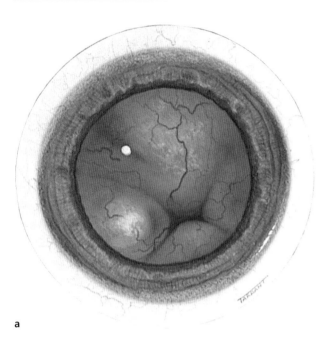
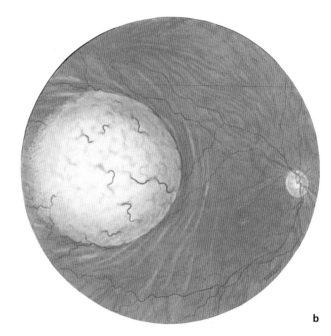

a

b

Abb. 7.**52**a u. **b**   Retinoblastom. **a** Exophytische Form, **b** Endophytische Form

2. Exophytische Tumoren wachsen im subretinalen Raum. Sie führen zu einer totalen Netzhautablösung (Abb. 7.**52**a). In diesen Augen kann der Tumor selbst schlecht zu sehen sein, insbesondere, wenn der Glaskörper infolge einer Blutung zusätzlich getrübt ist.

Spezielle Untersuchungen

1. **Die Ultraschalluntersuchung** ist eine geeignete Methode zur Diagnose des Tumors, Darstellung von Verkalkungen und zur Messung der Tumordimensionen.
2. **Die Computertomographie** ist bei der Darstellung von Kalzifikationen sensitiver als die Ultraschalluntersuchung. Außerdem kann sie eine ausgeprägtere Beteiligung des Sehnervs sowie die orbitale und ZNS-Ausbreitung und das Vorhandensein eines Pinealoblastoms demonstrieren.
3. **Die MRT** übertrifft die CT bei der Sehnervuntersuchung und der Auffindung eines Pinealoblastoms, insbesondere, wenn Kontrastmittel eingesetzt wird, obwohl Kalzifikationen nicht entdeckt werden können.

Behandlung

1. **Die Enukleation** mit einem langen Sehnervstück ist bei den meisten unilateralen Fällen gewöhnlich die Therapie der Wahl, denn zum Diagnosezeitpunkt ist der Tumor oft weit fortgeschritten und eine brauchbare Sehschärfe verloren. Die Behandlung bilateraler Fälle besteht gewöhnlich in der Enukleation des stärker betroffenen Auges und der konservativen Therapie des weniger betroffenen. Es gibt allerdings Ausnahmen von dieser Vorgehensweise und vieles ist abhängig von der Größe und der Lokalisation des Tumors. Wegen der besseren diagnostischen Methoden und der verfeinerten konservativen Behandlung in den letzten Jahren, geht die Tendenz sowohl bei unilateralen als auch bei bilateralen Tumoren weg von der Enukleation.

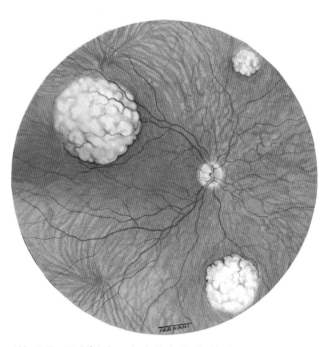

Abb. 7.**53**   Multifokale endophytische Retinoblastome

2. **Die externe Bestrahlung** wird für mittelgroße und große Tumoren bevorzugt. Die Bestrahlung mit Iod-125- oder Ruthenium-106-Applikatoren ist reserviert für kleine bis mittelgroße Tumoren oder für diejenigen, die nicht auf die externe Bestrahlung ansprechen.
3. **Die Photokoagulation** mit Xenon ist bei kleinen Tumoren zu gebrauchen, die hinter dem Äquator lokalisiert sind, nicht den Sehnerven oder die Makula einbeziehen und auf die sensorische Netzhaut beschränkt sind. Die Herde sollten den Tumor umgeben, ohne direkte Behandlung der Tumoroberfläche, mit dem Ziel, die Blutversorgung zu zerstö-

ren. Die Photokoagulation ist sehr erfolgreich bei Tumoren von < 3 mm Durchmesser und 2 mm Dicke, obwohl mehrere Behandlungen erforderlich sein können.

4. **Die Kryotherapie** mit einer Dreifach-Gefrier-Auftau-Technik kann bei kleinen peripheren Tumoren helfen. Sie ist kontraindiziert bei Tumoren, die > 3,5 mm Durchmesser oder > 2 mm Dicke aufweisen. Eine Aussaat in den Glaskörper, auch wenn sie klein ist, ist eine absolute Kontraindikation gegen sowohl die Photokoagulation als auch die Kryokoagulation.

5. **Eine systemische Chemotherapie** ist indiziert bei orbitalen Rezidiven, Metastasen und bei Patienten mit tiefer und ausgedehnter chorioidaler Invasion. Die häufigsten Lokalisationen von Metastasen sind Schädel, Orbita, lange Röhrenknochen, Eingeweide, Rückenmark und Lymphknoten.

Prognostische Faktoren

Die Mortalitätsrate durch den Tumor beträgt ungefähr 15%. Es folgen die wichtigsten prognostischen Faktoren:

1. **Die Sehnervenbeteiligung** jenseits des Schnittbereichs ist mit einer Mortalitätsrate von 65% verbunden. Wenn der Sehnerv nicht beteiligt ist, liegt die Mortalitätsrate bei 8%. Wenn der Tumor die Lamina cribrosa mit einbezieht, steigt die Mortalitätsrate auf 15%. Eine massive chorioidale Invasion ist ebenfalls ein negativer prognostischer Faktor.

2. **Tumorgröße und Lokalisation** sind wichtig, da die kleinen posterioren Tumoren mit 70% die beste Überlebensrate aufweisen. Es gibt keinen Unterschied zwischen endophytischen und exophytischen Formen.

3. **Zelluläre Differenzierung:** Gut differenzierte Tumoren sind charakterisiert durch Flexner-Wintersteiner-Rosetten. Die Homer-Wright-Rosette ist ähnlich, nur weist sie statt eines klaren Lumens ein Dreieck zentraler Fasern auf. Die Mortalitätsrate der Patienten, deren Tumoren reichlich Rosetten haben, liegt bei ungefähr 8%, verglichen mit 40% bei denjenigen mit sehr undifferenzierten Tumoren.

4. **Das Alter der Patienten** ist signifikant, da ältere Kinder, infolge der verzögerten Diagnosestellung, zu einer schlechteren Prognose tendieren.

5. **Patienten mit bilateralen Tumoren** haben initial eine bessere Überlebensrate als diejenigen mit unilateralen Tumoren, aber ihre Langzeitüberlebensrate ist schlechter, wegen der später auftretenden fatalen intrakraniellen Tumoren der Mittellinie oder sekundärer primärer Malignome.

Differentialdiagnose der kindlichen Leukokorie

Neben dem Retinoblastom können folgende Veränderungen eine Leukokorie in der Kindheit aufweisen:

1. **Eine Katarakt,** die uni- oder bilateral sein kann, bereitet gewöhnlich keine diagnostischen Schwierigkeiten.

2. **Der Morbus Coats** ist so gut wie immer unilateral, häufiger bei Jungen und hat die Tendenz, später als das Retinoblastom klinisch manifest zu werden.

3. **Die Retinopathia praematurorum** ist leicht zu diagnostizieren, wenn anamnestisch die zu frühe Geburt und ein niedriges Geburtsgewicht angegeben werden. Jedoch entstehen auch einige Fälle ohne prädestinierende Faktoren.

4. **An ein Toxokariasisgranulom** sollte bei der Differentialdiagnose des endophytischen Retinoblastoms gedacht werden.

5. **Der persistierende hyperplastische primäre Glaskörper** (Vitreus; PHPV) ist bedingt durch eine fehlende Regression des primären Glaskörpers und kann in anteriore und posteriore Formen unterteilt werden.

a) Der *anteriore PHPV* ist bei weitem der häufigste. Er tritt typischerweise in mikrophthalmischen Augen auf und ist in ungefähr 90% der Fälle unilateral. Er ist charakterisiert durch eine retrolentale Masse, in die elongierte Ziliarkörperprozesse inserieren (Abb. 7.54a u. b). Mit der Zeit erfolgt eine Kontraktion und zieht die Ziliarkörperprozesse zum Zentrum. Eine assoziierte Dehiszenz im Bereich der hinteren Kapsel kann schließlich zu der Ausbildung einer Katarakt führen. Die Schwellung der Linse kann auch ein sekundäres Winkelblockglaukom entstehen lassen. Die retrolentale Masse und die Linse mit einer Katarakt können entfernt werden, um Komplikationen zu verhindern, die sonst zu einem Verlust des Auges führen könnten. Bei gering betroffenen Augen kann eine limitierte Sehschärfe erhalten werden.

b) Der *posteriore PHPV* ist viel seltener als die anteriore Form. Charakteristische Veränderungen sind eine weiße, dicht getrübte Membran oder eine prominente, nicht getrübte Falte, die von der Papille zur peripheren Retina oder der retrolentalen Region reicht (Abb. 7.55). Sie sind am häufigsten unten lokalisiert, können aber in jedem Quadranten auftreten. Assoziierte Befunde umfassen Netzhautablösung, chorioidale Hypopigmentierung oder Hyperpigmentierung und blasse Papille. Es wird angenommen, daß das „Morning glory"-Syndrom (s. Abb. 14.77) eine Form des posterioren PHPV darstellt.

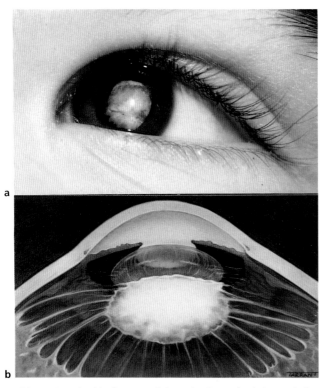

Abb. 7.**54a** u. **b** Vorderer persistierender hyperplastischer primärer Glaskörper

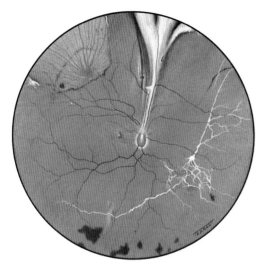

Abb. 7.**55** Hinterer persistierender hyperplastischer primärer Glaskörper mit subtotaler Netzhautablösung

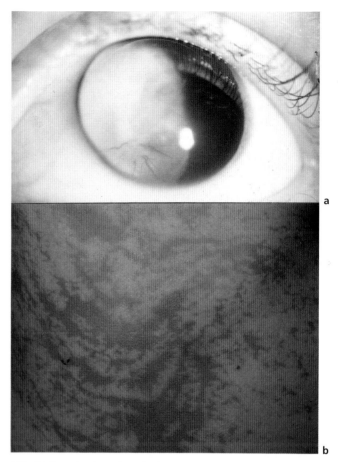

Abb. 7.**56a** u. **b**   Incontinentia pigmenti
a Leukokorie durch narbige Netzhautablösung
b Charakteristische Hautveränderungen

6. **Eine retinale Dysplasie** ist bedingt durch eine fehlende normale Entwicklung der Netzhaut während des embryonalen Lebens, so daß sie niemals ausreift. Die Veränderung ist charakterisiert durch eine rosafarbene oder weiße, retrolentale Membran in einem mikrophthalmischen Auge, mit flacher Vorderkammer und elongierten Ziliarkörperprozessen. Komplikationen umfassen Glaskörperblutungen, Katarakt und sekundäres Glaukom. Unilaterale Fälle sind gewöhnlich nicht mit systemischen Anomalien assoziiert, während eine bilaterale Beteiligung bei Patienten mit der *Norrie-Erkrankung* bestehen kann, einer seltenen X-chromosomal-rezessiven Erkrankung, die charakterisiert ist durch mentale Behinderung und Taubheit und beim Patau-Syndrom (Trisomie 13), das charakterisiert ist durch schwere systemische Anomalien und frühes Ableben.

7. **Incontinentia pigmenti** (Bloch-Sulzberger-Syndrom) ist eine seltene X-chromosomale, mesodermale und ektodermale Dysplasie, die weibliche Kinder betrifft. Sie ist charakterisiert durch eine rezidivierende, vesikulobullöse Dermatitis, die irreguläre hyperpigmentierte Flecken oder Wirbel auf Körperstamm und Extremitäten erzeugt (Abb. 7.**56b**). Es bestehen auch variable Mißbildungen von Zähnen, Haaren, Nägeln, Knochen und dem zentralen Nervensystem. Die Netzhaut ist in $^1/_3$ der Fälle vor dem Alter von 1 Jahr betroffen. Die Befunde reichen von Avaskularität in der peripheren temporalen Netzhaut bis zu fibrovaskulärer Proliferation mit retinaler Dysplasie und vernarbter Netzhautablösung, die eine Leukokorie verursachen können (Abb. 7.**56a**). Das betroffene Auge kann mikrophthalmisch sein. Die frühe Behandlung der peripheren Netzhaut mit Kryotherapie kann die Entwicklung einer vernarbten Retinopathie verhindern.

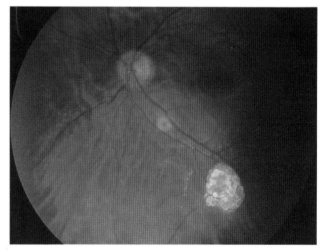

Abb. 7.**57**   Retinales Astrozytom

Retinales Astrozytom

Astrozytome der Retina und des Sehnervs treten selten als isolierte Veränderungen auf. Sie werden am häufigsten bei Patienten mit tuberöser Sklerose, die zu den Phakomatosen gehört, gesehen. Sie ist charakterisiert durch die Trias von (1) mentaler Behinderung, (2) Epilepsie und (3) Adenoma sebaceum (s. Kapitel 14). Ungefähr 50% der Patienten mit tuberöser Sklerose haben Fundusastrozytome, die in ungefähr 15% der Fälle bilateral sind.

Die Untersuchung läßt den Ursprung der Veränderungen aus den inneren Netzhautschichten erkennen. Sie können einfach oder multipel sein. Häufig sind sie an oder in der Nähe der Papille lokalisiert, obwohl sie auch in der Peripherie gefun-

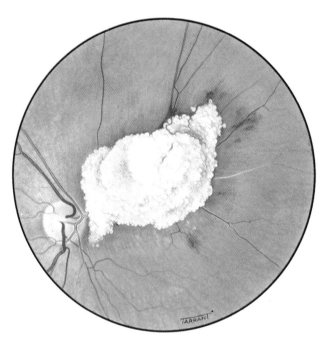

Abb. 7.**58**   Sehr großes retinales Astrozytom

Retinales kapilläres Hämangiom

Retinale kapilläre Hämangiome (Angiomatosis retinae, Hippel-Erkrankung) sind in ungefähr 25% der Fälle mit systemischen Veränderungen assoziiert. Die Kombination von okulären und systemischen Veränderungen wird als Hippel-Lindau-Syndrom bezeichnet, das zu den Phakomatosen gehört (s. Kapitel 14). Die retinalen Hämangiome stellen die häufigste Manifestation des von Hippel-Lindau-Syndroms dar und sind oft das erste Zeichen der Erkrankung. Die Vererbung ist autosomal-dominant mit inkompletter Penetranz und verzögerter Expressivität.

Klinische Veränderungen

Retinale kapilläre Hämangiome können multipel sein und beide Augen in 50% der Fälle beteiligen.

Die klinische Manifestation kann mit Visussymptomen, bedingt durch exsudative Netzhautablösung, Glaskörperblutung oder harte Exsudate im Makulabereich, erfolgen.

Die Untersuchung zeigt initial eine winzige Veränderung, die nicht größer als ein Mikroaneurysma ist und im Kapillarbett zwischen Arteriole und Venole lokalisiert ist. Mit der Zeit wächst die Läsion zu einem kleinen, roten Knötchen heran und entwickelt sich dann zu einem größeren, runden orangeroten Tumor (Abb. 7.**59**). Arteriovenöse Shunts innerhalb des Tumors lassen die zuführende Arterie und die Vene dilatieren und gewunden sein. Beide Gefäße haben die gleiche Farbe. Die Angiome der Papille sind nicht mit anomalen Gefäßen assoziiert. Wenn das Hämangiom unbehandelt bleibt, tritt eine Leckage von Plasmainhalten auf, diese hat sowohl die Ablagerung harter Exsudate in der umgebenden Netzhaut (Abb. 7.**60**) und in entfernteren Fundusgebieten zur Folge als auch die Ausbildung einer serösen Netzhautablösung und von Blutungen.

den werden können. Die Tumoren können klein und flach oder typischer, nodulär und gut umschrieben sein. Die Größe beträgt 0,5–1,0 Papillendurchmesser oder mehr (Abb. 7.**57**). Während des frühen Lebens können sie halbdurchscheinend sein und sollten in die Differentialdiagnose des Retinoblastoms einbezogen werden. Später nehmen sie oft eine dichte weiße Farbe an und das Auftreten multipler, kalzifizierter Areale innerhalb des Tumors kann ein maulbeerartiges Aussehen erzeugen (Abb. 7.**58**). Diese verkalkten, maulbeerartigen Tumoren des Sehnervs sollten von Hyalin-Körperchen (Drusen) unterschieden werden, mit denen sie nicht im geringsten verwandt sind.

Die Behandlung ist unnötig, da die Veränderungen gewöhlich asymptomatisch sind und nur eine minimale Wachstumstendenz zeigen.

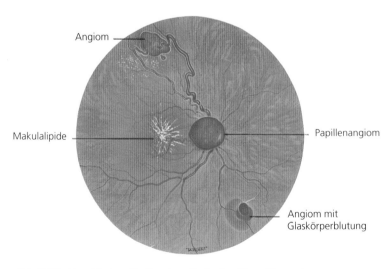

Abb. 7.**59**   Verschiedene Stadien der retinalen kapillären Hämangiome

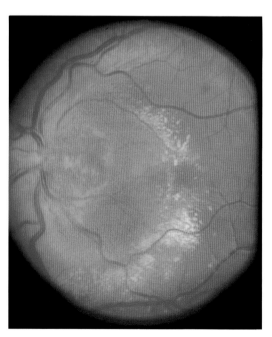

Abb. 7.**60**   Kapilläres Hämangiom der Papille mit sekundär rung harter Exsudate in der Makula

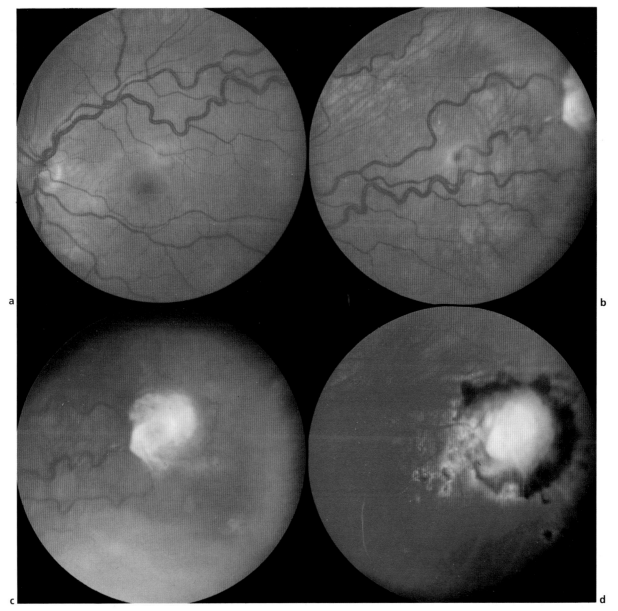

Abb. 7.**61a–d**   Retinales kapilläres Hämangiom, **a** Große Versorgungsgefäße, **b** u. **c** Derselbe Tumor vor der Behandlung, **d** Nach der Behandlung: Das Kaliber der Versorgungsgefäße ist geringer

Screening

Da es nicht möglich ist, vorauszusagen, welche Patienten mit retinalen Hämangiomen systemische Tumoren beherbergen, muß der Ophthalmologe alle Patienten einer gründlichen systemischen und neurologischen Untersuchung zuführen. Außerdem sollte wegen der dominanten Vererbung der Erkrankung ein Screening der Verwandten erfolgen. Das Screening-Protokoll sollte umfassen: Allgemeinuntersuchung, Urinuntersuchung, 24-Stunden-Urin zur Bestimmung des Vanillinmandelsäure-Spiegels, Nieren-Ultraschalluntersuchung, Abdominal-CT und MRT oder CT des Gehirns.

Behandlung

Da der Tumor gewöhnlich an Größe zunimmt und die Sehschärfe bedroht, sollte in allen Fällen eine Behandlung mit La-ser-Photokoagulation (Abb. 7.**61a–d**), Kryotherapie, penetrierender Diathermie oder externer Bestrahlung erfolgen. Eine Photokoagulation mit dem Gelben-Farbstoff-Laser ist selbst dann erfolgreich, wenn nur die Versorgungsgefäße therapiert werden. Gelegentlich verursacht eine exzessive, rigorose Behandlung eine temporäre, aber ausgedehnte exsudative Netzhautablösung.

Retinales kavernöses Hämangiom

Das kavernöse Hämangiom der Retina oder des Sehnervs ist eine seltene, kongenitale, unilaterale, vaskuläre Veränderung, die aus Ansammlungen dünnwandiger, sackförmiger Aneurysmen, gefüllt mit dunklem Blut besteht und an ein Bündel Weintrauben erinnert (Abb. 7.**62**). Einige Patienten haben

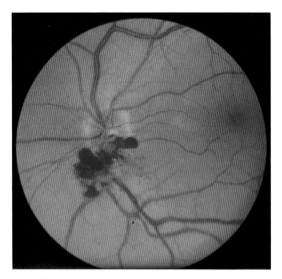

Abb. 7.**62**   Retinales kavernöses Hämangiom

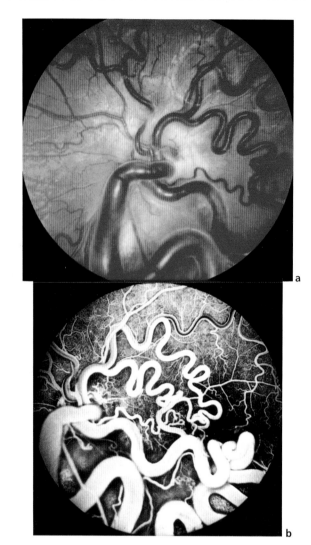

Abb. 7.**63 a** u. **b**
a Retinales razemöses Hämangiom
b Fluoreszenzangiogramm mit fehlender Farbstofffleckage

gleiche Läsionen in Haut oder ZNS. Aus diesem Grunde kann die Erkrankung als Phakomatose betrachtet werden.

Die Untersuchung zeigt, daß der Tumor zwischen 2 Venen in der inneren Retina oder dem Sehnervenkopf lokalisiert ist. Der Tumor kann variieren von einer eher unkomplizierten Ansammlung von Aneurysmen bis zu einem hochentwickelten Komplex, der in den Glaskörperraum projiziert, aber sich weder vergrößert, noch mit einer Exsudation verbunden ist. Als Ergebnis des trägen Blutflusses innerhalb der Läsion, wird das Plasma von den roten Blutkörperchen getrennt und klinisch und fluoreszenzangiographisch entsteht das charakteristische Erscheinungsbild eines Meniskus.

Die *Fluoreszenzangiographie* zeigt keine Leckage, da die Endothelzellen und Perizyten normal sind.

Eine Behandlung ist nicht erforderlich, da der Tumor gewöhnlich während des ganzen Lebens asymptomatisch bleibt.

Retinales razemöses Hämangiom

Das retinale razemöse Hämangiom ist eine seltene, gewöhnlich unilaterale, kongenitale, arteriovenöse Mißbildung, bei der eine direkte Kommunikation zwischen Arterien und Venen besteht, ohne ein dazwischen geschaltetes Kapillarbett.

Klinisch manifest wird es gewöhnlich bei jungen Patienten mit schlechtem Sehvermögen oder als Zufallsbefund.

Die Untersuchung zeigt eine auffällige vaskuläre Veränderung der Retina oder der Papille. Die betroffenen Gefäße sind typischerweise vergrößert, gewunden und in der Anzahl mehr als beim normalen Fundus (Abb. 7.**63 a** u. **b**). Wie bei der Angiomatosis retinae sind Vene und Arterie in der Farbe gleich. Die Veränderungen sind gewöhnlich asymptomatisch, obwohl sehr große Läsionen zu Exsudation und Blutung führen können.

Eine Behandlung ist in den meisten Fällen nicht erforderlich. Einige Patienten haben außerdem gleiche ipsilaterale Läsionen in Mittelhirn, basofrontaler Region oder hinterer Schädelgrube. Diese Assoziation wird als Wyburn-Mason-Syndrom bezeichnet, das zur Gruppe der Phakomatosen gehört. Eine Gehirnbeteiligung kann zu spontaner Blutung oder Epilepsie führen. Gelegentlich können die Mißbildungen die Maxilla, Mandibula oder Orbita einbeziehen. Über Gesichtshautveränderungen ist ebenfalls berichtet worden.

Tumoren des retinalen Pigmentepithels

Kongenitale Hypertrophie des retinalen Pigmentepithels

Klinische Veränderungen

Die 2 Hauptformen der kongenitalen Hypertrophie des retinalen Pigmentepithels/(KHRPE) sind solitär und gruppiert.

Die *solitäre KHRPE* besteht aus einer gut begrenzten, relativ flachen, dunkelgrauen oder schwarzen, runden oder ovalen Veränderung, die eine Größe von 1–2 Papillendurchmessern aufweist und glatte oder ausgezackte Ränder besitzt (Abb. 7.**64**). Ein hypopigmentierter Ring wird häufig direkt innerhalb der äußeren Ränder der Läsion gesehen. Depigmentierte Lakunen, die oft größer werden oder ineinander übergehen, sind ebenfalls häufig zu beobachten. Einige Läsionen können fast komplett depigmentiert sein, mit nur einer dünnen Pigmentkante an ihren Rändern.

Die *gruppierte KHRPE* ist charakterisiert durch kleine, scharf begrenzte, runde, ovale oder geographische, dunkelgraue oder schwarze Flecken variabler Größe, die oft in einem Muster angeordnet sind, das Tierfußspuren ähnelt („Bärenspuren"-Pigmentierung). Die Läsionen sind oft auf einen Sektor des Augenhintergrundes beschränkt, mit gewöhnlich mehr zentraler Lokalisation der kleineren Flecken (Abb. 7.**65**). Die „Bärenspuren" sollten nicht mit „Eisbärspuren" verwechselt werden, die aus ähnlichen weißlichen Läsionen bestehen.

Assoziation mit Polyposis intestinalis

Solitäre Veränderungen der KHRPE treten typischerweise in einem Auge sonst normaler Individuen auf. Dagegen können multiple, gewöhnlich bilaterale, weit auseinanderliegende, einzelne, ovale Läsionen, mit fischschwanzförmigen, hypopigmentierten Veränderungen an einem oder beiden Enden (Abb. 7.**66**) mit Polyposis intestinalis assoziiert sein. Dies ist eine dominant übertragene Erkrankung, die charakterisiert ist durch Hunderte von über das ganze Kolon verteilten adenomatösen Polypen (Abb. 7.**67**). Einige Patienten mit Polypen haben assoziierte Osteome und Anomalien der Weichteilgewebe (Gardner-Syndrom), während andere assoziierte neuroepitheliale Hirntumoren aufweisen (Turcot-Syndrom). In allen Fällen beginnen die Polypen mit der Entwicklung in der Adoleszenz. Eigentlich alle Patienten bilden bis zum Alter von 50 Jahren ein Kolonkarzinom aus. Eine prophylaktische Kolektomie sollte deshalb bei allen betroffenen Personen im frühen Erwachsenenalter erfolgen. Wegen des dominanten Vererbungsmusters ist eine intensive Untersuchung der Familienmitglieder unbedingt erforderlich. Unglücklicherweise

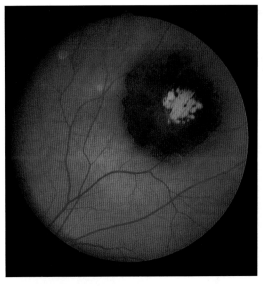

Abb. 7.**64** Kongenitale Hypertrophie des retinalen Pigmentepithels

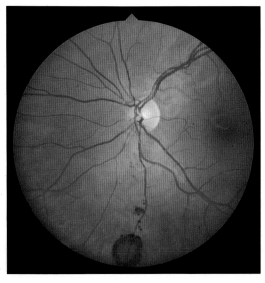

Abb. 7.**65** „Bärenspuren"-Form der kongenitalen Hypertrophie des retinalen Pigmentepithels

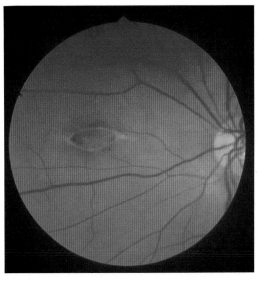

Abb. 7.**66** Fischschwanzförmige kongenitale Hypertrophie des retinalen Pigmentepithels bei familiärer adenomatöser Polyposis intestinalis

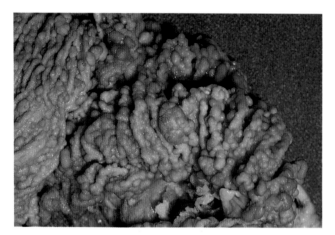

Abb. 7.**67**   Adenomatöse Polyposis intestinalis

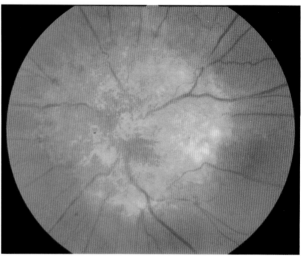

Abb. 7.**69**   Juxtapapilläres kombiniertes Hamartom des retinalen Pigmentepithels und der Retina

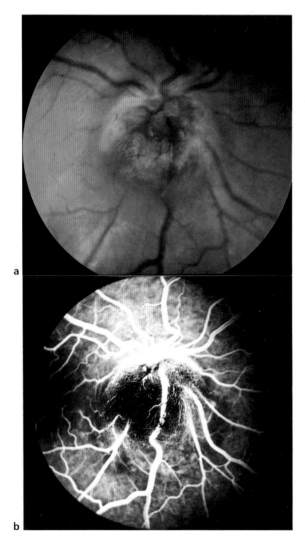

Abb. 7.**68a** u. **b**
a Melanozytom der Papille
b Fluoreszenzangiogramm desselben Auges mit korrespondierender Maskierung der Fluoreszenz

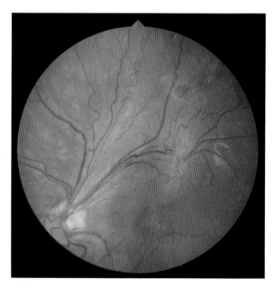

Abb. 7.**70**   Distorsion der Retina durch ein kombiniertes Hamartom des retinalen Pigmentepithels und der Retina

multipel und bilateral ist. Bei Vorhandensein einer KHRPE bei einem Familienmitglied, sollte deshalb der Verdacht auf ein erhöhtes Polyposisrisiko bestehen.

Melanozytom der Papille

Das Melanozytom der Papille ist eine seltene, gutartige, melanotische Veränderung, die typischerweise ein Auge einer dunkelhäutigen Person betrifft.

Klinisch manifest wird es selten mit einer Sehverschlechterung durch einen tief sitzenden Tumor, der die Nervenfasern und die Nervenversorgung komprimiert. Die meisten Fälle werden zufällig entdeckt.

Die Untersuchung zeigt eine pechschwarze Veränderung mit gefiederten Rändern, die am häufigsten den unteren Anteil des Sehnervenkopfes einnimmt (Abb. 7.**68a** u. **b**). Gele-

existieren keine phänotypische, biochemische Anomalie oder ein serologischer Marker, die anzeigen, wer von den einzelnen Mitgliedern betroffen sein wird. Jedoch haben über 95% der Patienten mit Polyposis eine KHRPE, die gewöhnlich

gentlich ist der Tumor erhaben und dehnt sich über die ganze Papillenoberfläche aus. Melanozytome können stationär sein oder langsam wachsen.

Eine Therapie ist nicht erforderlich.

Kombiniertes Hamartom des retinalen Pigmentepithels und der Retina

Dies ist eine seltene, gewöhnlich unilaterale, hamartomatöse Mißbildung, die das retinale Pigmentepithel, die neurosensorische Netzhaut, retinale Blutgefäße und den angrenzenden Glaskörper einbezieht. Vorwiegend sind Männer betroffen. Die 2 Hauptformen sind das *(1) juxtapapilläre*, das häufiger ist, und das *(2) periphere*.

Klinisch manifest werden die peripheren Veränderungen gewöhnlich mit Strabismus in der frühen Kindheit. Juxtapapilläre Läsionen treten mit Verschwommensehen und Metamorphopsien in der späten Kindheit oder im frühen Erwachsenenalter auf.

Die Untersuchung zeigt eine leicht erhabene Veränderung in Assoziation mit variablen Anteilen intraretinaler Gliose, epiretinaler Membranen, einem feinen Netzwerk dilatierter Kapillaren und Tortuositas der retinalen Blutgefäße (Abb. 7.69). Die Kontraktion der glialen Elemente der Läsion kann die angrenzende Netzhaut und den Sehnervenkopf verziehen und damit Symptome zur Folge haben (Abb. 7.**70**).

Die Behandlung der meisten Fälle ist nicht möglich.

8. Glaukome

Einleitung

Angewandte Physiologie und Anatomie

Kammerwassersekretion

Die *aktive Sekretion* macht ungefähr 80% der Kammerwasserproduktion aus. Das Kammerwasser wird vom unpigmentierten Ziliarepithel über einen aktiven metabolischen Prozeß, der abhängig ist von einer Anzahl enzymatischer Systeme, sezerniert.

Die *passive Sekretion* deckt die restlichen 20% ab. Das Kammerwasser wird hierbei durch einen passiven Vorgang produziert, wie Ultrafiltration und Diffusion, der abhängig ist von der Höhe des Blutdrucks in den Ziliarkapillaren, dem onkotischen Plasmadruck und der Höhe des intraokulären Drucks (IOD).

Kammerwasserabfluß

Das *Trabekelwerk* ist eine siebartige Struktur durch die das Kammerwasser das Auge verläßt. Es besteht aus den folgenden 3 Anteilen (Abb. 8.**1**):

1. **Das uveale Maschenwerk** ist der am weitesten nach innen gelegene Anteil, der aus strangartigen Maschen besteht, die von der Iriswurzel bis zur Schwalbe-Linie reichen (a in Abb. 8.**1**). Die intertrabekulären Räume sind relativ groß und bieten dem Kammerwasserdurchfluß wenig Widerstand.
2. **Das korneosklerale Maschenwerk** bildet den größeren, mittleren Anteil, der vom Skleralsporn bis zur Schwalbe-Linie reicht (b in Abb. 8.**1**). Die Maschen sind flächiger und die intertrabekulären Räume kleiner als im uvealen Maschenwerk.

3. **Das endotheliale (juxtakanalikuläre) Maschenwerk** ist der enge äußere Anteil des Trabekelwerks, der das korneosklerale Maschenwerk mit dem Endothel der inneren Seite des Schlemm-Kanals verbindet. Das juxtakanalikuläre Maschenwerk ist sehr wichtig, weil es den Hauptanteil des normalen Widerstandes für den Kammerwasserdurchfluß bildet.

Der *Schlemm-Kanal* verläuft über die ganze Zirkumferenz und wird durch Septen überbrückt (d in Abb. 8.**1**). Die innere Wand des Kanals wird von irregulären, spindelförmigen Endothelzellen ausgekleidet, die Einstülpungen (Riesenvakuolen) enthalten. Die äußere Wand des Kanals besteht aus glatten, flachen Zellen und enthält die Öffnungen von Sammelkanälen.

Die *Sammelkanäle* verlassen den Schlemm-Kanal im schrägen Winkel und verbinden sich entweder direkt oder indirekt mit episkleralen Venen (e in Abb. 8.**1**).

Das Kammerwasser fließt durch die Pupille von der hinteren Augenkammer in die vordere und wird über die beiden folgenden, unterschiedlichen Wege drainiert (Abb. 8.**2**):

1. **Der trabekuläre (konventionelle) Weg**, über den ungefähr 90% des Kammerwasserabflusses stattfinden, verläuft durch das Trabekelwerk in den Schlemm-Kanal (a in Abb. 8.**2**). Die Drainage erfolgt über die episkleralen Venen.
2. **Der uveosklerale Weg** ist für ungefähr 10% des Kammerwasserabflusses verantwortlich. Das Kammerwasser gelangt über den Ziliarkörper in den suprachorioidalen Raum und wird über die venöse Zirkulation von Ziliarkörper, Chorioidea und Sklera (b in Abb. 8.**2**) drainiert. Ein Teil des Kammerwassers wird über die Iris drainiert (c in Abb. 8.**2**).

Die Abflußleichtigkeit ist ein Maß für die Fähigkeit des Kammerwassers, das Auge in einem bestimmten Zeitabschnitt zu verlassen. Sie wird ausgedrückt in Mikrolitern pro Minute pro mmHg (µl/min/mmHg).

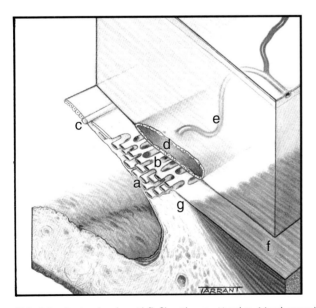

Abb. 8.**1** Anatomie der Abflußkanäle: a = Uveales Maschenwerk; b = Korneosklerales Maschenwerk; c = Schwalbe-Linie; d = Schlemm-Kanal; e = Sammelkanäle; f = Longitudinaler Muskel des Ziliarkörpers; g = Skleralsporn

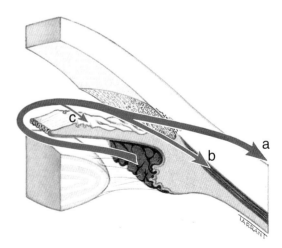

Abb. 8.**2** Normaler Abfluß des Kammerwassers: a = Trabekulärer (konventioneller) Weg; b = Uveoskleraler Weg; c = Über die Iris

Intraokulärer Druck

Die Goldmann-Gleichung sagt aus, daß die folgenden Faktoren die Höhe des IOD bestimmen:

1. **Die Rate der Kammerwassersekretion.**
2. **Der Widerstand in den Abflußkanälen.**
3. **Die Höhe des episkleralen Venendrucks.**

Der *normale IOD* variiert zwischen 10 mmHg und 21 mmHg (Durchschnitt 16 mmHg). Obwohl es keine absolute Obergrenze gibt, werden 21 mmHg als Obergrenze des normalen IOD betrachtet und ein Wert darüber als verdächtig eingestuft. Einige Patienten entwickeln jedoch bei Werten unter 21 mmHg glaukomatöse Schäden, andere dagegen bei zumindest kurzzeitig über 30 mmHg liegenden Werten nicht.

Fluktuationen des IOD treten mit der Tageszeit, dem Herzschlag, dem Blutdruck und der Atmung auf. Das Muster der Tageskurven des IOD variiert im normalen und im glaukomatösen Auge, mit der Tendenz zu höherem IOD am Morgen und niedrigeren Werten am Nachmittag und Abend. Normale Augen weisen eine geringere Fluktuation auf (4 mmHg) als glaukomatöse Augen, bei denen die Fluktuation mehr als 10 mmHg betragen kann.

Pathogenese des Glaukomschadens

Es folgen 2 derzeitige Theorien zum Mechanismus der glaukomatösen Schädigung:

1. **Die indirekte Ischämietheorie** postuliert, daß der erhöhte IOD die Nervenfasern durch Störung der Mikrozirkulation des Sehnervs absterben läßt. Nach dieser Theorie ist es deshalb die Differenz von IOD und intrakapillärem Druck (Perfusionsdruck), die bestimmt, ob ein Schaden eintritt oder nicht.
2. **Die direkte mechanische Theorie** nimmt an, daß der erhöhte IOD die Nervenfasern, wenn sie die Papille passieren, direkt schädigt.

Es ist wahrscheinlich, daß in den meisten Fällen beide Mechanismen eine Rolle spielen.

Klassifikation der Glaukome

Die vielen Formen der Glaukome werden klassifiziert nach *offenem* oder *engem* Kammerwinkel und nach der Art und Weise, wie der Kammerwasserabfluß beeinträchtigt wird. Eine weitere Klassifikation beschreibt die Erkrankung als *primär* oder *sekundär* in Abhängigkeit von vorhandenen oder nicht vorhandenen assoziierten drucksteigernden Faktoren. Mitunter wird außerdem das Manifestationsalter berücksichtigt: die Beschreibung erfolgt in Abhängigkeit davon als *kongenital, infantil, juvenil* oder *adult*.

Primäre Glaukome

Bei primären Glaukomen ist die Erhöhung des IOD nicht mit anderen okulären Erkrankungen assoziiert. Die 3 hauptsächlichen primären Glaukome sind: *(1) Offenwinkel-, (2) Engwinkel-* und *(3) kongenitales (entwicklungsbedingtes) Glaukom.*

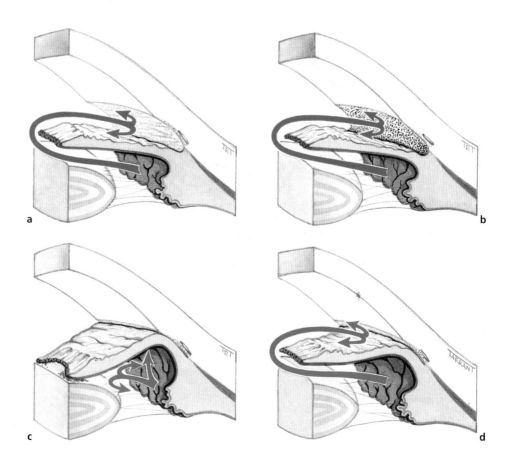

Abb. 8.**3a–d** Mechanismen der Kammerwasserabfluß-Obstruktion bei sekundären Glaukomen
a Prätrabekuläre Obstruktion durch eine das Trabekelwerk bedeckende Membran
b Trabekulärer Block durch Pigment
c Sekundärer Kammerwinkelverschluß durch einen Pupillarblock
d Sekundärer Kammerwinkelverschluß ohne Assoziation mit einem Pupillarblock

Sekundäre Glaukome

Bei sekundären Glaukomen verändert eine okuläre oder nicht okuläre Erkrankung den Kammerwasserabfluß und resultiert in einer Erhöhung des IOD. Sekundäre Glaukome können erworben oder entwicklungsbedingt sein und vom Offenwinkel- oder Engwinkeltyp.

Sekundäre Offenwinkelglaukome entsprechen einer der folgenden 3 Formen:

1. **Prätrabekulär:** eine Membran, die das Trabekelwerk bedeckt, obstruiert den Kammerwasserabfluß (Abb. 8.3 a).
2. **Trabekulär:** Die Obstruktion liegt im Trabekelwerk selbst (Abb. 8.3 b).

3. **Posttrabekulär:** Das Trabekelwerk ist normal, aber der Kammerwasserabfluß ist infolge einer Erhöhung des episkleralen Venendrucks beeinträchtigt.

Bei *sekundären Engwinkelglaukomen* ist der Kammerwasserabfluß durch die Aneinanderlagerung von peripherer Iris und Trabekelwerk beeinträchtigt. Dies kann entweder in posterioren Kräften resultieren, welche die periphere Iris gegen das Trabekelwerk drücken (Abb. 8.3 c) oder in anterioren Kräften, welche die periphere Iris über das Trabekelwerk ziehen (Abb. 8.3 d).

Insgessamt ist das Offenwinkelglaukom am häufigsten mit ungefähr 55% der Fälle; sekundäre Glaukome folgen (30%), dann primäre Engwinkelglaukome (12%) und das kongenitale Glaukom (3%).

▌Untersuchungsmethoden

Tonometrie

Die beiden hauptsächlichen Methoden, den IOD zu messen sind Applanation und Indentation. Beide basieren auf dem Prinzip, daß die einwirkenden Kräfte entweder abflachen (applanieren) oder die Hornhaut eindellen. Besprochen werden die zur Zeit vorwiegend eingesetzten Tonometer:

1. **Das Goldmann-Tonometer** besteht aus einem Doppelprisma mit einem Durchmesser von 3,06 mm (Abb. 8.4 a). Es ist ein mit variabler Kraft arbeitendes Applanationstonometer. Obwohl es sehr genau ist, können potentielle Fehler durch ungeeignete Fluoreszeinmuster auftreten. Exzessives Fluoreszein läßt die Halbkreise zu dick und den Radius zu klein sein (Abb. 8.4 b), während insuffizientes Fluoreszein die Halbkreise zu dünn und den Radius zu groß sein läßt (Abb. 8.4 c).
2. **Das Perkins-Tonometer** wird handgehalten und benutzt ein Goldmann-Prisma, das an eine kleine Lichtquelle adaptiert ist. Das Tonometer ist klein, leicht zu tragen und erfor-

dert keine Spaltlampe (Abb. 8.5 a). Es ist deshalb sehr gut bei bettlägerigen oder anästhesierten Patienten einzusetzen (Abb. 8.5 b). Es erfordert allerdings einige Übung, bevor verläßliche Ergebnisse gewonnen werden können.
3. **Das Luftstoßtonometer** ist ein Non-contact-Tonometer und setzt das Goldmann-Prinzip ein. Der zentrale Anteil der Hornhaut wird durch einen Luftstrahl abgeflacht. Dieses Tonometer ist insbesondere zum Screening vieler Personen geeignet und bei Optometristen beliebt. Seine Hauptnachteile bestehen in der fehlenden Genauigkeit außerhalb der niedrigen bis mittelhohen Druckwerte und dem Auftreten von Geräuschen.
4. **Das Pulsairtonometer** ist ein handgehaltenes, Non-contact-Gerät mit einer automatischen Ausrichtungsaktivierung. Es kann in jeder Position beim Patienten eingesetzt werden (Abb. 8.5 c) und erzeugt keine Geräusche.
5. **Das Tono-Pen-Tonometer** ist ein in sich abgeschlossenes, batteriebetriebenes, miniaturisiertes, tragbares Gerät (Abb. 8.5 d). Es korreliert vorteilhaft mit dem Goldmann-Tonometer, obwohl es leicht dazu tendiert, einen niedrigen IOD zu überschätzen und einen hohen IOD zu unterschätzen.
6. **Das Schiötz-Tonometer** benutzt einen Kolben mit einem vorher aufgesetzten Gewicht, um die Hornhaut zu indentieren (Abb. 8.6 a u. b). Das Ausmaß der Indentation wird unter Zuhilfenahme von Tabellen in Millimeter Quecksilbersäule übertragen.

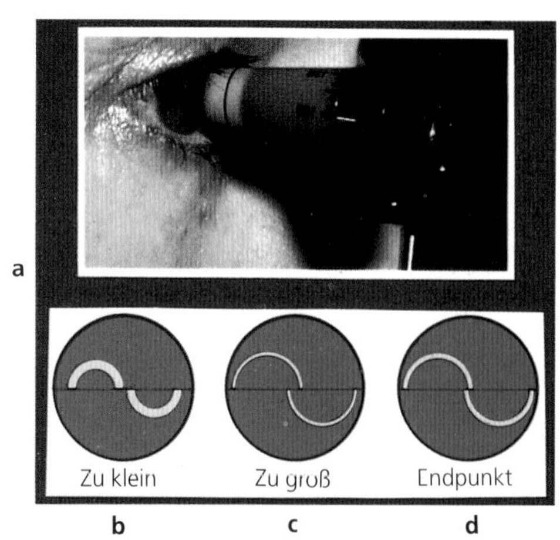

Gonioskopie

Die 3 Hauptziele einer Gonioskopie sind folgende:

1. Identifikation von anomalen Kammerwinkelstrukturen.
2. Bestimmung der Kammerwinkelweite.
3. Beurteilung des Kammerwinkels während verschiedener Verfahren wie Argon-Laser-Trabekuloplastik und Goniotomie.

Der Kammerwinkel kann nicht direkt durch eine intakte Hornhaut beurteilt werden, da Licht, das von den Kammer-

a Goldmann-Tonometer

Zu klein   Zu groß   Endpunkt

b   c   d

Abb. 8.**4 a–d**
a Goldmann-Tonometer
b–d Fluoreszeinringe während der Tonometrie

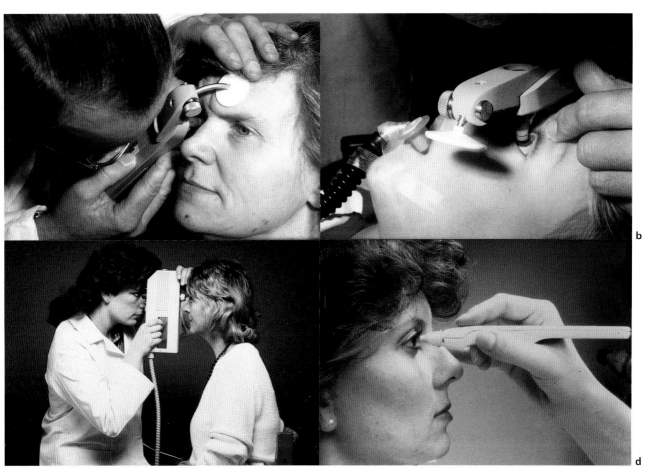

Abb. 8.**5a–d** **a** u. **b** Perkins-Tonometer, **c** Non-contact-Pulsair-Tonometer, **d** Tono-Pen

winkelstrukturen emittiert wird, der vollständigen inneren Reflexion unterliegt. Ein Gonioskop eliminiert dies, indem die Hornhaut-Luft-Berührungsfläche durch eine neue ersetzt wird, die einen höheren refraktiven Index aufweist als Hornhaut und Tränen. Die 2 Hauptformen der Gonioskope sind das *indirekte* und das *direkte*.

Indirekte Gonioskope

Indirekte Gonioskope erzeugen ein Spiegelbild des gegenüberliegenden Kammerwinkels und können nur in Verbindung mit der Spaltlampe eingesetzt werden. Es folgen die beiden Hauptformen:

1. **Das Goldmann-Gonioskop** hat eine Kontaktfläche mit einem Durchmesser von ungefähr 12 mm (Abb. 8.**7a** u. **b**). Es bietet eine ausgezeichnete Ansicht der Kammerwinkelstrukturen (Abb. 8.**7c**). Da es den Bulbus stabilisiert, ist es für die Argon-Laser-Trabekuloplastik geeignet. Weil jedoch die Krümmung der Linsenkontaktfläche steiler als diejenige der Hornhaut ist, ist eine viskóse Kontaktsubstanz erforderlich, welche die Lücke zwischen Hornhaut und Gonioskop überbrückt und denselben refraktiven Index wie die Kornea aufweist.
2. **Das Zeiss-Gonioskop** (Abb. 8.**8a**) hat eine Kontaktfläche mit einem Durchmesser von 9 mm. Da die Krümmung der Kontaktfläche des Gonioskops flacher als diejenige der Hornhaut ist, ist keine Kontaktsubstanz erforderlich. Die 4

Spiegel ermöglichen es, den ganzen Kammerwinkel mit minimaler Rotation beurteilen zu können (Abb. 8.**8b**). Das Gonioskop stabilisiert den Bulbus nicht und kann deshalb nicht bei der Argon-Laser-Trabekuloplastik eingesetzt werden. Wenn das Gonioskop kräftig gegen die Hornhaut gedrückt wird, erfolgt eine Distorsion der Kornea und die Sicht auf den Kammerwinkel ist beeinträchtigt. Außerdem wird hierdurch das Kammerwasser in Richtung Kammerwinkelperipherie gedrängt, so daß ein enger Kammerwinkel fälschlicherweise weit erscheinen kann (s. „Indentationsgonioskopie").

Direkte Gonioskope

Direkte Gonioskope geben eine direkte Ansicht des Kammerwinkels. Der Patient liegt gewöhnlich während der Anwendung. Sie können sowohl für diagnostische Zwecke als auch während Kammerwinkeloperationen (z. B. Goniotomie und Trabekulodialyse) benutzt werden. Es folgen die Hauptformen:

1. **Zu den diagnostischen Gonioskopen** gehört das Koeppe-Gonioskop, das eine kuppelartige Form besitzt und in verschiedenen Größen verfügbar ist (Abb. 8.**9a**). Sein Gebrauch ist sehr einfach und gibt eine Panoramaansicht des Kammerwinkels; es ist besonders hilfreich bei der gleichzeitigen Beurteilung von verschiedenen Kammerwinkelanteilen.

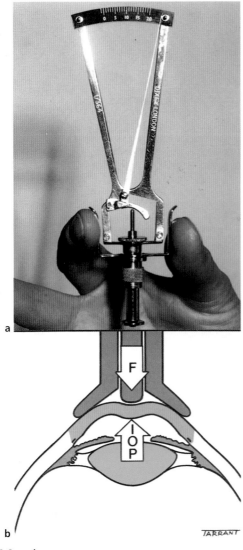

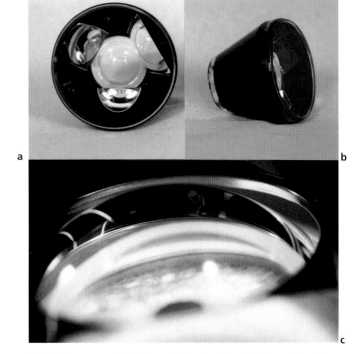

Abb. 8.**7a–c**   **a** u. **b** Goldmann-Dreispiegel-Kontaktglas, **c** Goniosko-pische Ansicht des normalen Kammerwinkels

Abb. 8.**6a** u. **b**
a Schiötz-Tonometer
b Prinzip der Indentationstonometrie

2. Chirurgische Gonioskope umfassen das Barkan-, Medical-Workshop-, Thorpe- (Abb. 8.**9b**) und das Swan-Jacob- (Abb. 8.**9c**) Gonioskop.

Identifikation der Kammerwinkelstrukturen

Die *Schwalbe-Linie* (Abb. 8.**10**) ist die vorderste Struktur, die als verdichtete Linie erscheint. Anatomisch repräsentiert sie die periphere Begrenzung der Descemet-Membran und die vordere Grenze des Trabekelwerks.

Der *Hornhautkeil* ist hilfreich bei der Lokalisation einer unauffälligen Schwalbe-Linie. Wenn ein ganz enger Spalt benutzt wird, können 2 lineare Reflexionen gesehen werden; eine von der äußeren Hornhautoberfläche und ihrer Verbindung mit der Sklera und die andere von der inneren Hornhautoberfläche. Die beiden linearen Reflexionen treffen sich an der Schwalbe-Linie, die an der Spitze des Hornhautkeils liegt. Bei der Durchführung einer Argon-Laser-Trabekuloplastik sollte eine pigmentierte Schwalbe-Linie nicht mit dem posterioren pigmentierten Trabekelwerk verwechselt werden.

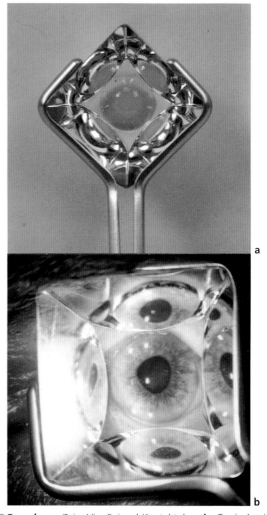

Abb. 8.**8a** u. **b**   **a** Zeiss-Vier-Spiegel-Kontaktglas, **b** Gonioskopische Ansicht

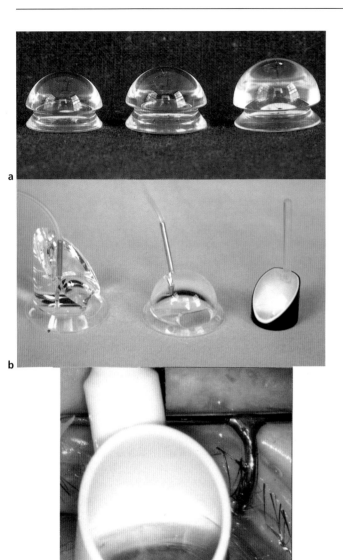

Abb. 8.**9 a–c**
a Diagnostisches Koeppe-Gonioskop
b Chirurgisches Gonioskop
c Chirurgisches Swan-Jacob-Gonioskop im Einsatz

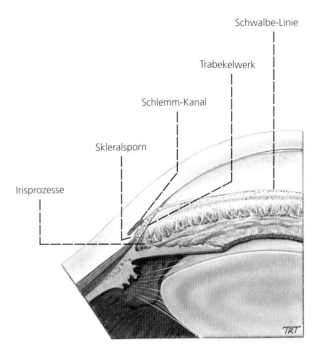

Abb. 8.**10**   Anatomie der Kammerwinkelstrukturen

Das *Trabekelwerk* reicht von der Schwalbe-Linie bis zum Skleralsporn. Es erscheint milchglasähnlich und in die Tiefe fortgesetzt. Das Trabekelwerk besteht aus den folgenden 2 Anteilen:

1. Der *anteriore*, nicht funktionelle, unpigmentierte Anteil grenzt an die Schwalbe-Linie und hat eine weißliche Farbe.
2. Der *posteriore*, funktionelle, pigmentierte Anteil grenzt an den Skleralsporn und hat ein graublaues, durchsichtiges Erscheinungsbild. Bei der Argon-Laser-Trabekuloplastik werden die Herde auf die Verbindung von unpigmentiertem und pigmentiertem Trabekelwerk plaziert.

Eine *trabekuläre Pigmentierung* ist vor der Pubertät sehr selten. In senilen Augen ist das posteriore Trabekelwerk in variablem Ausmaß pigmentiert, inferior am ausgeprägtesten. Eine pathologische Hyperpigmentierung des Trabekelwerks ist durch eine exzessive Pigmentabgabe von der hinteren Irisschicht bedingt.

Die Hauptursachen sind *Pseudoexfoliation, Pigmentdispersionssyndrom, stumpfes okuläres Trauma, Uveitis anterior, Zustand nach Winkelblockglaukom, Diabetes mellitus* und *Nävus von Ota*.

Der *Schlemm-Kanal* kann gelegentlich bei Augen ohne trabekuläre Pigmentierung als etwas dunklere Linie, tief im posterioren Trabekelwerk identifiziert werden. Manchmal kann Blut im Schlemm-Kanal gesehen werden, wenn das Gonioskop die episkleralen Venen komprimiert und der hierdurch erhöhte episklerale Venendruck den IOD übersteigt. Pathologische Ursachen für einen erhöhten episkleralen Venendruck, die assoziiert sein können mit Blut im Schlemm-Kanal, umfassen *Carotis-cavernosus-Fistel, Sturge-Weber-Syndrom* und *Obstruktion der V. cava superior*.

Der *Skleralsporn* ist der vorderste Anteil der Sklera und der Insertionsort der longitudinalen Ziliärkörpermuskeln. Gonioskopisch erscheint er als ein enges, dichtes, oft glänzendes, weißliches Band. Der Skleralsporn ist der wichtigste Orientierungspunkt, da er in verschiedenen Augen ein relativ gleichbleibendes Erscheinungsbild aufweist. Bei der Argon-Laser-Trabekuloplastik ist es sehr wichtig, den Skleralsporn zu identifizieren, da die Applikation von Herden posterior davon in stärkerer Entzündung resultiert und damit das Risiko eines frühen Anstiegs des IOD nach der Laserbehandlung erhöht ist, genauso wie die Ausbildung von peripheren anterioren Synechien.

Der *Ziliarkörper* liegt als mattbraunes oder schiefergraues Band direkt hinter dem Skleralsporn. Die sichtbare Breite des Ziliarkörperbandes ist abhängig von der Position der Irisinsertion und tendiert dazu, bei hypermetropen Augen schmaler, bei myopen weiter zu sein.

Die *Kammerwinkelbucht* resultiert aus einer Irisrückwölbung im Bereich der Insertion am Ziliarkörper.

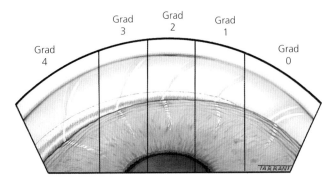

Abb. 8.**11**   Shaffer-Einteilung der Kammerwinkelstrukturen

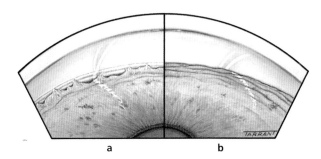

Abb. 8.**12 a** u. **b**   Prinzip der Indentationsgonioskopie mit der Zeiss-Linse
a Während der Indentations-Gonioskopie wird ein Teil des Kammerwinkels geöffnet, einige permanente, periphere anteriore Synechien bleiben bestehen
b Erscheinungsbild des Kammerwinkels vor der Indentation mit komplettem Verschluß und fehlender Sichtbarkeit der Spitze des Hornhautkeils

Die *Irisfortsätze* sind kleine Extensionen der vorderen Irisoberfläche, die auf der Höhe des Skleralsporns inserieren und den Ziliarkörper in variablem Ausmaß bedecken. Irisprozesse sind in ungefähr ¹/₃ normaler Augen zu finden, am deutlichsten während der Kindheit und in braunen Augen. Mit zunehmendem Alter tendieren sie dazu, zu schrumpfen und ihre Kontinuität zu verlieren. Irisprozesse sollten nicht mit peripheren, anterioren Synechien verwechselt werden, die breiter sind und Adhäsionen zwischen Iris und Kammerwinkelstrukturen darstellen. Feine, sternförmige, periphere, anteriore Synechien jedoch, die durch inadäquate Argon-Laser-Trabekuloplastik induziert worden sind, können mit Irisprozessen verwechselt werden.

Blutgefäße, die in einem radialen Muster an der Irisbasis und in der Kammerwinkelvertiefung verlaufen, können oft in normalen Augen gesehen werden. Pathologische Blutgefäße, die ohne Ordnung in verschiedene Richtungen verlaufen, sind zu beobachten bei *Neovaskularisationsglaukom, Heterochromiezyklitis Fuchs* und *chronischer Uveitis anterior.*

Einteilung der Kammerwinkelstrukturen

Die Einteilung der Kammerwinkelstrukturen ist essentiell bei der Einschätzung glaukomatöser und potentiell glaukomatöser Augen. Die Hauptziele sind die Beurteilung des funktionellen Status des Kammerwinkels, sein Verschlußgrad und das Risiko eines zukünftigen Verschlusses.

Shaffer-Einteilungssystem

Beim Shaffer-Einteilungssystem wird die Kammerwinkelweite durch die Beobachtung des Ausmaßes der Separation zweier imaginärer Linien eingeschätzt, die auf der inneren Trabekelwerkoberfläche und der anterioren Irisoberfläche konstruiert sind (Abb. 8.**11**). Dieses Einteilungssystem bietet auch die Möglichkeit, die Weite verschiedener Kammerwinkel zu vergleichen. Das System legt eine numerische Gradeinteilung (0–4) für jeden Kammerwinkel fest, mit assoziierter Beschreibung der Kammerwinkelweite in Grad und der klinischen Interpretation.

1. **Grad 4 (35–45 Grad)** ist der weiteste Winkel, charakteristisch bei Myopie und Aphakie. Der Ziliarkörper kann leicht identifiziert werden. Er kann sich nicht verschließen.
2. **Grad 2 (20–35 Grad)** ist ein offener Winkel, bei dem zumindest der Skleralsporn gesehen werden kann. Er kann sich nicht verschließen.
3. **Grad 3 (20 Grad)** ist ein mäßig enger Winkel, bei dem nur das Trabekelwerk identifiziert werden kann. Ein Kammerwinkelverschluß ist möglich, aber unwahrscheinlich.
4. **Grad 1 (10 Grad)** ist ein sehr enger Winkel, bei dem nur die Schwalbe-Linie und vielleicht der vordere Anteil des Trabekelwerks zu sehen sind. Ein Kammerwinkelverschluß ist nicht unvermeidbar, aber das Risiko hoch.
5. **Bei einem schlitzförmigen Winkel** besteht kein sichtbarer iridokornealer Kontakt, aber Kammerwinkelstrukturen sind nicht zu erkennen. Dieser Kammerwinkel unterliegt der größten Gefahr eines drohenden Verschlusses.
6. **Grad 0 (0 Grad)** ist ein verschlossener Kammerwinkel durch iridokornealen Kontakt. Die Spitze des kornealen Keils (Schwalbe-Linie) ist nicht zu identifizieren.

Die Indentationsgonioskopie mit dem Zeiss-Gonioskop ist erforderlich, um zwischen „anlagerungsbedingtem" und „synechiebedingtem" Kammerwinkelverschluß unterscheiden zu können (Abb. 8.**12 a** u. **b**).

Spaeth-Einteilungssystem

Beim Einteilungssystem nach Spaeth (Abb. 8.**13 a–c**), sollten die folgenden Aspekte der Konfiguration identifiziert werden: der Winkelzugang, die Krümmung der peripheren Iris und der Insertionspunkt der Iris. Da diese Charakteristika unabhängig voneinander variieren, erfolgt die Beschreibung jeweils einzeln.

Der *Zugang* zur Kammerwinkelbucht ist eine Funktion der Vorderkammertiefe. Der Referenzebene entspricht eine zur inneren Trabekelwerkoberfläche tangential verlaufende Linie. Die Winkelweite wird abgeschätzt, indem in Höhe des peripheren Irisdrittels eine weitere Tangente parallel zur Irisoberfläche konstruiert wird. Die Winkelweite wird dann in Grad angegeben.

Die *Krümmung der peripheren Iris* wird auf die folgende Weise eingeteilt:
1. *Regulär = R*, bei der die Iris regulär von der Iriswurzel aus verläuft, ohne signifikante Wölbung nach vorn oder hinten. Bei den meisten Augen besteht eine geringe Krümmung.
2. *Steil = S*, bei der die Iris von der Wurzel aus in einer plötzlichen, steilen, konvexen Kurve ansteigt. Augen mit ausgeprägter anteriorer Iriskonvexität unterliegen einem erhöhten Risiko, einen Kammerwinkelverschluß zu entwickeln.

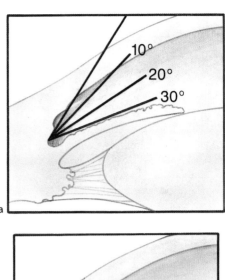

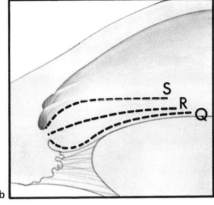

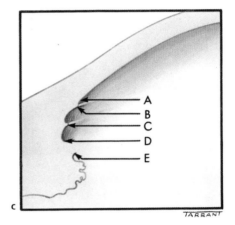

Abb. 8.**13a–c**   Spaeth-Einteilung der Kammerwinkelstrukturen

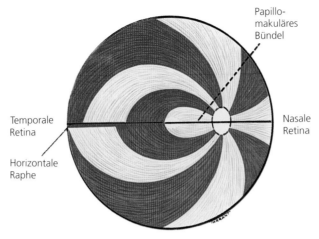

Abb. 8.**14**   Anatomie der retinalen Nervenfasern

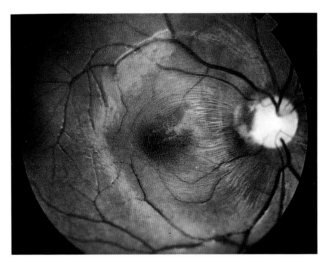

Abb. 8.**15**   Retinale Nervenfaserschicht im rotfreien Licht

4. Tief (*d*eep) = *D*, kennzeichnet eine tiefe Kammerwinkelvertiefung, in welcher der vordere Ziliarkörper sichtbar ist.
5. Extrem tief = *E*, hierbei ist die Kammerwinkelvertiefung extrem tief. Ein großer Anteil des Ziliarkörpers ist sichtbar.

Nur C, D und E sind normal, während A und B immer pathologisch sind.

Ophthalmoskopie der Papille

Angewandte Anatomie

Retinale Nervenfaserschicht: Die Kenntnis über den Verlauf der 1,2 Millionen Axone in der Retina zum Sehnervenkopf (Papille) ist der Schlüssel zur Interpretation der Gesichtsfeldverluste im Verhältnis zur Papillenexkavation beim Glaukom (Abb. 8.**14** u. 8.**15**). Fasern, die in der Makula beginnen, nehmen einen geraden Verlauf zur Papille und bilden dabei ein spindelförmiges Areal (papillomakuläres Bündel). Diejenigen, die in der nasalen Retina beginnen, nehmen ebenfalls einen relativ direkten Verlauf zum Sehnervenkopf.

Fasern der Netzhaut temporal der Makula nehmen einen gebogenen Verlauf um das papillomakuläre Bündel herum zur

3. Ungewöhnlich (*q*uer) = *Q*, bei der eine ausgeprägte posteriore Konkavität der peripheren Iris besteht, wie es bei Aphakie, Linsensubluxation, hoher Myopie und Pigmentglaukom zu beobachten ist.

Die Irisinsertion kann 5 verschiedene Lokalisationen haben und wird mit den Buchstaben A–E bezeichnet.

1. Oberhalb (above) der Schwalbe-Linie = *A*, bei welcher der Winkel vollständig verschlossen ist durch den Kontakt von peripherer Iris und Hornhaut oberhalb der Schwalbe-Linie.
2. Unterhalb (behind) der Schwalbe-Linie = *B*, bei der die periphere Iris Kontakt mit dem Trabekelwerk unterhalb der Schwalbe-Linie hat.
3. Skleralsporn = *C*, bei der sich die Iriswurzel auf der Höhe des Skleralsporns befindet.

Papille. Die bogenförmigen Fasern, die *superotemporal* und *inferotemporal* den Sehnervenkopf erreichen, sind gegenüber glaukomatöser Schädigung am empfindlichsten und die Fasern des papillomakulären Bündels am resistentesten.

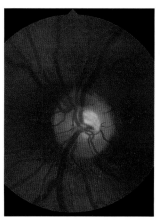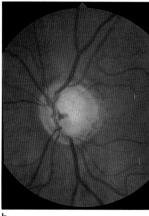

a   b

Abb. 8.16 a u. b
a Kleine Papillenexkavation
b Große Papillenexkavation

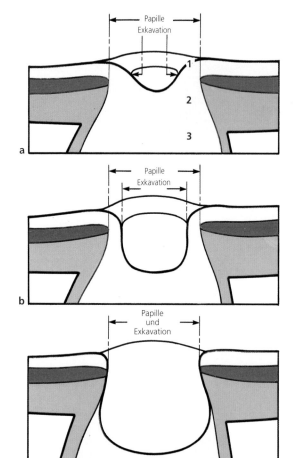

Abb. 8.17 a–c   Schnittbild des Sehnervenkopfes
a Kleine physiologische Exkavation: 1 = Nervenfaserschicht; 2 = prälaminäre Schicht; 3 = laminäre Schicht
b Große physiologische Exkavation
c Totale glaukomatöse Exkavation

Der Skleralkanal ist eine Öffnung, durch die 1,2 Millionen Nervenfasern das Auge verlassen. Er ist gewöhnlich oval in der vertikalen Achse und besitzt einen durchschnittlichen Durchmesser von 1,75 mm. Der Durchmesser des Skleralkanals ist mit der Größe der Papille verbunden, derart, daß Augen mit kleinen Kanälen kleine Papillen aufweisen (z. B. bei Hypermetropie) und diejenigen mit großen Kanälen große Papillen (z. B. bei Myopie).

Die Lamina cribrosa besteht aus einer Folge von Lamellen kollagenen Bindegewebes, die sich über dem Skleralkanal ausdehnen. Sie enthält ungefähr 200–400 Öffnungen (Poren), durch welche die retinalen Nervenfaserbündel treten. Die oberflächlichen Poren erscheinen als Punkte, tief innerhalb der Papillenexkavation. Die großen Poren haben dünne Bindegewebsstützen und enthalten größere Nervenfasern, die gegenüber glaukomatöser Schädigung am empfindlichsten sind. In glaukomatösen Augen ist die Größe und Form der Poren mit dem Schweregrad des Schadens assoziiert. Wenn der Schaden leicht ist, sind die Poren klein und rund, in mäßig geschädigten Augen sind sie oval, und wenn der Schaden schwer ist, sind sie schlitzförmig.

Die Papillenexkavation ist eine blasse Vertiefung im Zentrum des Sehnervenkopfes, die kein neurales Papillengewebe enthält. Die Größe der Exkavation ist mit dem Papillendurchmesser verbunden. Eine kleine Papille wird infolgedessen eine kleine Exkavation haben, da die Nervenfasern dicht gedrängt sind, wenn sie das Auge verlassen (Abb. 8.16 a); eine große Papille wird eine größere Exkavation aufweisen, da die Sehnervenfasern weniger gedrängt sind (Abb. 8.16 b).

Der neuroretinale Randsaum ist das Gewebe zwischen dem äußeren Rand der Exkavation und dem äußeren Rand der Papille. Ein normaler Randsaum sollte eine orange oder rosa Farbe aufweisen und eine gleichmäßige Breite. Bei allen normalen Augen ist der Randsaum konstant, unabhängig vom Gesamtdurchmesser der Papille (Abb. 8.17 a). Eine große, physiologische Exkavation ist infolgedessen das Mißverhältnis von Größe des Skleralkanals und der Anzahl der durchtretenden Fasern; bei Gesunden bleibt diese Anzahl konstant und die große Exkavation tritt auf, weil der Kanal größer ist als erforderlich, um allen vorhandenen Fasern Platz zu geben (Abb. 8.17 b). Beim Glaukom des Erwachsenen ist eine pathologische Exkavation durch eine irreversible Verminderung der Anzahl der Nervenfasern, Gliazellen und Blutgefäße bedingt. Bei fortgeschrittenem Glaukom wölbt sich die Lamina cribrosa nach posterior, wenn Gewebeverlust dahinter eintritt (unterminierter Papillenrand (Abb. 8.17 c). Bei kleinen Kindern kann eine glaukomatöse Exkavation durch eine Vergrößerung des Skleralkanaldurchmessers hervorgerufen werden. Bei frühzeitiger Therapie kann die Exkavation reversibel sein. Die retinalen Blutgefäße treten zentral in den Sehnervenkopf ein und verlaufen dann nach nasal am Exkavationsrand entlang. Die Zentralarterie liegt gewöhnlich nasal der Vene.

Cup/Disc-(Exkavation/Papille-)Verhältnis

Der Durchmesser der Exkavation kann ausgedrückt werden als Verhältnis des Exkavationsdurchmessers zum Papillendurchmesser, sowohl im vertikalen als auch im horizontalen Meridian. Die „cup to disc (C/D) ratio" ist genetisch determiniert.

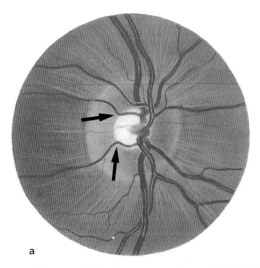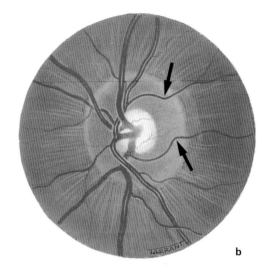

Abb. 8.**18a** u. **b**   Blässe und Exkavation der normalen Papille mit Pfeilen, die das Exkavationsareal kennzeichnen. **a** Blässe und Exkavation korrespondieren, **b** Die Exkavation ist größer als das Blässeareal

Das *normale C/D-Verhältnis* im horizontalen Meridian beträgt in den meisten Augen 0,3 oder weniger und nur 2% der normalen Augen haben ein Verhältnis von mehr als 0,7. Ein Verhältnis, das größer als 0,3 ist, sollte deshalb als verdächtig angesehen werden, obwohl es nicht notwendigerweise pathologisch sein muß.

Ungleiche C/D-Verhältnisse, bei denen die Differenz zwischen beiden Augen mehr als 0,1 beträgt, sind bei 8% der normalen Augen und bei 70% der Patienten mit Glaukom zu finden. Jede Differenz sollte deshalb solange als verdächtig angesehen werden, bis ein Glaukom ausgeschlossen ist.

Eine *Änderung des C/D-Verhältnisses* ist von Bedeutung, da sich die glaukomatöse Vergrößerung der Exkavation dem Ausmaß der physiologischen Exkavation, die vor dem Beginn des erhöhten IOD bestand, überlagert. Wenn ein Auge mit einer kleinen Exkavation ein Glaukom entwickelt, wird die Exkavation größer werden, aber während der frühen Stadien können ihre Dimensionen noch immer kleiner sein, als bei einer physiologisch großen Exkavation. Eine Schätzung der Exkavationsgröße allein ist infolgedessen bei der Diagnose des frühen Glaukoms von geringem Wert, solange nicht eine Vergrößerung gefunden werden kann. Glaukomatöse Exkavationen sind gewöhnlich größer als physiologische Exkavationen, obwohl eine große Exkavation nicht notwendigerweise pathologisch sein muß.

Wenn eine verdächtige Papille beurteilt wird, ist es wichtig, nicht das Blässeareal mit der Exkavation zu verwechseln. Das Blässeareal ist definiert als das Gebiet des maximalen Farbkontrastes oder als das Gebiet der Papille, das keine kleinen Blutgefäße aufweist. Die Exkavation wird am besten bestimmt durch die Beobachtung der Biegung der kleinen Blutgefäße bei der Überquerung der Papille. In einigen Augen korrespondieren Exkavation und Blässeareal (Abb. 8.**18a**), während in anderen Augen das Gebiet der Exkavation größer ist als das Blässeareal (Abb. 8.**18b**). Bei normalen Augen nimmt die Exkavation mit dem Alter gering zu, obwohl das Blässeareal unverändert bleibt, während bei glaukomatösen Augen sowohl die Exkavation als auch das Blässeareal zunehmen.

Papillenveränderungen bei Glaukom

Das Glaukom verursacht einen progressiven Verlust der retinalen Nervenfasern. Das Spektrum des Papillenschadens beim Glaukom reicht von sehr umschriebenem Gewebeverlust mit Einkerbung des neuroretinalen Randsaums bis zur diffusen, konzentrischen Vergrößerung der Exkavation.

Die *konzentrische Vergrößerung* der Exkavation ist bedingt durch einen diffusen Verlust der Nervenfasern unter Einbeziehung des ganzen Querschnittes der Papille. Die Exkavation wird konzentrisch größer, ohne assoziierte, umschriebene Einkerbung des neuroretinalen Randsaums. Die Abbildung 8.**19a** zeigt eine normale Papille mit einer kleinen, physiologischen Exkavation und einem Cup/Disc-Verhältnis von 0,2. Die Ophthalmoskopie mit einem rotfreien Filter zeigt eine normale Netzhautstreifung (Abb. 8.**20a**). Abb. 8.**19b** zeigt dieselbe Papille ein Jahr nach der Entwicklung eines Glaukoms. Die Exkavation ist konzentrisch größer geworden, das Cup/Disc-Verhältnis ist jetzt 0,5 und die laminären Poren sind klein und rund. Diese Form der glaukomatösen Exkavation kann sehr schwierig von einer physiologisch großen Exkavation zu unterscheiden sein. Manchmal kann die sich vergrößernde Exkavation gekrümmte (kurvilineare) Blutgefäße zurücklassen oder „freilegen", welche die frühere Grenze der physiologischen Exkavation markieren. Die beste Methode, eine Vergrößerung der Exkavation festzustellen, ist der Vergleich mit früheren Aufzeichnungen.

Eine *umschriebene Vergrößerung* der Papillenexkavation kann entstehen, wenn das Glaukom initial einen umschriebenen Schaden des neuroretinalen Randsaums am oberen oder häufiger am unteren Papillenpol erzeugt. Um eine frühe Exkavation zu entdecken, sollte der Verlust des Nervengewebes besonders beachtet werden, insbesondere in den vertikalen Sektoren der Exkavation. In Abb. 8.**19c** ist die Exkavation nach inferotemporal erweitert, hat aber noch nicht den Papillenrand erreicht. Eine splitterförmige Blutung am Papillenrand, ein häufiges Zeichen eines drohenden Schadens, ist ebenfalls vorhanden. Die Ophthalmoskopie mit rotfreiem Licht zeigt schlitzartige Defekte in der inferioren, peripapillären Nervenfaserschicht (Abb. 8.**20b**).

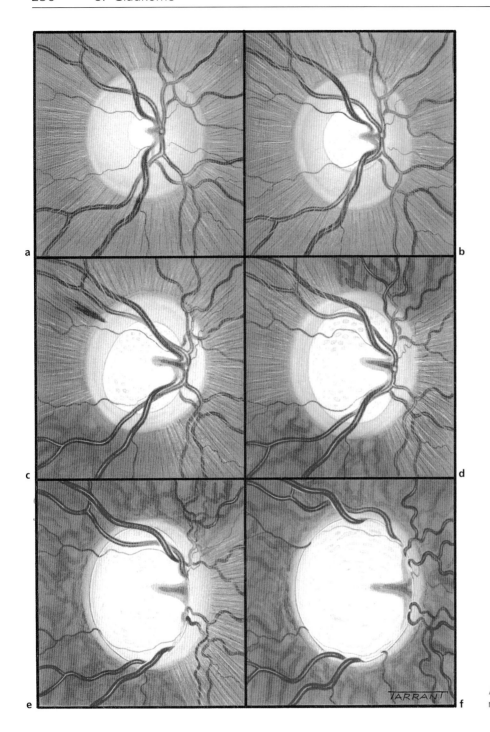

a   b   c   d   e   f

Abb. 8.**19a–f**   Progression der glaukomatösen Exkavation (s. Text)

Eine *deutliche Exkavation* ist in Abb. 8.**19d** gezeigt. Die Exkavation hat sich nach oben und unten ausgedehnt. Die doppelte Winkelbildung der Blutgefäße, zunächst beim Eintritt in eine steilwandige Exkavation, anschließend beim Übergang auf den Exkavationsboden der Papille ist ein häufiges, aber nicht notwendigerweise pathognomonisches Zeichen bei Glaukom. Es wird „Bayonettzeichen" genannt. Die laminären Poren sind groß und oval und zeigen damit einen deutlichen Schaden an. Die Ophthalmoskopie mit rotfreiem Licht läßt korrespondierende keilförmige Defekte der retinalen Nervenfaserschicht in der inferioren, peripapillären Region und Freilegung der großen retinalen Blutgefäße (Abb. 8.**20c**) erkennen. Der umschriebene Gewebeverlust, der eben beschrieben wurde, ist leicht festzustellen. Er ist der charakteristischste Befund bei Glaukom.

Die *fortgeschrittene Exkavation* zeigt folgenden Verlauf, unabhängig davon, ob der initiale Schaden diffus oder umschrieben ist:

1. Abb. 8.**19e** läßt eine fortgeschrittene Exkavation mit vollständigem Verlust des oberen und unteren Papillengewebes erkennen. Das Blässeareal, welches den Boden der Exkavation repräsentiert, ist vertikal oval. Die Poren der Lamina cribrosa sind schlitzförmig und bis zum Papillenrand sichtbar. Dieses „lamellar dot"-Zeichen zeigt ebenso wie das „Bayonettzeichen", daß in diesen Meridianen das neurale Gewebe vollständig zerstört ist. Der progressive Verlust des nasalen Papillengewebes bedingt eine Verlagerung der Zentralgefäße nach nasal.

2. Wenn der Schaden fortschreitet, atrophiert das temporale Papillenrandgewebe und anschließend verschwindet auch

das nasale; schließlich ist das ganze neurale Papillengewebe zerstört und der Sehnervenkopf erscheint weiß und tief exkaviert (Abb. 8.**19f**). Die Ophthalmoskopie mit rotfreiem Licht zeigt den vollständigen Verlust der retinalen Nervenfasern und die komplette Freilegung der großen, retinalen Blutgefäße (Abb. 8.**20d**). Das atrophische Areal erscheint wegen der besseren Sichtbarkeit des retinalen Pigmentepithels dunkler und gesprenkelt.

Gesichtsfeld

Einleitung

Das Gesichtsfeld ist eine „Insel des Sehens, umgeben von einem Meer der Dunkelheit". Es ist keine flache Ebene, sondern eine dreidimensionale Struktur. Der äußere Rand des Gesichtsfeldes reicht ungefähr 60 Grad nach nasal, 90 Grad nach temporal, 50 Grad nach oben und 70 Grad nach unten. Die Sehschärfe ist am besten am höchsten Punkt der Insel und nimmt dann progressiv zur Peripherie hin ab. Die nasale Neigung ist steiler als die temporale. Der blinde Fleck ist zwischen 10 Grad und 20 Grad temporal lokalisiert.

Eine *Isoptere* umfaßt ein Gebiet, in dem eine Prüfmarke einer bestimmten Größe sichtbar ist. Wenn die Größe der Marke verringert wird, wird das Gebiet, innerhalb dessen sie wahrgenommen werden kann, kleiner, so daß eine Serie jeweils kleiner werdender Isopteren resultiert (Abb. 8.**21b**).

Ein *Skotom* ist entweder ein absoluter oder ein relativer Defekt im Gesichtsfeld. Ein absolutes Skotom repräsentiert den vollständigen Sehverlust, ein relatives entspricht einem Gebiet mit teilweisem Verlust, innerhalb dessen einige Marken gesehen werden können und andere nicht. Ein Skotom kann abfallende Ränder aufweisen, so daß ein absolutes Skotom von einem relativen umgeben sein kann.

Die *Leuchtdichte* ist die Intensität oder „Helligkeit" des Lichtstimulus; ein Apostilp (asb) ist die Einheit der Leuchtdichte. Ein Dezibel (dB) ist eine als Verhältnismaß unspezifische Einheit mit logarithmischer Skalierung, mit deren Hilfe Leuchtdichteunterschiede beschrieben werden können.

Die Schwellenunterschiedsempfindlichkeit ist die Fähigkeit des Auges einen Lichtstimulus von der Umfeldleuchtdichte zu unterscheiden. Das Gesichtsfeld ist infolgedessen eine dreidimensionale Darstellung unterschiedlicher Lichtintensitäten an verschiedenen Punkten.

Der *Schwellenwert* ist die Leuchtdichte eines Stimulus (gemessen in asb oder dB), bei der ein Lichtreiz bei statischer Präsentation zu 50% erkannt wird. Der Schwellenwert wird bestimmt durch ansteigende Intensität des Stimulus in Schritten von 0,1 log Einheiten. Das menschliche Auge benötigt eine Veränderung der Helligkeit von ungefähr 10%, um einen Unterschied der Lichtstimuli wahrnehmen zu können. Die Schwellensensitivität ist am höchsten in der Fovea und nimmt zur Peripherie hin progressiv ab. Ab dem Alter von 20 Jahren nimmt die Sensitivität jeweils über 10 Jahre um 1 dB ab. Z. B. beträgt die Sensitivität in der Fovea mit 20 Jahren 35 dB, mit 30 Jahren 34 dB und mit 79 Jahren 30 dB.

Perimetrische Prinzipien

Die Perimetrie ist eine Methode zur Untersuchung des Gesichtsfeldes.

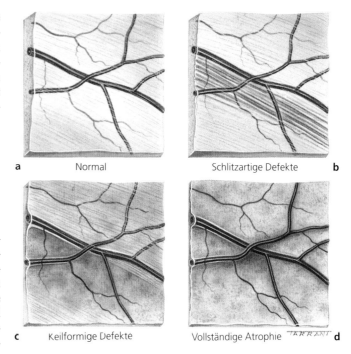

a   Normal   Schlitzartige Defekte   b

c   Keilformige Defekte   Vollständige Atrophie   d

Abb. 8.**20a–d**   Progression des glaukomatösen retinalen Nervenfaserschadens

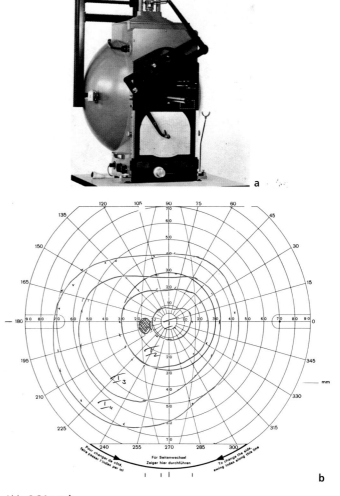

Abb. 8.**21a u. b**
a Goldmann-Perimeter
b Normales Goldmann-Gesichtsfeld mit verschiedenen Isopteren

Die *qualitative Perimetrie* ist eine Methode zur Bestimmung von Gesichtsfelddefekten und stellt die erste Screening-Phase bei Glaukomverdächtigen dar.

Die *quantitative Perimetrie* bestimmt den Schweregrad des Gesichtsfelddefektes in bezug auf Größe, Form und Tiefe. Die Analyse der Gesichtsfelddefekte wird eingesetzt, um Stabilität oder Progression feststellen zu können.

Die *kinetische Perimetrie* besteht in der Präsentation eines beweglichen Stimulus bekannter Leuchtdichte oder Intensität von einem nicht wahrnehmbaren Gebiet in ein wahrnehmbares Areal, bis der Patient angibt, den Stimulus gesehen zu haben. Sie kann mittels einfacher Konfrontation oder unter Einsatz von Perimetern, wie beispielsweise Tangentenschirm, Lister- und Goldmann-Perimeter, durchgeführt werden.

Die *statische Perimetrie* erfolgt mittels der Präsentation von Stimuli unterschiedlicher Leuchtdichte in derselben Position, um eine vertikale Grenze des Gesichtsfeldes zu erhalten. Obwohl sie mehr Zeit beansprucht als die kinetische Perimetrie, ist sie zur quantitativen Testung viel besser geeignet.

Manuelle Perimetrie

1. Mit dem *Lister-Perimeter* kann das ganze Gesichtsfeld untersucht werden. Es besteht aus einem Halbkreisrahmen mit Kinnstütze und Fixationsmarke. Eine periphere Marke wird aus verschiedenen Richtungen herangeführt. Der Patient gibt den Zeitpunkt der ersten Wahrnehmung durch Klopfen mit einer Münze an.

2. Mit dem *Tangentenschirm* werden die zentralen 30 Grad des Gesichtsfeldes untersucht. Der Patient wird im Abstand von 1–2 Metern vor einen schwarzen Wandschirm gesetzt und instruiert, anzugeben, wann er die Marke zuerst sieht und zu welchem Zeitpunkt sie verschwindet. Bei Glaukom kann der Tangentenschirm hilfreich sein, wenn das Gesichtsfeld auf wenige Grad um die Fixation herum eingeschränkt ist.

3. Das *Goldmann-Perimeter* besteht aus einer Halbkugel mit einem Radius von 33 cm und einer Kinnstütze für den Patienten (Abb. 8.21a). Der Untersucher projiziert zunächst einen Lichtfleck auf die Innenseite der Kugel, um durch ein Teleskop mit eingebauter Fixationsmarke die Fixation des Patienten überprüfen zu können. Obwohl das Gerät zur statischen und kinetischen Gesichtsfeldanalyse eingesetzt werden kann, wird das Goldmann-Perimeter am häufigsten zur kinetischen Untersuchung benutzt. Es gibt 5 Testmarkengrößen mit der Bezeichnung römischer Zahlen von I–V. Die Leuchtdichte wird mit arabischen Zahlen von 1–4 angegeben, gefolgt von den Buchstaben a–e.

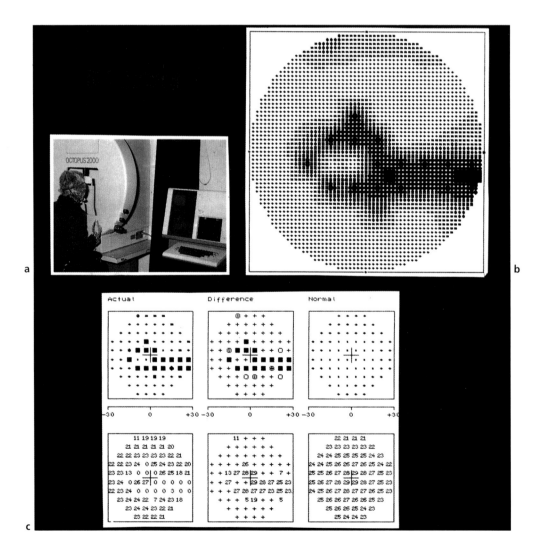

Abb. 8.**22a–c**
a Octopus-Perimeter
b Graphische Grauskaladarstellung mit glaukomatösem Gesichtsfelddefekt
c Die obere Reihe zeigt die Symboldarstellung und die untere die numerische Darstellung desselben Auges

Automatische Perimetrie

Die Hauptvorteile der automatischen gegenüber der manuellen Perimetrie sind folgende:

1. Das Gesichtsfeld wird mittels einer statischen Methode untersucht, die gewöhnlich genauer als die bei der kinetischen Methode eingesetzte, manuelle Perimetrie ist.
2. Der Untersuchereinfluß wird eliminiert.
3. Die Fixation wird ständig überwacht.
4. Es besteht die Möglichkeit, anomale Punkte automatisch erneut zu testen.
5. Die hochentwickelten Perimeter können so programmiert werden, daß sie die Gesichtsfeldtestung auf viele verschiedene Arten durchführen können.

Die *Schwellenwertperimetrie* bestimmt den individuellen Schwellenwert der Leuchtdichte an verschiedenen Orten des Gesichtsfeldes und vergleicht die Ergebnisse mit alterskorrigierten Werten. Eine Schwellenwertperimetrie führt eine quantitative Messung durch, sie ist die genaueste Methode zur Verlaufsbeobachtung von glaukomatösen Gesichtsfelddefekten.

Die *überschwellige Perimetrie* präsentiert zuerst an verschiedenen Orten des Gesichtsfeldes einen Stimulus mit Leuchtdichtegraden oberhalb der normalen Schwellenwerte. Marken, die registriert worden sind, zeigen eine normale Sehfunktion an, während nicht gesehene Marken Gebiete verminderter visueller Sensitivität kennzeichnen. Die überschwellige Perimetrie ist qualitativ und bei Glaukom in der Regel nur zum Screening geeignet.

Octopus-Perimeter

Das Octopus-Perimeter besteht aus einer Halbkugel, bei der die Testmarke auf jeden Ort des Gesichtsfeldes projiziert werden kann (Abb. 8.**22 a**). Es ist eines der hochentwickelten Perimeter, das sowohl Schwellen- als auch überschwellige Testung erlaubt. Der Durchmesser der Testmarke beträgt 0,43 Grad und entspricht der Goldmann-Testmarke der Größe III. Die Expositionszeit beträgt 0,1 Sekunden, so daß der Patient genug Zeit hat, den Stimulus wahrzunehmen, ohne jedoch die Fixation aufnehmen zu können. Das Perimeter bildet eine Auswahl der Kontrastsensitivität in dB des Patientengesichtsfeldes an Testpunkten, die über ein räumliches Gittermuster verteilt sind. Die durchschnittliche Anzahl von Testpunkten beträgt 25, 72, 132. Das Ausmaß des Gesichtsfeldbereiches, der getestet werden soll, wird durch ein spezifisches Programm bestimmt. Der Ort der Stimuluspräsentation innerhalb des Gittermusters wird dann zufällig von einem Computer ausgewählt. Das Octopus-Perimeter bietet viele verschiedene Programme an, die das ganze Gesichtsfeld abdecken oder einen bestimmten Anteil davon untersuchen, z.B. Gesamtgesichtsfeld, zentrale 30 Grad, peripheres Gesichtsfeld oder eine genaue Fokussierung eines speziell ausgewählten, kleinen Gesichtsfeldanteils mit hoher Rasterdichte. Die Ergebnisse werden auf die folgenden 3 Arten dargestellt (Abb. 8.**22 b** u. **c**).

1. **Die numerische Darstellung** enthält die aktuellen Schwellenwerte des Patienten in Dezibel, altersgenormte normale Schwellenwerte und die Differenzen von beiden.
2. **Die Symboldarstellung** entspricht der numerischen, nur sind anstelle der Zahlen die Differenzen mit 5 verschiedenen Symbolen dargestellt. Die Ergebnisse der schnellen Screening-Strategie werden durch 3 Symbole dargestellt, die der Klassifizierung „normal", „relativer Defekt" und „absoluter Defekt" entsprechen.
3. **Die graphische Darstellung** ergibt eine Grauwertskala mit 9 verschiedenen Abstufungen. Schwarze Areale kennzeichnen einen absoluten Defekt. Je dunkler die Grautöne sind, um so herabgesetzter ist die Sensitivität. Um eine graphische Darstellung erhalten zu können, berücksichtigt die Computersimulation die 72 Testpunkte und ordnet den „Zwischenarealen" weitere Werte zu, so daß die Grauwertskalendarstellung viel mehr als die 72 getesteten Punkte enthält.

Gesichtsfelddefekte bei chronischem Glaukom

Frühe Gesichtsfelddefekte

Die frühesten Gesichtsfelddefekte bestehen in einer generalisierten Konstriktion aller Isopteren infolge eines diffusen Nervenfaserausfalls. Sie haben jedoch einen geringen diagnostischen Wert, da andere Veränderungen, wie unkorrigierte Refraktionsfehler, Katarakt, Miosis und hohes Alter zu identischen Veränderungen führen können.

1. Der früheste, klinisch signifikante Gesichtsfelddefekt ist ein Skotom, das sich zwischen 10 und 20 Grad vom Fixa-

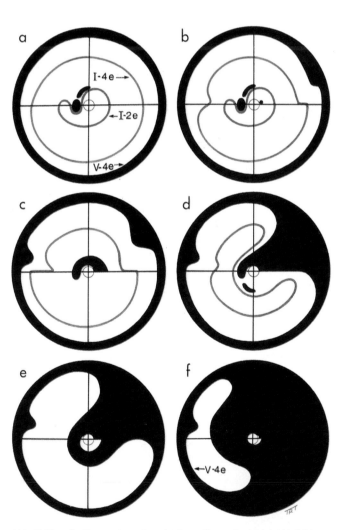

Abb. 8.**23 a–f** Progression der glaukomatösen Gesichtsfelddefekte (s. Text)

tionspunkt entwickelt, in Gebieten, die Extensionen vom blinden Fleck aus mit Ausdehnung nach unten oder häufiger nach oben entsprechen (Bjerrum-Skotom, Abb. 8.23 a). Initial weisen die Defekte keine Verbindung mit dem blinden Fleck selbst auf, aber mit der Zeit tendieren sie zur Ausdehnung über die Zirkumferenz entlang der Verteilung der gebogenen Nervenfasern (Seidel-Skotom).

2. Die Vergrößerung des blinden Flecks kann in Verbindung mit anderen Nervenfaserbündeldefekten auftreten, aber es ist ein zu unspezifisches Zeichen, um selbst von diagnostischer Bedeutung zu sein.

3. Isolierte, parazentrale, nasale Skotome können auch bei frühem Glaukom gefunden werden. Obwohl sie häufig absolut sind, wenn sie zuerst entdeckt werden, können sie gelegentlich nach der Normalisierung des IOD verschwinden.

4. Eine nasale (Roenne-) Stufe oder ein temporaler Keil sind häufig mit anderen Defekten assoziiert. Sie bestehen selten isoliert (Abb. 8.23 b). Aus diesem Grund sollte der Befund einer nasalen Stufe oder eines temporalen Keils zu einer intensiven Suche nach einem parazentralen Skotom führen.

Späte Gesichtsfelddefekte

1. Skotome im Bjerrum-Gebiet gehen ineinander über und bilden ein Bogenskotom, das bogenförmig vom blinden Fleck aus um die Makula bis nach nasal innerhalb 5 Grad der Fixation zieht (Abb. 8.23 c).

2. Die Schädigung angrenzender Fasern verursacht einen peripheren Durchbruch (Abb. 8.23 d).

3. Ein Ring- oder doppeltes Bogenskotom entwickelt sich, wenn sich Defekte aus gegenüberliegenden Hälften des Gesichtsfeldes miteinander verbinden (Abb. 8.23 e). In diesen Fällen bedingt die asymmetrische Beteiligung unabhängiger Nervenfasern den Erhalt der nasalen Stufe.

4. Der Gesichtsfeldverlust breitet sich allmählich zur Peripherie hin aus und ebenfalls nach zentral, so daß schließlich nur eine kleine Insel des zentralen Sehens und eine temporale Insel übrig bleiben (Abb. 8.23 f).

5. Die temporale Insel geht gewöhnlich vor der zentralen verloren, obwohl die Abfolge gelegentlich auch vertauscht sein kann.

▌Primäres Offenwinkelglaukom

Definition

Das primäre Offenwinkelglaukom (POWG) ist eine im allgemeinen bilaterale, obwohl nicht notwendigerweise symmetrische Erkrankung. Sie ist durch folgende Punkte, zumindest in einem Auge, charakterisiert:

1. Glaukomatöser Sehnervenschaden.
2. Glaukomatöser Gesichtsfelddefekt.
3. Wiederholt IOD > 21 mmHg. Ungefähr 15% oder mehr der Patienten mit sonst charakteristischem POWG haben jedoch konstant IODs < 21 mmHg. Dies wird als Normaldruckglaukom bezeichnet (s. unten).
4. Beginn im Erwachsenenalter.
5. Offener und normal erscheinender Kammerwinkel.
6. Fehlen sekundärer Gründe für ein Offenwinkelglaukom.

Prävalenz

Das POWG ist das häufigste aller Glaukome und betrifft ungefähr 1 von 200 Personen der Allgemeinbevölkerung nach dem Alter von 40 Jahren; die Häufigkeit nimmt mit dem Alter zu. Es ist verantwortlich für ungefähr 12% aller registrierten Fälle von Erblindung im UK und in den USA. Es betrifft beide Geschlechter gleich und ist häufiger bei schwarzen als bei weißen Personen.

Vererbung

Das POWG ist häufig vererbt, wahrscheinlich auf eine multifaktorielle Art. Von dem verantwortlichen Gen wird angenommen, daß es einen Mangel an Penetranz aufweist und Variationen der Expressivität in einigen Familien. Es ist gezeigt worden, daß IOD, Abflußleichtigkeit und Papillengröße genetisch vorbestimmt sind. Verwandte 1. Grades von Patienten mit POWG unterliegen einem erhöhten Risiko, es ebenfalls zu entwickeln. Genaue Angaben über das genaue Risiko fehlen jedoch, da die Erkrankung bei älteren Individuen auftritt und sehr lange Verlaufsbeobachtungen erforderlich sind, um akkurate Statistiken erhalten zu können. Allgemein ist das ungefähre Risiko 10% für Geschwister und 4% für die Nachkommen.

Reaktion auf Steroide

Die Normalbevölkerung kann auf der Basis ihrer IOD-Reaktion auf eine 6wöchentliche lokale Bethamethason-Verabreichung in 3 Gruppen eingeteilt werden:

1. **Starke Reaktion** mit deutlicher Erhöhung des IOD (> 30 mmHg).
2. **Mittelgradige Reaktion** mit Erhöhung des IOD auf $22 - 30$ mmHg.
3. **Fehlende Reaktion** ohne Änderung des IOD.

Patienten mit POWG, hoher Myopie und Diabetes haben eine höhere Inzidenz der Steroidreaktion (respons) verglichen mit Normalen. Unabhängig davon, ob ein Patient zur Gruppe mit hoher oder intermediärer Reaktion gehört, besitzen die „starken" Steroide (Dexamethason, Betamethason, Prednisolon) die gleiche Fähigkeit, den IOD zu erhöhen. Die „schwachen" Steroide (Fluorometholon und Clobetason) haben eine geringere Neigung, zur IOD-Erhöhung zu führen; es ist gezeigt worden, daß Fluorometholon den IOD halb so ausgeprägt wie Betamethason erhöht. Die IOD-Erhöhung durch systemische Steroide ist viel weniger wahrscheinlich.

Risikofaktoren

Okuläre Risikofaktoren umfassen folgendes:

1. Hohe Myopie.
2. Ein Zentralvenenverschluß ist häufiger. Es besteht keine signifikante Korrelation mit einem Astvenenverschluß.
3. Rhegmatogene Netzhautablösung.

4. Fuchs-Endotheldystrophie – ungefähr 15% der Patienten haben ein assoziiertes POWG.
5. Retinitis pigmentosa – ungefähr 3% der Patienten haben ein assoziiertes POWG.

Systemische Risikofaktoren umfassen folgendes:

1. Zunehmendes Alter.
2. Diabetes: Diabetiker haben eine höhere POWG-Prävalenz als Nicht-Diabetiker. Umgekehrt haben ungefähr 10% der Patienten mit POWG einen Diabetes oder einen anomalen Glukose-Toleranz-Test.
3. Erhöhter systolischer Blutdruck, der bei unbehandelten Patienten mit einem POWG assoziiert ist. Die Behandlung kann das Risiko eines POWG reduzieren, selbst wenn die Kontrolle nicht optimal ist.

Klinische Veränderungen

Das POWG ist eine chronische, langsam progressive, gewöhnlich bilaterale Erkrankung mit einem schleichenden Beginn. Es ist im allgemeinen asymptomatisch, bis es einen signifikanten Gesichtsfeldverlust verursacht hat. Manche Patienten bemerken jedoch einen frühen Defekt zufällig. Obwohl die Erkrankung so gut wie immer bilateral ist, ist die Progression oft asymmetrisch, so daß Patienten häufig mit einem signifikanten Verlust auf einem Auge und einem weniger ausgeprägtem auf dem anderen Auge vorstellig werden. Gelegentlich klagen Patienten mit sehr hohen IODs über Augenschmerzen, Kopfschmerzen und selbst Halos, bedingt durch ein transientes Hornhautödem.

1. **Veränderungen der Papille** sind bereits beschrieben worden. Bei vielen Patienten wird das POWG aufgrund eines verdächtigen Papillenbefundes oder einer asymmetrischen Exkavation während einer Routineuntersuchung diagnostiziert.
2. **Erhöhter IOD:** Es wird geschätzt, daß 2% der Allgemeinbevölkerung einen IOD > 24 mmHg aufweisen und 5% > 21 mmHg. Allerdings haben nur ungefähr 0,5% (1 von 200) einen glaukomatösen Gesichtsfeldverlust. Aus diesen

Gründen ist eine einzelne Messung > 21 mmHg, nicht notwendigerweise mit der Diagnose Glaukom zu verbinden. Die Situation wird weiterhin kompliziert durch Patienten mit „normalem" IOD (21 mmHg oder weniger), die glaukomatöse Gesichtsfelddefekte und Exkavationen entwickeln. Eine Diskrepanz des IOD von 5 mmHg oder mehr zwischen beiden Augen sollte als verdächtig betrachtet werden unter der Annahme, daß unabhängig vom absoluten Wert, das Auge mit dem höheren Wert anomal ist.

3. **Fluktuationen des IOD:** Ungefähr 30% der Normalen zeigen Tagesschwankungen des IOD von > 4 mmHg. Bei Patienten mit POWG sind die Fluktuationen deutlich ausgeprägter und häufig, sie treten in ungefähr 90% der Fälle auf. Aus diesem Grunde schließt eine einzelne Messung von 21 mmHg oder weniger nicht notwendigerweise ein POWG aus; auch besteht bei einer einzelnen Messung > 21 mmHg zunächst nur der Verdacht. Um Fluktuationen des IOD feststellen zu können, kann es erforderlich sein, den IOD zu verschiedenen Tageszeiten zu messen (Tagesprofil).
4. **Gesichtsfelder** zeigen die typischen Veränderungen, wie sie bereits beschrieben wurden.

Behandlung

Basisuntersuchungen

Die folgenden Basisuntersuchungen sollten durchgeführt und gut dokumentiert werden, so daß später im Vergleich eine Progression festgestellt werden kann:

1. Dokumentation von Sehschärfe und Refraktion.
2. Sorgfältige Spaltlampenuntersuchung mit besonderer Beachtung von Hinweisen auf ein sekundäres Glaukom, das einem POWG gleichen kann (Abb. 8.**24**).
3. Applanationstonometrie mit Angabe der Tageszeit.
4. Nach der Applanationstonometrie Gonioskopie. Beim Einsatz einer Kontaktsubstanz sollten vorher Papillenuntersuchung und Gesichtsfelduntersuchungen erfolgen.

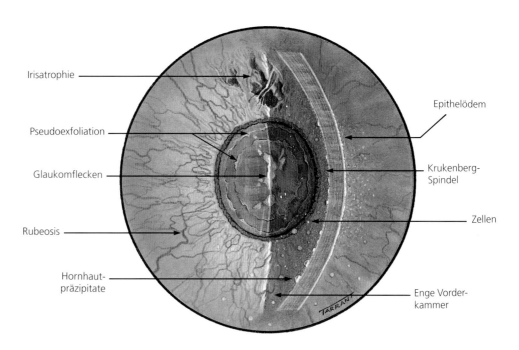

Irisatrophie

Pseudoexfoliation

Glaukomflecken

Rubeosis

Hornhaut-präzipitate

Epithelödem

Krukenberg-Spindel

Zellen

Enge Vorderkammer

Abb. 8.**24** Mögliche Spaltlampenuntersuchungsbefunde bei Augen mit verschiedenen sekundären Glaukomen

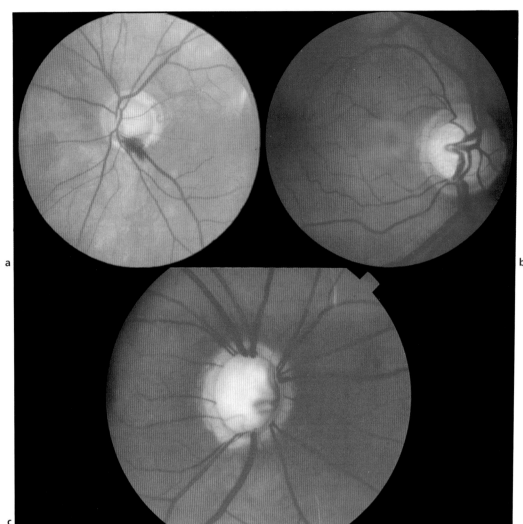

Abb. 8.**25a–c**
a Blutung an der Papille
bei Normaldruckglaukom
b Fortgeschrittene glaukomatöse Exkavation mit
„Bayonett-Zeichen"
c Vollständige glaukomatöse Exkavation

5. Ophthalmoskopie und Zeichnung der Papille, einschließlich der horizontalen und vertikalen C/D-Verhältnisse, einer umschriebenen Verdünnung des neuroretinalen Randsaums, der Exkavationstiefe und der Papillenblässe, eingeteilt von 1–3, des Erscheinungsbildes der zentralen Blutgefäße, vorhandener Papillenblutungen (Abb. 8.**25a**) und der
   retinalen Nervenfaserschicht (s. Abb. 8.**15**).
6. Perimetrie.

Dem Patienten sollte beigebracht werden, Augentropfen in
verschiedenen Intervallen zu instillieren. Um die systemische
Absorption gering zu halten, sollte der Patient entweder das
Tränenpünktchen verschließen oder nach der Instillation die
Augen für ungefähr 3 Minuten geschlossen halten. Der Patient sollte über mögliche Nebenwirkungen informiert werden und bei Nachuntersuchungen nach zwischenzeitlich aufgetretenen Nebenwirkungen gefragt werden.

Einteilung des Schweregrades des Schadens

1. **Grad 1:** geringer Schaden, charakterisiert durch frühe Gesichtsfelddefekte und minimale Exkavation.
2. **Grad 2:** fortgeschrittener Schaden, charakterisiert durch
   ein definitives Skotom und Verdünnung des neuroretinalen Randsaums (Abb. 8.**25b**).

3. **Grad 3:** schwerer Schaden, charakterisiert durch einen ausgedehnten Gesichtsfeldverlust und eine ausgeprägte Exkavation.
4. **Grad 4:** Endstadium, charakterisiert durch ein kleines Rest-
   gesichtsfeld und einen minimalen Rest des neuroretinalen
   Randsaums (Abb. 8.**25c**).

Als Behandlungsziel sollte ein idealer IOD angestrebt werden. Unglücklicherweise ist der aktuelle, sichere IOD noch
immer unbekannt, obwohl im allgemeinen gilt, je fortgeschrittener der Schaden, um so niedriger der erforderliche IOD,
um der Progression der Erkrankung Einhalt zu gebieten. Z. B.:

● Bei Grad 3 und 4 kann ein IOD um 18 oder 19 mmHg unzureichend sein, um ein Fortschreiten des Schadens zu verhindern, und es sollten 12 mmHg oder weniger angestrebt werden – dies erfordert oft einen chirurgischen Eingriff.
● Bei Grad 1 kann ein IOD von 18 oder 19 oder selbst An-
  fang der Zwanziger für eine Stabilität ausreichend sein.

Allgemein stellt sich gewöhnlich eine Reduktion des IOD um
25% vom Wert vor Beginn der Behandlung als ausreichend
heraus, obwohl es wichtig ist, hervorzuheben, daß 2 Patienten
nicht auf die gleiche Art reagieren. Die Behandlung muß individuell festgelegt werden, unter Berücksichtigung zusätzli-

cher Risikofaktoren. Basierend auf dem Schweregrad des Schadens sollte der IOD auf die folgende Höhe gesenkt werden:

- Grad 1: < 20 mmHg.
- Grad 2: < 16 mmHg.
- Grad 3 und 4: < 12 mmHg.

Therapie

Idealerweise sollte initial nur ein Auge behandelt werden, damit das andere als Kontrolle dienen kann. Nachdem die Behandlung eingeleitet worden ist, sollte der Patient alle 2 Wochen gesehen werden. Ein Abfall > 4 mmHg im behandelten Auge gilt als signifikant (d.h. durch das Medikament verursacht und nicht als Folge der normalen Fluktuation). Anschließend kann mit der Therapie des anderen Auges begonnen werden. Wenn das Ansprechen auf die Behandlung befriedigend ist, folgen weitere Untersuchungen nach 1 Monat und dann in 4monatigen Intervallen. Wenn das Ansprechen unbefriedigend ist, sollte die Therapie – wie später beschrieben – verändert und das Vorgehen wiederholt werden.

Nur lange bestehende Stabilität der Gesichtsfelder und das Erscheinungsbild der Papille belegen, daß der IOD auf einer sicheren Höhe liegt. Bei guter Kontrollmöglichkeit und stabilem Papillenbefund ist die Perimetrie zweimal jährlich ausreichend.

Die *initiale Therapie* ist gewöhnlich medikamentös, mit Ausnahme der fortgeschrittenen Fälle. Das ausgewählte Medikament sollte in niedrigster Dosierung, so selten wie möglich gegeben werden, um den gewünschten Effekt zu erhalten. Wenn möglich, sollte das Medikament mit den geringsten Nebenwirkungen gewählt werden. Die initiale Therapie besteht gewöhnlich in einem Betablocker oder einem Sympathikomimetikum. Letzteres ist das Medikament 1. Wahl bei Patienten mit pulmonalen Erkrankungen. Obwohl Miotika eine starke antiglaukomatöse Wirkung haben, werden sie wegen der okulären Nebeneffekte nicht oft zur initialen Therapie eingesetzt.

Weitere *medikamentöse Therapie:* Wenn der IOD nicht auf eine zufriedenstellende Höhe reduziert werden kann, sollten die folgenden Möglichkeiten in Erwägung gezogen werden:

1. Verstärkung des Medikaments: Z. B. kann die Verstärkung des Timolol von 0,25% auf 0,5% versucht werden, obwohl es unwahrscheinlich ist, eine weitere deutliche IOD-Reduktion zu erhalten.
2. Absetzen der initialen Augentropfen und Ersatz durch andere.
3. Zusatz eines anderen Medikamentes: Ein zusätzlicher Betablocker zum Adrenalin kann den IOD weiter vermindern und sollte versucht werden, bevor Pilocarpin gewählt wird. Wird jedoch Adrenalin zu einem Betablocker hinzugegeben, so ist eine weitere signifikante Senkung des IOD unwahrscheinlich. Pilocarpin hat einen additiven Effekt sowohl mit Betablockern als auch mit Adrenalin. Wenn es in Kombination mit den vorgenannten gegeben wird, kann die Wirkung ausreichend sein, wenn es nur zweimal täglich gegeben wird. Beim Einsatz einer Medikamentenkombination sollte der Patient instruiert werden, 10 Minuten zu warten, bis das zweite Medikament gegeben wird, um ein Auswaschen zu verhindern.

Die *Argon-Laser-Trabekuloplastik* (ALTP) ist gewöhnlich reserviert für Patienten, die nicht kontrolliert sind, trotz der maximal tolerierten medikamentösen Therapie. Junge Patienten (d. h. < 55 Jahre) sollten einer frühen ALTP zugeführt werden, wenn der IOD unter der zweimal täglichen Therapie mit einem Betablocker und/oder Adrenalin unkontrolliert ist, da Miotika wahrscheinlich nicht gut akzeptiert werden. Die Lasertherapie hat ebenfalls eine Rolle als Primärtherapie bei einigen Patienten mit fehlender Compliance oder von denen man keine Compliance erwartet.

Die *Filtrationschirurgie* ist gewöhnlich reserviert für fehlendes Ansprechen auf die ALTP, fehlende Eignung für eine ALTP und fortgeschrittene Erkrankung, bei der ein niedriger IOD erforderlich ist.

Normaldruckglaukom

Klinische Veränderungen

Das Normal-(Niedrig-)druckglaukom (NDG) gleicht dem POWG, lediglich der IOD ist konstant innerhalb des Normbereiches. Die Pathogenese des NDG wird nicht vollständig verstanden, aber es wird angenommen, daß entweder eine plötzliche oder eine allmähliche Verminderung der vaskulären Perfusion des Sehnervenkopfes in glaukomatöser Atrophie resultiert, trotz eines „normalen" IOD. Einige Patienten haben in der Anamnese ein Ereignis mit plötzlicher und schwerwiegender systemischer Hypotension, gewöhnlich durch einen akuten Blutverlust oder einen Herzinfarkt, die einen plötzlichen Abfall des Perfusionsdruckes im Papillenbereich verursachen können. Ein vorhandener Diabetes oder ein Hypertonus können ebenfalls für die chronische Verschlechterung des Sehnervenkopfes verantwortlich sein.

Das Aussehen der Papille ähnelt demjenigen bei POWG. Veränderungen, die beim NDG häufiger sein sollen, umfassen folgendes:

1. Ausmaß der Verdünnung des neuroretinalen Randsaums ausgeprägter, insbesondere inferotemporal, als bei Augen mit POWG und entsprechende Ausmaße des Gesichtsfeldverlustes.
2. Erworbene Papillengruben.
3. Peripapillärer Halbmond.
4. Blutungen im Bereich der Papille (s. Abb. 8.25a).

In der Praxis sind diese Veränderungen nicht besonders hilfreich bei der Unterscheidung von NDG und POWG. Als Ergebnis der viel häufiger verzögerten Diagnose, tendieren die Patienten mit NDG zu fortgeschritteneren Gesichtsfelddefekten als diejenigen mit POWG.

Die Differentialdiagnose umfaßt folgende Erkrankungen:

1. **POWG** mit scheinbar normalem IOD wegen einer großen tageszeitlichen Schwankung. Es kann durch Messungen zu verschiedenen Tageszeiten ausgeschlossen werden (Tagesprofil).

2. **Kongenitale Anomalien des Sehnervenkopfes** wie Papillenkolobom können mit einer erworbenen glaukomatösen Exkavation verwechselt werden.

3. **Neurologische Läsionen,** die Sehnerv oder Chiasmakompression verursachen, ergeben bei oberflächlicher Untersuchung Gesichtsfelddefekte, die als glaukomatös fehlinterpretiert werden können. Sollte irgendein Zweifel bestehen, ist eine neurologische Untersuchung indiziert.

Therapie

Es gibt keine erwiesenermaßen erfolgreiche Therapie des NDG. Bei einigen Patienten, selbst ohne Behandlung, schreiten die Gesichtsfelddefekte nicht fort. Bei progressiven Fällen ist die Therapie gewöhnlich frustrierend und unbefriedigend. Das Ziel besteht in einer Reduktion des IOD < 12 mmHg. Dies wird am besten mit der Filtrationschirurgie erreicht, obwohl medikamentöse Therapie und ALTP hilfreich sein können. Es ist wichtig, eine assoziierte systemische Erkrankung, wie Hypertonus und Diabetes, zu behandeln, die einen ungünstigen Effekt auf den Perfusionsdruck des Sehnervenkopfes ausüben kann. Die Vorteile einer systemischen Therapie mit Antikoagulantien oder Kalzium-Kanal-Blockern sind bisher nicht bewiesen.

Primäres Winkelblockglaukom

Einleitung

Das primäre Winkelblockglaukom (PWBG) ist eine Erkrankung, bei welcher der Kammerwasserabfluß allein durch den Verschluß des Winkels durch periphere Iris obstruiert ist. Es tritt in anatomisch prädisponierten Augen auf und ist häufig bilateral. Das PWBG betrifft ungefähr 1 von 1000 Individuen nach dem Alter von 40 Jahren, und die Prävalenz nimmt mit dem Alter zu. Frauen sind häufiger als Männer betroffen, im Verhältnis von 4:1.

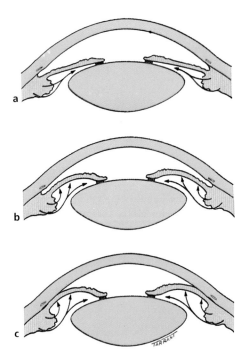

Abb. 8.**26a–c** Mechanismus des Kammerwinkelverschlusses beim primären Winkelblockglaukom
a Relativer Pupillarblock
b Iris bombè
c Iridotrabekulärer Kontakt

Anatomisch prädisponierende Faktoren

Die anatomische Prädisposition für die Erkrankung ist vererbt und besteht in den folgenden 3 Faktoren:

1. Eine relativ anteriore Lokalisation des Iris-Linsen-Diaphragmas.
2. Eine enge Vorderkammer.
3. Ein enger Zugang zum Kammerwinkel.

Die Nähe der Hornhaut zur peripheren Iris ermöglicht den Kammerwinkelverschluß leichter als beim normalen Auge.

Die folgenden, miteinander verbundenen Faktoren sind verantwortlich für diese Charakteristika:

1. **Axiales Linsenwachstum** bringt die Linsenvorderfläche näher an die Hornhaut heran. Das äquatoriale Wachstum schwächt die Stützligamente und ermöglicht dem Iris-Linsen-Diaphragma die Bewegung nach vorn. Augen mit PWBG haben engere Vorderkammern (1,8 mm) als normale Augen (2,8 mm). Frauen haben engere Vorderkammern als Männer.

2. **Kleiner Hornhautdurchmesser:** Die Tiefe der Vorderkammer und die Weite des Kammerwinkels sind mit dem Hornhautdurchmesser verbunden. Augen mit PWBG haben Hornhautdurchmesser, die 0,25 mm kleiner sind, als diejenigen normaler Augen. Augen mit Mikrokornea haben deshalb ein höheres Risiko, ein Winkelblockglaukom zu bekommen.

3. **Kurze Achsenlänge:** In normalen Augen variieren Linsendicke, relative Linsenposition und Hornhautdurchmesser im Verhältnis zur Achsenlänge des Bulbus. Ein kurzes Auge, das auch häufig hypermetrop ist, hat einen kleineren Hornhautdurchmesser und eine dicke Linse, die eine anteriore Position einnimmt.

Physiologische prädisponierende Faktoren

In prädisponierten Augen kann ein PWBG auftreten, wenn sich der Dilatatormuskel kontrahiert und damit einen nach posterior gerichteten Vektor erzeugt, der das Ausmaß der Anlagerung von Iris und anterior lokalisierter Linse erhöht. Die Folge hiervon ist eine Verstärkung des physiologischen Pupillarblocks (Abb. 8.26 a). Die gleichzeitige Pupillendilatation läßt die periphere Iris erschlaffen. Der relative Pupillarblock bedingt eine Erhöhung des Druckes in der Hinterkammer, die priphere Iris wölbt sich nach vorn (Iris bombè) (Abb. 8.26 b). Schließlich ist der Kammerwinkel durch die periphere Iris verschlossen und der IOD steigt (Abb. 8.26 c). Obwohl ein PWBG in 5 überlappende Stadien eingeteilt werden kann, schreitet die Erkrankung nicht notwendigerweise vom Stadium 1 in das nächste der Reihenfolge fort: *latent, intermittierend (subakut), akut (kongestiv und postkongestiv), chronisch* und *absolut.*

Latentes primäres Winkelblockglaukom

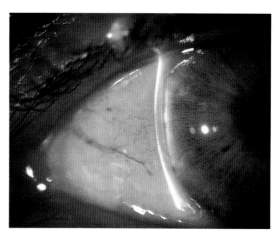

Abb. 8.27 Iris sehr nah an der peripheren Hornhaut

Die Untersuchung zeigt eine enge Vorderkammer, ein konvexes Iris-Linsen-Diaphragma, Nähe der Iris zur Hornhaut (Abb. 8.27), einen normalen IOD und einen engen Kammerwinkel, der sich verschließen kann (Shaffer Grad 1–2). Ohne Therapie kann ein Auge mit latentem PWBG normal bleiben, oder es kann einen intermittierenden oder akuten Kammerwinkelverschluß entwickeln.

Die Therapie hängt vom Status des anderen Auges ab. Wenn ein Zustand nach akutem oder intermittierendem PWBG besteht, erfolgt eine Laseriridotomie, da ohne Therapie das Risiko, innerhalb der nächsten 5 Jahre einen akuten Anfall zu bekommen, bei ungefähr 50% liegt. Wenn das Partnerauge normal ist, müssen die möglichen Risiken einer Iridotomie gegen das Risiko eines PWBG ohne Behandlung gegeneinander abgewogen werden.

Intermittierendes primäres Winkelblockglaukom

Das intermittierende (subakute) PWBG tritt auf, wenn der Winkel nur teilweise eng ist. Ein rascher partieller Verschluß und die Wiedereröffnung des Winkels folgen einander. Die Höhe des IOD ist proportional zum Ausmaß des Kammerwinkelverschlusses. Die Anfälle können durch eine physiologische Mydriasis ausgelöst werden, wie Fernsehen in einem dunklen Raum oder physiologische Verengung der Vorderkammer beim Einnehmen einer nach vorn gebeugten oder halb gebeugten Position beim Nähen oder Lesen. Emotionaler Streß kann gelegentlich ein auslösender Faktor sein. Ohne Behandlung entwickeln einige Augen einen akuten Anfall, während andere direkt in die chronische Winkelverschlußphase übergehen.

Klinische Veränderungen

Die klinische Manifestation besteht in Verschwommensehen, verbunden mit Halos um Lampen als Folge des Hornhautödems. Außerdem können Augenschmerzen oder frontale Kopfschmerzen hinzukommen. Die Anfälle rezidivieren und werden gewöhnlich nach 1–2 Stunden durch eine physiologische Miosis (Sonnenlichtexposition oder Schlaf) unterbrochen.

Die Untersuchung während eines Anfalls zeigt ein Hornhautödem. Bei einigen Fällen kann die Pupille halb dilatiert sein. Zwischen den Anfällen sehen die Augen völlig normal aus, nur der Winkel ist eng.

Die Therapie besteht in intensiver Gabe miotischer Augentropfen (2%iges Pilocarpin alle 5 Minuten). Wenn der Irissphinkter noch funktioniert, wird die periphere Iris hierdurch gewöhnlich vom Kammerwinkel weggezogen und der Anfall unterbrochen. Das Partnerauge sollte ebenfalls prophylaktisch mit 1%igem Pilocarpin viermal täglich behandelt werden. Anschließend sollten bilaterale Laseriridotomien erfolgen.

Akutes kongestives primäres Winkelblockglaukom

Klinische Veränderungen

Das akute kongestive PWBG ist durch eine plötzliche und ausgeprägte Erhöhung des IOD als Ergebnis eines vollständigen Verschlusses des Kammerwinkels charakterisiert.

Klinisch manifest wird es mit einer rasch progressiven Sehverschlechterung, assoziiert mit periokulären Schmerzen und Kongestion. Übelkeit und Erbrechen können in schweren Fällen bestehen. Es sollte jedoch betont werden, daß nur ungefähr 50% der Patienten eine typische Anamnese früherer Anfälle angeben und bei einigen Patienten Kongestion und Schmerzen fehlen, das einzige Symptom ist Verschwommensehen.

Die initiale Untersuchung während des akuten Anfalls zeigt eine „ziliare" Rötung durch Injektion der limbalen und konjunktivalen Blutgefäße. Der IOD ist ausgeprägt erhöht und die Hornhaut ist ödematös mit epithelialen Vesikeln. Die Vorderkammer ist eng, mit peripherem iridokornealem Kontakt, der am besten durch Lenkung eines engen Spaltlampenbündels auf den Limbus in einem Winkel von 60 Grad festgestellt werden kann (Abb. 8.28 b). Die Pupille ist vertikal oval, fixiert in einer halbdilatierten Position (Abb. 8.28 a) und reagiert weder auf Licht noch auf Akkomodation.

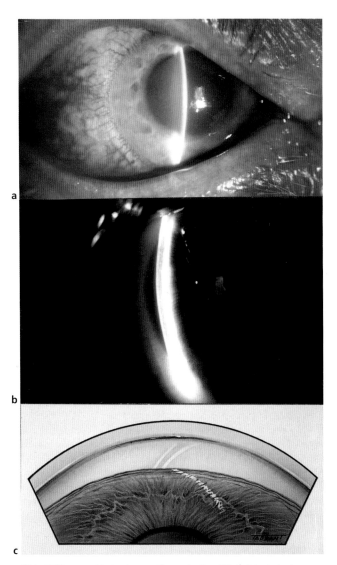

a
b
c

Abb. 8.**28a–c**   Akutes kongestives primäres Winkelblockglaukom
a Hornhautödem und erweiterte Pupille
b Peripherer iridokornealer Kontakt
c Gonioskopie mit komplettem Kammerwinkelverschluß. Der durch das Spaltlampenbündel gebildete Hornhautkeil ist nicht sichtbar

Die weitere Untersuchung, nachdem die Hornhaut wieder klar geworden ist, zeigt einen positiven Tyndall und Zellen, dilatierte und gestaute Blutgefäße auf der Iris und einen ödematösen und hyperämischen Sehnervenkopf. Die Gonioskopie läßt einen iridokornealen Kontakt (Shaffer Grad 0; Abb. 8.**28b** u. **c**) erkennen. Das Partnerauge hat gewöhnlich ebenfalls eine enge Vorderkammer und einen engen Kammerwinkel.

Initiale Therapie

Die initiale Therapie zielt zunächst auf die Verminderung des IOD mittels systemischer Medikamente. Wenn der IOD 50 mmHg übersteigt, ist der Irissphinkter gewöhnlich ischämisch und paralysiert, so daß eine intensive miotische Therapie selten den Zug der peripheren Iris weg vom Kammerwinkel erreicht.

1. **Die systemische Therapie** besteht in intravenösem Acetazolamid (Diamox) 500 mg gefolgt von allmählicher Substi-

tution durch orale Verabreichung von 250 mg zweimal täglich. Hyperosmotische Medikamente können erforderlich sein, wenn der IOD extrem hoch ist oder wenn Acetazolamid nicht erfolgreich ist. Bei einigen Patienten sind außerdem Analgetika und Antiemetika erforderlich.
2. **Die lokale Therapie** mit einem Betablocker zweimal täglich kann bei der Reduktion des IOD hilfreich sein, und lokale Steroide viermal täglich können bei der Rückbildung der Kongestion helfen. Wenn der IOD einmal reduziert ist (d. h. ungefähr 30–40 Minuten nach dem Beginn der systemischen Therapie), wird 2%iges Pilocarpin zweimal im Abstand von 15 Minuten getropft und dann viermal täglich.

Es ist außerdem sehr wichtig, das Partnerauge prophylaktisch mit 1%igem Pilocarpin viermal täglich zu behandeln, bis eine prophylaktische Iridotomie durchgeführt worden ist.

Folgetherapie

Die Folgetherapie zielt auf den Wiederaufbau einer Kommunikation zwischen Hinter- und Vorderkammer durch die Schaffung einer Öffnung in der peripheren Iris. Eine periphere Iridotomie wird jedoch nur erfolgreich sein, wenn nicht mehr als 50% des Kammerwinkels durch periphere vordere Synechien permanent verschlossen sind (synechiebedingter Verschluß). Wenn mehr als die Hälfte auf Dauer verschlossen ist, ist gewöhnlich eine Filtrationsoperation erforderlich. In der Praxis werden allerdings die meisten Augen zunächst mit einer Laseriridotomie behandelt und bei fehlendem Ansprechen folgt die Filtrationschirurgie.

Postkongestives primäres Winkelblockglaukom

Klinisch manifest wird es unter einem der folgenden Umstände:

1. **Posttherapeutisch,** wenn der IOD entweder durch eine periphere Iridotomie oder Filtrationschirurgie normalisiert worden ist.
2. **Spontane Öffnung des Kammerwinkels** ohne Behandlung, was in einem kleinen Prozentsatz der Fälle eintreten kann. Die Therapie entspricht derjenigen des intermittierenden PWBG.
3. **Ziliare Dekompensation,** die bei einigen Fällen als Ergebnis eines temporären Abfalls der Kammerwassersekretion infolge einer Ischämie des sekretorischen Ziliarepithels auftreten kann. Dies kann bei einem vollständig verschlossenen Kammerwinkel beobachtet werden. Es sollte beachtet werden, daß eine schließlich erfolgende Erholung der Ziliarfunktion zu einer chronischen Erhöhung des IOD führen kann.

Die Untersuchung zeigt eine Kombination der folgenden Zeichen:

1. Der IOD kann normal, subnormal oder erhöht sein.
2. Falten der Descemet-Membran können vorhanden sein, wenn der IOD sehr schnell gesenkt worden ist.
3. Feine Pigmentgranula können auf dem Hornhautendothel und der Irisoberfläche sichtbar sein.
4. Stromale Irisatrophie mit spiralartiger Konfiguration (Abb. 8.**29a**).

5. Eine fixierte und halbdilatierte Pupille als Folge einer Kombination von Paralyse des Sphinkters und hinteren Synechien.

6. Der Kammerwinkel kann offen sein oder verschiedene Verschlußgrade aufweisen. Wenn er offen ist, kann eine trabekuläre Pigmentierung bestehen und eine gerade Pigmentlinie kann den Sitz des vorherigen iridokornealen Kontaktes vor der Schwalbe-Linie kennzeichnen.

7. Kleine, grauweiße, subkapsuläre Linsentrübungen (Glaukomflecken) können in der Pupillenzone gesehen werden (Abb. 8.**29 b**).

Chronisches primäres Winkelblockglaukom

Klinische Veränderungen

Die klinischen Veränderungen eines chronischen PWBG entsprechen denen eines POWG, nur die Gonioskopie zeigt variable Grade des Kammerwinkelverschlusses. Solange nicht eine Routinegonioskopie bei allen glaukomatösen Augen durchgeführt wird, wird die Diagnose übersehen werden. Die Behandlung hängt folgendermaßen von dem Mechanismus des Kammerwinkelverschlusses ab:

1. **Gruppe 1** ist charakterisiert durch einen allmählichen und progressiven (kriechenden), synechienbedingten Kammerwinkelverschluß, gewöhnlich superior beginnend und sich nach inferior ausdehnend. Die initiale Behandlung besteht in einer Laseriridotomie, um jeden Anteil eines Pupillarblocks zu eliminieren, die Entwicklung neuer peripherer, vorderer Synechien zu verhindern und die medikamentöse Kontrolle zu erleichtern.
Wenn die Laseriridotomie und die medikamentöse Therapie ineffektiv sind, wird die Filtrationschirurgie erforderlich.

2. **Gruppe 2** entsteht als Folge intermittierender (subakuter) Anfälle. Diese Fälle haben bereits eine Laseriridotomie erhalten, so daß die medikamentöse Therapie, wie erforderlich, hinzugefügt werden sollte.

3. **Gruppe 3** ist bedingt durch eine Kombination von POWG und engem Kammerwinkel, gewöhnlich assoziiert mit dem Langzeitgebrauch von Miotika. Diese Fälle sollten mit einer Laseriridotomie behandelt werden, um die medikamentöse Therapie effektiver zu machen.

Das absolute PWBG ist das Endstadium des akuten kongestiven PWBG, bei dem das Auge vollständig erblindet ist.

Plateau-Iris-Syndrom

Das Plateau-Iris-Syndrom ist eine seltene Ursache für ein akutes Winkelblockglaukom, das nicht mit einem Pupillarblock assoziiert ist. Es tritt in Augen auf, bei denen die Iris anterior des Ziliarkörpers inseriert, so daß bei Erweiterung der Pupille die periphere Iris sich „nach vorn bauscht" und das Trabekelwerk verschließt (Abb. 8.**30**).

Die Untersuchungsbefunde entsprechen denjenigen des akuten, kongestiven PWBG, mit Ausnahme der normaltiefen

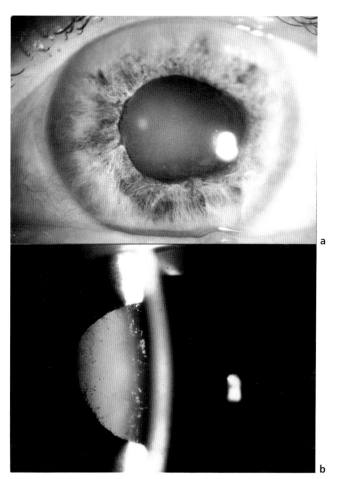
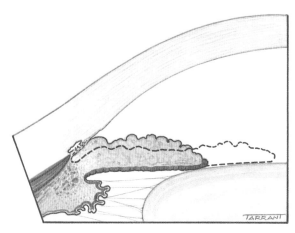

Abb. 8.**29 a** u. **b** Postkongestives primäres Winkelblockglaukom
a Irisatrophie
b Anteriore subkapsuläre Linsentrübungen (Glaukomflecken)

Abb. 8.**30** Mechanismus des Kammerwinkelverschlusses bei Plateauiris

Vorderkammer und des flachen und nicht konvexen Irisplanum. An die Irisveränderung kann eventuell auch erst nach einer nicht erfolgreichen Iridotomie gedacht werden.

Die Behandlung besteht in Miotika und nicht in einer peripheren Iridotomie. Es kann auch möglich sein, den „Höcker" in der peripheren Iris mit dem Argon-Laser abzuflachen (Gonioplastik).

▌Häufige sekundäre Glaukome

Pseudoexfoliationsglaukom

Pathogenese

Das Pseudoexfoliationssyndrom (PEX) ist charakterisiert durch eine Sekretion grauweißen, fibrillogranulären Materials im ganzen vorderen Augensegment. Der Ursprung des Materials scheint multifokal zu sein und die Folge anomaler Basalmembran, die von alternden Epithelzellen produziert wird. Das Material gleicht sowohl histologisch als auch ultrastrukturell Amyloid. Das PEX ist eine relativ häufige, aber oft übersehene Ursache für ein chronisches Offenwinkelglaukom (Pseudoexfoliationsglaukom oder Glaucoma capsulare). Das PEX betrifft typischerweise ältere Patienten und ist zum Zeitpunkt der klinischen Manifestation in ungefähr ⅓ der Fälle bilateral. Bei Patienten mit einseitigem PEX liegt die Wahrscheinlichkeit für das Partnerauge, ebenfalls nach 10 Jahren ein PEX zu entwickeln, bei ungefähr 20%.

Klinische Veränderungen

Die Spaltlampenuntersuchung zeigt folgende Veränderungen:

1. Pseudoexfoliatives Material (PEXM) auf der vorderen Linsenoberfläche ist die am häufigsten festgestellte Veränderung (Abb. 8.**31c**). Das konstante Reiben der Pupille schabt das PEXM von der mittleren Linsenzone und läßt eine zentrale Scheibe entstehen, ein peripheres Band und eine klare Zone dazwischen (Abb. 8.**31b**). Das periphere Band ist granulär und hat einen gut begrenzten inneren Rand mit vielen radialen Streifen. Es kann nur nach der Erweiterung der Pupille gesehen werden.

2. Irisveränderungen bestehen in PEXM am Pupillenrand (Abb. 8.**31a**). Defekte in der Pupillarkrause sind häufig und nehmen mit dem Alter zu. Pigmentdispersion ist ein häufiger Befund und sollte den Kliniker an die Möglichkeit eines PEX denken lassen. Auf dem Irissphinkter haben die Pigmentgranula eine wirbelartige Konfiguration, während sie an der Irisperipherie mehr diffus verteilt sind. Die Atrophie des Sphincter pupillae hat Transilluminationsdefekte zur Folge, die ein „mottenfraßähnliches Muster" ergeben. Diese Veränderung ist am deutlichsten bei Augen mit Defekten der Pupillarkrause.

3. Die Hornhaut kann sowohl PEXM- als auch Pigmentablagerungen zeigen. Das Pigment ist gewöhnlich diffus verteilt, obwohl es gelegentlich die Form einer Krukenberg-Spindel annehmen kann.

4. Die Zonulafasern und Ziliarprozesse können von PEXM bedeckt sein, und die Zonulafasern selbst können schwach sein. Probleme können deshalb bei einer extrakapsulären Kataraktextraktion entstehen, wie die Entwicklung einer Zonuladialyse während der vorderen Kapsulotomie.

Die Gonioskopie zeigt eine Hyperpigmentierung des Trabekelwerks, die gewöhnlich inferior am deutlichsten ist (Abb. 8.**31b**). Das Pigment liegt auf der Oberfläche des Trabekelwerks und hat eine fleckige Verteilung. Ein ausgezacktes Pigmentband, das auf oder anterior der Schwalbe-Linie verläuft (Sampaolesi-Linie), wird ebenfalls häufig gesehen und ist diagnostisch für ein PEX. Andere gonioskopische Befunde bestehen in Ablagerungen von PEXM, die durch die Iris von der vorderen Linsenkapsel abgeschabt worden sind, im Kammerwasser schwimmen und sich auf dem inferioren Trabekelwerk ablagern. Bei der Gonioskopie hat das PEXM ein schuppenartiges Erscheinungsbild. Bei einigen Fällen ist der Kammerwinkel eng. Selbst in Augen mit weit offenen Winkeln und ausgeprägter Hyperpigmentierung kann sich der IOD nach der Erweiterung der Pupille erhöhen.

Das Glaukom ist vom Trabekularblock-Offenwinkel-Typ. Das kumulative Risiko eines erhöhten IOD bei einem Auge mit PEX beträgt 5% nach 5 Jahren und 15% nach 10 Jahren. Wegen dieses geringen Risikos können die Nachuntersuchungen in relativ langen Intervallen erfolgen (d. h. 9–12 Monate). Wenn ein Auge ein Glaucoma capsulare hat und das Partnerauge nur ein PEX, liegt das Risiko für das Partnerauge, innerhalb von 5 Jahren ein Glaukom zu entwickeln, bei ungefähr 50%. Das Partnerauge sollte deshalb häufiger untersucht werden (d. h. alle 3 Monate). Wenn das Partnerauge normal ist (ohne PEX), ist das Risiko, ein Glaukom zu entwickeln, gering. Mehr als 50% der Patienten mit PEX zeigen eine klinische Manifestation mit einem chronischen Offenwinkelglaukom, das gewöhnlich unilateral ist. Gelegentlich kann ein akuter Anstieg des IOD eintreten mit weit offenem Kammerwinkel, dies darf nicht mit einem PWBG verwechselt werden. Das Ausmaß der Kammerwinkel-Hyperpigmentierung korreliert mit dem Schweregrad des Glaukoms. Die Prognose ist

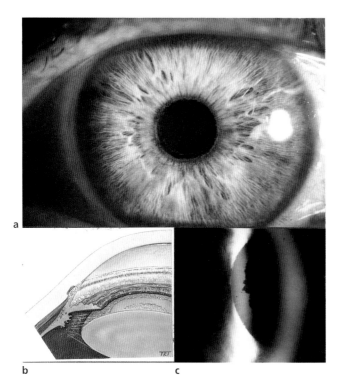

Abb. 8.**31a–c** Pseudoexfoliationssyndrom
a Pseudoexfoliatives Material am Pupillenrand und auf der Linsenvorderfläche
b Hyperpigmentierung und Ablagerung von schuppenartigem Material im Kammerwinkel
c Pseudoexfoliatives Material auf der Linsenvorderfläche

nicht so gut wie beim POWG, da der IOD gewöhnlich höher und schwieriger zu kontrollieren ist und Gesichtsfelddefekte schneller auftreten.

Therapie

Alle Patienten mit PEX und erhöhtem IOD sollten behandelt werden, selbst bei normalen Gesichtsfeldern und unauffälliger Papille, denn bei fehlender Behandlung entwickelt ein großer Prozentsatz der Fälle Schäden. Weil diese Patienten häufig hohe IODs mit großen Fluktuationen aufweisen, entwickeln sich Exkavation und Gesichtsfeldverlust schneller. Es ist deshalb sehr wichtig, Patienten mit Pseudoexfoliationsglaukom sehr engmaschig zu kontrollieren, bis der IOD unter Kontrolle ist.

1. **Die medikamentöse Therapie** ist dieselbe wie für das POWG, aber trotz initialen Erfolges besteht in den meisten Fällen eine hohe Inzidenz von spätem Therapieversagen. Deshalb ist die Wahrscheinlichkeit größer, daß Patienten schließlich eine ALTP oder Filtrationschirurgie benötigen werden.
2. **Die Argon-Laser-Trabekuloplastik** (ALTP) ist besonders effektiv, wahrscheinlich als Ergebnis der trabekulären Hyperpigmentierung. Allerdings kann gelegentlich nach initial gutem Ansprechen ein plötzlicher, später Anstieg des IOD eintreten. Die Patienten sollten deshalb sorgfältig beobachtet werden.
3. **Die Filtrationschirurgie** hat dieselbe Erfolgsrate wie beim POWG, ohne ungewöhnliche Komplikationen.

Pigmentglaukom

Pathogenese

Das Pigmentdispersionssyndrom (PDS) ist eine seltene bilaterale Veränderung, die charakterisiert ist durch die Ablagerung von Pigmentgranula im ganzen vorderen Segment. Einige Patienten mit PDS entwickeln ein sekundäres Trabekularblock-Offenwinkel-Glaukom (Pigmentglaukom). Betroffene Individuen sind typischerweise myope Männer im 3.–5. Lebensjahrzehnt. Das Verhältnis Männer zu Frauen ist ungefähr 5:1. Bei Frauen hat der IOD-Anstieg die Tendenz, 10 Jahre später aufzutreten.

PDS ist bedingt durch die Abstoßung von Pigment, infolge mechanischer Reibung zwischen posteriorem Irispigmentblatt und der anterioren Oberfläche der Zonulafasern, bei einer exzessiven Wölbung des peripheren Irisanteils nach hinten. Die Pigmentgranula werden in das Kammerwasser freigesetzt und lagern sich auf allen Strukturen der Augenvorderkammer ab, einschließlich des Trabekelwerks. Die Erhöhung des IOD scheint durch Pigmentobstruktion und Schädigung des Trabekelwerks bedingt zu sein.

Klinische Veränderungen

Die Spaltlampenuntersuchung zeigt die folgenden Veränderungen:

1. Eine Krukenberg-Spindel, die aus Pigmentablagerungen auf dem Hornhautendothel besteht. Typischerweise neh-

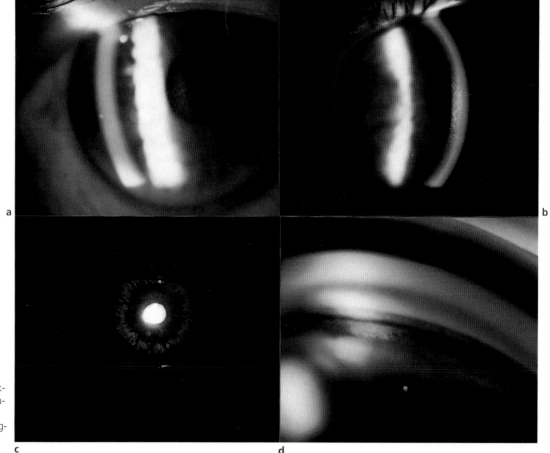

Abb. 8.**32 a–d** Pigmentdispersionssyndrom
a u. **b** Krukenberg-Spindel
c Schlitzartige Irisdefekte, sichtbar bei Transillumination
d Trabekuläre Hyperpigmentierung

men sie eine vertikale, spindelförmige Form an (Abb. 8.32 a u. b). Die Größe und Dichte der Ablagerungen ist gewöhnlich proportional zum Ausmaß der assoziierten Irisatrophie. Bei einigen Fällen ist das Pigment diffuser verteilt.

2. Die Vorderkammer ist oft sehr tief, besonders in der mittleren Peripherie, wo die Iris die Tendenz hat, sich nach hinten zu wölben.
3. Die Irisvorderfläche ist von feinen Pigmentgranula überzogen, die vorwiegend in den Iriskrypten abgelagert sind. Der Verlust des Pigmentepithels in der mittleren Peripherie der Iris läßt deutliche, schlitzartige Transilluminationsdefekte entstehen (Abb. 8.32 c).
4. Die Linse kann Pigmentablagerungen sowohl auf der vorderen als auch auf der hinteren Oberfläche zeigen. Auf der hinteren Oberfläche tendiert das Pigment dazu, eine Linie im Bereich der vitreolentikulären Adhäsion zu bilden. Die extreme Netzhautperipherie kann ebenfalls Pigmentablagerungen aufweisen.

Die Gonioskopie zeigt einen weit offenen und ausgeprägt pigmentierten Kammerwinkel (Abb. 8.32 d). Die Pigmentierung ist über dem posterioren Trabekelwerk am ausgeprägtesten und bildet ein dichtes Band mit einheitlicher Beteiligung der ganzen Zirkumferenz des Maschenwerks. Die periphere Iriswurzel ist in der Nähe ihrer Insertion etwas konkav.

Ein Glaukom entwickelt sich bei ungefähr 10% der Patienten mit PDS. Es ist deshalb sehr wichtig, den IOD bei allen Patienten mit PDS regelmäßig zu überprüfen. Die Symptome sind gewöhnlich diejenigen des POWG, aber, da der IOD bei einigen Patienten initial sehr instabil sein kann, schließt eine einzige normale Messung nicht notwendigerweise die Möglichkeit eines Glaukoms aus. Im allgemeinen ist die Langzeitprognose relativ gut, aber einige Patienten weisen sehr hohe IODs auf, so daß zum Diagnosezeitpunkt häufig fortgeschrittene Gesichtsfelddefekte in einem Auge vorhanden sein können und ein relativ geringer Schaden im Partnerauge. Die Inzidenz der Steroidreaktion ist dieselbe wie bei POWG.

Therapie

1. **Die medikamentöse Therapie** ist dieselbe wie für das POWG, obwohl Miotika bei jungen Patienten vermieden werden sollten, da sie die Myopie infolge der Induktion eines Ziliarspasmus erhöhen.
2. **Die Argon-Laser-Trabekuloplastik** ist in den meisten Fällen erfolgreich, obwohl als Folge des relativ jungen Alters der Patienten der Langzeiterfolg weniger sicher ist als bei POWG. Es ist wichtig, Augen mit ausgeprägter Pigmentierung des Trabekelwerks nicht zu übertherapieren.
3. **Eine Filtrationschirurgie** kann bei Patienten erforderlich sein, die nicht auf die medikamentöse Therapie und die Laser-Trabekuloplastik ansprechen. Die Ergebnisse sind in der jüngeren Altersgruppe weniger vorhersagbar als bei älteren Patienten.

Neovaskularisationsglaukom

Pathogenese

Beim Neovaskularisationsglaukom (NVG) ist die Erhöhung des IOD die Folge von Synechien, die durch Kontraktion des fibrovaskulären Gewebes zu einem Kammerwinkelverschluß führen. Gemeinsam ist allen Augen mit NVG eine schwere, diffuse und chronische retinale Ischämie, die eine der folgenden Ursachen haben kann:

1. **Ein ischämischer Zentralvenenverschluß** ist eine sehr häufige Ursache (s. Kapitel 11).
2. **Ein Diabetes mellitus** kann ein NVG verursachen, besonders bei Patienten mit lange bestehendem Diabetes, die außerdem eine proliferative diabetische Retinopathie aufweisen. Das Risiko eines NVG ist außerdem gesteigert:
   a) Eine Kataraktextraktion erhöht bei Patienten mit proliferativer diabetischer Retinopathie das Risiko eines NVG, besonders wenn die Linse mit einer intrakapsulären Technik entfernt wird. Die kritische Periode für die Entwicklung einer Rubeosis iridis nach einer Kataraktextraktion sind die ersten 3–4 Wochen.
   b) Pars-plana-Vitrektomie: Ein NVG ist die häufigste Komplikation des vorderen Augensegments nach Pars-plana-Vitrektomie und die Ursache für den fehlenden Erfolg. Es ist besonders häufig, wenn das Auge außerdem aphak ist und/oder eine Restamotio aufweist.
3. **Verschiedene seltene Ursachen** umfassen: Karotis-Verschluß-Erkrankung, Karotis-cavernosus-Fistel, intraokuläre Tumoren, chronische intraokuläre Entzündung und Retinopathia praematurorum.

Obwohl es Überlappungen gibt, ist es vorteilhaft, das NVG in 3 Stadien einzuteilen: *Rubeosis iridis, sekundäres Offenwinkelglaukom* und *synechienbedingtes Winkelblockglaukom.*

Rubeosis iridis

Die Untersuchung früher Fälle zeigt winzige, erweiterte Kapillarbüschel am Pupillenrand (Abb. 8.33 a u. b). Die neuen Blutgefäße wachsen dann strahlenförmig über die Irisoberfläche in Richtung des Kammerwinkels, manchmal nehmen sie Verbindung mit erweiterten Blutgefäßen an der Collarette auf. In diesem Stadium ist der IOD normal und die Neovaskularisation kann entweder spontan oder nach Therapie zurückgehen.

Die Gonioskopie ist wichtig, um eine mögliche Kammerwinkel-Neovaskularisation auszuschließen.

Therapie. Die Möglichkeiten umfassen folgendes:

1. **Die panretinale Argon-Laser-Photokoagulation (PRP)** hat eine hohe Erfolgsrate bei der Induktion der Regression der neuen Gefäße und der Verhinderung der Entwicklung eines NVG. Augen mit Zentralvenenverschluß benötigen zwischen 2000 und 3000 500 µm Herde.
2. **Netzhautchirurgie** kann erfolgreich sein, wenn die Rubeosis nach einer Vitrektomie bei einem diabetischen Patienten aufgetreten ist. In Augen mit einer Restamotio sollten weitere Versuche unternommen werden, die Netzhaut anzulegen, da nach erfolgreicher Wiederanlegung der Netzhaut die Rubeosis häufig zurückgeht. Bei diesen Fällen kann außerdem eine ergänzende panretinale Photokoagulation einen positiven Effekt haben.

Sekundäres Offenwinkelglaukom

Die Untersuchung zeigt ein fortgesetztes Wachstum der neuen Blutgefäße über die Irisoberfläche mit Verbindung zur zir-

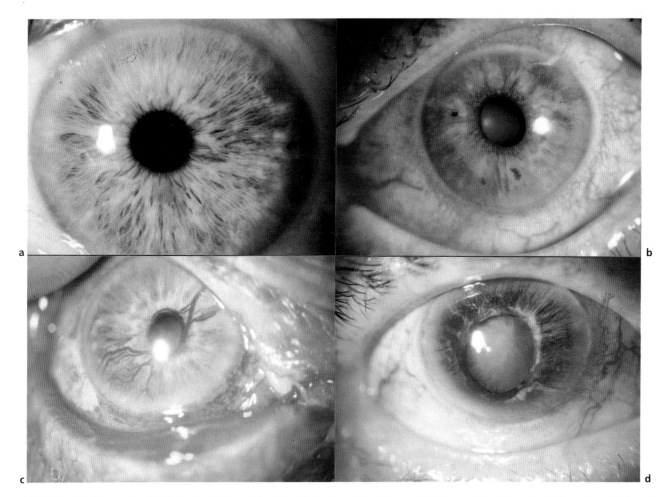

Abb. 8.**33 a–d** Progression der Rubeosis iridis. **a** Sehr frühe Rubeosis am Pupillenrand, **b** Ausgeprägte Rubeosis, **c** Sehr schwere Rubeosis, **d** Irisatrophie, Ectropium uveae und Katarakt in einem Auge mit schwerer Rubeosis

kumferentiellen Ziliarkörperarterie, die selbst die Quelle von Neovaskularisationen darstellen kann. Das neovaskuläre Gewebe proliferiert anschließend über den Ziliarkörper und den Skleralsporn und dringt in den Kammerwinkel ein (Abb. 8.**34 a**).

Die Gonioskopie zeigt eine Verzweigung der neuen Gefäße im Kammerwinkel und die Ausbildung von fibrovaskulären Membranen, die das Trabekelwerk blockieren und ein sekundäres Offenwinkelglaukom verursachen.

Behandlungsmöglichkeiten umfassen folgendes:

1. **Die medikamentöse Therapie** ist dieselbe wie für das POWG, obwohl Miotika vermieden werden sollten.
2. **Eine panretinale Photokoagulation** sollte auf jeden Fall durchgeführt werden, selbst wenn der IOD adäquat durch die medikamentöse Therapie kontrolliert ist. Eine PRP hat keinen Effekt auf die fibröse Komponente der fibrovaskulären Membran.

Sekundäres Winkelblockglaukom

Das fibrovaskuläre Gewebe im Kammerwinkel kontrahiert und zieht die periphere Iris reißverschlußartig über das Trabekelwerk.

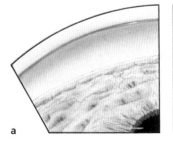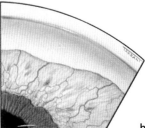

Abb. 8.**34 a** u. **b** Kammerwinkel bei Neovaskularisationsglaukom **a** Frühe Neovaskularisation eines offenen Kammerwinkels **b** Vollständiger, synechienbedingter Kammerwinkelverschluß

Die Untersuchung zeigt eine erheblich reduzierte Sehschärfe, einen sehr hohen IOD und ein Hornhautödem, Kongestion des Bulbus und Schmerzen, positiven Tyndall, eine schwere Rubeosis iridis (Abb. 8.**33 c**) und eine verzogene Pupille mit einem Ectropium uveae durch die radiale Kontraktion des fibrovaskulären Gewebes (Abb. 8.**33 d**).

Die Gonioskopie zeigt Synechien, die den Kammerwinkel verschließen. Kammerwinkelstrukturen posterior der Schwalbe-Linie sind nicht einsehbar (Abb. 8.**34 b**). In diesem Stadium ist die Visusprognose sehr schlecht.

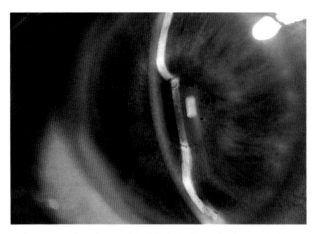

Abb. 8.**35** Sekundäres Winkelblockglaukom durch Pupillarblock bei chronischer Iridozyklitis. Eine Iris bombè ist vorhanden und die Vorderkammer sehr eng

Die Therapie zielt in erster Linie auf die Beseitigung der Schmerzen und der Kongestion des Auges mit einer der folgenden Methoden:

1. **Eine panretinale Photokoagulation** kann versucht werden, wenn die Medien klar sind, aber die Erfolgsrate ist sehr niedrig.
2. **Eine periphere retinale Kryotherapie** ist bei Augen mit trüben Medien eine Alternative zur panretinalen Photokoagulation.
3. **Die medikamentöse Therapie** mit Atropin- und Steroidaugentropfen kann das Auge komfortabler machen und weniger gestaut, selbst wenn der IOD hoch bleibt.
4. **Künstliche filtrierende Shunts** können bei einigen Fällen erforderlich sein.
5. **Zyklodestruktive Verfahren** sind gewöhnlich indiziert, wenn keine Hoffnung mehr besteht, eine gebrauchsfähige Sehschärfe erhalten zu können.
6. **Retrobulbäre Alkoholinjektionen** helfen, die Schmerzen zu lindern, aber sie können eine permanente Ptosis erzeugen und ändern nichts an der Kongestion.
7. **Die Enukleation** kann erforderlich sein, wenn alles übrige versagt.

Entzündliche Glaukome

Glaukome als Folge einer intraokulären Entzündung bieten häufig eine beachtliche diagnostische und therapeutische Herausforderung. Obwohl die Erhöhung des IOD bei einigen Patienten vorübergehend und harmlos ist, persistiert sie oft und verursacht schwere Schäden. Die 3 Hauptformen sind: *(1) Kammerwinkelverschluß mit Pupillarblock, (2) Kammerwinkelverschluß ohne Pupillarblock* und *(3) offener Kammerwinkel.*

Winkelblockglaukom mit Pupillarblock

Pathogenese: Der sekundäre Kammerwinkelverschluß ist bedingt durch iridolentikuläre Adhäsionen über 360 Grad (Seclusio pupillae). Der Pupillarblock obstruiert die Passage des Kammerwassers von der hinteren in die vordere Augenkammer und der erhöhte Druck in der Hinterkammer verursacht

eine Vorwölbung der peripheren Iris nach vorn (Iris bombè). Bei schwerer Ausprägung ist die Iris bombè assoziiert mit einer Verengung der vorderen Augenkammer und einer Anlagerung der peripheren Iris an das Trabekelwerk und die periphere Hornhaut. Wenn dies bei einem Auge mit aktiver Entzündung auftritt, haftet die Iris am Trabekelwerk und der iridokorneale Kontakt ist dauerhaft mit der Entwicklung von peripheren vorderen Synechien (PVS).

Die Spaltlampenuntersuchung zeigt eine Seclusio pupillae, Iris bombè und eine enge Vorderkammer (Abb. 8.**35**).

Die Gonioskopie läßt einen Kammerwinkelverschluß durch iridotrabekulären Kontakt erkennen.

Die Therapie bezieht die folgenden Maßnahmen ein:

1. **Die Verhinderung des Kammerwinkelverschlusses durch Synechien** kann mit einer Kombination intensiver lokaler Steroide und anteriorer sub-Tenon-Injektionen von Langzeit-Depot-Steroid-Präparationen, welche die Haftneigung der peripheren Iris reduzieren, erreicht werden.
2. **Senkung des IOD** mit lokalen Betablockern und/oder Sympathomimetika kann bei relativ gering ausgeprägten Fällen wirksam sein, wenn der IOD < 30 mmHg beträgt. Karboanhydraseinhibitoren sind bei einem IOD > 30 mmHg gewöhnlich erforderlich.
3. **Eine Iridotomie** kann erforderlich sein, wenn die medikamentöse Therapie versagt. Sie wird lediglich den Pupillarblock beseitigen und infolgedessen nur effektiv sein, wenn mindestens 25% des Kammerwinkels noch offen sind.

Winkelblockglaukom ohne Pupillarblock

Pathogenese: Die Ablagerung und schließlich erfolgende Kontraktion des inflammatorischen Debris im Kammerwinkel ziehen die periphere Iris über das Trabekelwerk, womit allmählich ein synechienbedingter Kammerwinkelverschluß erfolgt. Wenn der Kammerwinkel progressiv beeinträchtigt wird, erfolgt der IOD-Anstieg gewöhnlich allmählich und selbst ausgeprägte IOD-Erhöhungen von 50 mmHg oder mehr können asymptomatisch sein.

Die Spaltlampenuntersuchung zeigt lediglich eine tiefe Vorderkammer. Es ist deshalb bei allen Augen mit chronischer Uveitis anterior wichtig, den IOD konstant zu messen, eine Gonioskopie durchzuführen und die Papille auf glaukomatöse Schäden zu untersuchen.

Die Gonioskopie zeigt ein variables Ausmaß eines Kammerwinkelverschlusses durch periphere vordere Synechien (Abb. 8.**36**). Exazerbationen der intraokulären Entzündung in Augen mit chronischer Iridozyklitis sind häufig mit einer Erniedrigung des IOD assoziiert. Selbst glaukomatöse Augen mit einer Erhöhung des IOD auf 30–35 mmHg können während akuter Exazerbationen der Uveitis hypoton werden. Es ist deshalb wichtig, den IOD besonders zu beachten, wenn die Uveitis unter Kontrolle gebracht worden ist.

Die Therapiemöglichkeiten umfassen folgendes:

1. **Die medikamentöse Therapie** ist dieselbe wie für den sekundären Kammerwinkelverschluß durch einen Pupillarblock.
2. **Die Filtrationschirurgie** kombiniert mit Antimetaboliten (z. B. Mitomycin C) kann bei einigen Erwachsenenaugen

erfolgreich sein, aber die Ergebnisse liegen unter denjenigen des POWG.

3. **Künstliche filtrierende Shunts** können in einigen Fällen zum Erfolg führen.

4. **Zyklodestruktive Verfahren** ergeben nicht vorhersagbare Ergebnisse und bei Kindern ist der Effekt häufig transient.

Offenwinkelglaukom

Bei einer akuten Uveitis anterior ist der IOD gewöhnlich normal oder subnormal als Ergebnis eines begleitenden ziliaren Versagens. Gelegentlich entwickelt sich jedoch ein Trabekularblock-Offenwinkelglaukom als Folge einer Obstruktion des Kammerwasserabflusses, am häufigsten zu einem Zeitpunkt, an dem die akute Entzündung zurückgeht und die Funktion des Ziliarkörpers wieder normal wird. Der Block kann entweder durch entzündliche Zellen und Debris oder eine akute Trabekulitis hervorgerufen werden. Der IOD wird gewöhnlich wieder normal, wenn die Entzündung einmal abgeklungen ist.

Bei *chronischer Uveitis anterior* ist die Abflußleichtigkeit durch trabekuläre Vernarbung und/oder Sklerose infolge chronischer Trabekulitis beeinträchtigt. Eine definitive Diagnose des erhöhten IOD nach dem trabekulären Schaden ist

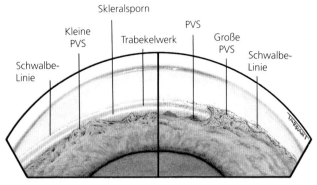

Abb. 8.**36**   Sekundäres Winkelblockglaukom bei chronischer Iridozyklitis ohne Assoziation mit einem Pupillarblock. PVS = periphere vordere Synechien

schwierig, wegen des variablen Erscheinungsbildes des Kammerwinkels. Theoretisch sollte der Kammerwinkel offen sein und bei einigen Augen ist ein gelatinöses Exsudat, das „Kartoffelbrei" ähnelt, zu sehen.

Die Behandlung ist dieselbe, wie beim synechienbedingten Engwinkelglaukom.

Seltene sekundäre Glaukome

Phakolytisches Glaukom

Pathogenese: Es handelt sich um ein sekundäres Trabekularblock-Offenwinkelglaukom, das in Augen mit einer hypermaturen Katarakt auftritt. Es ist durch eine trabekuläre Obstruktion infolge löslicher Linsenproteine von hohem Molekulargewicht bedingt, die durch die intakte Kapsel in das Kammerwasser ausgetreten sind. Makrophagen, die einige der Proteine phagozytiert haben, können sich ebenfalls an der Blockade beteiligen (Abb. 8.**37**). Das phakolytische Glaukom sollte nicht mit der phakoanaphylaktischen (phakoantigenen) Uveitis verwechselt werden, die eine autoimmune, granulomatöse Reaktion auf Linsenproteine darstellt und in Augen mit rupturierten Kapseln entsteht.

Die Spaltlampenuntersuchung zeigt ein Auge mit einer hypermaturen Katarakt (Abb. 8.**38a**). Die Vorderkammer ist tief und das Kammerwasser kann flottierende, weiße Partikel enthalten (Abb. 8.**38b**), von denen sich einige nach unten absetzen können, um ein „Pseudohypopyon" zu bilden (Abb. 8.**38c**).

Die Gonioskopie zeigt einen offenen Kammerwinkel. Makrophagen, die aufgenommenes Linsenmaterial enthalten, können vorhanden sein.

Die Therapie besteht in der medikamentösen Reduktion des IOD, gefolgt von einer Kataraktextraktion.

Sekundäre linsenbedingte Pupillarblockglaukome

Durch eine intumeszente Linse

Pathogenese: Eine geschwollene Linse mit Katarakt drückt gegen die Rückfläche der Iris und verursacht damit einen Pupillarblock und einen sekundären Kammerwinkelverschluß.

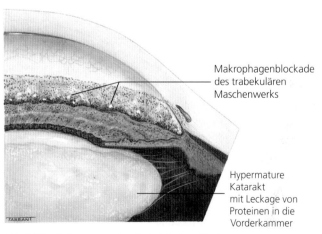

Makrophagenblockade des trabekulären Maschenwerks

Hypermature Katarakt mit Leckage von Proteinen in die Vorderkammer

Abb. 8.**37**   Pathogenese des phakolytischen Glaukoms

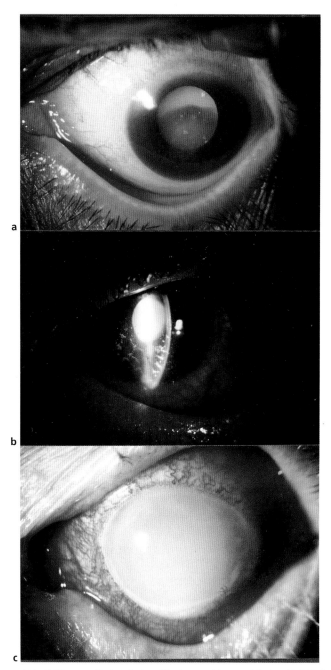

Abb. 8.**38a–c**   Phakolytisches Glaukom, **a** Morgagni-Katarakt, **b** Flottierende, weiße Partikel im Kammerwasser, **c** Pseudohypopyon

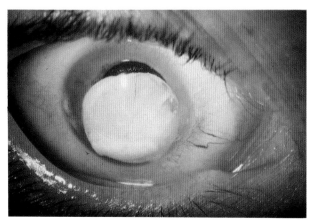

Abb. 8.**39**   In die Vorderkammer dislozierte mature Katarakt

Die Spaltlampenuntersuchung zeigt Veränderungen, die denen des akuten PWBG gleichen mit einer sehr engen Vorderkammer und erweiterter Pupille. Eine Linsentrübung mit offensichtlicher Linsenschwellung ist gewöhnlich nachweisbar.

Die Gonioskopie des Partnerauges kann helfen, ein PWBG auszuschließen, da der Kammerwinkel nicht eng sein wird. Außerdem wird es eine Anamnese mit allmählicher Sehverschlechterung geben oder einen Anstieg der Myopie durch die Katarakt im betroffenen Auge.

Die Therapie entspricht derjenigen des akuten PWBG, mit der Ausnahme, daß Miotika vermieden werden sollten, da sie den Pupillarblock verstärken können. Wenn der IOD erst einmal reduziert und die Hornhaut klar ist, sollte eine periphere Laseriridotomie durchgeführt werden und anschließend eine Kataraktextraktion, wenn das Auge ruhig ist.

Durch Linsendislokation in die Vorderkammer

Ursachen für eine Linsendislokation in die Vorderkammer (Abb. 8.**39**) sind folgende:

1. Ein stumpfes Trauma, selbst wenn es relativ trivial ist, kann in Augen mit schwachen Zonulafasern eine Linsendislokation verursachen (z. B. Buphthalmus, Homozystinurie).
2. Kleine Linsen (Mikrosphärophakie), wie beim Weill-Marchesani-Syndrom und gelegentlich beim Marfan-Syndrom.
3. Schwache Zonulafasern, wie bei der Homozystinurie.

Die Behandlung ist sehr dringend, da der lentikulokorneale Kontakt einen permanenten Endothelschaden verursacht. Die initiale Behandlung besteht in der Reduktion des IOD mit hyperosmotischen Medikamenten. Die weitere Therapie hängt vom Vorhandensein oder Fehlen von Zonulafaserkontakten ab sowie der Klarheit und der Härte der Linse, wie im folgenden beschrieben:

1. **Eine klare Linse mit einigen verbliebenen Zonulafaserverbindungen** wird durch Rückenlagerung des Patienten und Pupillenerweiterung behandelt, mit dem Ziel, die Linse hiermit wieder in die Hinterkammer zu verlagern.
2. **Eine weiche Linse** ohne Zonulafaserverbindungen wird chirurgisch über eine limbale Inzision entfernt (Lensektomie mit Vitreotom).
3. **Eine harte Linse** ohne Verbindungen der Zonulafasern wird mit einer Kataraktextraktion behandelt.

Durch Linseninkarzeration

Pathogenese: Der Anstieg des IOD ist durch einen Pupillarblock infolge einer mikrosphärischen Linse bedingt, bei der ein Teil der Zonulafasern unterbrochen ist, so daß eine anteriore Subluxation möglich wird.

Die Behandlung besteht in Mydriatika oder peripherer Laseriridotomie. Miotika sind kontraindiziert, da sie den Pupillarblock verstärken. Das Partnerauge sollte jedoch eine prophylaktische Behandlung mit Miotika und anschließender Laseriridotomie erhalten.

Erythrozytenglaukom

Pathogenese: Die sekundäre Erhöhung des IOD ist die Folge einer Blockade des Trabekelwerks durch Erythrozyten. In einigen Fällen kann das Blutkoagel auch die Pupille verschließen, so daß es durch eine Winkelblockkomponente überlagert wird. Infolge eines traumatischen Hyphämas entwickeln 25 % der Augen eine sekundäre Blutung innerhalb von 3–5 Tagen nach der initialen Verletzung. Diese ist häufig schwerwiegender als die ursprüngliche Blutung. Patienten mit Sichelzellhämoglobinopathien unterliegen einem erhöhten Risiko, Komplikationen in Assoziation mit einem traumatischen Hyphäma zu entwickeln.

Therapie: Obwohl die meisten traumatischen Vorderkammerblutungen relativ harmlos und vorübergehend sind, kann in einigen Augen ein hoher und lange bestehender IOD den Sehnerven schädigen und zu einer Blutfärbung der Hornhaut führen. Letzteres kann sehr rasch zunehmen und lange Zeit benötigen, bis die Hornhaut wieder klar ist. Das Risiko einer Blutfärbung steigt mit IODs > 25 mmHg für länger als 6 Tage. Der Sehnerv ist gefährdet bei IODs > 50 mmHg über 5 Tage. Da es unmöglich ist, vorherzusagen, wer Komplikationen entwickeln wird, sollten alle Patienten zur Beobachtung aufgenommen werden. Die Behandlung des sekundären Glaukoms ist entweder medikamentös oder chirurgisch.

1. **Die medikamentöse Therapie** besteht in Abhängigkeit vom IOD in Betablockern, Sympathikomimetika, Karboanhydrasehemmern oder hyperosmotischen Mitteln. Miotika sollten vermieden werden, da sie den Pupillarblock verstärken können.

2. **Die chirurgische Ausräumung** des Blutes mit einem Vitreotom durch eine limbale Inzision ist unter folgenden Umständen indiziert:
   a) Ein IOD > 55 mmHg für 5 Tage oder > 35 mmHg länger als 7 Tage.
   b) Frühe korneale Blutfärbung, da sie innerhalb weniger Stunden zu einer dichten Trübung fortschreiten kann.
   c) Vollständiges Hyphäma für mehr als 7 Tage, um die Entwicklung peripherer vorderer Synechien zu verhindern, die zu einem chronischen sekundären Glaukom führen können.

Glaukom durch Kammerwinkelrezession

Pathogenese: Kammerwinkelrezession (Spaltung) ist das Ergebnis eines stumpfen Traumas, das einen Riß in der vorderen Oberfläche des Ziliarkörpers erzeugt (Abb. 8.**40b–d**). Sie ist oft mit einem Hyphäma assoziiert. Obwohl ein großer Prozentsatz der Augen mit einem traumatischen Hyphäma Anzeichen einer Kammerwinkelrezession zeigt, entwickelt nur ein kleiner Anteil schließlich ein Glaukom. Es wird angenommen, daß der Anstieg des IOD die Folge eines trabekulären Schadens darstellt und nicht das Ergebnis der Kammerwinkelrezession selbst ist. Je größer das Gebiet mit der Kammerwin-

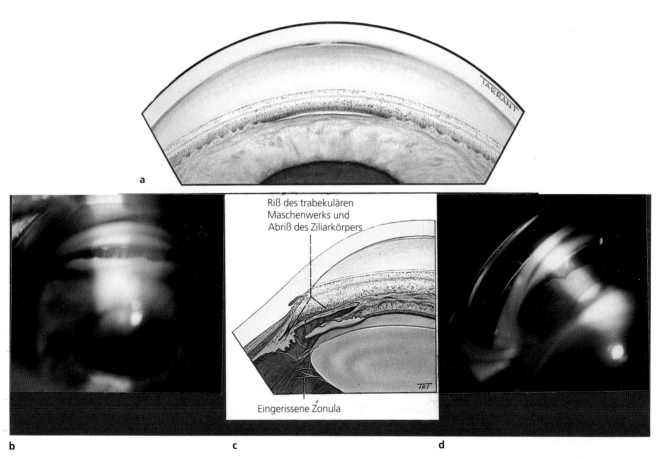

Riß des trabekulären Maschenwerks und Abriß des Ziliarkörpers

Eingerissene Zonula

Abb. 8.**40a–d**   Gonioskopische Befunde bei Glaukom durch Kammerwinkelrezession. **a** Vernarbung des Kammerwinkels im Bereich der Rezession, **b–d** Ausgeprägte Kammerwinkelrezession

kelrezession ist, um so größer ist das Risiko, ein Glaukom zu bekommen. Da sich das Glaukom oft erst nach vielen Monaten oder Jahren nach dem initialen Trauma entwickeln kann, sollten alle Patienten mit einer Kammerwinkelrezession in regelmäßigen Abständen nachuntersucht werden.

Die klinische Manifestation erfolgt oft mit einem chronischen, unilateralen Glaukom, das häufig während einer Routineuntersuchung entdeckt wird. Die Diagnose kann leicht übersehen werden, solange nicht eine sorgfältige Anamnese erhoben wird.

Die Spaltlampenuntersuchung kann verschiedene der folgenden Zeichen eines vorherigen Traumas zeigen:

1. Die Vorderkammer kann etwas tiefer als beim Partnerauge sein.
2. Die Pupillen können größer als beim Partnerauge sein, als Folge einer posttraumatischen Mydriasis.
3. Es können kleine Risse in der Pupille vorhanden sein, mit Fehlen oder Abhebung der Pupillarkrause.

Die Gonioskopie kann einen irregulären, vernarbten und vertieften Kammerwinkel mit Pigment im Rezessionsbereich zeigen (Abb. 8.40 a). Bei lange bestehenden Fällen wird die Spalte durch fibröses Gewebe verdeckt. Bei einer oberflächlichen Untersuchung kann die Hyperpigmentierung des Kammerwinkels mit einem Pigmentglaukom verwechselt werden, besonders wenn das Hornhautendothel ebenfalls mit Pigmentgranula bedeckt ist.

Die Behandlung ist dieselbe wie für andere Formen des Offenwinkelglaukoms, obwohl Miotika vermieden werden sollten, weil sie einen gegenteiligen Effekt auf den IOD haben können.

„Geisterzellen"-Glaukom

Pathogenese: Beim „Geisterzellen"-Glaukom ist die trabekuläre Obstruktion durch degenerierte Erythrozyten bedingt. Nach 2 Wochen im Glaskörper entweicht das Hämoglobin aus den roten Blutkörperchen und verwandelt sie so in degenerierte „Geisterzellen", die dann durch einen Defekt in der vorderen Glaskörpergrenzmembran in die Vorderkammer gelangen können. Da ihre normale Verformbarkeit verlorengegangen ist, verfangen sie sich in den Poren des Trabekelwerks und

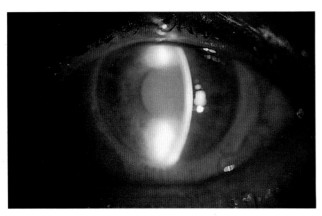

Abb. 8.**41**   Geisterzellen im Kammerwasser

behindern den Kammerwasserabfluß. „Geisterzellen"-Glaukome können unter den 3 folgenden Gegebenheiten auftreten:

1. Nach einer Kataraktextraktion, die durch eine ausgedehnte Glaskörperblutung und ein Hyphäma kompliziert wird. Das Blut in der Vorderkammer geht zurück, aber die Erythrozyten im Glaskörper persistieren und verwandeln sich in Geisterzellen, die in die Vorderkammer gelangen. Dies ist die häufigste Form.
2. Geisterzellen gelangen in einem Auge mit einer vorbestehenden Glaskörperblutung nach einer Kataraktextraktion in die Vorderkammer.
3. Nach einer Glaskörperblutung in einem Auge, das bereits aphak ist.

Die Spaltlampenuntersuchung zeigt rötlichbraune oder khakifarbene Partikel im Kammerwasser (Abb. 8.41).

Die Behandlung ist initial medikamentös. Wenn sie ineffektiv ist, sollte eine Spülung der Vorderkammer mit Auswaschung der Geisterzellen durchgeführt werden.

Iridokorneale endotheliale Syndrome

Die iridokornealen endothelialen (ICE) Syndrome bestehen aus den 3 folgenden, sehr seltenen und überlappenden Erkrankungen: *essentielle Irisatrophie, Iris-Nävus-(Cogan-Reese-)Syndrom* und *Chandler-Syndrom*. Die Gemeinsamkeit dieser ICE-Syndrome ist das Vorhandensein einer anomalen Hornhautendothelzellschicht, welche die Kapazität besitzt, über den vorderen Kammerwinkel und auf die Oberfläche der Iris zu wandern. Das Glaukom ist die Folge eines synechienbedingten Kammerwinkelverschlusses als Ergebnis der Kontraktion des anomalen Gewebes. Die Veränderung betrifft typischerweise ein Auge von Frauen mittleren oder jüngeren Alters.

Die klinische Manifestation erfolgt entweder mit einer verzogenen Pupille oder einer „zweiten" Pupille in einem früher normalen Auge (Abb. 8.42 a).

Die Spaltlampenuntersuchung zeigt bei allen 3 Syndromen Hornhautendothelanomalien, Irisknötchen und verschiedene Grade der Irisatrophie. In ihrer reinen Form können die Syndrome leicht voneinander unterschieden werden. Da jedoch häufig Überschneidungen bestehen, kann die klare Differenzierung schwierig sein. Gelegentlich kann während der Nachbeobachtungszeit eine Erkrankung in die andere übergehen. Im allgemeinen hängt die Differenzierung in erster Linie von den Irisveränderungen ab.

1. **Bei der essentiellen Irisatrophie** zeigt die Gonioskopie einen progressiven Kammerwinkelverschluß durch periphere vordere Synechien (PVS) (Abb. 8.43). Die Pupille ist zu einem Gebiet mit PVS verzogen und die Iris zeigt ein geringes bis mittelgradiges Ectropium uveae, Stromaatrophie und ein durchgreifendes Irisloch auf der den PVS gegenüberliegenden Seite (Abb. 8.42 b u. c). Zwischen den Atrophiegebieten erscheint das Irisstroma normal.
2. **Beim Iris-Nävus-Syndrom** sind die Kammerwinkelveränderungen die gleichen wie bei der essentiellen Irisatrophie, zusätzlich bedeckt ein diffuser Nävus die Irisvorderfläche. Irisknötchen können vorhanden sein oder auch nicht. Das normale Muster der Irisoberfläche erscheint verwischt und verfilzt.

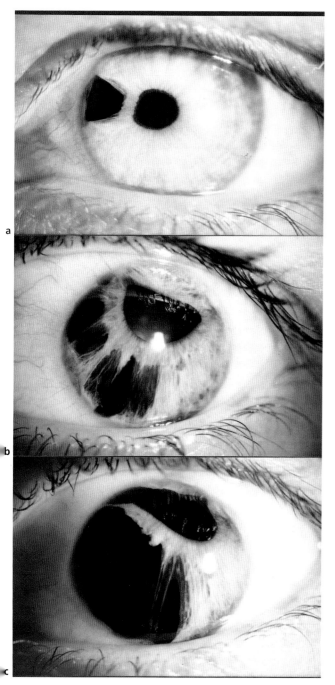

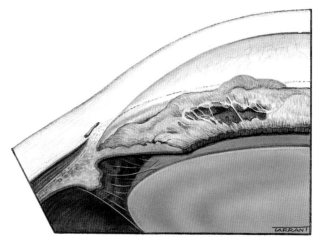

Abb. 8.**43**   Sekundärer Kammerwinkelverschluß durch periphere anteriore Synechien bei essentieller Irisatrophie

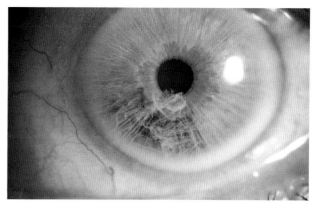

Abb. 8.**44**   Iridoschisis

Abb. 8.**42a–c**   Essentielle Irisatrophie mit Progression der Irisveränderungen

3. **Das Chandler-Syndrom** liegt mit seinem Erscheinungsbild zwischen den beiden anderen Erkrankungen.

Die Behandlung ist in den meisten Fällen chirurgisch. Initial sollte eine konventionelle Filtrationschirurgie versucht werden. Die Erfolgsaussicht ist relativ hoch, obwohl eine Wiederholung erforderlich werden kann. Bei Augen, die nicht ansprechen, sollte ein künstlicher, filtrierender Shunt erwogen werden.

Iridoschisis

Die Iridoschisis ist eine seltene, bilaterale, senile Spaltung des Irisstromas, bei der das atrophische vordere Stroma sich in Fasern aufspaltet, die Blutgefäße enthalten (Abb. 8.**44**). Ungefähr 50% der Augen mit dieser Veränderung entwickeln ein Winkelblockglaukom. Es ist unklar, ob die Irisveränderungen verantwortlich sind oder ob die Iridoschisis öfter in Augen auftritt, die für einen Kammerwinkelverschluß prädestiniert sind.

▌Kongenitale Glaukome

Primäres kongenitales Glaukom

Einleitung

Obwohl das primäre kongenitale Glaukom (PKG) das häufigste der kongenitalen Glaukome darstellt, betrifft es nur 1 von 10 000 Geburten. 65% sind Jungen.

Die *Vererbung* ist autosomal-rezessiv mit inkompletter Penetranz.

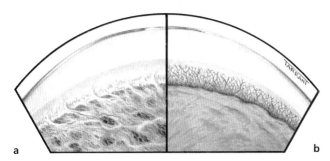

Abb. 8.**45 a** u. **b**   Trabekulodysgenesie bei primär kongenitalem Glaukom
a Flache vordere Irisinsertion
b Konkave Irisinsertion

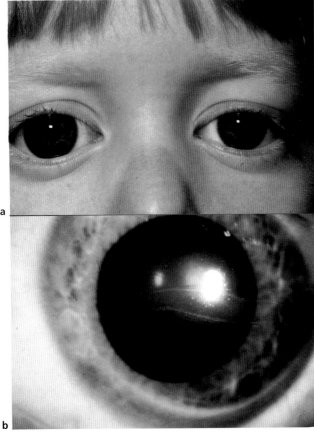

Abb. 8.**46 a** u. **b**
a Bilateraler Buphthalmus
b Haab-Linien

Pathogenese: Der Kammerwasserabfluß ist beeinträchtigt als Folge einer Fehlentwicklung des Trabekelwerks und der iridotrabekulären Verbindung, die nicht mit anderen größeren okulären Anomalien assoziiert sind (isolierte Trabekulodysgenesie). Klinisch ist die Trabekulodysgenesie charakterisiert durch das Fehlen einer Kammerwinkelvertiefung. Die Iris inseriert direkt auf der Oberfläche des Trabekelwerks. Die Irisinsertion kann entweder flach oder konkav sein.

1. **Eine flache Irisinsertion** (Abb. 8.**45 a**) liegt vor, wenn die Iris flach und abrupt in das verdickte Trabekelwerk entweder hinter oder häufiger an oder vor dem Skleralsporn inseriert. Selbst wenn die Iris deutlich vor dem Skleralsporn inseriert, ist es oft noch möglich, einen Teil des Ziliarkörpers zu sehen.
2. **Eine konkave Insertion** (Abb. 8.**45 b**) ist weniger häufig. Das oberflächliche Irisgewebe zieht über die iridotrabekuläre Verbindung und das Trabekelwerk. Im Gegensatz zu Augen mit einer flachen Irisinsertion sind der Skleralsporn und der Ziliarkörper durch das darüberliegende Irisgewebe verdeckt, das entweder eine dünne Schicht oder ein dichtes verzweigtes Maschenwerk darstellt.

Klinische Veränderungen

Die klinischen Veränderungen hängen vom Manifestationsalter und der Höhe des IOD ab. Beide Augen sind in 75% der Fälle betroffen, obwohl der Schweregrad der Beteiligung häufig asymmetrisch ist. In Abhängigkeit vom Alter des Beginns des PKG können die 3 folgenden Formen unterschieden werden:

1. **Das primäre kongenitale Glaukom,** das 40% der Fälle ausmacht, ist charakterisiert durch eine IOD-Erhöhung während des intrauterinen Lebens, so daß das Kind mit einer Vergrößerung des Auges geboren wird (Buphthalmus).
2. **Das infantile Glaukom,** das ungefähr 55% der Fälle ausmacht, wird nach der Geburt, aber vor dem 2. Geburtstag, klinisch manifest.
3. **Das juvenile Glaukom** ist charakterisiert durch die Erhöhung des IOD nach dem Alter von 2 Jahren, aber vor dem Alter von 16 Jahren. Bei diesen Fällen kann die klinische Manifestation einem POWG gleichen. Die korrekte Diagnose kann erst nach einer sorgfältigen Gonioskopie gestellt werden.

Die Untersuchung der Patienten mit primärem, kongenitalem und infantilem Glaukom zeigt folgendes:

1. **Eine Hornhauttrübung** bei Epithel- und Stromaödem. Sie stellt ein wichtiges Zeichen für einen erhöhten IOD dar. Oft ist sie mit Tränenträufeln, Photophobie und Blepharospasmus assoziiert.
2. **Ein Buphthalmus** entsteht, wenn der IOD vor dem Alter von 3 Jahren erhöht ist (Abb. 8.**46 a**). Wenn sich die Sklera ausdehnt, wird sie auch dünner und nimmt eine blaue Färbung an, als Ergebnis der verstärkten Sichtbarkeit der darunter liegenden Chorioidea. Wenn die Hornhaut noch größer wird, hauptsächlich im Bereich der korneoskleralen Verbindung, wird die Vorderkammer tiefer. In fortgeschrittenen Fällen können die Zonulafasern gedehnt werden und

die Linse kann subluxieren. Die okuläre Vergrößerung verursacht außerdem eine axiale Myopie, die eine Amblyopie durch Anisometropie zur Folge haben kann.

3. **Risse in der Descemet-Membran** können mit einer endothelialen Dekompensation und einem plötzlichen Kammerwassereinstrom in das Hornhautstroma assoziiert sein. Ein chronisches Stromaödem kann zu einer permanenten Hornhautvernarbung führen. Haab-Linien repräsentieren verheilte Risse in der Descemet-Membran und erscheinen als gebogene Linien (Abb. 8.**46b**).

4. **Eine glaukomatöse Exkavation** kann bei Kindern früh auftreten, obwohl eine Regression erfolgen kann, wenn der IOD normalisiert ist. Bei hohen IODs wird der Skleralkanal bei Kindern im Gegensatz zu Erwachsenenaugen größer, weil der Bulbus insgesamt größer wird und sich die Lamina cribrosa nach hinten wölben kann. Bei Kindern kann das Exkavations/Papillen-(C/D-)Verhältnis erhöht sein, entweder durch neuronalen Verlust oder durch eine Vergrößerung des Skleralkanals oder durch beides.

Differentialdiagnose

Eine *getrübte Hornhaut* kann eine der folgenden Ursachen haben:

1. **Ein Geburtstrauma** kann zu Rissen in der Descemet-Membran führen, die eine Hornhautdekompensation zur Folge haben können.

2. **Intrauterine Röteln** können bei Geburt als Folge einer Keratitis zu einer getrübten Hornhaut führen. Es sollte beachtet werden, daß 10% der Kinder mit dem Rötelnsyndrom außerdem ein kongenitales Glaukom infolge einer Kammerwinkelanomalie aufweisen, die derjenigen des PKG gleicht. Das Glaukom kann übersehen werden, da die Augen infolge eines vorbestehenden Mikrophthalmus nicht vergrößert erscheinen.

3. **Metabolische Erkrankungen** wie Mukopolysaccharidosen (s. Abb. 5.**61**), Lipidose und Zystinose.

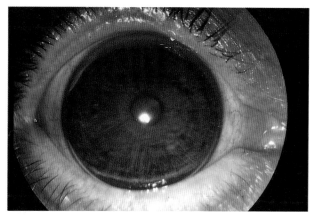
Abb. 8.**47** Megalokornea

Eine *große Hornhaut* kann eine Megalokornea darstellen (Abb. 8.**47**) und bei sehr hoher Myopie vorhanden sein.

Ein *vermehrter Tränenfluß* kann mit verzögerter Kanalisierung des Ductus nasolacrimalis verwechselt werden.

Ein *sekundäres Glaukom* kann durch ein Retinoblastom, ein juveniles Xanthogranulom, einen persistierenden hyperplastischen primären Glaskörper und eine Retinopathia praematurorum bedingt sein.

Initiale Untersuchung

Die initiale Untersuchung sollte mit Ketamin als Anästhetikum durchgeführt werden, da andere Medikamente falsch niedrige IODs zur Folge haben können. Die Untersuchung beinhaltet Ophthalmoskopie, Messung des IOD, Gonioskopie und Messung des horizontalen und vertikalen Hornhautdurchmessers. Die progressive Vergrößerung des Hornhautdurchmessers ist für das unkontrollierte kongenitale Glaukom ein so wichtiges Zeichen wie der progressive Gesichts-

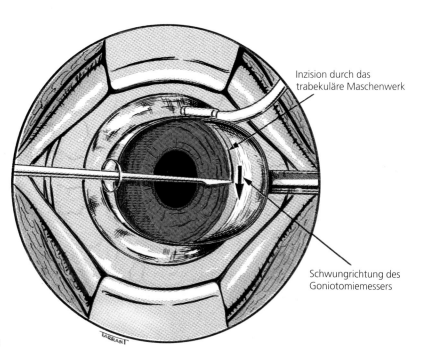

Inzision durch das trabekuläre Maschenwerk

Schwungrichtung des Goniotomiemessers

Abb. 8.**48** Goniotomie

feldverlust für das Glaukom des Erwachsenen. Bei Kindern beträgt der mittlere Hornhautdurchmesser 10 mm im Gegensatz zu 11,8 mm bei Erwachsenen. Der größte Anteil der Zunahme des Hornhautdurchmessers erfolgt innerhalb des 1. Lebensjahres. Durchmesser > 12,0 mm sind infolgedessen verdächtig, wenn sie vor dem Alter von einem Jahr gemessen werden, > 13 mm sind in jedem Alter verdächtig und Durchmesser von 14,0 mm sind typisch für einen fortgeschrittenen Buphthalmus.

Therapie

1. **Eine Goniotomie** sollte durchgeführt werden, wenn die Diagnose primär kongenitales Glaukom bestätigt worden ist. Bei diesem Verfahren erfolgt eine Inzision im Kammerwinkel zur Schaffung einer Kommunikation zwischen Vorderkammer und Schlemm-Kanal (Abb. 8.**48**). Obwohl eine Wiederholung der Goniotomie erforderlich sein kann, hat sie schließlich eine Erfolgsrate von 85%.
2. **Eine Trabekulotomie** kann notwendig sein, wenn entweder die Hornhauttrübung die Sicht auf den Kammerwinkel verhindert oder eine Goniotomie versagt hat. Bei diesem Verfahren wird ein Teil des trabekulären Maschenwerkes durchtrennt, um eine Kommunikation zwischen Vorderkammer und Schlemm-Kanal herzustellen (Abb. 8.**49**).

Prognose

Die Prognose ist in ungefähr 60% der Fälle gut. Die restlichen entwickeln einen Sehverlust als Kombination von Sehnervenschaden, Amblyopie durch Anisometropie, Hornhautvernarbung, Katarakt und Linsensubluxation. Ein buphthalmisches Auge ist außerdem sehr traumaempfindlich.

Iridokorneale Dysgenesie

Eine iridokorneale Dysgenesie besteht aus verschiedenen nicht klar voneinander abgrenzbaren kongenitalen Erkran-

kungen, die Hornhaut und Iris beteiligen. Einige können mit einem Glaukom assoziiert sein.

Axenfeld-Anomalie

Die Untersuchung dieser seltenen Erkrankung zeigt periphere Irisstränge mit Verbindung zu einem Embryotoxon posterius; letzteres besteht in einer nach vorn deplazierten prominenten Schwalbe-Linie (Abb. 8.**50a** u. **b**).

Ein Glaukom entwickelt sich in einigen Patientenaugen mit dieser seltenen Erkrankung entweder bei Geburt oder später.

Rieger-Anomalie

Die Rieger-Anomalie ist eine sehr seltene Erkrankung, die autosomal-dominant vererbt wird. Sie ist gewöhnlich bilateral, aber die Beteiligung kann asymmetrisch sein.

Die Spaltlampenuntersuchung zeigt die folgenden Veränderungen:

1. **Ein Embryotoxon posterius,** das bei einigen Fällen mit einer abgelösten Schwalbe-Linie in der Vorderkammer verbunden sein kann (Abb. 8.**51b**).

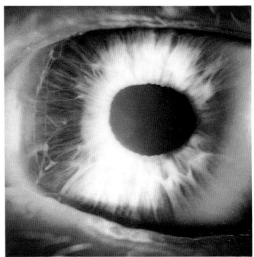

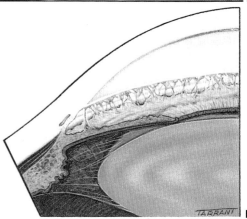

Abb. 8.**50a** u. **b**   Axenfeld-Anomalie
a Stränge peripherer Iris mit Verbindung zum Embryotoxon posterius
b Gonioskopisches Erscheinungsbild

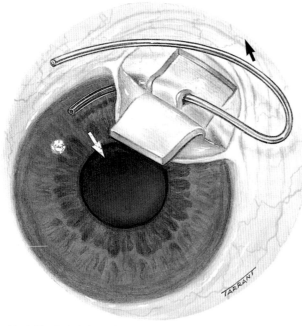

Abb. 8.**49**   Trabekulotomie

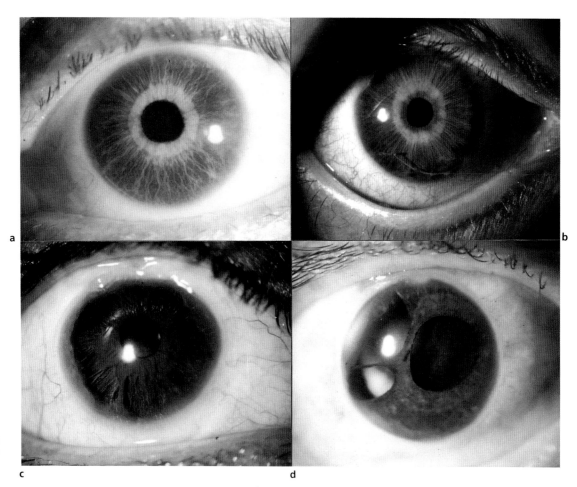

Abb. 8.**51 a–d**
Rieger-Anomalie
a Irisstromahypo-
plasie
b Abgelöste
Schwalbe-Linie
c Irisatrophie und
vordere Synechien
d Durchgreifende
Irisdefekte

2. Irisanomalien bestehen aus Stromahypoplasie und, bei schweren Fällen, aus durchgreifenden Löchern (Pseudopolykorie) (Abb. 8.**51 a, d**). Anomalien der Pupille umfassen Verlagerung (Korektopie) und Ectropium uveae.

Die Gonioskopie milder Fälle ähnelt derjenigen der Axenfeld-Anomalie. In schweren Fällen besteht vor der Schwalbe-Linie eine Verbindung breiter Irisstromaschichten mit der Hornhaut (Abb. 8.**52**).

Ein Glaukom entwickelt sich in ungefähr 50% der Fälle, gewöhnlich während der frühen Kindheit.

Rieger-Syndrom

Das Rieger-Syndrom besteht in einer Rieger-Anomalie in Verbindung mit den folgenden dentalen und fazialen Mißbildungen:

1. Verminderte Anzahl von Zähnen (Hypodontie).
2. Verminderte Größe der vorhandenen Zähne (Mikrodontie).
3. Gesichtsmißbildungen einschließlich Hypoplasie der Maxilla, breiter flacher Nasenrücken, laterale Verlagerung des medialen Kanthus (Telekanthus) und vergrößerter Abstand der knöchernen Orbitae (Hypertelorismus).

Peter-Anomalie

Die Peter-Anomalie ist eine extrem seltene, aber sehr ernst zu nehmende Entwicklungsanomalie, die autosomal-dominant vererbt wird. Sie ist bei 80% der Fälle bilateral.

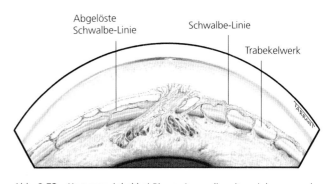

Abb. 8.**52**   Kammerwinkel bei Rieger-Anomalie mit peripheren vorderen Synechien und partieller Ablösung der Schwalbe-Linie

Die Untersuchung zeigt die folgenden Veränderungen (Abb. 8.**53 a–c**).

1. **Eine Hornhauttrübung** mit einer der folgenden Veränderungen: posteriorer Stromadefekt und Verdünnung oder Fehlen der Descemet-Membran, Irisadhäsion an ihren Rändern, keratolentikuläre Anlagerung und keratolentikuläre Stränge mit oder ohne Irisadhäsion.
2. **Verschiedene Anomalien** einschließlich Cornea plana, Sklerokornea, Mikrophthalmus, Korektopie, Irishypoplasie und vorderer Polstar.

Ein Glaukom infolge einer assoziierten Kammerwinkelanomalie ist in 50% der Fälle vorhanden.

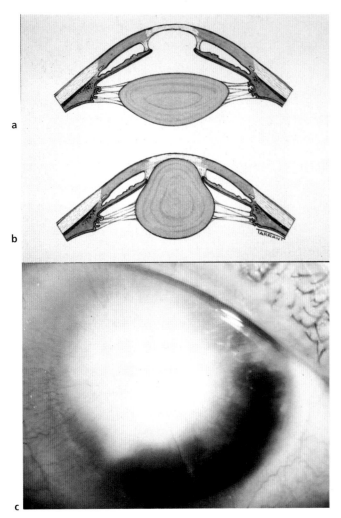

Abb. 8.**53a−c**   Peter-Anomalie

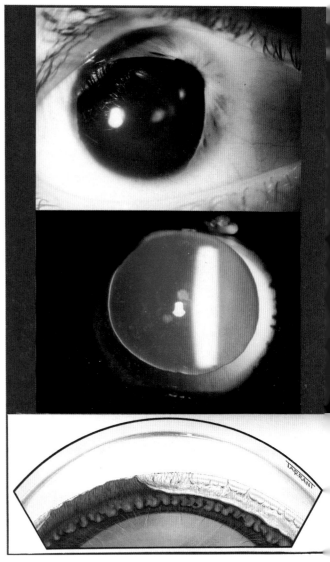

Abb. 8.**54a−c**
a Partielle Aniridie
b Vollständige Aniridie
c Partieller Kammerwinkelverschluß durch Synechien bei Aniridie

Aniridie

Die Aniridie ist eine seltene bilaterale Erkrankung, die in die folgenden 4 Phänotypen unterteilt werden kann:

1. **Mit normaler Sehschärfe:** Die Vererbung ist autosomaldominant.
2. **Mit schlechter Sehschärfe** als Ergebnis einer fovealen Hypoplasie: Die Vererbung ist ebenfalls autosomal-dominant.
3. **Mit einem Wilms-Tumor der Niere.** Diese Fälle treten sporadisch auf, sind aber mit einer Deletion des kurzen Armes von Chromosom 11 assoziiert.
4. **Mit mentaler Behinderung:** Die Vererbung ist autosomalrezessiv.

Die Untersuchung zeigt eine Vielfalt der folgenden Veränderungen:

1. **Aniridie** variierend von fast völligem Fehlen der Iris (Abb. 8.**54a** u. **b**) bis zu relativ geringer Hypoplasie.

2. **Hornhautveränderungen** einschließlich limbale Dermoide, Hornhauttrübung, Mikrokornea, Sklerokornea und iridokorneale Adhäsionen.
3. **Lentikuläre Veränderungen** einschließlich Katarakt, Subluxation, kongenitales Fehlen der Linse und persistierende Pupillarmembran.
4. **Hinterabschnittveränderungen** einschließlich fovealer Hypoplasie, hypoplastischen Sehnervs und choroidalen Koloboms.

Die Gonioskopie zeigt selbst bei schweren Fällen einige Irisreste. Der Kammerwinkel ist durch Synechien verschlossen, als Folge davon, daß das rudimentäre Irisgewebe durch die Kontraktion vorbestehender Fasern, die den Kammerwinkel überbrücken, nach vorn gezogen wird (Abb. 8. **54c**).

Ein Glaukom entwickelt sich bei ungefähr 50% der Patienten während der späten Kindheit oder der frühen Adoleszenz.

Verschiedene sekundäre kongenitale Glaukome

Kongenitales Ectropium uveae

Untersuchung: Diese seltene Anomalie zeigt Irispigment auf der Irisvorderfläche (Abb. 8.55). Die Größe der Läsion und das Ausmaß, mit dem die Zirkumferenz der Pupille betroffen ist, sind variabel, aber die Pupille ist gewöhnlich rund und reagiert. Ein kongenitales Ectropium kann ein isolierter Befund sein oder mit einer Neurofibromatose Typ 1 und anderen kongenitalen okulären Fehlbildungen assoziiert sein.

Ein Glaukom entwickelt sich in einem signifikanten Prozentsatz der Fälle als Folge einer assoziierten Kammerwinkelanomalie.

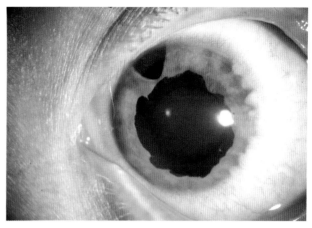

Abb. 8.**55** Kongenitales Ectropium uveae

Nanophthalmus

Der Nanophthalmus ist eine sehr seltene Veränderung, die durch ein kongenital hyperopes Auge mit einer sehr kurzen Achsenlänge charakterisiert ist.

Ein Glaukom kann sich infolge einer progressiven Kammerwinkelverengung entwickeln.

Nävus von Ota

Die klinischen Charakteristika sind in Kapitel 7 beschrieben.

Ein Glaukom tritt bei einem kleinen Prozentsatz der Patienten auf. Der Kammerwinkel weist eine erhöhte Anzahl von Irisprozessen und eine vermehrte trabekuläre Hyperpigmentierung auf.

Lowe-Syndrom

Die klinischen Charakteristika sind in Kapitel 9 beschrieben.

Ein Glaukom tritt in ungefähr 50% der Fälle auf, in Verbindung mit einer Kammerwinkelanomalie, die derjenigen des primären kongenitalen Glaukoms sehr ähnlich ist.

Phakomatosen

Ein Glaukom kann bei Neurofibromatose Typ 1 und Sturge-Weber-Syndrom vorhanden sein (s. Kapitel 14).

▌Antiglaukomatöse Medikamente

Betablocker

Pharmakologie

Adrenerge Neurone sezernieren Noradrenalin an den neuromuskulären Nervenendigungen. Adrenalin-Rezeptoren bestehen aus 3 verschiedenen Typen: Alpha, Beta 1 und Beta 2 (Abb. 8.**56**).

Alpharezeptoren sind in den Arteriolen, dem Dilatator pupillae und dem Müller-Muskel lokalisiert. Die Stimulation hat Hypertension, Mydriasis, Lidretraktion und einen Anstieg der Leichtigkeit des Kammerwasserabflusses zur Folge.

Beta-1-Rezeptoren sind im Herzmuskel lokalisiert und verursachen eine Tachykardie, wenn sie stimuliert werden.

Beta-2-Rezeptoren sind in der Bronchialmuskulatur lokalisiert und verursachen eine Bronchodilatation, wenn sie stimuliert werden.

Betablocker sind Medikamente, welche die Effekte von Betaagonisten an Betarezeptoren antagonisieren, indem sie mit Katecholaminen konkurrieren. Sie werden als betaadrenerge Antagonisten oder kurz als Betablocker bezeichnet. Betablocker können entweder nichtselektiv oder kardioselektiv sein. Nichtselektive Blocker sind an Beta-1- und Beta-2-Rezeptoren gleich wirksam, während kardioselektive Blocker an Beta-1-Rezeptoren wirksamer als an Beta-2-Rezeptoren sind. Zur Zeit ist Betaxolol der einzige verfügbare kardioselektive Betablocker zur Behandlung des Glaukoms.

Wirkungsart

Alle Betablocker reduzieren den IOD durch Herabsetzung der Kammerwassersekretion mit geringem Effekt auf den episkleralen Venendruck, die Abflußleichtigkeit oder den uveoskleralen Ausfluß. Wenn Timolol mit Pilocarpin kombiniert wird, kann ein guter additiver Effekt eintreten, selbst wenn letzteres nur zweimal täglich getropft wird. Der additive Effekt der Sympathomimetika ist gering, Betaxolol möglicherweise ausgenommen. Betablocker sind bei allen Formen des Glaukoms hilfreich, unabhängig vom Aussehen des Kammerwinkels. Wenn systemische Kontraindikationen fehlen, sind sie häufig die Medikamente der ersten Wahl für die Therapie des POWG.

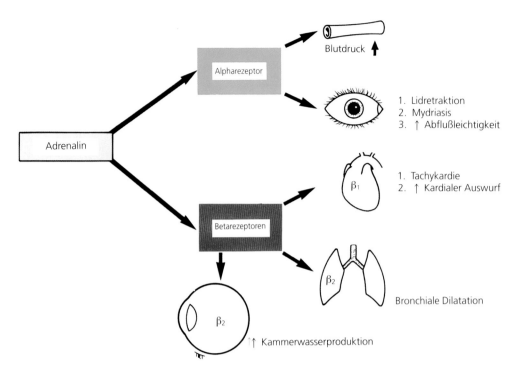

Abb. 8.**56**   Pharmakologie der adrenergen Neurone

Systemische Nebeneffekte

Das Hauptsicherheitsrisiko beim Gebrauch von lokalen Betablockern besteht in der Möglichkeit einer Betablockade durch die Absorption des Medikamentes über die nasale Mukosa. Die Nebenwirkungen lokaler Betablocker entsprechen den bei oraler Therapie beobachteten. Die meisten tendieren dazu, innerhalb der 1. Woche nach Beginn der Therapie aufzutreten.

1. **Pulmonale Nebenwirkungen** in der Form eines Bronchospasmus können durch die Beta-2-adrenerge, blockierende Wirkung induziert werden. Bei Patienten mit vorbestehendem Asthma oder schwerer chronischer pulmonaler Obstruktion kann dies fatal sein. Patienten mit einer Asthmaanamnese haben ebenfalls ein erhöhtes Risiko. Pulmonale Nebenwirkungen können bei allen Betablockern auftreten, aber wenn es keine alternative Behandlung gibt, kann das kardioselektive Betaxolol vorsichtig versucht werden.
2. **Kardiovaskuläre Effekte** wie Bradykardie und Hypotonus können Folge einer Beta-1-adrenergen blockierenden Wirkung sein. Bei den meisten Patienten sind jedoch lediglich ein geringer Abfall der Herzfrequenz und eine nichtsignifikante Reduktion des Blutdrucks zu beobachten. Diese Nebenwirkungen stellen wahrscheinlich nur für ältere Patienten ein Risiko dar und für diejenigen, die von einem sympathischen Antrieb zur Aufrechterhaltung ihres Herzminutenvolumens abhängig sind. Trotzdem ist es wichtig, immer den Puls des Patienten zu fühlen, bevor Betablocker verschrieben werden.
3. **Eine verzögerte Erholung von einer Hypoglykämie** mit Maskierung der Tachykardie, die gewöhnlich ein Warnzeichen darstellt, kann bei insulinabhängigen Patienten auftreten. Im allgemeinen ist der Gebrauch von Betablockern bei diabetischen Patienten jedoch nicht kontraindiziert, obwohl Betaxolol bevorzugt werden kann, da es die Glykogenolyse nicht beeinträchtigt. Wenn möglich, sollten Beta-

blocker bei Patienten, die über häufige Hypoglykämien berichten, vermieden werden.
4. **Verschiedene systemische Nebeneffekte** umfassen: Müdigkeit, Depression, Konfusion, Halluzinationen, Kopfschmerzen, Übelkeit, Schwindel, herabgesetzte Libido, Impotenz, Hautausschlag und Verschlechterung einer Myasthenia gravis.

Um die systemische Absorption zu minimieren, sollte die niedrigste Konzentration so selten wie möglich eingesetzt werden. Der Patient sollte nach der Instillation angewiesen werden, die Augen zu schließen und mit dem Finger für einige Minuten Druck auf das Tränenpünktchen auszuüben. Dies obstruiert nicht nur die Tränendrainage, sondern verlängert auch die Dauer des Augen-Medikament-Kontaktes.

Präparate

Timolol 0,25% und 0,5%

Timolol ist ein nichtselektiver Beta-1- und Beta-2-Blocker. Seine Wirkung beginnt innerhalb von 30 Minuten, mit einem Maximum nach 2 Stunden und einer Dauer von bis zu 24 Stunden. Gewöhnlich wird es zweimal täglich gegeben; einmal täglich kann bei einigen Patienten auch ausreichen. Obwohl Timolol initial einen dramatischen Abfall des IOD erzeugen kann, kann dieser Effekt bei einigen Patienten während der folgenden Tage teilweise zurückgehen (Kurzzeittachyphylaxie). Bei den meisten Patienten jedoch bleibt die Wirkung des Medikaments für viele Monate erhalten, obwohl eine Tendenz zu einem langsamen Anstieg des IOD besteht (Langzeittachyphylaxie).

Betaxolol 0,5%

Betaxolol ist ein relativ kardioselektiver Beta-1-Blocker und bei Patienten mit pulmonaler Erkrankung sicherer als Timolol. Seine Wirkung beginnt innerhalb von 30 Minuten mit einem Maximum nach 2 Stunden und einer Dauer von bis zu 12 Stunden; die Applikation erfolgt zweimal täglich. Er ist etwas weniger effektiv in der Drucksenkung als Timolol.

Levobunolol 0,5%

Levobunolol ist ein nichtselektiver Beta-1- und Beta-2-Blokker. Seine Wirkung beginnt innerhalb von einer Stunde mit einem Maximum nach 2–6 Stunden und einer Dauer von bis zu 24 Stunden. Die Applikation zweimal täglich ist bei den meisten Patienten ausreichend. Es reduziert den IOD genauso effektiv wie Timolol.

Carteolol 1% und 2%

Carteolol ist ein nichtselektiver Betablocker, der intrinsische sympathomimetische Aktivität zeigt; er hat eine selektivere Wirkung am Auge als am kardiopulmonalen System und induziert infolgedessen vielleicht eine geringere Bradykardie als Timolol. Wirkung, Applikation und Effektivität entsprechen derjenigen des Timolol.

Metipranolol 0,1% und 0,3%

Metipranolol ist ein nichtselektiver Beta-1- und Beta-2-Blokker. Seine Wirkung, Applikation und Effektivität entsprechen derjenigen des Timolol.

Sympathomimetika

Wirkungsweise

Sympathomimetika sind Alpha- und Beta-adrenerge Agonisten. Sie erhöhen den Kammerwasserabfluß durch ihre Alphaagonistische Aktivität und vermindern den Kammerwassereinfluß durch ihre Beta-agonistische Aktivität. Additive Effekte sind gering, wenn die Applikation zusammen mit Timolol erfolgt, mittelgradig bei Betaxolol und gut bei der Kombination mit Miotika (die Miotika sollten zuerst instilliert werden). Sympathomimetika sind bei Patienten mit systemischen Kontraindikationen gegen Betablocker die Medikamente der ersten Wahl. Sie sind bei den meisten sekundären Glaukomen wirksam, aber infolge ihrer pupillenerweiternden Wirkung sollten sie nicht bei Augen mit engen Kammerwinkeln angewandt werden.

Lokale Nebenwirkungen

Die relativ hohe Inzidenz der folgenden lokalen Nebenwirkungen erfordert bei ungefähr 20% der Patienten das Absetzen des Adrenalin:

1. **Brennen** ist häufig und kann ausgeprägt sein.
2. **Eine konjunktivale Reboundinjektion** ist häufig und tritt gewöhnlich 2 Stunden nach der Instillation auf.
3. **Eine allergische Blepharokonjunktivitis** kann gelegentlich nach Langzeitgebrauch zu beobachten sein.
4. **Eine Obstruktion des Ductus nasolacrimalis** kann bei Langzeitgebrauch selten entstehen.
5. **Pigmentierte, konjunktivale Adrenochromablagerungen** sind häufig bei Langzeitgebrauch, jedoch harmlos.
6. **Eine Mydriasis** (Alpha-agonistische Wirkung), obwohl gewöhnlich harmlos, kann gelegentlich bei Augen mit engen Kammerwinkeln einen Kammerwinkelverschluß fördern.

7. **Ein zystoides Makulaödem** kann in aphaken Augen gefördert oder verstärkt werden, besonders wenn 2%iges Adrenalin eingesetzt wird. Es bildet sich gewöhnlich nach dem Absetzen zurück.

Präparate

Adrenalin 0,5%, 1% und 2%

Die Wirkung beginnt innerhalb von 1 Stunde und hält 12–24 Stunden an; es wird zweimal täglich appliziert. Ungefähr 30% der Patienten mit POWG sprechen nicht auf Adrenalin an. Der drucksenkende Effekt liegt sowohl unter demjenigen von Pilocarpin als auch unter demjenigen von Betablockern.

Dipivefrin 0,1%

Dipivefrin ist eine Arzneimittelvorstufe, die nach ihrer Absorption durch das Auge in Adrenalin umgewandelt wird. Seine korneale Penetration ist 17mal besser als diejenige des Adrenalin. Wirkung und Applikation sind identisch mit derjenigen des Adrenalin. Der okuläre hypotensive Effekt von Dipivefrin 0,1% ist demjenigen des Adrenalin 1,0% vergleichbar. Dipivefrin verursacht weniger lokale Nebenwirkungen, so daß Patienten, die Adrenalin nicht vertragen, eventuell Dipivefrin anwenden können.

Miotika

Wirkungsweise

Für das *POWG* wird angenommen, daß Miotika den IOD reduzieren, indem sie eine Kontraktion der longitudinalen Muskeln des Ziliarkörpers induzieren; diese führt zu Zug am Skleralsporn und bewirkt Veränderungen im Trabekelwerk, die einen verstärkten Kammerwasserabfluß zur Folge haben. Da Miotika keinen Effekt auf die Kammerwassersekretion haben, sind sie nicht wirksam bei der Behandlung sekundärer Glaukome in Assoziation mit ausgeprägter Obstruktion des Kammerwasserabflusses.

Beim *PWBG* reduzieren Miotika den IOD durch die Öffnung des Kammerwinkels infolge der mechanischen Kontraktion der Pupille, welche die periphere Iris vom Trabekelwerk wegzieht. Miotika haben einen gegenteiligen Effekt auf den uveoskleralen Abfluß. Bei sekundären Glaukomen, die mit einem irreversiblen Kammerwinkelverschluß assoziiert sind, sollte deshalb ihr Gebrauch vermieden werden, da sie den IOD erhöhen können, wahrscheinlich als Folge der Beeinträchtigung des Kammerwasserabflusses über den uveoskleralen Weg.

Miotika haben in Kombination mit allen antiglaukomatösen Medikamenten eine gute additive Wirkung. Wenn Pilocarpin mit Timolol angewandt wird, kann auch mit nur zweimal täglicher Applikation ein guter additiver Effekt erreicht werden. Obwohl sie bei Offenwinkelglaukomen sehr wirksam sind, sind Miotika seit der Einführung der Betablocker zu Medikamenten zweiter Wahl herabgesetzt worden.

Lokale Nebenwirkungen

Im Gegensatz zu systemischen Effekten können lokale Nebenwirkungen beträchtlich sein und verantwortlich für die geringe Compliance.

1. **Eine Miosis** kann zu den folgenden Problemen führen: Beeinträchtigung der Nachtsehschärfe, reduzierte Sehschärfe beim Vorhandensein axialer Linsentrübungen, generalisierte Konstriktion des Gesichtsfeldes und scheinbare Zunahme der Größe von Gesichtsfelddefekten. Bei Langzeitgebrauch kann eine permanente Miosis entstehen.
2. **Ein Akkommodationsspasmus** kann eine Myopie verursachen, die bei jungen Patienten ein beträchtliches Problem darstellen kann. Stirnkopfschmerzen sind zu Beginn der miotischen Therapie ein häufiges Problem, gewöhnlich gehen sie aber nach 1 oder 2 Wochen zurück.
3. **Eine Netzhautablösung** ist eine sehr seltene Komplikation, an die gedacht werden sollte, wenn ein glaukomatöses Auge einen ausgeprägten, plötzlichen Visusverlust aufweist.
4. **Die erhöhte Permeabilität der Blutkammerwasserschranke** ist nicht wünschenswert, da sie den Übergang von Proteinen, Fibrin und Zellen in das Kammerwasser ermöglicht. Bei Augen mit chronischer Uveitis anterior kann dieser Effekt in Kombination mit der induzierten Miosis die Ausbildung hinterer Synechien fördern.

Präparate

Pilocarpin 1%, 2%, 3% und 4%

Die Wirkung des Pilocarpin beginnt innerhalb von 20 Minuten, mit einem Maximum nach 2 Stunden und einer Dauer von bis zu 4 Stunden. Infolge der relativ kurzen Wirkdauer muß das Medikament viermal täglich appliziert werden, wenn es allein gegeben wird. Wird es mit Timolol kombiniert, kann die Applikation zweimal täglich ausreichen. Beim POWG ist Pilocarpin mindestens so wirksam wie Timolol und effektiver als Sympathomimetika. Konzentrationen über 4% haben keine bessere Senkung des IOD zur Folge, obwohl sie einen etwas prolongierteren Effekt haben können.

Carbachol 3%

Carbachol ist ein parasympathomimetischer Muskarinagonist und außerdem ein schwacher Cholinesteraseinhibitor. Die Wirkung beginnt innerhalb von 40 Minuten, mit einer Dauer von bis zu 12 Stunden. Als Ergebnis der relativ langen Wirkdauer wird das Medikament dreimal täglich appliziert. Carbachol ist bei resistenten Fällen oder Unverträglichkeit eine sehr gute Alternative zu Pilocarpin.

Karboanhydrasehemmer

Wirkungsweise

Karboanhydrasehemmer (KAHs) sind systemisch verabreichte Medikamente, die chemisch von Sulfonamiden abstammen. Sie erniedrigen den IOD durch die Reduktion der Sekretion, indem sie das Enzym Karboanhydrase direkt und in einem geringeren Ausmaß durch Induktion einer Azidose hemmen. KAHs sind hilfreich bei der Kurzzeitbehandlung des akuten Glaukoms, aber ihr Langzeitgebrauch bleibt gewöhnlich für Patienten reserviert, die einem hohen Risiko unterliegen, einen Sehverlust zu erleiden.

Systemische Nebenwirkungen

Die Einsatzmöglichkeit der KAHs in der Langzeittherapie ist oft durch ihre systemischen Nebenwirkungen und die häufig geringe Patientenmitarbeit (Compliance) begrenzt. In den meisten Fällen ist der Schweregrad der Nebenwirkungen dosisabhängig. Er kann durch Dosisreduktion, Wechsel auf ein anderes Medikament oder den Gebrauch eines Präparates mit langsamer Wirkstofffreigabe herabgesetzt werden.

1. **„Kribbeln"** der Finger, Hände oder Füße und gelegentlich der mukokutanen Übergangsbereiche ist ein universelles und gewöhnlich harmloses Phänomen. Die Compliance sollte in Frage gestellt werden, wenn der Patient diese Symptome verneint.
2. **Der Unwohlsein-Symptomenkomplex** ist charakterisiert durch eine Kombination von Unwohlsein, Müdigkeit, Depression, Gewichtsverlust und herabgesetzter Libido. Er ist assoziiert mit exzessiven Serumspiegeln und medikamenteninduzierter metabolischer Azidose. 50% der Patienten kann mit einer zusätzlichen 2wöchigen Behandlung mit Natriumazetat geholfen werden.
3. **Der gastrointestinale Symptomenkomplex** ist durch eine Kombination gastrischer Reizung, abdominaler Krämpfe, Diarrhoe und Übelkeit charakterisiert.
4. **Verschiedene Nebenwirkungen** umfassen Nierensteine, Stevens-Johnson-Syndrom, Knochenmarksdepression, transiente Myopie und veränderten Geschmack von kohlensäurehaltigen Getränken.

Präparate

Acetazolamid

1. **In 250-mg-Tabletten** wird die Dosis von 250–1000 mg oral auf mehrere Tagesdosen verteilt. Die Wirkung beginnt innerhalb 1 Stunde, mit einem Maximum nach 4 Stunden und einer Wirkdauer bis zu 6–12 Stunden.
2. **500-mg-Acetazolamid-Kapseln mit verzögerter Freigabe** (Diamox retard) werden einmal oder zweimal täglich oral gegeben; die Wirkdauer beträgt bis zu 24 Stunden.
3. **Diamox parenteral** ist für den intravenösen Gebrauch. Die Wirkung beginnt sofort, das Maximum liegt bei 30 Minuten und die Wirkdauer beträgt bis zu 4 Stunden.

Diclofenamid-Tabletten 50 mg

Die Dosis beträgt 50–100 mg zwei- bis dreimal täglich. Die Wirkung beginnt nach 1 Stunde, mit einem Maximum nach 3 Stunden und einer Wirkdauer von bis zu 6–12 Stunden.

Methazolamid-Tabletten 25 mg und 50 mg

Die Dosis beträgt 50–100 mg zweimal täglich. Die Wirkung beginnt innerhalb von 3 Stunden, mit einem Maximum nach 6 Stunden und einer Wirkdauer von 10–18 Stunden. Das Medikament stellt eine sinnvolle Alternative zum Acetazolamid dar und hat eine längere Wirkdauer.

Hyperosmotische Mittel

Wirkungsweise

Hyperosmotische Mittel erniedrigen den IOD über die Erhöhung der Blutosmolalität und erzeugen damit einen osmotischen Gradienten zwischen Blut und Glaskörper. Je höher der

Gradient ist um so größer die Reduktion des IOD. Hyperosmotische Mittel sind extrem hilfreich, wenn ein zeitlich begrenzter Abfall des IOD erforderlich ist, der nicht mit anderen Mitteln zu erreichen ist. Dies gilt insbesondere für Patienten mit einem akuten Winkelblockglaukom. Diese Mittel können außerdem vor einem intraokulären Eingriff eingesetzt werden, wenn der IOD sehr hoch ist (z. B. Linsendislokation in die Vorderkammer).

Nebenwirkungen

1. **Kardiovaskuläre Überlastung** kann eintreten als Folge erhöhter extrazellulärer Flüssigkeit nach intravenöser Verabreichung. Hyperosmotische Mittel sollten deshalb bei Patienten mit kardialer und renaler Erkrankung mit großer Vorsicht eingesetzt werden.
2. **Harnretention** kann bei älteren Männern nach der intravenösen Verabreichung auftreten.
3. **Verschiedene Nebenwirkungen** umfassen Kopfschmerzen, Rückenschmerzen, Übelkeit und mentale Konfusion.

Präparate

Orale Mittel

Glycerol hat einen süßen und unangenehmen Geschmack. Reiner Zitronen- (nicht Orangen-)saft muß hinzugegeben werden, um einen Brechreiz zu verhindern. Obwohl es im Körper zu Glukose metabolisiert wird, kann es bei Diabetikern verabreicht werden, vorausgesetzt, sie sind gut kontrolliert.

Isosorbid hat einen pfefferminzartigen Geschmack. Es ist metabolisch inert und kann deshalb bei Diabetikern auch ohne Insulinabdeckung gegeben werden. Die Dosierung für beide Präparate beträgt 1–2 g/kg KG oder 2–4 ml/kg KG (50%ige Lösung).

Intravenöse Mittel

Mannitol ist das am weitesten verbreitete intravenöse hyperosmolare Mittel. Die Dosis beträgt 1–2 g/kg KG oder 5–10 ml/kg KG (20%ige Lösung in Wasser). Die Geschwindigkeit der Infusion beträgt nicht mehr als 60 Tropfen/Minute über 20–30 Minuten. Die maximale Wirkung erfolgt innerhalb von 30 Minuten mit einer Dauer bis zu 6 Stunden.

▌Laser in der Glaukombehandlung

Argon-Laser-Trabekuloplastik (ALTP)

Die Argon-Laser-Trabekuloplastik (ALTP) ist eine Methode zur Erniedrigung des IOD durch die Applikation diskreter Laserherde auf das Trabekelwerk. Obwohl sie keine Heilung bewirken kann, resultiert die ALTP bei vielen Fällen mit Offenwinkelglaukom in einer besseren medikamentösen Kontrolle und verzögert entweder eine Filtrationschirurgie oder eliminiert deren Notwendigkeit.

Indikationen

1. Offenwinkelglaukome, die trotz maximal tolerabler medikamentöser Therapie nicht kontrolliert sind.
2. Primäre Therapie bei Patienten mit Offenwinkelglaukom ohne Compliance bei medikamentöser Therapie. Da nach einer ALTP häufig noch zusätzlich Medikamente gegeben werden müssen, kann die Lasertherapie den Zeitpunkt einer notwendigen Filtrationschirurgie bei dieser Patientengruppe nur hinauszögern.
3. Offenwinkelglaukom nach einer Filtrationschirurgie, wenn eine weitere Erniedrigung des IOD erforderlich ist.
4. Vor Kataraktextraktion bei Patienten mit gleichzeitig bestehendem, schlecht kontrolliertem POWG.

Kontraindikationen

1. Verschlossener oder extrem enger Kammerwinkel, bei dem das Trabekelwerk trotz peripherer Iridektomie oder Gonioplastik (s. unten) nicht sichtbar ist.
2. Eine Hornhauttrübung, welche die Sicht auf den Kammerwinkel verhindert.

3. Bei fortgeschrittenem und rasch progressivem Glaukom, wenn die medikamentöse Therapie schlecht durchgeführt wird und vor der Filtrationschirurgie nicht genug Zeit verbleibt, das Ansprechen auf eine ALTP abzuwarten.
4. Aktive intraokuläre Entzündung oder Blut in der Vorderkammer.
5. Patienten jünger als 25 Jahre.
6. Erkrankungen, bei denen sie keine Erfolge zeigt (z. B. pädiatrische Glaukome und die meisten sekundären Glaukome).

Technik

1. Ein Tropfen 1%iges Apraclonidin wird 1 Stunde vor der Behandlung appliziert, um einen Druckanstieg nach dem Eingriff zu verhindern.
2. Die Lasereinstellungen sind: Herdgröße 50 μm, Dauer 0,1 Sekunden und initiale Energie 700 mW.
3. Das Gonioskop mit antireflektiver Kontaktsubstanz wird aufgesetzt.
4. Mit dem Spiegel wird bei 12 Uhr der inferiore Kammerwinkel sichtbar gemacht. Der Skleralsporn, das trabekuläre Maschenwerk und die Schwalbe-Linie (die pigmentiert sein kann) werden identifiziert.
5. Der Zielstrahl wird auf den Übergang von pigmentiertem zu nichtpigmentiertem Trabekelwerk fokussiert. Der Fleck muß rund sein und eine klare Umgrenzung aufweisen (Abb. 8.57 a). Ein ovaler Fleck mit einer verschwommenen Begrenzung (Abb. 8.57 b) bedeutet, daß der Zielstrahl, nicht senkrecht zur Oberfläche des Gonioskops ausgerichtet ist.

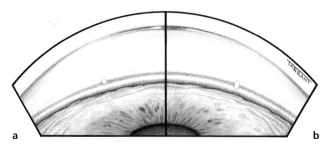

Abb. 8.**57 a** u. **b**   Argon-Laser-Trabekuloplastik
a Korrekter Fokus mit rundem Zielstrahl
b Inkorrekter Fokus mit ovalem Zielstrahl

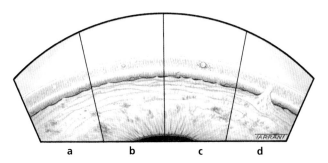

Abb. 8.**58 a–d**   Argon-Laser-Trabekuloplastik
a Weißwerden des Trabekelwerks – gewünschter Effekt
b Kleine Blase – ebenfalls gewünschter Effekt
c Große Blase mit ausgeprägtem Pigmentausfall – exzessive Reaktion
d Periphere vordere Synechien durch einen zu weit posterior applizierten Herd

6. Die ideale Reaktion ist ein vorübergehendes Weißwerden oder das Erscheinen einer winzigen Gasblase am Auftrittsort (Abb. 8.**58 a** u. **b**). Wenn die Reaktion unzureichend ist, wird die Energie in 200-mW-Schritten erhöht auf bis zu 1200 mW. Bei ausgeprägt pigmentierten Kammerwinkeln kann eine Energie von 400 mW ausreichend sein, während einige nichtpigmentierte Kammerwinkel bis zu 1200 mW (der Durchschnitt liegt bei 900 mW) benötigen können.
7. Fünfundzwanzig Herde werden von einem Ende des Spiegels zum anderen in regelmäßigen Abständen appliziert.
8. Das Gonioskop wird im Uhrzeigersinn um 90 Grad gedreht und weitere 25 Herde werden appliziert, entsprechend einer Summe von 50 Herden über 180 Grad des Kammerwinkels.
9. Eine Erweiterung des Kammerwinkels kann bei Augen mit engen Kammerwinkeln erforderlich sein, da die ALTP nur durchgeführt werden kann, wenn das Trabekelwerk gut sichtbar ist und mindestens 180 Grad des Kammerwinkels offen sind. Ein enger Kammerwinkel kann entweder durch eine periphere Laser-Iridotomie erweitert werden, die am besten 24 Stunden vor der Durchführung der ALTP erfolgen sollte, oder durch eine Gonioplastik, bei welcher der Kammerwinkel durch die Applikation einiger Herde (200 μm, 0,2 Sekunden, 200 mW) auf die periphere Iris durch den zentralen Anteil des Gonioskops (nicht den Spiegel) erweitert wird.

Weitere Behandlung

1. Ein Tropfen 1%iges Apraclonidin wird appliziert. Wenn Apraclonidin nicht verfügbar ist, kann eine Kapsel Diamox retard gegeben werden.

2. Idealerweise wird der IOD halbstündlich über 3 Stunden kontrolliert: Dies ist insbesondere bei Patienten mit fortgeschrittenem Gesichtsfeldverlust wichtig.
3. Wenn nach 3 Stunden der IOD nicht erhöht ist, kann der Patient nach Hause entlassen werden. Die Nachbehandlung erfolgt mit schwachen lokalen Steroidaugentropfen (z. B. Fluorometholon, Clobetason) viermal täglich für 1 Woche. Die gesamte antiglaukomatöse Therapie sollte fortgesetzt werden.
4. Nach einer Woche wird der Patient untersucht, eine Druckkontrolle sollte jedoch bereits am Folgetag nach ALTP vorgenommen werden. Obwohl die ALTP gelegentlich einen frühen Abfall des IOD verursacht, benötigt dies häufiger zwischen 4 und 6 Wochen.
5. Wenn nach 6 Wochen der IOD zufriedenstellend ist, kann die Glaukomtherapie eventuell allmählich reduziert werden, obwohl das vollständige Absetzen selten möglich ist. Das Hauptziel der ALTP ist es, einen „sicheren" IOD zu erhalten. Die Reduktion der Medikation ist gewöhnlich eine sekundäre Überlegung. Wenn nur 180 Grad behandelt worden sind und der IOD noch immer erhöht ist, kann eine ALTP der restlichen 180 Grad erfolgen. Die frühe, erneute Behandlung nach einer 360 Grad ALTP ist jedoch wahrscheinlich nicht erfolgreich.

Komplikationen

1. **Während der ALTP** nicht richtig applizierte Herde können in peripheren vorderen Synechien resultieren, wenn die Herde zu weit posterior liegen (Abb. 8.**58 d**) oder in kleinen Blutungen, wenn Blutgefäße der peripheren Iris oder des Ziliarkörpers versehentlich behandelt werden.
2. **Sofort nach der ALTP** kann ein transienter, akuter Anstieg des IOD entstehen. In den meisten Fällen ist er gering, tritt innerhalb der 1. Stunde auf, erreicht sein Maximum nach 3 Stunden und persistiert weniger als 24 Stunden. Anstiege danach sind selten. Eine Erhöhung des IOD nach ALTP ist häufiger, wenn der ganze Kammerwinkel in einer Sitzung behandelt wird und bei Augen mit Pseudoexfoliationsglaukom. Es ist deshalb sicherer, initial nur die Hälfte des Kammerwinkels zu behandeln. Ein Anstieg des IOD nach der ALTP ist ebenfalls häufiger, wenn hohe Laserenergien eingesetzt werden, weil kräftige Herde eine größere entzündliche Reaktion induzieren und mehr Gewebe freisetzen als schwächere Herde. Die Behandlung mit Apraclonidin 1%, wie bereits beschrieben, kann gewöhnlich Druckspitzen des IOD verhindern.

Ergebnisse beim POWG

Ungefähr 75% der phaken Augen haben einen durchschnittlichen Abfall des IOD von ungefähr 8 mmHg. Augen mit initial höheren IODs weisen eine größere Reduktion des IOD auf als diejenigen mit niedrigeren IODs. In aphaken oder pseudophaken Augen ist die Erfolgsrate 70%, wenn das Glaukom vor der Kataraktextraktion vorhanden gewesen ist und 50%, wenn es sich nach der Kataraktextraktion entwickelt. Nach einer initial erfolgreichen ALTP ist die Versagerquote 25% nach 1 Jahr und danach 10% pro Jahr. Infolgedessen wird eine Erfolgsrate von 75% nach 1 Jahr reduziert auf 50% nach 5 Jahren. Bis zu 50% der Augen benötigen deshalb entweder eine erneute ALTP oder eine Filtrationschirurgie innerhalb von 5 Jahren. Wenn der IOD nach 1 Jahr kontrolliert ist, beträgt die

Wahrscheinlichkeit der Kontrolle nach 4 Jahren 70%. Nach initial erfolgreicher ALTP kann eine erneute Behandlung zur IOD-Kontrolle erfolgen, aber die Erfolgsrate ist niedriger (30% nach 1 Jahr und nur 15% nach 2 Jahren). Die Ergebnisse beim Pseudoexfoliations- und Pigmentglaukom sind genauso gut wie bei POWG. Die Ergebnisse bei sekundären Glaukomen und pädiatrischen Glaukomen sind jedoch sehr schlecht, so daß die ALTP bei diesen Fällen gewöhnlich nicht durchgeführt wird.

Nd:YAG-Laser-Iridotomie

Indikationen

1. Primäres Winkelblockglaukom akut, intermittierend, chronisch.
2. Partneraugen, wenn ein akuter Anfall eines Winkelblockglaukoms am anderen Auge aufgetreten ist.
3. Enge Kammerwinkel mit Verschlußmöglichkeit.
4. Sekundärer Kammerwinkelverschluß mit Pupillarblock.
5. POWG mit im Zugang eingeengtem Kammerwinkel.

Kontraindikationen

1. Eine Hornhauttrübung, da sie die genaue Fokussierung beeinträchtigt und die Laserenergie herabsetzt.
2. Eine sehr flache Vorderkammer mit großer Nähe von Iris und Hornhaut wegen des Risikos eines Endothelschadens als Folge der reflektierten und fortgeleiteten Wärme (Argon-Laser) und der Schockwellen. Dies ist jedoch nur eine relative Kontraindikation, weil es trotzdem der sicherste Weg sein kann, einen akuten Pupillarblock zu durchbrechen und eine umschriebene Hornhautschädigung selten signifikant ist.

Präparate

Ein Tropfen Apraclonidin 1% wird 1 Stunde vor der Behandlung appliziert. Wenn die Pupille noch nicht in Miosis ist und eine Miosis möglich (z. B. wenn die Pupille nach einem akuten Glaukom nicht fixiert ist), wird außerdem ein Tropfen Pilocarpin 2% eine Stunde vor der Behandlung instilliert. Dies übt Zug auf die Iris aus und erleichtert das Verfahren und reduziert außerdem den postoperativen Anstieg des IOD.

Lasereinstellungen

Obwohl diese in Abhängigkeit vom Apparat variieren, wird die Mehrzahl der Iridotomien mit Einstellungen zwischen 4 und 8 mJ (Millijoules) durchgeführt. Wenn eine dünne, blaue Iris penetriert wird, ist das Energieniveau ungefähr 2–4 mJ pro Schuß, mit 2–3 Schüssen pro Entladung. Das Energieniveau muß von 50 auf 100% angehoben werden, wenn eine dicke, samtartige, glatte, braune Iris penetriert wird. Dies kann durch Erhöhung der Energie oder mehr Schüsse pro Entladung erreicht werden. Mit einem höheren Energieniveau und

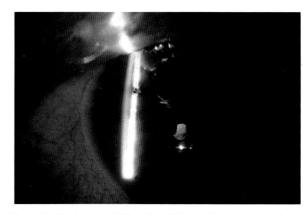

Abb. 8.**59**   Erscheinungsbild nach peripherer Nd:YAG-Laser-Iridotomie

mehr Schüssen pro Entladung ist es leichter, die Iris mit weniger Entladungen zu penetrieren, aber dies ist mit dem erhöhten Risiko eines intraokulären Schadens assoziiert. Als Richtlinie sind 3 Entladungen mit 6 mJ gewöhnlich erfolgreich.

Technik

1. Der ideale Ort sollte in der Irisperipherie liegen, im oberen temporalen Quadranten. Eine Iriskrypte zu finden ist nicht erforderlich. Ein Arcus senilis sollte gemieden werden.
2. Ein Spezialkontaktglas wird eingesetzt.
3. Der Strahl sollte präzise fokussiert und die Iris penetriert werden. Eine erfolgreiche Penetration ist durch Einströmen von Pigment-Debris in die Vorderkammer charakterisiert. Bei exakter Fokussierung und erfahrenem Operateur sind häufig 1–2 Entladungen ausreichend, um eine adäquate Iridotomie zu erzeugen (Abb. 8.**59**).
4. Instillation eines Tropfens Apraclonidin 1%.

Komplikationen

1. **Eine Blutung** tritt bei ungefähr 50% der Fälle auf. Sie ist gewöhnlich gering und steht nach wenigen Sekunden. Persistierende Blutungen können durch Pressen des Kontaktglases gegen die Hornhaut zum Stillstand gebracht werden.
2. **Hornhautverbrennungen** können entstehen, wenn das Kontaktglas nicht gebraucht wird oder die Iridotomie bei einem Auge mit flacher Vorderkammer durchgeführt wird.
3. **Eine Erhöhung des IOD** innerhalb von 1 Stunde kann entstehen, ist aber gewöhnlich vorübergehend. Sie ist mit exzessiver Pigmentdispersion und Entzündung assoziiert. Gefährliche Spitzen des erhöhten IOD können wie bei einer ALTP durch die Vorbehandlung mit Apraclonidin 1% oder Acetazolamid vermieden werden.
4. **Eine Iritis** ist häufig, gewöhnlich gering und harmlos. Eine schwere Iritis ist immer durch eine Überbehandlung bedingt.
5. **Linsentrübungen,** die nicht progressiv sind, entwickeln sich gelegentlich am Ort der Behandlung, aber eine generalisierte Katarakt ist nicht beobachtet worden.

Chirurgie der Glaukome

Trabekulektomie

Chirurgische Technik

Die Trabekulektomie erniedrigt den IOD durch die Schaffung eines neuen Kanals (einer Fistel) für den Kammerwasserabfluß zwischen der Vorderkammer und dem subtenonschen Raum. Die chirurgische Technik ist folgendermaßen:

1. Eine Zügelnaht wird angelegt.
2. Ein konjunktivaler Lappen wird superonasal gebildet, der andere Quadrant wird unbeeinträchtigt gelassen, falls ein zweiter Eingriff oder eine Kataraktextraktion schließlich erforderlich werden. Der Lappen kann entweder die Basis am Limbus (Abb. 8.**60a – c**) oder am Fornix haben.
3. Der Skleradeckel wird ausgeschnitten, indem zuerst mit Naßfeldkauterisation ein Rechteck mit Basis am Limbus 3 mm radial und 4 mm parallel der Zirkumferenz markiert wird. Einige Chirurgen präparieren einen quadratischen oder dreieckigen Skleradeckel. Mit einer chirurgischen Rasierklinge erfolgen Inzisionen durch ²/₃ der Skleradicke entlang der gekauterten Markierungen. Begonnen wird soweit anterior wie möglich hinter dem zurückgeschlagenen Konjunktivallappen (Abb. 8.**60d**).
4. Eine der Ecken des Deckels wird mit einer gezahnten Kolibripinzette gefaßt und die Dissektion begonnen. Eine na-

türliche Gewebeschicht wird nach der Präparation von ungefähr ¹/₃ der Skleradicke sichtbar. Die Schneide wird flach gegen die Sklera gehalten und die Dissektion in derselben Ebene nach anterior fortgesetzt bis sich die Farbe von weiß nach grau ändert (Abb. 8.**60e**).

5. Die Dissektion wird fortgeführt bis die klare Hornhaut erreicht worden ist.
6. Mit einem fluoreszeinbedeckten Messer mit dünner Schneide erfolgt eine Stichinzision in die obere, temporale, periphere, klare Hornhaut (Parazentese; Abb. 8.**60f**).
7. Ein tiefer Gewebeblock wird exzidiert (Abb. 8.**61a–c** u. 8.**62**).
8. Eine periphere Iridektomie wird durchgeführt, um eine Blockade der inneren Öffnung durch die periphere Iris zu verhindern (Abb. 8.**61d**).
9. Der oberflächliche Skleradeckel wird mit 8/0-Vicryl-Einzelknopfnähten fixiert, so daß er locker dem darunter befindlichen Gewebebett anliegt.
10. Falls erforderlich kann die Vorderkammer durch die Injektion balancierter Kochsalzlösung über die Parazentese wiederhergestellt werden (Abb. 8.**61e**).
11. Der konjunktivale Lappen wird genäht (Abb. 8.**61 f**).
12. Zum Abschluß der Operation wird ein Tropfen Atropin 1% instilliert und eine Mischung aus Betamethason und Gentamicin wird inferior unter die Konjunktiva injiziert.

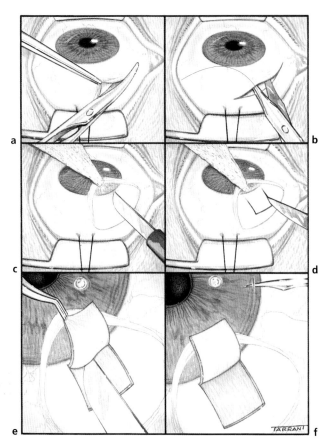

Abb. 8.**60a–f**   Technik der Trabekulektomie (s. Text)

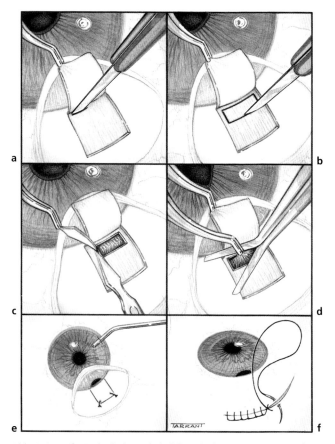

Abb. 8.**61a–f**   Technik der Trabekulektomie (Fortsetzung – s. Text)

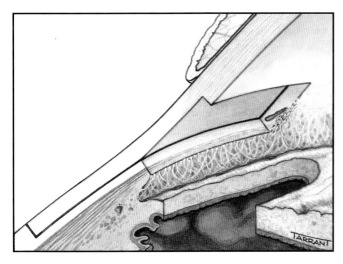

Abb. 8.**62** Exzision eines tiefen Blocks skleralen Gewebes während der Trabekulektomie

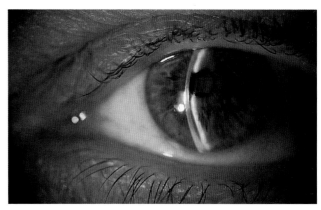

Abb. 8.**63** Sehr flache Vorderkammer nach Trabekulektomie

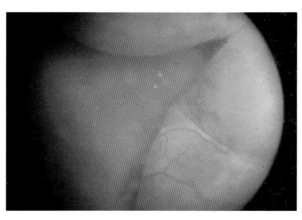

Abb. 8.**64** Aderhautamotio in hypotonem Auge nach Trabekulektomie

Flache Vorderkammer postoperativ

Eine flache Vorderkammer postoperativ ist das häufigste Problem nach einer filtrierenden Operation (Abb. 8.**63**). Glücklicherweise ist eine anhaltende, ausgeprägte Abflachung selten und viele Kammern stellen sich spontan wieder her. Diejenigen, die es nicht tun, sind mit schweren Komplikationen verbunden, wie peripheren vorderen Synechien, Endothelschaden und Katarakt. Es folgen die Hauptursachen für eine flache Vorderkammer.

1. **Eine Wundleckage** ist charakterisiert durch ein weiches Auge, ein schlecht ausgebildetes Filterkissen und einen positiven Seidel-Test. Die Behandlung besteht in einem Druckverband. Vorausgesetzt, die Leckage ist klein, sollte die Heilung spontan innerhalb von 24–28 Stunden erfolgen. Eine große Wundleckage muß wahrscheinlich genäht werden.

2. **Eine exzessive Filtration** ist charakterisiert durch einen sehr niedrigen IOD (d. h. 6 mmHg), ein gutes Filterkissen, einen negativen Seidel-Test und eine Aderhautamotio (Abb. 8.**64**). Sie wird folgendermaßen behandelt:
   a) Die Pupille wird mit Atropin erweitert und lokale Steroide werden mehrmals instilliert, um das Ausmaß der assoziierten Entzündung zu reduzieren; dies vermindert auch die Ausbildung peripherer vorderer Synechien. In den meisten Fällen geht die Aderhautamotio spontan zurück und die Kammer stellt sich wieder her. Weiche Kontaktlinsen, Sklera-Schalen-Tamponade und Kammerwassersuppressoren können ebenfalls eingesetzt werden, aber nichts ist immer erfolgreich.
   b) Wenn die Abflachung zunimmt und die Gefahr eines lentikokornealen Kontaktes besteht, kann die Kammer durch die Injektion von Natrium-Hyaluronat (Healon) wieder gestellt werden.

3. **Ein (malignes) Ziliarblockglaukom** ist charakterisiert durch ein hartes Auge, ein fehlendes Filterkissen, einen negativen Seidel-Test. Es stellt eine sehr seltene, aber potentiell sehr ernste Komplikation dar. Die Ursache ist eine Blockade des Kammerwasserflusses im Bereich des sekretorischen Ziliarkörperanteils. Das Kammerwasser wird nach hinten in den Glaskörper forciert. Die Behandlung ist folgendermaßen:

a) Starke lokale Mydriatika werden gegeben, um den Ziliarring zu dilatieren und damit den Abstand zwischen den Ziliarprozessen und dem Linsenäquator zu vergrößern; dies strafft die Zonulafasern und zieht die Linse in ihre normale Position zurück.

b) Wenn die lokale Therapie versagt, können osmotische Mittel, insbesondere intravenöses Mannitol, ein Schrumpfen des Glaskörpergels bewirken und es damit der Linse ermöglichen, sich nach hinten zu bewegen.

c) Wenn osmotische Mittel versagen, kann der Ziliarblock durchbrochen werden, indem mit einem Nd : YAG-Laser durch eine offene Iridektomie eine Öffnung der vorderen Glaskörpergrenzmembran erfolgt.

d) Wenn die Lasertherapie versagt, sollte eine vordere Vitrektomie mit einem Vitrektom über die Pars plana erfolgen und die eingeschlossene Flüssigkeit entfernt werden.

Ursachen für das Versagen der Filtration

Nach einer Filtrationschirurgie kann das Filterkissen eine der folgenden 4 Formen annehmen:

1. **Das Typ-1-Filterkissen** hat ein dünnes und polyzystisches Erscheinungsbild als Folge des transkonjunktivalen Kammerwasserflusses. Es ist mit einer guten Filtration verbunden (Abb. 8.**65 a**).

2. **Ein Typ-2-Filterkissen** ist flach, dünn und diffus, mit einem relativ avaskulären Aussehen im Vergleich zur umgebenden Konjunktiva (Abb. 8.**65 b**). Dies ist ebenfalls ein Zeichen guter Filtration.

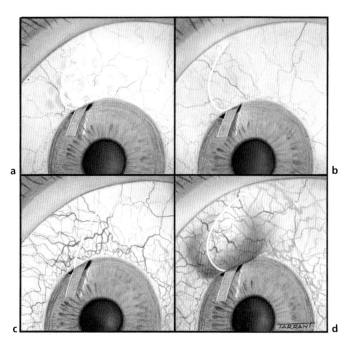

Abb. 8.65 a–d   Filterkissen nach Trabekulektomie
a Polyzystisches, funktionierendes Typ-1-Filterkissen
b Diffus funktionierendes Typ-2-Filterkissen
c Flaches, nichtfunktionierendes Typ-3-Filterkissen
d Eingekapseltes, nichtfunktionierendes Filterkissen

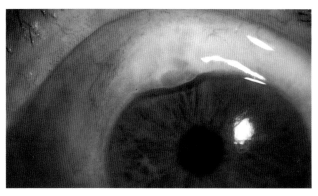

Abb. 8.66   Relativ avaskuläres funktionierendes Filterkissen nach dem Gebrauch von Mitomycin

3. **Ein Typ-3-Filterkissen** filtriert infolge einer subkonjunktivalen Fibrose nicht. Es ist charakteristischerweise flach, nicht mit mikrozystischen Räumen verbunden und weist gestaute Blutgefäße auf seiner Oberfläche auf (Abb. 8.65 c).
4. **Ein verkapseltes Filterkissen** (Tenon-Zyste) ist ein umschriebener, sehr erhabener, kuppelförmiger, zystenartiger Hohlraum von hypertrophierter Tenon-Kapsel mit gestauten Blutgefäßen auf der Oberfläche (Abb. 8.65 d). Der Hohlraum enthält eingeschlossenes Kammerwasser und verhindert die Filtration. Typischerweise entwickelt es sich während der 3. postoperativen Woche.

Die häufigste Ursache für ein Versagen des Filterkissens ist eine subkonjunktivale Fibrose. In vielen Fällen bildet sich nie ein gut geformtes Filterkissen aus. Selten wird die Fistel durch Glaskörper, ein Blutkoagel oder uveales Gewebe blockiert. Ein Versagen kann außerdem die Folge unzureichender chir-

urgischer Technik sein, wobei die Öffnung zur Vorderkammer durch entweder Sklerareste oder Descemet-Membran blockiert ist.

Gebrauch von Antimetaboliten

Die Filtrationschirurgie bei Glaukom unterscheidet sich von anderen chirurgischen Eingriffen darin, daß die Hemmung der Wundheilung erwünscht ist, um Erfolg zu haben. In bestimmten Fällen, die mit einer hohen Versagerquote verbunden sind (z. B. entzündliches Glaukom, junge Patienten, Reoperationen) kann die Erfolgsrate pharmakologisch durch den Einsatz von Antimetaboliten, die das Ausmaß der Wundheilung verändern, verbessert werden.

1. **5-Fluorouracil (5-FU)** wird gewöhnlich subkonjunktival gegeben, entweder als Einzelinjektion sofort nach dem Abschluß des chirurgischen Eingriffs oder in Form von mehreren Injektionen während der postoperativen Periode. Eines der Hauptprobleme des 5-FU ist seine toxische Wirkung auf das Hornhautepithel.
2. **Mitomycin** wirkt stärker und ist toxischer als 5-FU. Es wird einmalig mit einem Schwamm appliziert, entweder auf das Bett des präparierten Deckels oder über das Gebiet der Sklera unterhalb des Bindehautlappens. Eines der Probleme des Mitomycin ist die Ausbildung relativ avaskulärer Filterkissen (Abb. 8.66), die zu Leckage und Endophthalmitis prädestinieren.

Behandlung bei Versagen der Filtration

In Abhängigkeit von der möglichen Ursache des Therapieversagens, können eines oder mehrere der folgenden Mittel eingesetzt werden:

1. **Skleradepression:** Bei Augen mit frühem Versagen durch externe Faktoren kann die Filtration etabliert werden, indem nach lokaler Anästhesie mit einem Glasstäbchen der Rand des Skleradeckels heruntergedrückt wird.
2. **Bulbusmassage** kann versucht werden, wenn die Skleradepression versagt. Der Bulbus wird fest für 30 Sekunden viermal täglich durch das geschlossene untere Augenlid massiert. Die Bulbusmassage kann ebenfalls bei Augen mit verkapseltem Filterkissen helfen, indem der Kammerwasserfluß aus dem eingeschlossenen Gebiet und der Übergang in den angrenzenden Raum gefördert wird.
3. **Eine Laser-Nahtdurchtrennung,** bei der eine oder mehrere Nähte mittels Argon-Laser durchtrennt werden, kann bei Augen mit drohendem Filterkissenversagen hilfreich sein. Bei der transkonjunktivalen Laserbehandlung wird die Sicht auf die Naht durch eine Zeiss- oder eine spezielle Hoskins-Linse verbessert.
4. **Der Nd:YAG-Laser** kann bei dem seltenen Fall einer Blockade der inneren Öffnung der Fistel helfen.
5. **Chirurgische Eingriffe** können in einem 2. Filtrationsverfahren oder einer Revision des vorhandenen Filterareals bestehen. Der Gebrauch von Antimetaboliten, wie oben beschrieben, sollte ebenfalls in Erwägung gezogen werden.
6. **Mit einer medikamentösen Therapie** muß eventuell wieder begonnen werden.

Künstliche filtrierende Shunts

Shunts sind Kunststoffvorrichtungen, die eine Verbindung zwischen Vorderkammer und subtenonschem Raum herstellen. Die Hauptindikationen für den Einsatz eines Shunts sind sonst nicht therapierbare sekundäre Glaukome (am häufigsten neovaskulär), bei denen eine konventionelle Filtrationschirurgie entweder versagt hat oder sehr wahrscheinlich versagen wird. Die 3 zur Zeit hauptsächlich eingesetzten Vorrichtungen sind:

1. **Das Krupin-Denver-Ventil** besteht aus einem Supramidschlauch mit offenem Zugang, der in die Vorderkammer inseriert wird, einem Verbindungsschlauch, der ein drucksensitives Ventil für eine Richtung enthält und 2 Supramidseitenarmen (Abb. 8.**67**).
2. **Das Molteno-Implantat** besteht aus einem Silikonschlauch, der sich in eine dünne zirkuläre, episklerale Platte öffnet (Abb. 8.**68 b**).
3. **Das Schocket-Implantat** besteht aus einem 30 mm langen Silastikschlauch, der in den vertieften Teil eines Silikonbändchens (ähnlich eines Cerclagebändchens) eingenäht worden ist. Das freie Ende mißt 15 mm (Abb. 8.**68 a**). Die Vorrichtung wird auch als ACTSEB (anterior chamber tube shunt to an encircling band) bezeichnet.

Da Shunts bei stark geschädigten Augen eingesetzt werden, ist die Komplikationsrate höher als bei der konventionellen Filtrationschirurgie. Die Hauptkomplikationen sind: Versagen der Drainage infolge Blockade des Schlauchs durch Blut oder fibrovaskuläres Gewebe, „Über-Drainage", Implantaterosion und Enotheldekompensation infolge einer Hornhautberührung durch das Ende des Schlauchs.

Zyklodestruktive Verfahren

Zyklodestruktive Verfahren senken den IOD durch die Zerstörung eines Teils des sekretorischen Ziliarepithels. Die Hauptindikation stellt das sonst nicht therapierbare Glaukom dar. Es ist gewöhnlich mit einem permanenten, synechienbedingten Kammerwinkelverschluß assoziiert, der auf andere Behandlungsmethoden nicht angesprochen hat, die auf eine Erhöhung des Kammerwasserabflusses zielten. Die 2 Hauptformen sind Zyklokryotherapie und Nd:YAG-Laser-Zykloablation.

Zyklokryotherapie

Die Zyklokryotherapie ist das am leichtesten verfügbare Verfahren. Sie kann in Lokalanästhesie durchgeführt werden, vorausgesetzt der Bulbus ist gut anästhesiert worden, entweder mit einer retrobulbären Injektion oder einem in Amethocain 1% getränkten Baumwolltupfer. Die Technik ist folgendermaßen:

1. Eine retinale oder spezielle Glaukomsonde wird zwischen 3 und 4 mm vom Limbus plaziert, so daß der Abstand zwischen Limbus und dem Rand der Sonde zwischen 1 und 2 mm beträgt (Abb. 8.**69**).
2. Der Gefriervorgang beträgt 1 Minute bei einer Temperatur von 80 °C.
3. Initial wird die untere Hälfte des Bulbus mit 6–8 überlappenden Applikationen behandelt.

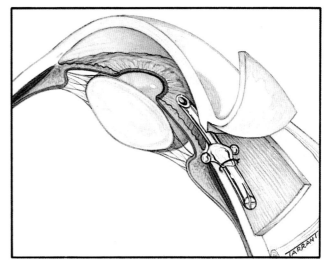

Abb. 8.**67**   Krupin-Denver-Ventil

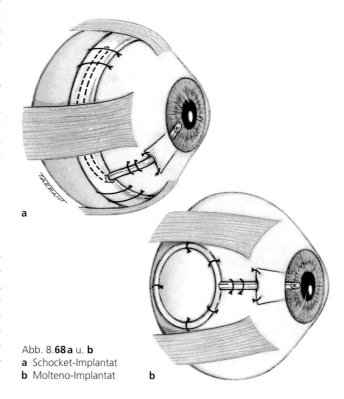

Abb. 8.**68 a** u. **b**
a Schocket-Implantat
b Molteno-Implantat

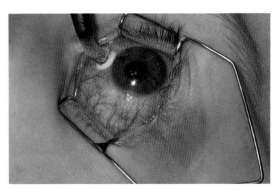

Abb. 8.**69**   Position der Sonde während der Zyklokryotherapie

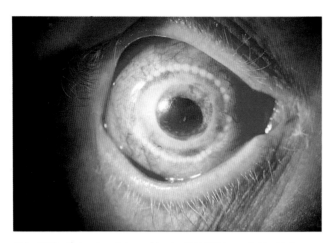

Abb. 8.**70**   Befund nach transskleraler Nd:YAG-Laser-Zykloablation

Eine erneute Behandlung kann erforderlich werden, da der Effekt auf den IOD oft zeitlich begrenzt ist, besonders bei Kindern. Es ist ratsam, zumindest 1 Monat zu warten und dann dieselben Quadranten zu behandeln. Wenn die 2. Behandlung erfolglos ist, sollte die obere Bulbushälfte auf dieselbe Art therapiert werden.

Transsklerale Nd:YAG-Laser-Zykloablation

Wenn Nd:YAG-Laser im Free-running- oder thermalen Mode arbeiten, emittieren sie Licht im Infrarotbereich des Spektrums. Bei diesem Modus unterscheiden sich die Absorptionsmöglichkeiten des unsichtbaren Infrarotstrahls von denjenigen des Argon-Lasers. Da YAG-Laser in der Lage sind, das Gewebe sechsmal tiefer als Argon-Laser zu penetrieren, bevor sie absorbiert werden, können sie als Mittel zur transskleralen Destruktion der Ziliarprozesse eingesetzt werden. Die Technik ist folgendermaßen:

1. Der Laser wird auf Free-running-thermal-Mode eingestellt mit maximalem Defokus und einem Schuß pro Entladung. Das Energieniveau sollte ausreichend sein, um eine diskrete, erhabene, konjunktivale Läsion hervorzurufen – gewöhnlich 4 J oder mehr.
2. Der Strahl wird auf die Sklera 1–2 mm posterior des Limbus gerichtet und 180 Grad werden mit 24 Entladungen behandelt (Abb. 8.**70**).

9. Erkrankungen der Linse

Einleitung

Ursachen einer Katarakt

Klassifikation der Katarakt

Behandlung der kindlichen Katarakt

Einleitung

Chirurgische Verfahren

Korrektion der Aphakie

Behandlung der altersabhängigen Katarakt

Einleitung

Chirurgische Verfahren

Komplikationen der Kataraktchirurgie

Operative Komplikationen

Frühe postoperative Komplikationen

Späte postoperative Komplikationen

Anomalien von Linsenform und -position

Anomalien der Linsenform

Ectopia lentis

Behandlung der Ectopia lentis

▌Einleitung

Ursachen einer Katarakt (Cataracta senilis)

Altersabhängige Katarakt

Der Entwicklung einer altersabhängigen Katarakt gehen häufig radiale Wasserspalten in der Linsenrinde voraus. Die primäre, altersabhängige Katarakt kann morphologisch in 3 Typen unterteilt werden (Abb. 9.1):

1. **Subkapsuläre Katarakt,** die eine anteriore oder posteriore Form haben kann. Die anteriore Veränderung liegt direkt unter der Linsenkapsel und ist mit einer fibrösen Metaplasie des vorderen Linsenepithels verbunden. Die posteriore Veränderung liegt direkt vor der hinteren Kapsel und ist mit einer posterioren Wanderung der Epithelzellen der Linse assoziiert (Abb. 9.2). Patienten mit posterioren subkapsulären Trübungen sind insbesondere durch Scheinwer-

fer entgegenkommender Autos und helles Sonnenlicht beeinträchtigt. Ihr Nahvisius ist häufig stärker herabgesetzt als ihr Fernvisius.

2. **Die nukleäre Katarakt** (Abb. 9.3) beginnt als Verstärkung der normalen Altersveränderungen des Linsenkerns. Sie ist oft mit Myopie als Folge eines Anstiegs des refraktiven

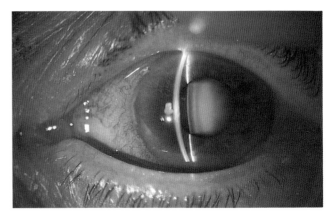

Abb. 9.**3**   Nukleäre Katarakt

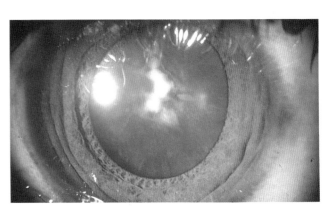

Abb. 9.**4**   Anteriore, kortikale Katarakt

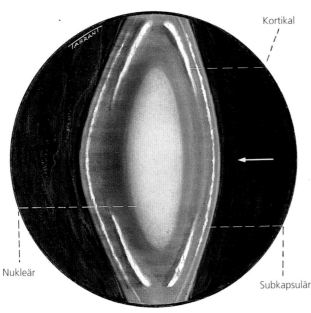

Abb. 9.**1**   Drei Formen der altersabhängigen Katarakt

Kortikal

Nukleär

Subkapsulär

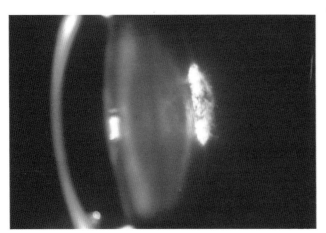

Abb. 9.**2**   Posteriore subkapsuläre Katarakt

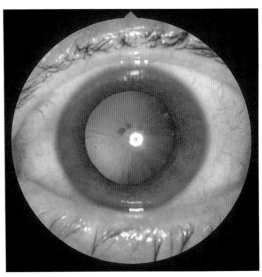

Abb. 9.**5**   Kortikale Katarakt gegen den Rotreflex gesehen

Index des Linsenkerns und außerdem mit vermehrter sphärischer Aberration verbunden. Einige ältere Patienten mit nukleären Katarakten können wegen der induzierten Myopie wieder in der Lage sein, ohne Brille zu lesen (zweite Sehfähigkeit der Älteren).

3. **Kortikale Katarakte** beteiligen die anteriore (Abb. 9.**4**), posteriore oder äquatoriale Rinde. Die Trübungen beginnen als Vakuolen und Spalten zwischen den Linsenfasern. Die nachfolgende Verdichtung führt zur Ausbildung der typischen radialen, speichenartigen Trübungen, die am besten gegen den Rotreflex gesehen werden können (Abb. 9.**5**).

Traumatische Katarakt

Ein Trauma ist bei jungen Individuen die häufigste Ursache einer einseitigen Katarakt. Linsentrübungen können durch eine der folgenden Verletzungsformen bedingt sein:

1. **Direkte, perforierende Verletzung** der Linse (Abb. 9.**6**).
2. **Kontusion,** die zu einem Vossius-Ring infolge eines Abdrucks des Irispigments auf der vorderen Linsenkapsel führen kann (Abb. 9.**7**).
3. **Elektrischer Schock und Blitzschlag,** die seltene Fälle darstellen.
4. **Ionisierende Bestrahlung** okulärer Tumoren.

Metabolische Katarakt

Diabetes mellitus

Diabetes ist mit den folgenden beiden Kataraktformen assoziiert:

1. **Altersabhängige Katarakt,** die früher auftritt und beim diabetischen Patienten rascher fortschreiten kann, als beim nicht-diabetischen Patienten.
2. **Eigentliche diabetische Katarakt,** die das Ergebnis der osmotischen Überhydrierung der Linse ist und aus bilateralen, weißen, punktförmigen oder schneeflockenartigen, posterioren oder anterioren Trübungen besteht (Abb. 9.**8**). In bestimmten Fällen kann die Katarakt innerhalb weniger Tage matur werden.

Galaktosämie

Die Galaktosämie ist eine angeborene Stoffwechselstörung, die in einer schweren Beeinträchtigung der Galaktoseverwertung resultiert. Sie ist durch das Fehlen des Enzyms Galaktose-1-phosphat-uridyltransferase (GPUT) bedingt. Die Vererbung ist *autosomal-rezessiv.*

Systemische Veränderungen, die während des Säuglingsalters klinisch manifest werden, umfassen mangelndes Gedeihen, Lethargie, Erbrechen und Diarrhoe. Reduktionssubstanz wird im Urin nach dem Trinken von Milch gefunden. Solange Galaktose in Form von Milch und Milchprodukten nicht aus der Diät entfernt wird, entwickeln sich Hepatosplenomegalie, Nierenerkrankung, Anämie, Taubheit und mentale Behinderung. Die Erkrankung ist schließlich fatal.

Eine *zentrale „Öltropfen"-Katarakt* entwickelt sich in einem großen Prozentsatz der Fälle innerhalb der ersten Lebenstage oder -wochen. Der Ausschluß von Galaktose (in Milchprodukten) aus der Diät kann die Entwicklung einer Katarakt verhindern. Die Linsenveränderungen können außerdem reversibel sein, wenn sie früh entdeckt werden.

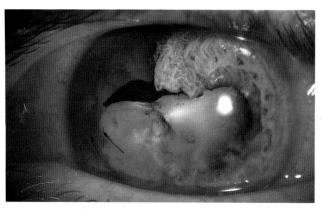

Abb. 9.**6**   Katarakt durch schweres perforierendes Trauma

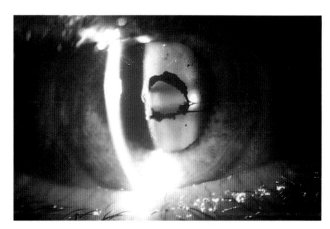

Abb. 9.**7**   Vossius-Ring nach stumpfem okulären Trauma

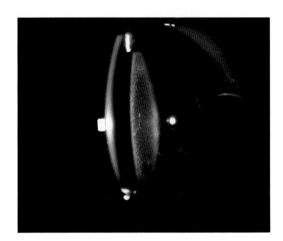

Abb. 9.**8**   Diabetische Katarakt

Galaktokinasemangel

Dies ist der Mangel oder das Fehlen von Galaktokinase, dem ersten Enzym des Galaktosemetabolismus. Die Vererbung ist *autosomal-rezessiv.*

Systemische Veränderungen: Im Gegensatz zur klassischen Galaktosämie sind die betroffenen Kinder gesund, obwohl nach dem Trinken von Milch Reduktionsproben im Urin positiv sind.

Lamelläre Katarakte können sich im Fetus entwickeln oder im frühen Säuglingsalter. Einige präsenile Katarakte können auch die Folge eines Galaktokinasemangels sein. Galaktose ist nur indirekt kataraktogen durch Reduktion zu Galaktit innerhalb der Linse. Die Galaktitakkumulation innerhalb der metabolisierenden Linsenzellen führt zu einem Anstieg des intralentalen, osmotischen Drucks mit Einriß der Linsenfasern und Trübung.

Mannosidose

Die Mannosidose ist die Folge eines Mangels des Enzyms Alpha-Mannosidase, das zu einer Akkumulation von mannosereichen Oligosacchariden in Geweben führt.

Systemische Veränderungen können denjenigen der Mukopolysaccharidosen ähnlich sein, mit geringgradig bis ausgeprägt groben Gesichtszügen (Hurler-artig), mentaler Behinderung, Zwergwuchs, Skelettveränderungen und Hepatosplenomegalie.

Eine *„speichenartige" posteriore, kapsuläre Katarakt* ist häufig. Das Fehlen von Hornhautveränderungen kann bei der klinischen Abgrenzung von der Hurler-Krankheit helfen.

Fabry-Syndrom

Das Fabry-Syndrom ist die Folge eines Mangels der Alpha-Galaktosidase A. Die Vererbung ist *X-chromosomal-rezessiv*.

Systemische Veränderungen umfassen Angiokeratome (rote, teleangiektatische Hautveränderungen), kardiovaskuläre und renale Beeinträchtigungen und Episoden quälender Schmerzen der Finger und Zehen.

Speichenartige Katarakte entwickeln sich bei 25% der Patienten. Sie beeinträchtigen die Sehschärfe nicht, sind aber einzigartig und diagnostisch. Eine weitere Veränderung ist die Cornea verticillata (Abb. 5.60a–c).

Lowe-Syndrom

Das (okulozerebrorenale) Lowe-Syndrom ist eine seltene Störung des Aminosäurenstoffwechsels, die vorwiegend Jungen betrifft. Es ist eine der wenigen Erkrankungen, bei denen kongenitales Glaukom und kongenitale Katarakt gleichzeitig bestehen können. Die Vererbung ist *X-chromosomal-rezessiv*.

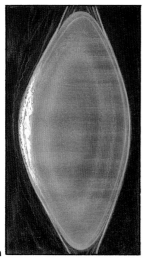 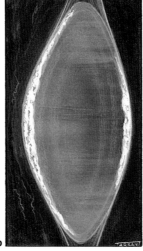

a   b

Abb. 9.**9**   Progression der steroidinduzierten Katarakt

Systemische Veränderungen umfassen mentale Retardierung, renalen Zwergwuchs, Osteomalazie, muskuläre Hypotonie und Stirnprominenz. Es besteht eine kongenitale Katarakt. Die Linse ist klein, dünn, scheibenartig (Mikrophakie) und kann einen posterioren Lentiglobus aufweisen. Die Linsentrübungen können kapsulär, lamellär, nukleär oder total sein. Mütter betroffener Kinder können ebenfalls multiple, punktförmige Linsentrübungen aufweisen. 50% der Patienten haben zusätzlich ein kongenitales Glaukom.

Hypokalzämiesyndrome

Hypokalzämiesyndrome können mit vielfarbigen Kristallen oder kleinen, diskreten, weißen Flecken assoziiert sein. Im Gegensatz zu eigentlichen diabetischen Katarakten schreiten diejenigen, welche mit Tetanie assoziiert sind, selten zur maturen Form fort.

Toxische Katarakte

Steroidinduzierte Katarakte

Steroide, sowohl systemisch als auch lokal, sind kataraktogen. Die Linsentrübungen befinden sich initial posterior subkapsulär (Abb. 9.9a), anschließend wird auch die anteriore subkapsuläre Region einbezogen (Abb. 9.9b). Die genaue Beziehung zwischen Gesamtdosis, Wochendosis und Dauer der Administration systemischer Steroide und der Kataraktbildung ist unklar, obwohl angenommen wird, daß Patienten, die < 10 mg Prednisonäquivalent pro Tag erhalten oder diejenigen, die < 1 Jahr behandelt werden, nicht betroffen sind. Kinder scheinen gegenüber den kataraktogenen Wirkungen systemischer Steroide empfindlicher zu sein als Erwachsene. Es gibt aber auch einige Personen mit individueller (genetischer) Empfindlichkeit, bei denen sich Linsenveränderungen nach einer kurzzeitigen Therapie entwickeln können und andere, die auch nach langandauernder Steroidmedikation keine Katarakt entwickeln.

Auf der Basis dieser Befunde, ist vorgeschlagen worden, das Konzept einer „sicheren" Dosis fallen zu lassen. Patienten, bei denen sich Linsenveränderungen entwickeln, sollten eine auf das Minimum reduzierte Therapie erhalten, die noch mit der Kontrolle der Erkrankung vereinbar ist.

Sie sollten, wenn möglich auf eine alternierende Therapie, jeden 2. Tag, umgestellt werden. Linsenveränderungen entwickeln sich nämlich seltener bei Patienten, die eine intermittierende Therapie erhalten.

Die Regression früher Trübungen kann erfolgen, wenn das Medikament abgesetzt oder reduziert wird, obwohl auch eine Progression, trotz des Absetzens zu beobachten sein kann.

Andere kataraktogene Medikamente

Chlorpromazin kann feine, gelblichbraune Granula im Bereich der anterioren Linsenkapsel verursachen. Die Ablagerungen sind initial innerhalb der Pupillenregion zu finden, sind aber selten dicht genug, um mit der Sehschärfe zu interferieren. Das Medikament kann auch eine interpalpebrale konjunktivale Pigmentierung und Retinotoxizität bedingen (s. Kapitel 12).

Miotika, insbesondere langwirksame Cholinesteraseinhibitoren, wenn sie für lange Zeit gebraucht werden, können winzige anteriore subkapsuläre Vakuolen und gelegentlich weiter fortgeschrittene Trübungen verursachen. Das Absetzen des Medikaments kann das Fortschreiten anhalten, verzögern und gelegentlich rückgängig machen.

Busulfan (Myleran), ein Medikament, das bei der Behandlung der chronisch myeloischen Leukämie eingesetzt wird, kann sehr selten Linsentrübungen erzeugen.

Amiodaron ist ein Medikament zur Behandlung verschiedener Herzarrhythmien. Anteriore subkapsuläre Linsentrübungen ohne Auswirkungen auf die Sehschärfe treten bei ungefähr 50% der Patienten, die mittlere bis hohe Dosen erhalten, auf (Abb. 5.**60a−c**).

Gold wird gelegentlich zur Behandlung von rheumatoider Arthritis gegeben. Ungefähr 50% der Patienten, welche die Behandlung für 3 Jahre erhalten haben, entwickeln harmlose anteriore kapsuläre Linsenablagerungen.

Cataracta complicata

Eine Cataracta complicata entwickelt sich als Folge einiger anderer primärer okulärer Erkrankungen.

Chronische Uveitis anterior

Die chronische Uveitis anterior ist die häufigste Ursache einer Cataracta complicata. Der früheste Befund ist ein polychromatischer Schimmer am hinteren Linsenpol. Wenn die Uveitis kontrolliert ist, kann das Fortschreiten der Katarakt angehalten werden. Wenn die Entzündung nicht zum Stillstand gebracht werden kann, entwickeln sich anteriore und posteriore subkapsuläre Trübungen. Die Linse kann vollständig eintrüben (Abb. 9.**10**). Die Linsentrübung scheint beim Vorhandensein hinterer Synechien schneller fortzuschreiten. Gelegentlich wird die anteriore Linsenoberfläche von einer fibrovaskulären Membran von der Iris aus bedeckt und die Pupille kann vollständig verschlossen werden (Occlusio pupillae). Die Membran kann zu einer kompletten Immobilität der Pupille führen, so daß 360 Grad hintere Synechien entstehen (Seclusio pupillae). Seclusio und Occlusio der Pupille treten oft zusammen auf, beide als Ergebnis derselben fibrovaskulären Membran.

Verschiedene Ursachen einer Cataracta complicata

Hereditäre Fundusdystrophien wie Retinitis pigmentosa, kongenitale Leber-Amaurose, Atrophia gyrata, Wagner- und Stickler-Syndrom können mit posterioren subkapsulären Linsentrübungen assoziiert sein (s. Kapitel 12). Kataraktchirurgie kann gelegentlich die Sehschärfe verbessern, selbst beim Vorhandensein ausgeprägter retinaler Veränderungen.

Eine *hohe Myopie* ist häufig sowohl mit sekundären posterioren Linsentrübungen als auch mit der frühen Entwicklung einer nukleären Sklerose verbunden. Eine einfache Myopie prädestiniert jedoch nicht zu einer Katarakt, obwohl myope Refraktionsänderungen häufig der Entwicklung einer eigentlichen nukleären, sklerotischen Katarakt vorausgehen.

Ein *akutes kongestives Winkelblockglaukom* ist mit der Ausbildung von *Glaukomflecken* assoziiert, die aus kleinen, grauweißen, anterioren, subkapsulären Linsentrübungen in der Pupillenzone bestehen (Abb. 9.**11**).

Intrauterine Ursachen

Kongenitale Röteln sind in ungefähr 15% der Fälle mit einer Katarakt verbunden. Nach dem Gestationsalter von ungefähr 6 Wochen ist das Virus nicht mehr in der Lage durch die Linsenkapsel zu treten, so daß die Linse immun ist. Obwohl die Lin-

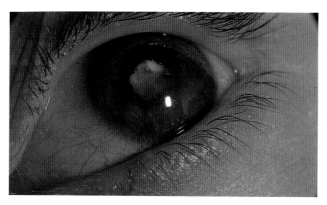

Abb. 9.**10** Sekundäre Katarakt bei chronischer Iridozyklitis

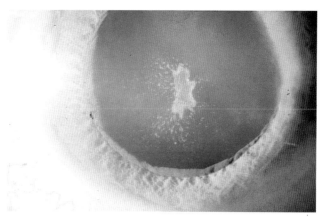

Abb. 9.**11** Vordere subkapsuläre Flecken (Glaukomflecken) nach akutem kongestivem Winkelblockglaukom

sentrübungen (die unilateral oder bilateral sein können) gewöhnlich bei der Geburt vorhanden sind, können sie sich gelegentlich einige Wochen oder selbst Monate später entwickeln. Die Trübung kann den Nukleus einbeziehen und ein dichtes, perlmutterartiges Erscheinungsbild aufweisen, oder sie kann diffuser sein mit Einbeziehung fast der ganzen Linse. Es ist gezeigt worden, daß das Virus in der Lage ist, bis zu 3 Jahre nach der Geburt in der Linse zu persistieren. Die systemischen und anderen okulären Veränderungen der kongenitalen Röteln werden in Kapitel 6 beschrieben.

Andere intrauterine Ursachen für eine Katarakt sind intrauterine Toxoplasmose und Zytomegalievirus-Einschluß-Erkrankung sowie mütterliche Medikamenteneinnahme während der Schwangerschaft (Thalidomid und Steroide).

Wichtige Ursachen einer präsenilen Katarakt

Die *myotone Dystrophie* ist charakterisiert durch zunächst feine polychromatische Granula, auf die später posteriore, subkapsuläre, sternförmige Trübungen (Abb. 9.**12**) folgen. Die systemischen und anderen okulären Veränderungen werden in Kapitel 14 beschrieben.

Die *atopische Dermatitis* ist mit bilateralen posterioren oder gelegentlich anterioren sternförmigen Trübungen assoziiert (Abb. 9.**13**), die sich während des 3. Lebensjahrzehnts entwickeln und häufig ausbreiten, so daß die ganze Linse einbezogen wird.

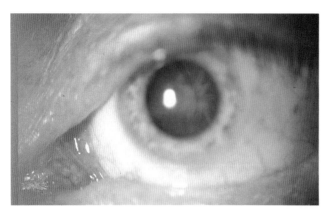

Abb. 9.**12**   Posteriore Katarakt bei myotoner Dystrophie

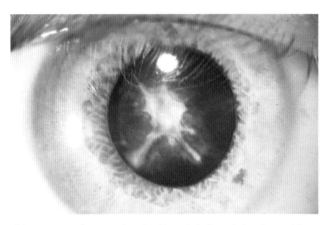

Abb. 9.**13**   Vordere sternförmige Katarakt bei atopischer Dermatitis

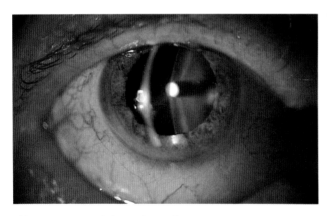

Abb. 9.**14**   Kongenitaler vorderer Polstar

Kataraktassoziierte Syndrome

Down-Syndrom

Das Down-Syndrom ist die häufigste chromosomale Anomalie des Menschen.

Systemische Veränderungen umfassen mentale Behinderung, Minderwuchs, mongoloides Gesicht und kongenitale Herzfehler.

Katarakt und akuter Keratokonus sind die wichtigsten Ursachen einer Sehverschlechterung.

Andere okuläre Manifestationen umfassen enge und schräge Lidspalten, Blepharitis, Strabismus, Nystagmus, helle und gefleckte Iris (Brushfield-Flecken) und hohe Refraktionsfehler.

Werner-Syndrom

Systemische Veränderungen umfassen vorzeitige Vergreisung, Diabetes, Hypogonadismus und gehemmtes Wachstum.

Katarakte entwickeln sich im Alter von 20–40 Jahren.

Rothmund-Syndrom

Das Rothmund-Syndrom ist eine seltene hereditäre Erkrankung, die vorwiegend Frauen betrifft.

Systemische Veränderungen umfassen Hautveränderungen (Atrophie, Pigmentierung und Teleangiektasie) mit Beginn im frühen Säuglingsalter, sattelförmige Nase, Knochendefekte, Störung des Haarwachstums und Hypogonadismus.

Katarakte entwickeln sich während des 2.–4. Lebensjahrzehnts.

Hereditäre Katarakte

Ungefähr ¹/₃ aller kongenitalen Katarakte sind hereditär und nicht mit einer der beschriebenen metabolischen oder systemischen Erkrankungen assoziiert. Die Vererbung ist gewöhnlich dominant. Die Morphologie der Trübung, genauso wie die Erfordernis eines chirurgischen Eingriffs, sind gewöhnlich bei Elternteil und Nachwuchs gleich.

Klassifikation der Katarakt

Morphologische Klassifikation

Kapsuläre Katarakte können kongenital oder erworben sein.

1. **Eine kongenitale anteriore kapsuläre Katarakt** kann mit einer vorderen polaren, pyramidalen Trübung, die in die Vorderkammer projiziert, assoziiert sein (Abb. 9.**14**). Kongenitale anteriore kapsuläre Trübungen können auch mit einer persistierenden Pupillarmembran verbunden sein, während kongenitale posteriore kapsuläre Trübungen mit persistierenden hyaloidalen Resten (Mittendorf-Fleck) assoziiert sein können.
2. **Eine erworbene anteriore kapsuläre Katarakt** tritt beim Pseudoexfoliationssyndrom, durch Gold, Chlorpromazin, beim Vossius-Ring und in Verbindung mit hinteren Synechien auf.

Subkapsuläre Katarakte können posterior oder anterior sein.

1. **Eine posteriore subkapsuläre Katarakt** kann sekundär oder altersabhängig sein. Andere Ursachen umfassen myotone Dystrophie, Steroidmedikation und Bestrahlung.
2. **Eine anteriore subkapsuläre Katarakt** tritt bei akutem Winkelblockglaukom *(Glaukomflecken)*, Morbus Wilson, Miotikatherapie und Amiodarontherapie auf.

Nukleäre Katarakte können altersabhängig oder kongenital (z. B. bei Röteln, Galaktosämie und Cataracta centralis pulverulenta) sein.

Eine *kortikale Katarakt* kann altersabhängig oder kongenital sein. Letzteres ist sehr häufig und beeinträchtigt gewöhn-

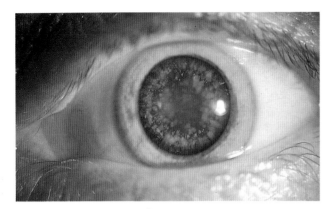

Abb. 9.**15** Kongenitale kortikale Katarakt

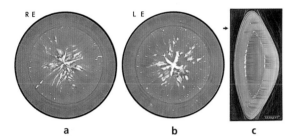

Abb. 9.**16a–c** Kongenitale Cataracta coronaria

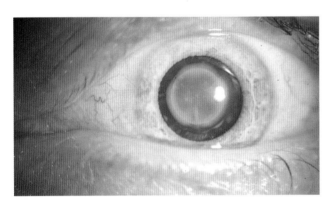

Abb. 9.**17** Kongenitale lamelläre Katarakt

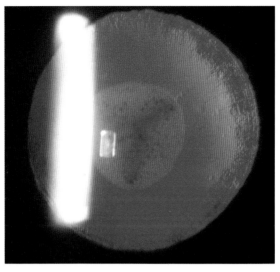

Abb. 9.**18** Kongenitale Nahtkatarakt gegen den Rotreflex gesehen

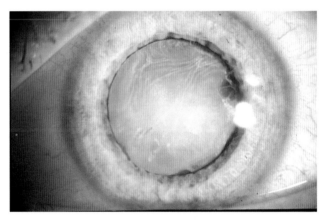

Abb. 9.**19** Faltige vordere Linsenkapsel bei hypermaturer Katarakt

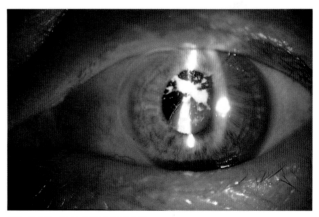

Abb. 9.**20** Cataracta Morgagni

lich die Sehschärfe nicht (Abb. 9.**15**). Die Trübungen können weiß sein oder eine tiefblaue Farbe aufweisen. Eine Unterform der kongenitalen kortikalen Trübung ist die Cataracta coronaria, die den Linsenkern wie eine Krone umgibt (Abb. 9.**16a–c**). Sie wird manchmal als supranukleäre Katarakt klassifiziert.

Lamelläre Katarakte sind ohne Ausnahme kongenital und beteiligen eine Lamelle der fetalen oder nukleären Zone (Abb. 9.**17**). Radiale, speichenartige Trübungen (Reiterchen) umgeben häufig die Katarakt.

Nahtkatarakte sind sehr häufige, kongenitale und gewöhnlich familiäre, Y-förmige Trübungen innerhalb des Linsenkerns (Abb. 9.**18**). Sie sind klinisch nicht signifikant.

Klassifikation nach dem Reifegrad

Bei einer *immaturen Katarakt* sind verstreute Trübungen durch klare Zonen voneinander getrennt.

Bei einer *maturen Katarakt* ist die Rinde vollständig getrübt.

Bei einer *intumeszenten Katarakt* ist die Linse durch aufgenommenes Wasser geschwollen. Sie kann matur oder immatur sein.

Eine *hypermature Katarakt* ist eine mature Katarakt, die kleiner geworden ist und eine faltige Kapsel besitzt, als Folge einer Wasserleckage aus der Linse heraus (Abb. 9.19).

Eine *Cataracta Morgagni* ist eine hypermature Katarakt, bei der als Ergebnis der vollständigen Verflüssigung der Rinde der Kern nach unten abgesunken ist (Abb. 9.20 u. s. Abb. 8.38a).

Klassifikation nach dem Manifestationsalter

Diese Klassifikation hat die Unterteilungen: *kongenital, infantil, juvenil, präsenil* und *senil*.

Behandlung der kindlichen Katarakt

Einleitung

Untersuchung der Augen

1. **Die Dichte** der Katarakt wird unter Einsatz sowohl der direkten als auch der indirekten Ophthalmoskopie bestimmt. Eine sehr dichte Katarakt wird jede detaillierte Beurteilung bei beiden Methoden ausschließen. Eine weniger dichte Trübung wird eine Fundusbeurteilung mit dem indirekten Ophthalmoskop, aber nicht mit dem direkten erlauben. Bei einer nicht signifikanten Trübung kann der Augenhintergrund mit beiden Instrumenten beurteilt werden.
2. **Die Morphologie** der Trübung kann wichtige Aufschlüsse über die mögliche Ätiologie geben, wie bereits beschrieben.
3. **Assoziierte pathologische okuläre Veränderungen** können das vordere Segment (Hornhauttrübung, Mikrophthalmus, Glaukom, persistierender hyperplastischer primärer Glaskörper) oder das hintere Augensegment (Chorioretinitis, Leber-Amaurose, Rötelnretinopathie, foveale Hypoplasie) beteiligen. Gelegentlich ist eine Narkoseuntersuchung erforderlich. Wiederholte Untersuchungen können nötig sein, um ein mögliches Fortschreiten der Katarakt oder begleitender Veränderungen zu dokumentieren.

Im allgemeinen ist die Visusprognose für unilaterale Katarakte viel schlechter als für bilaterale.

Sehvermögen

1. **Inspektion** zur Bestimmung von Fehlen oder Vorhandensein zentraler Fixation, Nystagmus oder Strabismus. Nystagmus und Strabismus zeigen eine schwere Beeinträchtigung des Sehvermögens an.
2. **Der „Acuity card-Test"** besteht aus einer Serie von Karten mit Gittermustern, die jeweils eine unterschiedliche Raumfrequenz (Streifenbreite) aufweisen. Der Untersucher zeigt dem Kind die Karten nacheinander und entscheidet, welche Karte mit höchster Raumfrequenz gerade noch wahrnehmbar ist.
3. **„Preferential looking"** basiert auf der Beobachtung, daß Säuglinge mehr daran interessiert sind, auf gemusterte als auf andere äquivalente Stimuli zu schauen. Der Testapparat besteht aus einem großen grauen Schirm mit Öffnungen rechts und links, in denen Streifen mit unterschiedlicher Breite, entweder in der rechten oder linken Öffnung, präsentiert werden (Abb. 9.21). Jeweils ein Streifenmuster und eine homogene graue Karte bilden ein Paar. Durch Betätigung eines Rades können die gestriften und grauen Karten ausgetauscht und die Streifenbreite geändert werden. Es wird angenommen, daß ein Säugling auf Streifen blikken wird, die so weit voneinander entfernt sind, daß er sie sehen kann. Jede Streifenserie wird dann mit einer äquivalenten Visusstufeneinteilung verglichen. Sehschärfebestimmungen mit dieser Methode haben gezeigt, daß die Sehschärfe im Normalfall bei der Geburt ungefähr 0,05 beträgt und bis zu einem Jahr auf 0,5 ansteigt.
4. **Andere Tests** sind Catford-Trommel und visuell evozierte Potentiale.

Untersuchung des Patienten

Die Allgemeinuntersuchung sollte von einem Pädiater durchgeführt werden mit besonderer Beachtung sowohl der assoziierten systemischen Erkrankungen (Röteln, metabolische und biochemische Störungen) als auch mentaler Behinderung, die bei einer signifikanten Anzahl der Fälle besteht.

1. **Serologische Tests** auf spezifische IgM-Röteln-Antikörper und Viruskulturen von Nasopharynx, Urin oder anderen Geweben. Bestimmung der Thrombozytenzahl bei Verdacht auf Thrombozytopenie bei Hämatomen.
2. **Urinanalyse** auf Reduktionssubstanz nach dem Trinken von Milch und Erythrozyten-GPUT und Galaktokinaseaktivität.
3. **Urinchromatographie** der Aminosäuren bei Lowe-Syndrom.

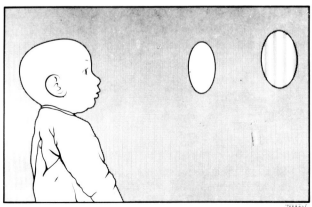

Abb. 9.**21**   „Preferential looking"

4. Andere Untersuchungen umfassen Serumkalzium und -phosphor und Schädelröntgenaufnahmen zur Feststellung von Verkalkungen der Basalganglien bei idiopathischen (autoimmunem) Hypoparathyroidismus.

Eltern

Mit den Eltern sollten 2 Punkte besprochen werden:

1. **Suche nach der Ursache der Katarakt,** einschließlich hereditärer Katarakt und mütterlicher intrauteriner Infektionen oder Einnahme von Medikamenten während der Schwangerschaft.
2. **Motivation** der Eltern, ihres Verständnisses und ihrer Bereitschaft, an der oft anstrengenden und komplizierten postoperativen Nachsorge des Kindes teilzunehmen.

Operationsindikationen

1. **Bilaterale fortgeschrittene Katarakte,** durch die mit dem indirekten Ophthalmoskop Augenhintergrunddetails nicht gesehen werden können, erfordern einen chirurgischen Eingriff innerhalb weniger Wochen nach der Geburt.
2. **Bilaterale immature Katarakte,** bei denen Augenhintergrunddetails sowohl mit dem direkten als auch mit dem indirekten Ophthalmoskop beurteilt werden können, erfordern keinen chirurgischen Eingriff. Bei Fällen, bei denen Augenhintergrunddetails mit dem indirekten, aber nicht mit dem direkten Ophthalmoskop gesehen werden können, kann der chirurgische Eingriff hinausgezögert werden, wenn der Patient eine gute Nahsehschärfe zu haben scheint. Wenn die Nahsehschärfe schlecht ist, sollte ein operativer Eingriff erwogen werden. Im allgemeinen sollte die operative Korrektur erfolgen, wenn die Sehschärfe 0,25 oder weniger beträgt.
3. **Unilaterale Katarakte:** Bei einem Säugling ist eine unkorrigierte Aphakie genauso geeignet, eine Amblyopie zu erzeugen, wie eine dichte Katarakt. Ein chirurgischer Eingriff ist in der Regel kontraindiziert, solange er nicht innerhalb der ersten Lebenswochen durchgeführt werden kann (vorzugsweise innerhalb der ersten, wenigen Tage). Im Anschluß daran sollte er nur bei ausgesprochen guter Motivation der Eltern durchgeführt werden. In der Mehrzahl der Fälle sind die Visusergebnisse enttäuschend, obwohl bei einigen Fällen gute Visusergebnisse erzielt werden können, vorausgesetzt, der chirurgische Eingriff erfolgt früh und die Compliance bei einer intensiven Amblyopietherapie ist ausgezeichnet.

Chirurgische Verfahren

Eine *einfache Aspiration* kann bei unkomplizierten Fällen durchgeführt werden. Bei Kleinkindern trübt sich die hintere Kapsel jedoch ohne Ausnahme ein und macht einen weiteren chirurgischen Eingriff oder eine Nd:YAG-Laser-Kapsulotomie erforderlich.

Die *Lensektomie* besteht in der Entfernung der ganzen Linse mit einem automatisierten Schneider, so daß nach der Operation keine Trübung der hinteren Kapsel auftreten kann. Einige Chirurgen setzen diese Technik bei allen Katarakten ein, während andere die Lensektomie für komplizierte Fälle, wie Ectopia lentis, Lenticonus posterior, persistierender hy-

perplastischer primärer Glaskörper und andere retrolentale Anomalien reservieren. Der Zugang wird entweder über eine limbale Inzision oder die Pars plana (oder Pars plicata) gewählt. Bei Säuglingen wird die limbale Inzision bevorzugt, da die Pars plana anatomisch nicht voll entwickelt ist und das Risiko der Desinsertion der Óra-Retina durch die Einführung des Instruments entfällt. Die Technik der Lensektomie durch eine Pars plana Inzision ist folgendermaßen:

1. Eine kleine konjunktivale Inzision erfolgt (Abb. 9.**22 a**).
2. Die Entfernung zwischen Limbus und dem Ort der Inzision wird gemessen (gewöhnlich ungefähr 3 mm) (Abb. 9.**22 b**).
3. Das weiche Linsenmaterial kann mit einem Messer oder einer großen Nadel aufgelockert werden (Abb. 9.**22 c**).
4. Die Vorderkapsel wird mit dem Schneidegerät exzidiert (Abb. 9.**22 d**).
5. Das weiche Linsenmaterial wird durch Aspiration und Schneiden entfernt (Abb. 9.**23 a**).
6. Die Hinterkapsel wird exzidiert (Abb. 9.**23 b**).
7. Eine flache vordere Vitrektomie wird durchgeführt (Abb. 9.**23 c**).
8. Gegebenenfalls wird die Vorderkapselexzision vergrößert (Abb. 9.**23 d**).

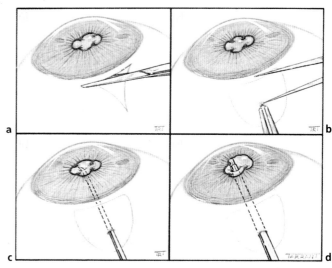

Abb. 9.**22 a–d**   Lensektomie (s. Text)

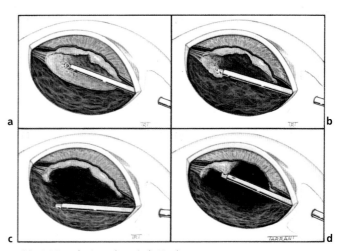

Abb. 9.**23 a–d**   Lensektomie (s. Text)

Korrektion der Aphakie

Obwohl die technischen Schwierigkeiten bei der Durchführung der Kataraktchirurgie bei Säuglingen und Kleinkindern größtenteils gelöst sind, sind die Visusergebnisse weiterhin enttäuschend wegen der schweren und irreversiblen Amblyopie. Im allgemeinen sind bei der Auswahl der geeigneten optischen Korrektion des aphaken Kindes hauptsächlich Alter und Einseitigkeit der Aphakie zu berücksichtigen.

1. **Brillen** sind für ältere Kinder mit bilateralen Katarakten geeignet, aber wegen der assoziierten Anisometropie und Aniseikonie nicht für Patienten mit unilateraler Katarakt. Bei Kleinkindern mit bilateraler Aphakie können sie außerdem unangebracht sein, wegen ihres Gewichts, des unschönen Erscheinungsbildes, der prismatischen Distorsion und der Konstriktion des Gesichtsfelds.
2. **Kontaktlinsen** ermöglichen eine überlegene optische Auflösung für sowohl unilaterale als auch bilaterale Katarakte. Sie werden gewöhnlich bis zum Alter von 2 Jahren ausreichend toleriert. Nach dieser Periode beginnen Probleme mit der Compliance und das Kind wird aktiver und unabhängiger. Die Kontaktlinse kann sich verlagern oder abhanden kommen, was zu Phasen visueller Deprivation führt

und einem erhöhten Risiko einer Amblyopie. Bei bilateraler Aphakie wird eine Brille verschrieben, wohingegen bei unilateralen Fällen alternative Methoden wie Epikeratoplastik und Linsenimplantation in Erwägung gezogen werden müssen.

3. **Die Epikeratoplastik** ist ein sicheres extraokuläres Verfahren (s. Abb. 5.71 a–c), obwohl bei einigen Fällen die Visusergebnisse enttäuschend sind, als Folge unzureichender Vorhersagbarkeit der refraktiven Korrektion, von Transplantatversagen oder der geringen Qualität des Seheindrucks.
4. **Eine intraokuläre Linsenimplantation** bei kleinen Kindern ist die am wenigsten akzeptable Methode, wegen der Schwierigkeit, adäquate Parameter zu erhalten und des fortgesetzten Wachstums nach der Implantation. Linsenimplantate werden jedoch mit zunehmender Häufigkeit bei Kindern eingesetzt. Das Ziel ist es, das Auge mit der Linsenimplantation leicht zu hyperopisieren, um im späteren Leben eine geringe Myopie zu induzieren. Das Risiko von Komplikationen ist jedoch nach wie vor signifikant. Wenn eine Epikeratoplastik nicht möglich ist, kann die Implantation die einzige Methode sein, mit der ein brauchbarer Visus bei unilateraler Aphakie erhalten werden kann.

▌Behandlung der altersabhängigen Katarakt

Einleitung

Indikationen für eine Kataraktchirurgie

1. **Eine Sehverbesserung** ist bei weitem die häufigste Indikation für eine Kataraktextraktion, aber die Erfordernisse von Person zu Person variieren. Z. B. wird ein Bibliothekar mit einer posterioren subkapsulären Katarakt einen chirurgischen Eingriff benötigen, wenn das Sehvermögen unter Nieden 8 oder weniger fällt, wenn er bei hellem Licht liest, selbst wenn die Sehschärfe noch immer bei 0,5 liegt. Auf der anderen Seite kann ein Bauer mit einer nukleären Katarakt eine Kataraktextraktion benötigen, wenn seine Sehschärfe auf 0,2 reduziert ist, obwohl er noch immer Nieden 5 lesen kann.
2. **Die medizinischen Indikationen** sind diejenigen, bei denen das Vorhandensein der Katarakt die Gesundheit des Auges negativ beeinflußt, z. B. phakolytisches Glaukom oder sekundärer Kammerwinkelverschluß infolge einer intumeszenten Linse und die Behinderung der Therapie einer diabetischen Retinopathie durch die Katarakt.
3. **Die kosmetische Indikation** besteht bei einer maturen Katarakt in einem ansonsten blinden Auge, um wieder eine schwarze Pupille zu erhalten.

Intraokularlinsen (IOLs)

Die beiden hauptsächlichen Ausführungen der Intraokularlinsen sind Vorderkammer- (VK) und Hinterkammerlinsen (HK). Jede IOL besteht aus einem optischen Teil und einer Haptik, die der Linse Stabilität gibt. Die IOL kann starr oder

flexibel sein. Die Optik starrer IOLs besteht aus Polymethylmetacrylat (PMMA) und die Haptik entweder aus PMMA oder Polypropylen (Prolene). Die flexiblen IOLs sind entweder aus Silikon oder Polyhydroxyläthyl-methacrylat (PHEMA) gefertigt, so daß sie zur Insertion gefaltet und damit durch sehr viel kleinere Schnitte geführt werden können als starre IOLs.

HK-IOLs liegen hinter der Iris und haben eine flexible Haptik.

VK-IOLs liegen vor der Iris und haben flexible oder semiflexible kammerwinkelgestützte Haptiken. Sie werden jetzt hauptsächlich als Stand-by eingesetzt, wenn die hintere Kapsel versehentlich während einer extrakapsulären Katarakt-Extraktion (ECCE) verletzt wurde. VK-IOLs sind außerdem zur Sekundärimplantation in Augen anwendbar, bei denen früher eine intrakapsuläre Kataraktextraktion durchgeführt worden ist (ICCE) (s. unten). Im allgemeinen ist eine VK-IOL-Implantation mit einer höheren Inzidenz postoperativer Komplikationen verbunden, wie Endotheldekompensation, Iriszug, ovale Pupille, Ectropium uveae, Uveitis und chronisches zystoides Makulaödem.

Optimale postoperative Refraktion

Die optimale postoperative Refraktion ist unterschiedlich und abhängig davon, ob der Patient eine monokulare oder binokulare Korrektion benötigt.

Wenn eine *monokulare Korrektion* bei einem Patienten benötigt wird, dessen Partnerauge eine schlechte Sehschärfe infolge einer dichten Katarakt oder einer Amblyopie aufweist, liegt die beste postoperative Korrektion bei – 1,0 D. Diese wird es dem Patienten ermöglichen, die meisten gewöhnlichen Tätigkeiten ohne Brille durchzuführen und eine Bifokalbrille zu tragen, wenn eine bessere Sehschärfe erforderlich ist. Einige der unzufriedensten Patienten sind niedrig myope, die nach der IOL-Implantation hyperop geworden sind.

Wenn eine *binokulare Korrektion* erforderlich ist, sollte der Unterschied in der Refraktion zwischen den beiden Augen nicht mehr als 3,0 D betragen. Die Begründung hierfür ist, obwohl der Patient beim Blick geradeaus eine ausgezeichnete Sehschärfe aufweisen kann, wird er beim Blick nach oben und unten Doppelbilder haben, als Folge der induzierten, vertikalen, prismatischen Unterschiede zwischen beiden Augen. Wenn der Patient eine gute Sehschärfe auf dem nicht operierten Auge hat, sollte die postoperative Refraktion idealerweise innerhalb von 1,0–2,0 D der Werte des nicht operierten Auges liegen. Z. B., wenn ein Patient + 4,0 D auf dem nicht operierten Auge hat, würde eine postoperative Refraktion von – 1,0 D eine Differenz von + 5,0 D zwischen beiden Augen erzeugen und inakzeptabel sein.

Kalkulation der Intraokularlinsenstärke

Die passende Stärke der IOL wird mittels einer Spezialformel kalkuliert, die Keratometriewerte und die Bulbuslänge, die mit A-Bild-Echographie bestimmt worden ist, berücksichtigt. Da eine VK-IOL eine etwas schwächere Stärke haben muß als eine HK-IOL, um dieselbe postoperative Refraktion zu erzielen, variiert die „K"-Konstante in der Formel in Abhängigkeit von der Linse, die eingesetzt werden soll.

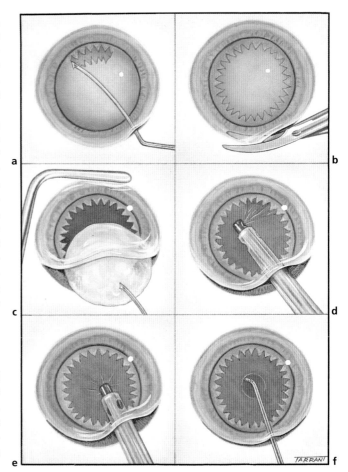

Abb. 9.**24**   Extrakapsuläre Kataraktextraktion (s. Text)

Chirurgische Verfahren

Die beiden am häufigsten eingesetzten Techniken zur Entfernung der altersabhängigen Katarakt sind die geplante *extrakapsuläre Extraktion* und die *Phakoemulsifikation*. Lediglich die wichtigsten Schritte werden beschrieben.

Extrakapsuläre Kataraktextraktion

1. Eine vertikaler Schnitt wird in der peripheren, klaren Hornhaut angelegt. Ein Kapsulotom wird in die Vorderkammer eingeführt, und über 360 Grad erfolgen multiple kleine radiale Einschnitte in die Vorderkapsel (Abb. 9.**24a**). Eine alternative Methode der Kapsulotomie ist die Kapsulorhexis, bei der die Vorderkapsel kontrolliert zirkulär eingerissen wird.
2. Eine durchgreifende Inzision wird mit Scheren komplettiert (Abb. 9.**24b**).
3. Die Kernexpression erfolgt durch alternierenden Druck von oben und unten (Abb. 9.**24c**).
4. Die Spitze der Infusions-Aspirations-Kanüle wird in die Vorderkammer eingeführt und unter die Iris bei 6 Uhr geschoben. Rindenanteile werden durch Aktivierung des Saugmechanismus in der Öffnung festgehalten (Abb. 9.**24d**). Die Rinde wird dann unter direkter Sicht nach zentral gezogen und aspiriert. Dieses Manöver wird mehrmals wiederholt, bis die ganze Rinde entfernt worden ist. Es ist wichtig, nicht versehentlich die hintere Kapsel zu aspirieren, da dies zu ihrem Einriß führen kann und damit

die Implantation einer HK-IOL unmöglich wird. Ein Zeichen für den drohenden Einriß ist das Erscheinen feiner, scharfer Linien, die von der Aspirationsöffnung ausstrahlen (Abb. 9.**24e**).
5. Falls erforderlich, kann die Hinterkapsel poliert werden, um restliche, kleine, subkapsuläre Plaques zu entfernen (Abb. 9.**24f**).
6. Viskoelastische Substanz wird in den Kapselsack injiziert, um die folgende Insertion der IOL zu erleichtern (Abb. 9.**25a**).
7. Die IOL wird an der Optik gefaßt und die Vorderfläche mit viskoelastischer Substanz überzogen (Abb. 9.**25b**).
8. Die inferiore Haptik wird durch die Inzision geführt und anschließend unter die Iris bei 6 Uhr (Abb. 9.**25c**).
9. Die Spitze der oberen Haptik wird mit einer Pinzette gegriffen und in die Vorderkammer gebracht. Wenn der obere Scheitelpunkt der Haptik den Pupillenrand passiert hat, wird eine Pronation des Armes ausgeführt, um sicherzustellen, daß die freigegebene Haptik unter die Iris gelangt und nicht zurück in den Wundspalt gleitet. Vorzugsweise sollten beide Haptiken im Kapselsack plaziert werden (Abb. 9.**25e**, unten) und nicht in den Sulcus ciliaris (Abb. 9.**25e**, oben).
10. Mit Spezialhaken in den Führungslöchern wird die IOL in die richtige Position gedreht (Abb. 9.**25f**).
11. Die Pupille wird durch die Injektion von Acetylcholin in die Vorderkammer enggestellt und die Inzision verschlossen.

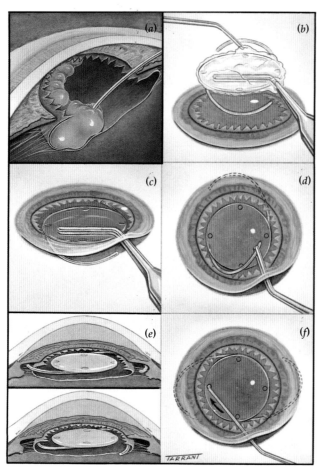

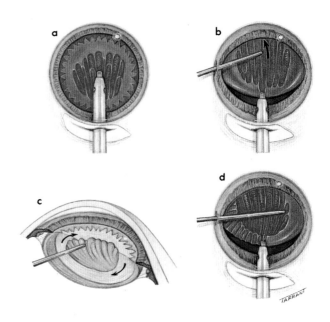

Abb. 9.**26a–d**   Phakoemulsifikation (s. Text)

Abb. 9.**25a–f**   Extrakapsuläre Kataraktextraktion (s. Text)

Phakoemulsifikation

1. Eine Stichinzision zwischen 1,0 und 1,5 mm messend wird durchgeführt.
2. Die Technik der Kapsulotomie stimmt mit derjenigen der ECCE überein.
3. Die Inzision wird vergrößert und der Kern unter Einsatz eines Kapsulotoms von seinen kortikalen Verbindungen befreit.
4. Die Emulsifikation des Kerns besteht aus 3 Schritten:
   a) Ausschälen des oberen und des zentralen Kernanteils (Abb. 9.**26a**).
   b) Mobilisierung des Kerns mit einem manipulierenden Instrument in der anderen Hand (Abb. 9.**26b** u. **c**).
   c) Sequentielle Emulsifikation des verbliebenen Kerns (Abb. 9.**26c**).
5. Die restliche Rinde wird wie bei der ECCE aspiriert.
6. Die Inzision wird in Abhängigkeit von dem zu implantierenden IOL-Typ erweitert. Wenn eine faltbare Linse eingesetzt wird, ist die Inzision kleiner als bei einer Standardlinse.
7. Die Operation wird wie bei der ECCE abgeschlossen.

Die potentiellen Vorteile der Phakoemulsifikation, verglichen mit der Standard-ECCE umfassen schnellere Wundheilung, kurze Rekonvaleszenz und frühe Stabilisierung des Refraktionsfehlers mit geringerem Astigmatismus. Die Hauptnachteile liegen in der hohen Inzidenz von Komplikationen bei Anfängern, da die Technik relativ schwierig zu meistern ist.

Sekundärimplantation

Sekundärimplantationen sind gewöhnlich bei aphaken Patienten indiziert, die Kontaktlinsen nicht vertragen. Die Implantationstechnik hängt von der Integrität der Hinterkapsel ab. Wenn die Hinterkapsel intakt ist, wird eine HK-IOL eingesetzt, wie beschrieben. Augen ohne eine adäquate hintere Kapsel sind schwieriger zu behandeln. Eine VK-IOL kann eingesetzt werden, aber Komplikationen nach sich ziehen, wie zystoides Makulaödem, insbesondere, wenn während der Operation Glaskörper in der Vorderkammer vorhanden ist. Als Alternative kann eine HK-IOL inseriert werden und die Haptik mit einer Skleranaht fixiert werden, obwohl dies ein eher schwieriges Verfahren darstellt. Die Technik der Sekundärimplantation einer Vorderkammerlinse ist folgendermaßen:

1. Die Pupille wird enggestellt und eine Gleitschiene bei 6 Uhr in den Kammerwinkel inseriert (Abb. 9.**27a**).
2. Das Implantat wird mit viskoelastischer Substanz überzogen, um das Endothel während der Einführung der Linse zu schützen (Abb. 9.**27b**).
3. Das Implantat gleitet entlang der Gleitschiene in die Vorderkammer (Abb. 9.**27c**).
4. Zwei periphere Iridektomien werden angelegt und die Inzision genäht (Abb. 9.**27d**).

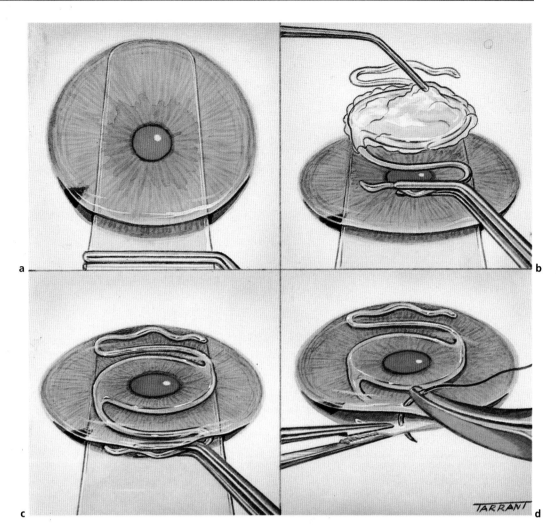

Abb. 9.**27 a–d**
Sekundärimplantation
einer Vorderkammerlin-
se (s. Text)

Komplikationen der Kataraktchirurgie

Operative Komplikationen

Ruptur der Hinterkapsel

Die Ruptur der Hinterkapsel ist potentiell ernst, da sie von einem Glaskörperverlust begleitet werden kann, der wiederum
zu postoperativen Komplikationen wie nach oben verzogener
Pupille, Uveitis, Glaskörperendothelkontakt, Glaskörper-
Docht-Syndrom, expulsiver Blutung, sekundärem Glaukom,
chronischem zystoidem Makulaödem und Netzhautablösung
führen kann. Die klinischen Kennzeichen und die Behandlung der meisten dieser Komplikationen werden später abgehandelt.

Die Therapie ist abhängig vom Schweregrad des kapsulären
Risses und dem Vorhandensein oder Fehlen eines Glaskörperverlustes.

1. **Ein Kapselriß** ohne Glaskörperverlust wird folgendermaßen therapiert:
   a) Wenn der Einriß klein ist, kann mit Hilfe einer Gleit-
      schiene eine HK-IOL implantiert werden.

b) Wenn der Riß groß ist oder Zonulafasern gerissen sind,
   kann eine VK-IOL erforderlich sein. In dieser Situation
   wird die Pupille mit Acetylcholin enggestellt und die
   IOL mit Hilfe einer Gleitschiene implantiert (Abb.
   9.**27 a–d**).
2. **Bei einer Kapselruptur mit Glaskörperverlust** wird zunächst aus dem Schnittbereich und der Vorderkammer der
   Glaskörper entfernt und dann entschieden, ob eine Implantation möglich ist. Im folgenden sind die beiden hauptsächlichen Techniken der vorderen Vitrektomie beschrieben:
   a) Die Tupfervitrektomie besteht in der Exzision des Glas-
      körpers unter Zuhilfenahme eines kleinen dreieckigen
      Tupfers und einer Schere. Die Spitze des Tupfers wird
      auf den Glaskörper gelegt; anschließend wird der Tup-
      fer leicht zurückgezogen und der Glaskörper, der an
      dem Tupfer haftet, mit der Schere exzidiert. Dies muß
      solange wiederholt werden, bis der gewünschte Effekt
      erreicht ist.
   b) Die automatische Vitrektomie erfolgt mit einem Kauf-
      man-Vitrektor (Abb. 9.**28 c**) oder einem äquivalenten In-
      strument. Der Glaskörper wird mit dem Vitrektor aus

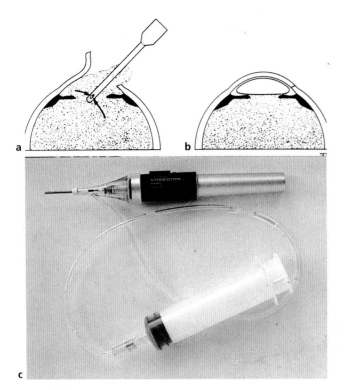

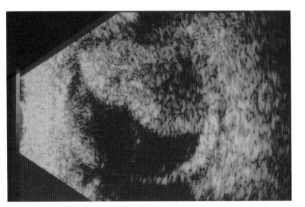

Abb. 9.**28a–c**
a u. **b** Behandlung eines Glaskörperverlustes mit anteriorer Vitrektomie
c Kaufman-Vitrektor

Abb. 9.**29**   Ultrasonogramm einer massiven suprachorioidalen Blutung

der Vorderkammer entfernt (Abb. 9.28a) und die Vorderkammer mit einer Luftblase gestellt (Abb. 9.28b).

Im Anschluß an die Vitrektomie ist zu entscheiden, ob eine VK-IOL implantiert werden soll. Allerdings ist eine VK-IOL-Implantation mit einem, im Vergleich zu einer HK-IOL, erhöhten Risiko postoperativer Komplikationen verbunden, obwohl es wahrscheinlich ist, daß eine Netzhautablösung und ein chronisches zystoides Makulaödem enger mit dem erfolgten Glaskörperverlust als mit dem Linsentyp verbunden sind. Andere Komplikationen, wie bullöse Keratopathie, Hyphäma, Iriszug und Pupillenunregelmäßigkeiten, können direkt auf den nicht perfekten Sitz der VK-IOL zurückgeführt werden. Solange die Bedingungen für eine korrekte Positionierung der VK-IOL nicht gegeben sind, ist es sicherer, nicht mit der Operation fortzufahren, sondern die visuelle Rehabilitation auf einen späteren Zeitpunkt zu verschieben und erst dann eine sekundäre Implantation durchzuführen.

Suprachorioidale Blutung

Eine massive suprachorioidale (expulsive) Blutung ist eine große Blutung in den suprachorioidalen Raum, welche die Extrusion von Augeninhalt oder die Aneinanderlegung der Netzhautoberflächen zur Folge hat (Abb. 9.29). Es ist eine gefürchtete Komplikation, die in ungefähr 2 von 1000 Kataraktextraktionen auftritt. Die Ursache der Blutung ist eine rupturierte, lange oder kurze, hintere Ziliararterie. Obwohl die genaue Ursache nicht bekannt ist, umfassen begünstigende Faktoren einen plötzlichen Abfall des intraokulären Drucks, Valsalvamanöver, Husten, Glaskörperverlust, einen plötzlichen Anstieg des systemischen Blutdrucks und eine Retrobulbäranästhesie ohne Adrenalin. Patienten, die älter sind Arteriosklerose, Hypertonus, Diabetes mellitus, Blutdyskrasie, Glaukom oder ausgeprägte Myopie aufweisen, unterliegen einem erhöhten Risiko.

Die klinische Manifestation erfolgt typischerweise nach der Linsenentfernung mit einer progressiven Abflachung der Vorderkammer, erhöhtem intraokulärem Druck und Irisprolaps. Diesem folgen Glaskörperaustritt, Verlust des Rotreflexes und das Erscheinen einer dunklen Prominenz hinter der Pupille. In schweren Fällen kann der gesamte Augeninhalt durch den Schnitt austreten:

1. **Die Soforttherapie** besteht im Verschluß der Inzision und der Infusion eines hyperosmotischen Mittels. Obwohl eine posteriore Sklerotomie befürwortet worden ist, kann sie die Blutung verstärken und in einem Verlust des Auges resultieren. Postoperativ sollte der Patient mit lokalen und systemischen Steroiden behandelt werden, um die intraokuläre Entzündung gering zu halten.
2. **Die weitere Therapie** erfolgt 7–14 Tage später, wenn die Verflüssigung des Blutkoagels eine bessere Entfernung der Hämorrhagie erlaubt. Sie besteht in der Drainage des Blutes, gefolgt von einer Pars-plana-Vitrektomie und einem Luft-Flüssigkeits-Austausch. Obwohl die Visusprognose sehr schlecht ist, kann in einigen Fällen ein brauchbarer Visus erhalten werden.

Frühe postoperative Komplikationen

Frühe Komplikationen treten innerhalb der ersten Tage nach dem operativen Eingriff auf.

Erhöhter intraokulärer Druck

Eine vorübergehende Erhöhung des intraokulären Drucks kann entstehen, wenn die viskoelastische Substanz während der Operation nicht vollständig aus der Vorderkammer entfernt worden ist. In einigen Fällen kann die Druckerhöhung mit einem Pupillarblock assoziiert sein (Abb. 9.30).

Die Therapie erfolgt in schweren Fällen mit oralen Karboanhydrasehemmern.

Irisprolaps

Ein Irisprolaps ist selten und gewöhnlich durch einen unzureichenden Wundverschluß bedingt (Abb. 9.31). Er ist häufiger nach einer inadäquaten Behandlung eines Glaskörperverlustes. Komplikationen bei unbehandeltem Irisprolaps umfas-

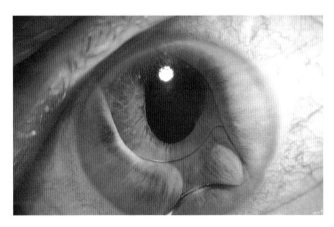

Abb. 9.**30** Postoperativer Pupillarblock bei einem Auge mit Vorderkammerlinse

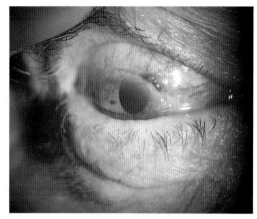

Abb. 9.**31**
Irisprolaps

sen defekte Wundheilung, exzessiven Astigmatismus, chronische Uveitis anterior, Einwachsen von Epithel, zystoides Makulaödem und Endophthalmitis.

Die Therapie besteht in der Exzision des prolabierten Irisge-
webes und dem erneuten Wundverschluß.

Streifenkeratopathie

Ein Hornhautödem mit Falten in der Descemet-Membran
kann die Folge einer Schädigung des Hornhautendothels
durch die Instrumente, die IOL oder exzessive Beugung der
Hornhaut sein. Das Risiko einer Schädigung des Hornhautendothels während der Insertion einer IOL kann durch den Einsatz einer viskoelastischen Substanz reduziert werden.

Eine Therapie ist in den meisten Fällen nicht erforderlich, da die Veränderung harmlos ist und spontan innerhalb
weniger Tage zurückgeht. Die seltenen, schweren und persistierenden Fälle (Abb. 9.**32**) können eine perforierende Keratoplastik erfordern.

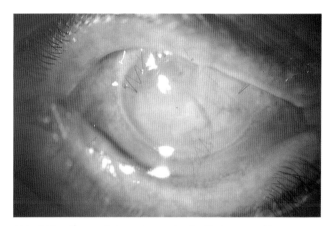

Abb. 9.**32** Ausgeprägte postoperative Streifenkeratopathie

Wundleckage

Eine Wundleckage durch einen unzureichenden Wundverschluß ist ein relativ seltenes Problem (Abb. 9.**33**). Der Sitz
der Leckage kann mit dem Seidel-Test identifiziert werden,
bei dem der Schnittbereich mit einem Blaulichtfilter nach der
Instillation von Fluoreszein untersucht wird. Wenn eine Dehiszenz vorhanden ist, wird das Fluoreszein durch das austretende Kammerwasser am Ort der Leckage verdünnt.

Die Therapie großer Dehiszenzen erfolgt mit einer weiteren
Naht. Kleine Dehiszenzen können sich spontan schließen.

Akute bakterielle Endophthalmitis

Die akute Endophthalmitis ist eine verheerende Komplikation, die bei ungefähr 1 von 1000 Operationen auftritt. Trotz
früher Therapie erblinden ungefähr 50% der Augen.

Ätiologie

In der Reihenfolge ihrer Häufigkeit sind die verbreitetsten
verursachenden Organismen *Staphylococcus epidermidis, Staphylococcus aureus, Pseudomonas Spezies* und *Proteus Spezies.* Ob-

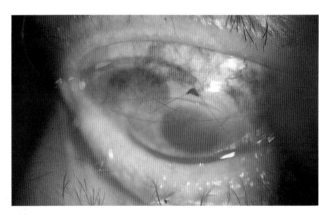

Abb. 9.**33** Postoperative Wundleckage infolge einer unzureichenden
Naht

wohl in den meisten Fällen die Quelle des infizierenden Organismus nicht mit Sicherheit festgestellt werden kann, wird angenommen, daß die patienteneigene, externe Bakterienflora
der Augenlider, Konjunktiva und der Tränenwege den Verur-
sacher darstellt. Andere potentielle Infektionsquellen sind
kontaminierte Lösungen und Instrumente und die Umge-
bungsflora, einschließlich derjenigen des Chirurgen und des
Operationsraumpersonals.

Prävention

Die folgenden Maßnahmen können bei der Prävention einer
bakteriellen Endophthalmitis helfen:

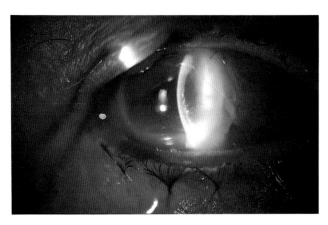

Abb. 9.34 Postoperative bakterielle Endophthalmitis

1. Die Therapie vorbestehender Infektionen wie Staphylokokkenblepharitis, Konjunktivitis und Dakryozystitis vor einem chirurgischen Eingriff.
2. Präoperative prophylaktische Antibiotika (Gentamicin alle 10 Minuten eine Stunde lang vor der Operation), um die patienteneigene konjunktivale Flora zu reduzieren.
3. Eine 5%ige Polyvidon-Jod-Lösung wird durch die 1:1-Verdünnung einer 10%igen wäßrigen Betaisodonalösung zur Hautdesinfektion mit balancierter Kochsalzlösung zubereitet. Zwei Tropfen der verdünnten Lösung werden in den Konjunktivalsack instilliert und die Augenlider leicht bewegt, um die Lösung über der Augenoberfläche zu verteilen. Nach der Hautdesinfektion und der Abdeckung werden die Augen mit Kochsalzlösung gespült.
4. Postoperative anteriore sub-Tenon-Injektion von Antibiotika.
5. Sehr sorgfältige Beachtung einer aseptischen Operationstechnik und Isolierung der Wimpern und Lidränder vom Operationsfeld.

Klinische Veränderungen

Die klinischen Veränderungen der Endophthalmitis hängen von ihrem Schweregrad und dem Zeitpunkt der Untersuchung ab. Die Veränderungen einer schweren Endophthalmitis (Abb. 9.34) sind Schmerzen, ausgeprägter Sehverlust, Lidödem, Chemosis, Hornhauttrübung, fibrinöses Exsudat in der Vorderkammer, Hypopyon, Vitritis, fehlender Rotreflex und fehlende Sicht auf den Fundus mit dem indirekten Ophthalmoskop. Bei geringen oder frühen Fällen können die erwähnten Veränderungen fehlen oder die Schmerzen können gering sein, das Hypopyon kann fehlen und der Rotreflex vorhanden sein. Das Zeitintervall zwischen Kataraktextraktion und dem Beginn der Symptome kann Aufschluß über den möglichen, verursachenden Organismus geben. Zum Beispiel: *Staphylococcus aureus* und gramnegative Organismen präsentieren sich typischerweise mit ausgeprägten Symptomen zwischen dem ersten und dritten postoperativen Tag, während koagulasenegative Staphylokokken, wie *Staphylococcus epidermidis* mit relativ geringen Symptomen zwischen dem 4. und 10. postoperativen Tag manifest werden können.

Differentialdiagnose

Es folgen die Hauptveränderungen, die in die Differentialdiagnose einbezogen werden sollten:

1. **Rindenreste der Linse,** die mit einer schweren Uveiitis anterior verbunden sein können, obwohl Hypopyon und Schmerzen fehlen können.
2. **Toxische Reaktion** auf die chemische Spülflüssigkeit oder Fremdkörpermaterial, das während des chirurgischen Eingriffs in das Auge gelangt ist. Selten kann sich bis zum 8. postoperativen Tag eine massive fibrinöse Reaktion auf der Vorderfläche der IOL entwickeln. Bei diesen Fällen ist die intensive Behandlung mit lokalen und periokulären Steroiden sehr effektiv, obwohl sich bei einigen hintere Synechien mit der IOL ausbilden können.
3. **Schwieriger oder lange dauernder chirurgischer Eingriff,** der ein Hornhautödem zur Folge haben kann.

Bestimmung der Organismen

Die Bestimmung der verursachenden Organismen aus dem Kammerwasser und dem Glaskörper festigt die Diagnose. Kulturen sollten sowohl aus Kammerwasser als auch aus dem Glaskörper erfolgen. Letzterer ist mit einem höheren Anteil positiver Ergebnisse assoziiert. Eine negative Kultur schließt jedoch nicht unbedingt eine mögliche Infektion aus. Die Proben sollten im Operationsraum auf folgende Weise gewonnen werden:

1. **Für Kammerwasserproben** wird die periphere, klare Hornhaut mit der Rasierklinge lamellär schräg inzidiert. Anschließend werden mit einer 25er-Nadel auf einer Tuberkulinspritze durch den lamellären Schnitt die Vorderkammer punktiert und 0,1 ml Kammerwasser aspiriert.
2. **Für Glaskörperproben** erfolgen eine partielle Sklerotomie 3 mm hinter dem Limbus und die Aspiration von ungefähr 0,3 mm flüssigen Glaskörpers mit einer 23er-Nadel auf einer Tuberkulinspritze aus dem Glaskörperraum. Eine 21er-Nadel kann benutzt werden, wenn mit der 23er-Nadel nicht genug Glaskörper aspiriert werden kann.

Die Proben werden auf Blutagar, Schokoladenagar, flüssiges Thioglykolat und Sabouraudpilzagar aufgebracht. Wenn diese Kulturmedien nicht verfügbar sind, ist die direkte Inokulation von Blutkulturflaschen eine gute Alternative. Einige Tropfen werden auch für Gram- und Giemsa-Färbungen auf Objektträger gegeben.

Antibiotische Therapie

Bis die Kulturergebnisse verfügbar sind (gewöhnlich 48 Stunden), sollten Antibiotika gegeben werden, die sowohl grampositive als auch gramnegative Organismen abdecken.

Intravitreale Antibiotika sollten nach der Entnahme von Kulturproben gegeben werden. Ein Aminoglykosid (Gentamicin oder Amikacin) und Vancomycin sollten langsam mit einer 25er-Nadel in die mittlere Glaskörperhöhle injiziert werden:

1. **Gentamicin** (0,2 mg in 0,1 ml Lösung) wird folgendermaßen präpariert:
   a) 0,1 ml (4 mg) werden aus einer frischen Ampulle mit Gentamicinsulfat für Injektionszwecke aufgezogen (40 mg/ml);
   b) dies wird zu 1,9 ml steriler Kochsalzlösung (nicht bakteriostatisch) gegeben;

c) 0,1 ml dieser Lösung werden injiziert.
Intrathekales Gentamicin ist ideal zur intravitrealen Injektion. Jeder Milliliter der Lösung enthält 2,0 mg Gentamicin, was in einer Konzentration von 0,2 mg pro 0,1 ml resultiert.
2. **Amikacin** (0,4 mg in 0,1 ml Lösung) ist eine gute Alternative zu Gentamicin, da die bakterielle Resistenz gegen Gentamicin häufiger wird. Es ist außerdem weniger retinotoxisch als Gentamicin. Der Gebrauch von Amikacin erhöht die antibiotische Abdeckung, sowohl gegen grampositive als auch gegen gramnegative Organismen.
3. **Vancomycin** (1 mg in 0,1 ml Lösung) ist wirksam gegen koagulasenegative und koagulasepositive Kokken.

Bei *periokulären Injektionen* werden über eine anteriore sub-Tenon-Injektion 25 mg Vancomycin und 100 mg Ceftazidim oder 20 mg Gentamicin und 125 mg Cefuroxim injiziert. Die Injektionen werden täglich für 5–7 Tage wiederholt, in Abhängigkeit von der Reaktion auf die Therapie.

Eine *lokale Therapie* besteht in Gentamicin 15 mg/ml und Vancomycin 50 mg/ml Tropfen alle 30–60 Minuten.

Systemische Antibiotika sollten in sehr schweren Fällen verschrieben werden, obwohl ihre genaue Rolle wegen der schlechten okulären Penetration unklar bleibt:

1. **Intravenöses Ceftazidim** (2 g alle 12 Stunden) ermöglicht eine breite Abdeckung gegen viele grampositive und gramnegative Organismen einschließlich *Pseudomonas Spezies*. Allerdings, genau wie bei anderen Cephalosporinen, wirkt es nicht immer gegen grampositive Bakterien, insbesondere *Staphylococcus aureus*.
2. **Orales Ciprofloxacin** (750 mg alle 8 Stunden) ermöglicht eine breite Abdeckung gegen die meisten grampositiven und gramnegativen Organismen mit Ausnahme von einigen Pseudomonas- und Streptokokkenstämmen.

Steroidtherapie

Die gleichzeitige Gabe von Steroiden wird nicht mit der Kontrolle der Infektion interferieren, vorausgesetzt, die Organismen sind gegen Antibiotika empfindlich.

Periokuläre Injektionen von 4 mg Betamethason oder Dexamethason 4 mg (1 ml) werden, in Abhängigkeit von der Reaktion auf die Therapie, täglich für 5–7 Tage gegeben.

Die *systemische Therapie* erfolgt mit oralem Prednisolon 20 mg viermal täglich für 10–14 Tage. Bei sehr frühen und gering ausgeprägten Fällen kann auf systemische Steroide verzichtet werden.

Lokal werden 0,1%ige Dexamethason-Augentropfen alle 30 Minuten gegeben.

Weitere Therapie

Diese richtet sich folgendermaßen nach den Kulturergebnissen:

1. Wenn resistente Bakterien gezüchtet werden können, sollte die antibiotische Therapie entsprechend modifiziert werden.
2. Negative Kulturen zeigen gewöhnlich eine gute Prognose an, so daß die Antibiotika allmählich abgesetzt werden können.
3. Eine Kultur von *Staphylococcus epidermidis* ist ein Zeichen für eine relativ gute Prognose. Das gewählte therapeutische Vorgehen sollte beibehalten und für 7–10 Tage fortge-

setzt werden. Anschließend sollte eine allmähliche Reduktion erfolgen.
4. Wenn virulente Bakterien angezüchtet werden können, aber die Infektion gut auf die gewählte Therapie anspricht, ist keine Änderung erforderlich.
5. Wenn virulente Bakterien angezüchtet werden und die Infektion nicht auf die Therapie anspricht, ist die Prognose sehr schlecht. In diesem Fall sollte eine Pars-plana-Vitrektomie durchgeführt werden und die Injektion weiterer Antibiotika zusammen mit Dexamethason 0,4 mg in den Glaskörper erfolgen.

Rolle der Vitrektomie

Die genaue Rolle der Vitrektomie in der initialen Behandlung der Endophthalmitis ist zur Zeit kontrovers. Die Vitrektomie ist möglicherweise bei gering ausgeprägter Endophthalmitis unnötig, kann aber einen positiven Effekt bei schweren oder resistenten Fällen haben. Die theoretischen Vorteile umfassen Entfernung der verursachenden Organismen und Toxine, bessere Verteilung der Antibiotika, Entfernung von Glaskörpermembranen, die zu einer Traktionsamotio führen könnten, und Beseitigung von Glaskörperverdichtungen.

Späte postoperative Komplikationen

Nahtbedingte Probleme

Das *toxische Nahtsyndrom* unterschiedlichen Schweregrades tritt bei ungefähr 10% der Fälle innerhalb von 1–6 Wochen nach dem Wundverschluß mit einer Nylonnaht auf. Die hauptsächlichen klinischen Symptome sind konjunktivales Ödem am oberen Limbus, Infiltrate und eine sklerale Exkavation unter der Naht, die möglicherweise die Folge eines umschriebenen konjunktivalen Ödems darstellt (Abb. 9.**35**). Eine geringe Iritis kann bei einigen schweren Fällen ebenfalls bestehen. Bei einigen Patienten, ist die Erkrankung asymptomatisch, während sie bei anderen eine relativ geringe Photophobie und ein Fremdkörpergefühl hervorruft. Wenn die Inzision verheilt ist, beseitigt die Entfernung der Naht die Symptome und Veränderungen innerhalb von 1 bis 2 Tagen. Wenn der Schnitt nicht verheilt ist, sollten solange Steroide gegeben werden, bis es sicher ist, die Naht zu entfernen.

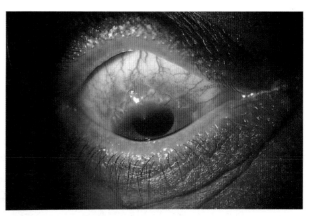

Abb. 9.**35**   Nahtreaktion

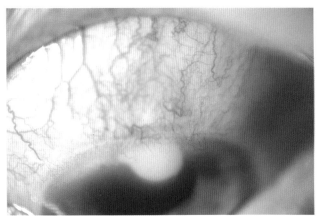

Abb. 9.**36**   Kleiner Hornhautabszeß durch eine gelockerte Naht

Späte *nahtbedingte Komplikationen* durch einen mechanischen Reiz infolge unterbrochener Nähte umfassen Hornhautvaskularisation, Riesenpapillen-Konjunktivitis, muköse Filamente, Limbitis und selten eitrige Keratitis (Abb. 9.36). Es ist deshalb wichtig, die Naht zu entfernen, bevor der Patient aus der Behandlung entlassen wird.

Dezentrierung der IOL

Eine Dezentrierung der IOL kann sowohl mit optischen als auch mit strukturellen Komplikationen verbunden sein. Eine gekippte IOL induziert einen Astigmatismus. Die Dezentrierung kann den Visus beeinträchtigen und störende Aberrationen zur Folge haben, wie Blendung, Halos, Ringe um Lampen und monokuläre Diplopie, wenn die Positionslöcher oder der Rand der IOL in die Pupille verlagert werden (Abb. 9.37 a u. **b**). Die Symptome sind bei schlechter Beleuchtung am ausgeprägtesten. Diese Komplikation ist häufiger, wenn der Durchmesser der IOL 6 mm oder weniger beträgt und seltener, wenn er größer ist (6,5 mm oder 7 mm).

Die Therapie mit Miotika ist in vielen leichten Fällen ausreichend, obwohl schwere Dislokationen die chirurgische Entfernung und die Implantation einer neuen IOL erfordern können.

Hornhautdekompensation

Die bullöse Keratopathie bei Pseudophakie ist zur Zeit die häufigste Indikation für eine perforierende Keratoplastik. Am häufigsten ist sie mit einer implantierten irisfixierten IOL (wird nicht mehr eingesetzt) oder einer VK-IOL, insbesondere Leiske-Linsen mit geschlossenen Schlaufen (Abb. 9.38), verbunden. Eine Hornhautdekompensation ist nach einer unkomplizierten HK-IOL-Implantation selten. Eine vorbestehende Hornhautdystrophie prädestiniert zu einer frühen Dekompensation.

Die Therapie besteht in einer perforierenden Keratoplastik. Wenn die IOL gut positioniert ist und nicht mit einer chronischen Entzündung assoziiert, kann sie belassen werden (Abb. 9.39). In anderen Fällen kann es erforderlich sein, die IOL zu entfernen und entweder das Auge aphak zu lassen oder sie durch eine VK-IOL mit offenen Schlaufen zu ersetzen, wie Kelman-Multiflex oder eine HK-IOL, die an der Iris oder im Sulcus ciliaris fixiert wird. Wegen fibröser Einkapselung bei geschlossenen Schlaufen der Linsen-Haptik, können Explantationsversuche gefährlich sein und in einem Kammerwinkeltrauma, Iridodialyse und Hämorrhagie resultieren.

Zystoides Makulaödem

Pathogenese

Die genaue Pathogenese des postoperativen zystoiden Makulaödems (ZMÖ), auch als Irvine-Gass-Syndrom bezeichnet, ist unbekannt. Postulierte, prädisponierende Faktoren umfassen Entzündung, Glaskörpertraktion und generalisierte vaskuläre Inkompetenz. Prostaglandine sind als direkte Mediatoren des schädlichen Stimulus angeschuldigt worden. Die präoperative, prophylaktische Behandlung mit lokalem Indometacin, einem nicht steroidalen, antiinflammatorischen Mittel, reduziert die Inzidenz eines ZMÖ.

Risikofaktoren

1. Eine sekundäre VK-IOL-Implantation in Augen ohne Hinterkapsel ist mit einer ZMÖ-Inzidenz von ungefähr 30% assoziiert.

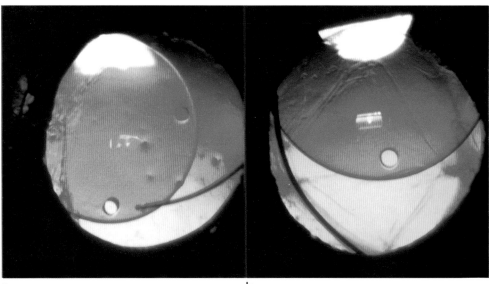

a   b

Abb. 9.**37 a** u. **b**
a Seitliche Dezentrierung eines Implantats
b Dezentrierung eines Implantats nach oben („Sonnenaufgangs"-Phänomen)

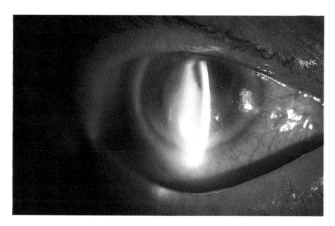

Abb. 9.**38**   Hornhautdekompensation bei einem Auge mit Vorderkammerimplantat

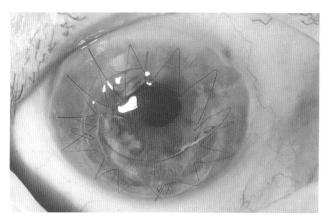

Abb. 9.**39**   Klares Hornhauttransplantat nach perforierender Keratoplastik wegen einer Hornhautdekompensation in Assoziation mit einem Vorderkammerimplantat

2. Augen mit einer semiflexiblen VK-IOL mit geschlossenen Schlaufen unterliegen einem erhöhten Risiko, ein persistierendes ZMÖ zu bekommen, das sich Monate oder manchmal selbst Jahre nach der Implantation entwickeln kann. Diese Patienten weisen Symptome auf, die mit einer chronischen, intraokulären Entzündung assoziiert sind, bestehend aus Berührungsempfindlichkeit, fluktuierender Sehschärfe und Photophobie. Später können Endothelstörung, Erhöhung des intraokulären Drucks, entzündliche Ablagerungen auf der IOL, Uveitis anterior und ZMÖ auftreten. Fortgeschrittene Fälle sind durch bullöse Keratopathie, Glaukom und florides ZMÖ charakterisiert.

3. Wenn zum Zeitpunkt der ECCE eine primäre Kapsulotomie durchgeführt wird, steigt die Inzidenz des postoperativen ZMÖ um das vierfache. Wenn eine Kapsulotomie jedoch um 6 oder mehr Monate hinausgezögert wird, ist das Risiko des ZMÖ signifikant reduziert.

4. Glaskörperverlust zum Zeitpunkt der Kataraktextraktion ist mit einer erhöhten ZMÖ-Inzidenz verbunden, unabhängig von der chirurgischen Technik.

5. Es wird angenommen, daß eine systemische vaskuläre Erkrankung wie Hypertonus oder Diabetes mellitus das Risiko eines ZMÖ erhöht.

6. Patienten mit ZMÖ in einem Auge unterliegen einem erhöhten Risiko, im Partnerauge ein ZMÖ zu entwickeln, selbst nach unkomplizierter Kataraktextraktion.

Klinische Veränderungen

Die klinische Manifestation erfolgt typischerweise zwischen dem 2. und 4. Monat nach der Operation mit herabgesetzter Sehschärfe, die gelegentlich mit geringer okulärer Reizung und Photophobie assoziiert sein kann. Selten entwickelt sich ein ZMÖ viele Monate oder sogar Jahre nach der Kataraktextraktion.

Die Spaltlampenuntersuchung kann normal sein oder folgende Veränderungen zeigen: ziliare Injektion, geringe Uveitis anterior und Vitritis, Defekt in der vorderen Glaskörpergrenzmembran mit einer Glaskörperadhäsion an der Innenseite der Inzision und Pupillenverziehung. Der klinische Verlauf ist weniger erfolgreich bei Augen mit anomalen im Vergleich zu normalen Vorderabschnitten.

Die ophthalmoskopischen Veränderungen bei der Fluoreszenzangiographie sind in Kapitel 12 beschrieben.

Therapie

1. Die meisten Fälle bilden sich spontan innerhalb von 6 Monaten zurück und erfordern keine besondere Therapie. Ein ZMÖ, das weniger als 6 Monate dauert, führt gewöhnlich nicht zur Ausbildung eines lamellären Foramens.

2. Die Behandlung mit Acetazolamid 500 mg täglich für 2 Wochen, gefolgt von 250 mg täglich für 2 Wochen und eine tägliche Erhaltungsdosis von 125 mg ist häufig ausreichend, um einen Rückgang des ZMÖ und eine Verbesserung der Sehschärfe zu erzeugen. Patienten, die Acetazolamid nicht vertragen, können eventuell mit Diclofenamid behandelt werden.

3. Bei einigen persistierenden Fällen können Steroide hilfreich sein, obwohl ihre Wirkung oft vorübergehend ist. Die initiale Behandlung mit lokalen Steroiden erfolgt alle 2 Stunden für 3 Wochen. Wenn keine Besserung erfolgt, kann eine posteriore sub-Tenon-Injektion eines Langzeitsteroids wie Methylprednisolon (Urbason solubile) erwogen werden.

4. Wenn die Steroidtherapie bei einem Auge mit Glaskörperadhäsionen am Schnittbereich nicht erfolgreich ist, sollte der Versuch unternommen werden, die Adhäsionen mit dem Nd:YAG-Laser zu durchtrennen.

5. Wenn sowohl die medikamentöse als auch die YAG-Therapie versagen, sollte der Glaskörper mit einem Vitrektom aus der Vorderkammer entfernt werden.

6. Die Entfernung der IOL kann überlegt werden, wenn sie zur intraokulären Entzündung beizutragen oder diese zu verstärken scheint. Dies gilt insbesondere für irisgestützte und VK-IOLs.

Trübung der Hinterkapsel

Eine Kapseltrübung ist die häufigste Komplikation einer unkomplizierten ECCE. Es gibt die folgenden 3 Formen:

1. Elschnig-Perlen entstehen durch die Proliferation des Linsenepithels auf der hinteren Kapsel im Bereich der Verbindung von Resten der Vorder- und Hinterkapsel. Diese

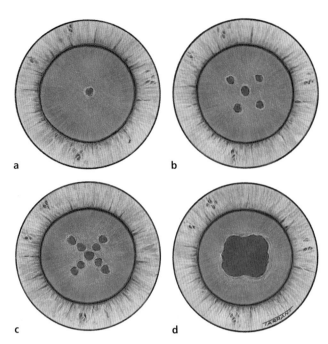

Abb. 9.**40a–d**   Technik der Nd:YAG-Laser-Kapsulotomie

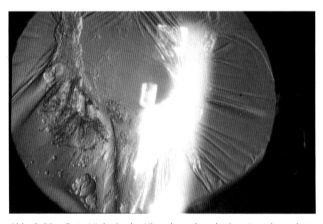

Abb. 9.**41**   Gute Lücke in der Hinterkapsel nach einer Laserkapsulotomie

häufigste Form einer Trübung ist mit dem Alter des Patienten verknüpft. Sie ist sehr häufig bei Kindern und tritt bei ungefähr 50% der Erwachsenen nach 3–5 Jahren auf.

2. **Eine primäre Trübung** ist mit einer restlichen subkapsulären Plaque assoziiert.

3. **Kapselfibrose.**

Indikationen für eine Behandlung sind folgende:

1. Herabgesetzte Sehschärfe.
2. Beeinträchtigter Einblick auf den Fundus für diagnostische oder therapeutische Zwecke.
3. Monokuläre Diplopie oder ausgeprägte Blendung durch Fältelung der Hinterkapsel.

Nd:YAG-Kapsulotomie

Der Schlüssel zu einer sicheren und erfolgreichen Laserkapsulotomie sind eine genaue Fokussierung und der Einsatz mini-

maler Energiemengen zur Punktion der Kapsel. Bei einem Q-switched-Laser ist in den meisten Fällen eine Energieeinstellung von 1 mJ/Puls (selten bis 2,5 mJ/Puls) ausreichend.

Die Technik der Durchführung ist folgende:

1. Ein Tropfen Apraclonidin 1% wird 1 Stunde vor der Behandlung instilliert, um einen möglichen Anstieg des intraokulären Drucks im Anschluß an die Therapie zu verhindern.
2. Ein spezielles Kontaktglas wird eingesetzt. Das Glas vergrößert den „Konuswinkel" des Strahls am Fokus. Der Durchmesser des Fokus wird verkleinert, die Energiedichte erhöht und die Kapselpunktur erleichtert.
3. Um eine Abbildungsverzerrung zu vermeiden, wird der Zielstrahl so ausgerichtet, daß er einen Winkel von nicht mehr als 30 Grad mit der Sehachse bildet.
4. Wenn eine Laserkapsulotomie durchgeführt wird, ist es wichtig, die IOL nicht zu beschädigen. Wird der Laser direkt auf die Hinterkapsel fokussiert, kann die IOL lädiert werden. Erfolgt die Fokussierung zu weit posterior, wird die Kapsel nicht eröffnet werden. Steht keine automatische Defokussierungskontrolle zur Verfügung, ist es die sicherste Methode, den Laserstrahl initial direkt hinter der Rückfläche der Kapsel zu fokussieren und dann den Fokus allmählich mehr nach vorn zu verlagern, bis die Kapsel punktuell eröffnet worden ist.
5. Die Kapsulotomie erfolgt mit einer Serie von Punkturen in einem kreuzförmigen Muster, wobei die erste Punktur auf die Sehachse zielt (Abb. 9.**40a–d**). Eine Öffnung von 3 mm genügt gewöhnlich zur Verbesserung der Sehschärfe (Abb. 9.**41**), aber größere Öffnungen sind für eine ausreichende Netzhautuntersuchung oder retinale Photokoagulation erforderlich.

Postoperative Therapie: Ein zweiter Tropfen Apraclonidin wird gegeben und idealerweise sollte der Patient 3 Stunden lang beobachtet werden, so daß eine exzessive Erhöhung des intraokulären Drucks festgestellt und behandelt werden kann. Dies ist besonders wichtig bei Patienten, die außerdem ein Glaukom haben.

Komplikationen umfassen folgende:

1. **Eine Erhöhung des IOD** entwickelt sich innerhalb von 3 Stunden nach der Kapsulotomie in ungefähr 50% der Fälle, wenn Apraclonidin nicht gegeben worden ist. Der Anstieg des IOD ist möglicherweise durch eine „Verstopfung" des Trabekelwerks mit Debris bedingt. In sonst normalen Augen hat eine geringe Erhöhung des IOD keine Konsequenzen, da sie normalerweise innerhalb von 1 Woche zurückgeht. Bei Augen mit einem vorbestehenden Glaukom ist die Inzidenz einer Elevation des IOD jedoch höher und hält länger an als in sonst normalen Augen. Einige glaukomatöse Augen benötigen infolgedessen eventuell für einige Wochen oder Monate nach der Laserkapsulotomie eine zusätzliche Glaukomtherapie.
2. **Eine Schädigung der IOL** kann entstehen, wenn der Laser schlecht fokussiert wird. Obwohl nicht wünschenswert, ändern einige Lasermarken auf der IOL das Sehvermögen oder die okuläre Verträglichkeit der IOL nicht.
3. **Ein ZMÖ** stellt gelegentlich eine Komplikation dar. Seine Inzidenz scheint geringer zu sein, wenn die Kapsulotomie um 6 oder mehr Monate nach der Kataraktextraktion verschoben wird.

4. **Eine Netzhautablösung** ist selten, mit Ausnahme myoper Patienten. Ihre Inzidenz scheint geringer zu sein, wenn die Kapsulotomie 1 Jahr oder mehr nach der Kataraktextraktion hinausgezögert wird. Wie bei ZMÖ beträgt das Intervall zwischen Kapsulotomie und Entwicklung der Netzhautablösung viele Monate.

Die meisten Patienten, die Komplikationen entwickeln, haben keinen identifizierbaren Risikofaktor. Die Anzahl der Laserpulse und das Energieniveau sind wahrscheinlich nicht mit dem Risiko von Komplikationen verknüpft. Als Folge des langen Intervalls zwischen Kapsulotomie und der Entwicklung einiger Komplikationen, wie Netzhautablösung und ZMÖ, ist es ratsam, die Patienten mehrere Jahre zu beobachten, so daß mögliche, ernste Komplikationen entdeckt und behandelt werden können.

Netzhautablösung

Die Hauptrisikofaktoren für die Entwicklung einer Netzhautablösung nach einer Kataraktextraktion sind folgende:

1. **Defekt der Hinterkapsel** während der Operation oder durch eine Kapsulotomie innerhalb des ersten Jahres nach der Extraktion.
2. **Ein Glaskörperverlust,** insbesondere, wenn die Therapie inadäquat gewesen ist, ist bei ungefähr 7% mit dem Risiko einer Netzhautablösung verbunden. Bei einer Myopie > 6 D steigt das Risiko auf 15% an.
3. **Augen mit Gittern** oder Löchern haben ein erhöhtes Risiko, eine Netzhautablösung nach einer Kataraktextraktion zu bekommen. Wenn möglich, sollten diese Veränderungen prophylaktisch vor der Kataraktchirurgie oder der Laserkapsulotomie behandelt werden oder so bald wie möglich danach.

Epithelimplantation

Diese extrem seltene, aber vernichtende Komplikation ist die Folge des Einwachsens von Konjunktivaepithelzellen in die Vorderkammer durch eine Defektbildung im Bereich der Operationswunde.

Die Untersuchung zeigt eine persistierende postoperative Uveitis anterior und eine durchscheinende Membran mit ausgezackten Rändern im oberen Bereich der Hornhautrückfläche (Abb. 9.42). Später wächst die Membran über die Iris und den vorderen Glaskörper, verzieht die Pupille. Ohne Therapie entwickelt sich als Folge der Trabekelwerkobstruktion ein nicht behandelbares Glaukom.

Die Therapie besteht in der Zerstörung der Epithelzellen auf dem Hornhautendothel und dem Ziliarkörper durch Kryobehandlung. Die Membran auf der Iris und dem vorderen Glaskörper wird mit einem Vitrektom entfernt.

„Sonnenuntergangs"-Syndrom

Diese sehr seltene Komplikation tritt Monate oder Jahre nach der Implantation einer HK-IOL auf.

Die Untersuchung zeigt eine Verlagerung der IOL in den Glaskörper, wahrscheinlich als Ergebnis einer Zonulafaserruptur während der Implantation (Abb. 9.43). Es scheint häufiger vorzukommen, wenn die Optik in ihre Position gedreht worden ist.

Eine Therapie ist nicht erforderlich, wenn die IOL vollständig verlagert ist und keine Probleme verursacht. Partiell verlagerte IOLs im vorderen Glaskörper können entfernt werden, und, falls erforderlich, durch eine VK-IOL ersetzt werden.

Chronische Endophthalmitis

Eine chronische symptomarme Endophthalmitis mit *Propionibacterium acnes* entsteht, wenn die Organismen im Kapselsack eingeschlossen sind. Andere verursachende Organismen umfassen *Candida parapsilosis, Staphylococcus epidermidis, Corynebacterium, Actinomyces* und *Achromobacter Spezies.*

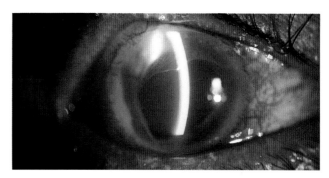

Abb. 9.**42** Epithelimplantation

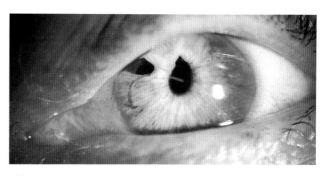

Abb. 9.**43** Späte Verlagerung einer Hinterkammerlinse („Sonnenuntergangs"-Syndrom)

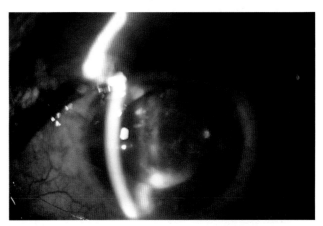

Abb. 9.**44** Späte postoperative chronische Endophthalmitis durch Propionibacterium acnes. Zu beachten ist die weiße Plaque auf der Hinterkapsel

Die klinische Manifestation erfolgt mit einer spät beginnenden, persistierenden, geringgradigen Entzündung, die manchmal granulomatöse Veränderungen aufweist. Sehr bezeichnend für eine Infektion mit *Propionibacterium acnes* ist eine größerwerdende weiße Plaque in oder auf der restlichen Linsenkapsel (Abb. 9.44). Die Diagnose kann mit Glaskörperkulturen und dem Wachstum der Organismen auf Thioglykolatnährboden gefestigt werden.

Die Behandlung besteht initial in lokalen und periokulären Steroiden und Antibiotika. Das Ansprechen ist häufig vorübergehend. Bei vielen Fällen ist es unvermeidlich, die IOL, restliche Rinde und den ganzen Kapselsack zu entfernen. Intravitreale Antibiotika (Cefazolin, Clindamycin, Penicillin oder Vancomycin) in Kombination mit einer Vitrektomie sind bei persistierenden Fällen erforderlich.

▌Anomalien von Linsenform und -position

Anomalien der Linsenform

Ein *Linsenkolobom* ist gewöhnlich inferior lokalisiert. Wenn es groß ist, kann es mit gleichen Defekten der Iris und der Chorioidea verbunden sein. Riesenrisse entwickeln sich in einigen Augen mit Linsenkolobomen.

Ein *Lenticonus posterior* ist eine sehr seltene Veränderung, die sich im Säuglingsalter oder der frühen Kindheit entwickelt. Er ist charakterisiert durch eine umschriebene, runde oder ovale Vorwölbung der hinteren axialen Zone der Linse (Abb. 9.45 a u. b). Mit zunehmendem Alter wird die Vorwölbung progressiv größer und die Linsenrinde trüb. Die meisten unilateralen Fälle sind sporadisch, während bilaterale Fälle familiär sein können.

Ein *Lenticonus anterior* ist eine axiale Vorwölbung der zentralen 3–4 mm der Linse (Abb. 9.46). Er tritt bei Patienten mit einem Alport-Syndrom auf, einer Erkrankung der Basalmembranen, die charakterisiert ist durch progressive, hereditäre Nephritis und sensorische Taubheit. Andere Veränderungen umfassen Katarakt, retinale Flecken und posteriore polymorphe Hornhautdystrophie (s. Abb. 5.54).

Der *Lentiglobus* stellt eine generalisiertere, halbkugelförmige Linsendeformität dar.

Eine *Mikrophakie* ist eine Linse mit einem kleinen Durchmesser. Sie kann ein isolierter Befund sein oder bei Patienten mit Lowe-Syndrom bestehen, bei dem die Linse nicht nur klein, sondern auch scheibenförmig ist. Eine Mikrophakie kann bei jeder Erkrankung auftreten, die eine frühe Hemmung der Augenentwicklung verursacht.

Eine *Mikrosphärophakie* ist eine Linse, die nicht nur klein, sondern auch kugelförmig ist. Die Hauptursachen sind fami-

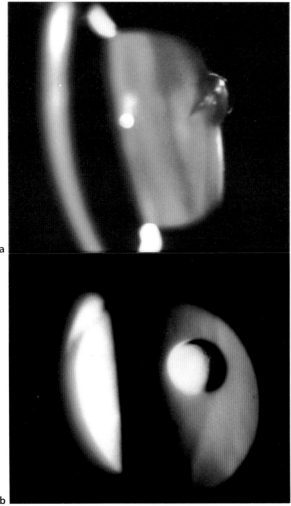

a

b

Abb. 9.**45 a** u. **b**   Lenticonus posterior

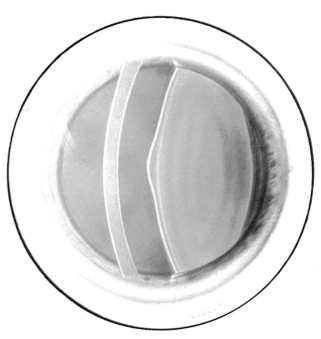

Abb. 9.**46**   Lenticonus anterior

liäre Mikrosphärophakie, die nicht mit systemischen Defekten assoziiert ist, Marfan-Syndrom, Weill-Marchesani-Syndrom und Hyperlysinämie.

Ectopia lentis

Ectopia lentis bezeichnet die Verlagerung der Linse aus ihrer normalen Position. Die Linse kann vollständig aus der Pupille verlagert sein (luxiert) oder partiell (subluxiert). Die Ectopia lentis kann heredofamiliär oder erworben sein. Erworbene Ursachen umfassen Trauma, ein sehr großes Auge (z. B. hohe Myopie, Buphthalmus), anteriore uveale Tumoren, Syphilis und eine hypermature Katarakt. Nur die erste Gruppe wird besprochen.

Marfan-Syndrom

Systemische Veränderungen

Das Marfan-Syndrom ist eine weit verbreitete Erkrankung des Bindegewebes, charakterisiert durch eine mesodermale hypoplastische Dystrophie. Die Vererbung ist autosomal-dominant. Bei ungefähr 15 % der Fälle zeigt jedoch kein anderes Familienmitglied irgendeines der Merkmale der Erkrankung. In seiner klassischen Form ist das Marfan-Syndrom durch folgendes charakterisiert:

1. **Herzanomalien** schließen Aneurysma der aufsteigenden Aorta und Aortenregurgitation ein.
2. **Skelettanomalien** bestehen in zum Verhältnis des Körpers des Patienten zu langen Extremitäten (Abb. 9.47). Die Finger sind lang und spinnenartig (Arachnodaktylie), und es sind Brustkorbdeformierungen, Überstreckbarkeit der Gelenke und Spitzbogengaumen zu finden.
3. **Eine muskuläre Unterentwicklung** führt zu einer hohen Inzidenz von Hernien.

Okuläre Veränderungen

1. **Eine bilaterale Linsensubluxation,** die symmetrisch, nicht progressiv und nach oben gerichtet ist, besteht bei 80 % der Fälle (Abb. 9.48). Da die Zonulafasern häufig intakt sind, ist die Fähigkeit zur Akkommodation erhalten. Bei einigen Patienten kann auch eine Mikrosphärophakie der Linse bestehen. Eine Linsensubluxation kann bei einigen Patienten in einem Glaukom resultieren (s. Kapitel 8).
2. **Eine Kammerwinkelanomalie** ist bei 75 % der Augen zu beobachten. Sie ist durch dichte Irisfortsätze und verdickte Trabekel charakterisiert und kann für ein Glaukom verantwortlich sein.
3. **Eine Netzhautablösung** in Verbindung mit einem Gitter ist häufig und die ernsteste okuläre Komplikation.
4. **Andere Veränderungen** umfassen Hypoplasie des Pupillendilatators mit infolgedessen erschwerter Pupillenerweiterung, flache Hornhaut und Achsenmyopie.

Weill-Marchesani-Syndrom

Das Weill-Marchesani-Syndrom ist eine seltene systemische Bindegewebserkrankung, die durch eine mesodermale hyperplastische Dystrophie charakterisiert ist. Die Vererbung ist autosomal-dominant.

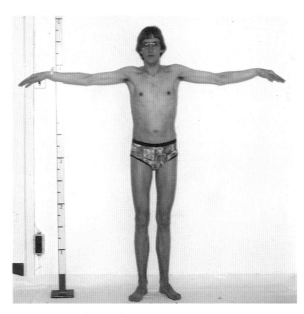

Abb. 9.**47**   Marfan-Syndrom

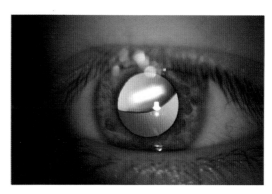

Abb. 9.**48**   Linsensubluxation nach oben bei Marfan-Syndrom

Systemische Veränderungen umfassen kleine, kurze, stämmige Finger (Brachydaktylie) und mentale Behinderung.

Okuläre Veränderungen sind folgende:

1. Mikrosphärophakie.
2. Inferiore Linsendislokation, die im 2. Lebensjahrzehnt oder im frühen 3. auftreten kann.
3. Kammerwinkelanomalie infolge mesodermaler Dysgenesie.

Homozystinurie

Die Homozystinurie ist eine angeborene Stoffwechselerkrankung bedingt durch das Fehlen des Enzyms Zysthathionin-Synthetase. Dies hat abnorm hohe Homozystinspiegel in Plasma und Urin zur Folge. Die Vererbung ist *autosomal-rezessiv.*

Systemische Veränderungen. Bei oberflächlicher Untersuchung kann die Erkrankung mit dem Marfan-Syndrom verwechselt werden. Im Gegensatz zum Marfan-Syndrom ist eine Arachnodaktylie seltener. Als Skelettanomalie besteht eine Osteoporose mit Frakturen. Eine mentale Behinderung ist häufig. Vaskuläre Komplikationen als Folge einer erhöhten Thrombozytenaggregation haben Thrombosen der mittelgroßen Arterien und Venen zur Folge, besonders nach Allge-

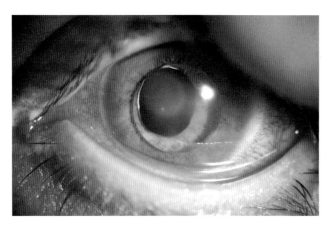

Abb. 9.**49**   In die Vorderkammer dislozierte mikrosphärische Linse

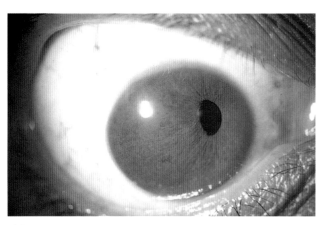

Abb. 9.**50**   Familiäre Ectopia pupillae

meinnarkosen. Das Haar der Patienten mit Homozystinurie ist häufig fein und hell. Oft besteht eine Wangenrötung.

Okuläre Veränderungen. Die Linsensubluxation erfolgt typischerweise nach unten. Die Akkommodation ist infolge einer Desintegration der Zonulafasern nicht mehr möglich. Ein Glaukom kann die Folge eines Pupillarblocks sein, der durch die Inkarzerierung der Linse in der Pupille oder ihre vollständige Verlagerung in die Vorderkammer ausgelöst wird (Abb. 9.**49**).

Verschiedene Assoziationen der Ectopia lentis

Hyperlisinämie ist eine seltene angeborene Stoffwechselstörung infolge des Fehlens des Enzyms Lysin-Dehydrogenase. Sie ist charakterisiert durch mentale Behinderung und motorische und Wachstumsretardierung. Eine Mikrosphärophakie ist die okuläre Hauptveränderung.

Das *Stickler-Syndrom* ist bei ungefähr 10% der Fälle mit Ectopia lentis assoziiert. Die systemischen Veränderungen sind in Kapitel 12 beschrieben.

Das *Ehlers-Danlos-Syndrom* ist gelegentlich mit Ectopia lentis assoziiert. Die systemischen Veränderungen werden in Kapitel 12 beschrieben.

Die *familiäre Ectopia lentis* ist nicht mit systemischen Defekten verbunden. Bei diesen Patienten kann die Pupille ebenfalls ektopisch sein (Ectopia lentis et pupillae) (Abb. 9.**50**).

Aniridie ist gelegentlich mit Ectopia lentis assoziiert.

Sulfit-Oxidase-Mangel ist eine sehr seltene Erkrankung des Schwefelmetabolismus, die charakterisiert ist durch Ectopia lentis, progressive muskuläre Rigidität, dezerebrierte Körperstellung und Tod gewöhnlich vor dem 5. Lebensjahr.

Behandlung der Ectopia lentis

Die Hauptkomplikationen der Ectopia lentis sind: optische Verzerrung durch lentikuläre Myopie, Astigmatismus und/oder Linsenrandeffekt, Glaukom und selten linseninduzierte Uveitis. Es folgen 3 Therapiemöglichkeiten:

1. **Eine Brillenkorrektion** kann die einzige erforderliche Maßnahme sein, um den induzierten Astigmatismus, der aus Linsenverkippung oder Randeffekten in Augen mit geringer Subluxation resultiert, auszugleichen. Eine Aphakiekorrektion kann auch gute Sehergebnisse bringen, wenn ein signifikanter Anteil der Sehachse bei der Beurteilung der dilatierten oder nichtdilatierten Pupille aphak ist.
2. **Eine Laserzonulyse** mit dem Nd:YAG-Laser, um die Linse aus der Sehachse zu verlagern.
3. **Eine chirurgische Entfernung** der Linse ist bei linseninduziertem Glaukom, Uveitis, Endothelberührung oder, wenn optische Methoden nicht helfen, indiziert.

10. Netzhautablösung (Amotio/Ablatio retinae)

Einleitung

Definitionen

Ein *Netzhautloch* (Formen) ist ein durchgreifender Defekt der sensorischen Netzhaut.

Eine *Netzhautablösung* ist eine Abhebung der sensorischen Netzhaut vom retinalen Pigmentepithel (RPE) durch subretinale Flüssigkeit (SRF).

Eine *Abhebung der hinteren Glaskörpergrenzmembran* (GKGM) ist eine Abhebung des kortikalen Glaskörpers von der Membrana limitans interna der sensorischen Netzhaut hinter der Glaskörperbasis.

Eine *Retinoschisis* ist eine Aufspaltung der sensorischen Netzhaut in 2 Lagen.

Glaskörpertraktion ist eine Kraft, die durch Strukturen auf die Netzhaut einwirkt, die ihren Ursprung im Glaskörper haben. Bei zentripetaler Traktion ist der Zug zum Glaskörper gerichtet und bei tangentialer Traktion ist die Kraft parallel zur Netzhautoberfläche ausgerichtet.

Bei einer *rhegmatogenen Netzhautablösung* stammt die SRF aus verflüssigtem Glaskörper, der über Netzhautlöcher Zugang zum subretinalen Raum erhält.

Bei einer *Traktionsamotio* wird die sensorische Retina durch sich kontrahierende, vitreoretinale Membranen vom RPE abgezogen. Die Quelle der SRF ist nicht bekannt. Zwei wichtige Ursachen für eine Traktionsamotio sind die proliferative diabetische Retinopathie und eine perforierende okuläre Verletzung.

Bei einer *exsudativen Netzhautablösung* gelangt Flüssigkeit aus der Chorioidea durch ein geschädigtes RPE in den subretinalen Raum. Wichtige Ursachen sind Tumoren und Entzündungen.

Angewandte Anatomie

Die *Ora serrata* ist die Verbindung von Retina und Ziliarkörper (Abb. 10.1). Die nasale Ora serrata ist durch zahnartige Fortsätze der Netzhaut (Orazähne) auf der Pars plana charakterisiert, die durch Orabuchten voneinander getrennt werden. Klinisch unbedeutende kongenitale Anomalien der Ora sind kleine glitzernde „Oraperlen". An der Ora ist die sensorische Netzhaut mit dem RPE fusioniert und limitiert die Ausbreitung von SRF auf die Pars plana. Es besteht jedoch keine vergleichbare Adhäsion zwischen Chorioidea und Sklera, so daß eine Aderhautamotio nach anterior fortschreitet und den Ziliarkörper einbezieht. Die folgenden kongenitalen Anomalien an der Ora können gelegentlich klinische Bedeutung erhalten:

1. **Zystisches granuläres Gewebe** ist eine direkt hinter der Glaskörperbasis lokalisierte weißliche, eiförmige, glaskörperwärtsgerichtete Projektion der sensorischen Netzhaut. Eine abnorm kräftige Adhäsion des kortikalen Glaskörpers

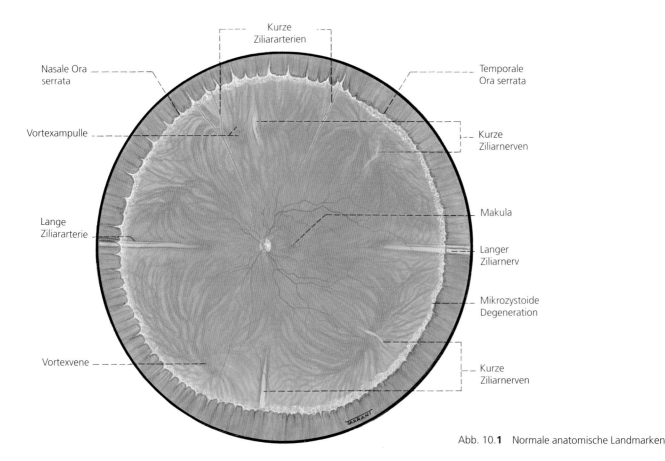

Abb. 10.**1** Normale anatomische Landmarken

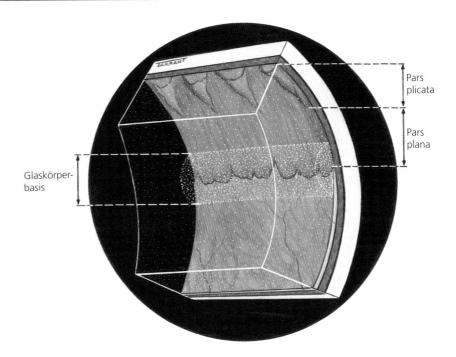

Abb. 10.**2**   Anatomie der Glaskörperbasis

mit zystischem granulärem Gewebe kann zur Ausbildung eines Netzhautloches im Rahmen einer hinteren Glaskörperabhebung führen.

2. **Meridionale Falten** sind kleine Falten der sensorischen Retina parallel zu den Orazähnen. Selten können Netzhautlöcher an der Basis dieser Falten eine Netzhautablösung verursachen.

3. **Eingeschlossene Orabuchten** sind kleine Pars-plana-Inseln, die von Netzhaut umgeben sind. Sie können bei oberflächlicher Untersuchung mit Netzhautlöchern verwechselt werden.

Die *Glaskörperbasis* ist eine 3–4 mm breite Zone, die über der Ora serrata liegt (Abb. 10.2). Die Kollagenfasern der Glaskörperbasis sind sehr dicht und fest mit der hinteren Pars plana und der perioralen Retina verbunden. Stumpfe Instrumente, die durch das Auge in die Glaskörperbasis eingeführt werden, können einen peripheren Netzhauteinriß verursachen. Infolge der festen Adhäsion des kortikalen Glaskörpers an der Glaskörperbasis bleibt bei einem Auge mit hinterer Glaskörperabhebung die hintere GKGM mit dem hinteren Rand der Glaskörperbasis verbunden.

Vitreoretinale Adhäsionen: In normalen Augen ist der kortikale Glaskörper locker mit der Membrana limitans interna der sensorischen Netzhaut verbunden. Festere Adhäsionen bestehen an der Glaskörperbasis, um die Papille, die Fovea und an den peripheren retinalen Blutgefäßen. Gelegentlich sind bei akuter Abhebung des hinteren Glaskörpers die folgenden festen vitreoretinalen Adhäsionen mit Netzhautlöchern verbunden:

1. Hinterer Rand eines Gitters.
2. Kongenitale zystische Netzhautbüschel.
3. Retinale Pigmentverklumpungen.
4. Periphere retinale Blutgefäße.
5. Glaskörperbasisanomalien bestehend aus zungenartigen Ausläufern und isolierten Inseln des kortikalen Glaskörpers.
6. Areale von „Weiß ohne Druck".

Die *langen posterioren Ziliararterien* mit begleitenden Nerven sind als gelbe Linien sichtbar, die hinter dem Äquator begin-

nen und an den 3- und 9-Uhr-Meridianen nach vorn verlaufen (s. Abb. 10.1). Bei der Drainage von SRF oder der Durchführung intravitrealer Injektionen sollte darauf geachtet werden, die Arterien nicht zu verletzen. Da die Arterien die vordere Uvea versorgen, kann eine ausgeprägte Obstruktion durch eine zu feste Cerclage in einer Ischämie des Vorderabschnitts resultieren.

Die *Vortexvenen* befinden sich hinter dem Äquator in den 1-, 5-, 7- und 11-Uhr-Meridianen. Extern verlassen sie ihre Sklerakanäle mit unterschiedlichen Abständen zum Äquator. Nicht selten existieren mehr als 4 Vortexvenen, und es sollte darauf geachtet werden, sie nicht zu verletzen, wenn ein Schielhaken unter einen geraden Muskel geschoben wird. Die inferioren Vortexvenen sind besonders gefährdet, da sie gewöhnlich weiter vorn als die superioren Venen liegen. Da der venöse Abfluß der vorderen Uvea hauptsächlich über das Vortexsystem erfolgt, erzeugt eine feste, posterior plazierte Cerclage eine Stauung des vorderen Augensegments. Die Vortexvenen limitieren die posteriore Ausdehnung einer Aderhautamotio, da sie den suprachorioidalen Raum passieren, um ihre Sklerakanäle zu erreichen.

Klinische Untersuchungstechniken

Indirekte Ophthalmoskopie

Die indirekte Ophthalmoskopie (Abb. 10.3) sollte bei allen Augen mit einer Netzhautablösung durchgeführt werden. Es ist erforderlich, beide Augen zu untersuchen. Die routinemäßig eingesetzte Lupe hat + 20 D. Eine + 30-D-Lupe, die eine geringere Vergrößerung erzeugt, ist sehr hilfreich bei der Untersuchung sehr prominenter Veränderungen und bei der Untersuchung von Augen mit kleinen Pupillen. Die Technik ist folgendermaßen:

1. Das indirekte Ophthalmoskop sollte auf die korrekte interpupilläre Distanz überprüft und der Lichtstrahl so ausgerichtet werden, daß er im Zentrum der Lupe lokalisiert ist.

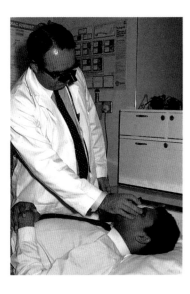

Abb. 10.**3**
Indirekte Ophthalmoskopie

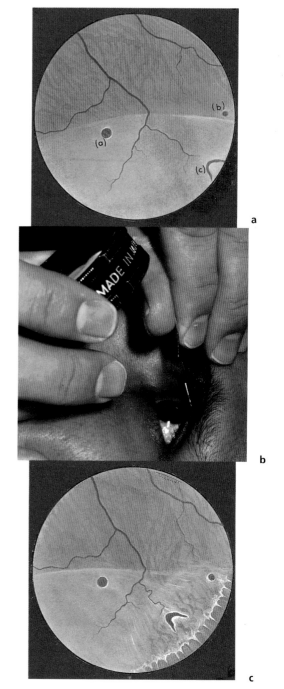

2. Der Patient wird angewiesen, beide Augen während der ganzen Untersuchung offenzuhalten.
3. Die Lupe wird in eine Hand genommen, mit der flachen Seite zum Patienten. Die Augenlider werden vorsichtig auseinander gehalten.
4. Der Rotreflex sollte gefunden werden. Die Energie des Lichtstrahls sollte nicht maximal sein.
5. Die periphere Netzhaut wird zuerst untersucht. Der Patient blickt dabei zunächst nach oben, um sich an die Photophobie zu gewöhnen.
6. Der Glaskörper wird als nächstes untersucht.
7. Der hintere Pol sollte anschließend untersucht werden. Der Untersucher sollte die Tendenz vermeiden, sich auf den Patienten zuzubewegen, wenn Schwierigkeiten bei der Beurteilung des Fundus entstehen.
8. Der Patient sollte aufgefordert werden, die Augen und den Kopf in die für die Untersuchung optimalen Positionen zu bringen.

Skleraeindellung

Der Zweck der Skleraeindellung ist die Verbesserung der Beurteilung der peripheren Netzhaut vor dem Äquator und die Durchführung einer kinetischen Untersuchung der Retina. Z. B. zeigt die Abb. 10.**4a** ein Netzhautloch (**a**) in der Nähe des Äquators, das ohne Skleraeindellung gesehen werden kann, da die darunterliegende Chorioidea genug Kontrast bietet und das Loch rot erscheint. Ein kleines Rundloch (**b**) in der Nähe der Ora serrata oder ein kleines U-förmiges Foramen (**c**) in der Nähe des hinteren Randes der Glaskörperbasis können ohne Skleraeindellung übersehen werden. Abb. 10.**4c** zeigt, daß mit der Skleraeindellung das kleine Loch (**b**) leicht gesehen wird, da der Kontrast zwischen der Chorioidea und der sensorischen Netzhaut verstärkt wird. Die Eindellung läßt außerdem die Beurteilung des peripheren Fundus zu und ermöglicht es, den Deckel des kleinen Hufeisenrisses (**c**), im Profil zu sehen. Die Skleraeindellung wird folgendermaßen durchgeführt:

1. Um die Ora serrata bei 12 Uhr beurteilen zu können, wird der Patient zuerst gebeten, nach unten zu blicken. Anschließend wird der Skleraindentator am Tarsusrand auf die Außenseite des Oberlides appliziert.

Abb. 10.**4a–c**   Vorteile der Skleraeindellung (s. Text)

2. Mit dem aufgesetzten Indentator wird der Patient gebeten, nach oben zu schauen; gleichzeitig wird der Indentator parallel zum Bulbus in die vordere Orbita vorgeschoben.
3. Die Augen des Untersuchers werden mit der Lupe und dem Indentator in eine Linie gebracht (Abb. 10.**4b**), dann leichter Druck ausgeübt und die am Fundus durch die Indentation entstehende Wölbung beobachtet. Der Indentator sollte immer tangential zum Bulbus gehalten werden, da bei senkrechter Eindellung Schmerzen entstehen.
4. Der Indentator wird auf den angrenzenden Fundusbereich bewegt, wobei sichergestellt ist, daß die Untersucheraugen, die Lupe, das Fundusbild und der Indentator alle in einer geraden Linie liegen.

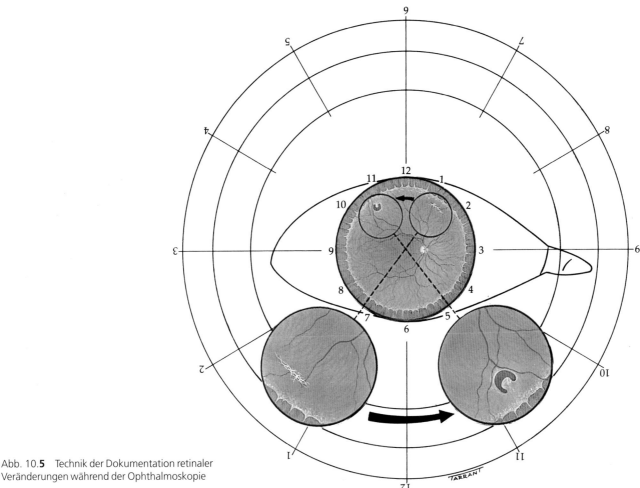

Abb. 10.**5** Technik der Dokumentation retinaler Veränderungen während der Ophthalmoskopie

5. Gewöhnlich kann der ganze Fundus untersucht werden, während durch die Augenlider eingedellt wird. Gelegentlich kann bei Patienten mit sehr straffen Augenlidern eine Eindellung direkt über der Konjunktiva in den 3- und 9-Uhr-Positionen erforderlich sein. Wenn dies vorsichtig durchgeführt wird, kann ein Lokalanästhetikum unnötig sein.

Eine Skleraeindellung kann nach noch nicht lange zurückliegender Kataraktextraktion gefährlich sein.

Funduszeichnung

Das im indirekten Ophthalmoskop gesehene Bild ist vertikal invertiert (steht auf dem Kopf) und seitenverkehrt. Dies Phänomen kann vorteilhaft genutzt werden, wenn für die Funduszeichnung der obere Teil des Skizzenblattes (die eigentliche 12-Uhr-Position) auf die Füße des Patienten gerichtet wird (verkehrt herum). Auf diese Art und Weise korrespondiert die invertierte Skizzenblattposition in Relation zum Patientenauge mit dem Fundusbild, das vom Untersucher gesehen wird. Z. B. korrespondiert ein Hufeisenriß bei 11 Uhr im rechten Patientenauge mit der 11-Uhr-Position auf der Karte (Abb. 10.**5**). Dasselbe gilt für ein Areal mit Gitter zwischen 1 und 2 Uhr.

Der *Farbcode* ist folgendermaßen (Abb. 10.**6**):

1. Die abgelöste Netzhaut wird blau und die anliegende rot gezeichnet. Netzhautlöcher werden rot mit einer blauen Umgrenzung gemalt und der Deckel eines Foramens blau.

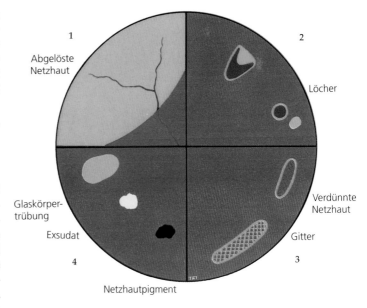

Abb. 10.**6** Farbcode für die retinale Dokumentation

2. Retinale Venen werden blau dargestellt.
3. Gitter sind blaue Schraffuren mit blauen Begrenzungen, während dünne Netzhaut durch rote Schraffur und blaue Umgrenzung angezeigt wird.

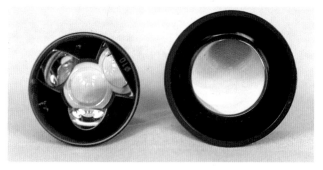

Abb. 10.**7**   Goldmann-Drei-Spiegel-Kontaktglas   (links);   Panfunduskop (rechts)

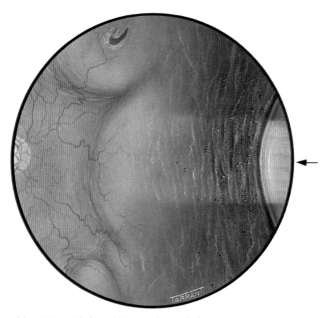

Abb. 10.**8**   „Tabakstaub" im vorderen Glaskörper in Verbindung mit einer Netzhautablösung durch einen Hufeisenriß

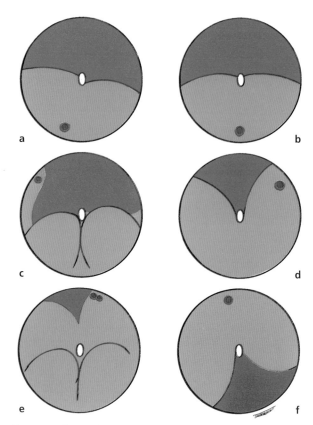

Abb. 10.**9a–f**   Konfiguration der subretinalen Flüssigkeit im Verhältnis zur Position des primären Netzhautforamens (s. Text)

4. Netzhautpigment wird schwarz dokumentiert und retinale Exsudate gelb.
5. Glaskörpertrübungen werden grün dargestellt.

Spaltlampenbiomikroskopie

Eine Spaltlampenbiomikroskopie mit einem Goldmann-Drei-Spiegel-Kontaktglas oder einem Panfunduskop wird nach der Funduszeichnung durchgeführt.

Das *Goldmann-Drei-Spiegel-Kontaktglas* (Abb. 10.**7**, links) besteht aus vier Teilen:

1. Der zentrale Spiegel ermöglicht einen 30-Grad-Überblick über den hinteren Pol.
2. Der Äquatorspiegel (größer und trapezförmig) stellt den Bereich von 30 Grad bis zum Äquator dar.
3. Der periphere Spiegel (mittlere Größe, rechteckig) ermöglicht die Beurteilung des Bereichs zwischen Äquator und Ora serrata.
4. Der Gonioskopspiegel (am kleinsten, gewölbt) kann zur Beurteilung der äußersten Netzhautperipherie und der Pars plana eingesetzt werden.

Das Bild, welches mit den 3 Spiegeln gesehen wird, ist vertikal invertiert (umgekehrt), aber nicht seitenverkehrt.

Die *Panfunduskope* sind für den Anfänger leichter zu benutzen, da sie einen Weitwinkelüberblick über den Fundus geben ohne den Einsatz von Spiegeln (Abb. 10.**7**, rechts). Das mit diesen Gläsern gesehene Bild ist vertikal invertiert und seitenverkehrt wie bei der indirekten Ophthalmoskopie.

Die Interpretation der Befunde ist folgendermaßen:

1. **Der normale Glaskörper** bei jungen Individuen erscheint homogen, mit gleichmäßiger Dichte. Schnelle Augenbewegungen verursachen undulierende Falten im Gel und einige kleine Trübungen können gesehen werden.
2. **Eine Synchysis** besteht aus optisch leeren Räumen (Lakunen) im zentralen Glaskörperraum. Die kondensierte Begrenzung eines großen Raums kann mit einer Abhebung der hinteren GKGM verwechselt werden (Pseudoabhebung der hinteren GKGM).
3. **Bei der Abhebung des hinteren Glaskörpers** kann die hintere GKGM bis zu ihrer Insertion in der Glaskörperbasis verfolgt werden. Eine annuläre Trübung (Martegiani-Ring), die einen Ring von glialem Gewebe repräsentiert, der sich vom Papillenrand abgelöst hat, ist pathognomonisch für eine Abhebung des hinteren Glaskörpers.
4. **Pigmentzellen („Tabakstaub")** im vorderen Glaskörper bei einem Patienten, der über plötzliche Photopsie und Schwebeteilchen klagt, spricht sehr für ein Netzhautforamen (Abb. 10.**8**). Eine sorgfältige Untersuchung der peripheren Netzhaut (insbesondere superior) ist unbedingt erforderlich.

5. **Zahlreiche winzige Trübungen** innerhalb des nach vorn verlagerten Gels oder im retrohyaloidalen Raum sprechen sehr für Blut.

Auffinden eines primären Netzhautforamens

Die *Verteilung von Netzhautlöchern auf die Quadranten* ist folgendermaßen: 60% im oberen temporalen Quadranten, 15% im oberen nasalen Quadranten, 15% im unteren temporalen Quadranten und 10% im unteren nasalen Quadranten. Der obere temporale Quadrant ist mit Abstand der häufigste Sitz von Netzhautlöchern und sollte sehr detailliert untersucht werden, wenn das Netzhautloch nicht sofort entdeckt werden kann. Multiple Foramina sind bei ungefähr 50% der Augen mit einer Netzhautablösung vorhanden. Bei der großen Mehrzahl der Augen sind die Löcher innerhalb von 90 Grad zueinander lokalisiert.

Die *Konfiguration der SRF* ist ein wichtiger Hinweis, da die SRF gewöhnlich der Schwerkraft folgt und ihre Form durch anatomische Begrenzungen (Ora serrata und N. opticus) und die Lokalisation des primären Netzhautforamens bestimmt ist. Wenn das ursprüngliche Loch superior liegt, breitet sich die SRF zunächst auf der Seite des Foramens nach inferior aus und anschließend auf der gegenüberliegenden Seite des Fundus wieder nach oben. Die wahrscheinliche Lokalisation eines primären Netzhautloches kann infolgedessen aus der Form der Netzhautablösung vorhergesagt werden. Mehrere Beispiele sind in Abb. 10.**9a**–**f** dargestellt:

1. Eine flache inferiore Netzhautablösung, bei der die SRF auf der temporalen Seite etwas höher ist, weist auf ein primäres Loch auf dieser Seite hin (Abb. 10.**9a**).
2. Ein primäres Loch bei 6 Uhr wird eine inferiore Netzhautablösung mit gleichen Flüssigkeitsniveaus erzeugen (Abb. 10.**9b**).
3. Bei einer bullösen inferioren Netzhautablösung liegt das primäre Loch gewöhnlich oberhalb des horizontalen Meridians, insbesondere bei aphaken Augen (Abb. 10.**9c**).
4. Wenn das primäre Loch im oberen nasalen Quadranten lokalisiert ist, wird sich die SRF um die Papille ausdehnen und auf der temporalen Seite steigen, bis sie auf gleicher Höhe mit dem primären Foramen liegt (Abb. 10.**9d**).
5. Eine subtotale Netzhautablösung mit einem oberen Keil anliegender Netzhaut spricht für ein primäres Loch in der Peripherie in der Höhe ihres höchsten Randes (Abb. 10.**9e**).
6. Wenn die SRF oben die vertikale Mittellinie überschreitet, liegt das primäre Loch in der Nähe von 12 Uhr, der tiefere Rand der Netzhautablösung korrespondiert mit der Seite des Foramens (Abb. 10.**9f**).

Die Symptome des Patienten können für die Diagnostik von Bedeutung sein. Z. B. spricht ein Gesichtsfelddefekt, der im oberen nasalen Quadranten beginnt, für ein Foramen, das wahrscheinlich im unteren temporalen Quadranten lokalisiert ist. Die Lokalisation der Photopsie in einem Quadranten ist jedoch für die Voraussage der Lage des primären Foramens ohne Wert.

▎Pathogenese der Netzhautablösung

Rhegmatogene Netzhautablösung

Die rhegmatogene Netzhautablösung betrifft ungefähr 1 von 10 000 der Bevölkerung jedes Jahr und in 10% der Fälle sind schließlich beide Augen betroffen. Die Netzhautlöcher, die verantwortlich sind für die Netzhautablösung, werden durch eine Verknüpfung von vitreoretinaler Traktion und zugrunde liegender Schwäche der peripheren Retina (prädisponierende Degeneration) hervorgerufen.

Akute hintere Glaskörperabhebung

Die Pathogenese der akuten hinteren Glaskörperabhebung und ihre potentiellen Komplikationen sind folgende:

1. Die Synchysis senilis ist eine altersabhängige Verflüssigung des Glaskörpergels (Abb. 10.**10a**).
2. Einige Augen mit einer Synchysis senilis entwickeln ein Loch in der verdünnten hinteren Glaskörperrinde, das über der Fovea liegt. Durch dieses gelangt die synchytische Flüssigkeit in den neu gebildeten retrohyaloidalen Raum. Dieser Vorgang fördert die Anhebung der hinteren Glaskörpergrenzmembran von der Membrana limitans interna bis zum hinteren Rand der Glaskörperbasis (Abb. 10.**10b**). Das verbliebene feste Glaskörpergel kollabiert inferior und der retrohyloidale Raum wird völlig von der synchytischen

Flüssigkeit eingenommen. Dieser Prozeß wird als *akute rhegmatogene hintere Glaskörperabhebung mit Kollaps* bezeichnet und wird im folgenden als akute Abhebung des hinteren Glaskörpers benannt.

Nach der akuten Abhebung des hinteren Glaskörpers wird die Netzhaut nicht länger durch die stabile Glaskörperrinde geschützt und kann direkt durch eine dynamische, vitreoretinale Traktion angegriffen werden. Die Komplikationen der akuten Abhebung des hinteren Glaskörpers sind von der Stärke und dem Ausmaß vorbestehender vitreoretinaler Adhäsionen abhängig. In den meisten Augen sind sie schwach und die akute Abhebung des hinteren Glaskörpers ist harmlos.

3. In ungefähr 10% der Augen sind die vitreoretinalen Verbindungen sehr fest, so daß eine akute Abhebung des hinteren Glaskörpers mit der Ausbildung eines Netzhautlochs assoziiert sein kann. Foramina durch eine akute Abhebung des hinteren Glaskörpers sind gewöhnlich symptomatisch, hufeisenförmig, im oberen Fundus lokalisiert und oft mit einer Glaskörperblutung durch die Ruptur peripherer, retinaler Blutgefäße verbunden (Abb. 10.**10c**). Bis das Foramen prophylaktisch behandelt worden ist, ist das Risiko einer Netzhautablösung hoch, da die retrohyaloidale synchytische Flüssigkeit direkten Zugang zum subretinalen Raum hat.

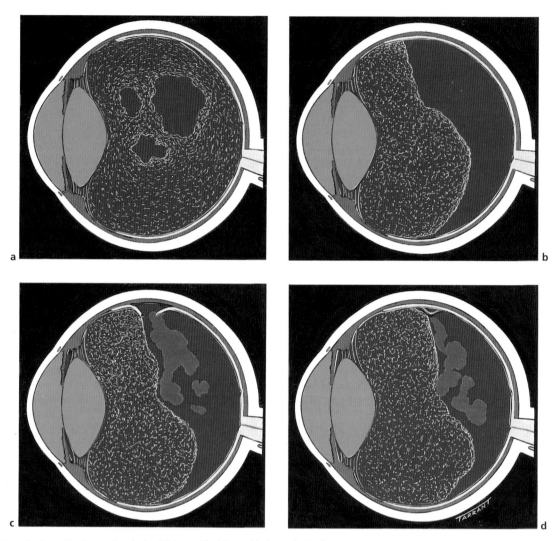

Abb. 10.**10a−d**   Komplikationen der akuten hinteren Glaskörperabhebung (s. Text)

4. Sehr selten kann die Abhebung des hinteren Glaskörpers einen Abriß peripherer, retinaler Blutgefäße und eine Glaskörperblutung ohne ein Netzhautloch hervorrufen (Abb. 10.**10d**).

Prädisponierende vitreoretinale Degenerationen

Gitter

Gitter sind bei ungefähr 8% der Bevölkerung vorhanden und bei Myopen häufiger. Sie stellen die häufigste periphere Netzhautdegeneration dar, die direkt mit einer Netzhautablösung verbunden ist, und sind bei ungefähr 40% der Fälle vorhanden. Gitterartige Veränderungen werden häufig bei Patienten mit Marfan-Syndrom, Ehlers-Danlos-Syndrom und Stickler-Syndrom gefunden. Diese Erkrankungen sind alle mit einer erhöhten Inzidienz einer Netzhautablösung verbunden.

Die Untersuchung zeigt die folgenden Veränderungen:

1. **Gitter** sind charakterisiert durch scharf begrenzte, an der Zirkumferenz orientierte, spindelförmige Areale verdünnter Netzhaut, die am häufigsten zwischen Äquator und hinterem Rand der Glaskörperbasis liegen. Die Gitterinseln können 2, 3 oder selbst 4 an der Zirkumferenz orientierte Reihen bilden (Abb. 10.**11a**). Gelegentlich sind sie radial orientiert und reichen bis hinter den Äquator (Abb. 10.**11c**), wie es beim Stickler-Syndrom beobachtet werden kann. Eine charakteristische Veränderung fortgeschrittener Läsionen ist ein verzweigtes Netzwerk weißer Linien, das in Verabindung mit peripheren Blutgefäßen steht. Gitter sind gewöhnlich bilateral, häufiger in der temporalen als der nasalen Fundushälfte zu finden und öfter superior als inferior.

2. **Assoziierte Veränderungen** bei Gittern umfassen „Schneeflocken", Hyperplasie des RPE (Abb. 10.**11b** u. **c**) und „Weiß mit Druck" (s. unten). Der Glaskörper, der über einem Gitter liegt, ist verflüssigt, aber die Glaskörperverbindungen um den Rand der Läsion sind verstärkt (Abb. 10.**12a** u. **b**).

Komplikationen: Obwohl bei den meisten Patienten die Gitter asymptomatisch sind und harmlos, können sie bei einigen Patienten die Ursache folgender Komplikationen sein:

1. **Kleine Rundlöcher,** die häufig innerhalb der Inseln mit Gittern gefunden werden (Abb. 10.**13d**) können gelegentlich für eine Netzhautablösung verantwortlich sein, insbe-

Vitreoretinale Verbindungen

Diffuse
chorioretinale Atrophie

Pigment-
verklumpung

Weiß ohne
Druck

Gitter-
degeneration

j

i

h

g

f

e

d

c

b

a

Abb. 10.**11a–j**
Prädisponierende periphere
Netzhautdegenerationen

Retinoschisis

Schneckenspur

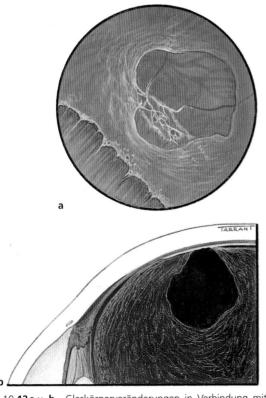

a

b

Abb. 10.**12a** u. **b** Glaskörperveränderungen in Verbindung mit Gittern

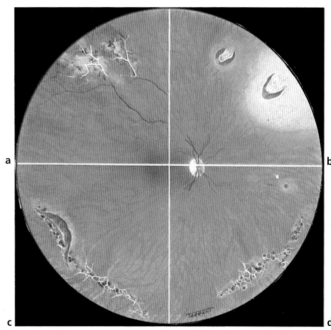

a

b

c

d

Abb. 10.**13a–d** Gitter
a Radiale Gitter
b Gitter auf den Deckeln zweier Hufeisenrisse – der größere Riß ist von
subretinaler Flüssigkeit umgeben
c Netzhautloch entlang des hinteren Randes eines Gitters
d Kleine Rundlöcher in einem Gitter

sondere bei jungen myopen Individuen. Bei diesen Patienten können der Netzhautablösung vorausgehende Symptome durch eine akute Abhebung des hinteren Glaskörpers fehlen und die SRF dehnt sich gewöhnlich langsam aus.

2. **Netzhautlöcher,** meist am hinteren Rand der Gitterinsel lokalisiert (Abb. 10.**13 c**), können sich in Augen mit akuter Abhebung des hinteren Glaskörpers, durch vitreoretinale Traktion am Ort der verstärkten Glaskörperverbindung, entwickeln. Gelegentlich ist eine kleine Gitterinsel auf dem Deckel des Netzhautforamens vorhanden (Abb. 10.**13 b**). Netzhautablösungen durch Hufeisenrisse treten typischerweise bei myopen Individuen, die älter als 50 Jahre sind, auf. Die SRF dehnt sich schneller aus als bei Netzhaut-

ablösungen, die durch kleine Rundlöcher in Gitterarealen hervorgerufen werden.

Schneckenspurdegeneration

Die Schneckenspurdegeneration ist wahrscheinlich eine frühe Form oder Variante des Gitters.

Die Untersuchung zeigt scharf begrenzte Bänder dicht angeordneter „Schneeflocken", die der peripheren Netzhaut ein weißes, rauhreifartiges Aussehen geben (Abb. 10.**14**). Weiße Linien fehlen und Rundlöcher innerhalb der Läsion sind größer als bei Gittern.

Komplikationen: Netzhautablösungen durch große Rundlöcher sind häufig.

Erworbene Retinoschisis

Die erworbene (degenerative) Retinoschisis ist eine periphere Netzhautdegeneration, die durch eine Aufspaltung der sensorischen Retina in 2 Schichten charakterisiert ist: eine äußere (chorioidale Schicht) und eine innere (Glaskörperschicht). Die Veränderung ist bei ungefähr 7% der Allgemeinbevölkerung nach dem Alter von 40 Jahren vorhanden. Sie ist häufiger bei hyperopen Individuen. Die beiden Hauptformen sind die *typische* Retinoschisis, bei der die Aufspaltung an der äußeren plexiformen Schicht entsteht und die seltenere *retikuläre* Retinoschisis, bei der die Aufspaltung innerhalb der Nervenfaserschicht stattfindet.

Die Untersuchung früher Fälle zeigt eine glatte Erhebung der Netzhaut (Abb. 10.**15**) mit Beteiligung der extremen inferotemporalen Peripherie beider Fundi. Die Veränderung kann entlang der Zirkumferenz fortschreiten und gelegentlich die gesamte Fundusperipherie einbeziehen. Die *typische* Form bleibt gewöhnlich vor dem Äquator, während die *retikuläre* Form über den Äquator hinaus reichen kann und selten die Fovea bedroht. Bei einigen Fällen weist die innere Schicht

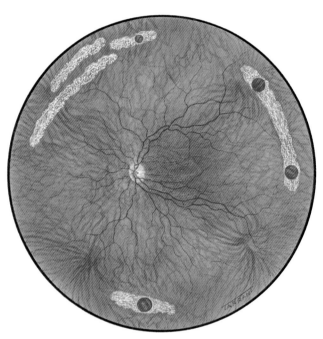

Abb. 10.**14**   Schneckenspurdegeneration

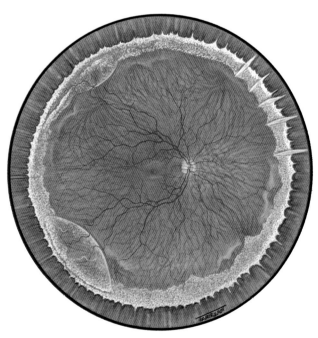

Abb. 10.**15**   Erworbene Retinoschisis

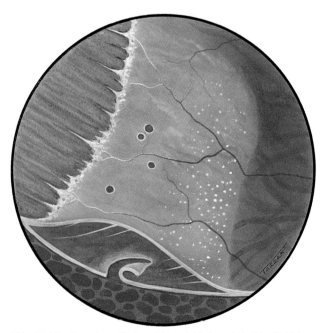

Abb. 10.**16**   Erworbene Retinoschisis mit Löchern in beiden Schichten, „Schneeflocken", terminalen Silberdrahtarterien und Streifen abgerissenen Gewebes innerhalb der Höhle

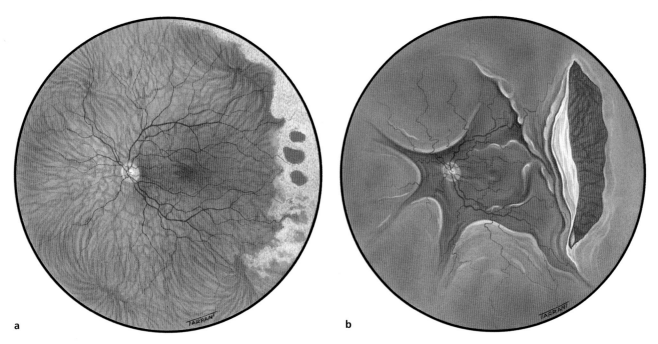

a   b

Abb. 10.**17a** u. **b**   **a** „Weiß ohne Druck", sehr ausgedehnt, mit Pseudoforamina, **b** Ausbildung eines Riesenrisses entlang des hinteren Randes von „Weiß ohne Druck"

„Schneeflocken" auf ihrer Oberfläche auf und Blutgefäße, die eingescheidet sind oder ein „Silberdraht"-Aussehen zeigen (Abb. 10.**16**). Die äußere Schicht hat das Erscheinungsbild von gehämmertem Metall mit dem Phänomen von „Weiß ohne Druck". Die Schisishöhle kann von Reihen ausgerissenen, grauweißen Gewebes überbrückt werden. Pigmentveränderungen sind bei unkomplizierten Fällen selten.

Komplikationen: Bei der Mehrzahl der Patienten ist die Retinoschisis asymptomatisch und völlig harmlos. Selten kann sie die Ursache folgender Komplikationen sein:

1. **Netzhautlöcher** können bei der retikulären Form auftreten. Löcher in der inneren Schicht sind klein, rund und nicht mit einer Netzhautablösung assoziiert, da sie nicht mit dem subretinalen Raum kommunizieren. Die selteneren Löcher in der äußeren Schicht sind gewöhnlich größer, weisen aufgerollte Ränder auf und können von Pigment umgeben sein (s. Abb. 10.**11f**).
2. **Eine Netzhautablösung** kann sich selten in Augen mit Löchern in beiden Schichten ausbilden, insbesondere bei hinterer Glaskörperabhebung. Augen mit Löchern lediglich in der äußeren Schicht entwickeln in der Regel keine Netzhautablösung, da die Flüssigkeit in der Schisishöhle viskös ist und nicht durch das Foramen in den subretinalen Raum gelangt. Selten verliert jedoch die Schisisflüssigkeit ihre Viskosität und gelangt durch das Loch in den subretinalen Raum und verursacht eine umschriebene, nicht progressive Netzhautablösung.

Verschiedene Degenerationen

Weiß mit Druck ist ein durchscheinendes, graues Erscheinungsbild eines Netzhautareals, das bei Eindellung der Sklera sichtbar wird. Jedes Gebiet hat eine bestimmte Konfiguration, die sich nicht verändert, wenn der sklerale Eindeller auf das angrenzende Gebiet bewegt wird. „Weiß mit Druck" ist oft in normalen Augen zu beobachten, die keine Netzhautlöcher entwickeln. Außerdem wird es oft entlang des hinteren Randes von Inseln mit Gittern, Schneckenspuren und der äußeren Schicht einer erworbenen Retinoschisis gesehen.

Weiß ohne Druck hat das gleiche Erscheinungsbild wie „Weiß mit Druck", nur ohne Skleraeindellung. Bei oberflächlicher Untersuchung eines normalen Netzhautbereichs, der von „Weiß ohne Druck" umgeben ist, kann dieser mit einem Netzhautloch verwechselt werden (Abb. 10.**17a**). Bei den meisten Patienten ist „Weiß ohne Druck" harmlos, obwohl sich gelegentlich Riesenrisse der Netzhaut entlang des hinteren Randes eines Areals von „Weiß ohne Druck" entwickeln können (Abb. 10.**17b**).

Pigmentverklumpungen sind kleine, umschriebene, irreguläre, pigmentierte Flecken, die oft mit einer vitreoretinalen Traktion verbunden sind, die manchmal die Netzhaut anhebt (s. Abb. 10.**11h**). Gelegentlich ist eine äquatoriale Pigmentverklumpung auf dem Deckel eines Hufeisenrisses zu finden.

Eine *diffuse chorioretinale Atrophie* ist durch eine diffuse choroidale Depigmentierung und Verdünnung der darüberliegenden Netzhaut in der äquatorialen Region hoch myoper Augen charakterisiert (s. Abb. 10.**11i**). Netzhautlöcher in der atrophischen Retina können zu einer Netzhautablösung führen.

Paravaskuläre vitreoretinale Verbindungen können ophthalmoskopisch nicht gesehen werden. Feste Verbindungen können in Augen mit akuter Abhebung des hinteren Glaskörpers zur Ausbildung von Netzhautlöchern führen (s. Abb. 10.**11j**).

Bedeutung der Myopie

Obwohl myope Individuen nur 10% der Allgemeinbevölkerung ausmachen, treten über 40% der Netzhautablösungen in myopen Augen auf. Die folgenden miteinander verbundenen

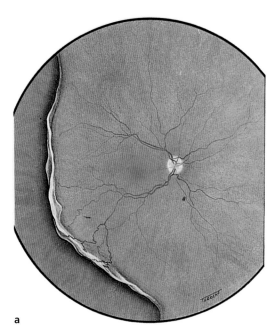

a

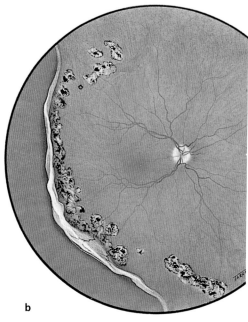

b

Abb. 10.**18a** u. **b**
a Ausgedehnte retinale Dialyse durch ein stumpfes Trauma
b Nach prophylaktischer Photokoagulation – die Behandlung ist nicht ausreichend, da keine Kontinuität der Herde besteht

Faktoren prädisponieren ein myopes Auge zu einer Netzhautablösung:

1. **Gitter,** die in myopen Augen zwischen 6 und 9 D häufiger sind.
2. **Diffuse chorioretinale Atrophie,** die kleine Rundlöcher entstehen lassen kann.
3. **Glaskörperdegeneration** und hintere Abhebung, die häufiger sind.
4. **Kataraktchirurgie,** die das Risiko einer Netzhautablösung in myopen Augen erhöht, insbesondere nach Glaskörperverlust.

Bedeutung eines Traumas

Ein Trauma ist für ungefähr 10% aller Fälle mit Netzhautablösung verantwortlich und ist bei Kindern die häufigste Ursache, insbesondere bei Jungen.

Ein *schweres stumpfes okuläres Trauma* erzeugt eine Kompression des antero-posterioren Bulbusdurchmessers und eine gleichzeitige Expansion der äquatorialen Fläche. Das relativ unelastische Glaskörpergel bewirkt eine Traktion entlang der hinteren Glaskörperbasis mit Einriß der Retina (Dialyse) (Abb. 10.**18a** u. **b**). In einigen Fällen wird die Glaskörperbasis ausgerissen, und es entwickelt sich zusätzlich zur retinalen Dialyse ein Riß im unpigmentierten Epithel der Pars plana. Traumatische Dialysen können in jedem Quadranten auftreten, sind aber häufiger im oberen nasalen Quadranten. Andere seltenere Löcher nach Kontusion sind Makulalöcher und äquatoriale Löcher. Obwohl die traumatische Dialyse zum Zeitpunkt der Gewalteinwirkung entsteht, entwickelt sich die Netzhautablösung gewöhnlich erst einige Monate später. Sie

ist oft nur langsam progressiv, wahrscheinlich weil das Glaskörpergel bei jungen Individuen gesund ist.

Ein *perforierendes Trauma des hinteren Augensegments* kann sowohl eine rhegmatogene als auch eine Traktionsamotio verursachen.

Traktionsamotio

Die *diabetische Traktionsamotio* wird in Kapitel 11 besprochen.

Eine traumatische Traktionsamotio ist die Folge einer Glaskörperinkarzeration in der Wunde und von Blut im Glaskörpergel, das als Stimulus für eine fibroblastische Reaktion wirkt. Die Kontraktion der anterioren epiretinalen Membranen hat einen verkürzenden und einrollenden Effekt auf die periphere Netzhaut in der Region der Glaskörperbasis und führt schließlich zu einer vorderen Netzhautablösung.

Exsudative Netzhautablösung

Exsudative Netzhautablösungen sind viel seltener als rhegmatogene oder Traktionsamotiones. Sie sind die Folge subretinaler Erkrankungen, die das RPE schädigen und infolgedessen die Passage von Flüssigkeit aus der Chorioidea in den subretinalen Raum zulassen. Die korrekte Bezeichnung wäre deshalb „transsudative" Netzhautablösung.

Ursachen umfassen chorioidale Tumoren, Harada-Erkrankung, Scleritis posterior, panretinale Photokoagulation, bullöse zentrale seröse Retinopathie, uveales Effusionssyndrom und chorioidale Neovaskularisation.

Klinik der Netzhautablösung

Rhegmatogene Netzhautablösung

Symptome

Die klassischen Prodromalsymptome, die bei ungefähr 60% der Patienten mit einer Netzhautablösung angegeben werden, sind Blitze und Glaskörperschwebeteilchen infolge einer akuten Abhebung des hinteren Glaskörpers mit Kollaps. Nach einem variablen Zeitraum bemerkt der Patient einen peripheren Gesichtsfelddefekt, der bis zur Einbeziehung der zentralen Sehschärfe fortschreiten kann. Die verbliebenen 40% der Patienten haben keine Prodromalsymptome, ihr erstes Symptom ist ein schwarzer Schatten.

Photopsie ist eine Wahrnehmung, die als Lichtblitz imponiert. Bei Augen mit akuter Abhebung des hinteren Glaskörpers entsteht sie wahrscheinlich durch Traktion in Bereichen vitreoretinaler Adhäsion. Das Verschwinden der Photopsie ist entweder das Ergebnis einer Lösung der Adhäsion oder ein vollständiger Ausriß eines Netzhautstückchens (Deckel) im Bereich der Adhäsion. In Augen mit akuter Abhebung des hinteren Glaskörpers kann die Photopsie durch Augenbewegungen induziert werden und hat die Tendenz, bei herabgesetzter Beleuchtung ausgeprägter zu sein. Der Patient hat die Neigung, die Photopsie in das temporale periphere Gesichtsfeld zu projizieren und im Gegensatz zu Schwebeteilchen hat sie keinen Wert für die Seitenlokalisation.

Schwebeteilchen sind bewegte Glaskörpertrübungen, die wahrgenommen werden, wenn sie einen Schatten auf die Netzhaut werfen. Glaskörpertrübungen in Augen mit akuter Abhebung des hinteren Glaskörpers weisen 3 Formen auf:

1. **Eine solitäre, große, ringförmige Trübung,** die der abgelösten ringförmigen Verbindung mit dem Papillenrand entspricht (Martegiani-Ring).
2. **„Spinnweben"** durch die Kondensation von Kollagenfasern innerhalb der kollabierten Glaskörperrinde.
3. **Ein plötzlicher Schauer** winziger roter oder dunkler Punkte, der ein bedrohliches Symptom darstellt, da er meist eine Glaskörperblutung anzeigt, die durch den Einriß eines peripheren Blutgefäßes verursacht wird.

Ein *Gesichtsfelddefekt* entsteht durch die Ausbreitung von SRF hinter den Äquator und wird vom Patienten als schwarzer Vorhang wahrgenommen. Der Defekt ist gewöhnlich progressiv, wobei er bei einigen Patienten beim Aufwachen, wegen der spontanen Absorption der SRF während der Nacht, fehlen kann. Ein inferiorer Gesichtsfelddefekt wird vom Patienten meist früher wahrgenommen als ein oberer Defekt. Der Verlust der zentralen Sehschärfe kann die Folge einer Einbeziehung der Fovea durch die SRF sein oder seltener, der Obstruktion der Sehachse durch eine große bullöse Netzhautablösung bei einem Auge, dessen Fovea noch nicht beteiligt ist.

Befunde

Eine *akute Netzhautablösung* ist durch die folgenden Veränderungen charakterisiert.

1. Ein relativer afferenter Defekt der Pupillenreaktion ist vorhanden, wenn die Netzhautablösung ausgedehnt ist, unabhängig vom Typ.

2. Der intraokuläre Druck ist gewöhnlich ungefähr 5 mm Hg niedriger als beim Partnerauge.
3. Eine geringe Uveitis anterior ist sehr häufig. Gelegentlich kann die Entzündung so ausgeprägt sein, daß hintere Synechien entstehen.
4. Netzhautlöcher erscheinen als Diskontinuitäten der Netzhautoberfläche. Als Ergebnis des Kontrastes von sensorischer Netzhaut und Chorioidea sind sie gewöhnlich rot (Abb. 10.19). Bei Augen mit einer hypopigmentierten Chorioidea ist der Farbkontrast jedoch herabgesetzt und kleine Löcher können übersehen werden.
5. Die abgehobene Netzhaut hat eine konvexe Konfiguration und ein leicht opakes und faltiges Erscheinungsbild mit Verlust des darunterliegenden chorioidalen Musters (Abb. 10.20). Die retinalen Blutgefäße erscheinen dunkler als bei flacher Netzhaut, so daß der Farbkontrast von Venen und Arterien weniger deutlich ist. Die SRF reicht bis zur Ora

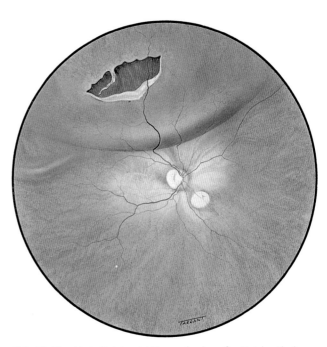

Abb. 10.**19**   Akute Netzhautablösung durch großes Netzhautloch

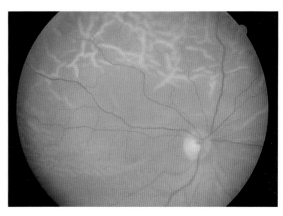

Abb. 10.**20**   Akute Netzhautablösung

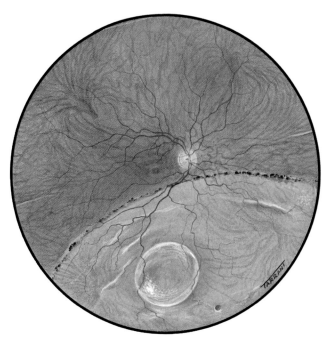

Abb. 10.**21** Lange bestehende inferiore Netzhautablösung mit einer „Hochwasserlinie" und dünner Retina mit sekundärer Zyste

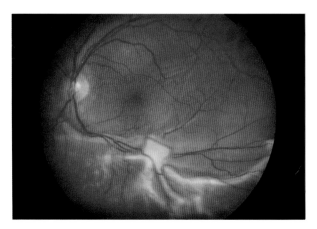

Abb. 10.**22** Netzhautablösung mit einer posterioren proliferativen Vitreoretinopathie, beschränkt auf einen Quadranten (Grad C-3)

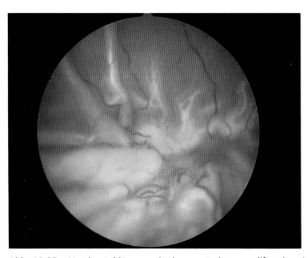

Abb. 10.**23** Netzhautablösung mit einer posterioren proliferativen Vitreoretinopathie aller Quadranten (Grad C-12)

serrata, mit Ausnahme des seltenen Falls einer Netzhautablösung durch ein Makulaloch, bei der die SRF initial auf den hinteren Pol begrenzt ist. Die abgehobene Netzhaut ist beweglich, so daß sie mit jeder Augenbewegung frei undulieren kann. Die Flüssigkeit wandert nicht. Bei einer Abhebung des hinteren Pols wird oft ein Pseudoforamen der Makula gesehen. Dies sollte nicht mit einem wirklichen Loch verwechselt werden, das in einem hoch myopen Auge oder nach einem stumpfen okulären Trauma eine Netzhautablösung verursachen kann.

6. **Glaskörperveränderungen** bestehen in einer Abhebung des hinteren Glaskörpers und „Tabakstaub" im vorderen Glaskörper. In einigen Fällen kann außerdem Blut vorhanden sein.

Solange keine Behandlung erfolgt, entwickelt sich die Mehrheit der Netzhautablösungen zu einer vollständigen Abhebung und hat eine sekundäre Katarakt, chronische Uveitis, Hypotonie und schließlich Phthisis bulbi zur Folge. Eine Minderheit der Netzhautablösungen wird durch Demarkationslinien begrenzt und bleibt stationär. Eine sehr kleine Minderheit legt sich spontan wieder an, insbesondere, wenn dem Patienten eine lange Bettruhe verordnet wird.

Eine *alte Netzhautablösung* ist durch folgende Veränderungen charakterisiert:

1. **Netzhautverdünnung,** die nicht mit einer Retinoschisis verwechselt werden sollte.
2. **Sekundäre intraretinale Zysten,** die zur Entwicklung 1 Jahr benötigen und nach einer erfolgreichen Wiederanlegung verschwinden.
3. **Subretinale Demarkations-(„Hochwasser"-)linien,** die sich an der Verbindung von anliegender und abgehobener Netzhaut nach 3 Monaten entwickeln. Obwohl sie Orte der verstärkten Adhäsion repräsentieren, limitieren sie nicht immer die Ausdehnung der SRF (Abb. 10.**21**). Die „Hochwasserlinien" sind initial pigmentiert und haben dann die Tendenz, ihr Pigment zu verlieren.

Proliferative Vitreoretinopathie

Die proliferative Vitreoretinopathie (PVR) wird durch die Proliferation von Membranen auf der inneren Netzhautoberfläche (epiretinale Membranen), auf der Rückfläche des abgehobenen Glaskörpers und gelegentlich auch auf der äußeren Netzhautoberfläche (subretinale Membranen) verursacht. Eine geringe PVR wird in ungefähr 5% aller Augen mit einer Netzhautablösung gefunden. Bei einigen Fällen verursacht die Kontraktion der fibrösen Komponente epiretinaler und manchmal subretinaler Membranen, eine tangentiale Traktion mit unterschiedlichen Distorsionsgraden der betroffenen Netzhaut. Eine schwere PVR ist zur Zeit die häufigste Ursache für das Versagen eines netzhautchirurgischen Eingriffs. Die Einteilung des PVR ist folgendermaßen:

1. **Grad A** ist charakterisiert durch eine diffuse Glaskörpertrübung und „Tabakstaub" bestehend aus pigmentierten Makrophagen innerhalb des Glaskörpers und der unteren Netzhaut.
2. **Grad B** ist charakterisiert durch Falten der inneren Netzhautoberfläche, gewundene Blutgefäße (Tortuositas), Netzhautsteifheit, herabgesetzte Mobilität des Glaskörpergels und eingerollte, unregelmäßige Lochränder.

3. Grad C ist charakterisiert durch rigide Netzhautfalten. Der Glaskörper ist ausgeprägt kondensiert und enthält Stränge. Die weitere Unterteilung erfolgt in anteriore (A) und posteriore (P) Formen, der Bulbusäquator bildet die Trennlinie zwischen beiden. Das Ausmaß der Proliferation in jedem Areal wird durch die Uhrzeiten der beteiligten Netzhaut ausgedrückt (1–12), wobei die Proliferationen nicht kontinuierlich sein müssen (Abb. 10.**22** u. 10.**23**). Die Grade C-P und C-A werden weiterhin folgendermaßen nach dem Kontraktionstyp unterteilt:

a) *Grad C-P:*
   (i) fokale Kontraktion mit Sternfalten hinter der Glaskörperbasis;
   (ii) diffuse Kontraktion mit konfluierenden Sternfalten;
   (iii) subretinale Kontraktion mit Proliferationen unter der Netzhaut;

b) *Grad C-A:*
   (i) subretinale Stränge;
   (ii) Kontraktion an der Zirkumferenz orientiert, entlang des hinteren Randes der Glaskörperbasis mit zentraler Verlagerung der Netzhaut;
   (iii) anteriore Verlagerung, bei der die Glaskörperbasis durch proliferierendes Gewebe nach vorn gezogen wird.

Traktionsamotio

Symptome

Photopsie und Schwebeteilchen fehlen meistens, da sich die vitreoretinale Traktion langsam entwickelt und nicht mit einer akuten Abhebung des hinteren Glaskörpers verbunden ist. Der Gesichtsfelddefekt schreitet gewöhnlich langsam fort und kann über Monate oder Jahre stationär bleiben.

Befunde

Netzhautlöcher fehlen, solange sich keine sekundäre rhegmatogene Komponente entwickelt. Die abgehobene Netzhaut hat eine konkave Konfiguration und ist immobil. Das Ausmaß der SRF ist geringer als bei einer rhegmatogenen Netzhautablösung und reicht selten bis zur Ora serrata. Die höchste Netzhautabhebung besteht an den Orten der vitreoretinalen Traktion. Sekundäre Netzhautzysten und Hochwassermarken fehlen, selbst bei lange bestehenden Fällen.

Exsudative Netzhautablösung

Symptome

Photopsie wird nicht angegeben, da keine vitreoretinale Traktion besteht. Schwebeteilchen sind dagegen infolge einer assoziierten Vitritis gelegentlich vorhanden. Der Gesichtsfelddefekt kann sich plötzlich entwickeln und rasch fortschreiten. Bei einigen Fällen mit Vogt-Koyanagi-Harada-Erkrankung sind beide Augen gleichzeitig betroffen.

Befunde

Netzhautlöcher fehlen. Die abgelöste Netzhaut hat eine konvexe Konfiguration und ist glatt und ohne Falten, im Gegensatz zur rhegmatogenen Netzhautablösung. Gelegentlich ist die Ansammlung der SRF so ausgeprägt, daß die Netzhaut an der Spaltlampe ohne die Zuhilfenahme eines Kontaktglases gesehen werden kann und eventuell sogar die Rückseite der Linse berührt. Das Kennzeichen der exsudativen Netzhautablösung ist die „wandernde Flüssigkeit", wobei die SRF der Schwerkraft folgt und das Netzhautgebiet ablöst, unter dem sie sich sammelt. Z. B. sammelt sich die SRF bei aufrechter Position unter der inferioren Netzhaut, aber nach der Einnahme einer liegenden Position flacht die inferiore Netzhaut ab und die SRF verlagert sich nach posterior und hebt die Makula und die obere Netzhaut ab.

▌Prophylaxe der rhegmatogenen Netzhautablösung

Prophylaxe von Netzhautlöchern

Allgemeine Prinzipien

Obwohl unter den entsprechenden Umständen die meisten Netzhautlöcher in der Lage sind, eine Netzhautablösung zu verursachen, sind einige gefährlicher als andere. Wichtige Kriterien, die bei der Patientenselektion für eine prophylaktische Therapie in die Überlegungen miteinbezogen werden sollten, sind folgende:

Art des Netzhautforamens: Ein Riß ist gefährlicher als ein Loch und ein großes Loch ist gefährlicher als ein kleines. Außerdem sind symptomatische Löcher gefährlicher als solche, die während einer Routineuntersuchung entdeckt werden. Pigment um ein Foramen zeigt sein langes Bestehen an. Ein pigmentiertes Foramen ist weniger gefährlich als ein akutes Loch.

Die *Lochlokalisation:* Superiore Foramina sind gefährlicher als inferiore, da die SRF infolge der Schwerkraft die Tendenz zur schnelleren Ausbreitung hat. Obere temporale Risse sind besonders gefährlich, da die Makula bei einer Netzhautablösung wahrscheinlich früh beteiligt wird. Äquatoriale Löcher sind gefährlicher als in der Nähe der Ora serrata gelegene.

Eine „*subklinische" Netzhautablösung* bezeichnet ein Loch mit einer kleinen Menge umgebender SRF. Da die SRF gewöhnlich vor dem Äquator lokalisiert ist, entsteht kein peripherer Gesichtsfelddefekt. Häufig werden „subklinische" Netzhautablösungen innerhalb kurzer Zeit „klinisch".

Myopie: Da myope Patienten gefährdeter sind, eine Netzhautablösung zu bekommen, sollte ein Loch in einem myopen Auge ernster genommen werden als eine identische Läsion in einem nicht myopen Auge.

Eine *positive Familienanamnese* ist wichtig und jede prädisponierende Veränderung sollte ernst genommen werden.

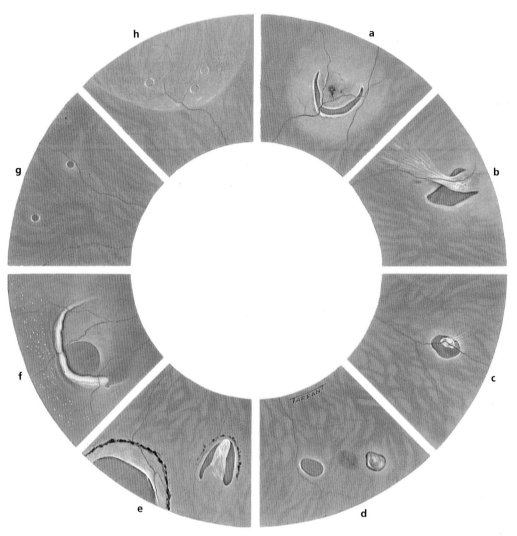

Abb. 10.**24a–h**   Verschiedene Formen von Netzhautlöchern in Relation zum Risiko einer Netzhautablösung (s. Text)

Systemische Erkrankungen, von denen bekannt ist, daß sie mit einem hohen Risiko einer Netzhautablösung verbunden sind: Marfan-Syndrom, Stickler-Syndrom und Ehlers-Danlos-Syndrom. Da eine Netzhautablösung bei diesen Patienten eine relativ schlechte Prognose hat, erfordert jede prädisponierende Läsion eine Prophylaxe.

Klinische Beispiele

Die folgenden klinischen Beispiele illustrieren die verschiedenen, soeben besprochenen Risikofaktoren (Abb. 10.**24**):

1. Ein großer hufeisenförmiger Riß in Verbindung mit einer „subklinischen" Netzhautablösung im oberen temporalen Quadranten (Abb. 10. **24a**) sollte ohne Verzögerung behandelt werden, da das Risiko, eine „klinische" Netzhautablösung zu entwickeln, sehr hoch ist. Wenn der Riß im oberen temporalen Quadranten lokalisiert ist, ist eine frühe Makulabeteiligung wahrscheinlich. Die Behandlung sollte in einer Kryotherapie in Kombination mit einer eindellenden Operation (z. B. Plombe) bestehen, da dies die höchste Erfolgsrate aufweist. Eine Argon-Laser-Photokoagulation allein ist weniger geeignet, da das Loch von SRF umgeben ist.

2. Ein großer hufeisenförmiger Riß im oberen temporalen Quadranten (Abb. 10.**24b**) in einem Auge mit symptomatischer akuter Abhebung des hinteren Glaskörpers sollte auch behandelt werden, da das Risiko, eine „klinische" Netzhautablösung zu entwickeln, hoch ist. Obwohl der Riß nicht mit einer „subklinischen" Netzhautablösung verbunden ist, ist er trotzdem gefährlich, da er groß ist, im oberen Quadranten lokalisiert und symptomatisch. Akute Risse wie dieser, bei einem Patienten mit Symptomen einer akuten hinteren Glaskörperabhebung, schreiten oft innerhalb weniger Tage oder Wochen zu einer „klinischen" Netzhautablösung fort, solange sie nicht prophylaktisch behandelt werden. Die Behandlung sollte in einer Kryotherapie in Kombination mit einer radiären Plombe bestehen, da weiterhin vitreoretinale Traktion auf den Deckel des Risses ausgeübt wird.

3. Ein Loch mit Deckel, das von einem freiliegenden Blutgefäß überbrückt wird (Abb. 10.**24c**), sollte behandelt werden, da die persistierende Traktion auf das überbrückende Blutgefäß eine rezidivierende Glaskörperblutung verursachen kann.

4. Ein Loch mit Deckel im unteren temporalen Quadranten (Abb. 10.**24d**), das bei einer Routineuntersuchung entdeckt wird, ist im Vergleich zu Abb. 10.**24c** viel sicherer, da die vitreoretinale Traktion nicht mehr besteht. Eine Prophylaxe ist infolgedessen nicht erforderlich, solange keine anderen Risikofaktoren vorhanden sind.

5. Ein zufällig entdeckter, inferiorer hufeisenförmiger Riß und eine Dialyse, die von Pigment umgeben sind (Abb. 10.24e): da diese Löcher seit langer Zeit bestehen, ist das Risiko, eine Netzhautablösung zu bekommen, gering. Eine Pigmentierung um einen großen hufeisenförmigen Riß ist jedoch nicht immer eine Garantie gegen eine Progression, insbesondere, wenn andere Risikofaktoren bestehen.

6. Eine erworbene Retinoschisis mit Löchern in beiden Schichten (Abb. 10.24f) erfordert keine Therapie, solange nicht das Partnerauge eine Netzhautablösung infolge einer erworbenen Retinoschisis erlitten hat. Obwohl diese Veränderung einen durchgreifenden Defekt der sensorischen Netzhaut repräsentiert, ist die Flüssigkeit innerhalb der Schisishöhle gewöhnlich viskös und gelangt selten in den subretinalen Raum.

7. Zwei kleine asymptomatische Rundlöcher in der Nähe der Ora serrata (Abb. 10.24g) erfordern keine Therapie, da das Risiko, eine Netzhautablösung zu bekommen, sehr gering ist und die Löcher wahrscheinlich innerhalb der Glaskörperbasis lokalisiert sind. Ungefähr 5% der Allgemeinbevölkerung weisen gleichartige Veränderungen auf.

8. Kleine innere Foramina bei einer erworbenen Retinoschisis (Abb. 10.24h) sind harmlos, da keine Kommunikation zwischen Glaskörperraum und subretinalem Raum besteht.

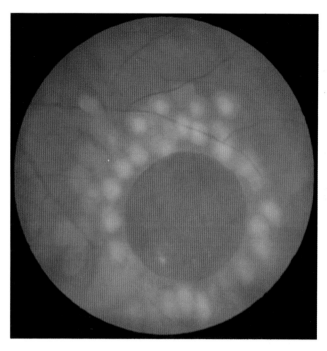

Abb. 10.**25** Großes Rundloch der Netzhaut, von Laserherden umgeben

Prophylaxe prädisponierender peripherer Netzhautdegenerationen

Gitter und Schneckenspurdegeneration ohne assoziierte Netzhautlöcher erfordern solange keine prophylaktische Therapie, bis sie mit einem oder mehreren der folgenden Risikofaktoren assoziiert sind:

1. Netzhautablösung des Partnerauges.
2. Hohe Myopie, insbesondere, wenn ausgedehnte Gitter bestehen.
3. Eine klare Familienanamnese von Netzhautablösungen.
4. Systemische Erkrankungen wie Marfan-Syndrom, Stickler-Syndrom oder Ehlers-Danlos-Syndrom.

„Weiß ohne Druck" wird nicht prophylaktisch behandelt, solange das Partnerauge keinen spontanen Riesenriß aufweist. Alle Partneraugen von Patienten mit Riesenrissen sollten jedoch prophylaktisch therapiert werden, unabhängig vom Vorhandensein von „Weiß ohne Druck".

Behandlungsmodalitäten

Die Mehrzahl der Veränderungen kann ausreichend mit Kryotherapie oder Laserphotokoagulation behandelt werden. In den meisten Fällen hängt die Art der Therapie von der Präferenz und Erfahrung des Chirurgen ab und der Verfügbarkeit der Instrumente. Folgende Gesichtspunkte sind zu berücksichtigen:

1. Äquatoriale Läsionen können entweder mit Photokoagulation (Abb. 10.**25**) oder Kryotherapie behandelt werden.
2. Postäquatoriale Veränderungen können nur mit Photokoagulation therapiert werden (Abb. 10.**26a** u. **b**), solange nicht die Bindehaut inzidiert wird.

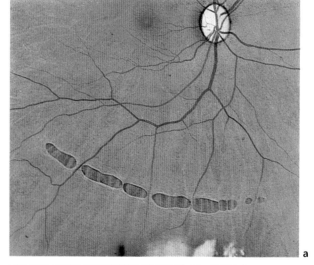

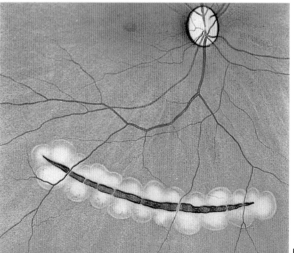

Abb. 10.**26a** u. **b** **a** Reihe posteriorer Netzhautlöcher vor der Behandlung, **b** Nach prophylaktischer Photokoagulation

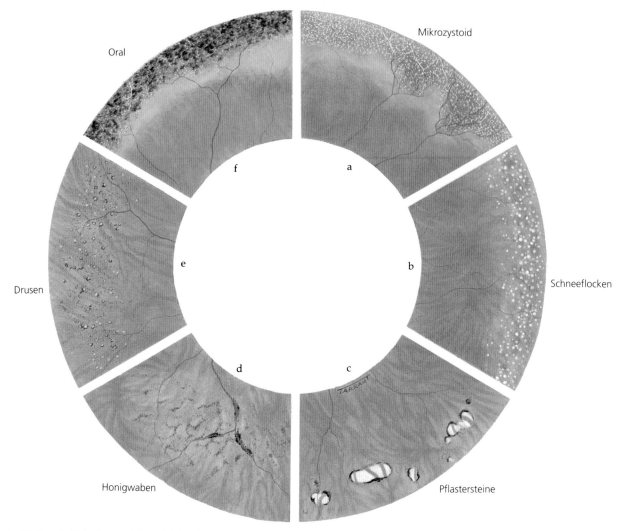

Abb. 10.**27a–f**   Gutartige periphere Netzhautdegenerationen

3. Periphere Läsionen in der Nähe der Ora serrata können nur mit Kryotherapie ausreichend behandelt werden, da es wichtig ist, die Basis eines Hufeisenrisses zu therapieren.
4. Augen mit trüben Medien sind viel leichter mit Kryotherapie zu behandeln.
5. Augen mit kleinen Pupillen sind leichter mit Kryotherapie zu therapieren.

Gutartige periphere Netzhautdegenerationen

Für den Kliniker ist es sehr wichtig, gutartige periphere Netzhautdegenerationen zu erkennen (Abb. 10.**27a–f**), um eine unnötige prophylaktische Therapie zu vermeiden.

Eine *mikrozystoide Degeneration* besteht aus winzigen, oft rötlich gefärbten Vesikeln mit unscharfen Rändern auf einem grauweißen Hintergrund. Sie läßt die Netzhaut verdickt und weniger transparent erscheinen. Die Veränderung beginnt in direkter Nachbarschaft der Ora serrata und dehnt sich posterior und entlang der Zirkumferenz mit glattem, wellenförmigem, hinterem Rand aus. Sie ist in jedem Erwachsenenauge vorhanden. Das Ausmaß nimmt mit dem Alter zu und ist selbst nicht kausal mit einer Netzhautablösung verknüpft,

kann allerdings die Ursache einer erworbenen Retinoschisis sein.

Schneeflocken sind winzige, glitzernde, gelbweiße Punkte, die häufig diffus über die Fundusperipherie verteilt sind. Gelegentlich können umschriebenere Areale mit „Schneeflocken" in der Nähe des Äquators gesehen werden. Gebiete, die ausschließlich aus „Schneeflocken" zusammengesetzt sind, führen höchst wahrscheinlich nicht zur Ausbildung von Netzhautlöchern und erfordern keine Behandlung. Diese Veränderungen sind allerdings von erheblicher klinischer Bedeutung, da sie oft mit vitereoretinalen Degenerationen assoziiert sind, wie Gitter und Schneckenspurendegeneration und erworbener Retinoschisis.

Pflastersteindegenerationen bestehen aus diskreten gelbweißen Arealen chorioretinaler Verdünnung, die in einem gewissen Ausmaß in 25% der normalen Augen vorhanden sind.

Eine *(retikuläre) Honigwabendegeneration* ist eine altersabhängige Veränderung, die durch ein feines Netzwerk perivaskulärer Hyperpigmentierung charakterisiert ist.

Drusen sind kleine Ansammlungen blasser Läsionen, die häufig einen pigmentierten Rand aufweisen. Sie gleichen Drusen am hinteren Pol.

Eine *Orapigmentdegeneration* ist ebenfalls eine altersabhängige Veränderung, die aus einem hyperpigmentierten Band entlang der Ora serrata besteht.

Chirurgie der Netzhautablösung

Chirurgische Prinzipien

Operative Skleraeindellung

Die Skleraeindellung ist ein chirurgisches Verfahren, bei dem eine Vorbuckelung der Sklera nach innen herbeigeführt wird. Ein geeignetes Eindellungsmaterial wird direkt auf die Sklera genäht, um einen „Wall" zu erzeugen. Die beiden Ziele der Skleraeindellung sind der Verschluß von Netzhautlöchern durch die Annäherung von RPE und sensorischer Netzhaut und die Beseitigung der vitreoretinalen Traktion.

Folgende Eindellungsmaterialien werden eingesetzt:

1. Eine radiäre Plombe wird im rechten Winkel zum Limbus plaziert.
2. Limbusparallele Plomben werden benutzt, um segmentale Plombenwälle zu erhalten.
3. Eine Cerclage wird zirkulär um die gesamte Bulbuszirkumferenz gelegt, um einen 360-Grad-Wall zu erzeugen.
4. Weiche Silikonschaumstoffplomben (Silastic) stehen rund mit Durchmessern von 3 mm, 4 mm und 5 mm oder oval (3,5 × 5,5 und 5,5 × 7,5 mm) zur Verfügung. Sie können sowohl für radiäre Plomben als auch für limbusparallele Buckelungen verwendet werden.
5. Harte Silikonbänder werden bei 360-Grad-Eindellungen eingesetzt.
6. Harte Silikonreifen können zur lokalen Eindellung oder als Ergänzung einer zirkulären Zerklage angewendet werden.

Indikationen für radiäre Plomben sind folgende:

1. Große Hufeisenrisse, insbesondere, wenn ein „Fischmaul" verhindert werden soll.
2. Posteriore Löcher, da Nähte leichter anzubringen sind.

Indikationen für segmentale limbusparallele Plomben sind folgende:

1. Multiple Löcher in 1 oder 2 Quadranten und/oder unterschiedliche Abstände von der Ora serrata.
2. Anteriore Löcher.
3. Breite Löcher, wie Dialysen.

Indikationen für eine Cerclage sind folgende:

1. Löcher in 3 oder mehr Quadranten.
2. Gitter über 3 oder mehr Quadranten.
3. Ausgedehnte Netzhautablösung ohne erkennbare Löcher, insbesondere bei Augen mit trüben Medien, bei denen ein breites Band benutzt wird, als Versuch, die Löcher vor dem Äquator zu verschließen.
4. Geringe PVR Grad C, um einen permanenten 360-Grad-Wall zu erzeugen und damit den Durchmesser des Bulbus am Äquator zu reduzieren.
5. Versagen lokaler Verfahren, bei denen die Ursache für das Versagen nicht klar ist.

Drainage subretinaler Flüssigkeit

Indikationen für die Drainage von SRF (Abb. 10.28) sind folgende:

1. **Schwierigkeiten, die Netzhautlöcher zu lokalisieren,** insbesondere, wenn ein Foramen relativ posterior und in einer hoch bullösen Netzhautablösung liegt. In diesen Fällen wird die Netzhautabhebung zunächst durch die Drainage der SRF in ihrer Höhe reduziert. Anschließend werden die Löcher mit Kryotherapie behandelt. Dies wird als D-LKE-Technik bezeichnet und später beschrieben.

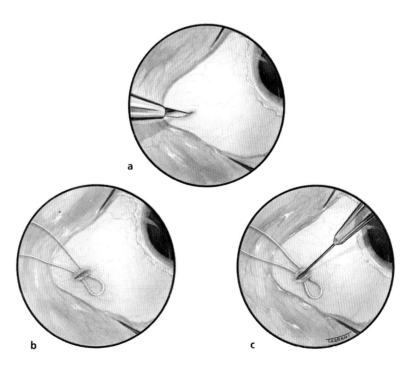

Abb. 10.**28a–c** Technik der Drainage subretinaler Flüssigkeit (s. Text)

2. Immobile Netzhaut ist eine Indikation für eine Drainage, da ein Verfahren ohne Drainage nur erfolgreich ist, wenn die Netzhaut so beweglich ist, daß sie sich während der postoperativen Zeit an den Wall anlegen kann. Wenn sie bei einer PVR relativ immobil ist, ist ein hoher Wall erforderlich, um das Loch zu verschließen. Dies kann nur erreicht werden, wenn das Auge vorher durch Drainage der SRF weicher gemacht worden ist.

3. Netzhautablösungen in Verbindung mit inferioren äquatorialen Rissen sollten besser drainiert werden, denn, wann immer der Patient nach der Operation eine aufrechte Position einnimmt, folgt jegliche restliche SRF der Schwerkraft nach unten und kann das Loch wieder öffnen. Die meisten Dialysen können jedoch ohne Drainage geschlossen werden.

4. Augen, bei denen ein erhöhter intraokulärer Druck schaden könnte, müssen drainiert werden. Hauptsächlich unter den folgenden Umständen ist dies der Fall:

a) Augen mit fortgeschrittenem, glaukomatösen Gesichtsfeldverlust.

b) Augen mit dünner Sklera, da die Nähte durchschneiden können, wenn sie über dem eindellenden Material angezogen werden.

c) Augen, bei denen vor kurzem eine Kataraktextraktion durchgeführt worden ist, da die Naht bei erhöhtem intraokulärem Druck aufgehen kann.

Komplikationen der Drainage der SRF umfassen folgende:

1. Chorioidale Blutung.
2. Iatrogene Lochbildung.
3. Netzhautinkarzeration.
4. Glaskörperprolaps.
5. Schädigung der posterioren Ziliararterien und -nerven.
6. Postoperative bakterielle Endophthalmitis.

Obwohl die Unterlassung der Drainage der SRF diese Komplikationen vermeidet, ist es wichtig, zu betonen, daß die Drainage den sofortigen Kontakt von sensorischer Netzhaut und RPE herstellt und die Fovea abflacht. Wenn der Kontakt mehr als 5 Tage verzögert wird, entwickelt sich keine zufriedenstellende Adhäsion um das Netzhautloch, da die „Klebrigkeit" des RPE nicht mehr gegeben ist. Die Folge kann eine nicht anliegende Retina oder bei einigen Fällen, die erneute Öffnung des Foramens während der postoperativen Periode sein.

Intravitreale Injektionen

Die Substanzen, die zur Injektion in den Glaskörperraum eingesetzt werden, sind Luft, Kochsalzlösung, expandierende Gase, Silikonöl und Perfluorokarbone.

Eine *Luftinjektion* kann unter den folgenden Umständen hilfreich sein:

1. Exzessive Hypotonie nach der Drainage der SRF ist die häufigste Indikation.

2. Ein „Fischmaul" eines großen Netzhautrisses kann zum Therapieversagen führen, solange der Riß nicht intern mit einer Luftblase (Tamponade) verschlossen wird.

3. Radiale Netzhautfalten können durch Luft abgeflacht werden.

4. Posteriore Löcher, insbesondere wenn sie groß sind, können Luft zur Tamponade benötigen.

Die Absorption der Luft beginnt sofort und mit dem 5. postoperativen Tag ist sie gewöhnlich vollständig. Eine Mischung aus 70% Luft und 30% Schwefel-Hexafluorid (SF6) hält zweimal solange wie Luft allein. Dies liegt daran, daß die SF6-Komponente der Blase Stickstoff aufnimmt und expandiert, wenn die Luft absorbiert wird. Andere expandierende Gase wie Perfluoroäthylen (C2F6) und Perfluoropropan (C3F8), die viel längere Zeit zur Absorption benötigen, können in ausgewählten Fällen ebenfalls eingesetzt werden:

Kochsalzinjektionen können unter den folgenden Umständen eingesetzt werden:

1. Hypotonie: Kochsalzlösung beeinträchtigt den Einblick auf den Fundus nicht, wie es durch kleine Luftblasen geschehen kann. Es ist besonders geeignet, die genaue Lokalisation der Löcher in Augen mit bullösen Netzhautablösungen zu ermöglichen, nachdem SRF früh drainiert worden ist.

2. Radiale Falten können mit einer Injektion balancierter Kochsalzlösung abgeflacht werden, aber der Einsatz bei „Fischmaul"-Rissen sollte nicht erfolgen, da sie durch den Riß in den subretinalen Raum gelangen und die Netzhaut anheben könnte.

Silikonölinjektionen können unter den folgenden Umständen eingesetzt werden:

1. Schwere PVR, bei der das hochvisköse Silikonöl die immobile Retina gegen das RPE drückt.

2. Bestimmte Riesenrisse, da die postoperative Re-Amotio wegen einer PVR sehr häufig ist. Der Einsatz von Silikonöl als primäres Verfahren in Kombination mit einer Vitrektomie hat die Langzeitergebnisse erheblich verbessert.

Perfluorokarbone sind klare, schwere Flüssigkeiten mit einem spezifischen Gewicht, das annähernd zweimal demjenigen des Wassers entspricht. Ihre geringe Viskosität erlaubt eine leichte Injektion und Entfernung, so daß sie bei ausgewählten Netzhautablösungen als intraoperatives Hilfsmittel eingesetzt werden können.

Pneumatische Retinopexie

Die pneumatische Retinopexie setzt eine intravitreale Gasblase zum Verschluß des Netzhautloches und zur Wiederanlegung der Netzhaut ohne Zuhilfenahme einer skleralen Eindellung ein. Die am häufigsten angewendeten Gase sind Schwefel-Hexafluorid (SF6) und Perfluoropropan (C3F8). Das Verfahren kann zur Behandlung von Netzhautablösungen in den oberen ²/₃ des Fundus eingesetzt werden. Die Operation wird gewöhnlich in Lokalanästhesie durchgeführt und besteht aus den folgenden Schritten:

1. Therapie des Netzhautforamens durch Kryotherapie (Abb. 10.**29a**).
2. Injektion einer Gasblase (Abb. 10.**29b**).
3. Patientenlagerung derart, daß die Blase das Loch verschließt (Abb. 10.**29c u. d**).

Pars-plana-Vitrektomie

Die Pars-plana-Vitrektomie ist ein intraokuläres mikrochirurgisches Verfahren, bei dem über sehr kleine Inzisionen in der Pars plana Instrumente in den Glaskörperraum eingeführt werden (Abb. 10.**30**).

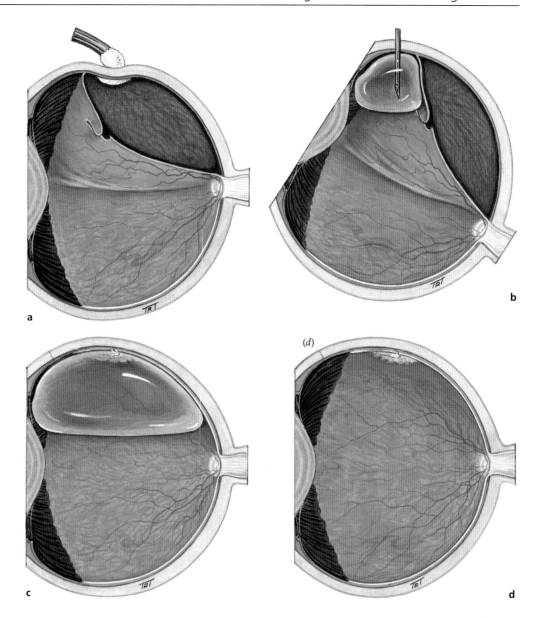

Abb. 10.**29a–d** Technik der pneumatischen Retinopexie (s. Text)

Indikationen für eine Pars-plana-Vitrektomie sind die folgenden:

1. **Traktionsamotiones,** welche die Fovea einbeziehen oder bedrohen (s. Abb. 11.**28a**).
2. **Ausgewählte rhegmatogene Netzhautablösungen,** bei denen das verursachende Loch nicht mit konventionellen Methoden verschlossen werden kann. Dies kann unter den folgenden Umständen eintreten:
   a) Sehr große Löcher (einschließlich Riesenrisse).
   b) Sehr weit posterior gelegene Löcher (einschließlich Makulalöcher).
   c) Schwere PVR.

Recht oft wird die Vitrektomie mit den folgenden intraokulären Manipulationen kombiniert:

1. Entfernung epiretinaler Membranen durch Peeling (Abschälen), Segmentierung (vertikales Schneiden) (Abb. 10.**31**) oder Delamination (horizontales Schneiden) (Abb. 10.**32**).

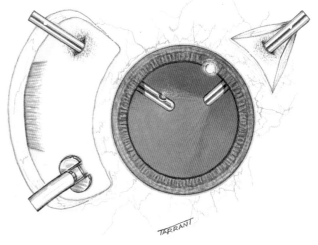

Abb. 10.**30** Prinzip der Pars-plana-Vitrektomie (rechtes Auge). Infusionskanüle bei 8 Uhr, Vitrektom bei 11 Uhr und fiberoptische Endoillumination bei 1 Uhr

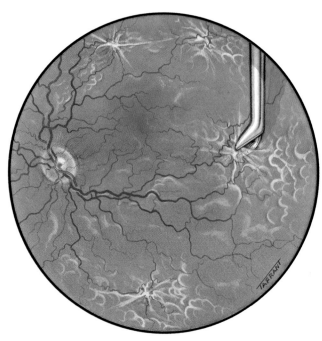

Abb. 10.**31** Segmentation (vertikales Schneiden) epiretinaler Membranen bei schwerer proliferativer Vitrektomie

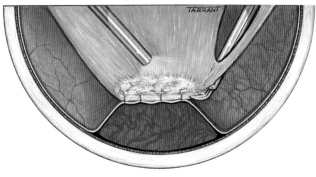

Abb. 10.**32** Delamination (horizontales Schneiden) einer fibrovaskulären epiretinalen Membran bei Traktionsamotio

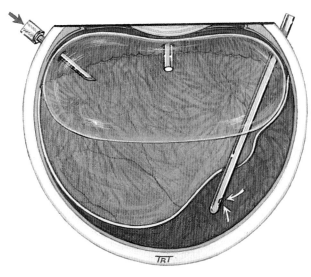

Abb. 10.**33** Technik der Endodrainage subretinaler Flüssigkeit

2. Endodrainage von SRF und interner Gas-/Flüssigkeitsaustausch (Abb. 10.**33**).
3. Intraokuläre bipolare Diathermie, Endophotokoagulation (s. Abb. 11.**28 a**) und geplante Retinotomie.

Chirurgische Technik

Lokale Eindellung

Konventionelle Technik

1. Konjunktiva und Tenon-Kapsel werden in der Nähe des Limbus inzidiert (Peritomie) (Abb. 10.**34 a** u. **b**) und die Sklera mit einem Zelluloseschwamm von episkleralem Gewebe befreit.
2. Ein Schielhaken wird unter einen geraden Augenmuskel geschoben (Abb. 10.**34 c**) und eine Zügelnaht aus 4/0 Seide unter die Sehne geführt (Abb. 10.**34 d**).
3. Mit einer skleralen 5/0 Dacron-Naht wird der Ort gekennzeichnet, der mit dem Netzhautloch korrespondiert. Das abgeschnittene Ende der Naht wird mit einer gebogenen Mosquito-Pinzette in der Nähe des Knotens gefaßt (Abb. 10.**34 e**).
4. Während der Beobachtung mit dem indirekten Ophthalmoskop wird die Sklera mit der Pinzette eingedellt. Sollte die Eindellung nicht mit dem Foramen übereinstimmen, wird der Vorgang wiederholt, bis das Loch genau lokalisiert ist.
5. Das Netzhautforamen, zusammen mit jeglicher prädisponierender Veränderung auf abgehobener und anliegender Netzhaut, wird mit Kryotherapie behandelt (Abb. 10.**34 f**).
6. Eine Plombe geeigneter Größe wird ausgewählt und Matratzennähte zur Fixierung der Plombe werden vorgelegt (Abb. 10.**35 a** u. **b**).
7. Die Plombe wird unter die Nähte eingeführt und durch einfaches Knoten provisorisch fixiert (Abb. 10.**35 c**). Die Position des Walls in Relation zum Foramen wird überprüft.
8. Falls erforderlich, wird SRF drainiert. Es gibt viele verschiedene Möglichkeiten der Drainage, eine Methode ist folgende (s. Abb. 10.**28 a–c**).
   a) Es erfolgt eine 3 mm Sklerotomie bis zur Chorioidea.
   b) Eine 5/0 Dacron-Naht wird durch die Schnittränder gelegt.
   c) Die Chorioidea wird mit einer 25er-Nadel vorsichtig perforiert und SRF abgelassen.
9. Die korrekte Position des Walls am Fundus wird überprüft.
10. Der bislang provisorische Knoten wird endgültig geknüpft; die Ränder der Plombe werden gekürzt (Abb. 10.**35 d**).
11. Falls erforderlich, erfolgt eine intravitreale Injektion (Abb. 10.**35 e**).
12. Die Bindehaut wird verschlossen (Abb. 10.**35 f**).

D-LKE-Technik

In Augen mit bullöser oberer Netzhautablösung kann es sehr schwierig sein, das Netzhautforamen und die Position des eindellenden Materials vor der Drainage der SRF genau zu lokalisieren. Dieses Problem kann durch den Einsatz der D-LKE-Technik beseitigt werden, bei der die SRF zuerst drainiert (D) wird. Es folgen eine Luft-(L)Injektion in den Glaskörper-

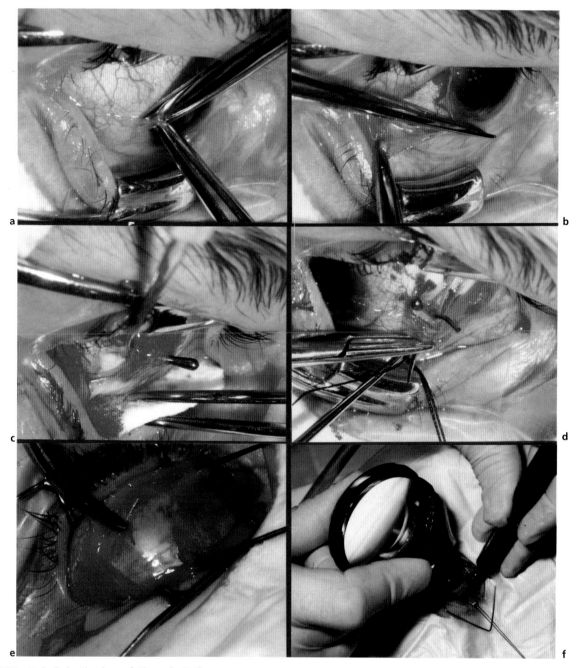

Abb. 10.**34** Technik der Plombenaufnähung (s. Text)

raum, Kryotherapie (K) und die Aufnähung von eindellendem Material (E).

Cerclage

Die initialen Schritte sind genau die gleichen wie bei einer Plombenoperation mit Ausnahme der Peritomie, die 360 Grad beträgt und der Exposition aller 4 geraden Augenmuskeln.

1. Das Ende des Cerclagebändchens (gewöhnlich Nr. 40) wird mit einer gebogenen Mosquito-Pinzette gefaßt und unter die 4 geraden Augenmuskeln geführt (Abb. 10.**36a**).

2. Die beiden Enden des Bändchens werden mit einer Watzke-Hülse, einer Tantalumklemme oder einem Webleinsteg gesichert (Abb. 10.**36b**).

3. Das Bändchen wird solange durch Zug an den beiden Enden festgezogen, bis es genau der Ora serrata anliegt (Abb. 10.**36c**).

4. Das Cerclagebändchen wird nach posterior geführt (ungefähr 4 mm) und in jedem Quadranten mit einer kurzen Haltenaht gesichert (Abb. 10.**36d**).

5. Netzhautlöcher werden mit Kryotherapie behandelt und, falls erforderlich, SRF drainiert.

6. Das Bändchen wird gestrafft und die Bindehaut zugenäht.

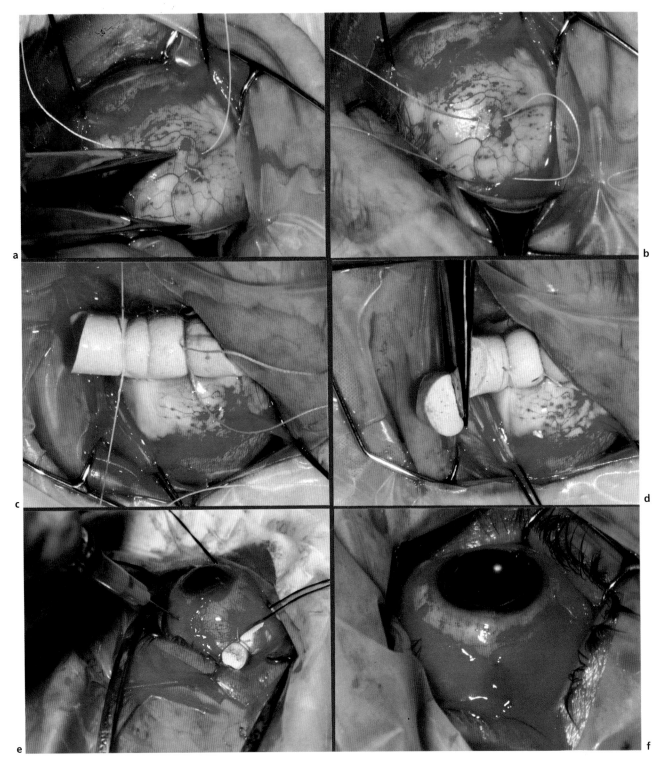

Abb. 10.**35 a−f**   Technik der Plombenaufnähung (s. Text)

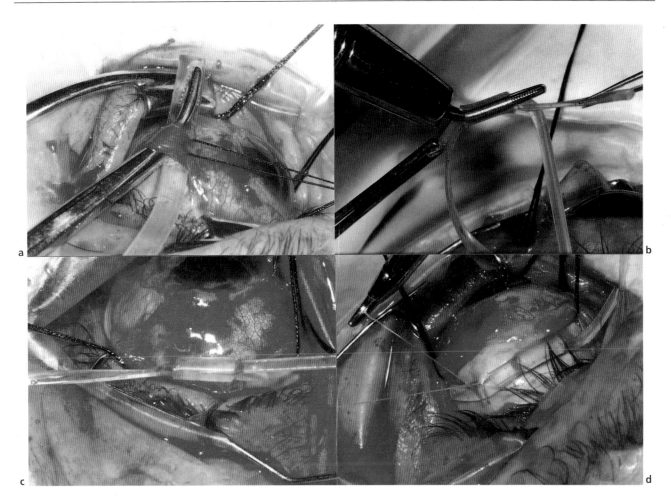

Abb. 10.**36 a–f**   Technik der Cerclage (s. Text)

Klinische Beispiele

Die folgenden Beispiele verdeutlichen die soeben dargestellten wichtigsten Aspekte der Behandlung.

Therapie einer akuten Netzhautablösung

Es besteht eine umschriebene Netzhautablösung rechts oben temporal durch einen Hufeisenriß (Abb. 10.37a). Die Sehschärfeprognose ist gut, da die Makula nicht beteiligt ist. Der Patient sollte sofort aufgenommen und flach gelagert werden und sobald als möglich operiert, da die Makula wegen der Lokalisation im oberen temporalen Quadranten sehr gefährdet ist.

Das *chirurgische Vorgehen* ist folgendermaßen:

1. Peritomie von 8.30 bis 12.30 Uhr zur Exposition des lateralen und superioren geraden Augenmuskels.
2. Die meisten Hufeisenrisse können mit einer 5-mm-Plombe verschlossen werden (Abb. 10.37b). Die Nähte sollten ungefähr 8 mm auseinander liegen, um eine ausreichende Wallhöhe zu erhalten. Der Wall sollte radiär plaziert werden, um ein „Fischmaul" zu verhindern. Abb. 10. 37c zeigt den fehlenden Verschluß des Risses, da der Wall zu klein ist. Eine genaue Position der Plombe ist in diesem Fall unbedingt erforderlich. Abb. 10.37d zeigt den fehlenden Verschluß des Risses durch eine falsche Plombenposition.

3. Eine Drainage der SRF ist nicht erforderlich, da die Netzhaut frei beweglich ist, der Riß ohne Schwierigkeiten dem RPE angenähert werden kann, die Netzhautablösung akut ist und die SRF wäßrig.

Therapie einer lange bestehenden Netzhautablösung

Es liegt rechts eine ausgedehnte Netzhautablösung mit Makulabeteiligung vor, die mit einem Hufeisenriß im oberen temporalen Quadranten assoziiert ist und 2 kleinen Rundlöchern im unteren temporalen Quadranten (Abb. 10. **38 a**). Eine partielle Demarkationslinie ist an der Verbindung von abgehobener und anliegender Netzhaut vorhanden. Inferior ist eine sekundäre intraretinale Zyste zu sehen. Die Prognose für die zentrale Sehschärfe ist schlecht, da die Fovea seit mindestens 12 Monaten abgehoben ist. Bettruhe ist nicht erforderlich, weil die Makula seit mehreren Monaten abgehoben ist und die Netzhautablösung nicht bullös. Der chirurgische Eingriff kann zu einem für Patient und Chirurg geeigneten Zeitpunkt erfolgen.

Das *chirurgische Vorgehen* ist folgendermaßen:

1. Peritomie von 5.30–12.30, um die oberen, seitlichen und unteren geraden Augenmuskeln zu exponieren.
2. Der Hufeisenriß kann mit einer radiären 5 mm breiten Plombe verschlossen werden und die beiden Löcher mit einer 4 mm breiten zirkumferentiellen Schaumstoffplombe

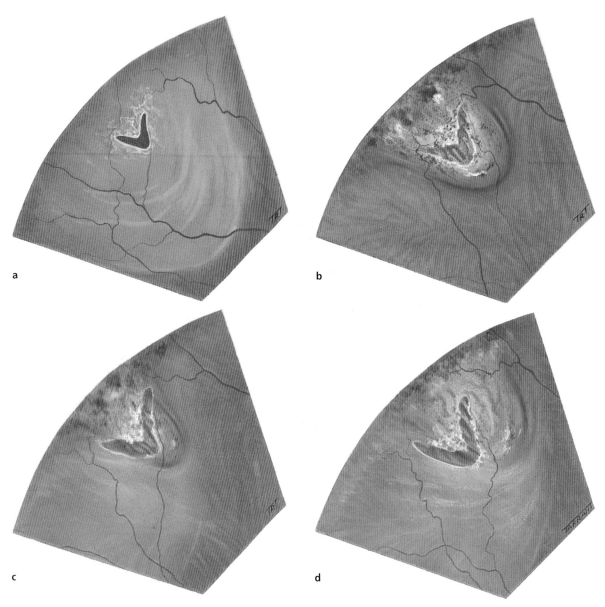

Abb. 10.37a–d Behandlung einer akuten oberen temporalen Netzhautablösung durch einen Hufeisenriß und Ursachen für ein Therapieversagen (s. Text)

(Abb. 10.**38 b**). Alternativ können alle Löcher mit einer langen, 4 mm breiten limbusparallelen Schaumstoffplombe von 7–10.30 Uhr verschlossen werden (Abb. 10.**38 c**).

Therapie einer durch eine geringe PVR komplizierten Netzhautablösung

Es besteht rechts eine vollständige Netzhautablösung, mit Löchern und Gitterdegenerationen in 3 verschiedenen Quadranten (Abb. 10.**39 a**). Sternfalten sind in 2 Quadranten der abgelösten Netzhaut zu finden. Die Prognose für die zentrale Sehschärfe ist schlecht, da die Makula beteiligt ist und die vorhandene PVR die Chancen für eine Wiederanlegung reduziert.

Das *chirurgische Vorgehen* ist folgendermaßen:

1. Peritomie über 360 Grad zur Exposition aller 4 geraden Augenmuskeln.

2. Eine Cerclage sollte angelegt werden (Abb. 10.**39 b**), da die Netzhautlöcher und Gitterdegenerationen in 3 Quadranten der abgehobenen Netzhaut liegen. Ein permanenter Wall ist wünschenswert, da außerdem eine PVR Grad C vorhanden ist.

3. Eine Drainage der SRF ist zum Verschluß der Löcher erforderlich, da die Netzhaut nicht frei beweglich ist.

Ursachen für ein Therapieversagen

Frühes Therapieversagen

Ein offenes Netzhautforamen ist mit Abstand der häufigste Grund für eine ausbleibende Wiederanlegung der Netzhaut. Es ist wichtig, zu wissen, daß ungefähr 50% aller Netzhautablösungen mit mehr als einem Foramen assoziiert sind. Bei der

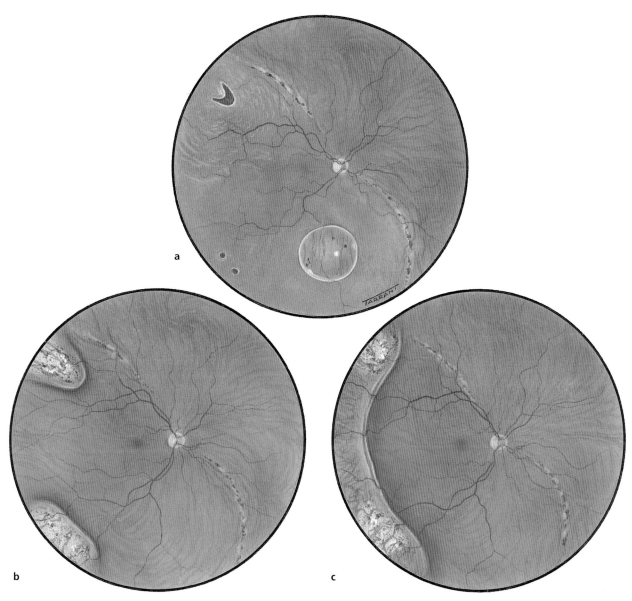

Abb. 10.**38a–c**   Behandlung einer lange bestehenden Netzhautablösung (s. Text)

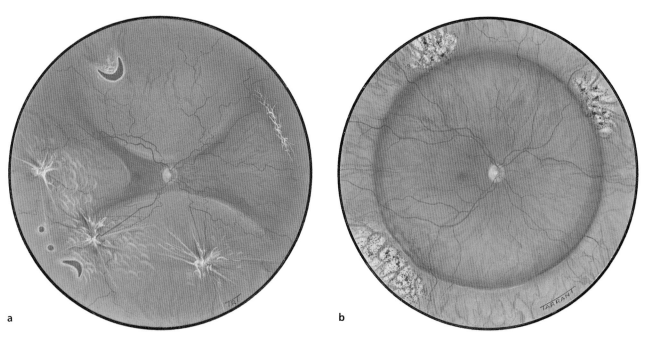

Abb. 10.**39a u. b**   Behandlung einer Netzhautablösung mit einer geringen proliferativen Vitreoretinopathie (s. Text)

großen Mehrheit der Fälle sind die Löcher innerhalb von 90 Grad lokalisiert. In Augen mit trüben Medien oder intraokulären Kunstlinsen kann der Einblick auf die Peripherie sehr erschwert sein. Es kann unmöglich sein, die Foramina zu entdecken. Als letzte Möglichkeit sollte auch an ein Makulaloch gedacht werden, wenn kein peripheres Foramen auffindbar ist. Andere Gründe für ein frühes Versagen sind folgende:

1. **Ein unzureichender Wall,** der durch inadäquate Größe (s. Abb. 10.37 c), inkorrekte Position (s. Abb. 10.37 d) oder inadäquate Höhe bedingt sein kann.

2. **Ein „Fischmaul"** kann, muß aber nicht, mit einer kommunizierenden, radialen Falte verbunden sein. In einigen Fällen kann der Riß durch die Applikation einer intensiven Photokoagulation, der um den Riß liegenden Retina und der damit verbundenen Schwellung verschlossen werden. Sollte dies erfolglos sein, ist eine Re-Operation erforderlich, um das eindellende Material richtig zu positionieren und gegebenenfalls Luft in den Glaskörperraum zu injizieren.

3. **Übersehene iatrogene Löcher:** Eine Re-Operation ist zum Verschluß des Foramens erforderlich.

Spätes Therapieversagen

Spätes Therapieversagen ist definiert als eine initiale Wiederanlegung der Netzhaut und spätere erneute Abhebung, nachdem der Patient nach Hause entlassen worden ist.

Die *proliferative Vitreoretinopathie (PVR)* ist die häufigste Ursache. Die Inzidenz der PVR beträgt 8% nach der 1. Operation, 12% nach der 2. und 18% nach der 3. Der Beginn liegt typischerweise zwischen der 4. und 6. postoperativen Woche. Nach einer initialen Periode mit Visusverbesserung, im Anschluß an eine erfolgreiche Wiederanlegung, berichtet der Patient über einen plötzlichen und progressiven Sehverlust, der sich innerhalb von wenigen Stunden ereignen kann.

Die *Wiederöffnung eines Netzhautloches* ist die Folge einer unzureichenden chorioretinalen Reaktion oder eines späten Versagens der Eindellung.

1. **Unzureichende chorioretinale Reaktion:** Kleine Rundlöcher sind postoperativ in der Regel dicht, selbst, wenn sie nicht ausreichend mit Kryoptherapie behandelt worden sind, vorausgesetzt, sie liegen auf dem Wall. Hufeisenrisse mittlerer bis großer Ausdehnung können, wenn sie nicht mit Kryoherden umstellt werden, undicht sein. Selbst wenn sie initial durch den Wall verschlossen worden sind. Die Begründung liegt in einer fortbestehenden Traktion am Deckel des Risses, welche die sensorische Netzhaut vom RPE wegziehen kann und damit eine erneute Ansammlung der SRF ermöglicht.

2. **Ein spätes Versagen der Eindellung** kann folgende Ursachen haben:
   a) Verrutschen einer Cerclage nach posterior oder anterior.
   b) Spontane Extrusion des eindellenden Materials.
   c) Entfernung des eindellenden Materials wegen Entzündung oder Exposition.

Neue Löcher können sich gelegentlich in Netzhautarealen ausbilden, die nach einer umschriebenen Eindellung fortgesetzter vitreoretinaler Traktion ausgesetzt sind. Dies ist seltener nach Cerclage-Verfahren, die einen permanenten Wall erzeugen.

Postoperative Komplikationen

Aderhautamotio

Eine Aderhautamotio (s. Abb. 8.64) ist gewöhnlich eine harmlose Komplikation infolge einer Transudation chorioidaler Flüssigkeit in den potentiellen Raum zwischen Sklera und Uvea (suprachorioidaler Raum). Der häufigste prädisponierende Faktor ist eine fortgesetzte, schwere, okuläre Hypotonie, die immer mit der Drainage eines großen SRF-Volumens assoziiert ist. Ein gelegentlich prädisponierender Faktor ist die Schädigung der Vortexenen, insbesondere durch große posterior plazierte Wälle. Die Mehrzahl der Aderhautamotiones bildet sich innerhalb von 2 Wochen spontan zurück.

Vitritis

Eine Vitritis ist die Folge einer exzessiven Kryotherapie wegen einer Fehleinschätzung des Abbruchkriteriums bei einer bullösen Netzhautablösung und resultierender exzessiv langer Applikationen oder der Therapie oder akzidentellen erneuten Behandlung großer Netzhautareale. Sie beginnt gewöhnlich nach dem 4. Tag (später als eine Infektion) mit leichten Schmerzen und Verschwommensehen. Bei der initialen Untersuchung ist die Glaskörpertrübung in der Nähe des eindellenden Materials am intensivsten; anschließend dehnt sie sich im ganzen Glaskörperraum aus.

Bakterielle Endophthalmitis

Diese vernichtende Komplikation ist nach einer Netzhautoperation viel seltener als nach einer Kataraktextraktion. Sie hat eine der folgenden Ursachen:

1. Eintritt von Bakterien durch den Sklerotomieort nach der Drainage der SRF.
2. Eindringen von Bakterien in das Auge während einer intravitrealen Injektion.
3. Sehr selten Zugang der Bakterien durch eine nekrotische Sklera.

Die Behandlung einer bakteriellen Endophthalmitis wird in Kapitel 9 besprochen.

Exposition des eindellenden Materials

Das eindellende Material kann nach einigen Wochen oder Monaten nach der Chirurgie exponiert werden. Der Patient berichtet über „etwas Weißes im Auge" oder das Herausfallen einer Plombe. Eine assoziierte chronische Konjunktivitis ist häufig.

Prädisponierende Faktoren umfassen folgende:

1. Das eindellende Material ist während des Wundverschlusses unzureichend von Tenon-Kapsel und Konjunktiva bedeckt worden.
2. Das eindellende Material ist nicht fest genug auf der Sklera fixiert worden.
3. Die Enden einer Plombe sind nicht adäquat abgeschrägt worden, so daß die scharfen Ränder durch die Bindehaut treten.
4. Anteriore Positionierung einer großen Plombe.

Therapie: Kleine, locker aufliegende Plomben können mit Pinzetten nach der Instillation eines Lokalanästhetikums abgezogen werden (Abb. 10.**40a** u. **b**). Größere Plomben, die noch immer fest mit der Sklera verbunden sind, können eine Entfernung in Vollnarkose erfordern.

Infektion einer Plombe

Eine Infektion einer Plombe ist charakterisiert durch Schmerzen und Berührungsempfindlichkeit in Verbindung mit einem Erythem über dem eindellenden Material, subkonjunktivalen Blutungen, umschriebenem Granulom, chronischer Konjunktivitis oder einer Fistel. Die Plombe wird entfernt, eine assoziierte Cerclage kann in situ belassen werden.

Störungen der extraokulären Muskeln

Eine transiente Diplopie für einige Tage ist während der direkten postoperativen Periode relativ häufig. Von den meisten Fällen wird angenommen, daß sie auf eine Distorision des Bulbus durch Skleraeindellung und postoperative Gewebeschwellung zurückzuführen sind. Eine persistierende Diplopie kann folgende Ursachen haben:

1. Insertion einer großen Plombe unter einen der geraden Augenmuskeln. In den meisten Fällen geht die Diplopie spontan innerhalb einiger Wochen zurück und eine spezifische Therapie ist nicht erforderlich. Eine persistierende Diplopie kann mit Prismen behandelt werden. Wenn Prismen nicht helfen, muß die Plombe eventuell entfernt werden. Wenn die Diplopie weiterhin bestehen bleibt, können eine Schieloperation des nicht betroffenen Auges oder eine Botulinum-Injektion des betroffenen Auges erforderlich werden.
2. Der Einriß des Muskelbauches durch exzessiven Zug an den Nähten kann eine vollständige Lähmung hervorrufen, solange die getrennten Enden nicht wieder miteinander verbunden werden können. Die Behandlung kann sehr schwierig sein und erfordert Muskeloperationen an beiden Augen.
3. Eine Bindehautvernarbung, gewöhnlich mit wiederholten chirurgischen Eingriffen assoziiert, kann eine mechanische Restriktion der Augenbewegungen bewirken.
4. Die Dekompensation einer ausgeprägten Heterophorie in Verbindung mit einer schlechten Sehschärfe des operierten Auges. Eine Schieloperation kann erforderlich werden, wenn die Dekompensation persistiert.

Makulopathie

Nach einer erfolgreichen Operation kann die Makula klinisch unauffällig erscheinen oder spezifische Veränderungen können sichtbar sein, die mit einer Reduktion der Sehschärfe verbunden sein können oder auch nicht.

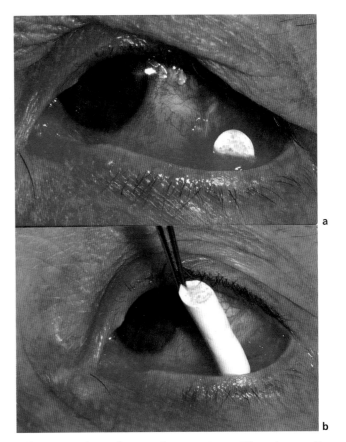

Abb. 10.**40a** u. **b**   Entfernung einer exponierten Silikonschaumstoffplombe

1. **Eine prämakuläre Gliose** in der Form einer Cellophan-Makulopathie oder eines Makular pucker (s. Abb. 12.**43a** u. **b**) ist weder mit der Art, dem Ausmaß oder der Dauer der Netzhautablösung verbunden, noch mit der Art des chirurgischen Verfahrens. Sie kann selbst nach einer prophylaktischen Photokoagulation oder seltener nach einer Kryotherapie auftreten.
2. **Eine atrophische Makulopathie** entwickelt sich gewöhnlich sekundär infolge der Gravitation von Blut im subretinalen Raum nach einer intraoperativen chorioidalen Blutung, die hervorgerufen worden ist durch die inadäquate Drainage von SRF.
3. **Eine zystoide Makulopathie** entsteht typischerweise, wenn sich lange Zeit SRF im Makulabereich befindet. Sie ist mit einer schlechten Sehschärfe verbunden.
4. **Eine Pigmentmakulopathie** ist bedingt durch Pigmentniederschlag nach exzessiver Kryotherapie.

11. Retinale Gefäßerkrankungen

Diabetische Retinopathie

Einleitung
Einfache diabetische Retinopathie
Background-(Hintergrund-)Retinopathie
Klinisch signifikantes Makulaödem
Präproliferative diabetische Retinopathie
Proliferative diabetische Retinopathie
Komplikationen der proliferativen diabetischen
Retinopathie

Retinaler Venenverschluß

Prädisponierende Faktoren
Retinaler Venenastverschluß
Retinale Zentralvenenthrombose

Retinaler Arterienverschluß

Ursachen
Klinische Veränderungen
Notfallversorgung akuter großer Verschlüsse
A.-carotis-Erkrankung

Hypertensive Retinopathie

Retinopathie bei Bluterkrankungen

Sichelzellerkrankung
Anämien
Leukämie
Hyperviskositätszustände

Retinopathia praematurorum

Pathogenese
Aktive Retinopathia praematurorum
Narbenstadium der Retinopathia praematurorum

Verschiedene retinale Gefäßveränderungen

Retinale Teleangiektasie
Retinales arterielles Makroaneurysma

▌Diabetische Retinopathie

Einleitung

Der Diabetes mellitus ist durch eine anhaltende Hyperglykämie charakterisiert, welche die Folge des Fehlens oder der verminderten Effizienz des Insulins darstellt. Erkrankt sind ungefähr zwischen 1 und 2% der Bevölkerung des Vereinigten Königreiches von Großbritannien. Obwohl es Übergänge gibt, können 2 Hauptformen des Diabetes mellitus unterschieden werden:

1. **Insulinabhängiger Diabetes mellitus,** auch als Typ-1-Diabetes-mellitus bezeichnet, der sich am häufigsten zwischen dem 10. und 20. Lebensjahr ausbildet. Ältere Patienten können aber auch insulinabhängig sein.
2. **Insulinunabhängiger Diabetes mellitus,** auch als Typ-2-Diabetes-mellitus bezeichnet, der am häufigsten zwischen dem 50. und 70. Lebensjahr auftritt.

Die Prävalenz einer diabetischen Retinopathie (DR) ist bei insulinabhängigen (40%) Diabetikern höher als bei insulinunabhängigen (20%). Die DR ist die häufigste Ursache für eine Erblindung im Sinne des Gesetzes zwischen dem Alter von 20 und 65 Jahren. Klinisch sind die 3 Hauptformen der DR: *(1) Background-, (2) präproliferativ* und *(3) proliferativ.*

Risikofaktoren für eine diabetische Retinopathie

1. **Die Dauer des Diabetes** ist der wichtigste Faktor. Wenn bei Patienten ein Diabetes vor dem Alter von 30 Jahren diagnostiziert wird, beträgt die Inzidenz einer DR nach 10 Jahren 50% und nach 30 Jahren 90%. Die Entwicklung einer DR innerhalb von 5 Jahren nach dem Beginn des Diabetes ist extrem selten, aber ungefähr 5% der insulinunabhängigen Diabetiker weisen zum Zeitpunkt der klinischen Präsentation eine Backgroundretinopathie auf.
2. **Eine gute metabolische Kontrolle** des Diabetes mellitus verhindert die DR nicht, obwohl ihre Entwicklung einige Jahre hinausgezögert werden kann. Schlecht kontrollierte Patienten entwickeln eine DR früher als gut kontrollierte Diabetiker. Die wachsende Überzeugung, daß Komplikationen des Diabetes mit einer schlechten metabolischen Kontrolle verknüpft sind, hat zu intensiven Anstrengungen der Normalisierung des Blutzuckers geführt. Bei einigen Patienten trat jedoch während der ersten Monate mit verbesserter Blutzuckerkontrolle sowohl bei kontinuierlicher subkutaner Infusion mit einer Insulinpumpe als auch bei multiplen Injektionen eine Verschlechterung der DR ein.
3. **Verschiedene Faktoren,** die einen negativen Effekt auf eine DR haben können, umfassen Schwangerschaft, systemischen Hypertonus, Nierenerkrankung und Anämie. Wenn möglich, sollten die 3 letzten Faktoren bei diabetischen Patienten streng kontrolliert werden.

Pathogenese der diabetischen Retinopathie

Die diabetische Retinopathie ist eine Mikroangiopathie, welche die retinalen präkapillären Arteriolen, die Kapillaren und Venolen betrifft. Allerdings können auch größere Gefäße beteiligt sein. Die Retinopathie weist sowohl mikrovaskuläre Okklusion als auch Leckagen auf.

Mikrovaskuläre Okklusion

Pathogenese: Faktoren, von denen angenommen wird, daß sie für die mikrovaskuläre Okklusion verantwortlich sind, umfassen: Verdickung der kapillären Basalmembran, kapillärer Endothelzellschaden und Endothelzellproliferation sowie Erythrozytenveränderungen, die zu gestörtem Sauerstofftransport führen und zu vermehrter Thrombozytenverklumpung und -aggregation (Abb. 11.1).

Die *Folge* der ausbleibenden Perfusion der retinalen Kapillaren ist eine Netzhautischämie, die wiederum eine retinale Hypoxie zur Folge hat. Initial sind das nicht perfundierte Areale in der mittleren Netzhautperipherie lokalisiert. Die beiden Hauptauswirkungen der retinalen Hypoxie sind folgende (Abb. 11.2):

1. **Arteriovenöse Shunts** von Venolen zu Arteriolen in Verbindung mit signifikanter kapillärer Okklusion (drop-out). Da es unklar ist, ob diese Veränderungen tatsächlich neue

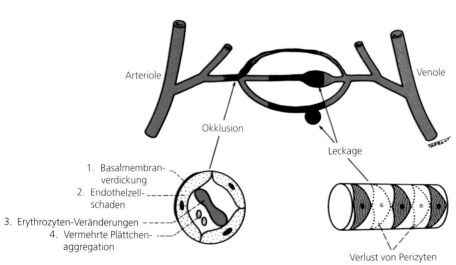

Arteriole

Venole

Okklusion

Leckage

1. Basalmembranverdickung
2. Endothelzellschaden
3. Erythrozyten-Veränderungen
4. Vermehrte Plättchenaggregation

Verlust von Perizyten

Abb. 11.1 Pathogenese der diabetischen Retinopathie

intraretinale Gefäße repräsentieren, werden sie oft als „intraretinale mikrovaskuläre Anomalien" (IRMAs) bezeichnet.

2. **Von Neovaskularisationen** wird angenommen, daß sie durch eine „gefäßbildende Substanz" bedingt sind, die von hypoxischem Netzhautgewebe gebildet wird, als Versuch, die hypoxischen Retinagebiete zu revaskularisieren. Die Substanz fördert die Neovaskularisation auf der Netzhaut und der Papille (proliferative DR) und auf der Iris (Rubeosis iridis).

Mikrovaskuläre Leckage

Pathogenese: Die zellulären Elemente der retinalen Kapillaren sind die Endothelzellen und die Perizyten (Wandzellen). Die Tight-junctions der Endothelzellen bilden die innere Blut-Retina-Schranke. Die Perizyten sind um die Kapillaren gewickkelt. Es wird angenommen, daß sie für die strukturelle Integrität der Gefäßwand verantwortlich sind. Bei normalen, gesunden Individuen ist jeweils ein Perizyt einer Endothelzelle zugeordnet, während beim diabetischen Patienten eine Reduktion der Perizytenzahl vorliegt (s. Abb. 11.**1**). Diese Reduktion der Perizyten scheint für die Ausdehnung der Kapillarwände und das Zusammenbrechen der Blut-Retina-Schranke verantwortlich zu sein und zur Leckage von Plasmainhalt in die Retina zu führen. Mikroaneurysmen sind sackförmige Taschen, die sich als Folge der lokalen kapillären Distension ausbilden. Sie können undicht sein oder thrombosiert.

Die *Folgen* der erhöhten Gefäßpermeabilität sind Blutung und Netzhautödem, die entweder diffus oder umschrieben sein können.

1. **Ein diffuses Netzhautödem** entsteht durch ausgedehnte kapilläre Dilatation und Leckage.
2. **Ein umschriebenes Netzhautödem** ist die Folge einer fokalen Leckage aus Mikroaneurysmen und erweiterten Kapillarsegmenten. Ein chronisches, umschriebenes Netzhautödem führt zur Ablagerung harter Exsudate an der Verbindung von gesunder und ödematöser Netzhaut (Abb. 11.**3**). Die Exsudate, die aus Lipoprotein und lipidgefüllten Makrophagen zusammengesetzt sind, umgeben typischerweise in einer Circinatafigur undichte mikrovaskuläre Veränderungen. In einigen Augen gehen sie spontan zurück, entweder durch die Absorption in gesunde umgebende Kapillaren oder durch Phagozytose ihres Lipidinhaltes. In anderen Fällen führt eine mehr chronische Extravasation zu einer Vergrößerung der Exsudate und der Ablagerung von Cholesterol.

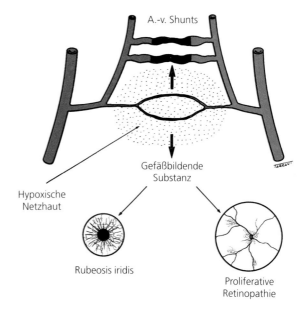

Abb. 11.**2**   Folgen der retinalen Ischämie bei diabetischer Retinopathie

Einfache diabetische Background-(Hintergrund-)Retinopathie

Klinische Veränderungen

Die Lokalisation der folgenden Veränderungen in der Retina, die bei Background-DR zu beobachten sind, ist in Abb. 11.**4** gezeigt.

1. **Mikroaneurysmen** liegen in der inneren nukleären Netzhautschicht und sind die ersten klinisch feststellbaren Veränderungen der DR. Sie erscheinen als kleine runde Punkte, gewöhnlich temporal der Makula (Abb. 11.**5**). Wenn sie von Blut umgeben sind, können sie nicht von punktförmigen Blutungen zu unterscheiden sein.

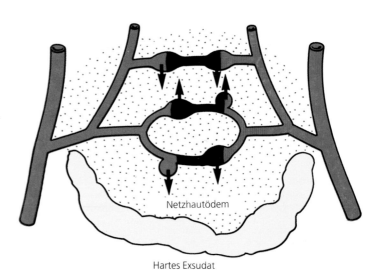

Abb. 11.**3**   Folgen der chronischen retinalen Gefäßleckage bei diabetischer Retinopathie

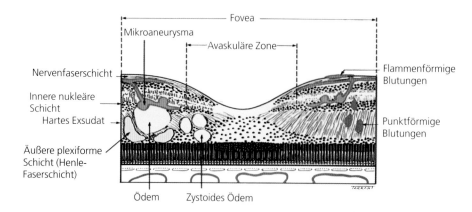

Fovea

Mikroaneurysma

Avaskuläre Zone

Nervenfaserschicht

Innere nukleäre Schicht

Hartes Exsudat

Äußere plexiforme Schicht (Henle-Faserschicht)

Flammenförmige Blutungen

Punktförmige Blutungen

Ödem   Zystoides Ödem

Abb. 11.**4** Lokalisation der Veränderungen bei diabetischer Background-Retinopathie

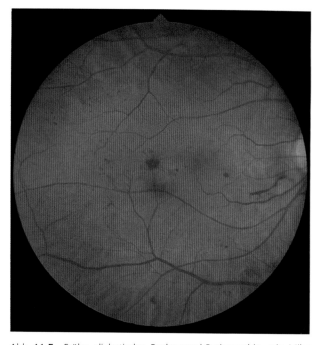

Abb. 11.**5** Frühe diabetische Background-Retinopathie mit Mikroaneurysmen und kleinen Blutungen im Makulabereich

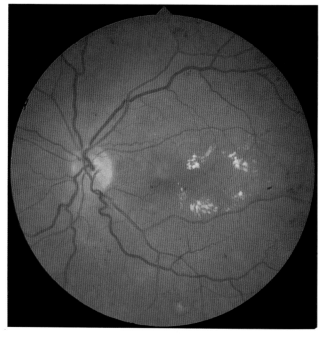

Abb. 11.**6** Mittelgradige diabetische Background-Retinopathie mit einem Ring harter Exsudate temporal der Makula – zu beachten sind Mikroaneurysmen innerhalb des Ringes

2. **Blutungen,** die am venösen Ende der Kapillaren entstehen, liegen in den kompakten mittleren Netzhautschichten und haben eine punktförmige oder fleckförmige Konfiguration. Flammenförmige Blutungen, die den etwas oberflächlicheren, präkapillären Arteriolen entstammen, folgen dem Verlauf der retinalen Nervenfaserschicht.

3. **Harte Exsudate** sind zwischen der inneren plexiformen und der inneren nukleären Netzhautschicht lokalisiert. Sie variieren in der Größe und haben ein gelbes, wächsernes Erscheinungsbild mit relativ deutlichen Rändern. Sie sind oft peripher der Gebiete mit chronisch fokaler Leckage in einer Circinatafigur angeordnet. Die Zentren der Ringe harter Exsudate enthalten gewöhnlich Mikroaneurysmen (Abb. 11.**6**).

4. **Ein Netzhautödem** liegt initial zwischen der äußeren plexiformen und der inneren nukleären Schicht. Später kann es die innere plexiforme Schicht und die Nervenfaserschicht einbeziehen, bis schließlich die Netzhaut in ihrer ganzen Dicke ödematös werden kann. Nach weiterer Flüssigkeitsansammlung erhält die Fovea ein zystoides Ausse-

hen. Klinisch ist das Netzhautödem durch eine Netzhautverdickung charakterisiert, die das darunterliegende retinale Pigmentepithel und die Chorioidea obskuriert. Es kann am besten an der Spaltlampe biomikroskopisch mit einem Kontaktglas oder einer +78-D-Linse gesehen werden.

Augen mit einer einfachen Background-DR ohne klinisch signifikantes Makulaödem (s. unten) benötigen keine Laserbehandlung. Sie sollten jedoch jährlich kontrolliert werden. Erkrankungen, wie Hypertonus, Anämie oder Nierenversagen sollten behandelt werden.

Klinisch signifikantes Makulaödem

Klinische Veränderungen

Die Beteiligung der Fovea durch ein Ödem und/oder harte Exsudate (diabetische Makulopathie) (Abb. 11.**7**) ist der häufigste Grund für eine Sehverschlechterung bei diabetischen Patienten, insbesondere bei insulinpflichtigem Diabetes. Bevor näher auf die Rolle der Laser-Photokoagulation eingegangen wird, ist es wichtig, die Begriffe *Makulaödem* und *klinisch signifikantes Makulaödem* zu definieren.

Ein *Makulaödem* per se ist definiert als jegliche Netzhautverdickung oder harte Exsudate innerhalb von einem Papillendurchmesser (d. h. 1500 μm) vom Zentrum der Fovea. Patienten mit klinisch nicht signifikantem Makulaödem benötigen keine Therapie, sie sollten jedoch ungefähr alle 6 Monate untersucht werden.

Ein *klinisch signifikantes Makulaödem* ist durch eine oder mehrere der folgenden Veränderungen definiert:

1. Netzhautödem innerhalb 500 μm vom Zentrum der Fovea (Abb. 11.**8a**).
2. Harte Exsudate innerhalb 500 μm vom Zentrum der Fovea, wenn sie mit angrenzender Netzhautverdickung assoziiert sind (die außerhalb der 500-μm-Grenze liegen kann) (Abb. 11.**8b**).
3. Netzhautödem von einem Papillendurchmesser (1500 μm) oder größer mit irgendeinem Teil innerhalb von einem Papillendurchmesser vom Zentrum der Fovea (Abb. 11.**8c**).

Therapie

Bei allen Augen mit klinisch signifikantem Makulaödem sollte sehr ernsthaft eine Laser-Photokoagulation in Erwägung gezogen werden, unabhängig von der Sehschärfe, da die Behandlung das Risiko eines Sehverlustes um 50% reduziert.

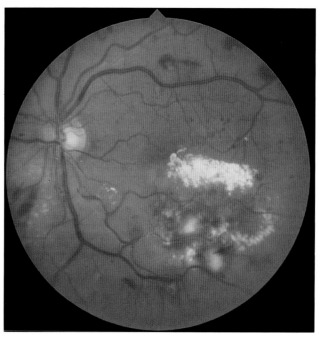

Abb. 11.**7**   Sehr weit fortgeschrittene diabetische Background-Retinopathie mit Beteiligung der Makula durch große Plaque eines harten Exsudats

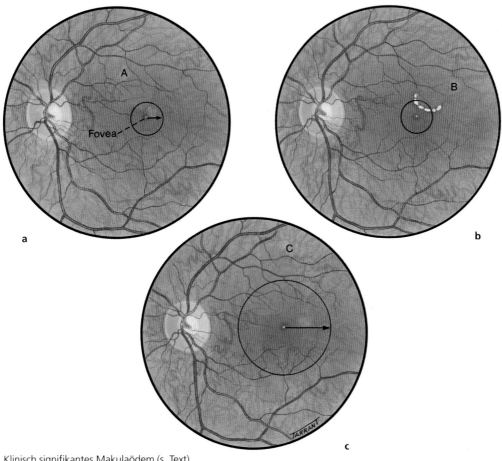

Abb. 11.**8a–c**   Klinisch signifikantes Makulaödem (s. Text)

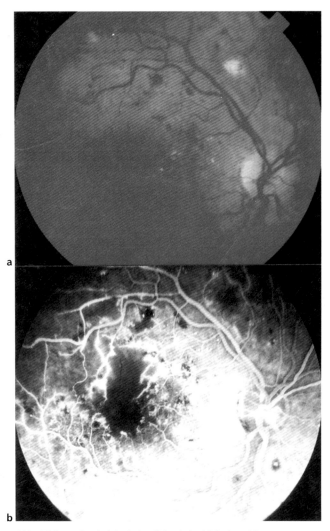

a

b

Abb. 11.**9a** u. **b**   Ischämische diabetische Makulopathie
a Blutungen und einige kleine harte Exsudate
b Fluoreszenzangiogramm desselben Auges mit fehlender kapillärer Perfusion im Makulabereich – dieses Auge wird nicht von einer Photokoagulation profitieren

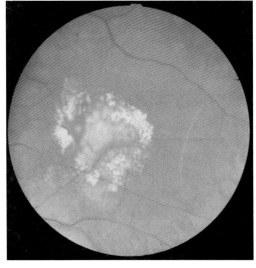

Abb. 11.**10**   Fokale diabetische Makulopathie: Zustand nach Applikation von Laserherden zentral des Ringes harter Exsudate zum Abdichten der Mikroaneurysmen

Eine *Fluoreszenzangiographie* vor der Behandlung hilft bei der Bestimmung der Ausdehnung eines Leckagegebietes. Außerdem kann eine fehlende Perfusion der Kapillaren in der Fovea dargestellt werden. Sie ist mit einer schlechten Prognose verbunden (Abb. 11.**9a** u. **b**).

Die *Technik der Laser-Photokoagulation* ist folgendermaßen:

1. **Die direkte Behandlung** besteht in der Applikation von Laserherden auf Mikroaneurysmen und mikrovaskuläre Veränderungen im Zentrum des Ringes harter Exsudate, die zwischen 500 und 3000 μm (2 Papillendurchmesser) vom Zentrum der Fovea lokalisiert sind (Abb. 11.**10**). Die Fleckgröße beträgt 100–200 μm mit einer Dauer von 0,10 Sekunden und ausreichender Energie, um eine leichte Weißfärbung oder Verdunkelung des Mikroaneurysmas hervorzurufen. Die Behandlung von Veränderungen zwischen 300 und 500 μm vom Zentrum der Fovea sollte überlegt werden, wenn das klinisch signifikante Makulaödem persistiert, trotz einer vorherigen Therapie und, wenn die Sehschärfe kleiner als 0,5 ist. In diesen Fällen wird eine kürzere Expositionszeit von 0,05 Sekunden empfohlen.

2. **Die Gitter-Photokoagulation** wird in Arealen diffuser Netzhautverdickung eingesetzt, die mehr als 500 μm vom Zentrum der Fovea und 500 μm vom temporalen Rand der Papille lokalisiert sind (Abb. 11.**11a** u. **b**). Die Fleckgröße beträgt 100–200 μm und die Expositionszeit 0,10 Sekunden. Die Herde sollten eine sehr geringe Intensität aufwei-

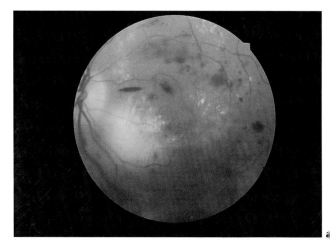

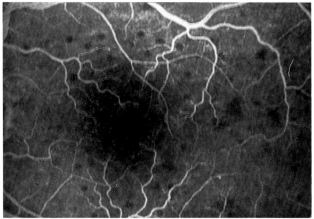

Abb. 11.**11a** u. **b**
a Exsudative diabetische Makulopathie
b Fluoreszenzangiogramm nach Gitter-Laserphotokoagulation

sen und eine Herdbreite auseinanderliegen. Bei Patienten, die sowohl eine direkte als auch eine Gitter-Photokoagulation benötigen, sollte erstere zuerst ausgeführt werden.

Ergebnisse

Es sollte beachtet werden, daß das Hauptbehandlungsziel der Erhalt der bestehenden Sehschärfe des Patienten ist; nur 15% der Augen zeigen eine Verbesserung. Da es bei einigen Fällen bis zu 4 Monate dauern kann, bis das Ödem zurückgegangen ist, sollte eine erneute Behandlung nicht zu früh durchgeführt werden. Wie zu erwarten ist, entwickeln sich Augen mit fokaler Leckage in Verbindung mit wenigen Ringen harter Exsudate, die nicht das Zentrum der Makula einbeziehen (exsudative Makulopathie) besser, als solche, die eine diffuse Erkrankung aufweisen (ödematöse Makulopathie). Andere Indikatoren einer schlechten Prognose sind: ausgedehntes Fehlen makulärer kapillärer Perfusion (ischämische Makulopathie), zystoides Makulaödem, lamelläres Makulaloch, foveales Exsudat und Nierenversagen.

Präproliferative diabetische Retinopathie

Klinische Veränderungen

Eine präproliferative DR entwickelt sich in einigen Augen, die initial nur eine einfache Background-DR zeigen. Alle klinischen Veränderungen sind durch retinale Ischämie bedingt.

1. **Vaskuläre Veränderungen** bestehen aus venösen Veränderungen in Form von „Perlschnur", „Schleife" und „wurstartiger" Segmentierung. Die Arteriolen können ebenfalls verengt und sogar obliteriert sein, wie bei einem Arterienastverschluß (Abb. 11.**12**).
2. **Dunkle fleckförmige Blutungen** repräsentieren hämorrhagische Netzhautinfarkte.
3. **Multiple Cotton-wool-Herde** sind die Folge kapillärer Okklusion in der retinalen Nervenfaserschicht. Die Unterbrechung des axoplasmatischen Flusses durch die Ischämie und die folgende Anhäufung transportierten Materials innerhalb der Nervenaxone ist für das weiße und opake Erscheinungsbild dieser Veränderungen verantwortlich.
4. **Intraretinale mikrovaskuläre Anomalien (IRMAs)** werden häufig in der Nachbarschaft von Gebieten mit Kapillarverschluß gesehen. Klinisch können die IRMAs fokalen Arealen flacher retinaler Neovaskularisation ähneln. Die Hauptunterscheidungskriterien der IRMAs sind: ihre intraretinale Lokalisation, Fehlen einer profusen Leckage bei der Fluoreszenzangiographie und kein Kreuzen über retinale Hauptblutgefäße.

Therapie

Patienten mit präproliferativen Veränderungen sollten engmaschig kontrolliert werden, da eine signifikante Anzahl eine proliferative DR entwickelt. Eine Behandlung mit Photokoagulation ist gewöhnlich unnötig, solange nicht die Fluoreszenzangiographie bei einem Patienten, der sein Sehvermögen auf dem Partnerauge durch Komplikationen einer proliferativen DR verloren hat, ausgedehnte Areale mit einer fehlenden peripheren kapillären Perfusion zeigt (Abb. 11.**13**).

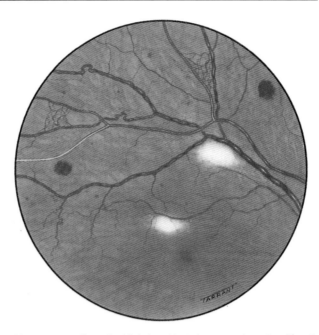

Abb. 11.**12** Kollage der klinischen Veränderungen der präproliferativen diabetischen Retinopathie

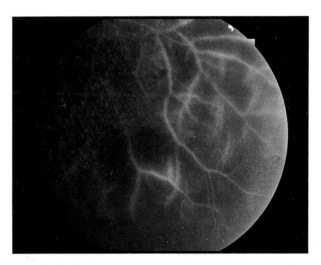

Abb. 11.**13** Fluoreszenzangiogramm mit ausgedehnter fehlender kapillärer Perfusion bei präproliferativer diabetischer Retinopathie

Proliferative diabetische Retinopathie

Klinische Veränderungen

Die proliferative diabetische Retinopathie (PDR) betrifft ungefähr 5–10% der Diabetiker. Patienten mit insulinpflichtigem Diabetes haben ein erhöhtes Risiko, eine PDR zu bekommen, mit einer Inzidenz von ungefähr 60% nach 30 Jahren.

1. **Die Neovaskularisation** ist das Kennzeichen der PDR. Neue Gefäße können auf der Papille proliferieren (NGP = neue Gefäße an der Papille) und entlang des Verlaufs der großen temporalen Gefäßarkaden (NGA = neue Gefäße außerhalb der Papille) (Abb. 11.**14b**). Es ist geschätzt worden, daß über ¼ der Netzhaut nicht mehr perfundiert sein muß, bevor sich NGP entwickeln. Das Fehlen der Membrana limitans interna über der Papille kann teilweise die Prädi-

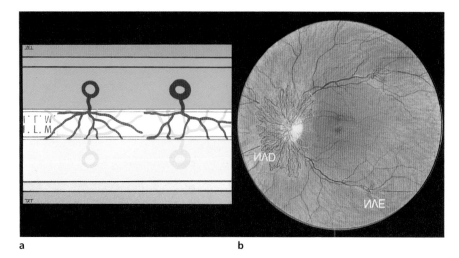

a   b

Abb. 11.**14a** u. **b**
a Proliferation neuer Gefäße durch Defekte in der Membrana limitans interna
in den potentiellen vitreoretinalen Raum
(Glaskörper blau dargestellt)
b NGP = neue Gefäße an der Papille;
NGA = neue Gefäße außerhalb der Papille

lektion von Neovaskularisationen für diesen Ort erklären.
Die neuen Gefäße beginnen als endotheliale Proliferationen, die am häufigsten von Venen ausgehen; anschließend
ziehen sie durch Defekte in der Membrana limitans interna
in den potentiellen vitreoretinalen Raum (Abb. 11.**14a**).

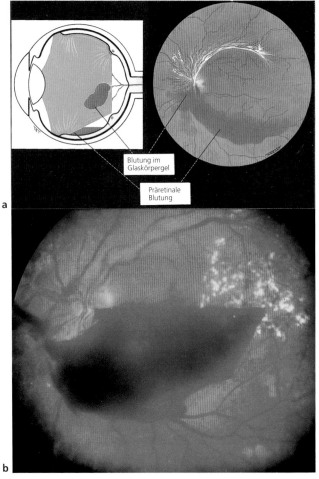

Blutung im
Glaskörpergel

Präretinale
Blutung

a

b

Abb. 11.**15a** u. **b**
a Glaskörperblutung und präretinale Hämorrhagie durch blutende NGP
b Halbmondförmige präretinale Blutung

Das Mesenchym, aus dem sich die neuen Gefäße entwikkeln, ist auch der Ursprung der Fibroblasten, welche die
Gefäße mit einer fibrovaskulären epiretinalen Membran
umhüllen. Initial ist die fibröse Komponente (die das Potential zur Kontraktion aufweist) ophthalmoskopisch schwierig zu erkennen. Später wird sie trüber und deutlicher.

2. **Eine Glaskörperabhebung** (Separation) spielt eine bedeutende Rolle bei der Progression der PDR. Das fibrovaskuläre Netzwerk erhält eine Verbindung mit der hinteren Glaskörpergrenzmembran und gibt Plasma in das angrenzende
Glaskörpergel ab. Wenn der Glaskörper in diesem Stadium vollständig abgelöst wird, können sich die neuen Gefäße zurückbilden, obwohl dies sehr selten eintritt. Gewöhnlich, als Folge einer kräftigen Verbindung des kortikalen
Glaskörpergels mit Arealen fibrovaskulärer Proliferation
ist die hintere Abhebung des Glaskörpers unvollständig. Initial verursacht die Traktion an diesen Stellen durch das
kontrahierende Glaskörpergel eine Anhebung der Gefäße
über das Netzhautniveau. Das fibrovaskuläre Gewebe proliferiert dann weiter entlang der hinteren Oberfläche des partiell abgehobenen Glaskörpers und wird progressiv weiter
in den Glaskörperraum gezogen bis eine Blutung entsteht.
Bis zum Beginn einer Glaskörperblutung ist die PDR vollständig asymptomatisch und kann nur durch eine Routine-
augenuntersuchung festgestellt werden.

3. **Eine Blutung** kann in das Glaskörpergel oder häufiger in
den retrohyaloidalen Raum (präretinale Blutung) erfolgen
(Abb. 11.**15a** u. **b**). Eine präretinale Blutung hat eine Halb-
mondform, die das Niveau der hinteren Glaskörperabhebung markiert. Gelegentlich kann eine präretinale Blutung
in das Glaskörpergel übergehen. Blutungen in den Glaskörper hinein benötigen gewöhnlich längere Zeit bis zu ihrer
Resorption. In einigen Augen kann umgebautes Blut im
hinteren Glaskörper als „Ocker-Membran" zusammenge-
drängt werden.

Behandlung

Patienten sollten darauf hingewiesen werden, daß Glaskörperblutungen durch schwere physische Anstrengung oder Bela-
stung, Hypoglykämie und direktes okuläres Trauma ausgelöst
werden können. Nicht selten tritt jedoch eine Blutung während des Schlafs auf. Eine Schwangerschaft kann einen negati-

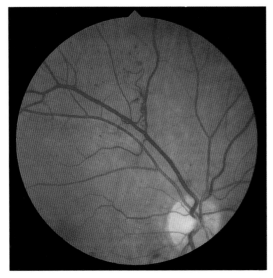

Abb. 11.**16** Kleine flache NGA bei proliferativer diabetischer Retinopathie – geringes Risiko eines Sehverlustes

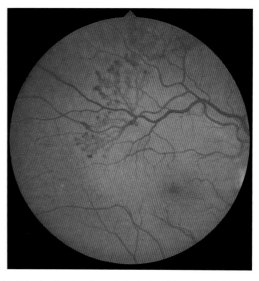

Abb. 11.**17** Großes Areal von NGA bei proliferativer diabetischer Retinopathie – mittelgradiges Risiko eines Sehverlustes

ven Effekt auf eine PDR ausüben. Wenn die Retinopathie jedoch durch eine Photokoagulation erfolgreich behandelt worden ist, gibt es keinen Grund mehr, von einer weiteren Schwangerschaft abzuraten.

Klinische Untersuchung

1. **Der Schweregrad von Neovaskularisationen** wird durch den Vergleich des von neuen Gefäßen bedeckten Gebietes mit dem Papillendurchmesser ermittelt. Das Kaliber und die Dichte der neuen Gefäße werden bestimmt. Außerdem sollte festgestellt werden, ob die neuen Gefäße flach oder erhaben sind, da letztere schlechter auf die Therapie ansprechen. Die Lokalisation der Neovaskularisation ist ebenfalls wichtig, da Augen, die nur neue Gefäße außer-

halb der Papille (Abb. 11.**16** u. 11.**17**) aufweisen, mit geringerer Wahrscheinlichkeit bluten als Augen mit neuen Gefäßen an der Papille (Abb. 11.**18** u. 11.**19**).

2. **Das Ausmaß der Fibrose ist wichtig,** da Augen mit signifikanter fibröser Proliferation (Abb. 11.**20**) außerdem eine Traktionsamotio bekommen können. Da die Photokoagulation nur die vaskuläre Komponente des fibrovaskulären Prozesses beeinflußt, sollten Augen, in denen die neuen Gefäße zurückgegangen sind und lediglich fibröse Reste zurückgelassen haben, nicht photokoaguliert werden. Diese Augen sollten jedoch im Hinblick auf die mögliche Entwicklung einer Netzhautablösung weiter beobachtet werden. Das Ausmaß der Glaskörperabhebung im Verhältnis zum fibrovaskulären Gewebe sollte ebenfalls beurteilt werden.

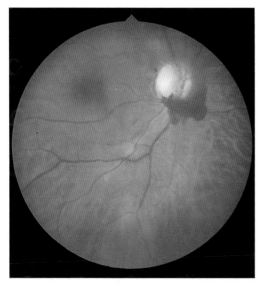

Abb. 11.**18** Blutung aus NGP bei proliferativer diabetischer Retinopathie

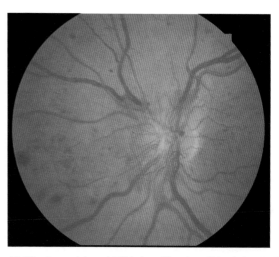

Abb. 11.**19** Ausgedehnte NGP bei proliferativer diabetischer Retinopathie – sehr hohes Risiko eines Sehverlustes

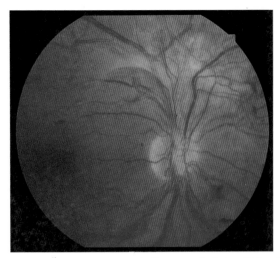

Abb. 11.**20**   Ausgedehnte NGP mit Fibrose – sehr hohes Risiko eines Sehverlustes

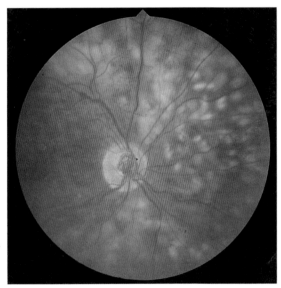

Abb. 11.**21**   Laserherde nach panretinaler Photokoagulation wegen NGP bei proliferativer diabetischer Retinopathie

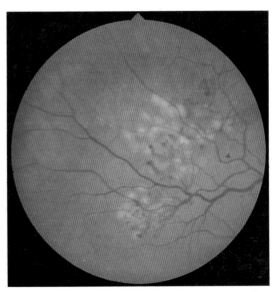

Abb. 11.**22**   Fokale Laserbehandlung flacher NGA bei proliferativer diabetischer Retinopathie (dasselbe Auge wie in Abb. 11.**17**)

Indikationen für eine Therapie

Die Indikationen für eine Therapie hängen vom zu erwartenden Visusverlust ab, falls die Behandlung hinausgezögert wird. Alle Augen mit hohen Risikocharakteristika sollten behandelt werden und diejenigen mit niedrigen sollten beobachtet werden. Für ein hohes Risiko sprechen die folgenden klinischen Veränderungen der Augen:

1. Neovaskularisationen an der Papille oder eine Neovaskularisation innerhalb von einem Papillendurchmesser von der Papille entfernt mit einer Ausdehnung von mehr als ¹/₄ der Papillenfläche (s. Abb. 11.**19** u. 11.**20**).
2. Weniger ausgedehnte Neovaskularisationen an der Papille in Verbindung mit einer Glaskörperblutung oder einer präretinalen Blutung (Abb. 11.**18**).
3. Neovaskularisationen, außerhalb der Papille, die mehr als die Hälfte der Papillenfläche (s. Abb. 11.**17**) einnehmen, in Verbindung mit einer Glaskörperblutung oder einer präretinalen Blutung.

Solange nicht eines der oben genannten Kriterien zutrifft, wird gewöhnlich mit der Therapie gewartet und der Patient in 3monatigen Intervallen kontrolliert.

Behandlungstechnik

Das Ziel der Behandlung mit Laser-Photokoagulation ist die Induktion der Involution der neuen Gefäße und die Prophylaxe rezidivierender Glaskörperblutungen. Das Ausmaß der panretinalen Photokoagulation ist abhängig von dem Schweregrad der PDR. Initial werden in einer oder mehreren Sitzungen 2000–3000 Herde vom posterioren Fundus aus über die periphere Retina verteilt. Wenn die panretinale Photokoagulation in einer Sitzung komplettiert wird, ist das Risiko von Komplikationen etwas höher. Nicht selten wird das Ausmaß der Behandlung während einer Sitzung durch die Schmerzempfindlichkeit des Patienten und die Fähigkeit zur Konzentration bestimmt. Die Technik der panretinalen Photokoagulation ist folgendermaßen:

1. Eine lokale Hornhautanästhesie ist meistens ausreichend.
2. Die Fleckgröße hängt vom eingesetzten Kontaktglas ab. Bei einem Goldmann-Kontaktglas beträgt die Fleckgröße 500 μm, bei einem Panfunduskop wegen der Abbildungscharakteristik 300–200 μm. Die Dauer liegt zwischen 0,10 und 0,05 Sekunden. Ein Energieniveau wird gewählt, das einen diskreten Herd hervorruft (Abb. 11.**21**).
3. Die ersten Herde werden in einer doppelten Reihe ungefähr 2 Papillendurchmesser temporal des Makulazentrums plaziert. Dies schafft eine sichtbare Barriere gegen eine versehentliche Verbrennung der Fovea.
4. Anschließend wird das Gebiet nasal der Papille mit Herden behandelt, die ungefähr eine halbe Herdbreite auseinanderliegen. Falls erforderlich, wird die Energie in 50-mW-Schritten erhöht, bis ein grauweißer Effekt geringer Intensität resultiert. Flache Neovaskularisationen außerhalb der Papille, die nicht mit fibrösem Gewebe assoziiert sind, können direkt mit konfluierenden 500 μm Herden mittlerer Intensität behandelt werden (Abb. 11.**22**).
5. Das Gebiet außerhalb der temporalen Gefäßarkaden und das Areal temporal der Makula werden behandelt, bis die peripherere Netzhaut soweit anterior wie möglich bedeckt ist (Abb. 11.**23**).

Weitere Therapie

Die Nachuntersuchung erfolgt nach 4–8 Wochen. Bei Augen mit ausgeprägten Neovaskularisationen an der Papille können 5000 oder mehr Herde erforderlich sein, wobei in einigen Fällen die vollständige Eliminierung der Neovaskularisationen an der Papille extrem schwierig sein kann. Es sollte jedoch bedacht werden, daß die häufigste Ursache einer persistierenden Neovaskularisation die unzureichende Behandlung darstellt.

Zeichen der Involution sind Regression der Neovaskularisationen unter Zurücklassung von „Geister"-Gefäßen oder fibrösem Gewebe, Rückgang der venösen Dilatation, Absorption der Netzhautblutungen und Papillenblässe (Abb. 11.**24**). Wenn die Retinopathie einmal zur Ruhe kommt, bleibt in den meisten Augen ein stabiler Visus bestehen. In einigen Augen treten trotz einer initial zufriedenstellenden Reaktion Rezidive auf. Es ist deshalb erforderlich, den Patienten in ungefähr 6–12monatigen Intervallen zu untersuchen.

Die Therapie eines Rezidivs erfolgt mit einer der folgenden Methoden:

1. **Weitere panretinale Argon-Laser-Photokoagulation** der Lücken zwischen vorbestehenden Lasernarben.
2. **Xenon-Photokoagulation** über vorbestehende Lasernarben.
3. **Eine Kryotherapie** der anterioren Netzhaut ist insbesondere hilfreich, wenn eine weitere Photokoagulation, infolge eines unzureichenden Einblicks auf den Fundus wegen trüber Medien, nicht möglich ist. Sie ermöglicht es auch, Netzhautgebiete zu therapieren, die gewöhnlich durch die Photokoagulation nicht behandelt werden.

Komplikationen der proliferativen diabetischen Retinopathie

Die ernstesten, visusbedrohenden Komplikationen der diabetischen Retinopathie (der fortgeschrittenen, diabetischen Augenerkrankung) sind bei Patienten zu beobachten, die keine Lasertherapie erhalten haben oder bei denen die Laser-Photokoagulation nicht erfolgreich oder unzureichend gewesen ist.

Klinische Veränderungen

Eine oder mehrere der folgenden Komplikationen können eintreten:

1. **Persistierende Blutung** in den Glaskörper durch blutende neue Gefäße.
2. **Eine Netzhautablösung** durch eine progressive Kontraktion fibrovaskulärer Membranen über große Gebiete vitreoretinaler Adhäsion. Es folgen die 3 Hauptformen der vitreoretinalen Traktion:
   a) Tangentiale Traktion, als Folge der Kontraktion epiretinaler fibrovaskulärer Membranen, die eine Faltenbildung der Netzhaut und Distorsion der retinalen Blutgefäße bedingt.
   b) Anteroposteriore Traktion (Abb. 11.**25**a u. **b**) durch die Kontraktion fibrovaskulärer Membranen, die sich von der posterioren Netzhaut, meist von den temporalen Hauptgefäßarkaden, aus bis zur Glaskörperbasis ausdehnen.

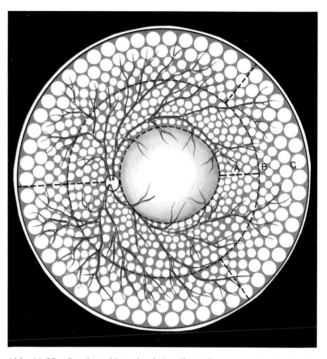

Abb. 11.**23** Fundusgebiet, das bei vollständiger panretinaler Photokoagulation mit Herden bedeckt wird

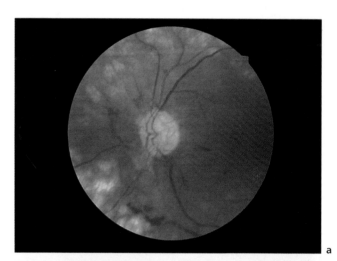

a

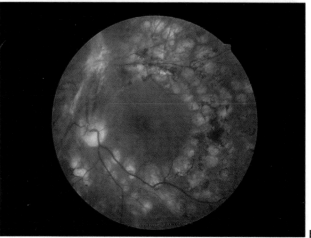

b

Abb. 11.**24**a u. **b**
a Schwere proliferative diabetische Retinopathie
b Zustand nach panretinaler Laserphotokoagulation einer schweren diabetischen Retinopathie

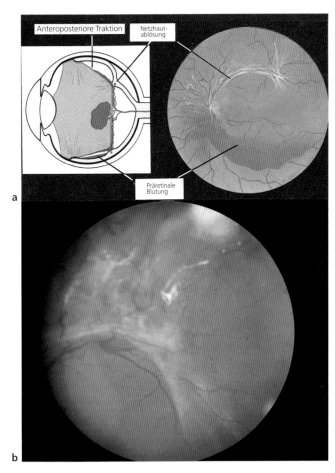

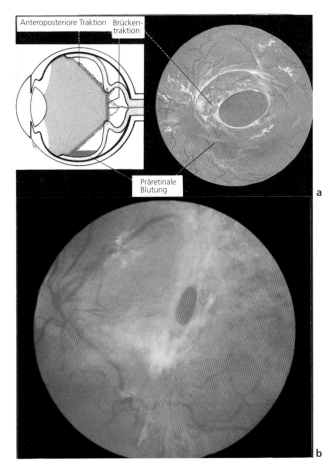

Abb. 11.**25a** u. **b**   Superiore Traktionsamotio durch anteroposteriore Traktion bei proliferativer diabetischer Retinopathie

Abb. 11.**26a** u. **b**   Ausgedehnte Traktionsamotio durch anteroposteriore und Brückentraktion bei proliferativer diabetischer Retinopathie

c) Brückentraktion (Abb. 11.**26a** u. **b**) durch die Kontraktion fibrovaskulärer Membranen (Trampolinmembranen), die sich von einem Netzhautanteil hinter dem Äquator zu einem anderen erstrecken. Sie tendieren da-

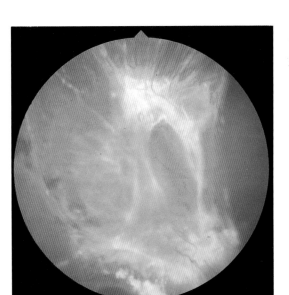

Abb. 11.**27**   Ausgebranntes Stadium einer proliferativen diabetischen Retinopathie

zu, die Insertionsareale zusammenzuziehen, und können in Abhängigkeit von der Richtung der Traktion sowohl für die Ausbildung von Streßlinien verantwortlich sein als auch für die Verlagerung der Makula in Richtung der Papille oder anderswohin.

Die klinischen Veränderungen einer Traktionsamotio werden in Kapitel 10 beschrieben. Glücklicherweise bleiben diabetische Traktionsamotiones für viele Monate umschrieben, ohne Einbeziehung der Makula. Gelegentlich kann die vitreoretinale Traktion eine Aufspaltung der Netzhaut in 2 Schichten bewirken (Retinoschisis). In einigen Augen kann die Traktion über den Gebieten der fibrovaskulären Adhäsion in der Ausbildung eines Netzhautrisses resultieren, der gewöhnlich in einem kleinen ovalen Loch hinter dem Äquator besteht. Wenn dieses eintrifft, geht die für eine Traktionsamotio charakteristische konkave Konfiguration in eine konvexe, bullöse über, die für eine rhegmatogene Netzhautablösung typisch ist. In diesem Falle sollte der chirurgische Eingriff ohne Aufschub erfolgen.

3. **Opake Membranen** können sich auf der hinteren Glaskörpergrenzmembran des abgehobenen Glaskörpers entwickeln und sich von den superioren zu den inferioren temporalen Arkaden ausdehnen. In einigen Fällen können die Membranen den Einblick auf die Makula behindern und die Sehschärfe weiter reduzieren oder häufiger kann ein rundes oder ovales Loch in der Membran über der Makula vorhanden sein (Abb. 11.**26a** u. **b**).

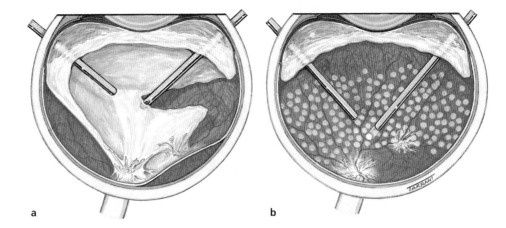

Abb. 11.**28 a** u. **b** Prinzip der
Behandlung der Traktionsamotio
durch Vitrektomie
a Exzision der anteroposterioren
Traktion
b Laser-Endophotokoagulation

4. Das ausgebrannte Stadium entwickelt sich nach einem variablen Zeitraum. Es ist charakterisiert durch eine vermehrte fibrovaskuläre Proliferation, so daß die Blutgefäße nicht mehr perfundiert werden und keine weiteren Proliferationen entstehen (Abb. 11.**27**).

Pars-plana-Vitrektomie

5. Eine Rubeosis iridis ist relativ häufig in Augen mit PDR und kann zur Entwicklung eines Neovaskularisationsglaukoms führen (s. Kapitel 8). Diese Komplikation tritt besonders häufig bei Augen mit persistierender Netzhautablösung nach erfolgloser Pars-plana-Vitrektomie auf.
Die Indikationen für eine Pars-plana-Vitrektomie sind folgende:

1. Eine ausgeprägte persistierende Glaskörperblutung ist die häufigste Indikation. In diesen Fällen verhindert die Dichte der Hämorrhagie eine ausreichende Therapie mit panretinaler Photokoagulation. Wenn eine Rubeosis iridis fehlt, sollte eine Vitrektomie bei Patienten mit insulinpflichtigem Diabetes innerhalb von 3 Monaten nach der initialen Glaskörperblutung erwogen werden und bei Patienten mit nicht insulinpflichtigem Diabetes nach ungefähr 6 Monaten.
2. Eine Traktionsamotio mit Makulabeteiligung. Extramakuläre Traktionsamotiones können beobachtet werden, da sie in vielen Fällen für lange Zeiträume stationär bleiben.
3. Eine kombinierte Traktionsamotio und rhegmatogene Netzhautablösung sollten dringend versorgt werden, selbst wenn die Makula anliegt, da sich die subretinale Flüssigkeit wahrscheinlich schnell ausbreiten und dabei die Makula einbeziehen wird.
4. Eine unbeeinflußbare progressive fibrovaskuläre Proliferation kann bei einem kleinen Anteil der Patienten mit insulinpflichtigem Diabetes entstehen. Sie hat einen raschen Visusverlust zur Folge, wenn sie nicht durch eine Vitrektomie behandelt wird.
5. Eine Rubeosis iridis in Assoziation mit einer Glaskörperblutung, die ausreichend dicht ist, um eine Behandlung mit einer panretinalen Photokoagulation zu verhindern, muß mit einer Vitrektomie therapiert werden, um das Fortschreiten zu einem Neovaskularisationsglaukom zu verhindern.
6. Bei einer dichten, persistierenden, prämakulären, subhyaloidalen Blutung sollte eine Vitrektomie erwogen wer-

den, da bei ausbleibender Behandlung die Membrana limitans interna oder die hintere Glaskörpergrenzmembran als Gerüst für eine fibrovaskuläre Proliferation dienen können, mit der Folge einer traktionsbedingten Makulaabhebung oder einer fovealen Ektopie durch die Kontraktion epiretinaler Membranen.

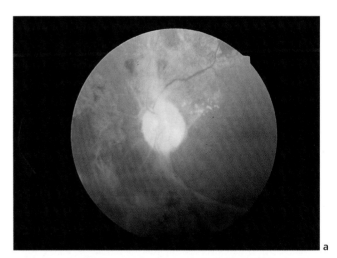

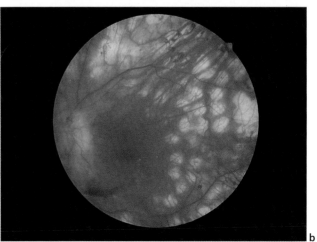

Abb. 11.**29 a** u. **b**
a Traktionsamotio bei proliferativer diabetischer Retinopathie
b Zustand nach Vitrektomie einer proliferativen diabetischen Retinopathie

Die *Ziele* der Pars-plana-Vitrektomie sind folgende:

1. **Entfernung des Glaskörpergels** und damit des „Gerüstes", an dem weiteres fibrovaskuläres Gewebe proliferieren kann. Wenn dieses Ziel erreicht ist, tritt außerdem häufig eine Involution des existierenden neovaskulären Gewebes ein.
2. **Die Wiederanlegung einer Netzhautablösung** wird durch Exzision der anteroposterioren und überbrückenden Traktionsmembranen erreicht (Abb. 11.**28a** u. **b**, 11.**29a** u. **b**). Es kann außerdem nötig sein, fibrovaskuläres Gewebe zu segmentieren und zu separieren. Netzhautlöcher sollten verschlossen werden und in ausgewählten Fällen eine Laser-Endophotokoagulation erfolgen.

Die *Komplikationen* der Pars-plana-Vitrektomie sind folgende:

1. **Eine progressive Rubeosis iridis** ist die häufigste Komplikation des vorderen Augenabschnitts, die in einem Therapieversagen resultiert. Die Inzidenz ist in aphaken Augen erhöht und in Augen mit Restarealen abgehobener Netzhaut. In Augen mit vollständiger Netzhautablösung ist sie eigentlich 100%.
2. **Eine Katarakt** kann die Folge entweder einer Progression vorbestehender Linsentrübungen oder eines chirurgischen Traumas sein.

3. **Ein Glaukom** kann die Folge einer Rubeosis iridis sein oder vom „Geisterzell"- oder hämolytischem Typ (s. Kapitel 8).
4. **Eine rezidivierende Glaskörperblutung** kann durch eine neue fibrovaskuläre Proliferation bedingt sein.
5. **Eine Netzhautablösung** kann durch intraoperative Komplikationen verursacht werden, wie Traktion an der Glaskörperbasis oder Entstehung neuer Risse durch das Vitrektom oder andere Instrumente. Sie kann auch später als Folge einer neuen fibrovaskulären Proliferation auftreten.

Die *Visusergebnisse* der Pars-plana-Vitrektomie hängen von der spezifischen Operationsindikation und der Komplexität der vorbestehenden vitreoretinalen Anomalien ab. Im allgemeinen zeigen ungefähr 70% der Fälle eine Visusverbesserung, ungefähr 10% eine -verschlechterung und der Rest demonstriert keine Änderung der Sehschärfe. Es scheint so zu sein, daß die ersten postoperativen Monate entscheidend sind. Wenn sich die Augen in den ersten 6 Monaten positiv entwickeln, ist die Langzeitprognose günstig, da die Inzidenz der weiteren, visusbedrohenden Komplikationen gering ist. Faktoren in Assoziation mit einer günstigen Prognose sind: Alter von 40 Jahren oder weniger, Fehlen einer präoperativen Rubeosis iridis und eines Glaukoms, eine klare Linse oder minimale Katarakt und eine präoperative panretinale Photokoagulation von mindestens einem Fundusviertel.

Retinaler Venenverschluß

Prädisponierende Faktoren

Der retinale Venenverschluß ist nach der diabetischen Retinopathie die häufigste retinale Gefäßerkrankung. Die prädisponierenden Faktoren lassen sich in systemische und okuläre unterteilen.

Systemische prädisponierende Faktoren umfassen folgende:

1. **Zunehmendes Alter** ist ein wichtiger Faktor, da die meisten Patienten im 6. und 7. Lebensjahrzehnt sind.
2. **Systemischer Hypertonus** ist mit dem erhöhten Risiko sowohl eines Venenastverschlusses als auch eines Zentralvenenverschlusses assoziiert. Es wird angenommen, daß die Vene durch eine verdickte Arterie komprimiert wird, dort wo beide eine gemeinsame Adventitia aufweisen (d. h. an arteriovenösen Kreuzungen in der Retina und direkt hinter der Lamina cribrosa).
3. **Blutdyskrasie** kann selten infolge einer Hyperviskosität zu einem retinalen Venenverschluß prädisponieren entweder als Ergebnis der erhöhten Anzahl zirkulierender Zellen (chronische Leukämie, Polyzythämie) oder von Veränderungen der Plasmaproteine (Makroglobulinämie Waldenström). Die Sichelzellerkrankung kann ebenfalls retinale Venenverschlüsse verursachen. In der großen Mehrzahl der Fälle sind jedoch Routineblutuntersuchungen erfolglos.

Okuläre prädisponierende Faktoren umfassen folgende:

1. **Erhöhter intraokulärer Druck** bei Patienten mit primärem Offenwinkelglaukom oder okulärer Hypertension er-

höht das Risiko eines Venenastverschlusses und insbesondere eines Zentralvenenverschlusses.
2. **Eine Hypermetropie** ist, ohne den Mechanismus zu kennen, mit einem erhöhten Risiko eines Venenastverschlusses verbunden.
3. **Eine kongenitale Anomalie** der Zentralvene ist als prädisponierend für einen retinalen Zentralvenenverschluß bei jungen Erwachsenen postuliert worden.
4. **Periphlebitis,** wie bei Sarkoidose und Morbus Behcet.

Im Endarteriensystem der Netzhaut verursacht die venöse Okklusion eine Erhöhung des venösen und kapillären Drucks und die Stagnation des Blutflusses. Diese Stagnation resultiert in einer Hypoxie, des von der obstruierten Vene drainierten Netzhautbereiches. Die Hypoxie wiederum resultiert in einem Schaden der kapillären Endothelzellen, was zu Austritt von Blutinhalten in den extrazellulären Raum führt. Der extrazelluläre Druck ist erhöht, woraus eine weitere Stagnation der Zirkulation und der Hypoxie resultiert, so daß ein Circulus vitiosus etabliert wird.

Retinaler Venenastverschluß

Klassifikation

In der Reihenfolge ihres Schweregrades folgen die 4 Hauptformen des Venenastverschlusses:

1. **Peripher.**
2. **Makulär** (Abb. 11.**30**).

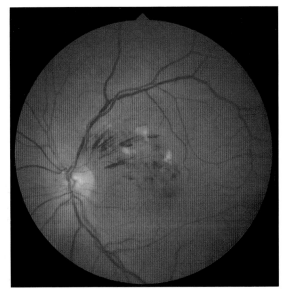

Abb. 11.**30**   Makulärer Venenastverschluß

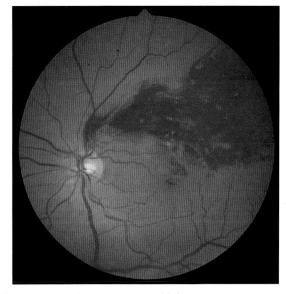

Abb. 11.**31**   Superiorer Venenastverschluß

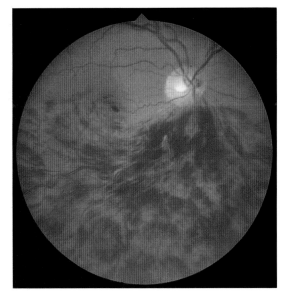

Abb. 11.**32**   Retinaler Venenverschluß der unteren Netzhauthälfte

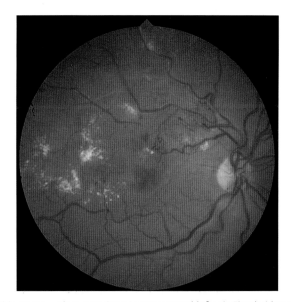

Abb. 11.**33**   Alter, superiorer Venenastverschluß mit Einscheidungen, Kollateralen und harten Exsudaten.

3. **Papillenferne Hauptvene** (Abb. 11.**31**). Die beiden Unterformen sind:
   a) mit Makulaödem;
   b) ohne Makulaödem.
4. **Hauptvene am Papillenrand** (Abb. 11.**32**). Die beiden Unterformen sind:
   a) mit Makulaödem;
   b) ohne Makulaödem.

Klinische Veränderungen

Die klinische Manifestation der Erkrankung erfolgt am häufigsten mit einem relativen Verlust eines Teils des Gesichtsfeldes und Beeinträchtigung der Sehschärfe, die mit einer Metamorphopsie assoziiert sein kann. Beide Augen sind schließlich in ungefähr 5% der Fälle beteiligt.

Die *Ophthalmoskopie* während des akuten Stadiums zeigt dilatierte und gewundene Gefäße, flammenförmige Hämorrhagien, punktförmige und fleckförmige Blutungen, Netzhautödem und Cotton-wool-Herde, die den Netzhautbereich betreffen, der von den obstruierten Venen drainiert wird (s. Abb. 11.**30**, 11.**31** u. 11.**32**).

Diese akuten Veränderungen können zwischen 6 und 12 Monate bis zu ihrer Rückbildung benötigen. Sie können durch vaskuläre Einscheidungen, chronisch zystoides Makulaödem, Mikroaneurysmen, Kollateralen, harte, gelbe Exsudate, Cholesterolkristalle und eine retinale Pigmentepitheldegeneration an der Makula ersetzt werden (Abb. 11.**33**).

Prognostische Faktoren

Nach dem Venenastverschluß eines Hauptgefäßes ist die Sehschärfe initial durch Blutung und Makulaödem herabgesetzt.

Innerhalb von 6 Monaten entwickeln jedoch ungefähr 50% der Augen effiziente Kollateralen mit einer Änderung der Sehschärfe auf 0,5 oder besser. Das endgültige Ausmaß der Erholung des Sehvermögens wird durch 2 Hauptfaktoren bestimmt:

1. Dem Ausmaß der von der Okklusion betroffenen venösen Drainage, das durch die Größe und den Ort der okkludierten Venen bestimmt wird. Z. B. wird die in Abb. 11.34 sichtbare Okklusion bei 1 und 2 a die makuläre venöse Drainage beeinträchtigen; eine Okklusion bei 2 b wird nur mit einem Quadranten der venösen Makuladrainage interferieren,

und periphere Okklusionen bei 2 c, 3 und 4 sparen die Makula aus.
2. Der Integrität des perifovealen Kapillarnetzes. Die Visusprognose ist gut, wenn das Netzwerk intakt ist und schlecht, wenn es teilweise oder vollständig zusammengebrochen ist.

Die beiden Hauptkomplikationen des Venenastverschlusses, die einer Behandlung zugänglich sein können, sind das chronische Makulaödem und die sekundäre Neovaskularisation.

Chronisches Makulaödem

Das chronische Makulaödem ist die häufigste Ursache für eine persistierende schlechte Sehschärfe nach einem Venenastverschluß. Einige Patienten mit einer Sehschärfe von 0,33 oder weniger können von der Argon-Laser-Photokoagulation profitieren. Bevor jedoch die Therapie empfohlen wird, ist es wichtig, sicherzustellen, daß die verminderte Sehschärfe durch ein Makulaödem und nicht durch eine Makulaischämie hervorgerufen wird.

Die Untersuchungen sind folgende:

1. Die retinalen Blutungen müssen sich soweit zurückgebildet haben, daß ein Fluoreszenzangiogramm guter Qualität erhalten werden kann.
2. Wenn das Fluoreszenzangiogramm keine Makulaperfusion zeigt (Abb. 11.35), wird eine Therapie keine Visusverbesserung herbeiführen.
3. Wenn das Fluoreszenzangiogramm ein Makulaödem zeigt (Abb. 11.36) und die Sehschärfe bei 0,33 bleibt oder geringer, sollte eine Argon-Laser-Photokoagulation erwogen werden, obwohl das Ergebnis enttäuschen kann. Vor der Behandlung sollte das Fluoreszenzangiogramm sorgfältig auf Gebiete mit Leckagen hin untersucht werden. Es ist außerdem sehr wichtig, Kollateralgefäße zu identifizieren, da sie nicht behandelt werden.

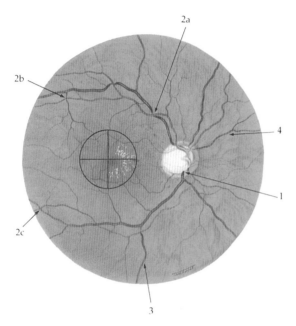

Abb. 11.**34** Beziehung von Ort des Venenverschlusses und Auswirkung auf die Makulafunktion (s. Text)

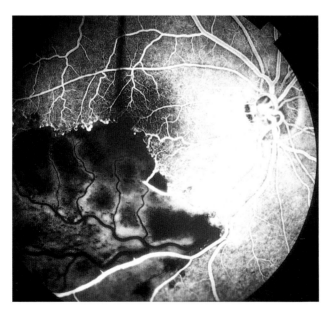

Abb. 11.**35** Fluoreszenzangiogramm mit ausgedehnter, fehlender Makulaperfusion nach Venenastverschluß

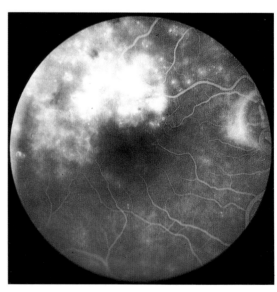

Abb. 11.**36** Fluoreszenzangiogramm mit ausgedehnter Leckage, aber guter Makulaperfusion nach Venenastverschluß

Die Behandlung besteht in der Applikation von Herden (100–200 μm Fleckgröße) mit einer Energie, die ausreicht, um eine mittlere Reaktion hervorzurufen. Die Herde werden in einem „Gitter"-Muster, mit jeweils einem Herd Abstand, über das ganze Leckagegebiet appliziert. Die Herde können bis an den Rand der kapillarfreien Zone der Fovea gesetzt werden und soweit peripher wie nötig. Die Behandlung einer intraretinalen Hämorrhagie sollte vermieden werden.

Neovaskularisation

Eine Neovaskularisation tritt nach einem Hauptvenenastverschluß in ungefähr 30–50% der Augen, die Areale mit signifikant fehlender Kapillarperfusion aufweisen, auf. Eine Papillenneovaskularisation ist immer mit ausgedehnten Arealen fehlender Kapillarperfusion in dem Gebiet der Netzhaut, das von der obstruierten Vene versorgt wird, assoziiert. Eine Neovaskularisation ist eine sehr ernste Komplikation, da sie häufig zu einer rezidivierenden Glaskörperblutung führt, die so schwer sein kann, daß sie eine Pars-plana-Vitrektomie erfordert. Augen mit Neovaskularisationen nach Venenastverschluß sollten deshalb zur Verhinderung einer Glaskörperblutung eine Laser-Photokoagulation erhalten.

Die Behandlung besteht in der Applikation von 200–500 μm großen Herden mit einer diskreten weißen Reaktion und einem Abstand von jeweils einem Herddurchmesser in einem „verstreuten" (scatter) Muster über das ganze betroffene Segment (Abb. 11.37). Die Herde sollten nicht mehr als 2 Papillendurchmesser bis an das Zentrum der Fovea heranreichen.

Retinale Zentralvenenthrombose

Obwohl es Übergänge gibt können die meisten Fälle retinaler Zentralvenenthrombose, in Abhängigkeit von Veränderungen und Prognose, folgenden Formen zugeteilt werden: *nicht ischämisch*, *ischämisch* und *bei jungen Erwachsenen*.

Nicht ischämische retinale Zentralvenenthrombose

Die nicht ischämische retinale Zentralvenenthrombose ist mit ungefähr 75% der Fälle die häufigste Form.

Abb. 11.**37a–c** Retinaler Venenverschluß der unteren Netzhauthälfte
a Akutes Stadium mit vielen Cotton-wool-Herden, die eine retinale Ischämie anzeigen
b Einige Wochen später; es haben sich NGP entwickelt, aber weniger Blutungen und Cotton-wool-Herde sind zu sehen
c Erscheinungsbild nach einer Scatter-Laserkoagulation

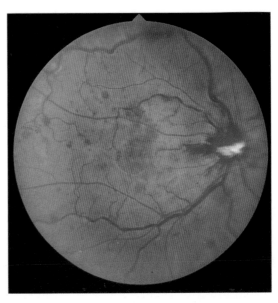

Abb. 11.**38** Gering ausgeprägter nicht ischämischer, retinaler Zentralvenenverschluß

Klinisch manifest wird sie mit einer leichten bis mittelgradigen Visusverschlechterung. Eine Marcus-Gunn-Pupille (relativer afferenter Defekt der Pupillenreaktion) ist gewöhnlich gering ausgeprägt. Sie ist das Zeichen einer geringen retinalen Ischämie.

Die *Ophthalmoskopie* zeigt folgende Veränderungen:

1. Milde Tortuositas und Dilatation aller Äste der retinalen Zentralvene.
2. Geringe bis mittelgradige retinale Hämorrhagien (punkt-, fleck- und flammenförmig), verteilt über alle 4 Quadranten und am zahlreichsten in der Peripherie (Abb. 11.**38** u. 11.**39a**).
3. Cotton-wool-Herde fehlen gewöhnlich, obwohl bei einer Anzahl von Fällen einige Herde am hinteren Pol gesehen werden können.
4. Geringes bis mittelgradiges Papillenödem.
5. Ein Makulaödem kann vorhanden sein oder fehlen.

Die *Fluoreszenzangiographie* zeigt eine venöse Stase, aber eine gute Perfusion der retinalen Kapillaren'(Abb. 11.**39b**).

Die Prognose ist in ungefähr 50% der Fälle recht gut, mit einer normalen oder annähernd normalen Sehschärfe. Die häufigste Ursache für eine permanente Visusherabsetzung ist ein chronisches zystoides Makulaödem.

Therapie: Es gibt keine schlüssigen Beweise dafür, daß eine Laser-Photokoagulation bei zystoidem Makulaödem nach Zentralvenenverschluß eine Besserung herbeiführt.

Ischämische retinale Zentralvenenthrombose

Der ischämische retinale Zentralvenenverschluß ist seltener.

Klinisch manifest wird er mit einem schweren Visusverlust, der gewöhnlich weniger als 0,1 beträgt und häufig auf Fingerzählen oder weniger reduziert ist. Eine Marcus-Gunn-Pupille ist ausgeprägt.

Die *Ophthalmoskopie* zeigt folgende Veränderungen:

1. Deutliche Tortuositas und Stauung der Netzhautvenen.
2. Ausgedehnte Netzhautblutungen sowohl der peripheren Retina als auch des hinteren Pols (Abb. 11.**40a** und 11.**41a**).
3. Cotton-wool-Herde sind häufig.
4. Ausgeprägtes Papillenödem und Papillenhyperämie.
5. Die Makula ist von Hämorrhagien bedeckt und zeigt möglicherweise zystoide Veränderungen.

Das *Fluoreszenzangiogramm* zeigt eine zentrale Maskierung des retinalen Gefäßbettes durch Netzhautblutungen und ausgedehnte periphere Areale fehlender Kapillarperfusion (Abb. 11.**40b** und 11.**41b**).

Die Prognose ist sehr schlecht, solange nicht eine panretinale Photokoagulation erfolgt. Ungefähr 50% der Patienten ent-

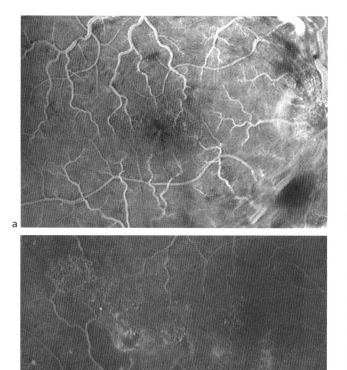
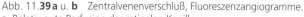

Abb. 11.**39a** u. **b**   Zentralvenenverschluß, Fluoreszenzangiogramme.
a Relativ gute Perfusion der retinalen Kapillaren
b Areale mit fehlender Perfusion

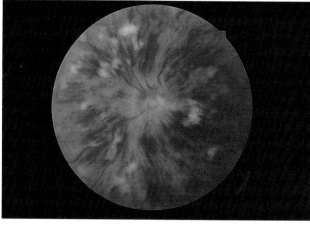
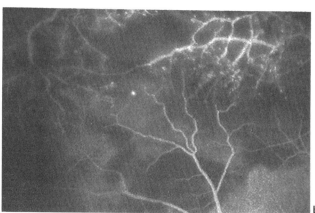

Abb. 11.**40a** u. **b**
a Mittelgradig schwerer, ischämischer, retinaler Zentralvenenverschluß
b Fluoreszenzangiogramm mit fehlender Perfusion der retinalen Kapillaren

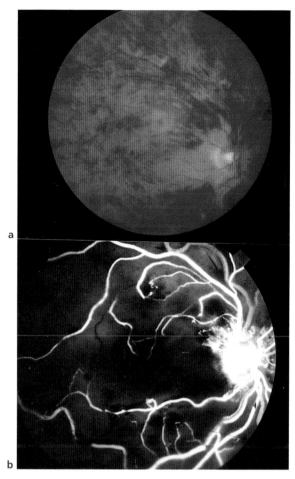

Abb. 11.41 a u. b
a Sehr schwerer ischämischer retinaler Zentralvenenverschluß
b Fluoreszenzangiogramm mit ausgedehnter, fehlender Perfusion der retinalen Kapillaren

wickeln innerhalb von 3 Monaten nach der ursprünglichen Okklusion eine Rubeosis iridis und ein Neovaskularisationsglaukom. Ein kleiner Prozentsatz kann außerdem präretinale oder Glaskörperblutungen durch Neovaskularisationen an der Papille und/oder Neovaskularisationen außerhalb der Papille entwickeln.

Die Behandlung besteht in sofortiger panretinaler Photokoagulation, zur Verhinderung eines Neovaskularisationsglaukoms. Die Therapie des Neovaskularisationsglaukoms ist in Kapitel 8 besprochen.

Retinale Zentralvenenthrombose bei jungen Erwachsenen

Diese relativ seltene Erkrankung hat verschiedene Synonyme, einschließlich *Papillenvaskulitis* und *Papillophlebitis.*

Typischerweise betrifft sie ein Auge eines gesunden Erwachsenen unter dem Alter von 40 Jahren. Sie ist wahrscheinlich als Erkrankung, von der bei älteren Erwachsenen auftretenden zu unterscheiden. Als Ursache wird eine kongenitale Anomalie in der retinalen Zentralvene auf der Höhe der Lamina cribrosa postuliert, die einen turbulenten Fluß und Thromben entstehen läßt.

Klinisch manifest wird die Erkrankung mit einer geringen Sehverschlechterung, die charakteristischerweise morgens am ausgeprägtesten ist.

Die *Ophthalmoskopie* während des akuten Stadiums zeigt ein Papillenödem und ein mittleres Ausmaß retinaler Hämorrhagien.

Die Prognose ist gewöhnlich sehr gut, wahrscheinlich weil eine signifikante retinale Ischämie fehlt und die Netzhaut eines jungen Patienten mit gesunden Blutgefäßen in der Lage sein kann, kurze Perioden eines retinalen Zentralvenenverschlusses besser zu tolerieren, als die Netzhaut einer älteren Person.

▌ Retinaler Arterienverschluß

Ursachen

Eine Embolisierung ist die häufigste Ursache einer Obstruktion der retinalen Zirkulation. Da die A. ophthalmica der erste Ast der A. carotis interna ist, hat embolisches Material entweder vom Herzen oder aus den Karotisarterien einen ziemlich direkten Weg zum Auge.

Emboli aus dem Herzen haben 4 Hauptformen (Abb. 11.**42**):

1. **Verkalkte Embolie** von Aorten- oder Mitralklappen.
2. **Vegetationen** von Klappen bei subakuter bakterieller Endokarditis.
3. **Thromben** aus der linken Herzhälfte nach einem Myokardinfarkt (Wandthromben) oder bei Mitralstenose in Assoziation mit Vorhofflimmern. Eine prolabierte Mitralklappe kann auch die Quelle einer rezidivierenden Embolisierung sein.
4. **Myxomatöses Material** von einem sehr seltenen Vorhofmyxom.

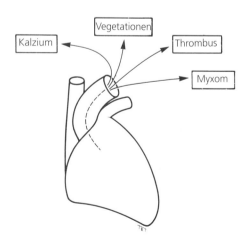

Abb. 11.42   Formen der Emboli, die im Herz entstehen können

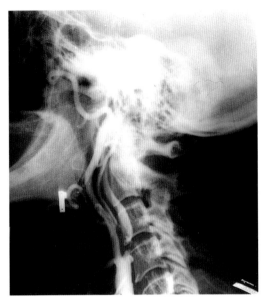

Abb. 11.**43**   Arterielles Angiogramm mit schwerer Stenose der A. carotis interna – diese Form des Angiogramms wird heute selten durchgeführt

Die *Erkrankung der A. carotis* ist eine führende Ursache von Morbidität und Mortalität. Die Bifurkation der A. carotis communis im Halsbereich in Aa. carotis externa und interna ist ein extrem vulnerabler Ort für atheromatöse Ulzeration und Stenose (Abb. 11.43). Retinale Emboli aus den Karotisarterien können 3 Hauptformen haben:

1. **Cholesterolemboli** (Hollenhorst-Plaques) erscheinen als intermittierende Schauer winziger, heller, refraktiler, golden bis gelborangefarbener Kristalle, oft an arteriolären Bifurkationen lokalisiert (Abb. 11.**44a** u. 11.**45**). Sie verursachen selten eine signifikante Obstruktion der retinalen Arteriolen und sind häufig asymptomatisch.

2. **Fibrinplättchen** (Abb. 11.**44b**) sind gewöhnlich größer als Hollenhorst-Plaques, können eine transiente Ischämie (*Amaurosis fugax*) erzeugen und gelegentlich eine komplette Obstruktion (Abb. 11.**46**). Die Amaurosis fugax ist charakterisiert durch einen schmerzlosen, einseitigen Sehverlust, vom Patienten oft als Vorhang beschrieben, der sich über das Auge legt, gewöhnlich von oben nach unten, aber gelegentlich vice versa. Der Sehverlust, der vollständig sein kann, dauert gewöhnlich wenige Minuten. Die Erholung folgt demselben Muster, wie der initiale Verlust, obwohl sie

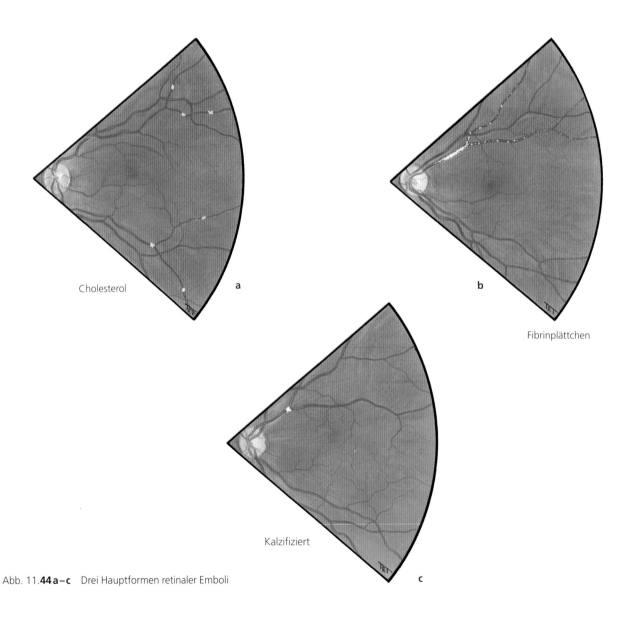

Cholesterol   a

b

Fibrinplättchen

Kalzifiziert   c

Abb. 11.**44a–c**   Drei Hauptformen retinaler Emboli

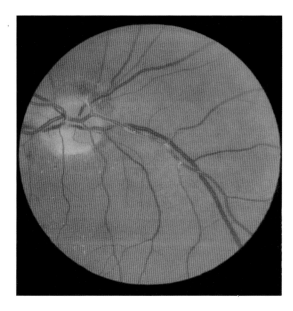

Abb. 11.**45** Hollenhorst-Plaques

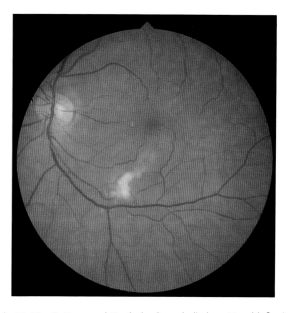

Abb. 11.**46** Cotton-wool-Herd durch embolischen Verschluß einer präkapillären Arteriole

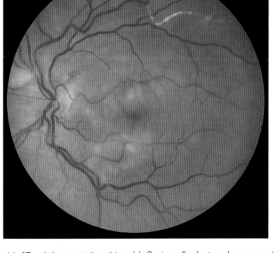

Abb. 11.**47** Atheromatöser Verschluß eines Endastes der superotemporalen Netzhautarterie

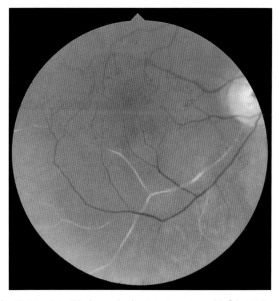

Abb. 11.**48** Arteriitischer retinaler Arterienastverschluß bei Polyarteriitis nodosa

gewöhnlich allmählicher stattfindet. Die Frequenz der Anfälle kann variieren von mehrmals täglich bis einmal alle paar Monate. Die Attacken können mit ipsilateralen zerebralen transienten Ischämien mit kontralateralen Veränderungen verbunden sein.

3. **Kalzifizierte Emboli** können sowohl atheromatösen Plaques in der aufsteigenden Aorta oder den Karotisarterien entstammen als auch verkalkten Herzklappen. Sie sind gewöhnlich einzeln, weiß, glänzen nicht und liegen meist in der Nähe der Papille (Abb. 11.**44c**). Wenn sie an der Papille selbst lokalisiert sind, können sie leicht übersehen werden, da sie die Tendenz haben in diese überzugehen. Verkalkte Embolien sind viel gefährlicher für das Auge als die beiden anderen Formen, da sie einen permanenten Verschluß der Zentralarterie oder eines ihrer Hauptäste verursachen können.

Eine *Vasoobliteration* der retinalen Zirkulation kann durch ein Atherom (Abb. 11.**47**) oder eine Arteriitis bedingt sein. Die vielen Erkrankungen, die eine retinale Arteriitis verursachen können, umfassen: Riesenzellarteriitis, systemischer Lupus erythematodes, Polyarteriitis nodosa (Abb. 11.**48**), Sklerodermie und Dermatomyositis. Selten kann eine retinale Migräne für einen retinalen Arterienverschluß verantwortlich sein, aber die Diagnose sollte nur erfolgen, wenn häufigere Ursachen ausgeschlossen worden sind.

Ein *erhöhter intraokulärer Druck*, wenn er ausgeprägt ist, kann selten einen retinalen Arterienverschluß bedingen. Dies kann die Folge eines exzessiven Drucks auf den Bulbus während einer Netzhautoperation sein oder versehentlichen Drucks auf den Bulbus während eines neurochirurgischen Eingriffs.

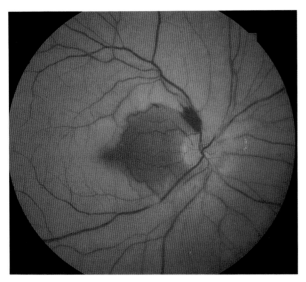

Abb. 11.**49**   Akuter retinaler Zentralarterienverschluß mit Aussparung der zilioretinalen Arterie

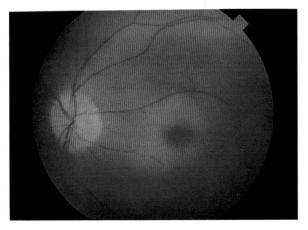

Abb. 11.**50**   Akuter retinaler Zentralarterienverschluß mit Segmentierung der Blutsäule

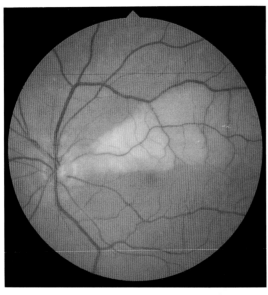

Abb. 11.**51**   Akuter retinaler Arterienastverschluß

Klinische Veränderungen

Die klinischen Veränderungen eines arteriellen Verschlusses hängen von der Größe und der Lage des obstruierten Gefäßes ab und dem Schweregrad und der Dauer des Verschlusses.

Retinaler Zentralarterienverschluß

Ein retinaler Zentralarterienverschluß ist gewöhnlich die Folge eines Atheroms, obwohl auch verkalkte Emboli oder eine Riesenzellarteriitis die Ursache darstellen können.

Die klinische Manifestation erfolgt mit einem akuten und schwerwiegenden Sehverlust, der mit einer Marcus-Gunn-Pupille assoziiert ist.

Die *Ophthalmoskopie* zeigt folgende Veränderungen:

1. Die Netzhaut erscheint infolge einer trüben Schwellung durch ein intrazelluläres Ödem weiß, insbesondere am hinteren Pol, wo die Nervenfaser- und Ganglionzellschichten am dicksten sind. Da der zentralen Fovea diese Schichten fehlen, bildet der orangefarbene Reflex von den intakten Chorioidalgefäßen unter der Foveola einen Kontrast zur umgebenden opaken Netzhaut, wodurch ein „kirschroter Fleck" entsteht.
2. Bei ungefähr einer von fünf Personen wird das papillomakuläre Bündel durch eine oder mehrere zilioretinale Arteriolen aus der ziliären Zirkulation versorgt. Bei diesen Patienten kann die zentrale Sehschärfe erhalten bleiben (Abb. 11.**49**).
3. Eine ausgeprägte Verengung der retinalen Arteriolen in Verbindung mit Kaliberunregelmäßigkeiten. Sludging und Segmentierung der Blutsäule können in Arteriolen und Venolen gesehen werden (Abb. 11.**50**). Wenn die Okklusion persistiert, verschwinden die retinale Weißfärbung und der „kirschrote Fleck" nach einigen Wochen. Die retinalen Arteriolen bleiben jedoch eng und schließlich wird die Papille atrophisch und blaß.

Arterienastverschluß

Ein Arterienastverschluß ist am häufigsten durch Emboli bedingt.

Die klinische Manifestation erfolgt mit einem akuten und ausgeprägten altitudinalen Gesichtsfelddefekt.

Die *Ophthalmoskopie* zeigt eine weiße, ischämische Netzhaut im Versorgungsgebiet der obstruierten Arterie (Abb. 11.**51**). Die trübe Schwellung geht langsam zurück, aber die inneren Netzhautschichten werden atrophisch und sind mit einem permanenten, sektorförmigen Gesichtsfelddefekt assoziiert. Nach der Rekanalisierung der obstruierten Arteriole können jedoch ophthalmoskopische Veränderungen fehlen oder subtil sein.

Verschluß der präkapillären Arteriolen

Der Verschluß der präkapillären Arteriolen hat die Ausbildung von Cotton-wool-Herden an der Verbindung von gesunder und anoxischer Netzhaut zur Folge (s. Abb. 11.**46**). Cotton-wool-Herde sind am häufigsten die Folge von Anomalien des Gefäßendothels, wie bei Diabetes mellitus und hypertensiver Retinopathie, AIDS und Kollagenosen (Dermatomyositis, systemischer Lupus erythematodes, Polyarteriitis nodosa und selten Sklerodermie). Sie können auch entstehen, wenn das Gefäßlumen durch anomale Erythrozyten bei einer Hämoglobinopathie oder ungewöhnliche Emboli wie Fett und Talk obstruiert wird. Während der akuten Phase können die Cotton-wool-Herde mit kleinen Skotomen assoziiert sein, die später vollständig zurückgehen. Ein Patient mit einem isolierten Cotton-wool-Herd benötigt dieselbe medizinische Durchuntersuchung wie ein Patient mit einem retinalen Hauptarterienverschluß.

Notfallversorgung akuter großer Verschlüsse

Die Therapie retinaler Hauptarterienverschlüsse zielt auf die Wiederherstellung der retinalen Zirkulation durch Verstärkung der retinalen Perfusion und Beseitigung des Embolus so schnell wie möglich. Das Netzhautgewebe kann zwar nur eine Ischämie von wenigen Stunden überleben, aber vollständige Verschlüsse sind selten. Es ist deshalb sinnvoll, alle Fälle zu therapieren, die innerhalb der ersten 48 Stunden auftreten.

1. **Der Patient sollte flach liegen,** da dies hilft, die Zirkulation zu erhalten. Es ist außerdem eine angenehme Position für die weitere Versorgung.
2. **Eine okuläre Massage** sollte intermittierend für mindestens 15 Minuten erfolgen. Dieses Manöver soll den intraokulären Druck senken, den Blutfluß erhöhen und den Embolus verdrängen.
3. **Acetazolamid 500 mg intravenös** sollte injiziert werden, um den intraokulären Druck weiter zu senken.
4. **Andere Methoden** umfassen Inhalation eines Gemisches aus 5% Kohlendioxid und 95% Sauerstoff und eine anteriore Parazentese der Augenvorderkammer. Unglücklicherweise sind die Therapieergebnisse gewöhnlich sehr unerfreulich.

Außerdem ist es wichtig, eine Riesenzellarteriitis auszuschließen.

A.-carotis-Erkrankung

Untersuchungen

Vorhandene retinale Cholesterol- oder Fibrinplättchenemboli sprechen nicht nur sehr für eine atheromatöse Erkrankung der Karotisarterien, sondern auch für eine atheromatöse Beteiligung anderer Anteile des Körpers. Aus diesem Grund sollte das ganze kardiovaskuläre System untersucht werden. Die beiden Veränderungen der Karotisarterien, die für eine retinale Mikroembolisation verantwortlich sein können, sind atheromatöse Ulzeration und Stenose.

Die Allgemeinuntersuchung sollte folgendes einschließen:

1. **Die Palpation** der zervikalen Karotisarterien des Patienten, sollte vorsichtig erfolgen, um die Ablösung eines Thrombus zu vermeiden. Eine schwere oder vollständige Stenose wird mit einem verminderten oder fehlenden, ipsilateralen Karotispuls verbunden sein. Andere periphere Pulse können ebenfalls anomal sein.

2. **Die Auskultation** über einer partiellen Stenose gibt ein Geräusch, das am besten mit einem trichterförmigen Stethoskop gehört wird. Es ist wichtig, über die ganze Länge der Arterie auszukultieren und den Patienten zu bitten, den Atem anzuhalten. Das häufigste Geräusch ist hochfrequent und weich, da es eine enge Stenose mit einem niedrigen Blutfluß anzeigt. Wenn das Lumen vollständig obstruiert oder zu 90% eingeschränkt ist, verschwindet das Geräusch.
3. **Eine Fingerdruck-Ophthalmodynamometrie** wird durchgeführt, indem der intraokuläre Druck während der Ophthalmoskopie durch leichten Druck auf den seitlichen Bulbus erhöht wird. Wenn die retinale Zirkulation vermindert wird oder die Zentralarterie pulsiert, ist eine ipsilaterale Stenose der A. carotis wahrscheinlich. Ein negativer Befund schließt jedoch eine Stenose nicht aus.

Die Ophthalmodynamometrie mißt im Gegensatz zur Methode mit Fingerdruck den Blutdruck in der Zentralarterie, der indirekt in Relation zum Blutfluß in der A. carotis steht. Sie sollte an beiden Seiten durchgeführt und die Ergebnisse verglichen werden. Die Technik ist folgendermaßen:

1. Beide Pupillen werden erweitert und ein Lokalanästhetikum appliziert.
2. Ein Untersucher übt mit einem speziell kalibrierten Federmanometer externen Druck auf die Sklera aus.
3. Ein zweiter Untersucher beobachtet mit einem indirekten Ophthalmoskop die Papille.
4. Wenn der Druck auf die Sklera erhöht wird, pulsiert die retinale Zentralarterie. Bei weiterer Druckerhöhung sistiert jegliche Pulsation. Der diastolische Druck wird zu Beginn der Pulsation in Millimeter Quecksilber an der Skala abgelesen. Der systolische Druck wird in dem Moment registriert, in dem die Pulsation aufhört. Eine Seitendifferenz von 20% gilt als anomal.

Obwohl die Ophthalmodynamometrie schnell und leicht durchzuführen ist, hat sie einen begrenzten Aussagewert, da sie negativ ausfällt bis 50% oder mehr der A. carotis stenosiert sind. Sie kann deshalb bei der Diagnose nicht stenosierender, ulzerativer, atheromatöser Plaques nicht weiterhelfen.

Spezialuntersuchungen umfassen folgende:

1. **Duplex-scanning** ist die Kombination von Real-time-B-scan-Ultrasonographie hoher Auflösung mit einer Doppler-Analyse. Die Technik kann ulzerative und stenotische Veränderungen feststellen und ist zur Zeit die kostengünstigste, verfügbare, nicht invasive Test.
2. **Die digitale intravenöse Subtraktionsangiographie** besteht in der Injektion eines Kontrastmittels in die obere V. cava über einen Katheter, der durch die in der Ellenbeuge gelegene Vene eingeführt wird. Bilder der Karotisarterien sind dann mit einer ausgeklügelten computergestützten Subtraktionstechnik zu erhalten (Abb. 11.**52**).
3. **Magnet-resonance-Imaging** ist in der Lage sowohl die Karotiden als auch ischämische zerebrale Läsionen darzustellen.

Therapie

Die Ziele der Therapie der A.-carotis-Erkrankung sind die Verhinderung eines Schlaganfalls und einer permanenten Visusverschlechterung. Die beiden zur Zeit eingesetzten Metho-

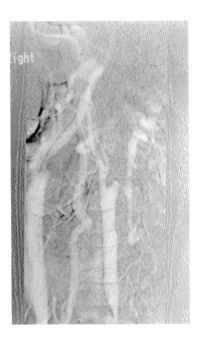

Abb. 11.**52** Digitales intravenöses Subtraktionsangiogramm mit schwerer Stenose der rechten A. carotis interna und Okklusion der linken A. carotis interna

den sind die medikamentöse Therapie und die Karotisendarteriektomie. Die Wahl der Methode ist abhängig von dem Risiko, einen Schlaganfall zu bekommen, und der mit dem chirurgischen Eingriff verbundenen perioperativen Morbidität.

1. **Allgemeine Maßnahmen** umfassen ein Screening nach assoziierten Risikofaktoren wie Hypertonus, Diabetes mellitus, Hypercholesterinämie und Rauchen. Identifizierte Risikofaktoren sollten entsprechend behandelt werden. Eine kardiologische Beurteilung kann ebenfalls ratsam sein.
2. **Eine Antithrombozyten-Therapie** mit Aspirin reduziert das Risiko eines Schlaganfalls um 20–30%. Die am häufigsten eingesetzte Tagesdosis ist 300 mg. Dipyridamol 100 mg dreimal täglich kann Patienten gegeben werden, die Aspirin nicht vertragen. Antikoagulantien sollten in Erwägung gezogen werden, falls Aspirin oder Dipyridamol versagen.
3. **Eine Karotisendarteriektomie** sollte nur ausnahmsweise bei Patienten mit einer reinen Amaurosis fugax erfolgen (d. h. ohne assoziierte transiente ischämische Attacken), da das Risiko, einen Schlaganfall zu bekommen, unter 3% pro Jahr liegt.

▌Hypertensive Retinopathie

Allgemeine Veränderungen

Die primäre Antwort der retinalen Arteriolen auf einen systemischen Hypertonus ist die Verengung. Der Grad der Verengung ist jedoch abhängig von dem Ausmaß des vorbestehenden fibrösen Umbaus (Involutionssklerose). Aus diesem Grund wird die hypertensive Verengung in ihrer reinen Form nur bei jungen Individuen gesehen. Bei älteren Patienten verhindert die Rigidität der retinalen Arteriolen durch die Involutionsklerose denselben Grad der Verengung, der bei jüngeren

Individuen zu beobachten ist. Bei fortbestehendem Hypertonus wird in kleinen Gebieten die Blut-Retina-Schranke zerstört, mit der Folge einer erhöhten Gefäßpermeabilität. Das Fundusbild der hypertensiven Retinopathie ist charakterisiert durch: *Vasokonstriktion, Leckage* und *Arteriosklerose*.

Die *Vasokonstriktion* ist durch eine allgemeine und fokale arterioläre Verengung charakterisiert (Abb. 11.**53**). Unglücklicherweise kann die ophthalmoskopische Diagnose einer allgemeinen Verengung schwierig sein. Bei einer fokalen Veren-

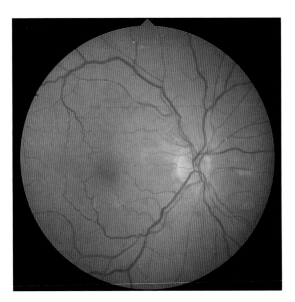

Abb. 11.**53** Umschriebene arterioläre Konstriktion entlang des superotemporalen Astes bei geringer hypertensiver Retinopathie

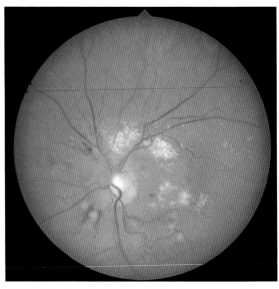

Abb. 11.**54** Ausgeprägte arterioläre Konstriktion, flammenförmige Blutungen, Cotton-wool-Herde und einige harte Exsudate bei schwerer hypertensiver Retinopathie

gung ist ein erhöhter Blutdruck sehr wahrscheinlich. Ein schwerer Hypertonus kann zur Obstruktion der präkapillären Arteriolen führen und zur Entwicklung von Cotton-wool-Herden (Abb. 11.**54**).

Eine *Leckage* durch anomale Gefäßpermeabilität führt zur Entwicklung von flammenförmigen Blutungen, Netzhautödem und harten Exsudaten (Abb. 11.**55 a–d**). Ein Papillenödem ist das Kennzeichen der malignen Phase des Hyperto-

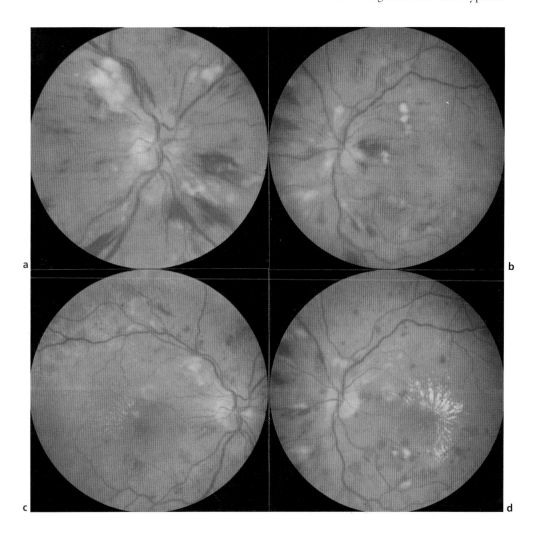

Abb. 11.**55 a–d**   Maligner Hypertonus
a u. **b** Vor der Behandlung
c u. **d** 1 Monat nach der Therapie; es sind weniger Blutungen und Cotton-wool-Herde vorhanden, aber beidseits haben sich Makulasterne entwickelt

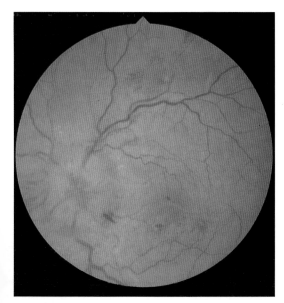

Abb. 11.**56**   Ausgeprägtes Papillenödem bei malignem Hypertonus

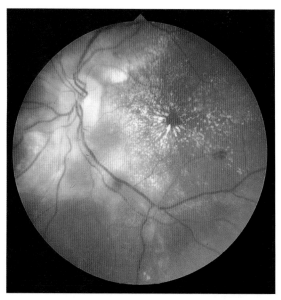

Abb. 11.**57**   Makulastern durch die Ablagerung harter Exsudate in der Henle-Schicht um die Fovea bei malignem Hypertonus

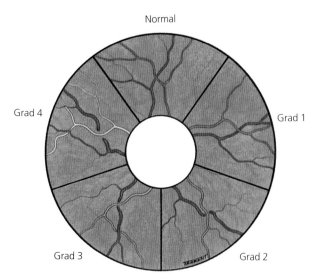

Abb. 11.**58**   Stadieneinteilung der retinalen Arteriosklerose (s. Text)

nus (Abb. 11.**56**). Die Anordnung harter Exsudate um die Fovea in der Henle-Schicht kann zur Ausbildung eines Makulasterns führen (Abb. 11.**57**).

Die *Arteriosklerose* erzeugt eine Verdickung der Gefäßwand, die histologisch aus einer Hyalinisierung der Intima, Hypertrophie der Media und endothelialer Hyperplasie besteht. Das wichtigste klinische Zeichen sind ausgeprägte Veränderungen im Bereich arteriovenöser Kreuzungen. Obwohl diese Veränderungen allein nicht notwendigerweise den Schweregrad des Hypertonus angeben, spricht ihr Vorhandensein für das langjährige Bestehen eines Hypertonus. Es ist außerdem wichtig, zu betonen, daß geringe Veränderungen an arteriovenösen Kreuzungen bei Patienten mit Involutionssklerose ohne Hypertonus gesehen werden und außerdem bei nor-

motensiven Diabetikern. Die Stadieneinteilung der Arteriosklerose ist in Abb. 11.**58** dargestellt.

Stadieneinteilung der hypertensiven Retinopathie

1. **Stadium 1** umfaßt eine geringe, allgemeine arterioläre Engstellung, insbesondere der kleinen Äste, mit Verbreiterung des arteriolären Lichtreflexes und leichter Vermehrung der Venenfüllung.
2. **Stadium 2** ist charakterisiert durch eine ausgeprägtere sowohl generalisierte als auch fokale arterioläre Konstriktion in Assoziation mit lateraler oder vertikaler Deflexion des Venenverlaufs an arteriovenösen Kreuzungsstellen, d. h. die Vene kreuzt im stumpfen Winkel oder seltener taucht die Vene an der Kreuzungsstelle in das Netzhautgewebe ein (Salus-Zeichen).
3. **Stadium 3** ist charakterisiert durch Kupferdrahtarteriolen, Kompression der Vene (Gunn-Zeichen), Dilatation und Schwellung der Vene peripher der Kreuzungsstelle und Kreuzung der Venen im stumpfen Winkel (Salus-Zeichen s. oben). Flammenförmige Blutungen, Cotton-wool-Herde und harte Exsudate sind ebenfalls vorhanden.
4. **Stadium 4** umfaßt alle Veränderungen von Stadium 3 sowie Silberdrahtarteriolen und Papillenschwellung.

Andere okuläre Manifestationen des Hypertonus

Andere mit einem systemischen Hypertonus assoziierte okuläre Veränderungen umfassen: retinaler Venenastverschluß, retinaler Arterienverschluß, ischämische Chorioidalinfarkte (Elschnig-Punkte), retinales arterielles Makroaneurysma (s. unten), ischämische Optikusneuropathie und Lähmungen der äußeren Augenmuskeln. Ein unkontrollierter systemischer Hypertonus hat außerdem einen ungünstigen Effekt auf eine diabetische Retinopathie (Abb. 11.**59**).

▌Retinopathie bei Bluterkrankungen

Sichelzellerkrankung

Sichelzellhämoglobinopathien sind bedingt durch ein anomales Hämoglobin oder die Kombination anomaler Hämoglobine, die bei Hypoxie oder Azidose eine anomale Form der Erythrozyten zur Folge haben. Da diese deformierten Erythrozyten rigider sind als gesunde Zellen, werden sie in kleinen Blutgefäßen zusammengedrückt und obstruieren diese. Die Folge hiervon sind Gewebeischämie mit einer deutlich vermehrten lokalen Azidose und Hypoxie, was wiederum zu verstärkter Sichelzellbildung führt. Die Sichelzellerkrankungen, bei denen die mutierten Hämoglobine S und C als Allele des normalen Hämoglobins A vererbt sind, sind insbesondere wegen ihrer okulären Manifestationen wichtig. Diese anomalen Hämoglobine können in Kombination mit einem normalen Hämoglobin A auftreten oder zusammen, wie im folgenden dargestellt:

1. **Die Kombination AS** (Sichelzellanlage) besteht bei 8% der schwarzen Amerikaner. Es ist die mildeste Form und erfordert in der Regel eine schwere Hypoxie oder andere anomale Bedingungen, um Sichelzellen zu erzeugen.
2. **Die Kombination SS** (Sichelzellerkrankung, Sichelzellanämie) ist bei 0,4% der schwarzen Amerikaner zu finden. Sie verursacht schwere systemische Komplikationen, wie Schmerzkrisen und schwere hämolytische Anämie. Okuläre Komplikationen sind gewöhnlich gering ausgeprägt und asymptomatisch.
3. **Die Kombination SC** (Sichelzell-C-Erkrankung) ist bei 0,2% der schwarzen Amerikaner verhanden
4. **Die Kombination SThal** (Sichelzellthalassämie): sowohl SC als auch SThal sind mit geringer Anämie, aber schweren okulären Manifestationen assoziiert.

Proliferative Sichelzellretinopathie

Obwohl die meisten schweren Formen der Retinopathie mit SC- und SThal-Erkrankung verbunden sind, können die geringer ausgeprägten Hämoglobinopathien gelegentlich ebenfalls eine Retinopathie verursachen.

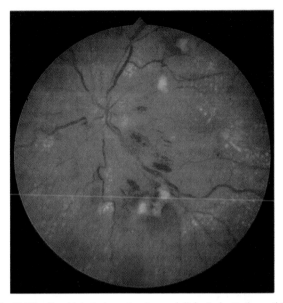

Abb. 11.**59** Kombinierte hypertensive und diabetische Retinopathie

Die 5 Stadien der proliferativen Sichelzellretinopathie sind folgende (Abb. 11.**60**):

1. **Stadium 1** ist durch periphere arterioläre Okklusion charakterisiert.
2. **Stadium 2** zeigt periphere arteriovenöse Anastomosen, die vorbestehende dilatierte Kapillarkanäle zu sein scheinen. Die periphere Netzhaut jenseits der vaskulären Verschlüsse ist weitestgehend avaskulär und nicht perfundiert.
3. **Stadium 3** umfaßt das Aussprossen neuer Gefäße von den Anastomosen aus. Initial liegen die neuen Gefäße flach auf der Netzhaut und haben eine fächerartige Konfiguration (Abb. 11.**61**). Sie werden gewöhnlich von einer einzelnen Arteriole versorgt und von einer einzelnen Vene drainiert (Abb. 11.**62**). Schließlich haften die Gefäßneubildungen am kortikalen Glaskörpergel und werden in den Glaskörperraum gezogen (Abb. 11.**63**).
4. **Stadium 4** ist durch unterschiedlich ausgeprägte Glaskörperblutungen, denen ein relativ triviales Trauma vorausgegangen sein kann, charakterisiert.
5. **Stadium 5** ist durch Glaskörpertraktion und Netzhautablösung charakterisiert. Eine rhegmatogene Netzhautablösung kann die Folge einer Rißbildung neben Gebieten mit fibrovaskulärem Gewebe sein.

Die Therapie der Gebiete mit fehlender kapillärer Perfusion durch eine periphere retinale Photokoagulation, bewirkt in einem hohen Anteil der Fälle eine Regression. Pars-plana-Vitrektomien wegen Traktionsamotiones und/oder persistierender Glaskörperblutungen haben gewöhnlich schlechte Ergebnisse.

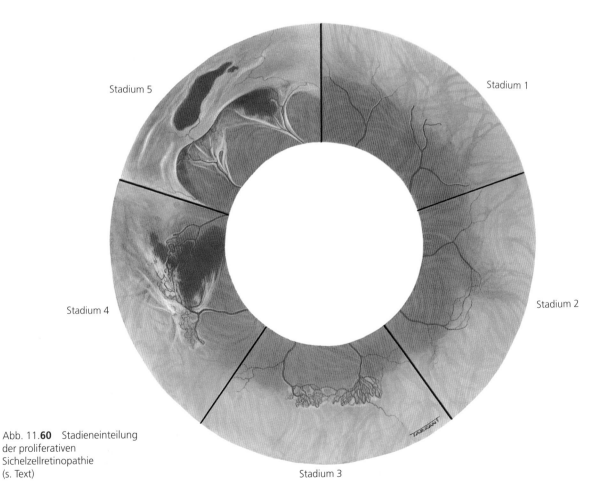

Stadium 5

Stadium 1

Stadium 4

Stadium 2

Abb. 11.**60** Stadieneinteilung der proliferativen Sichelzellretinopathie (s. Text)

Stadium 3

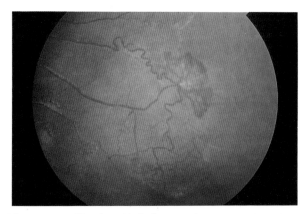

Abb. 11.**61**   Proliferative Sichelzellretinopathie mit peripherer fächerartiger Neovaskularisation (Stadium 3)

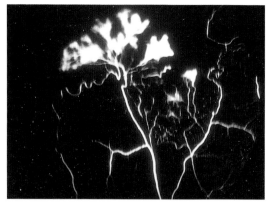

Abb. 11.**62**   Fluoreszenzangiographie mit fächerartiger Veränderung bei proliferativer Sichelzellretinopathie

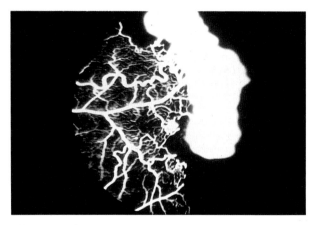

Abb. 11.**63**   Fluoreszenzangiogramm mit ausgedehnter peripherer Neovaskularisation bei proliferativer Sichelzellretinopathie

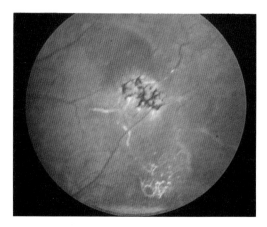

Abb. 11.**64**   Periphere pigmentierte Narben („black sunburst") bei nicht proliferativer Sichelzellretinopathie

Andere okuläre Veränderungen

Die *nicht proliferative Retinopathie* ist durch folgendes gekennzeichnet:

1. **Asymptomatische Veränderungen** umfassen: venöse Tortuositas; dunkel pigmentierte, periphere chorioretinale Atrophien (Abb. 11.**64**); rosafarbene, oberflächliche, periphere, „lachsfarbene" Blutungen (Abb. 11.**65**); lichtbrechende Ablagerungen, die peripheres Hämosiderin in umschriebenen Retinoschisisblasen repräsentieren; „Silberdraht"-Veränderungen der peripheren Arteriolen; Netzhautrisse der äquatorialen oder prääquatorialen Netzhaut; und selten, Angiod streaks (s. Abb. 12.**46**a u. **b**).
2. **Symptomatische Veränderungen** umfassen: retinaler Zentralarterienverschluß, Makulaarteriolenverschluß, retinaler Venenverschluß und chorioidale Gefäßverschlüsse.

Nicht *retinale Manifestationen* umfassen folgende:

1. **Konjunktivale Veränderungen** sind durch isolierte, dunkelrote, kommaförmige oder spiralige Gefäßsegmente charakterisiert. Sie betreffen kleinkalibrige Gefäße und sind oft inferior lokalisiert.
2. **Irisveränderungen** umfassen umschriebene Areale ischämischer Atrophie, gewöhnlich am Pupillenrand und bis zur Collarette reichend. Gelegentlich kann eine Rubeosis bestehen.

Anämien

Die Anämien stellen eine Erkrankungsgruppe dar, die entweder durch eine Abnahme der Anzahl der zirkulierenden Erythrozyten oder eine Verminderung des Hämoglobins in jeder Zelle oder durch beides charakterisiert ist. Obwohl Netzhautveränderungen bei Anämien häufig vorhanden sind, sind sie gewöhnlich harmlos und selten von diagnostischer Bedeutung.

Die *Retinopathie* ist charakterisiert durch: (1) Hämorrhagien, (2) Cotton-wool-Herde und (3) venöse Tortuositas (Abb. 11.**66**). Flammenförmige Blutungen und Cotton-wool-Herde können ohne andere hämatologische Anomalien vorhanden sein. Die Dauer und die Anämieform beeinflussen das Auftreten dieser Veränderungen nicht, aber wenn eine Anämie zusammen mit einer Thrombozytopenie besteht, sind sie häufiger. Bei einer Anämie können die retinalen Hämorrhagien ein weißes Zentrum besitzen *(Roth-Flecken)*, das wahrscheinlich einen Fibrinthrombus repräsentiert, der ein rupturiertes Blutgefäß verschließt. Roth-Flecken sind auch bei infektiöser Endokarditis und Leukämien zu sehen (s. unten). Die retinale, venöse Tortuositas scheint in Relation zum Schweregrad der Anämie und der Herabsetzung des Hämatokrits zu stehen.

Andere *okuläre Veränderungen* umfassen eine Optikusneuropathie mit zentrozökalem Skotom bei Patienten mit perniziöser Anämie sowie eine Optikusatrophie, wenn keine Thera-

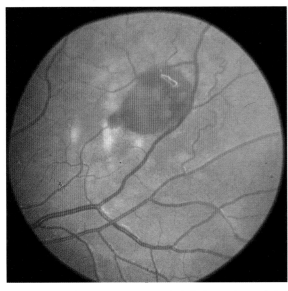

Abb. 11.**65**   Oberflächliche, periphere, lachsfarbene Blutung bei nicht proliferativer Sichelzellretinopathie

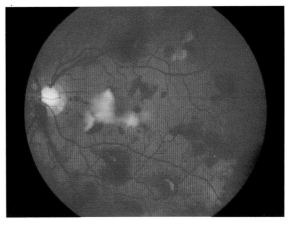

Abb. 11.**66**   Große Hämorrhagien, Cotton-wool-Herde mit 2 Roth-Flecken bei ausgeprägter Anämie

pie erfolgt. Eine perniziöse Anämie kann außerdem eine Demenz, eine periphere Neuropathie und eine subakute kombinierte Rückenmarksdegeneration, charakterisiert durch Hintersäulen- und Seitenstrangerkrankung, hervorrufen.

Leukämie

Die Leukämien sind eine Gruppe neoplastischer Erkrankungen, die durch eine anomale Proliferation der Leukozyten charakterisiert ist. Es folgen die 3 Hauptformen:

1. **Akute lymphozytäre Leukämie,** die typischerweise Kinder betrifft.
2. **Akute myeloische Leukämie,** die häufiger bei Erwachsenen zu finden ist und eine schlechtere Prognose als die lymphozytäre Form aufweist.
3. **Chronische Leukämien,** die typischerweise ältere Personen betreffen.

Eine okuläre Beteiligung wird bei akuten Formen häufiger als bei chronischen gesehen und jede okuläre Struktur kann betroffen sein. Es ist jedoch wichtig, die einigermaßen seltene, primäre leukämische Infiltration von den häufigeren, sekundären Veränderungen zu unterscheiden, wie denjenigen, die mit Anämie, Thrombozytopenie, Hyperviskosität und opportunistischen Infektionen einhergehen.

Eine *Retinopathie* ist relativ häufig und charakterisiert durch: (1) venöse Tortuositas und Dilatation; (2) flammenförmige Blutungen und Roth-Flecken; (3) Cotton-wool-Herde, welche die Folge einer leukämischen Infiltration oder einer Anämie oder Hyperviskosität sein können; (4) periphere retinale Neovaskularisationen, die gelegentlich bei chronisch myeloischer Leukämie vorkommen können und (5) selten eine leukämische Pigmentepitheliopathie infolge einer chorioidalen Infiltration, die durch eine „Leopardenfleck-Retina" charakterisiert ist (Abb. 11.**67**).

Andere *okuläre Veränderungen* umfassen: (1) Iritis und Hypopyon, (2) diffuse oder noduläre Irisverdickung, (3) sponta-

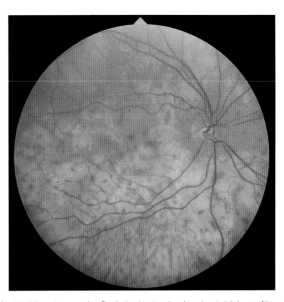

Abb. 11.**67**   „Leopardenfleck-Retina" durch chorioidale Infiltration bei chronischer Leukämie

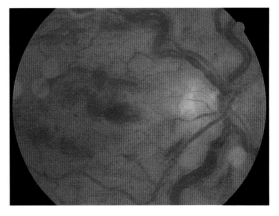

Abb. 11.**68**   Netzhautveränderungen durch Hyperviskosität mit ausgeprägter Dilatation, Segmentierung, Tortuositas der Venen und Netzhautblutungen

ne, subkonjunktivale Blutung, (4) spontanes Hyphäma, (5) Orbitabeteiligung und (6) Optikusneuropathie durch Infiltration des N. opticus.

Hyperviskositätszustände

Die Hyperviskositätszustände stellen eine verschiedenartige Gruppe seltener Erkrankungen dar, die durch eine erhöhte Blutviskosität charakterisiert ist. Die Hauptursachen sind die folgenden:

1. **Erhöhte Erythrozytenzahl** bei Polycythaemia rubra vera und sekundärer Polyzythämie.

2. **Erhöhte Leukozytenzahl** bei chronischen Leukämien.
3. **Anomale Plasmaproteine** bei Makroglobulinämie Waldenström und selten beim multiplen Myelom.

Die *Retinopathie* ist charakterisiert durch: (1) venöse Dilatation, Segmentierung und Tortuositas (Abb. 11.**68**), (2) oberflächliche und tiefe Blutungen, (3) Cotton-wool-Herde, (4) retinalen Venenverschluß und (5) Papillenödem.

∎Retinopathia praematurorum

Pathogenese

Die Retinopathia praematurorum (ROP) ist eine proliferative Retinopathie, die Frühgeborene betrifft, die hohen Sauerstoffkonzentrationen ausgesetzt werden. Die Netzhaut ist unter den Geweben einmalig, da sie bis zum 4. Gestationsmonat keine Blutgefäße aufweist, erst zu diesem Zeitpunkt wachsen Gefäßkomplexe, die von den hyaloidalen Gefäßen der Papille ausgehen, in Richtung Peripherie. Diese Gefäße erreichen die nasale Peripherie 8 Monate nach der Gestation, die temporale Peripherie dagegen erst ungefähr 1 Monat nach der Geburt. Diese unvollständig vaskularisierte Netzhaut wird speziell bei Frühgeborenen insbesondere durch Sauerstoff geschädigt.

Aktive Retinopathia praematurorum

Klinische Veränderungen

Der Schweregrad der aktiven ROP kann bestimmt werden nach *Lokalisation, Ausmaß, Stadium* und *„Plus"-Symptomatik,* wie im folgenden beschrieben.

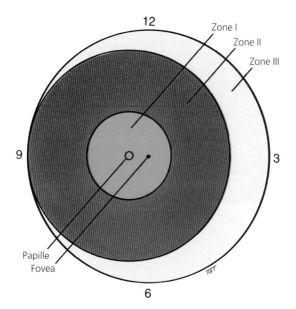

Abb. 11.69 Stadieneinteilung der Retinopathia praematurorum unter Berücksichtigung der 3 um die Papille angeordneten Zonen (s. Text)

Die *Lokalisation* wird auf 3 um die Papille zentrierte Zonen bezogen (Abb. 11.**69**):

1. **Zone 1** ist begrenzt durch einen imaginären Kreis, dessen Radius zweimal dem Abstand von der Papille zur Makula entspricht.
2. **Zone 2** reicht vom Rand der Zone 1 zu einem Punkt tangential der nasalen Ora serrata und bis zu einem Gebiet in der Nähe des temporalen Äquators.
3. **Zone 3** umfaßt den verbliebenen temporalen Halbmond anterior der Zone 2.

Das *Ausmaß* wird durch die Anzahl der beteiligten Uhrzeiten bestimmt.

Die Stadieneinteilung ist folgendermaßen:

1. **Stadium 1** (Demarkationslinie): Das erste pathognomonische Zeichen einer aktiven ROP ist die Entwicklung einer dünnen, gewundenen, grauweißen Linie, die ungefähr parallel zur Ora serrata verläuft. Diese Linie, die in der temporalen Peripherie prominenter ist, trennt die avaskuläre, unreife, periphere Retina von der vaskularisierten posterioren Netzhaut (Abb. 11.**70a**). Anomale, verzweigte Blutgefäße können zu dieser Linie führen.
2. **Stadium 2** (Leiste): Wenn die ROP fortschreitet, geht die Demarkationslinie in eine Gewebeleiste über, die sich über das Netzhautniveau erhebt. Blutgefäße führen auf die Leiste und kleine isolierte Gefäßneubildungen können posterior davon gesehen werden (Abb. 11.**70b** u. 11.**71**). Die Leiste repräsentiert einen mesenchymalen Shunt, der Venen und Arterien verbindet.
3. **Stadium 3** (Leiste mit extraretinaler fibrovaskulärer Proliferation): Wenn die Erkrankung fortschreitet, wird die Leiste rosa, als Folge der Ausbildung von fibrovaskulärem Gewebe entlang der Netzhautoberfläche und in den Glaskörper. Diese Befunde sind oft mit Dilatation und Tortuositas der retinalen Blutgefäße hinter dem Äquator assoziiert (Abb. 11.**70c**). Netzhautblutungen sind häufig und eine Glaskörperblutung kann sich ebenfalls entwickeln. Die höchste Inzidenz dieses Stadiums liegt um das Postkonzeptionsalter von 35 Wochen.
4. **Stadium 4** (subtotale Netzhautablösung): Die Progression der fibrovaskulären Proliferation läßt eine Traktionsamotio entstehen, die in der extremen Peripherie beginnt und sich dann nach zentral ausbreitet (Abb. 11.**70d**). Die Netzhautablösung entwickelt sich typischerweise, wenn der Säugling ungefähr 10 Wochen alt ist.
5. **Stadium 5** (vollständige Netzhautablösung).

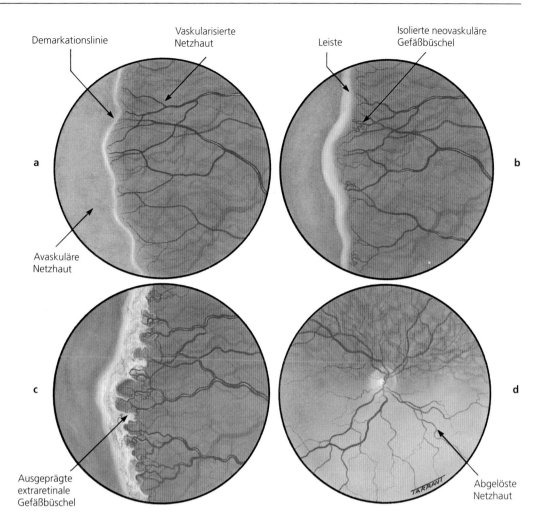

Demarkationslinie   Vaskularisierte Netzhaut   Leiste   Isolierte neovaskuläre Gefäßbüschel

Avaskuläre Netzhaut

Ausgeprägte extraretinale Gefäßbüschel

Abgelöste Netzhaut

Abb. 11.**70a–d** Progression der aktiven Retinopathia praematurorum (s. Text)

Eine *„Plus"-Symptomatik* ist charakterisiert durch Dilatation der Venen und Tortuositas der Arteriolen am hinteren Augenpol. Wenn diese Veränderungen vorhanden sind, wird ein „+"-Zeichen vor die Nummer des Stadiums geschrieben. Obwohl die klinischen Veränderungen der ROP gewöhnlich mehrere Wochen zur Entwicklung benötigen, kann die Erkrankung in seltenen Fällen innerhalb weniger Tage vom Stadium 1 in das Stadium 4 übergehen. Bei ungefähr 8% der Kinder erfolgt eine spontane Regression der ROP unter Zurücklassung geringer oder gar keiner Veränderungen. Eine spontane Regression kann selbst bei Patienten mit einer partiellen Netzhautablösung auftreten. Eine Netzhautablösung ist selten. Ihrer Entwicklung gehen folgende Veränderungen voraus:

1. Progression einer „Plus"-Symptomatik.
2. Entwicklung einer neuen Glaskörpertrübung.
3. Vermehrte präretinale und Glaskörperblutungen.
4. Deutliche Stauung der Irisgefäße und fehlende Dilatation der Pupille.

Screening

Die Augen aller Kinder, die vor der 36. Woche geboren sind oder weniger als 1500 g wiegen und die eine Sauerstofftherapie erhalten haben, sollten prophylaktisch auf eine ROP hin untersucht werden. Säuglinge, die andere systemische Komplikationen aufweisen, wie eine intraventrikuläre Blutung, un-

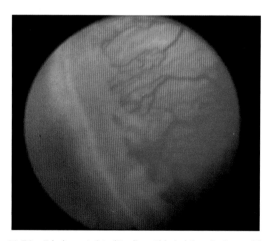

Abb. 11.**71**   Erhabene Leiste (Stadium 2) bei aktiver Retinopathia praematurorum

terliegen einem erhöhten Risiko, eine ROP zu entwickeln. Ein Screening vor dem Postkonzeptionsalter von 31 Wochen ist von sehr begrenztem Wert, da es schwierig ist, die Pupillen zu erweitern und der Einblick auf den Fundus durch eine Glaskörpertrübung, die durch die Tunica vasculosa lentis bedingt ist, behindert ist. Die beste Zeit für das Screening eines Säug-

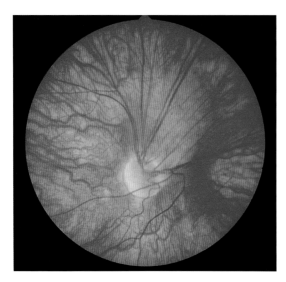

Abb. 11.**72**   Verzogene Papille (Stadium 2) beim Narbenstadium der Retinopathia praematurorum

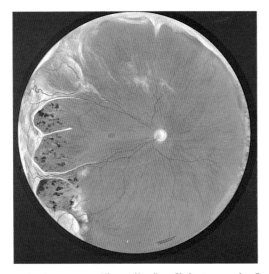

Abb. 11.**73**   Ausgeprägte Fibrose (Stadium 3) der temporalen Fundusperipherie bem Narbenstadium der Retinopathia praematurorum

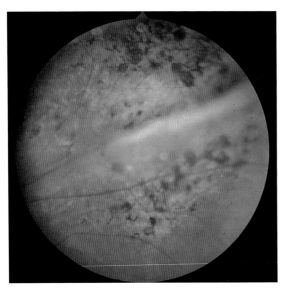

Abb. 11.**74**   Falciforme Netzhautfalte (Stadium 3) beim Narbenstadium der Retinopathia praematurorum

lings liegt zwischen der 32. und 36. Woche post conceptionem. Die ersten Anzeichen einer ROP treten selten nach 36 Wochen auf und eine Netzhautablösung selten vorher. Die Pupillen bei einem Frühgeborenen sollten mit Cyclopentolat 0,5% mit oder ohne Phenylephrin 2,5% erweitert werden.

Therapie

1. **Eine Kryotherapie oder Laser-Photokoagulation** der avaskulären, unreifen Netzhaut wird bei Säuglingen mit einer Schwellenerkrankung empfohlen. Sie ist definiert als extraretinale Neovaskularisation in Zone 1 oder Zone 2 über 5 kontinuierliche Uhrzeiten oder über 8 nicht miteinander in Verbindung stehende Uhrzeiten (Stadium-3-Erkrankung) in Assoziation mit einer „Plus"-Symptomatik. Die Therapie ist bei 75% der Fälle erfolgreich, bei den übrigen 25% bildet sich trotzdem eine Netzhautablösung aus.
2. **Eine sklerale operative Eindellung** mit oder ohne Parsplana-Vitrektomie kann bei einer Traktionsamotio erforderlich sein. Die Ergebnisse bezüglich der Sehschärfe sind aber gewöhnlich schlecht.
3. **Die Vitamin-E-Therapie** wird kontrovers diskutiert. Es wird angenommen, daß exzessive freie Sauerstoffradikale die Spindelzellmigration hemmen, was wiederum die Produktion eines angiogenen Faktors zur Folge hat, der für die Entwicklung der ROP verantwortlich sein soll. Vitamin E ist ein Antioxidationsmittel, das die Spindelzellen vor den freien Radikalen schützen kann. Die Verabreichung von Vitamin E kann jedoch unerwünschte Nebenwirkungen haben und zur Zeit ist das Verhältnis von Risiken zu Vorteilen nicht klar.

Narbenstadium der Retinopathia praematurorum

Ungefähr 2% der Kinder mit aktiver ROP entwickeln Narbenkomplikationen, die entweder harmlos sein können oder sehr schwer. Im allgemeinen gilt, je weiter die proliferative Erkrankung zum Zeitpunkt der Involution fortgeschritten ist, um so ernster sind die Folgen durch Narben.

Klinische Veränderungen

1. **Stadium 1** ist durch eine Myopie charakterisiert, die assoziiert ist mit minimalen, peripheren, retinalen Pigmentverschiebungen und Trübungen im Bereich der Glaskörperbasis.
2. **Stadium 2** zeigt eine temporale vitreoretinale Fibrose mit Verziehung der posterioren Netzhaut (Abb. 11.**72**). Die Folge kann ein Pseudostrabismus sein.
3. **Stadium 3** zeigt eine ausgeprägtere periphere Fibrose mit Kontraktur (Abb. 11.**73**) und einer falciformen Netzhautfalte (Abb. 11.**74**).
4. **Stadium 4** zeigt einen partiellen Ring retrolentalen, fibrovaskulären Gewebes mit vollständiger Netzhautablösung. Ein sekundäres Winkelblockglaukom entwickelt sich in einigen Augen mit vollständiger Netzhautablösung, als Folge hinterer Synechien und einer progressiven Abflachung der Vorderkammer durch eine Vorwärtsbewegung des Irislinsen-Diaphragmas. Die Behandlung besteht in Lensektomie und vorderer Vitrektomie.

Verschiedene retinale Gefäßveränderungen

Retinale Teleangiektasie

Die retinalen Teleangiektasien sind eine Gruppe seltener, idiopathischer, kongenitaler, retinaler vaskulärer Anomalien, die charakterisiert sind durch Dilatation und Tortuositas der Netzhautgefäße, Ausbildung multipler Aneurysmen, verschiedener Leckagegrade und der Ablagerung von Lipidexsudaten. Retinale Teleangiektasien betreffen immer das Kapillarbett, obwohl Arteriolen und Venolen auch beteiligt sein können. Vaskuläre Fehlbildungen schreiten häufig fort und können später im Leben symptomatisch werden als Folge von Blutung, Ödem oder Lipidexsudation. Da die Erkrankungen nicht mit anderen systemischen oder okulären Erkrankungen assoziiert sind, sollten sie von sekundären Teleangiektasien unterschieden werden, die mit anderen retinalen Gefäßerkrankungen, wie retinalem Venenverschluß, diabetischer Retinopathie, Sichelzellretinopathie, Morbus Eales und Retinopathia praematurorum, verbunden sein können.

Idiopathische juxtapapilläre retinale Teleangiektasie

Die klinische Manifestation erfolgt bei Erwachsenen mit verschwommener zentraler Sehschärfe durch intraretinales Ödem und Exsudat (Abb. 11.75a).

Die *Ophthalmoskopie* zeigt dilatierte und geschlängelte mikrovaskuläre Kanäle, Mikroaneurysmen und fehlende kapilläre Perfusion in der Nähe der Fovea (Abb. 11.75b u. c). Bei einigen Fällen ist nur die temporale Hälfte des parafoveolären kapillären Netzwerks betroffen, während bei anderen die gesamte Zirkumferenz, zusammen mit dem unmittelbar angrenzenden Netzhautgefäßbett, einbezogen ist. Die Erkrankung kann unilateral oder bilateral sein und bei oberflächlicher Untersuchung kann sie mit einer Background-Retinopathie verwechselt werden.

Die Therapie der Leckagegebiete mit einer Argon-Laser-Photokoagulation kann bei einigen Fällen helfen.

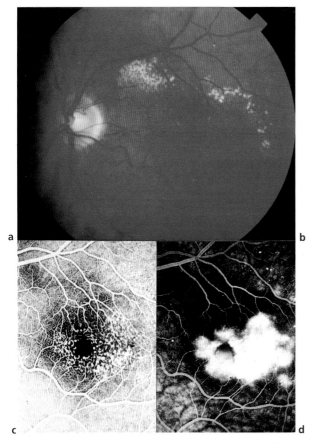

Abb. 11.**75a–c** Idiopathische juxtafoveoläre retinale Teleangiektasie
a Harte Exsudate am hinteren Pol
b Frühphase des Fluoreszenzangiogramms mit mikrovaskulären Anomalien
c Spätphase mit ausgeprägter Leckage

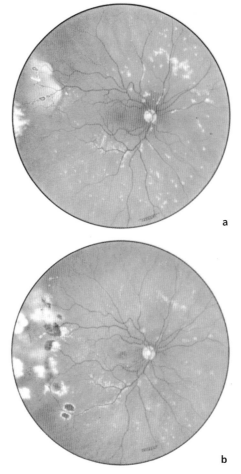

Abb. 11.**76a** u. **b** Leber-Miliaraneurysmen in der temporalen Fundusperipherie
a Vor Therapie
b Nach Kryotherapie

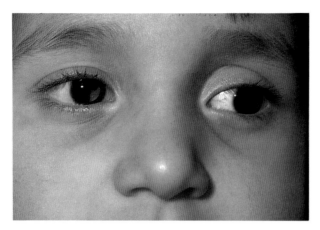

Abb. 11.**77**   Leukokorie durch fortgeschrittenen Morbus Coats

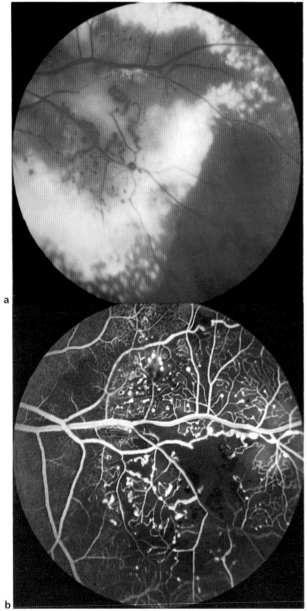

a
b
Abb. 11.**78a** u. **b**   Morbus Coats
a Subretinale Exsudation und vaskuläre Anomalien
b Fluoreszenzangiogramm desselben Auges

Leber-Miliaraneurysmen

Leber-Miliaraneurysmen stellen eine schwerere Form der Teleangiektasie dar.

Die klinische Manifestation erfolgt bei Erwachsenen mit einer Verschlechterung der zentralen Sehschärfe als Folge einer Lipidablagerung in der Fovea.

Die *Ophthalmoskopie* zeigt fusiforme und sackförmige Dilatationen der Venolen und Arterien, am häufigsten in der temporalen Netzhautperipherie (Abb. 11.**76a**).

Die Therapie der vaskulären Anomalien mit Kryobehandlung oder Photokoagulation kann hilfreich sein (Abb. 11.**76b**).

Morbus Coats

Der Morbus Coats ist die schwerste Form der retinalen Teleangiektasie. Er ist immer unilateral und häufiger bei Jungen als bei Mädchen.

Die klinische Manifestation erfolgt typischerweise im 1. Lebensjahrzehnt mit einem weißen Fundusreflex (Leukokorie) (Abb. 11.**77**), Strabismus oder Sehverlust. Die Differentialdiagnose zum Retinoblastom ist wichtig, aber die Manifestation des Morbus Coats erfolgt gewöhnlich später.

Die *Ophthalmoskopie* früher Fälle zeigt große Areale am hinteren Pol und in der Peripherie mit intra- und subretinalem, gelblichen Exsudat, oft assoziiert mit darüberliegenden dilatierten und gewundenen Netzhautgefäßen (Abb. 11.**78a** u. **b**). Obwohl bei einigen Fällen eine spontane Regression erfolgt, schreiten die meisten über Jahre zu einer massiven subretinalen Exsudation (Abb. 11.**79**), exsudativer Netzhautablösung, einer retrolentalen Gewebeproliferation, sekundärer Katarakt, Rubeosis iridis, Uveitis, Sekundärglaukom und gelegentlich einer Phthisis bulbi fort. Ungefähr 3% der Patienten mit Retinitis pigmentosa haben Coats-ähnliche Veränderungen mit exsudativer Netzhautablösung.

Die Therapie, wenn sie früh erfolgt, entweder durch Photokoagulation oder Kryotherapie, kann die Progression erfolgreich verhindern und gelegentlich auch die Sehschärfe verbessern. Die Behandlung ist weniger effektiv, wenn die Netzhaut erst einmal abgelöst ist.

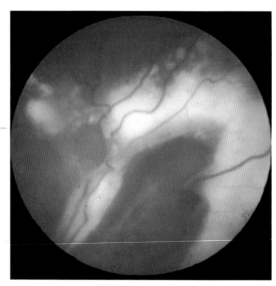

Abb. 11.**79**   Ausgeprägte subretinale Exsudation bei Morbus Coats

Retinales arterielles Makroaneurysma

Ein retinales arterielles Makroaneurysma ist eine umschriebene Dilatation einer retinalen Arteriole, das gewöhnlich im Bereich der ersten 3 Arterienbifurkationen zu finden ist. Es besteht eine Prädilektion für ältere, hypertensive Frauen.

Die *Ophthalmoskopie* zeigt retinale Blutungen in Verbindung mit dem Makroaneurysma (Abb. 11.**80**). Andere Befunde umfassen Netzhautödem, Ausbildung harter Exsudate, Glaskörperblutung und retinalen Venenverschluß. Die Diagnose kann leicht übersehen werden, da diese sekundären Veränderungen die zugrunde liegende Läsion verdecken können.

Die Therapie der visusbedrohenden Komplikationen, wie Makulaödem und Exsudation, erfolgt durch Laser-Photokoagulation. Eine Blutung allein ist keine Indikation für eine Behandlung, da eine spontane Thrombose des Aneurysmas erfolgen kann.

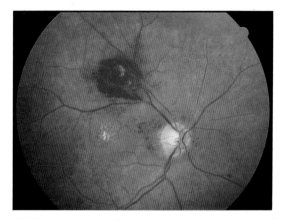

Abb. 11.**80** Retinales arterielles Makroaneurysma mit assoziierten flammenförmigen Blutungen

12. Degenerationen und Dystrophien am Augenhintergrund

Einleitung

Angewandte Anatomie
Klinische Untersuchung der Makulaerkrankung
Makulafunktionstests bei Augen mit trüben Medien
Fundus-Fluoreszenzangiographie
Elektrophysiologische Tests

Altersabhängige Makuladegeneration (AMD)

Drusen
Nicht exsudative altersabhängige Makuladegeneration
Exsudative altersabhängige Makuladegeneration

Verschiedene erworbene Makulopathien

Zentrale seröse Retinopathie
Zystoides Makulaödem
Makulaloch
Makulopathie bei Myopie
Prämakuläre Gliose
Chorioidale Falten
Angioid streaks
Toxische Makulopathien

Photorezeptordystrophien

Retinitis pigmentosa
Schießscheibenmakulopathien
Leber-Amaurose
Kongenitale stationäre Nachtblindheit
Fundus albipunctatus

Dystrophien des retinalen Pigmentepithels

Vitelliforme Best-Makuladystrophie
Adulte foveomakuläre vitelliforme Dystrophie
Stargardt-Makuladystrophie – Fundus flavimaculatus
Familiäre dominante Drusen

Hereditäre vitreoretinale Degenerationen

Stickler-Syndrom
Kongenitale Retinoschisis
Goldmann-Favre-Syndrom
Exsudative Vitreoretinopathie
(Criswick-Schepens-Syndrom)

Chorioidale Dystrophien

Chorioideremie
Atrophia gyrata
Zentrale areoläre chorioidale Atrophie
Generalisierte chorioidale Atrophie

Albinismus

Okulokutaner Albinismus
Okulärer Albinismus

Makulasyndrome mit „kirschrotem Fleck"

▌Einleitung

Angewandte Anatomie

Makula

Die Makula ist ein ovales Gebiet am hinteren Pol mit einem Durchmesser von ungefähr 5 mm. Histologisch ist es das Areal der Netzhaut, das Xanthophyllpigment enthält und mehr als eine Lage Ganglionzellen. Wichtige anatomische Markierungspunkte innerhalb der Makula sind die *Fovea*, die *Foveola* und die *foveale avaskuläre Zone* (Abb. 12.**1**).

Die *Fovea* ist eine Vertiefung in der inneren Netzhautoberfläche im Zentrum der Makula (Abb. 12.**2**). Ihr Durchmesser entspricht demjenigen der durchschnittlichen Papille (1,5 mm). Bei der Ophthalmoskopie kann sie durch einen ovalen Lichtreflex bestimmt werden, der aus der Dickenzunahme der Netzhaut und der Membrana limitans interna in der parafovealen Region resultiert (Abb. 12.**3**).

Die *Foveola* bildet den zentralen Boden der Fovea und hat einen Durchmesser von 0,35 mm. Sie ist der dünnste Anteil der Netzhaut und enthält keine Ganglienzellen. Sie besteht in ihrer ganzen Dicke nur aus Zapfen und deren Kernen. Der Umbo (Nabel) ist eine winzige Vertiefung im unmittelbaren Zentrum der Foveola, der mit dem ophthalmoskopisch sicht-baren Foveolarreflex, der in den meisten normalen Augen gesehen werden kann, korrespondiert. Der Verlust des Foveolarreflexes kann ein frühes Zeichen für einen Schaden darstellen.

Die *foveale avaskuläre Zone* (FAZ) liegt innerhalb der Fovea, aber außerhalb der Foveola. Ihr genauer Durchmesser variiert und die Lokalisation kann exakt nur mit einer Fluoreszenzangiographie bestimmt werden.

Das *retinale Pigmentepithel* (RPE) ist eine einzelne Lage hexagonaler Zellen, deren Spitzen villöse Prozesse besitzen, welche die äußeren Photorezeptorsegmente erreichen. Die Zellen des RPE in der Fovea sind größer, dünner und enthalten mehr und größere Melanosomen als am übrigen Fundus. Die Adhäsion zwischen RPE und sensorischer Netzhaut ist schwächer als zwischen RPE und Bruch-Membran. Der potentielle Raum zwischen sensorischer Netzhaut und RPE wird als subretinaler Raum bezeichnet. Das RPE hat 2 wichtige Funktionen zur Aufrechterhaltung der Integrität (d. h. Trockenheit) des subretinalen Raumes: (1) es ist ein Teil der äußeren Blut-Retina-Schranke, und (2) es pumpt aktiv Ionen und Wasser aus dem subretinalen Raum. Die Trennung von RPE und sensorischer Netzhaut wird als Netzhautablösung bezeichnet und die Flüssigkeit zwischen den beiden Schichten als subretinale Flüssigkeit.

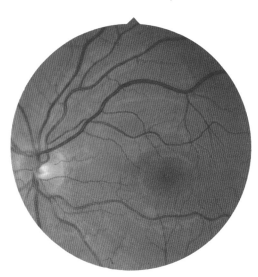

Abb. 12.**3**   Normaler fovealer Lichtreflex

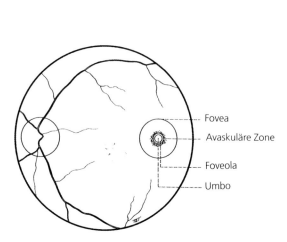

Abb. 12.**1**   Wichtige anatomische Markierungspunkte am hinteren Pol

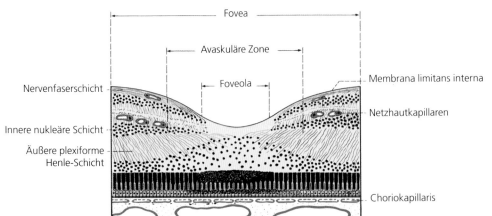

Abb. 12.**2**   Querschnitt der Fovea

Die Bruch-Membran trennt das RPE von der Choriokapillaris. Elektronenmikroskopisch besteht es aus 5 Elementen: (1) der Basallamina des RPE, (2) der inneren kollagenen Schicht, (3) einem dickeren Band elastischer Fasern, (4) einer äußeren kollagenen Schicht und (5) der Basallamina der Choriokapillaris. Veränderungen der Bruch-Membran spielen bei vielen Makulaerkrankungen eine bedeutende Rolle.

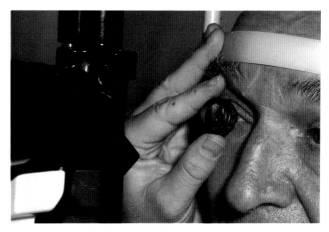

Abb. 12.**4**   Indirekte Spaltlampen-Biomikroskopie

Klinische Untersuchung der Makulaerkrankung

Symptome

Das Hauptsymptom der Makulaerkrankung ist verschwommenes, zentrales Sehen. Typischerweise klagt der Patient darüber, daß etwas sein zentrales Sehen verdecke (positives Skotom). Dies steht im Gegensatz zum negativen Skotom durch eine Läsion des N. opticus, bei der der Patient ein „Loch" im Zentrum des Gesichtsfeldes wahrnimmt. Andere Symptome der Makulaerkrankung, die bei einer Optikuserkrankung fehlen, sind: (1) Metamorphopsie: eine Veränderung der Bildform (Verzerrtsehen); (2) Mikropsie: eine Abnahme der Bildgröße durch Auseinandergehen der fovealen Zapfen und (3) Makropsie: eine Vergrößerung des Bildes durch Kompression der fovealen Zapfen.

Befunde

1. **Die Sehschärfe** ist der wichtigste Teil der Makulafunktion. Eine Hyperopie mit unterschiedlicher subjektiver und objektiver Refraktion des Auges ist charakteristisch für eine flache Abhebung der sensorischen Netzhaut in der Makula.
2. **Die Pupillenreaktionen** sind in Augen mit Makulaerkrankungen gewöhnlich normal, obwohl ausgedehnte Netzhauterkrankungen, wie eine Netzhautablösung, mit einem relativen afferenten Pupillendefekt (Marcus-Gunn-Pupille) verbunden sein können. Dies steht im Gegensatz zu geringen Läsionen des N. opticus, bei denen Pupillenanomalien früh auftreten.
3. **Das Farbensehen** ist im Gegensatz zu frühen Veränderungen des N. opticus bei frühen Makulaerkrankungen nicht signifikant beeinträchtigt.

Untersuchungsmethoden

1. **Die Ophthalmoskopie** mit monochromatischem Licht kann beim Aufdecken subtiler Makuläsionen, die sonst übersehen werden können, helfen. Grünes (rotfreies) Licht wird zur Diagnose oberflächlicher Netzhautläsionen wie Fältelung der Membrana limitans interna oder fovealer Zysten, eingesetzt. Es ist außerdem sowohl zur Bestimmung der Begrenzung subtiler seröser Abhebungen der sensorischen Netzhaut als auch zur besseren Beurteilung des Fundus durch geringe Medientrübungen geeignet. Läsionen, die das RPE und die Chorioidea betreffen, werden am besten mit Licht am roten Ende des Spektrums beurteilt. Die indirekte Spaltlampen-Biomikroskopie mit einer starken Konvexlinse ist ebenfalls sehr hilfreich (Abb. 12.**4**). Das Bild ist vertikal invertiert (oben und unten sind ausgetauscht) und lateral verkehrt (die Makula liegt nasal der Pa-

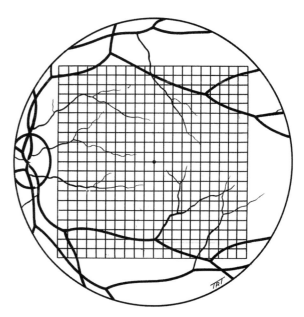

Abb. 12.**5**   Dem hinteren Pol überlagertes Amsler-Netz

pille), genau wie bei der binokularen indirekten Ophthalmoskopie.

2. **Mit dem Amsler-Netz** werden 10 Grad des Gesichtsfeldes um die Fixation untersucht. Es wird in erster Linie zum Screening von Makulaerkrankungen eingesetzt und ist auch hilfreich bei der Diagnose subtiler Optikusläsionen. Die Karte besteht aus einem 10-cm-Quadrat, das in kleinere 5-mm-Quadrate unterteilt ist (Abb. 12.**5**). Wenn es aus einem Abstand von 33 cm betrachtet wird, entspricht jedes Quadrat einem Winkel von 1 Grad. Der Test wird folgendermaßen durchgeführt:
   a) Der Patient sollte (gegebenenfalls) eine Nahkorrektion tragen und ein Auge abdecken.
   b) Der Patient wird angewiesen, mit dem nicht abgedeckten Auge direkt auf den Punkt im Zentrum zu schauen und jede Verzerrung, wellenförmige Linie, jedes verschwommene Areal oder jeden weißen Flecken irgendwo auf dem Netz anzugeben.
3. **Der Photostreß-Test** kann bei der Darstellung makulärer Läsionen helfen, wenn die Ophthalmoskopie nicht eindeutig ist, wie bei frühem zystoidem Makulaödem oder zentra-

ler seröser Retinopathie. Er unterscheidet außerdem einen Sehverlust durch eine Makulaerkrankung von einem Sehverlust durch eine Optikusläsion. Der Test ist eine grobe Version der Dunkeladaptation, bei der die Sehpigmente durch Licht ausgebleicht werden. Dies verursacht einen temporären Status fehlender retinaler Sensitivität, die vom Patienten als Skotom wahrgenommen wird. Die Erholung des Sehens ist abhängig von der Fähigkeit der Photorezeptoren, die Sehpigmente zu resynthetisieren. Der Test wird folgendermaßen durchgeführt:

a) Der beste, korrigierte Fernvisus wird ermittelt.

b) Der Patient fixiert in einer Entfernung von ungefähr 3 cm das Licht einer Visitenlampe oder eines indirekten Ophthalmoskops für 10 Sekunden.

c) Die Photostreß-Erholungszeit wird bestimmt als die Zeit, die benötigt wird, bis 3 Buchstaben der Testreihe gelesen werden können, die der vorher bestimmten maximalen Sehschärfe entspricht.

d) Der Test wird auch am anderen, vermutlich normalen Auge durchgeführt und die Ergebnisse werden verglichen.

Bei einem Patienten mit einer Makulaläsion wird die Photostreß-Erholungszeit länger sein (manchmal 50 Sekunden oder mehr) als beim normalen Auge, während bei einem Patienten mit einer Optikusläsion keine Seitendifferenz bestehen wird.

Makulafunktionstests bei Augen mit trüben Medien

Die folgenden Tests können zur Bestimmung der potentiellen Makulafunktion bei Augen mit trüben Medien, wie Katarakt und dichter Glaskörperblutung, eingesetzt werden:

1. **Die Pupillenreflexe** sollten normal sein, selbst bei einer maturen Katarakt. Das Vorhandensein eines afferenten Pupillendefektes zeigt gewöhnlich entweder eine Veränderung des N. opticus oder eine ausgedehnte Netzhauterkrankung an.

2. **Der „Fliegende-Teilchen"-Test** basiert auf der entoptischen Wahrnehmung von bewegten Leukozyten in den perifovealen Kapillaren. Der Test wird in einem abgedunkelten Raum durchgeführt. Die Retina wird uniform mit dem blauen Licht des Entoptoskops, das nah an das Auge des Patienten mit Ausrichtung zur Sehachse gehalten wird, illuminiert. Die Wahrnehmung der Leukozyten ist abhängig von intakten Photorezeptoren und offenen Makulakapillaren. Eine normale Antwort ist vorhanden, wenn der Patient 15 oder mehr sich bewegende Körperchen über das gesamte entoptische Feld wahrnimmt. Anzeichen für eine Makulaerkrankung sind:

a) Fehlende Wahrnehmung irgendeines Teilchens.

b) Partielles Fehlen von Teilchen in einem Teil des Feldes.

c) Verminderte Anzahl von Körperchen.

d) Langsame Geschwindigkeit der Korpuskel.

3. **Die Laserinterferometrie** kann bei Augen mit immaturen Katarakten eingesetzt werden (Abb. 12.6a). Der Test ermöglicht die Messung der Auflösungsfähigkeit der Makula durch den Einsatz zweier kohärenter Lichtstrahlen, die ein Spektrallinienmuster auf der Retina erzeugen. Die Strahlen produzieren 2 Punktenergiequellen hinter der Linsentrübung. Die Lichtwellen, die von diesen beiden Punkten aus emittiert werden, überlappen. Dort, wo der Berg einer Welle das Tal der anderen überdeckt, werden die Effekte ausgelöscht, und es entsteht ein schwarzes Band. Dort, wo sich jeweils Berge und jeweils Täler überlagern, produziert die Verstärkung helle Lichtbänder. Der Test wird folgendermaßen durchgeführt:

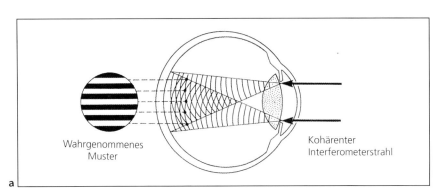

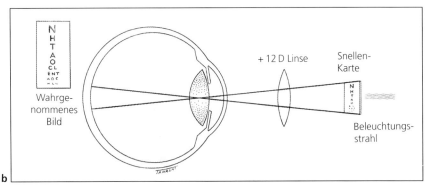

Abb. 12.**6**a u. **b**   Methoden zur Abschätzung des Visus in Augen mit trüben Medien
a Interferometrie
b Potential visual acuity meter

a) Die Pupillen werden weit dilatiert.

b) Der Lichtstrahl wird auf das Zentrum der Pupille in der Irisebene gerichtet.

c) Die Pupille wird gescannt bis das Spektrallinienmuster gesehen wird.

d) Der Patient wird angewiesen, die Orientierung der Lichtbänder anzugeben.

e) Initial werden große Gitter eingesetzt und dann allmählich kleinere, bis der Patient die korrekte Orientierung nicht mehr angeben kann.

f) Die potentielle Sehschärfe wird dann anhand der Gitterbreite bestimmt.

4. Das Potential visual acuity meter projiziert eine Standard-Snellen-Karte durch ein klares Gebiet einer immaturen Katarakt; es ist am genauesten bei Augen mit Sehschärfe von 0,1 oder besser (Abb. 12.**6 b** u. 12.**7**). Die Hauptkomponenten des Potential visual acuity meter sind eine hellleuchtende Lichtquelle, eine transilluminierte Miniatur-Snellen-Karte und eine +12-D-Linse. Bei der Durchführung des Tests sollten die Pupillen maximal dilatiert sein. Der Patient wird angewiesen, die Buchstaben auf der Karte zu lesen.

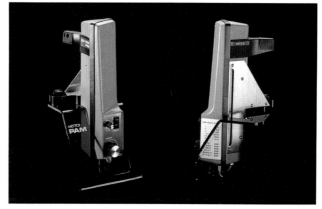

Abb. 12.**7** Potential visual acuity meter

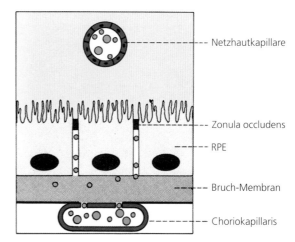

o Freies Fluoreszein

⊛ Gebundenes Fluoreszein

Abb. 12.**8** Physiologische Grundlagen der Fluoreszenzangiographie

Fundus-Fluoreszenzangiographie

Die Fundus-Fluoreszenzangiographie ist sowohl wichtig zur Beurteilung der normalen Physiologie der retinalen und chorioidalen Zirkulation als auch zur Demonstration von Erkrankungsprozessen, welche die Makula einbeziehen.

Allgemeine Prinzipien

Fluoreszein-Bindung: Wenn sie in die Zirkulation gelangen, gehen die Fluoreszein-Moleküle zu 75–85% eine Bindung mit den Serumproteinen (vorwiegend Albumine) ein (Abb. 12.**8**). Der Rest bleibt ungebunden und wird als freies Fluoreszein bezeichnet.

Die *innere Blut-Retina-Schranke* besteht aus Tightjunctions der Endothelzellen der Netzhautkapillaren. Weder freies noch gebundenes Fluoreszein können diese passieren. Ein Anstieg der Gefäßpermeabilität durch Veränderungen des intravaskulären Drucks oder des hydrostatischen Gewebedrucks oder durch eine Veränderung der Kapillarwände selbst kann eine Leckage von sowohl gebundenen als auch freien Fluoreszein-Molekülen zur Folge haben.

Die *chorioidalen Hauptgefäße* sind sowohl für gebundenes als auch freies Fluoreszein undurchlässig. Die Wände der Choriokapillaris sind dagegen extrem dünn und enthalten multiple Fenestrationen, durch die freie (nicht gebundene) Fluoreszein-Moleküle in den extravaskulären Raum entweichen können und auch die Bruch-Membran passieren können.

Die äußere Blut-Retina-Schranke besteht aus den Tightjunctional-Komplexen (Zonula occludens und Zonula adherens), die zwischen den benachbarten Zellen des RPE lokalisiert sind und die Passage von freien Fluoreszein-Molekülen über das RPE hinaus verhindern. Jegliches Fluoreszein jenseits des RPE ist infolgedessen anomal.

Fluoreszenz ist die Fähigkeit bestimmter Moleküle, Licht längerer Wellenlänge zu emittieren, wenn sie durch Licht kürzerer Wellenlänge angeregt werden (Abb. 12.**9**).

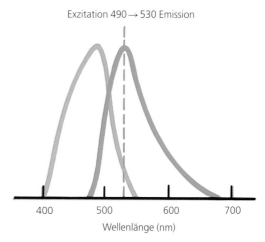

Exzitation 490 → 530 Emission

Wellenlänge (nm)

Abb. 12.**9** Exzitation und Emission der Fluoreszenz

Der Exzitationsgipfel für Fluoreszein-Moleküle liegt bei 490 nm (blauer Anteil des Spektrums) und repräsentiert die maximale Absorption der Lichtenergie durch Fluoreszein. Moleküle, die mit dieser Wellenlänge angeregt werden, wer-

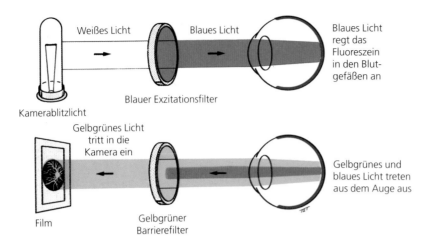

Abb. 12.**10a** u. **b**   Photographische Grundlagen der Fluoreszenzangiographie

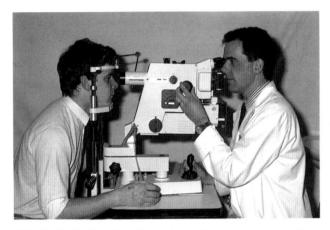

Abb. 12.**11**   Position des Patienten bei der Fluoreszenzangiographie

den auf ein höheres Energieniveau gehoben und werden Licht längerer Wellenlänge emittieren, das im grünen Anteil des Spektrums um 530 nm liegt.

Zwei Filtertypen werden eingesetzt, um sicherzustellen, daß das blaue Licht in das Auge und nur gelbgrünes Licht in die Kamera gelangt. Weißes Licht, das von der Netzhautkamera emittiert wird passiert einen blauen Exzitationsfilter (Abb. 12.**10a**). Das austretende blaue Licht gelangt anschließend in das Auge und erregt die Fluoreszein-Moleküle in der retinalen und chorioidalen Zirkulation zu einer höheren Wellenlänge (gelbgrünes Licht). Ein gelbgrüner Sperrfilter blockiert das blaue Licht, welches das Auge verlassen könnte, und läßt nur das gelbgrüne Licht passieren, das vom Film aufgenommen wird (Abb. 12.**10b**).

Photographietechnik

Um Angiogramme guter Qualität zu erhalten, müssen die Pupillen dilatiert sein und die Medien klar. Die Technik ist folgendermaßen:

1. Der Patient nimmt vor der Kamera Platz, ein Arm ist ausgestreckt (Abb. 12.**11**).
2. Fluoreszein, gewöhnlich 5 ml einer 10%igen Lösung wird in einer Spritze aufgezogen. Bei Augen mit trüben Medien können eventuell 3 ml einer 25%igen Lösung zu bevorzugen sein, da hiermit bessere Ergebnisse erhalten werden können.

3. Ein „rotfreies" Bild wird aufgenommen.
4. Fluoreszein wird rasch in die Ellenbeugenvene injiziert.
5. Photographien werden über einen Zeitraum von 5–25 Sekunden nach der Injektion in ungefähr 1-Sekunden-Intervallen aufgenommen.
6. Nachdem die Transitphase in einem Auge photographiert worden ist, werden Kontrollaufnahmen vom Partnerauge angefertigt. Falls erforderlich, können Spätaufnahmen nach 10 Minuten und gelegentlich nach 20 Minuten, falls eine Leckage erwartet wird, gemacht werden.

Geringe Nebeneffekte umfassen ein rotes Nachbild, transiente Übelkeit, Erbrechen, Hautrötung, Juckreiz, Hautausschlag, exzessives Niesen und Verfärbung des Urins sowie der Haut. Seltene ernste Komplikationen umfassen Synkopen, Larynxödem, Bronchospasmus und anaphylaktischen Schock. Es ist sehr wichtig, einen klaren Plan zur Behandlung dieser möglichen Komplikationen im Falle ihres Auftretens zu haben. Die Inzidenz der Nebenwirkungen ist für alle Fluoreszeinkonzentrationen gleich.

Normales Angiogramm

Fluoreszein gelangt über die A. ophthalmica in das Auge, erreicht die chorioidale Zirkulation über die hinteren Ziliararterien und die retinale Zirkulation über die retinale Zentralarterie (Abb. 12.**12**). Da der Weg zur retinalen Zirkulation etwas länger ist, als derjenige zur chorioidalen Zirkulation, wird letztere ungefähr 1 Sekunde vor der ersteren gefüllt. In der chorioidalen Zirkulation sind oft keine präzisen Details zu unterscheiden, hauptsächlich wegen der rapiden Leckage der freien Fluoreszein-Moleküle aus der Choriokapillaris und der Blokkade der chorioidalen Fluoreszenz durch das Melanin im RPE. Das Angiogramm besteht aus 4 überlappenden Phasen (Abb. 12.**13a–d**):

1. **Phase 1** ist die präarterielle Phase, während der sich die chorioidale Zirkulation füllt, aber noch kein Farbstoff die retinalen Arterien erreicht hat.
2. **Phase 2** folgt der präarteriellen Phase 1 Sekunde nach und reicht von den ersten Anzeichen der Füllung der Arterien bis zur vollständigen Füllung der arteriellen Zirkulation.
3. **Phase 3** ist die arteriovenöse (kapilläre) Phase, die charakterisiert ist durch eine vollständige Füllung der Arterien und Kapillaren mit einem frühen lamellären Fluß in den Venen.
4. **Phase 4** ist die venöse Phase, die weiter unterteilt werden kann in frühe, mittlere und späte Stadien, in Abhängigkeit

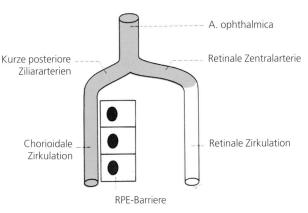

Abb. 12.**12**   Eintritt des Fluoreszeins in die choroidale und retinale Zirkulation

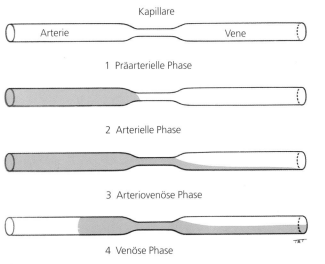

Abb. 12.**13 a–d**   Diagramm der 4 Angiogrammphasen

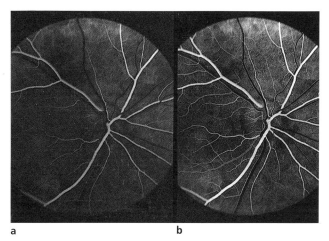

Abb. 12.**14 a** u. **b**   **a** Arterielle Phase, **b** Arteriovenöse Phase

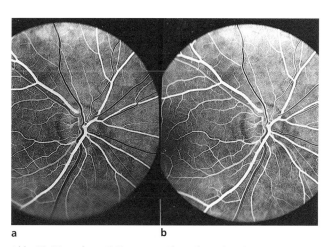

Abb. 12.**15 a** u. **b**   **a** Frühe venöse Phase, **b** 1 Sekunde später

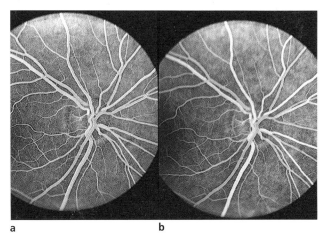

Abb. 12.**16 a** u. **b**   **a** Mittlere venöse Phase, **b** Späte venöse Phase

vom Ausmaß der venösen Füllung und dem Verlassen der arteriellen Zirkulation.

Bei der Interpretation eines normalen Angiogramms muß jede anatomische Komponente des hinteren Pols, jeweils während der einzelnen Zeitintervalle beurteilt werden.

Die *arterielle Phase* beginnt 1 Sekunde nach der präarteriellen Phase (Abb. 12.**14 a**).

Die *arteriovenöse Phase* zeigt die vollständige Füllung der Arterien und Kapillaren mit sehr frühem lamellärem venösen Fluß (Abb. 12.**14 b**). Die chorioidale Füllung erfolgt entweder segmental oder generell. Das Ausmaß der chorioidalen Hintergrundfluoreszenz nimmt zu, wenn mehr freies Fluoreszein aus der Choriokapillaris in den extravasalen Raum austritt. Bei hypopigmentierten Augen kann sie so ausgeprägt sein, daß Details der retinalen Kapillaren verlorengehen. In stark pigmentierten Augen wird die chorioidale Hintergrundfluoreszenz weniger deutlich sein.

Die *frühe venöse Phase* zeigt eine vollständige arterielle und kapilläre Füllung und einen lamellären venösen Fluß (Abb. 12.**15 a**). Eine Sekunde später ist der lamelläre, venöse Fluß ausgeprägter (Abb. 12.**15 b**).

Die *mittlere venöse Phase* zeigt eine annähernd vollständige venöse Füllung (Abb. 12.**16 a**).

Die *späte venöse Phase* zeigt eine vollständige venöse Füllung (Abb. 12.**16 b**). Die Fluoreszenz in den Arterien beginnt

abzunehmen. Die Rezirkulation des Farbstoffs erfolgt innerhalb von 3–5 Minuten. Die Intensität der Fluoreszenz beginnt zurückzugehen, so daß Arterien und Venen gleich fluoreszent erscheinen.

Die *Spätphasen* zeigen die Effekte kontinuierlicher Rezirkulation, Verdünnung und Elimination des Farbstoffs. Mit jeder nachfolgenden Welle nimmt die Intensität der Fluores-

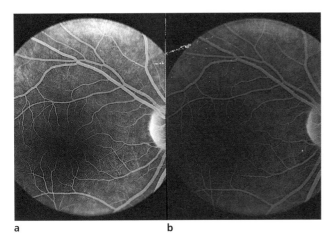

a   b

Abb. 12.**17 a** u. **b**   Spätphasen

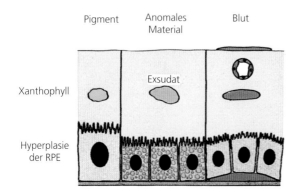

Abb. 12.**18**   Hauptursachen einer Fluoreszenzblockade (s. Text)

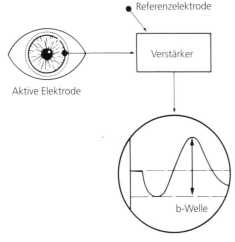

Abb. 12.**19**   Prinzip der Elektroretinographie

zenz ab (Abb. 12.**17 a** u. **b**). Die späte Anfärbung der Papille ist ein Normalbefund.

Das dunkle Erscheinungsbild der Fovea ist sowohl bedingt durch die Blockade der chorioidalen Fluoreszenz durch vermehrtes Xantophyllpigment und eine Zunahme von Größe und Melanininhalt der Zellen des RPE in diesem Teil der Netzhaut als auch durch die Gefäßlosigkeit innerhalb der fovealen avaskulären Zone (FAZ).

Anomales Angiogramm

Hyperfluoreszenz kann folgende Ursachen haben:

1. **Ein Fensterdefekt des RPE** resultiert aus einer Atrophie von Zellen des RPE mit Demaskierung der normalen chorioidalen Hintergrundfluoreszenz (s. Abb. 12.**59 b**).
2. **Eine Farbstoffansammlung** unter einer Abhebung des RPE (s. Abb. 12.**27**) oder im subretinalen Raum (s. Abb. 12.**36 a–d**) ist verursacht durch einen Zusammenbruch der äußeren Blut-Retina-Schranke.
3. **Eine Farbstoffleckage:** in die sensorische Retina als Folge des Zusammenbruchs der Blut-Retina-Schranke (s. Abb. 12.**40 a** u. **b**); aus chorioidalen Neovaskularisationen (s. Abb. 12.**30 a–c**); aus retinalen Neovaskularisationen oder papillär bei Papillenödem (s. Abb. 14.**56**).
4. **Gewebefärbung** als Ergebnis prolongierter Fluoreszein-Retention.

Hypofluoreszenz kann folgende Ursachen haben:

1. **Eine Blockade des Fluoreszeins** (Abb. 12.**18**) durch vermehrte Pigmentdichte (Xanthophyll in der sensorischen Netzhaut, Melanin im RPE), Ablagerung anomalen Materials (harte Exsudate in der sensorischen Netzhaut, Lipofuszin bei Morbus Best) (s. Abb. 12.**61 b**) und Blut.
2. **Eine Obstruktion der retinalen oder chorioidalen Zirkulation,** die verhindert, daß das Fluoreszein die Gewebe erreicht.
3. **Ein Gefäßverlust,** wie bei schwerer myoper Degeneration oder Chorioiderämie (s. Abb. 12.**73 b**).

Elektrophysiologische Tests

Elektrophysiologische Tests werden hauptsächlich zur Diagnose bestimmter hereditärer Fundusdystrophien eingesetzt.

Elektroretinographie

Das Elektroretinogramm (ERG) ist die Aufzeichnung eines von der Netzhaut produzierten Aktionspotentials, das entsteht, wenn sie von Licht adäquater Intensität stimuliert wird. Aufgenommen wird zwischen einer aktiven Elektrode, die mit einer Kontaktlinse verbunden ist und auf der Hornhaut des Patienten plaziert wird oder einer Goldfolienelektrode, die am Augenlid lokalisiert ist und einer Referenzelektrode an der Stirn des Patienten. Das Potential zwischen den beiden Elektroden wird anschließend verstärkt und die Antwort angezeigt (Abb. 12.**19**). Das ERG wird sowohl unter lichtadaptierten (photopischen) Bedingungen als auch unter dunkeladaptierten (skotopischen) Bedingungen aufgezeichnet. Die normale ERG-Antwort ist biphasisch, wie im folgenden dargestellt (Abb. 12.**20**).

Die a-Welle ist die initiale negative Ablenkung, die in den Photorezeptoren entsteht.

Die b-Welle ist die positive Ablenkung, die von Müller-Zellen generiert wird, aber Prozesse repräsentiert, die in der Bipolarzellregion stattfinden. Die Amplitude der b-Welle wird vom Tal der a-Welle bis zum Gipfel der b-Welle gemessen. Die b-Welle setzt sich aus b-1- und b-2-Unterkomponenten zusammen. Erstere repräsentiert wahrscheinlich sowohl Stäbchen als auch Zapfenaktivität, während letztere wahrscheinlich Zapfenaktivität darstellt. Die Amplitude der b-Welle nimmt sowohl mit Dunkeladaptation als auch mit einem verstärkten Lichtstimulus zu.

Da das ERG eine Funktion der ersten beiden Neurone der Netzhaut darstellt, hilft es nicht bei der Diagnose von Erkrankungen, welche die Ganglionzellen oder den N. opticus betreffen. Es ist möglich, Stäbchen und Zapfenantworten durch die Anwendung spezieller Techniken zu trennen.

Stäbchenantworten können isoliert werden durch die Stimulation des vollständig dunkeladaptierten Auges mit einem Blitz von sehr schwachem Licht oder mit blauem Licht.

Zapfenantworten können isoliert werden durch Stimulation des vollständig lichtadaptierten Auges mit einem hellen Lichtblitz oder mit rotem Licht. Die Zapfen können auch durch einen Flickerlichtstimulus von 30–40 Hz isoliert werden, auf den Stäbchen nicht antworten können. Zapfenantworten können in normalen Augen bis zu 50 Hz erhalten werden, darüber hinaus sind keine individuellen Antworten mehr aufzuzeichnen (kritische Flicker-Fusion).

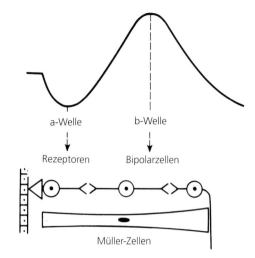

Abb. 12.**20** Ursprung des Elektroretinogramms

Elektrookulographie

Das Elektrookulogramm (EOG) (Abb. 12.**21**) mißt die Aktionspotentialdifferenz zwischen elektrisch negativer Hornhaut und elektrisch positivem Augenhintergrund. Das EOG wird folgendermaßen durchgeführt:

1. Die Elektroden werden an der Haut in der Nähe der medialen und lateralen Kanthi angebracht.
2. Der Patient wird anschließend angewiesen, rhythmisch, mit Exkursionen konstanter Amplitude, von einer Seite zur anderen zu blicken. Jedes Mal, wenn das Auge sich bewegt, macht die Hornhaut die nächstgelegene Elektrode positiv mit Bezug auf die andere. Die zwischen beiden Elektroden produzierte Potentialdifferenz wird verstärkt und aufgezeichnet.
3. Der Test wird sowohl in lichtadaptiertem als auch in dunkeladaptiertem Zustand durchgeführt.
4. Da eine große Variation der EOG-Amplitude bei normalen Personen existiert, wird das Ergebnis kalkuliert, indem das Niveau der maximalen Höhe des Potentials bei Licht (Lichtgipfel) durch die minimale Höhe des Potentials im Dunkeln (Dunkeltal) dividiert wird. Dieses Verhältnis wird dann mit 100 multipliziert und in Prozent ausgedrückt. Der normale Wert liegt über 185%.

Das EOG reflektiert die Aktivität des RPE und der Photorezeptoren. Dies bedeutet, daß ein Auge, welches durch Läsio-

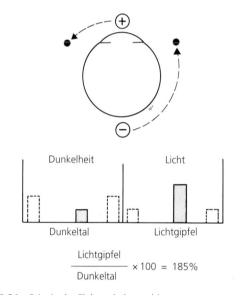

Abb. 12.**21** Prinzip der Elektrookulographie

nen proximal der Photorezeptoren erblindet ist, ein normales EOG haben wird. Im allgemeinen ist eine diffuse oder ausgedehnte Erkrankung des RPE erforderlich, um die EOG-Antwort signifikant zu beeinflussen.

▌ Altersabhängige Makuladegeneration

Die altersabhängige Makuladegeneration (AMD) ist definiert als das Vorhandensein von einer Visuseinschränkung in Verbindung mit Drusen und geographischer Atrophie des RPE oder Veränderungen, die assoziiert sind mit chorioidaler Neovaskularisation bei Personen über 50 Jahre. Die Erkrankung ist gewöhnlich bilateral, obwohl beide Augen nicht gleich betroffen sein müssen. Es gibt keine allgemein akzeptierte Definition der sehr frühen Stadien der AMD, die kleine Drusen und minimale Veränderungen des RPE umfaßt. Drusen allein in Augen mit normaler Sehschärfe werden gewöhnlich nicht als AMD betrachtet, sondern als Teil des normalen Alterungsprozesses. Die AMD ist in der westlichen Welt bei Personen über 60 Jahre die führende Ursache für irreversiblen, schweren Sehverlust. Die Prävalenz des schweren Sehverlustes nimmt mit dem Alter zu. In den USA haben mindestens 10% der Personen zwischen 65 und 75 Jahren eine gewisse Ein-

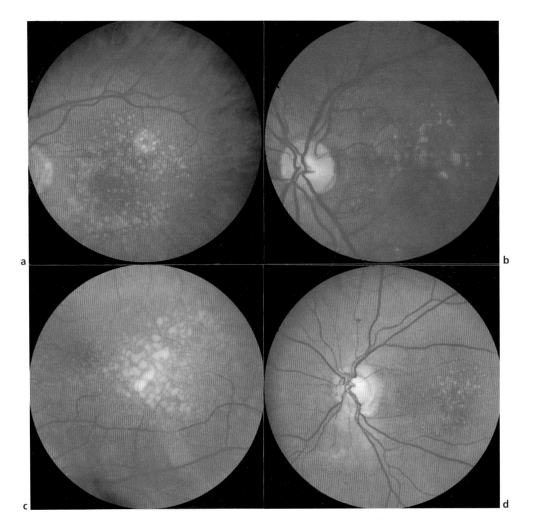

Abb. 12.**22a–d**
a Harte Drusen
b Weiche Drusen
c Gemischte Drusen
d Verkalkte Drusen

schränkung des zentralen Sehens infolge einer AMD. Bei Personen über 75 Jahre sind 30% zu einem gewissen Grad betroffen. Die beiden Hauptformen der AMD sind die nicht exsudative und die exsudative. Obwohl nur 10% der Patienten mit AMD die exsudative Form aufweisen, sind 88% der Erblindungen im Sinne des Gesetzes auf diese Form der AMD zurückzuführen.

Drusen

Klinische Veränderungen

Die früheste, klinisch wahrnehmbare Veränderung der AMD ist das Erscheinen asymptomatischer, gelber Ablagerungen unter dem RPE, die als Drusen bezeichnet werden und symmetrisch über beide hintere Pole verteilt sind. Drusen können in Anzahl, Größe, Form, Grad der Elevation und Ausmaß der assoziierten Veränderungen des RPE variieren. Bei einigen Patienten können Drusen auf die Fovearegion beschränkt sein, während bei anderen die Ablagerungen die Fovea umgeben, aber diese selbst frei lassen. Drusen sind klinisch selten vor dem Alter von 45 Jahren sichtbar; sie sind häufiger zwischen dem Alter von 45–60 Jahren und nahezu universell danach. Mit fortschreitendem Alter nehmen sie an Größe und Zahl zu. Es folgen die 5 Hauptformen der Drusen:

1. **Harte Drusen** sind kleine, runde, diskrete, gelblichweiße Punkte (Abb. 12.**22a**), die mit einer lokalisierten Dysfunktion des RPE assoziiert sind. Patienten mit harten Drusen unterliegen einem erhöhten Risiko, schließlich einen Sehverlust durch eine geographische Atrophie zu entwickeln (s. unten).
2. **Weiche Drusen** sind größer als harte Drusen und haben unscharfe Ränder (Abb. 12.**22b**). Sie können größer werden, ineinander übergehen und einer serösen Abhebung des RPE gleichen. Konfluierende Drusen sind mit einer diffusen Dysfunktion des RPE verbunden und einem erhöhten Risiko, eine exsudative AMD zu entwickeln.
3. **Gemischte (halbsolide) Drusen** haben verwischte Ränder wie weiche Drusen, erscheinen aber einigermaßen flach wie harte Drusen (Abb. 12.**22c**). Der Begriff „gemischte Drusen" wird ebenfalls benutzt, um Augen mit sowohl harten als auch weichen Drusen zu bezeichnen.
4. **Basale laminäre (noduläre) Drusen** sind unzählige, kleine, diskrete, runde, leicht erhabene, subretinale Läsionen einheitlicher Größe (Abb. 12.**23a**). Sie sind häufiger bei jüngeren Individuen zu sehen und können mit der Fluoreszenzangiographie leichter zu identifizieren sein als klinisch (Abb. 12.**23b**).
5. **Verkalkte Drusen:** Jede Drusenform kann ein glitzerndes Erscheinungsbild erhalten, das aus einer dystrophischen Verkalkung resultiert (Abb. 12.**22d**). Verkalkte harte Drusen sind gewöhnlich am auffälligsten.

Histopathologie

Der Verlust des zentralen Sehens bei der AMD ist die Folge von Veränderungen, die als Antwort auf die Ablagerung anomalen Materials in der Bruch-Membran entstehen. Dieses anomale Material entstammt dem RPE. Seine Akkumulation wird auf eine fehlende Beseitigung des in diese Region abgegebenen Debris zurückgeführt. Drusen bestehen aus diskreten Ablagerungen dieses anomalen Materials im inneren Anteil der Bruch-Membran, zwischen der Basalmembran des RPE und der inneren kollagenen Schicht. Das anomale Material akkumuliert auch diffus in der ganzen Bruch-Membran. Eine Verdickung des inneren Anteils der Bruch-Membran erfolgt auch durch exzessive Produktion eines basalmembranartigen Materials durch das RPE. Es wird angenommen, daß der Lipidgehalt der Drusen und der assoziierten Bruch-Membran den späteren klinischen Verlauf mitbestimmt.

Fluoreszenzangiographie

Einige Drusen fluoreszieren hell (Abb. 12.23 b) während der Angiographie, andere dagegen nicht. Der Grad der Fluoreszenz scheint sowohl abhängig zu sein von der Pigmentmenge im darübergelegenen RPE, als auch des Fluoreszein-Gehalts der Drusen selbst. Eine assoziierte Atrophie des RPE über den Drusen läßt durch die verstärkt sichtbare chorioidale Hintergrundfluoreszenz einen Fensterdefekt des RPE entstehen. Es wird angenommen, daß hyperfluoreszente Drusen hydrophil (niedriger Lipidgehalt) sind und zur Entwicklung einer chorioidalen Neovaskularisation prädisponieren. Andererseits sind hypofluoreszente Drusen hydrohob (hoher Lipidgehalt) und prädisponieren, wenn sie groß sind und konfluieren, zur Entwicklung einer Abhebung des RPE. Außerdem wird vermutet, daß eine prolongierte Füllungszeit der Chorioidea eine diffuse Verdickung der Bruch-Membran anzeigen kann.

Drusen und altersabhängige Makuladegeneration

Obwohl viele Augen mit Drusen während ihres ganzen Lebens eine normale Sehschärfe behalten, entwickelt eine signifikante Anzahl älterer Patienten eine Beeinträchtigung der zentralen Sehschärfe durch die AMD (Abb. 12.24 a u. b). Die genaue Rolle der Drusen in der Pathogenese der AMD ist noch immer unklar, obwohl es wahrscheinlich zu sein scheint, daß ihre chemische Zusammensetzung von Bedeutung ist. Klinische Veränderungen, die mit einem erhöhten Risiko, einen Sehverlust zu erleiden, verbunden sind, sind große weiche Drusen und/oder konfluierende Drusen mit zusätzlicher fokaler Hyperpigmentierung des RPE, insbesondere, wenn ein Auge bereits einen Sehverlust durch eine AMD entwickelt hat.

Nicht exsudative altersabhängige Makuladegeneration

Die nicht exsudative AMD (geographische Atrophie) ist mit Abstand die häufigste Form und umfaßt ungefähr 90% der Fälle. Am häufigsten ist sie die Folge einer langsam progressiven Atrophie des RPE und der Photorezeptoren. Manchmal kann sie dem Kollaps einer Abhebung des RPE folgen.

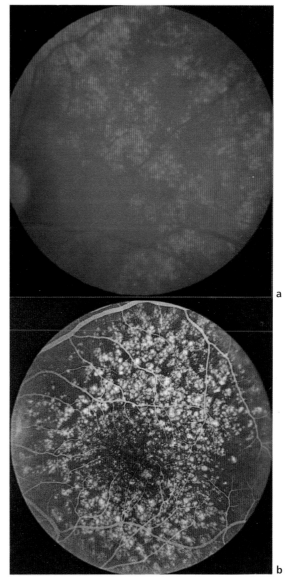

Abb. 12.**23**a u. **b**
a Basale laminäre (noduläre) Drusen
b Fluoreszenzangiogramm mit zahlreichen Veränderungen, die klinisch nicht sichtbar waren

Die klinische Manifestation erfolgt mit einer allmählichen, geringen bis mittelgradigen Sehverschlechterung über mehrere Monate oder Jahre.

Die *Ophthalmoskopie* zeigt scharf umschriebene, zirkuläre Areale einer Atrophie des RPE in Assoziation mit unterschiedlichem Verlust der Choriokapillaris (Abb. 12.**25**). Während der späten Stadien werden die großen chorioidalen Gefäße innerhalb der atrophischen Areale prominenter und vorher bestehende Drusen verschwinden. Die geographische Atrophie kann ein Auge oder beide betreffen. Wenn sie bilateral auftritt, sind die Veränderungen häufig symmetrisch. Außer der Versorgung mit vergrößernden Sehhilfen gibt es keine effektive Therapie.

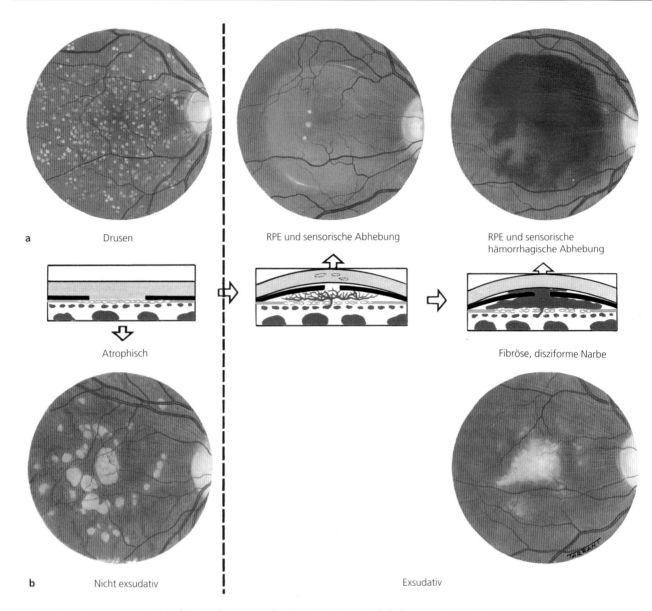

a　Drusen　　　　RPE und sensorische Abhebung　　　　RPE und sensorische hämorrhagische Abhebung

Atrophisch　　　　　　　　　　　　　　　　Fibröse, disziforme Narbe

b　Nicht exsudativ　　　　　　　　　　　Exsudativ

Abb. 12.**24a** u. **b**　Natürlicher Verlauf der beiden Formen der altersabhängigen Makuladegeneration und die Assoziation mit Drusen

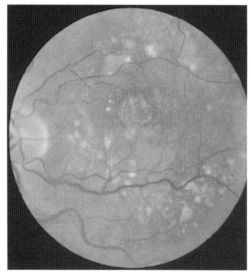

Abb. 12.**25**　Geographische Atrophie

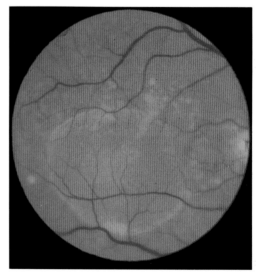

Abb. 12.**26**　Abhebung des RPE

Exsudative altersabhängige Makuladegeneration

Sie ist seltener als die nicht exsudative Form, aber ihre Auswirkungen auf die Sehschärfe sind gravierend. Im Gegensatz zu Patienten mit nicht exsudativer AMD, bei denen die Sehverschlechterung allmählich erfolgt, können Patienten mit der exsudativen Form, die zentrale Sehschärfe innerhalb von wenigen Tagen verlieren. Die exsudative AMD kann isoliert oder in Verbindung mit einer nicht exsudativen AMD auftreten. Zwei wichtige Veränderungen der exsudativen AMD sind *(1) Abhebung des retinalen Pigmentepithels* und *(2) chorioidale Neovaskularisation.*

Abhebung des retinalen Pigmentepithels

Die *Ophthalmoskopie* zeigt eine scharf umschriebene, gewölbte Erhebung variabler Größe am hinteren Pol (Abb. 12.**26**). Die Flüssigkeit unter dem RPE kann klar oder getrübt sein.

Fluoreszenzangiographie: Freies Fluoreszein, das durch die Fenestrationen der Choriokapillaris ausgetreten ist, sammelt sich im Raum unter dem RPE an und hat ein hyperfluoreszentes Gebiet zur Folge. Das Ausmaß der Abhebung wird während der Frühphase des Angiogramms deutlich (Abb. 12.**27a**); die arteriovenöse Phase zeigt einen Anstieg der Intensität des Fluoreszeins, wenn sich mehr Farbe unter der Abhebung bildet (Abb. 12.**27a** u. **c**). Die Spätphase läßt erkennen, daß die Ränder der Abhebung gut umschrieben sind und keine Zunahme des hyperfluoreszenten Gebietes erfolgt (Abb. 12.**27d**).

Der *Verlauf* einer Abhebung des RPE ist variabel und kann nach einem der aufgeführten Muster erfolgen:

1. **Ein spontaner Rückgang** kann nach einem variablen Zeitraum eintreten. Bei einigen Fällen läßt er eine geographische Atrophie des RPE zurück.
2. **Eine Abhebung der sensorischen Retina** kann als Folge des Zusammenbruchs der äußeren Blut-Retina-Schranke entstehen, welche die Passage von Flüssigkeit in den subretinalen Raum erlaubt. Als eine Folge der relativ lockeren Adhäsion zwischen RPE und sensorischer Netzhaut kann sich die subretinale Flüssigkeit weiter ausdehnen und ist weniger umschrieben als bei einer reinen Abhebung des RPE.
3. **Ein Riß des RPE** kann sich spontan entwickeln oder nach Energieabsorption durch das RPE während einer Laser-Photokoagulation. Klinisch erscheint ein Riß des RPE als ein retrahiertes, lappenartiges Stück des RPE, das sich neben einer hypopigmentierten Region freiliegender Bruch-Membran befindet (Abb. 12.**28**). Einige Patienten behalten während ihres ganzen Lebens trotz des Risses des RPE eine gute Sehschärfe, insbesondere, wenn die Fovea ausgespart bleibt.

Chorioidale Neovaskularisation

Klinische Veränderungen

In einigen Augen beginnen chorioidale Neovaskularisationen, die aus fibrovaskulärem Gewebe bestehen, von der Chorioidea aus durch Defekte in der Bruch-Membran, in den Raum unter dem RPE zu wachsen und später in den subretinalen Raum (Abb. 12.**24**). Diese Membranen können der Entwicklung einer Abhebung des RPE vorausgehen oder folgen,

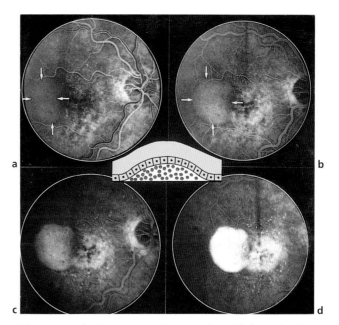

Abb. 12.**27a–d**   Fluoreszenzangiogramm einer Abhebung des RPE

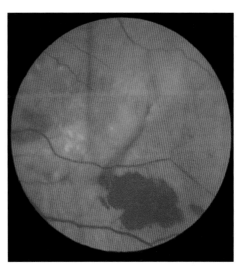

Abb. 12.**28**   Riß im RPE

obwohl diese beiden Ereignisse wahrscheinlich nicht direkt miteinander verknüpft sind.

Ophthalmoskopie: Viele Membranen können nicht identifiziert werden, obwohl ihr Vorhandensein angenommen werden sollte, wenn eine seröse Netzhautabhebung vorliegt und subretinales Blut oder Lipid. Gelegentlich kann eine Membran klinisch als eine graugrüne oder rosagelbe, leicht erhabene, subretinale Veränderung variabler Größe erscheinen (Abb. 12.**29a**). Wenn eine Membran in den subretinalen Raum eingebrochen ist, hat sie gewöhnlich ein durchscheinendes blaßrosa oder gelbweißes Erscheinungsbild. Patienten mit Drusen sollten darauf hingewiesen werden, daß die Symptome Verzerrung oder Verschwommensehen den Beginn einer Leckage der Membran ankündigen können. In diesem Stadium kann die Argon-Laser-Behandlung helfen.

Andere Erkrankungen, die mit chorioidalen Neovaskularisationen assoziiert sind, umfassen: *(1) sogenanntes okuläres Histoplasmosesyndrom (Presumed ocular histoplasmosis syndrome),*

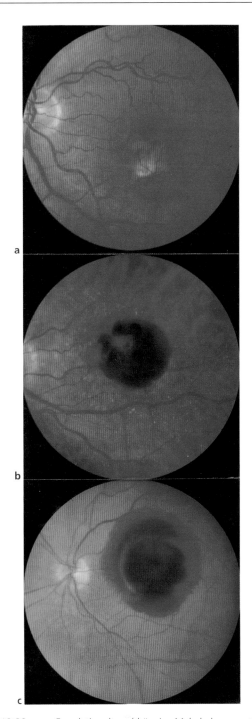

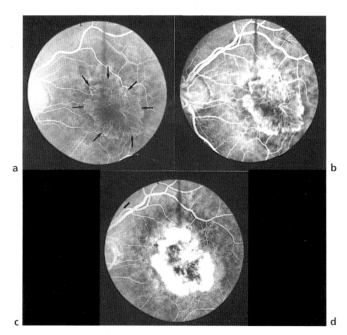

Abb. 12.**30a–c** Fluoreszenzangiogramm einer subfovealen chorioidalen Neovaskularisation

Abb. 12.**29a–c** Exsudative altersabhängige Makuladegeneration
a Klinisch erkennbare chorioidale neovaskuläre Membran direkt unter der Fovea
b Hämorrhagische Abhebung des RPE
c Zentrale hämorrhagische Abhebung des RPE, umgeben von hellerem Blut unter der sensorischen Netzhaut

(2) schwere Myopie, (3) Angioid streaks, (4) chorioidaler Nävus, (5) Aderhautruptur, (6) unangemessene Laser-Photokoagulation und *(7) Drusen der Papille.*

Fluoreszenzangiographie

Die Fluoreszenzangiographie spielt eine sehr wichtige Rolle bei der Entdeckung von chorioidalen Neovaskularisationsmembranen und deren genauer Lokalisation in Relation zum Zentrum der fovealen avaskulären Zone (FAZ). Die folgenden Charakteristika können beobachtet werden.

Gut umschriebene Membranen füllen sich in der Frühphase des Angiogramms in einem „spitzenartigen" oder „wagenradartigen" Muster (Abb. 12.**30a**) und fluoreszieren hell während des Maximums des Farbstofftransits (20–30 Sekunden nach der Injektion, Abb. 12.**30b**). Anschließend erfolgt über 1–2 Minuten ein Farbstoffaustritt in den subretinalen Raum und um die Membran herum (Abb. 12.**30c**). Dann wird das fibröse Gewebe der Membran von dem Farbstoff angefärbt und führt zu später Hyperfluoreszenz. Gut umschriebene Membranen werden bezüglich ihrer Relation zum Zentrum der FAZ folgendermaßen klassifiziert:

1. **Extrafoveal** – mehr als 200 µm vom Zentrum der FAZ.
2. **Subfoveal** – Einbeziehung des Zentrums der FAZ, entweder durch Ausdehnung von einem extrafovealen Gebiet aus oder durch einen Ursprung direkt unter dem Zentrum der Fovea. Es ist gezeigt worden, daß ungefähr 70% der extrafovealen Neovaskularisationen innerhalb eines Jahres bis unter die Fovea reichen. Die Visusprognose dieser Augen ist sehr schlecht.
3. **Juxtafoveal** – näher als 200 µm am Zentrum der FAZ, aber ohne Beteiligung des Zentrums selbst.

Schlecht umschriebene Membranen weisen in den frühen Phasen weniger präzise Veränderungen auf, führen aber zu einem späten Farbstoffaustritt. Die Indozyaningrün-Angiographie ist eine hilfreiche Ergänzung der konventionellen Fluoreszenzangiographie zur Bestimmung okkulter oder schlecht umschriebener chorioidaler Neovaskularisationen.

Vaskularisierte Abhebungen des RPE: In Augen mit assoziierter Abhebung des RPE fluoresziert die Membran heller als die Abhebung und weist während des weiteren Verlaufs des Angiogramms einen Farbstoffaustritt auf. Bei anderen Fällen kann die Membran durch Blut oder trübe Flüssigkeit verdeckt werden.

Weiterer Verlauf

Augen mit chorioidalen Neovaskularisationen können eine der folgenden Komplikationen entwickeln:

1. **Eine hämorrhagische Abhebung des RPE** als Folge einer Ruptur eines Blutgefäßes innerhalb der Membran. Initial bleibt das Blut auf den Raum unter dem RPE beschränkt und erscheint als sehr dunkelrote, fast schwarze, Erhebung (Abb. 12.**29b**).

3. **Eine Glaskörperblutung** kann selten entstehen, wenn das Blut durch die neurosensorische Netzhaut in den Glaskörperraum bricht – von dieser Komplikation wird gesagt, daß sie öfter bei Patienten auftrete, die Antikoagulantien erhalten.

4. **Eine disziforme Narbe** folgt einer hämorrhagischen Episode, die mit der allmählichen Organisation des Blutes verbunden ist und einem weiteren Einwachsen neuer Gefäße aus der Chorioidea. In einigen Augen entwickeln sich Gefäßanastomosen zwischen der chorioidalen und der retinalen Zirkulation. Schließlich resultiert die fibröse, disziforme Foveanarbe in einem permanenten Sehverlust (Abb. 12.**31a**). Gelegentlich kann eine massive, sekundäre, erneute Blutung auftreten, die zu weiterem Sehverlust durch die Glaskörperblutung führen kann.

5. **Eine exsudative Netzhautablösung** kann sich in Augen mit disziformen Narben als Folge einer profusen Leckage aus dem neovaskulären Gewebe entwickeln. Eine ausgeprägte intraretinale und subretinale Exsudation kann gesehen werden (Abb. 12.**31b**). Gelegentlich dehnt sich die exsudative Netzhautablösung über die Makula hinaus aus (Abb. 12.**31c**).

Behandlung durch Laser-Photokoagulation

Potentielle Indikationen

Extrafoveale Membranen: In einigen Augen kann eine Argon-Blau-Grün- oder Krypton-Rot-Laser-Photokoagulation extrafoveale Membranen, die 200 μm oder weiter vom Zentrum der FAZ entfernt liegen, erfolgreich obliterieren. Das Ziel der Therapie ist die Zerstörung der Membran unter Vermeidung eines Foveaschadens. Da diese Veränderung erfolgreicher zu behandeln ist, wenn sie früh entdeckt wird, ist es wichtig, sie durch den täglichen Gebrauch des Amsler-Netzes sofort zu identifizieren. Die Lasertherapie ist außerdem effektiv bei der Beseitigung idiopathischer Membranen und bei Membranen, die mit dem sogenannten okulären Histoplasmosesyndrom verbunden sind.

Subfoveale Membranen können unter bestimmten Umständen behandelt werden, wenn sie klein sind und wenn der Patient darauf vorbereitet ist, nach der Behandlung einen signifikanten Abfall der Sehschärfe zu akzeptieren.

Kontraindikationen

Schlecht umschriebene Membranen: Entweder weil die Membran an sich schlecht abgrenzbar ist oder weil sie durch Blut und/oder eine seröse Abhebung des RPE obskuriert ist. In diesen Fällen kann die Therapie unvollständig sein, da die Ausdehnung der Membran nicht genau bestimmt werden kann.

Eine Sehschärfenherabsetzung auf 0,2 oder weniger stellt eine Kontraindikation dar, da die Membran wahrscheinlich subfoveal liegt und infolgedessen nicht zu therapieren ist. Tat-

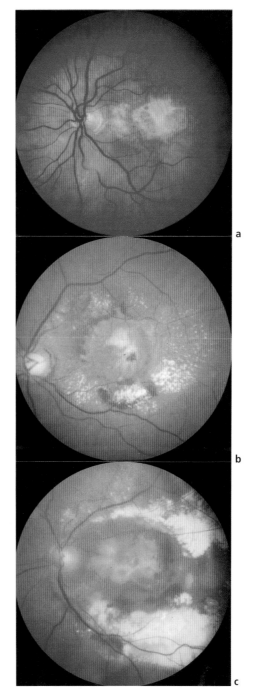

Abb. 12.**31a–c**   Fortgeschrittene exsudative altersabhängige Makuladegeneration
a Foveale fibröse Narbe
b Subretinale Exsudation am hinteren Pol
c Massive subretinale Exsudation

sächlich sind nur ungefähr 10% der Augen zum Zeitpunkt der Erstmanifestation für eine Therapie geeignet.

Technik

Es ist sehr wichtig, dem Patienten zu verdeutlichen, daß das Ziel der Behandlung nicht in einer Verbesserung der Sehschärfe, sondern in der Verhinderung einer weiteren Verschlechterung besteht. Der Patient muß außerdem die Bedeutung einer kontinuierlichen Beobachtung nach der Behandlung verste-

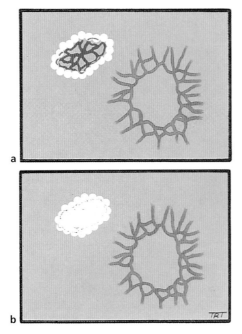

Abb. 12.**32a** u. **b**   Technik der Argon-Laser-Photokoagulation einer extrafovealen, chorioidalen neovaskulären Membran (s. Text)

hen, selbst wenn die Membran erfolgreich zerstört worden ist. Es folgen die Einzelschritte der Laserkoagulation:

1. Die Sehschärfe wird für Nähe und Ferne bestimmt.
2. Das Gebiet mit Skotom oder Verzerrung wird mit einem Amsler-Netz dokumentiert.
3. Ein Fluoreszenzangiogramm exzellenter Qualität, das nicht älter als 72 Stunden ist, sollte vorliegen.
4. Ausgewählte Aufnahmen des Angiogramms werden projiziert, so daß die Membran präzise, in Relation zu den sichtbaren retinalen Markierungspunkten, abgegrenzt werden kann.
5. Der Umfang der Läsion wird mit überlappenden 200-μm-(0,5 Sekunden)Herden behandelt (Abb. 12.**32a**). Anschließend wird das gesamte Gebiet mit Herden hoher Energie bedeckt. Die Behandlung muß über die Ränder der Membran hinaus reichen und konfluierende, intensiv weiße Laserherde produzieren (Abb. 12.**32b**).
6. Eine Photographie des Fundus wird nach der Behandlung angefertigt, um das Ausmaß der Therapie zu dokumentieren.

Nachuntersuchung

Sehr sorgfältige Nachuntersuchungen sind erforderlich, um Persistieren oder Rezidiv einer Membran festzustellen. Der Patient wird nach 1–2 Wochen erneut untersucht und ein Fluoreszenzangiogramm angefertigt (Abb. 12.**33a** u. **b**). Eine adäquate Narbe nach der Therapie zeigt oft eine Färbung ihrer Ränder mit Fluoreszein. Dies sollte nicht als Rezidiv fehlinterpretiert werden. Eine erneute Behandlung ist indiziert, wenn tatsächlich das Persistieren oder ein Rezidiv einer extrafovealen Membran, mit einer Entfernung von mehr als 200 μm vom Zentrum der Fovea, vorliegen. Da Rezidive mehrere Jahre nach einer initial erfolgreichen Behandlung auftreten

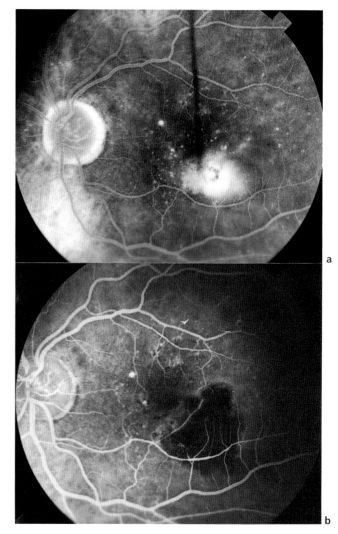

Abb. 12.**33a** u. **b**   Laserbehandlung einer extrafovealen, chorioidalen neovaskulären Membran
a Angiogramm vor der Behandlung
b Angiogramm nach der Behandlung mit erfolgreicher Obliteration

können, ist es für den Patienten wichtig, weiterhin regelmäßig das Amsler-Netz zu benutzen und periodisch nachuntersucht zu werden.

Ergebnisse

Die Therapie mit der Argon-Laser-Photokoagulation reduziert bei Augen mit Läsionen außerhalb der FAZ das Risiko eines schweren Sehverlustes um mehr als 50% . In einer Studie trat nach 18 Monaten ein schwerer Sehverlust bei 60% der unbehandelten Augen ein, dagegen war dies nur bei 25% der behandelten Augen der Fall. Ein schwerer Sehverlust ist definiert als Reduktion um 6-Snellen-Linien oder mehr von der Basislinie der Sehschärfe. Unglücklicherweise wird in vielen Fällen der schwere Sehverlust nur um ungefähr 18 Monate hinausgezögert, da die Rezidivrate sehr hoch ist. In sehr wenigen, sorgfältig ausgesuchten Fällen kann die chirurgische Entfernung der chorioidalen Neovaskularisation mit Vitrektomietechniken erfolgreich sein.

Verschiedene erworbene Makulopathien

Zentrale seröse Retinopathie

Klinische Veränderungen

Die idiopathische zentrale seröse Retinopathie (ZSR) ist typischerweise eine sporadische, selbstlimitierende Erkrankung von jungen Männern oder Männern mittleren Alters. Diese einigermaßen häufige Erkrankung ist durch eine gewöhnlich unilaterale, umschriebene Abhebung der sensorischen Netzhaut im Makulabereich charakterisiert. Die fokale Akkumulation der Flüssigkeit im subretinalen Raum ist wahrscheinlich mit einer Dysfunktion des RPE verknüpft.

Die klinische Manifestation erfolgt mit relativ plötzlichem Verschwommensehen auf einem Auge in Assoziation mit einem positiven relativen Skotom, Mikropsie und/oder Metamorphopsie und eingeschränkter Dunkeladaptation. Gelegentlich ist die Veränderung extrafoveal und asymptomatisch.

Die Sehschärfe ist gewöhnlich mäßiggradig reduziert (0,7–0,5) und oft nach der Hinzufügung einer schwachen „Plus"-Linse auf 1,0 korrigierbar. Die Anhebung der sensorischen Netzhaut hat eine erworbene Hyperopie zur Folge. Subjektive und objektive Refraktion des Auges können unterschiedlich sein.

Die *Ophthalmoskopie* zeigt in typischen Fällen eine runde oder ovale Anhebung der sensorischen Netzhaut am hinteren Pol, deren Ränder oft einen glitzernden Reflex aufweisen (Abb. 12.34). Sehr selten verursacht die ZSR eine bullöse Netzhautablösung, die sich mit einem verwirrenden, komplexen, klinischen Bild präsentieren kann. Die bullöse, sensorische Abhebung weist eine subretinale, bewegliche Flüssigkeit auf, und oft ist ein gelblichweißes Exsudat zu sehen.

Die *Spaltlampen-Biomikroskopie* ist essentiell für die Diagnosestellung und zum Ausschluß anderer Ursachen einer sensorischen Netzhautabhebung (z.B. Grubenpapille [Abb. 12.35], Kolobom der Papille, Aderhauttumoren und chorioidale Neovaskularisationen). Bei der Biomikroskopie ist die abgehobene sensorische Netzhaut transparent und weist eine normale Dicke auf. Ihre Trennung von dem darunterliegenden RPE kann infolge der Schatten, welche die retinalen Blutgefäße auf das RPE werfen, erkannt werden.

In bestimmten Fällen können kleine Präzipitate auf der Rückfläche der abgehobenen, neurosensorischen Netzhaut gesehen werden. Gelegentlich kann das anomale Gebiet des RPE, durch das die Flüssigkeit aus der Choriokapillaris in den subretinalen Raum ausgetreten ist, auch gesehen werden. Bei einigen Fällen kann eine kleine Abhebung des RPE innerhalb der serösen Abhebung zu finden sein. Die subretinale Flüssigkeit kann klar oder getrübt sein.

Fluoreszenzangiographie

Obwohl in den meisten Fällen die Diagnose klinisch zu stellen ist, kann die Fluoreszenzangiographie helfen, die definitive Diagnose einer ZSR zu festigen und bei atypischen Fällen eine chorioidale Neovaskularisation auszuschließen. Bei einer ZSR bricht die äußere Blut-Retina-Schranke zusammen und damit können freie Fluoreszein-Moleküle in den subretinalen Raum gelangen. Die Angiographie läßt 2 Muster erkennen:

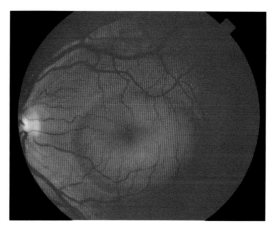
Abb. 12.**34** Zentrale seröse Retinopathie

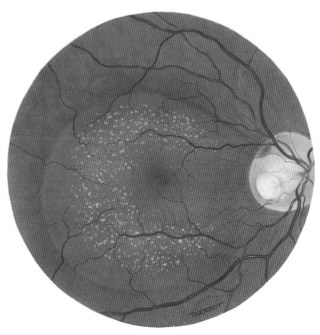
Abb. 12.**35** Grubenpapille mit sensorischer Abhebung der Makula – zu beachten sind die subretinalen Präzipitate

1. **Das „rauchender Schornstein"-Erscheinungsbild** (Abb. 12.36a–d): Während der frühen Phasen der Farbstoffpassage erscheint ein kleiner hyperfluoreszenter Punkt (Quellpunkt), der sich vertikal vergrößert (Abb. 12.36a). Während der späten venösen Phase gelangt die Flüssigkeit in den subretinalen Raum und steigt vom Punkt der Leckage aus vertikal auf (wie bei einem rauchenden Schornstein) bis sie den oberen Rand der Abhebung erreicht (Abb. 12.36c). Der Farbstoff breitet sich dann seitlich aus und nimmt eine „Pilz"- oder „Regenschirm"-Konfiguration an, bis das ganze Gebiet der Abhebung gefüllt ist (Abb. 12.36d).
2. **Das „Tintenfleck"-Erscheinungsbild** kann gelegentlich gesehen werden. Der initiale hyperfluoreszente Punkt nimmt allmählich an Größe zu, bis der ganze subretinale Raum gefüllt ist.

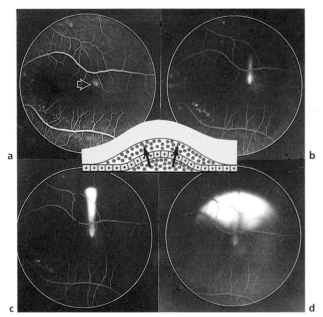

Abb. 12.**36a–d** Fluoreszenzangiogramm mit „rauchender Schornstein" – Erscheinungsbild bei zentraler seröser Retinopathie

Visusprognose

Bei ungefähr 80% der Patienten mit ZSR geht die subretinale Flüssigkeit innerhalb von 1–6 Monaten spontan zurück und die Sehschärfe wird wieder normal oder annähernd normal. Bei den übrigen 20% dauert die Rückbildung länger als 6 Monate, findet aber innerhalb von 12 Monaten statt. Selbst wenn die Sehschärfe wieder normal wird, kann ein gewisser Grad der subjektiven Sehverschlechterung bestehen bleiben, wie Mikropsie, aber selten handelt es sich hierbei um eine signifikante Beeinträchtigung. Eine Minderheit der Patienten weist einen chronischen Verlauf auf, der durch progressive Veränderungen des RPE in Verbindung mit einer permanenten Beeinträchtigung des Sehvermögens charakterisiert ist. Dies kann die Konsequenz multipler Rezidive oder prolongierter Ablösungen sein.

Therapie

Eine Laser-Photokoagulation des Ortes im RPE, an dem der Flüssigkeitsaustritt stattfindet, scheint den Endvisus nicht signifikant zu beeinflussen. Sie reduziert weder die Rezidivrate noch die Prävalenz einer chronischen Erkrankung, bei der progressive Veränderungen des RPE eine Gefahr der permanenten Visuseinschränkung darstellen. Sie beschleunigt jedoch den Rückgang der Symptome durch eine schnellere Rückbildung der serösen Abhebung. Wenn eine Behandlung für wünschenswert gehalten wird, sollten 2 oder 3 Herde auf den Ort des Flüssigkeitsaustritts gerichtet werden, mit einer Fleckgröße von 200 μm, einer Expositionszeit von 0,2 Sekunden und einer niedrigen Energie (Abb. 12.**37**). Die Therapie ist kontraindiziert, wenn eine Leckage an oder in der FAZ besteht.

Zystoides Makulaödem

Klinische Veränderungen

Das zystoide Makulaödem (ZMÖ) stellt eine Akkumulation von Flüssigkeit in der äußeren plexiformen (Henle) und der in-

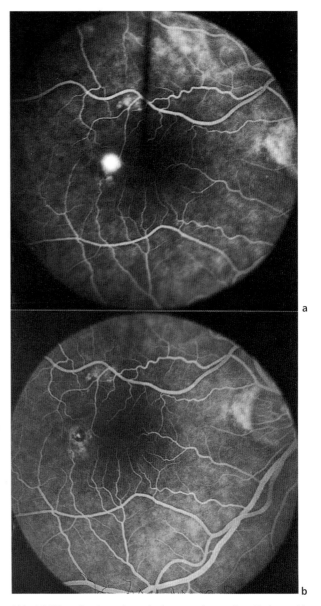

Abb. 12.**37a u. b** Lasertherapie der zentralen serösen Retinopathie
a Angiogramm vor der Behandlung, mit Farbstoffaustritt direkt außerhalb der Fovea
b Erscheinungsbild nach Therapie mit erfolgreicher Obliteration

neren nukleären Netzhautschicht dar und ist um die Fovea zentriert. Es ist eine häufige Makulaerkrankung, der viele verschiedene Ätiologien zugrunde liegen. Es ist gewöhnlich harmlos, obwohl lange bestehende Fälle meist zur Konfluenz der flüssigkeitsgefüllten Mikrozysten zu größeren zystischen Räumen und schließlich der Ausbildung lamellärer Foramina in der Fovea mit irreversibler Schädigung der zentralen Sehschärfe führen (Abb. 12.**38a u. b**).

Bei der *Ophthalmoskopie* sind eine Abnahme der fovealen Depression, eine Verdickung der Netzhaut und multiple zystoide Areale in der sensorischen Retina zu erkennen (Abb. 12.**39a**).

Fluoreszenzangiographie: Die Akkumulation der Flüssigkeit in der äußeren plexiformen Schicht der Netzhaut mit ihrer radiären Anordnung der Fasern um das Zentrum der Foveola (Henle-Faserschicht) ist für das entstehende „Blütenblatt"-Muster verantwortlich (Abb. 12.**39b**). Der Austritt des

Farbstoffs in das parafoveale Gebiet beginnt während der arteriovenösen Phase des Angiogramms. Die entstehenden Quellpunkte konfluieren während der späten arteriovenösen Phase zum „Blütenblatt"-Muster. Die Hyperfluoreszenz infolge der Ansammlung des Farbstoffs in den mikrozystischen Räumen persistiert während der Spätphasen des Angiogramms (Abb. 12.**40** a u. b).

Ätiologie

Die Ursachen des ZMÖ können in Abhängigkeit vom Vorhandensein oder Fehlen eines Flüssigkeitsaustritts aus den Gefäßen während der Fluoreszenzangiographie in 2 Hauptgruppen eingeteilt werden.

Mit retinaler Gefäßleckage: diabetische Retinopathie, retinaler Astvenenverschluß, ZMÖ bei Pseudophakie oder Aphakie, Uveitis intermedia oder idiopathische retinale Teleangiektasie.

Ohne retinale Gefäßleckage: bestimmte Retinitis-pigmentosa-Fälle, Frühstadien des Makulaforamens, Nikotinsäuremakulopathie und in Assoziation mit einer chorioidalen Neovaskularisation.

Therapie

Die Therapie ist oft unbefriedigend und hängt von der zugrunde liegenden Ursache ab. Die folgenden Therapiemöglichkeiten können in ausgewählten Fällen hilfreich sein:

1. **Eine Laser-Photokoagulation** erfolgt in einigen der gefäßbedingten Fälle.
2. **Systemische Karboanhydrasehemmer** können zur Behandlung eines ZMÖ, das in Verbindung mit einer Kataraktextraktion, Uveitis intermedia und bestimmten Retinitispigmentosa-Fällen auftritt, eingesetzt werden.
3. **Steroide,** die systemisch oder als periokuläre sub-Tenon-Injektion gegeben werden, können bei Uveitis intermedia und nach einer Kataraktextraktion helfen.

Die Behandlung eines ZMÖ nach einer Kataraktextraktion wird ausführlich in Kapitel 9 beschrieben.

Makulaloch

Klinische Veränderungen

Als Folge ihrer geringen Dicke, Avaskularität und der fehlenden Stützstrukturen ist die Fovearegion besonders anfällig für eine Lochbildung. Idiopathische (senile) Makulalöcher werden auf eine spontane, gewöhnlich abrupte, fokale Kontraktion der perifovealen Glaskörperrinde zurückgeführt, die eine Anhebung der Netzhaut in der Fovearegion bedingt. Klinisch kann die Ausbildung eines Makulalochs in die folgenden 3 Stadien unterteilt werden:

1. **Das Stadium 1** (drohendes Makulaloch) wird klinisch selten gesehen und gewöhnlich erst entdeckt, wenn der Patient ein voll ausgebildetes Foramen auf dem anderen Auge aufweist. Es ist charakterisiert durch eine verminderte oder fehlende Foveavertiefung und die Entwicklung eines kleinen, runden, gelben Flecks oder eines gelben Rings im Zentrum der Fovea. Zusätzlich fehlen Anhaltspunkte für eine Trennung der Glaskörperrinde von der fovealen Netzhaut.

Zystoides Makulaödem

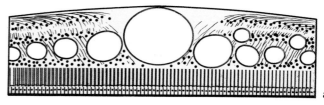

Lamelläres Loch

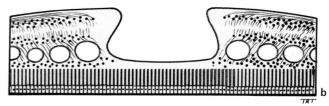

Abb. 12.**38** a u. **b**   Bildung eines lamellären Foramens infolge eines schweren, chronischen, zystoiden Makulaödems

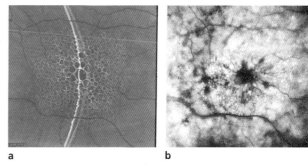

a   b

Abb. 12.**39** a u. **b**   Zystoides Makulaödem
a Klinisches Erscheinungsbild bei der Spaltlampen-Biomikroskopie
b Fluoreszenzangiogramm mit ausgeprägtem Farbstoffaustritt

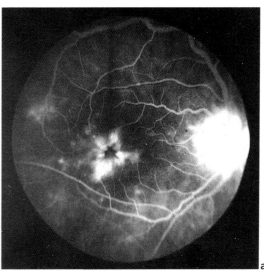

a

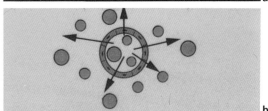

b

Abb. 12.**40**   Zystoides Makulaödem
a „Blütenblatt"-Muster bei der Fluoreszenzangiographie
b Leckage durch Zusammenbruch der inneren Blut-Retina-Schranke

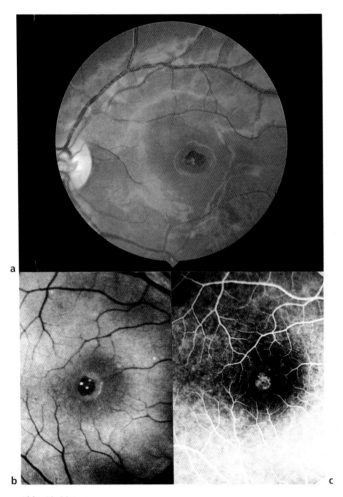

Abb. 12.**41a–c**
a Makulaloch
b Rotfreie Photographie
c Fluoreszenzangiogramm mit korrespondierender Hyperfluoreszenz

serung der Sehschärfe eintreten, wenn an irgendeiner Stelle die Netzhautablösung zurückgeht.

Das *Fluoreszenzangiogramm* zeigt infolge der Freilegung der chorioidalen Hintergrundfluoreszenz durch einen „Fensterdefekt" des RPE ein korrespondierendes, hyperfluoreszentes Gebiet (Abb. 12.41 c).

Ätiologie

1. **Idiopathische Makulalöcher** betreffen typischerweise sonst gesunde Frauen nach der Menopause und sind in ungefähr 10% bilateral. Sie sind durch eine fokale Schrumpfung der Glaskörperrinde im Foveagebiet bedingt, verursachen aber keine Netzhautablösung.
2. **Eine hohe Myopie** bei posterioren Staphylomen kann mit einem Makulaloch assoziiert sein, das zu einer Netzhautablösung führen kann. In diesen Fällen ist die subretinale Flüssigkeit gewöhnlich auf den hinteren Pol beschränkt und breitet sich selten über den Äquator hinaus aus.
3. **Ein Trauma** kann ein Makulaloch verursachen. Glaskörpertraktion oder eine Commotio retinae führen zu einem ZMÖ und schließlich zur Ausbildung eines lamellären Foramens.
4. **Die Solarretinopathie** ist durch ein sehr kleines, umschriebenes lamelläres Loch oder eine Zyste charakterisiert, die sich typischerweise 2 Wochen nach Sonnenexposition entwickeln. Initial können nur ein kleines, gelbes foveoläres Exsudat oder Ödem gesehen werden. Die Läsion wird eher auf eine phototoxische als auf eine thermale Netzhautschädigung zurückgeführt. Der Ausdruck „foveomakuläre Retinitis" wird für eine identische Veränderung gebraucht, der aber der implizierte kausale Faktor fehlt.

Diese Befunde können mit einer vor kurzem aufgetretenen geringen Reduktion der Sehschärfe oder einer Metamorphopsie assoziiert sein. Obwohl bei den meisten Fällen eine Progression zur Lochbildung stattfindet, kann bei einigen Patienten die spontane Abhebung des Glaskörpers ohne Lochbildung geschehen und die gelben Flecken können sich zurückbilden. Eine Vitrektomie kann ebenfalls durch die Entfernung der Glaskörperrinde an den Verbindungsstellen mit der Netzhaut das Fortschreiten zu einem durchgreifenden Loch verhindern.

2. **Das Stadium 2** (frühes Makulaloch) ist durch eine Vergrößerung des gelben Ringes und die Ausbildung eines tangentialen Risses, gewöhnlich an einer Stelle des Fovearandes, charakterisiert. Die Progression von Stadium 1 zu 2 kann zwischen Wochen und mehreren Monaten dauern.
3. **Das Stadium 3** (voll ausgebildetes Makulaloch) ist durch ein rundes, ausgestanzt erscheinendes Areal, von ungefähr ¹/₃ eines Papillendurchmessers charakterisiert. Es ist von einem Halo einer Netzhautablösung umgeben und multiple, gelbe Ablagerungen auf der Höhe des RPE sind innerhalb des Loches zu finden (Abb. 12.41 a). Die Sehschärfe ist gewöhnlich auf ungefähr 0,1 reduziert, obwohl einige Patienten durch exzentrische Fixation einen besseren Wert erreichen können. Bei einigen Patienten kann eine geringe Bes-

Makulopathie bei Myopie

Klinische Veränderungen

Die beeinträchtigenden Auswirkungen der degenerativen Myopie finden häufig während der produktiven Jahre des jungen Erwachsenenalters statt. Die progressive Verlängerung des Bulbus ist mit degenerativen Veränderungen der Retina und der Chorioidea verbunden.

Bei der *Ophthalmoskopie* sind initial am hinteren Pol Inseln chorioretinaler Atrophie zu erkennen. Wenn die Erkrankung weiter fortschreitet, führen die Atrophie des RPE und der Choriokapillaris zur Sichtbarkeit der großen chorioidalen Gefäße. Schließlich ist die weiße Sklera zu sehen (Abb. 12.42 d). Die Dehnung verursacht Risse in der Bruch-Membran. Große Risse werden als „*Lacksprünge*" bezeichnet und erscheinen als feine, irreguläre, gelbe Linien, die sich häufig verzweigen und kreuzen (Abb. 12.42 a). Sie haben eine Prädilektion für Fundi jüngerer Erwachsener und sind in ungefähr 4% aller hoch myoper Augen zu finden. „Lacksprünge" schränken die Prognose für den Erhalt der zentralen Sehschärfe ein, da die Veränderungen das Einwachsen choroidaler Neovaskularisationen durch die Defekte ermöglichen können, mit konsekutiver Blutung (Abb. 12. 42 b) und sekundärer Pigmentproliferation in der Form eines Fuchs-Flecks (Abb. 12.42 c). In einigen hoch myopen Augen kann ohne eine vorhandene choroidale Neovaskularisation eine Hämorrhagie durch „Lacksprünge" entstehen. Andere Fundusveränderungen hoch my-

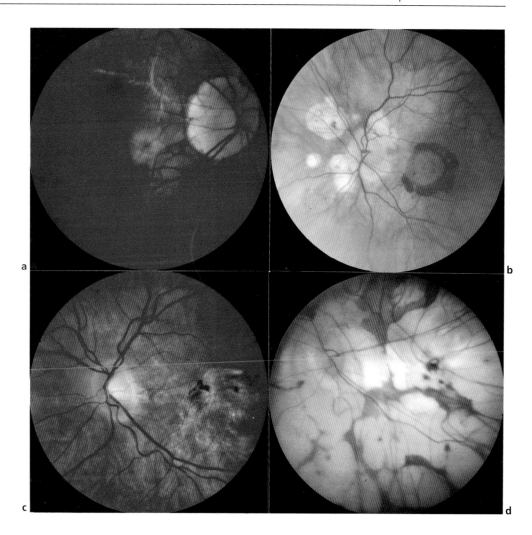

Abb. 12.**42 a–d**   Myope Degeneration
a Lacksprung
b Makulablutung
c Fuchs-Fleck
d Ausgedehnte chorioretinale Degeneration bei Myopie

oper Augen umfassen: (1) temporaler Halbmond am Papillenrand, (2) posteriore Staphylome, (3) Makulalöcher, (4) periphere Netzhautlöcher und (5) Netzhautablösung.

Hoch myope Patienten können sekundäre posteriore subkapsuläre Katarakte entwickeln und eine früh einsetzende Kernsklerose. Außerdem können eine erhöhte Prävalenz des primären Offenwinkelglaukoms und Augeninnendruckerhöhungen nach Steroiden bestehen.

Prämakuläre Gliose

Idiopathische prämakuläre Gliose

Eine Makulopathie infolge einer Membranbildung an der vitreoretinalen Verbindung hat viele Synonyme: Zellophanmakulopathie, Oberflächenfaltenretinopathie, präretinale Fibrose, prämakuläre Gliose, epiretinale Gliose und Makular pucker. Die Membranen bestehen aus Proliferationen der retinalen Gliazellen, die durch Risse in der Membran limitans interna Zugang zur Netzhautoberfläche erhalten haben. Es wird angenommen, daß diese Risse entstehen, wenn sich der hintere Glaskörper von der Makula abhebt.

Klinische Veränderungen

Die idiopathische prämakuläre Gliose betrifft vorwiegend sonst gesunde ältere Personen und ist in ungefähr 5% der Fälle bilateral. Das klinische Erscheinungsbild epiretinaler Membranen hängt von ihrer Dichte und einer assoziierten Verziehung der Netzhautgefäße ab.

Die *Zellophanmakulopathie* ist durch eine transparente Membran, die einen unregelmäßigen Lichtreflex oder Schimmer entstehen läßt charakterisiert (Abb. 12.**43 a**). Die Membran kann am besten mit rotfreiem Licht gesehen werden. Wenn sie dicker wird und kontrahiert, wird sie deutlicher und verursacht feine Netzhautstreifen auf der Netzhautoberfläche. Die Gefäße der superotemporalen und inferotemporalen Arkade werden tortuös und zur medianen Raphe gezogen. Die horizontal orientierten Gefäße innerhalb des papillomakulären Bündels und die angrenzenden werden gedehnt und gestreckt. Der hintere Glaskörper ist gewöhnlich von der Makula abgehoben. Die Patienten können asymptomatisch sein oder eine geringe Metamorphopsie wahrnehmen. Die Sehschärfe kann normal oder leicht reduziert sein.

Ein *Makular pucker* ist durch eine schwere Distorsion der Blutgefäße mit Netzhautfältelung um einen zentralen Punkt der Fovea (Epizentrum) charakterisiert (Abb. 12.**43 b** und 12.**44 a**). Einige der Gefäße können obskuriert sein, da die Membran dichter ist als bei der Zellophanmakulopathie. Patienten klagen über eine Metamorphopsie und die Sehschärfe ist reduziert (0,5–0,32). Patienten mit der schlechtesten Prognose sind diejenigen, die ein sekundäres zystoides Makulaödem infolge einer partiellen Abhebung des posterioren Glaskörpers mit persistierenden Makulaverbindungen aufweisen.

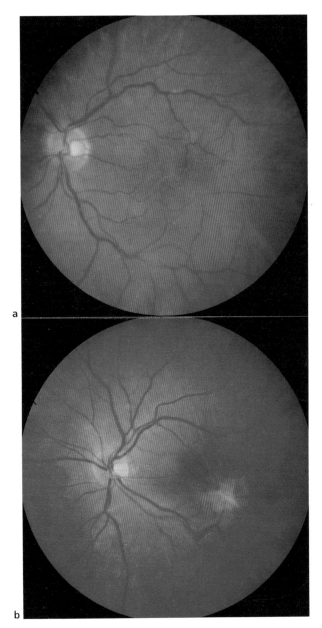

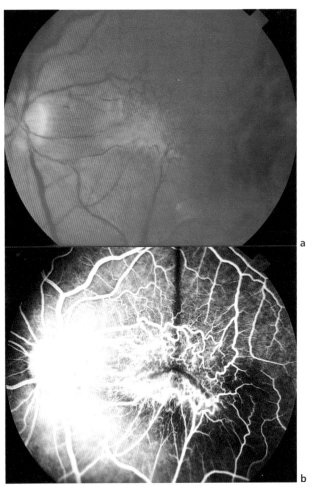

Abb. 12.**44a** u. **b**   Prämakuläre Gliose
a Makular pucker
b Fluoreszenzangiogramm mit ausgeprägter Tortuositas der retinalen Blutgefäße

Abb. 12.**43a** u. **b**   Prämakuläre Gliose
a Zellophanmakulopathie mit geringer Verziehung der Netzhautgefäße
b Makular pucker

Bei den meisten Patienten ist die Erkrankung einigermaßen harmlos und die Sehschärfe bleibt stabil. Einige Augen entwikkeln ein Makulapseudoforamen in der Membran. Das Partnerauge ist in ungefähr 5% der Fälle betroffen.

Eine *Fluoreszenzangiographie* ist zur Diagnosestellung nicht erforderlich. Wenn sie aber durchgeführt wird, sind variable Grade von Tortuositas und Streckung der Gefäße zu sehen (Abb. 12.**44b**). Eine Gefäßleckage ist ein häufiger Befund. Bei einigen Fällen kann ein ZMÖ vorhanden sein.

Sekundäre prämakuläre Gliose

Sekundäre eipiretinale Membranen der Makula können mit den folgenden Veränderungen assoziiert sein:

1. **Netzhauteingriffe** wie Amotiochirurgie, Photokoagulation und Kryotherapie können einen Makula pucker verursachen. Zusätzlich können eine retinale Photokoagulation oder Kryotherapie eine vorbestehende Zellophanmakulopathie oder einen Makular pucker verschlechtern. Unbehandelt erzeugen diese Membranen gewöhnlich eine variable, aber permanente Reduktion der Sehschärfe. Sehr selten kann sich die Membran jedoch spontan von der Netzhaut lösen. In ausgewählten Augen mit einer signifikanten Sehverschlechterung kann eine Entfernung der Membranen mit Vitrektomietechniken eine Verbesserung der Sehschärfe zur Folge haben.

2. **Andere Ursachen** umfassen: (1) retinale Gefäßerkrankung, (2) intraokuläre Entzündung und (3) okuläres Trauma.

Chorioidale Falten

Klinische Veränderungen

Bei der *Ophthalmoskopie* sind Linien, Furchen oder Streifen am hinteren Pol zu erkennen. Am häufigsten sind sie parallel und horizontal angeordnet, obwohl sie auch vertikal, schräg oder irregulär verlaufen können (Abb. 12.45 a). Am häufigsten sind sie temporal zu sehen und selten, wenn überhaupt jemals, reichen sie über den Äquator hinaus. Der erhabene Anteil (Kamm) der Falte erscheint gelb, im Kontrast zum dunkleren Erscheinungsbild des Tales (Rinne) der Falte. Initial ist die Visusstörung durch eine Distorsion der Netzhautrezeptoren bedingt, aber bei lange bestehenden Fällen entwickeln sich permanente Schäden im RPE und der sensorischen Netzhaut.

    Das *Fluoreszenzangiogramm* läßt alternierende hyperfluoreszente und hypofluoreszente Streifen erkennen (Abb. 12.45 b). Die Hyperfluoreszenz korrespondiert mit den erhabenen Anteilen und ist die Folge einer erhöhten chorioidalen Hintergrundfluoreszenz, die infolge des verdünnten oder atrophierten RPE besser zu sehen ist. Die vermehrte Dicke des RPE in den Furchen obskuriert die Hintergrundfluoreszenz und verursacht die Hypofluoreszenz.

Ätiologie

1. **Idiopathische Aderhautfalten** können ohne erkennbaren Grund in beiden Augen gesunder, hyperoper Patienten mit normaler oder annähernd normaler Sehschärfe zu beobachten sein.
2. **Orbitaerkrankungen,** wie retrobulbärer Tumor und endokrine Ophthalmopathie, können Aderhautfalten verursachen, welche die Sehschärfe beeinträchtigen.
3. **Ein chorioidaler Tumor** kann mechanisch die umgebende Chorioidea verlagern und Falten erzeugen.
4. **Eine Scleritis posterior** kann mit chorioidalen Falten assoziiert sein.
5. **Eine okuläre Hypotonie,** wenn sie schwer ist und lange anhält, kann mit chorioidalen Falten verbunden sein.

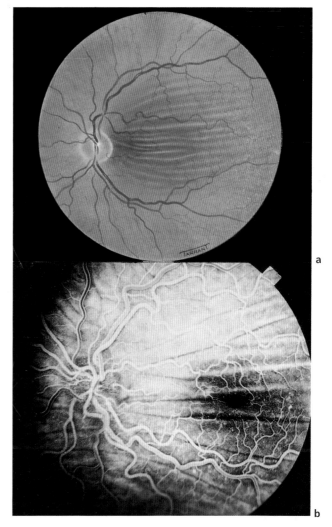

Abb. 12.**45 a** u. **b**
a Chorioidale Falten
b Fluoreszenzangiogramm mit alternierenden hypofluoreszenten und hyperfluoreszenten Streifen

Angioid streaks

Klinische Veränderungen

Angioid streaks (gefäßähnliche Streifen) sind die Folge von spaltartigen Dehiszenzen der kollagenen und elastischen Anteile der Bruch-Membran mit sekundären Veränderungen des RPE und der Choriokapillaris.

    Bei der *Ophthalmoskopie* sind lineare, graue oder dunkelrote Läsionen mit irregulären, gezackten Rändern, die unterhalb der normalen Blutgefäße verlaufen, zu erkennen (Abb. 12.46 a). Die Streifen vereinigen sich ringartig um die Papillen und verlaufen von dort aus strahlenförmig in die peripapilläre Region. Sie haben einen gewundenen Verlauf und die Tendenz, plötzlich abzubrechen. Angioid streaks können manchmal schwierig zu identifizieren sein, wenn der hintere Pol nicht sorgfältig untersucht wird. Folgende Befunde sind bei Augen mit Angioid streaks zu finden:

1. Als „Orangenhaut" oder „Leopardenfellflecken" wird das gesprenkelte, gelblich marmorierte Aussehen des hinteren Pols bezeichnet, das am deutlichsten temporal der Makula ist. Dieser Befund kann gelegentlich der Entwicklung von Angioid streaks vorausgehen.
2. Peripapilläre chorioretinale Atrophie, fokale periphere chorioretinale Narben (Lachsflecken) und netzartige Pigmentverklumpungen.
3. Drusen der Papille können ebenfalls gelegentlich dem Auftreten von Angioid streaks vorausgehen. Sie können die früheste klinische Manifestation eines assoziierten Pseudoxanthoma elasticum darstellen (s. unten).

Die *Fluoreszenzangiographie* zeigt Hyperfluoreszenz durch Fensterdefekte des RPE über den Streifen (Abb. 12.46 b).

Ursachen für eine Sehverschlechterung

Eine ausgeprägte Sehverschlechterung ist bei über 70% der Patienten auf eine der folgenden Ursachen zurückzuführen:

1. **Eine chorioidale Neovaskularisation** mit konsekutiver seröser und hämorrhagischer Abhebung der Fovea ist die ernsteste Komplikation. Die Behandlung früher subretina-

ler chorioidaler Neovaskularisationen wird kontrovers beurteilt.

2. **Aderhautruptur:** Da Augen mit Angioid streaks sehr empfindlich sind, sollte der Patient vor Kontaktsportarten gewarnt werden, da relativ triviale okuläre Traumen eine Aderhautruptur und einen Sehverlust durch eine subfoveale Blutung verursachen können (Abb. 12.**47**b).

3. **Foveabeteiligung** durch einen gefäßähnlichen Streifen.

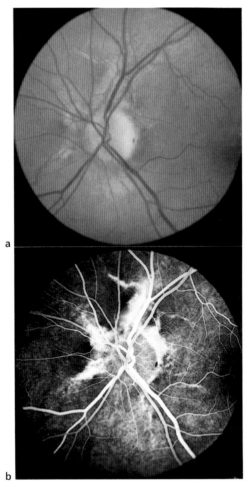

Abb. 12.46a u. b
a Angioid streaks
b Fluoreszenzangiogramm mit korrespondierender Hyperfluoreszenz durch einen Fensterdefekt des RPE

Assoziierte systemische Erkrankungen

Ungefähr 50% der Patienten mit Angioid streaks haben keine assoziierte systemische Erkrankung. Die verbliebenen 50% weisen eine der folgenden auf:

Das Pseudoxanthoma elasticum (PXE) ist eine seltene, vererbte, generalisierte Bindegewebserkrankung. Sie betrifft das Elastin in Haut, Arterienwänden und Bruch-Membran, mit resultierender anomaler Mineralisation und Ablagerung von Phosphor in den Fibrillen. Es gibt 4 Hauptformen, von denen 2 dominant und 2 rezessiv sind. PXE ist bei weitem die häufigste systemische Erkrankung, die mit Angioid streaks assoziiert ist. Ungefähr 85% der Patienten entwickeln eine okuläre Beteiligung, gewöhnlich nach dem 2. Lebensjahrzehnt. Die Kombination von beidem wird als „Grönblad-Strandberg-Syndrom" bezeichnet.

Es folgen die hauptsächlichen klinischen Veränderungen des PXE:

1. **Hautläsionen** umfassen gelbe Papeln, die linear oder netzförmig oder in Plaques angeordnet sind und am häufigsten im Halsbereich (Abb. 12.**48**a), den Ellenbeugen, Axillae (Abb. 12.**48**b), Leisten und um den Nabel herum (Abb. 12.**48**c) gefunden werden. Die betroffenen Hautgebiete sind schlaff und haben ein „Hühnerhaut"-artiges Aussehen. Gelegentlich verläuft die Erkrankung subklinisch und kann nur durch eine Hautbiopsie diagnostiziert werden.

2. **Eine kardiovaskuläre Erkrankung** durch eine beschleunigte Atherosklerose ist häufig und kann mit Hypertonus infolge einer Nierengefäßerkrankung, früher Herzkranzarterienerkrankung, peripherer Gefäßerkrankung und Mitralklappeninkompetenz verbunden sein.

3. **Eine Blutung** aus dem Gastrointestinaltrakt kann innerhalb des 1. Lebensjahrzehnts auftreten und lebensbedrohend sein. Auch eine Blutung aus dem Urogenitaltrakt kann vorkommen.

Der Morbus Paget ist eine chronische, progressive und in einigen Fällen vererbte Erkrankung, die durch Knochenverformungen charakterisiert ist. Er kann auf einige Knochen beschränkt sein oder generalisiert und zu einer Vergrößerung des Schädels, Deformität der langen Knochen und Kyphoskoliose führen. Taubheit ist ebenfalls häufig. Angioid streaks sind in weniger als 5% der Fälle zu beobachten.

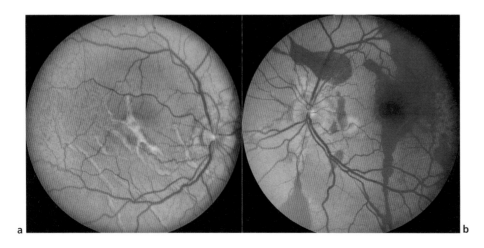

Abb. 12.47a u. b   Angioid streaks
a Makulanarben
b Blutung nach Aderhautruptur infolge eines stumpfen Traumas

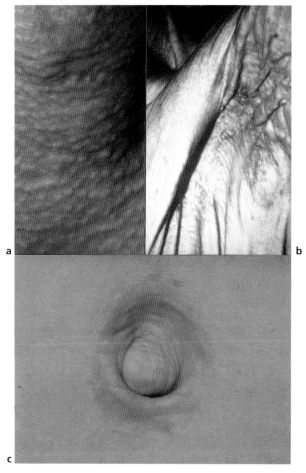

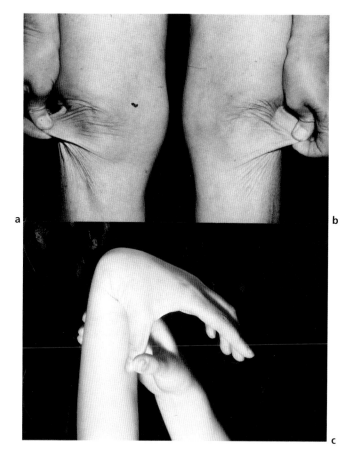

Abb. 12.**49 a–c**   Ehlers-Danlos-Syndrom
a u. **b** Hyperelastizität der Haut
c Überstreckbarkeit der Gelenke

Abb. 12.**48 a–c**   Pseudoxanthoma elasticum
a „Hühnerhaut" im Halsbereich
b Beteiligung der Axilla
c Veränderung des Nabels

Das Ehlers-Danlos-Syndrom ist eine seltene, gewöhnlich dominant vererbte Kollagenerkrankung, die sich durch das Fehlen von Hydroxylysin auszeichnet. Systemische Veränderungen umfassen folgende:

1. **Die Haut** ist dünn, überdehnbar (Abb. 12.49a u. b) und heilt schlecht.
2. **Die Gelenke** sind überstreckbar (Abb. 12.49b), und es kann zu rezidivierenden Dislokationen, wiederholten Stürzen, Hydroarthrose und Pseudotumorbildung über den Knien und Ellenbogen kommen.
3. **Kardiovaskuläre Erkrankungen** umfassen hämorrhagische Diathese, Aneurysma dissecans, spontane Ruptur großer Blutgefäße und Mitralklappenprolaps.
4. **Andere Veränderungen** stellen Zwerchfellhernien und Divertikel des Gastrointestinal- und Respirationstraktes dar.

Andere okuläre Veränderungen umfassen: Epikanthus, Keratokonus, hohe Myopie, Netzhautablösung, blaue Skleren und Linsensubluxation.

Hämogobulinopathien, die gelegentlich mit Angioid streaks assoziiert sind, umfassen homozygote Sichelzellerkrankung (HbSS), Sichelzellanlage (HbAS), Sichelzellthalassämie (HbS-Thalassämie), Sichelzellhämoglobin-C-Erkrankung (HbSC),

Hämoglobin-H-Erkrankung (HbH), homozygote β-Thalassaemia major, β-Thalassaemia intermedia und β-Thalassaemia minor.

Toxische Makulopathien

Antimalariamittel

Die Antimalariamittel Chloroquin und Hydroxychloroquin werden sowohl zur Prophylaxe und zur Behandlung der Malaria eingesetzt als auch zur Therapie bestimmter rheumatischer (z. B. rheumatoide Arthritis, juvenile chronische Arthritis, systemischer Lupus erythematodes) und dermatologischer Erkrankungen (z. B. diskoider Lupus). Es ist auch zum Einsatz des Chloroquins bei der Behandlung von Kalziumanomalien bei Sarkoidose geraten worden. Die übliche Tagesdosis zur Behandlung rheumatischer Erkrankungen besteht in 250 mg Chloroquin-Phosphat oder eines Äquivalents. Das Medikament wird sehr langsam vom Körper ausgeschieden und in den melaninhaltigen Augenstrukturen, wie dem RPE und der Chorioidea, konzentriert. Die beiden hauptsächlichen potentiellen okulären Nebenwirkungen der Antimalariamittel sind *Netzhauttoxizität* und *Hornhautablagerungen*. Obwohl selten, sind die Netzhautveränderungen potentiell sehr ernst und die Hornhautveränderungen (s. Kapitel 5), die extrem häufig sind, harmlos.

Risiko der Netzhauttoxizität

Die Inzidenz des Netzhautschadens ist dosisabhängig. Eine kumulative Dosis von weniger als 100 g Choloroquin oder

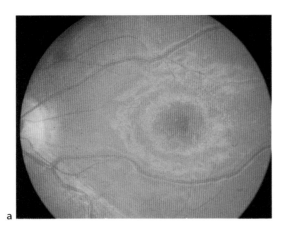

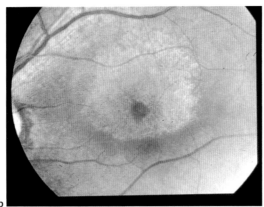

Abb. 12.**50**a u. **b** Schießscheibenmakulopathie durch Chloroquin, **a** Früh, **b** Spät

eine Behandlungsdauer unter einem Jahr sind selten mit einem Netzhautschaden assoziiert. Das Risiko der Toxizität nimmt signifikant zu, wenn die Gesamtdosis 300 g übersteigt (d. h. 250 mg täglich über 3 Jahre). Es ist jedoch auch berichtet worden, daß kumulative Dosen über 1000 g nicht zur Netzhauttoxizität geführt haben. Hydroxychloroquin scheint viel sicherer als Chloroquin zu sein. Die Inzidenz eines Netzhautschadens ist signifikant geringer und, wenn eine Schädigung eintritt, ist sie gewöhnlich gering und nicht progressiv. Es sollte deshalb möglichst Hydroxychloroquin statt Chloroquin gegeben werden.

Klinische Veränderungen

Eine Chloroquin-Makulopathie kann in folgende Stadien unterteilt werden:

1. **Die Prämakulopathie** ist durch eine normale Sehschärfe und ein Skotom für rote Marken zwischen 4 und 9 Grad von der Fixation charakterisiert. Das Amsler-Netz kann ebenfalls einen Defekt zeigen. Wenn das Medikament abgesetzt wird, verschwindet das Skotom in der Regel.
2. **Die etablierte Makulopathie** ist durch eine gering reduzierte Sehschärfe (0,7–0,5), den Verlust des Foveolarreflexes und einen subtilen parafoveolären Halo von blassem RPE charakterisiert (Abb. 12.**50**a u. 12.**51**a). Ein geringes Zentralskotom für weiße Marken kann ebenfalls darstellbar sein. Diese Veränderungen sind gewöhnlich nicht progressiv, wenn das Medikament abgesetzt wird.
3. **Die Schießscheibenmakulopathie** ist mit einer mittelgradigen Reduktion der Sehschärfe (0,32–0,25) assoziiert. Eine zentrale foveoläre Hyperpigmentierung ist von einer depigmentierten Zone umgeben und wird von einem hyperpigmentierten Ring eingeschlossen (Abb. 12.**50**b u. 12.**51**b). Die Hypopigmentierung ist auf dem Fluoreszenzangiogramm infolge eines „Fenster"-Defektes der RPE als hyperfluoreszentes Gebiet zu sehen (s. Abb. 12.**59**b). Die-

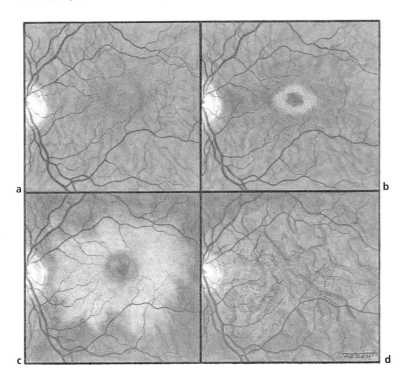

Abb. 12.**51** Progression der Chloroquin-Makulopathie (s. Text)

ses Stadium kann fortschreiten, selbst wenn das Medikament abgesetzt wird.

4. **Die schwere Makulopathie** ist durch eine ausgeprägte Visusreduktion (0,2–0,1) charakterisiert und ein „Pseudoforamen" der Fovea mit ausgedehnter umgebender Atrophie des RPE (Abb. 12.**51** c).
5. **Die Endstadium-Makulopathie** ist durch eine schwere Visusreduktion und eine ausgeprägte Atrophie des RPE mit Freilegung der größeren chorioidalen Blutgefäße charakterisiert (Abb. 12.**51 d**). Die Netzhautarteriolen werden eng und in der peripheren Netzhaut entwickeln sich Pigmentverklumpungen.

Screening

Ein Routinescreening der Patienten, die Hydroxychloroquin erhalten, umfaßt lediglich die Sehschärfenbestimmung und eine Ophthalmoskopie. Weiterführende Untersuchungen sind nicht erforderlich. In der klinischen Praxis kann dem Patienten Chloroquin ebenfalls ohne den Einsatz wiederholter Routineuntersuchungen oder komplizierter Tests gegeben werden. Der Patient kann angewiesen werden, einmal pro Woche ein mitgegebenes Amsler-Netz anzuschauen. Wenn eine Abweichung gefunden wird, sollte die Beurteilung durch einen Ophthalmologen erfolgen. Falls erforderlich, können weiterführende Tests, wie Gesichtsfelduntersuchung, Makulaschwellenwertbestimmung, Kontrastsensitivität, Fluoreszenzangiographie und Elektrookulographie durchgeführt werden.

Chinin

Chinin ist ein natürlich vorkommendes Alkaloid, das traditionell zur Behandlung der Malaria eingesetzt worden ist und zur Zeit in Großbritannien am häufigsten zur Therapie nächtlicher Muskelkrämpfe eingesetzt wird. Akute Vergiftungen induzieren ein Syndrom, das als Chinonismus bekannt ist. Es wird gewöhnlich nach der Einnahme hoher Dosen in suizidaler Absicht, bei Abtreibungsversuchen oder infolge akzidenteller Vergiftungen von Kindern gesehen. Der Sehverlust ist eine der häufigsten und wichtigsten Nebenwirkungen. Er kann gelegentlich auf idiosynkratischer Basis bei Patienten auftreten, die eine normale Dosis erhalten. Der Mechanismus der Netzhauttoxizität ist unklar. Möglich sind entweder eine arterielle Vasokonstriktion und Ischämie der inneren Netzhaut oder eine direkte toxische Wirkung auf die sensorische Retina.

Bei der Untersuchung sind fixierte und dilatierte Pupillen und ein Netzhautödem zu sehen. Später bessert sich die Sehschärfe, aber die Gesichtsfelder weisen eine Konstriktion auf und die Netzhautarteriolen sind verengt, außerdem besteht eine Optikusatrophie. Die Vorteile einer Blockade des Ganglion stellatum während des Akutstadiums sind zweifelhaft.

Phenothiazine

Chlorpromazin wird vielfach als Sedativum eingesetzt und bei der Behandlung der Schizophrenie. Die übliche tägliche Erhaltungsdosis beträgt 75–300 mg. Eine Netzhauttoxizität kann nur entstehen, wenn hohe Dosen (über 2400 mg/Tag) über lange Zeiträume genommen werden. Feine gelblichbraune Granula können sich auf der Linsenvorderfläche entwickeln. Diese liegen initial in der Pupillenregion, sind aber selten so dicht, daß sie die Sehschärfe beeinträchtigen.

Thioridazin (Melleril) wird zur Behandlung der Schizophrenie und damit verbundener Psychosen gegeben. Die übliche Tagesdosis beträgt 150–600 mg. Die Einnahme höherer Dosen (typischerweise mehr als 800 mg/Tag) über einige Wochen kann ausreichen, um eine reduzierte Sehschärfe oder schlechte Dunkeladaptation hervorzurufen. Frühe Veränderungen bestehen in grober, granulärer Pigmentierung der Makula und manchmal auch der mittleren Peripherie. Das Absetzen des Medikaments in diesem Stadium kann weitere Schäden verhindern. Späte Veränderungen stellen Gebiete mit geographischer Atrophie des RPE und der Choriokapillaris und hyperpigmentierte Ansammlungen und Plaques des RPE (Abb. 12.**52**) dar.

Tamoxifen

Tamoxifen ist ein spezifisches Antiöstrogen, das zur Therapie ausgewählter Patienten mit Brustkarzinomen eingesetzt wird. Es hat wenige systemische Nebenwirkungen und okuläre Komplikationen sind selten. Die normale Tagesdosis beträgt 20–40 mg. Netzhauttoxizität in der Form bilateraler, multipler, oberflächlicher, gelber, kristalliner, ringartiger Ablagerungen in der Makula (Abb. 12.**53**), können sich bei einigen

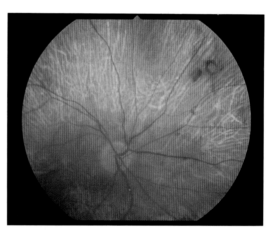

Abb. 12.**52** Fortgeschrittene Thioridazin-Retinopathie

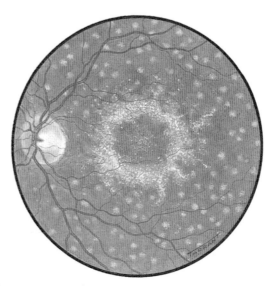

Abb. 12.**53** Fortgeschrittene Tamoxifen-Retinopathie

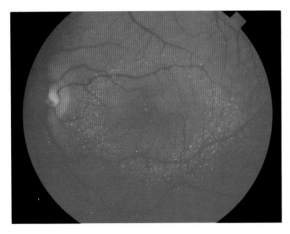

Abb. 12.**54**   Netzhautablagerungen nach der Einnahme von Canthaxanthin

Patienten entwickeln, die hohe Dosen erhalten. Die Läsionen können, wenn sie ausgeprägt sind, eine Sehverschlechterung verursachen. Andere okuläre Komplikationen sind (1) gelegentlich eine Vortexkeratopathie und (2) selten eine bilaterale Neuritis nervi optici, die nach dem Absetzen der Therapie reversibel ist.

Canthaxanthin

Canthaxanthin ist ein orales Mittel, das die Sonnenbräunung fördert. Wenn es über lange Zeiträume genommen wird, kann es die Ablagerung winziger, glitzernder, gelber Flecken, die symmetrisch, „pfannenkuchenartig" an den hinteren Polen beider Augen angeordnet sind, zur Folge haben (Abb. 12.**54**). Die Ablagerungen liegen in der oberflächlichen Netzhaut und sind harmlos.

▌Photorezeptordystrophien

Retinitis pigmentosa

Retinitis pigmentosa (RP) ist ein generischer Name für eine Gruppe hereditärer Erkrankungen, die charakterisiert ist durch einen progressiven Verlust der Photorezeptoren und der Funktion des RPE. Die Prävalenz beträgt ungefähr 1 zu 4000. Die klinischen Veränderungen der Retinitis pigmentosa sind von Patient zu Patient unterschiedlich und variieren selbst von einem erkrankten Familienmitglied zum anderen. Typischerweise ist die Retinitis pigmentosa eine diffuse, gewöhnlich bilateral symmetrische, retinale Dystrophie. Obwohl sowohl Zapfen als auch Stäbchen betroffen sind, dominiert der Schaden des Stäbchensystems. Das Manifestationsalter, der Grad der Progression, das Ausmaß des Visusverlustes und das Vorhandensein oder Fehlen assoziierter okulärer Erkrankungen sind häufig mit dem Vererbungsmodus verknüpft.

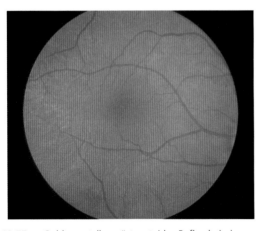

Abb. 12.**55**   „Goldenmetallener" tapetoider Reflex bei einem weiblichen Carrier der X-chromosomalen Retinitis pigmentosa

Vererbung

Die Retinitis pigmentosa kann als eine isolierte Erkrankung mit autosomal-dominanter, autosomal-rezessiver oder x-chromosomaler Vererbung auftreten oder in Assoziation mit bestimmten systemischen Erkrankungen, die gewöhnlich autosomal-rezessiv vererbt werden.

1. **Sporadische Fälle** ohne eine Familienanamnese stellen die häufigste Gruppe dar. Von diesen sind einige autosomal-rezessiv und einige stellen neue autosomal-dominante Mutationen dar.
2. **Autosomal-dominant** ist der nächsthäufigste Vererbungsmodus und hat die beste Prognose.
3. **X-chromosomal-rezessiv** ist am seltensten, hat aber die schlechteste Prognose. Weibliche Carrier können normale Fundi aufweisen oder einen „goldmetallenen" tapetoiden Reflex temporal der Makula zeigen, der eigentlich pathognomonisch ist (Abb. 12.**55**). Bei anderen Fällen können periphere Atrophie und Pigmentunregelmäßigkeiten nur einen Fundussektor betreffen.

Klinische Veränderungen

Die Diagnose der Retinitis pigmentosa kann gestellt werden, wenn die folgenden Kriterien vorhanden sind: beidseitige Beteiligung, Verlust des peripheren Sehvermögens, Stäbchenfunktionsstörung und progressiver Verlust der Photorezeptorfunktion. Die klassische klinische Trias der Retinitis pigmentosa setzt sich zusammen aus *(1) arteriolärer Gefäßverengung, (2) retinaler knochenbälkchenartiger Pigmentierung* und *(3) wächserner Papillenblässe.*

Die klinische Manifestation erfolgt gewöhnlich mit einer Störung der Dunkeladaptation (Nachtblindheit), die auch als Nyktalopie bezeichnet wird. Mit dem Alter von 30 Jahren sind über 75% der Patienten symptomatisch.

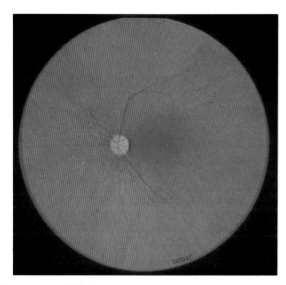

Abb. 12.**56** Retinitis pigmentosa sine pigmento

Die *Ophthalmoskopie sehr früher Fälle* läßt verengte Arteriolen erkennen, eine feine, staubartige, intraretinale Pigmentierung und einen Pigmentverlust des RPE. Früher ist dieses Erscheinungsbild als Retinitis pigmentosa sine pigmento bezeichnet worden (Abb. 12.**56**). Die Papille ist normal. Spätere Veränderungen umfassen gröbere Pigmentverschiebungen mit einer perivaskulären knochenbäkchenartigen Konfiguration (Abb. 12.**57b**). Kleine irreguläre Pigmentverklumpungen sind ebenfalls häufig zu sehen (Abb. 12.**57a**). Die Pigmentdegeneration ist initial in der mittleren Netzhautperipherie zu beobachten. Mit der Zeit schreiten die Pigmentveränderungen nach anterior und posterior fort und lassen ein ringartiges Skotom im Gesichtsfeld entstehen. Die progressive Kontraktion des Gesichtsfeldes läßt schließlich nur eine winzige Insel der zentralen Sehschärfe übrig, die schließlich auch verloren gehen kann. In diesem Stadium nimmt die Papille eine wachsartige Blässe an, die das am wenigsten verläßliche Zeichen der Retinitis-pigmentosa-Trias darstellt. *Fortgeschrittene Veränderungen* sind durch die Freilegung der chorioidalen Blutgefäße, wodurch der Fundus ein mosaikartiges Aussehen erhält, eine ausgeprägte Verengung der Arteriolen und eine deutliche Papillenblässe charakterisiert (Abb. 12.**57c**). Die 3 Formen der *Makulopathie*, die beobachtet werden können, sind (1) die atrophische, (2) die zellophanartige und (3) das zystoide Makulaödem. Letzteres kann auf eine systemische Acetazolamid-Therapie ansprechen.

Andere okuläre Veränderungen umfassen:

1. **Drusen der Papille,** die häufiger als bei der Normalbevölkerung zu finden sind.
2. **Ein Offenwinkelglaukom** ist bei 3% der Retinitis-pigmentosa-Patienten festzustellen.
3. **Posteriore subkapsuläre Katarakte** sind bei allen Retinitis-pigmentosa-Formen häufig vorhanden. Die Extraktion führt oft zu einer Sehverbesserung, besonders bei milderen Formen.
4. **Ein Keratokonus** ist bei Retinitis-pigmentosa-Patienten mit höherer Prävalenz zu finden.
5. **Eine Myopie** ist häufig vorhanden.
6. **Hintere Glaskörperabhebung** und gelegentlich eine Uveitis intermedia.

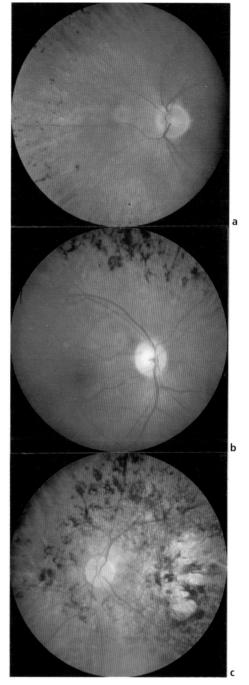

Abb. 12.**57a–c** Retinitis pigmentosa
a Pigmentverklumpung
b Typische knochenbälkchenartige Pigmentierung
c Fortgeschrittenes Stadium mit Freilegung der chorioidalen Gefäße

Elektrophysiologische Untersuchungen

Während der Frühstadien der Erkrankung, wenn die Fundusveränderungen minimal sind, ist die ERG-Amplitude bereits deutlich reduziert. Die Veränderungen betreffen in erster Linie das skotopische ERG, während das photopische ERG relativ unverändert ist. Im EOG fehlt der Lichtanstieg.

Visusprognose

Ein Verlust der Sehschärfe kann durch eine direkte Einbeziehung der Fovea durch die Retinitis pigmentosa selbst oder

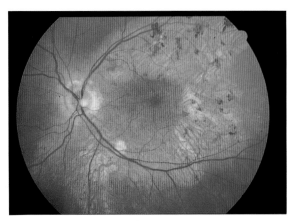

Abb. 12.**58**   Retinitis pigmentosa

eine Makulopathie oder Katarakt entstehen. Ungefähr 25 % der Patienten behalten eine gute Sehschärfe und sind, trotz eines nicht registrierbaren ERGs und eines zentralen 2 – 3 Grad-Gesichtsfeldes, während ihres ganzen Arbeitslebens in der Lage zu lesen. Unter dem Alter von 20 Jahren weisen nur wenige Patienten eine Sehschärfe von 0,1 oder weniger auf. Mit dem Alter von 50 Jahren ist jedoch eine merkliche Anzahl in diesem Ausmaß betroffen.

Atypische Retinitis pigmentosa

Die *Retinititis punctata albescens* ist durch verstreute weiße Punkte charakterisiert, die am zahlreichsten zwischen dem hinteren Pol und dem Äquator zu beobachten sind. Dieser Befund ist häufig später, wie bei typischer Retinitis pigmentosa, mit der Entwicklung einer knochenbälkchenartigen Pigmentierung, Verengung der Arteriolen, Nachtblindheit und der Konstriktion der Gesichtsfelder verbunden.

Eine *Sektor-Retinitis-pigmentosa* ist durch die Beteiligung nur eines Quadranten (gewöhnlich des nasalen) oder einer Hälfte (gewöhnlich der unteren) des Fundus charakterisiert. Sie ist langsam progredient und viele Fälle bleiben stationär.

Eine *perizentrische Retinitis pigmentosa* gleicht der typischen Form, lediglich die Pigmentveränderungen sind auf die perizentrale Netzhaut beschränkt und sparen die Netzhautperipherie aus.

Eine *Retinitis pigmentosa mit exsudativer Vaskulopathie* ist durch ein Coats-artiges Erscheinungsbild mit teleangiektatischen Gefäßanomalien, Lipidablagerung in der peripheren Retina und exsudativer Netzhautablösung charakterisiert (Abb. 11.**79**).

Systemische Assoziationen

Eine Retinitis pigmentosa, oft atypischer Form, kann mit einer Vielzahl verschiedener systemischer Erkrankungen verbunden sein, von denen die meisten autosomal-rezessiv vererbt werden. Nur die wichtigeren assoziierten Erkrankungen werden beschrieben.

Bassen-Kornzweig-Syndrom

Systemische Veränderungen umfassen spinozerebelläre Ataxie, Akanthose und Abetalipoproteinämie. Eine Fettmalabsorption besteht seit der Geburt und eine Jejunumbiopsie ist diagnostisch. Die Erkrankung ist schließlich fatal.

Eine *Pigmentretinopathie* entwickelt sich zum Ende des 1. Lebensjahrzehnts. Die Pigmentablagerungen sind oft größer als bei der klassischen Retinitis pigmentosa und auf die äquatorialen Gebiete beschränkt. Periphere weiße Flecken sind ebenfalls häufig. Störungen der Augenmotilität und eine Ptosis können gelegentlich auftreten.

Die Therapie mit Vitamin E, wenn es früh gegeben wird, kann sowohl die neurologischen als auch die Netzhautveränderungen positiv beeinflussen. Der genaue therapeutische Wert des Vitamins A ist noch immer unsicher.

Refsum-Syndrom

Der zugrunde liegende metabolische Defekt bei der Refsum-Erkrankung (Heredopathia atactica polyneuritiformis) ist eine biochemische Anomalie, die in einem defekten Stoffwechsel der Phythansäure resultiert, die viele Körpergewebe, einschließlich Auge, infiltriert.

Systemische Veränderungen umfassen hypertrophe periphere Neuropathie, zerebelläre Ataxie, Taubheit, Ichthyosis, kardiale Arrhythmien und erhöhtes Liquorprotein ohne Pleozytose (zytoalbumine Inversion).

Mit einer *Pigmentretinopathie*, die eine Nachtblindheit verursacht, wird die Erkrankung immer klinisch manifest. Die Netzhautveränderungen sind gewöhnlich vom generalisierten „Salz-und-Pfeffer"-Typ und nicht so sehr von der klassischen „Knochenbälkchen"-Form. Katarakte sind ebenfalls häufig vorhanden.

Die Therapie mit einer phythansäurefreien Diät und ein Plasmaaustausch können die Progression sowohl der systemischen als auch der okulären Beteiligung verhindern.

Usher-Syndrom

Das Usher-Syndrom umfaßt ungefähr 5% aller Fälle mit schwerwiegender Taubheit bei Kindern und ist verantwortlich für ungefähr die Hälfte aller Fälle mit kombinierter Taubheit und Blindheit.

Systemische Veränderungen des Usher-Syndroms werden in die folgenden beiden Hauptformen eingeteilt:

1. **Typ 1** ist durch eine schwerwiegende kongenitale Taubheit und anomale Vestibularfunktion charakterisiert.
2. **Typ 2** ist mit einer weniger ausgeprägten Taubheit assoziiert.

Die *Pigmentretinopathie*, die progressiv ist, entwickelt sich vor der Pubertät.

Cockayne-Syndrom

Als eine *systemische Veränderung* besteht Zwergwuchs, der bereits in der Kindheit deutlich wird. Der Patient wirkt kachektisch und vorzeitig gealtert, mit einem charakteristischen „vogelartigen" Gesicht und einem kleinen Kopf. Die Hände und Extremitäten sind disproportional groß, und es kann eine Beugekontraktur bestehen. Andere Veränderungen umfassen Taubheit, Photodermatitis, Nystagmus, Ataxie und eine progressive mentale Behinderung. Schwer betroffene Individuen sterben gewöhnlich im 3. oder 4. Lebensjahrzehnt.

Eine *Pigmentretinopathie* ist vom „Salz-und-Pfeffer"-Typ und gewöhnlich mit einer wächsernen Optikusatrophie und verengten retinalen Blutgefäßen assoziiert.

Kearns-Sayre-Syndrom

Systemische Veränderungen dieser mitochondrialen Zytopathie bestehen in chronischer progressiver externer Ophthalmoplegie (okuläre Myopathie), Ptosis und Herzblock, der einen plötzlichen Tod verursachen kann. Die Erkrankung manifestiert sich gewöhnlich vor dem Alter von 20 Jahren und kann in einigen Fällen mit anderen Anomalien, wie kleiner Körpergröße, Muskelschwäche, zerebellärer Ataxie, neurosensorischer Taubheit, mentaler Behinderung und verzögerter Pubertät verbunden sein.

Die *Pigmentetinopathie* betrifft prinzipiell den zentralen Fundus.

Mukopolysaccharidosen

Die meisten Patienten mit Typ 1 (Hurler und Subtyp Scheie), Typ 2 (Hunter) und Typ 3 (Sanfilippo) weisen eine Pigmentretinopathie und ein anomales ERG auf. Die systemischen und anderen okulären Veränderungen der Mukopolysaccharidosen werden in Kapitel 5 besprochen.

Bardet-Biedel-Syndrom

Systemische Veränderungen umfassen mentale Behinderung, Polydaktylie, Fettsucht, Hypogenitalismus und renale Beteiligung.

Eine *Retinopathie* von der Schießscheibenform entwickelt sich in den meisten Fällen. Einige Patienten weisen eine Retinitis pigmentosa auf.

Laurence-Moon-Syndrom

Systemische Veränderungen umfassen mentale Behinderung, Hypogenitalismus und spastische Paraplegie. Die Erkrankung ist seltener als das Bardet-Biedel-Syndrom, von dem es erst kürzlich getrennt worden ist.

Die *Retinopathie* besteht entweder in einer Retinitis pigmentosa oder einer chorioidalen Atrophie.

Friedreich-Ataxie

Systemische Veränderungen umfassen posteriore Spinalerkrankung, Ataxie und Nystagmus.

Eine *Pigmentretinopathie* ist häufig.

Schießscheibenmakulopathien

Vererbung: Viele Fälle sind sporadisch, aber wenn eine progressive Zapfendystrophie vererbt wird, dann am häufigsten autosomal-dominant oder x-chromosomal, obwohl auch autosomal-rezessive Stammbäume beschrieben sind.

Die klinische Manifestation erfolgt gewöhnlich zwischen dem 1. und 3. Lebensjahrzehnt mit Photophobie, Tagesblindheit, progressivem Sehverlust und beeinträchtigtem Farbensehen. Diese Symptome gehen den sichtbaren Fundusveränderungen voraus.

Bei der *Ophthalmoskopie* etablierter Fälle sind eine „schießscheibenartige" Makulaveränderung und eine temporale Papillenabblassung zu sehen (Abb. 12.**59a**). Die Fluoreszenzangiographie zeigt eine vermehrte chorioidale Hintergrund-Fluoreszenz, die mit dem Gebiet der Atrophie des RPE korrespondiert (Abb. 12.**59b**). Später werden die Blutge-

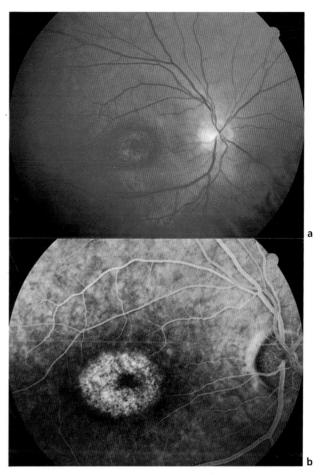

Abb. 12.**59a** u. **b**
a Zapfendystrophie
b Fluoreszenzangiogramm mit korrespondierenden Fensterdefekten des RPE

fäße enger, und geringe periphere Pigmentveränderungen können sich ebenfalls entwickeln. Bei der ausgeprägteren Form sind die arteriolären und makulären Veränderungen in einem früheren Alter bereits ausgedehnter. Die Papille kann eine wächserne Blässe entwickeln und die periphere Netzhaut zeigt eine knochenbälkchenartige Pigmentverklumpung. Die geographische Atrophie der Makula ist eine sehr späte Veränderung.

Das *ERG* zeigt eine subnormale oder nicht registrierbare photopische, aber eine normale skotopische Antwort.

Andere Ursachen für eine Schießscheibenmakula sind: *(1) Chloroquintoxizität, (2) Batten-Erkrankung, (3) benigne konzentrische annuläre Makuladystrophie, (4) Bardet-Biedl-Syndrom* und (5) gelegentlich *Leber-Amaurose* (s. unten).

Leber-Amaurose

Die *Vererbung* ist gewöhnlich autosomal-rezessiv.

Die klinische Manifestation erfolgt entweder mit Blindheit bei Geburt oder innerhalb der ersten Lebensjahre. Viele betroffene Kinder sehen am besten bei heller Beleuchtung, eine Photophobie ist selten. Die Pupillenreaktionen fehlen oder sind erheblich reduziert.

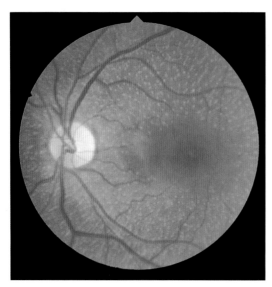

Abb. 12.**60**   Fundus albipunctatus

Bei der *Ophthalmoskopie* sind verschiedene Veränderungen zu erkennen, die zu einer falschen Diagnose führen können. Initial kann der Fundus normal erscheinen. Die häufigsten Befunde stellen Flecken peripherer chorioretinaler Atrophie in Verbindung mit peripherer und zentraler Körnelung dar. Andere gelegentlich zu beobachtende Veränderungen umfassen: Papillenödem, ein „Salz-und-Pfeffer"-Erscheinungsbild, diffuse weiße Punkte, Schießscheibenmakulopathie und Makuladysplasie. Eine knochenbälkchenartige Pigmentierung wird selten gesehen. Papillenabblassung und Verengung der retinalen Arteriolen entwickeln sich gewöhnlich mit den Netzhautveränderungen.

Andere okuläre Veränderungen umfassen Hyperopie, Keratokonus und Keratoglobus. Katarakte können sich ebenfalls bei einigen Patienten zwischen dem 13. und 19. Lebensjahr entwickeln. Nystagmus, suchende Augenbewegungen und Strabismus sind häufig. Eine charakteristische Veränderung ist das okulodigitale Syndrom, bei dem konstantes Augenreiben der Kinder einen Enophthalmus als Folge der Resorption des Orbitafettes hervorruft.

Das *ERG* ist gewöhnlich nicht registrierbar, selbst bei frühen Fällen mit einem normal erscheinenden Fundus.

Systemische Assoziationen umfassen mentale Behinderung, Taubheit, Epilepsie und ZNS-Anomalien. Außerdem können Nierenanomalien bestehen, die mit Skelettmißbildungen oder endokriner Dysfunktion assoziiert sein können.

Kongenitale stationäre Nachtblindheit

Die *Vererbung* kann autosomal-rezessiv, X-chromosomal oder autosomal-dominant sein.

Klinische Veränderungen sind durch nicht progressive Nachtblindheit, ein normales Funduserscheinungsbild und fehlende Dunkeladaptation charakterisiert.

1. **Die dominante Form** weist eine normale Zapfenfunktion auf und infolgedessen sind Sehschärfe, Farbensehen und photopische Gesichtsfelder normal oder höchstens leicht anomal.
2. **Die rezessive Form** ist gewöhnlich mit hoher Myopie assoziiert.
3. **Die X-chromosomale Form** ist gewöhnlich mit Myopie, Nystagmus und reduzierter Sehschärfe verbunden.

Fundus albipunctatus

Die *Vererbung* ist autosomal-rezessiv.

Die klinische Manifestation erfolgt früh mit einer nicht progressiven Nachtblindheit.

Bei der *Ophthalmoskopie* ist eine Vielzahl winziger gelbweißer Punkte zu sehen, die sich vom hinteren Pol, wo sie am dichtesten sind, zur Peripherie ausdehnen (Abb. 12.**60**). Die Makula selbst ist immer ausgespart und die Sehschärfe ist nicht reduziert. Im Gegensatz zur Rentinitis punctata albescens bleiben Netzhautgefäße, Papille und periphere Gesichtsfelder normal.

▌Dystrophien des retinalen Pigmentepithels

Vitelliforme Best-Makuladystrophie

Die *Vererbung* ist autosomal-dominant mit variabler Penetranz und Expressivität.

Bei der *Ophthalmoskopie* sind viele verschiedene Veränderungen zu sehen. Die Läsionen können unilateral oder bilateral sein, einzeln oder multipel und makulär oder exzentrisch. Angeordnet nach der Reihenfolge ihres Auftretens folgen die 5 Stadien des Morbus Best:

1. **Stadium 1** (prävitelliform) ist charakterisiert durch ein anomales EOG (herabgesetztes Verhältnis von Lichtgipfel: Dunkeltal) bei einem asymptomatischen Patienten ohne erkennbare Fundusveränderung.

2. **Stadium 2** (vitelliform) zeigt schlecht begrenzte gelbe Punkte auf der Höhe des RPE, die wahrscheinlich Akkumulationen von Lipofuszingranula darstellen. In der Makula wird das gelbe Material in den potentiellen Raum zwischen Netzhaut und RPE sezerniert und es entsteht die klassische „Eigelb"- oder „Spiegelei"-Veränderung, die einen Durchmesser von 0,5–3 Papillendurchmessern aufweisen kann (Abb. 12.**61 a**). Die Fluoreszenzangiographie zeigt ein korrespondierendes Gebiet blockierter chorioidaler Hintergrundfluoreszenz (Abb. 12.**61 b**). Obwohl dieses Erkrankungsstadium gewöhnlich während der ersten beiden Lebensjahrzehnte festgestellt wird, ist es auch bei Neugeborenen beobachtet worden. Die Sehschärfe kann normal oder leicht reduziert sein.

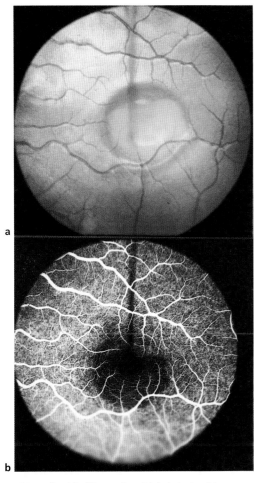

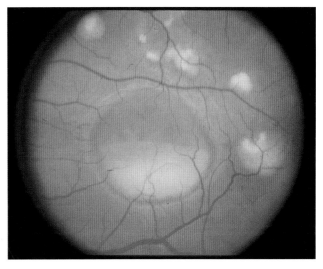

Abb. 12.**62** Vitelliforme Best-Makuladystrophie im Pseudohypopyonstadium – zusätzlich kleinere Läsionen außerhalb der Makula

Abb. 12.**61 a** u. **b** Vitelliforme Best-Makuladystrophie
a Vitelliformes (Eigelb) Stadium
b Fluoreszenzangiogramm mit korrespondierender Blockade der chorioidalen Hintergrundfluoreszenz

3. **Stadium 3** (Pseudohypopyon) kann gelegentlich eintreten, wenn ein Teil der Läsion absorbiert wird (Abb. 12.**62**). Manchmal kann auch die ganze Läsion zurückgehen, mit einer geringen Auswirkung auf die Sehschärfe.
4. **Stadium 4** (vitelliruptiv), bei dem das „Eigelb" anfängt aufzubrechen und das Aussehen von „Rührei" annimmt (Abb. 12.**63 a**). Zu diesem Zeitpunkt entwickelt der Patient gewöhnlich eine Herabsetzung der Sehschärfe.
5. **Stadium 5** (Endstadium) ist durch eine mittelgradige bis hochgradige Sehverschlechterung in Verbindung mit den folgenden Makulaveränderungen charakterisiert: a) hypertrophe Narbe (Abb. 12.**63 b**), b) vaskularisierte fibröse Narbe mit chorioidaler Neovaskularisation, die zu einer plötzlichen Visusreduktion führen kann, und c) atrophische Läsion.

Das *EOG* ist während aller Stadien der Erkrankung pathologisch, auch bei Überträgern mit normalen Fundusbefunden.

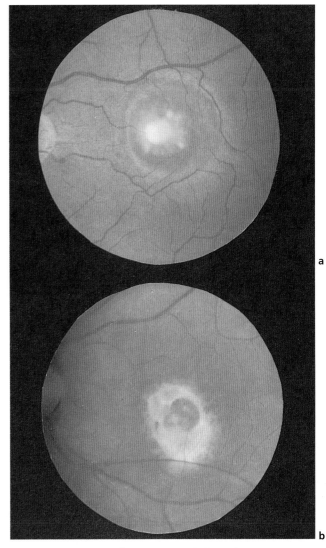

Abb. 12.**63 a** u. **b** Vitelliforme Best-Makuladystrophie
a Vitteliruptives Stadium
b Endstadium mit Makulavernarbung

Adulte foveomakuläre vitelliforme Dystrophie

Die *Vererbung* ist autosomal-dominant.

Die klinische Manifestation dieser seltenen und relativ gutartigen Erkrankung erfolgt gewöhnlich während des 4. oder 5. Lebensjahrzehnts mit minimalen visuellen Symptomen oder einer geringen Metamorphopsie. Bei vielen Patienten ist die Erkrankung asymptomatisch und wird bei einer Routineophthalmoskopie entdeckt.

Bei der *Ophthalmoskopie* sind bilaterale, symmetrische, runde oder ovale, leicht erhabene, gelbe, subfoveale Ablagerungen zu erkennen, welche die Größe von ungefähr ⅓ oder ½ Papillendurchmesser aufweisen. Die Oberfläche der Läsion kann einen oder mehrere pigmentierte Punkte auf der Höhe des Pigmentepithels zeigen. Das gelbe Material tendiert dazu, mit der Zeit zurückzugehen, und selten kann sich in der Spätphase eine chorioidale Neovaskularisation entwickeln. Im Gegensatz zum Morbus Best sind die fovealen Läsionen kleiner, treten später auf und zeigen keinen Übergang in weitere Stadien.

Das *EOG* ist normal oder leicht pathologisch.

Stargardt-Makuladystrophie – Fundus flavimaculatus

Stargardt-Makuladystrophie und Fundus flavimaculatus werden als Varianten derselben Erkrankung aufgefaßt.

Die *Vererbung* ist gewöhnlich autosomal-rezessiv, obwohl auch dominant vererbte Fälle beschrieben worden sind. Beide Geschlechter sind gleich betroffen.

Stargardt-Makuladystrophie

Die klinische Manifestation erfolgt gewöhnlich im 1. oder 2. Lebensjahrzehnt mit einer Herabsetzung der Sehschärfe.

Bei der *Ophthalmoskopie* ist initial eine unspezifisch marmoriert erscheinende Fovea zu sehen, später gefolgt von ovalen Makulaläsionen mit einer Größe von ungefähr 1,5 Papillendurchmesser. Es entsteht ein „schneckenschleimartiger" oder „gehämmerter Bronze" ähnlicher Reflex (Abb. 12.**64a**). Dieser kann von gelb-weißen Flecken umgeben sein. Wenn die Erkrankung fortschreitet, wird die Makulaveränderung deutlicher, und die Sehschärfe geht als Folge atrophischer Veränderungen des RPE und der Choriokapillaris und sekundärer Veränderungen der Photorezeptoren weiter zurück (Abb. 12.**64b**).

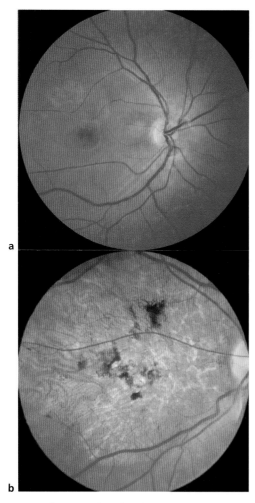

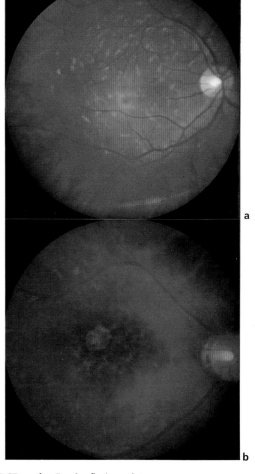

Abb. 12.**64a** u. **b**   Stargadt-Makuladystrophie
a „Schneckenschleim"-Makulaläsion
b Fortgeschrittenes atrophisches Stadium

Abb. 12.**65a** u. **b**   Fundus flavimaculatus
a Verstreute „Fischschwanz"-artige Flecken
b Atrophische Makulopathie von Flecken umgeben

Die Prognose ist relativ schlecht. Wenn die Sehschärfe des Patienten erst einmal unter 0,5 liegt, tendiert sie dazu, rasch abzufallen und sich bei ungefähr 0,1–0,05 zu stabilisieren.

Fundus flavimaculatus

Die klinische Manifestation, erfolgt später als bei der Stargardt-Erkrankung (d. h. während des 4. und 5. Lebensjahrzehnts). Bei einigen asymptomatischen Patienten wird die Erkrankung zufällig entdeckt.

Bei der *Ophthalmoskopie* sind schlecht umschriebene, gelbweiße Punkte oder Flecken auf der Höhe des RPE zu sehen (Abb. 12.**65a**). Die Form der Läsionen kann rund, oval, linear, halbmondförmig oder pisciform (fischschwanzähnlich) sein; sie sind über die hinteren Pole und die mittlere Peripherie beider Augen verteilt, gelegentlich netzartig. Wenn die Erkrankung fortschreitet, entstehen peripher neue Läsionen, während sich ältere zurückbilden. Frische Veränderungen sind gewöhnlich kompakt mit deutlichen Rändern, während ältere Läsionen eine undeutliche Begrenzung aufweisen und weicher sind. Der Fundus hat in ungefähr 50% der Fälle eine zinnoberrote Farbe.

Die Prognose ist relativ gut und Patienten können für viele Jahre asymptomatisch bleiben, bis ein Punkt oder Fleck die Foveola einbezieht. Einige Patienten entwickeln jedoch infolge einer elliptischen atrophischen Makulopathie, die nicht von der bei der Stargardt-Erkrankung auftretenden unterschieden werden kann, eine signifikante Visusminderung (Abb. 12.**65b**). Während eines bestimmten Stadiums der Erkrankung können 4 Muster der Läsionen gesehen werden:

1. Makulaläsion ohne Flecken.
2. Makulaläsion mit perifovealen Flecken.
3. Makulaläsion mit diffusen Flecken.
4. Diffuse Flecken ohne Makulaläsion.

Die *Fluoreszenzangiographie* zeigt bei frühen Fällen eine Blockade der chorioidalen Hintergrundfluoreszenz. Während der fortgeschritteneren Stadien der Erkrankung haben sekundäre atrophische Veränderungen im RPE eine Hyperfluoreszenz zur Folge (Abb. 12.**66b**). Eine „dunkle Chorioidea", charakterisiert durch das Fehlen der normalen Hintergrundfluoreszenz während des Farbtransits, wird bei ungefähr 85% der Patienten gesehen.

ERG und *EOG* sind gewöhnlich nur in fortgeschrittenen Fällen pathologisch, wenn die Veränderungen das RPE, die Chorioidea und die neurosensorische Netzhaut diffus einbeziehen.

Familiäre dominante Drusen

Synonyme für die Erkrankung der familiären dominanten Drusen sind „Doyne-Honigwaben-Chorioiditis" und „Tay-

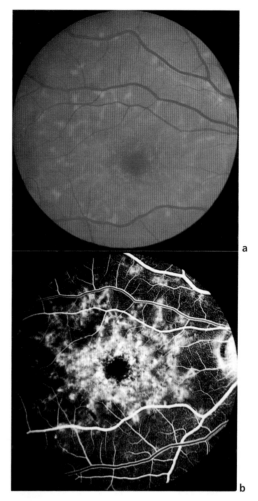

Abb. 12.**66a** u. **b**
a Fundus flavimaculatus
b Korrespondierendes Fluoreszenzangiogramm mit Hyperfluoreszenz infolge der Atrophie des RPE

Chorioiditis". Sie ist bei weitem die häufigste Ursache eines sogenannten „gefleckte-Retina"-Syndroms.

Die *Vererbung* ist autosomal-dominant mit variabler Penetranz.

Bei der *Ophthalmoskopie* sind unzählige, kleine, diskrete, runde, leicht erhabene, subretinale Läsionen einheitlicher Größe zu sehen (s. Abb. 12.**23a**), die fluoreszenzangiographisch leichter zu identifizieren sein können (s. Abb. 12.**23b**) als klinisch.

Das *ERG* ist normal.

▌Hereditäre vitreoretinale Degenerationen

Stickler-Syndrom

Die *Vererbung* ist autosomal-dominant.

Bei der *Ophthalmoskopie* sind folgende vitreoretinale Veränderungen zu sehen:

1. **Im Glaskörper** besteht ein optisch leerer Hohlraum infolge von Glaskörperverflüssigung (Syneresis). In Äquatornähe erstrecken sich an der Zirkumferenz orientierte, durchscheinende Membranen in den Glaskörperraum hinein (Abb. 12.**67a**).
2. **Netzhautveränderungen** bestehen in Verdünnung der Neuroretina und Hyperplasie des RPE. Charakteristisch sind die Beteiligung der temporalen Peripherie und gitterartige, radiäre, perivaskuläre Pigmentierungen, die oft

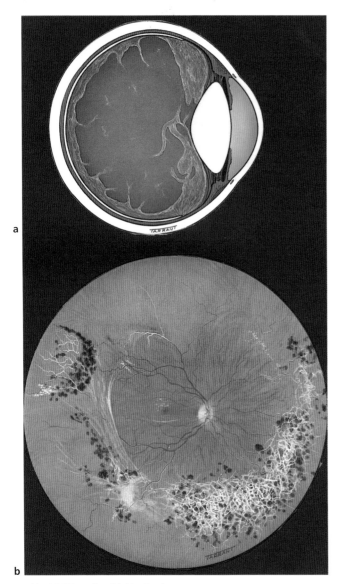

a

b

Abb. 12.**67a** u. **b**   Stickler-Syndrom
a Leerer Glaskörper
b Periphere Netzhautdegeneration

über Arealen mit chorioretinaler Atrophie liegen (Abb. 12.**67 b**). Die Netzhautgefäße können eingescheidet sklerosiert sein, und ein variables Kaliber aufweisen. Ungefähr 30% der Fälle entwickeln in einem frühen Alter eine Netzhautablösung als Folge multipler Einrisse oder von Riesenrissen. Da die Prognose für eine erfolgreiche Wiederanlegung oft schlecht ist, sollten Patienten mit einem Stickler-Syndrom regelmäßig untersucht werden, um sicherzustellen, daß Netzhautrisse prophylaktisch behandelt werden, bevor eine Netzhautablösung eingetreten ist.

Andere okuläre Veränderungen umfassen: (1) hohe kongenitale Myopie; (2) präsenile Katarakt in Form charakteristischer keilförmiger und fleckförmiger Trübungen, die bei ungefähr 50% der Patienten zu sehen sind und möglicherweise als klinischer Marker dienen können; (3) Ectopia lentis ist in ungefähr 10% der Fälle zu beobachten. (4) Ein Glaukom als Folge einer Kammerwinkelanomalie, ähnlich derjenigen, die bei Marfan-Syndrom gesehen wird, besteht in ungefähr 10% der Fälle.

Systemische Veränderungen umfassen:

1. **Faziale Anomalien:** ein abgeflachter Nasenrücken, Maxillahypoplasie, Mikrognathie und ein langes Philtrum.
2. **Orale Anomalien:** ein hoher, spitzer Gaumen, Gaumenspalte und Malokklusion.
3. **Skelettanomalien:** Laxheit der Gelenke und Überstreckbarkeit, geringe Epiphysendysplasie und früher Beginn einer Arthropathie.
4. **Andere Veränderungen** stellen Taubheit und Mitralklappenprolaps dar.

Differentialdiagnostisch sind folgende Erkrankungen in Erwägung zu ziehen:

1. **Eine pathologische hohe Myopie** kann eine autosomal-dominante oder rezessive Vererbung aufweisen. Glaskörperverflüssigung, Gitter, periphere Netzhautverdünnung und -ablösung können ähnlich sein wie beim Stickler-Syndrom.
2. **Juvenile Netzhautablösung,** insbesondere wenn sie mit großen oder multiplen Netzhautrissen und einer positiven Familienanamnese verbunden ist.
3. **Die Wagner-Erkrankung** ist ein sehr seltenes Krankheitsbild, bei dem die okulären Veränderungen mit denjenigen des Stickler-Syndroms übereinstimmen, systemische Veränderungen fehlen aber.

Kongenitale Retinoschisis

Die kongenitale hereditäre Retinoschisis oder juvenile X-chromosomale Retinoschisis ist eine seltene, bilaterale, vitreoretinale Degeneration, die sich früh im Leben entwickelt. Der Schweregrad der Beteiligung variiert sehr.

Die klinische Manifestation, erfolgt zwischen dem Alter von 5 und 10 Jahren mit Minderung der Sehschärfe als Folge einer Makulopathie.

Bei der *Ophthalmoskopie* sind eine Makulopathie und eine periphere Retinoschisis zu sehen.

1. **Die Makulopathie,** die so gut wie immer vorhanden ist, besteht aus winzigen zystoiden Räumen mit einem „Fahrradspeichen"-Muster radiärer Streifen (Abb. 12.**68a**). Wahrscheinlich repräsentieren sie Falten in der Membrana limitans interna der Netzhaut, die das Ergebnis zystoider Schisisveränderungen in der Foveola darstellen. Die Veränderung fluoresziert nicht bei der Angiographie, im Gegensatz zu einem echten zystoiden Makulaödem. Mit der Zeit erfolgt eine progressive Abnahme der Sehschärfe, und die radiären Falten sind weniger deutlich. Schließlich bleibt nur eine unspezifische, atrophische Läsion zurück.
2. **Eine Retinoschisis** (Glaskörperschleier) ist bei ungefähr 50–70% der Patienten zu finden. Das Ausmaß der Beteiligung nimmt nicht notwendigerweise mit der Zeit zu und gelegentlich können die Läsionen verschwinden. Die innere Wand der Schisis ist extrem dünn, da sie nur aus der Membrana limitans interna und der retinalen Nervenfaserschicht besteht. Bei älteren Patienten können durch Risse in der inneren Schicht runde und ovale Defekte entstehen (Abb. 12.**68b**). In extremen Fällen können diese Defekte ineinander übergehen und lassen nur im Glaskörper schwimmende Netzhautgefäße zurück. Daher der Name „Glaskörperschleier", der früher zur Beschreibung dieser Erkrankung benutzt wurde. Sekundäre Veränderungen umfassen Glaskörperblutung, Netzhautablösung und pigmentierte Demarkationslinien.

Das *ERG* zeigt einen selektiven Abfall der skotopischen b-Wellenamplitude, aber das EOG ist normal.

Goldmann-Favre-Syndrom

Die *Vererbung* ist autosomal-rezessiv.

Die klinische Manifestation dieser sehr seltenen Erkrankung erfolgt während der Kindheit mit Nachtblindheit.

Bei der *Ophthalmoskopie* sind folgende vitreoretinale Veränderungen zu beobachten:

1. **Der Glaskörper** zeigt eine Synerese, aber der Raum ist niemals leer.
2. **Die Netzhautveränderungen** gleichen denjenigen der kongenitalen Retinoschisis, obwohl die Makulabefunde gewöhnlich subtiler sind. Andere Befunde umfassen Pigmentveränderungen wie bei Retinitis pigmentosa und weiße dendritiforme, baumartige, periphere Netzhautgefäße (Abb. 12.**69**). Oft entwickeln sich präsenile Katarakte.

Exsudative Vitreoretinopathie (Criswick-Schepens-Syndrom)

Die *Vererbung* ist autosomal dominant mit inkompletter Penetranz.

Bei der *Ophthalmoskopie* sind die folgenden vitreoretinalen Veränderungen zu sehen:

1. **Der Glaskörper** zeigt Membranen variabler Dichte und Konsistenz, prominente vitreoretinale Verbindungen, die Gebiete mit „Weiß mit Druck" und „Weiß ohne Druck" (Abb. 10.**17a**) ergeben sowie Kondensationen im Bereich der Glaskörperbasis und feine fibrilläre Streifen. Eine Glas-

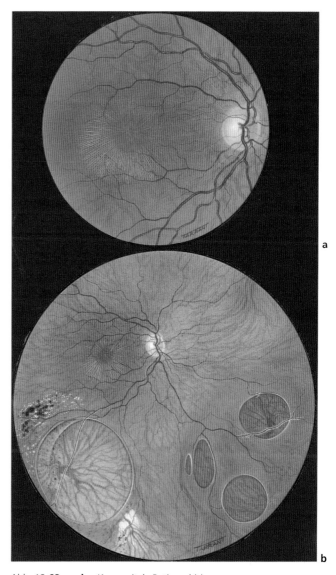

Abb. 12.**68a** u. **b** Kongenitale Retinoschisis
a „Fahrradspeichen"-Makulopathie
b Periphere Retinoschisis mit großem Defekt in der inneren Schicht

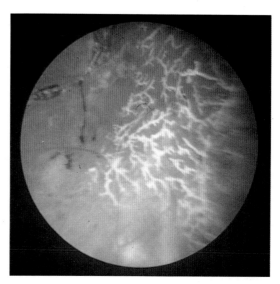

Abb. 12.**69** Goldmann-Favre-Syndrom mit peripheren dendritiformen Veränderungen

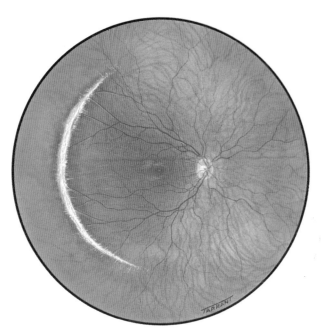

Abb. 12.**70**   Familiäre exsudative Vitreoretinopathie

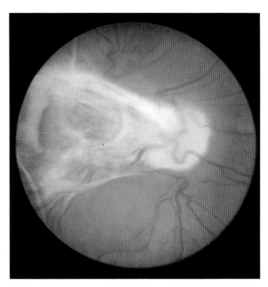

Abb. 12.**71**   Papillentraktion bei familiärer exsudativer Vitreoretinopathie

körperblutung kann ebenfalls entstehen. Der Glaskörper ist nicht optisch leer.

2. **Netzhautläsionen** bestehen in abruptem Abbrechen des kapillären Netzwerks am Äquator, insbesondere in der temporalen Region. Schwerer betroffene Augen zeigen eine neovaskuläre Fibroproliferation (Abb. 12.**70**), welche die Makula nach temporal verziehen kann und nicht von einer Retinopathia praematurorum zu unterscheiden ist (Abb. 12.**71**). Andere Netzhautveränderungen umfassen retinale Exsudation, Netzhautpigmentierung, Retinoschisis und eine falciforme Netzhautfalte, die auch bei Blutsverwandten gesehen werden kann. Komplikationen umfassen Netzhautablösung, Glaskörperblutung und Katarakt.

Chorioidale Dystrophien

Chorioideremie

Die *Vererbung* ist x-chromosomal-rezessiv. An der Chorioideremie erkranken nur Männer, die weiblichen Carrier zeigen geringe klinische Fundusveränderungen in der Form von flekkiger Atrophie und Marmorierung des RPE mit brauner granulärer Pigmentdispersion in der Fundusperipherie (Abb. 12.**72**). Diese Veränderungen können sehr subtil sein und nur auf einem Fluoreszenzangiogramm festgestellt werden. Da es sich um eine X-chromosomale Erkrankung handelt, können Männer mit Chorioideremie das Gen nicht auf ihre Söhne übertragen, aber alle Töchter werden Carrierer. Infolgedessen werden 50% der Söhne der weiblichen Carrier erkranken und 50% der Töchter werden Carrier.

Die klinische Manifestation erfolgt gewöhnlich während des 1. Lebensjahrzehnts mit einer Störung des Sehens bei Nacht.

Bei der *Ophthalmoskopie* ist initial eine diffuse marmorierte Depigmentierung des RPE zu erkennen. Später entwickeln sich große Flecken mit Atrophie von RPE und Aderhaut in den mittleren Netzhautzonen (Abb. 12.**73 a** u. **b**). Diese breiten sich dann nach zentral und zur Peripherie hin aus und führen zu einer progressiven Konstriktion der Gesichtsfelder. Die zentrale Sehschärfe ist erst zuletzt betroffen, da das RPE unter der Foveola intakt bleiben kann. Im Gegensatz zu primären Netzhautdystrophien bleiben die retinalen Blutgefäße relativ normal. Die meisten Patienten behalten eine Gebrauchssehschärfe bis in das 6. Lebensjahrzehnt.

Das *ERG* kann in den frühen Stadien normal sein, aber zum Ende des 1. Jahrzehnts ist das skotopische ERG gewöhnlich ausgelöscht und das photopische erheblich reduziert.

Atrophia gyrata

Die Atrophia gyrata der Netzhaut und Chorioidea ist eine sehr seltene Erkrankung, die durch einen Mangel des mitochondrialen Matrixenzyms Ornithin-delta-aminotransferase hervorgerufen wird. Sie ist mit erhöhten Ornithinspiegeln in Plasma, Urin, Liquor und Kammerwasser assoziiert.

Die *Vererbung* ist autosomal-rezessiv.

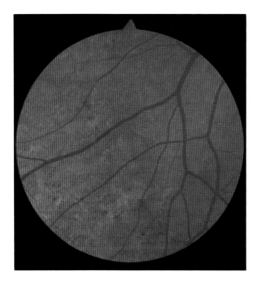

Abb. 12.**72** „Mottenfraß"-Pigmentmarmorierung bei einem weiblichen Carrier der Chorioideremie

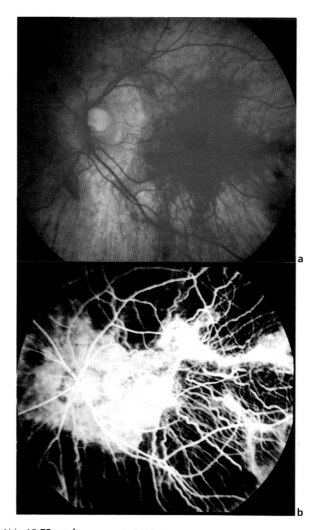

Abb. 12.**73**a u. **b**
a Chorioideremie
b Fluoreszenzangiogramm mit ausgedehnter Atrophie der Choriokapillaris und Prominenz der größeren Aderhautgefäße, sichtbar durch ein atrophisches RPE

Die klinische Manifestation erfolgt gewöhnlich während des 1. Lebensjahrzehnts mit Nachtblindheit und Entwicklung einer axialen Myopie.

Bei der *Ophthalmoskopie* früher Fälle sind ausgezackte bis zirkuläre Flecken chorioretinaler Atrophie in der äußeren und mittleren Netzhautperipherie zu sehen, die mit einer Glaskörperdegeneration assoziiert sind. Später werden die zirkulären atrophischen Areale größer und gehen ineinander über, um einen ausgezackten Rand zu bilden (Abb. 12.**74**a–d). Die Konstriktion des peripheren Gesichtsfeldes korrespondiert mit der Expansion der Fundusveränderungen. Außerdem können Ziliarprozesse und Iris atrophieren. Blindheit im Sinne des Gesetzes tritt meist im 4. bis 7. Lebensjahrzehnt auf, obwohl bereits früher eine erhebliche Visusreduktion durch eine Katarakt entstehen kann. Die Makula kann in der Form eines Ödems oder durch das zentrale Fortschreiten der atrophischen Veränderungen beteiligt sein. In den späten Stadien werden die Netzhautgefäße sehr dünn.

Das *ERG* ist ausgeprägt reduziert oder nicht registrierbar und das EOG ist flach.

Therapie: In Abhängigkeit von ihrem Ansprechen auf Pyridoxin (Vitamin B6), das Plasma- und Urin-Ornithin-Spiegel normalisieren kann, existieren 2 klinisch unterscheidbare Subtypen der Atrophia gyrata. Patienten, die auf Vitamin B6 ansprechen, haben einen weniger schweren und langsamer progressiven klinischen Verlauf als Patienten, die nicht ansprechen. Eine proteinarme und insbesondere argininarme Diät kann außerdem hilfreich sein.

Zentrale areoläre chorioidale Dystrophie

Die *Vererbung* ist autosomal-rezessiv oder dominant.

Die klinische Manifestation erfolgt mit einer Visusverschlechterung während des 5. Lebensjahrzehnts.

Bei der *Ophthalmoskopie* sind bilaterale, umschriebene, atrophische Makulaveränderungen zwischen 1 und 3 Papillendurchmessern Größe als Folge einer Atrophie der Choriokapillaris, des RPE und der Photorezeptoren zu sehen. Innerhalb dieser Areale sind die chorioidalen Gefäße prominent und weisen eine unterschiedliche Größe und Farbe auf (Abb. 12.**75**). Die Erkrankung ist immer progressiv und führt schließlich zur Blindheit im Sinne des Gesetzes.

ERG und *EOG* sind normal, wie es bei der umschriebenen Natur der Erkrankung zu erwarten ist.

Generalisierte chorioidale Atrophie

Die *Vererbung* ist gewöhnlich autosomal-dominant und gelegentlich rezessiv.

Die klinische Manifestation dieser seltenen Erkrankung erfolgt entweder mit Visusverschlechterung oder Beeinträchtigung des Sehens bei Nacht während des 4. oder 5. Lebensjahrzehnts.

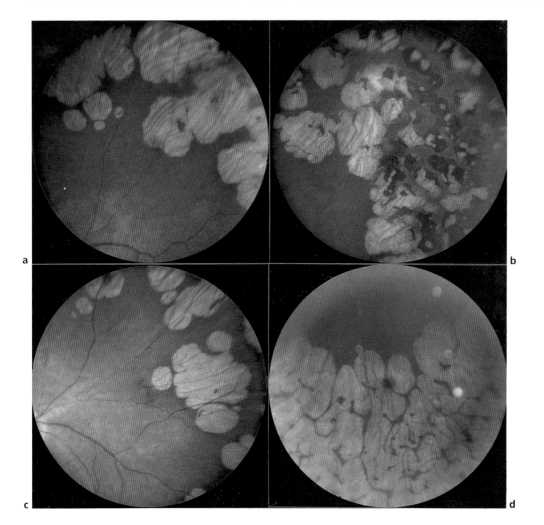

Abb. 12.**74a–d**   Atrophia gyrata

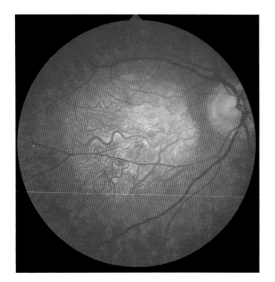

Abb. 12.**75**   Zentrale areoläre Aderhautdystrophie

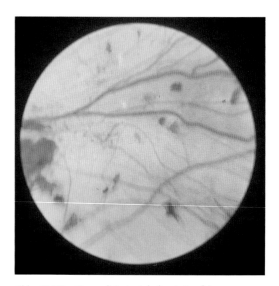

Abb. 12.**76**   Generalisierte Aderhautatrophie

Bei der *Ophthalmoskopie* sind eine diffuse Atrophie des RPE und der Choriokapillaris zu sehen, derzufolge die größeren Aderhautgefäße (Abb. 12.**76**) deutlicher sichtbar sind. Eine verstreute irreguläre Pigmentierung der Netzhaut ist oft zu sehen. Die Netzhautgefäße können normal oder leicht verengt sein und scheinbar undurchsichtigere Wände haben, was ihnen eine gelborange Farbe verleiht. Ein bilateraler und progressiver Verlust des Sehens ist das Endergebis.

Albinismus

Albinismus ist eine genetisch bestimmte heterogene Gruppe von Erkrankungen mit einem Mangel des Enzyms Tyrosinase, das die Umwandlung von Tyrosin zu Melanin vermittelt. Die beiden Hauptformen sind der okulokutane und der okuläre Albinismus. Ersterer kann tyrosinnegativ oder tyrosinpositiv sein.

Okulokutaner Albinismus

Tyrosinasenegativ

Tyrosinasenegative okulokutane Albinos können kein Melanin synthetisieren. Sie haben blondes Haar (Abb. 12.77 a) und eine sehr blasse Haut.

Die *Vererbung* ist autosomal-rezessiv.

Die *okulären Veränderungen* sind folgende:

1. **Die durchscheinende blaue Iris** transilluminiert vollständig und läßt das Auge rosa erscheinen (Abb. 12.77 c u. d).

2. **Bei der Ophthalmoskopie** sind die fehlende Pigmentierung und auffällig große Aderhautgefäße zu erkennen; die Gefäße der perimakulären Arkade können deutlich reduziert sein (Abb. 12.78). Die Fovea kann fehlen und die Papille hypoplastisch sein. Sowohl myope als auch hyperope Refraktionsfehler sind häufig. Die Sehschärfe liegt gewöhnlich unter 0,1.

3. **Andere Veränderungen** umfassen Photophobie, Strabismus und Nystagmus. Es liegt gewöhnlich ein horizontaler Pendelnystagmus vor, der bei heller Beleuchtung zunimmt. Sein Schweregrad kann mit zunehmendem Alter zurückgehen. Das Chiasma hat eine verminderte Anzahl ungekreuzter Nervenfasern, und es existieren anomale Sehbahnen vom Corpus geniculatum laterale zur Okzipitalrinde.

Die beiden Syndrome, die mit Albinismus assoziiert sind, sind das *Chediak-Higashi-Syndrom*, das durch wiederholte Infektionen charakterisiert ist, und das *Hermansky-Pudlak-Syndrom*, das durch Hämatomneigung infolge eines Thrombozytendefektes gekennzeichnet ist.

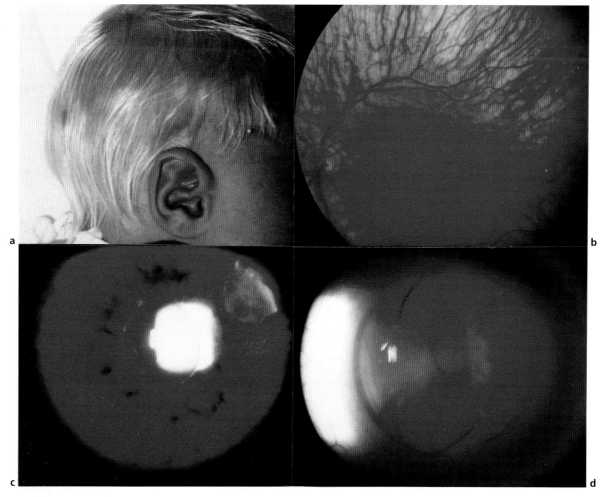

Abb. 12.**77 a–d**   Albinismus
a Blondes Haar bei tyrosinasenegativem okulokutanem Albinismus
b Fundus bei tyrosinasepositivem okulokutanem Albinismus mit partiell fehlender Pigmentierung
c u. **d** Vollständige Iristransillumination bei tyrosinasenegativem okulokutanem Albinismus – das Auge rechts ist mit einer Kunstlinse versorgt

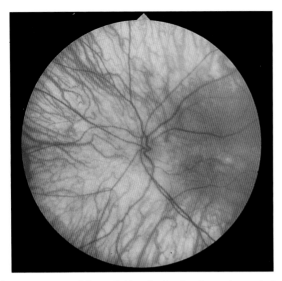

Abb. 12.**78**   Ausgedehntes Fehlen der Funduspigmentierung bei tyrosinasenegativem okulokutanem Albinismus

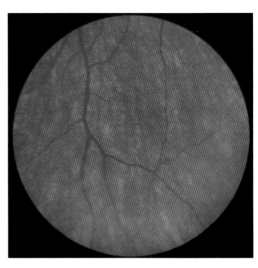

Abb. 12.**79**   Fundus eines weiblichen Carriers des X-chromosomalen Albinismus

Tyrosinasepositiv

Diese Albinos können variable Mengen des Melanins synthetisieren und ihre Gesichtsfarbe variiert von hell bis normal. Die Irisfarbe kann blau oder dunkelbraun sein mit unterschiedlichen Graden der Iristransillumination. Das Ausmaß der Funduspigmentierung variiert ebenfalls (Abb. 12.**77 b**). Unabhängig von den Fundusveränderungen ist die Sehschärfe jedoch gewöhnlich infolge einer unzureichenden Differenzierung der Fovea reduziert.

Okulärer Albinismus

Klinisch sind vorwiegend die Augen betroffen und die Beteiligung von Haut und Haaren ist weniger offensichtlich.

Die *Vererbung* ist X-chromosomal oder autosomal-rezessiv.

Die *weiblichen Carrier* des X-chromosomalen okulären Albinismus sind asymptomatisch und haben eine normale Sehschärfe, obwohl sie eine partielle Irisdurchleuchtbarkeit, eine Makulastippung und verstreute depigmentierte Areale und eine Granulierung der mittleren Peripherie zeigen können (Abb. 12.**79**).

▪ Makulasyndrome mit „kirschrotem Fleck"

Der „kirschrote Fleck" ist eine sehr auffällige Netzhautveränderung einer seltenen Gruppe angeborener Stoffwechselerkrankungen, welche die Sphingolipidosen umfaßt (Abb. 12.**80**). Diese Erkrankungen sind charakterisiert durch die progressive, intrazelluläre Speicherung exzessiver Mengen bestimmter Glykolipide und Phospholipide in verschiedenen Geweben des Körpers, einschließlich der Netzhaut. Die Lipide werden in die Ganglienzellschicht der Retina eingelagert und lassen sie weiß erscheinen. Da die Ganglienzellen in der Foveola fehlen, bildet dieses Areal einen Kontrast zur umgebenden getrübten Netzhaut. Mit der Zeit gehen die Ganglienzellen zugrunde und der Fleck erscheint kontrastärmer. Das Spätstadium der Erkrankung ist durch Optikusatrophie und Atrophie der retinalen Nervenfaserschicht charakterisiert.

Die *Tay-Sachs-Erkrankung* (Gm$_2$ Gangliosidose Typ 1), auch als infantile amaurotische familiäre Idiotie bezeichnet, ist eine autosomal-rezessive Erkrankung mit Beginn während des 1. Lebensjahres.

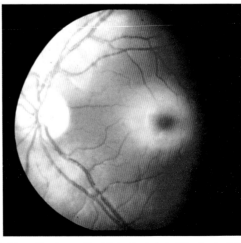

Abb. 12.**80**   „Kirschroter Fleck" der Makula bei Tay-Sachs-Erkrankung

Gewöhnlich ist sie vor dem Alter von 2 Jahren fatal. Typischerweise betrifft sie europäische Juden. Sie ist durch eine progressive neurologische Beteiligung und die Entwicklung von Blindheit charakterisiert. Ein „kirschroter Fleck" ist bei ungefähr 90% der Fälle vorhanden.

Die *Nieman-Pick-Erkrankung* wird auf klinischer und chemischer Grundlage in folgende 4 Gruppen unterteilt:

1. **Gruppe A** mit schwerer, früher ZNS-Störung.
2. **Gruppe B** mit anscheinend normaler ZNS-Funktion.
3. **Gruppe C** mit mittelgradiger ZNS-Beteiligung und langsamem Verlauf.
4. **Gruppe D** mit spätem Beginn und schließlich schwerer ZNS-Beteiligung.

Die *Inzidenz* des „kirschroten Flecks" ist geringer als bei der Tay-Sachs-Erkrankung.

Die *Sandhoff-Erkrankung* (Gm$_2$ Gangliosidose Typ 2) ist annähernd identisch mit der Tay-Sachs-Erkrankung.

Die *generalisierte Gangliosidose* (Gm$_1$ Gangliosidose Typ 1) ist charakterisiert durch Hypoaktivität, Ödem von Gesicht und Extremitäten und Skelettanomalien seit der Geburt.

Die *Sialidose Typ 1 und 2* (kirschroter Fleck-Myoklonus-Syndrom) ist gekennzeichnet durch myoklone Krämpfe, Schmerzen in den Extremitäten und Gangunsicherheit. Ein „kirschroter Fleck" kann den initialen Befund darstellen.

13. Strabismus

Einleitung

Wirkungsweisen der extraokulären Muskeln

Die laterale und mediale Wand der Orbita bilden miteinander einen Winkel von 45 Grad (Abb. 13.**1a**). Die Orbitaachse bildet sowohl mit der lateralen Wand als auch mit der medialen einen Winkel von 22,5 Grad, welcher der Einfachheit halber meist mit 23 Grad angegeben wird. Wenn das Auge in der Primärposition steht, bildet seine optische Achse einen Winkel von 23 Grad mit der Orbitaachse (Abb. 13.**1b**). Die Aktionen der extraokulären Muskeln hängen von der Position des Bulbus zum Zeitpunkt der Muskelkontraktion ab. Die primäre Aktion eines Muskels entspricht seiner Hauptwirkung, wenn das Auge in Primärposition steht. Die Nebenaktionen sind die zusätzlichen Effekte auf die Augenposition. Wenn sich das Auge in der Primärposition befindet, sind die horizontalen geraden Augenmuskeln reine Horizontalmotoren um eine vertikale z-Achse und haben nur eine primäre Wirkung.

Vertikale gerade Augenmuskeln

Die vertikalen geraden Augenmuskeln verlaufen in derselben Richtung wie die Orbitaachse und inserieren vor dem Äquator. Sie bilden einen Winkel von 23 Grad mit der optischen Achse (Abb. 13.**1c**).

Der *M. rectus superior* hat folgende Wirkungen:

1. In der Primärposition ist die Hauptwirkung des M. rectus superior die Hebung (Abb. 13.**2a**). Diese Bewegung erfolgt um die horizontale x-Achse. Die Nebenaktionen des M. rectus superior sind Adduktion und Einwärtsrollung.

2. Wenn der Bulbus 23 Grad abduziert ist, fallen optische und orbitale Achse zusammen, so daß der M. rectus superior keine Nebenaktionen aufweist und nur als Heber wirken kann (Abb. 13.**2b**). Dies ist infolgedessen die beste Position des Bulbus, um die Funktion des M. rectus superior zu testen.
3. Wenn es möglich wäre, den Bulbus 67 Grad zu adduzieren, würde der Winkel zwischen optischer und Orbitaachse 90 Grad betragen, so daß der M. rectus superior nur als Einwärtsroller agieren könnte (Abb. 13.**2c**).

Schräge Augenmuskeln

Die *schrägen Muskeln* inserieren hinter dem Äquator und bilden einen Winkel von 51 Grad mit der optischen Achse (Abb. 13.**1d**).

1. In Primärposition ist die Hauptwirkung des M. obliquus superior die Einwärtsrollung (Abb. 13.**3a**). Diese Bewegung findet um die y-Achse statt, die sagittal durch das Zentrum der Pupille verläuft. In dieser Position sind die Senkung und die Abduktion Nebenaktionen.
2. Wenn der Bulbus 51 Grad adduziert wird, fällt die optische Achse des Bulbus mit der Zugrichtung des Muskels zusammen, so daß er nur als Senker wirken kann (Abb. 13.**3b**). Dies ist die beste Position des Bulbus zur klinischen Untersuchung der Aktion des M. obliquus superior.
3. Wenn das Auge 39 Grad abduziert ist, bilden die optische Achse und die Zugrichtung des M. obliquus superior einen Winkel von 90 Grad miteinander. In dieser Position kann der M. obliquus superior nur eine Einwärtsrollung bewirken (Abb. 13.**3c**).

Mit diesem Basiswissen ist es leicht, die entsprechenden Wirkungen des M. rectus inferior und des M. obliquus inferior auszuarbeiten.

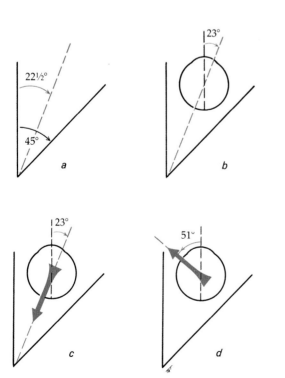

Abb. 13.**1a–d**   Angewandte Anatomie der extraokulären Muskeln

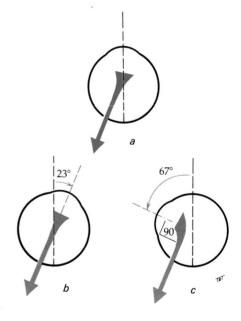

Abb. 13.**2a–c**   Aktionen des rechten M. rectus superior

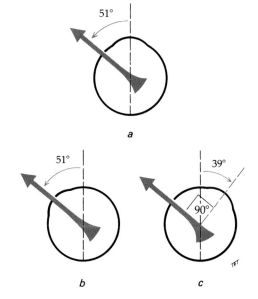

Abb. 13.**3a–c**   Aktionen des rechten M. obliquus superior

Augenbewegungen

Die 3 Formen der Augenbewegungen sind *(1) Duktionen, (2) Versionen* und *(3) Vergenzen.*

Duktionen

Duktionen sind monokulare Augenbewegungen, die Adduktion, Abduktion, Hebung (Sursumduktion), Senkung (Deorsumduktion), Einwärtsrollung (Inzykloduktion) und Auswärtsrollung (Exzykloduktion) umfassen. Ein *Agonist* ist der primäre Muskel, der das Auge in irgendeine Richtung bewegt. Ein *Synergist* ist ein Muskel, der in Verbindung mit einem Agonisten wirkt, um eine Bewegung zu erzeugen. Ein *Antagonist* wirkt zum Agonisten entgegengesetzt. Sherringtons Gesetz der reziproken Innervation stellt fest, daß eine vermehrte Innervation und Kontraktion eines Muskels automatisch mit einer reziproken Abnahme der Innervation und Kontraktion (Relaxation) seines Antagonisten verbunden ist.

Versionen

Versionen sind binokulare Bewegungen, bei denen sich die beiden Augen synchron und symmetrisch in derselben Richtung bewegen, wie im folgenden beschrieben:

1. Dextroversion (Blick nach rechts), Lävoversion (Blick nach links), Sursumversion (Hebung, Blick nach oben) und Deorsumversion (Senkung, Blick nach unten). Diese 4 Bewegungen bringen die Augen in die *sekundären Blickpositionen.*
2. Dextroelevation (Blick nach oben und rechts), Dextrodepression (Blick nach unten und rechts), Lävoelevation (Blick nach oben und links) und Lävodepression (Blick nach unten und links). Diese 4 schrägen Bewegungen bringen die Augen in die *tertiären Blickpositionen.*
3. Dextrozykloversion (Rotation des oberen Limbus beider Augen nach rechts) und Lävozykloversion (Rotation nach links).

Die *6 Hauptblickpositionen* sind: Dextroversion, Lävoversion, Dextroelevation, Lävoelevation, Dextrodepression und Lävodepression. Obwohl es neun Blickpositionen gibt, stellen nur 6 die kardinalen dar.

Konjugierte Augenbewegungen: Bei der Bewegung der Augen in jede der 6 Hauptblickrichtungen ist der Muskel eines Auges mit einem Muskel des anderen Auges gekoppelt (Abb. 13.**4**), z.B. bei Dextroversion der rechte M. rectus lateralis und der linke M. rectus medialis. Bei der Dextroelevation sind es der rechte M. rectus superior und der linke M. obliquus inferior.

Das *Hering-Gesetz* stellt fest, daß während irgendeiner konjugierten Augenbewegung, eine gleiche und simultane Innervation in die synergistisch wirkenden Muskeln fließt. Im Falle eines paretischen Schielens wird das Ausmaß der Innervation beider Augen immer vom fixierenden Auge bestimmt, so daß der Schielwinkel in Abhängigkeit von dem jeweils fixierenden Auge variiert. Wenn z.B. bei einer Lähmung des rechten M. rectus lateralis das linke Auge fixiert, wird das rechte Auge nach innen abweichen, da der Antagonist (M. rectus medialis rechts) keinen Widerstand erfährt. Das Ausmaß der Abweichung beider Augen in dieser Situation wird als *primärer Schielwinkel* bezeichnet (Abb. 13.**5a**). Fixiert das paretische rechte Auge, wird der rechte M. rectus lateralis vermehrt innerviert. Nach dem Hering-Gesetz der seitengleichen Inner-

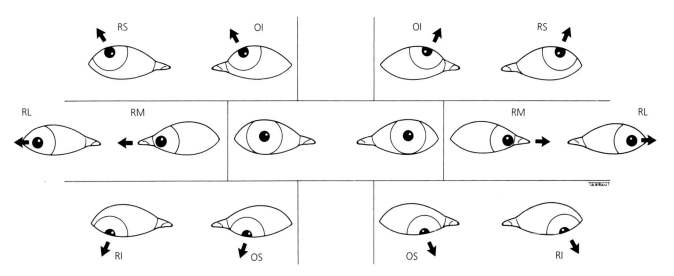

Abb. 13.**4**   Die 6 Hauptblickpositionen und die synergistisch wirkenden Muskeln

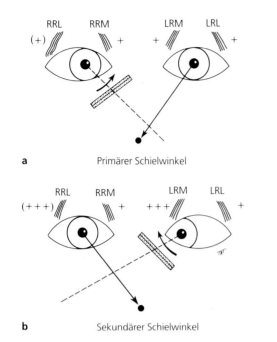

a   Primärer Schielwinkel

b   Sekundärer Schielwinkel

Abb. 13.**5**a u. **b**   Anwendung des Hering-Gesetzes bei einer Abduzensparese rechts

vation wird der linke M. rectus medialis in gleichem Ausmaß innerviert. Die Folge hiervon wird eine überschießende Aktion des linken M. rectus medialis sein und damit eine übermäßige Adduktion. Das Ausmaß der Abweichung beider Augen nimmt deshalb in dieser Situation zu und wird als *sekundärer Schielwinkel* bezeichnet (Abb. 13.**5**b).

Vergenzen

Vergenzen sind binokulare Bewegungen, bei denen die Augen sich synchron und symmetrisch in entgegengesetzte Richtungen bewegen. Konvergenz ist die Fähigkeit beider Augen, sich nach innen zu wenden und Divergenz, die Fähigkeit, sich von einer konvergenten Position aus nach außen zu wenden.

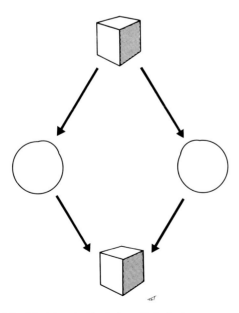

Abb. 13.**6**   Prinzipien des binokularen Einfachsehens

Konvergenz kann willentlich oder als Reflex erfolgen:

1. **Tonische Konvergenz** bezeichnet den Grundtonus der extraokulären Muskeln, wenn der Patient wach ist.
2. **Proximale Konvergenz** wird durch die psychologische Wahrnehmung eines Objektes in der Nähe ausgelöst.
3. **Fusionale Konvergenz** ist ein optomotorischer Reflex, der sicherstellt, daß gleiche Netzhautbilder auf korrespondierende Netzhautareale projiziert werden. Sie erfolgt ohne eine Änderung des Refraktionsstatus des Auges und wird durch eine bitemporale Netzhautbilddisparität ausgelöst.
4. **Akkommodative Konvergenz** wird durch die Akkommodation als Teil des synkinetischen Nahreflexes induziert. Jede Dioptrie Akkommodation wird begleitet von einer ziemlich konstanten Zunahme der akkommodativen Konvergenz und ergibt den „akkommodative Konvergenz/Akkommodation"-(AC/A-)Quotienten.

Divergenz: Die einzige, klinisch signifikante Form der Divergenz ist die fusionale Divergenz. Sie gleicht der fusionalen Konvergenz, wird aber durch binasale Netzhautbilddisparität ausgelöst.

Der AC/A-Quotient ist das Ausmaß der Konvergenz, gemessen in Prismendioptrien pro Dioptrie Akkommodation. Normal sind zwischen 4 und 5 Prismendioptrien. Demzufolge ist eine Dioptrie Akkommodation mit 4–5 Prismendioptrien akkommodativer Konvergenz verbunden. Anomalien des AC/A-Quotienten stellen eine wichtige Strabismusursache dar. Ein hoher Wert kann während der Akkommodation auf ein Nahobjekt exzessive Konvergenz bedingen und eine konvergente Schielstellung verursachen (Esotropie). Ein kleines Verhältnis kann eine divergente Schielstellung bedingen (Exotropie), wenn der Patient ein Nahobjekt anblickt.

Der fusionale Vergenzmechanismus produziert korrigierende Augenbewegungen zur Überwindung einer Disparität von Netzhautbildern. Als fusionale Amplitude wird das maximale Ausmaß der Augenbewegung, die durch fusionale Vergenz entsteht, bezeichnet. Fusionale Vergenzamplituden können mit Prismen oder dem Synoptophor gemessen werden. Die normale fusionale Konvergenzamplitude für die Ferne liegt bei ungefähr 15 Prismendioptrien und für die Nähe bei 35 Prismendioptrien. Die normalen fusionalen Divergenzamplituden sind geringer. Fusionale Konvergenz hilft, ein latentes divergentes Schielen zu kontrollieren (Exophorie) und fusionale Divergenz ein latentes konvergentes Schielen (Esophorie). Der fusionale Vergenzmechanismus kann durch Müdigkeit oder Krankheit herabgesetzt und damit eine Phorie in eine Tropie umgewandelt werden. Die Amplitude des fusionalen Vergenzmechanismus kann durch orthoptische Übungen verbessert werden. Dies funktioniert am besten bei der fusionalen Nahkonvergenz, insbesondere zur Beseitigung einer Konvergenzinsuffizienz.

Binokulares Einfachsehen

Binokulares Einfachsehen (BES) wird erreicht, wenn beide Augen zusammen benutzt werden, so daß getrennte und leicht voneinander abweichende Bilder, die im jeweiligen Auge entstehen, durch den Vorgang der Fusion als einzelnes Bild gesehen werden (Abb. 13.**6**). Zusätzlich zum Einfachsehen resultiert diese Synthese in dreidimensionaler Wahrnehmung (Stereopsis). BES wird während der ersten wenigen Lebensjahre erworben und verstärkt. Es erfordert 3 Faktoren zu seiner Entwicklung: (1) klare brechende Medien beider Augen; (2) die Fähigkeit der visuellen Areale des Gehirns, eine Fusion der beiden leicht verschiedenen Bilder zu erzeugen und (3) die exakte Koordination beider Augen in allen Blickrichtungen. Die Fusion ist abhängig von einer präzisen physiologischen Beziehung beider Netzhäute (Netzhautkorrespondenz).

Projektion ist definiert als die Interpretation der Position eines Objektes im Raum auf der Basis des stimulierten retinalen Elements. Wenn z. B. ein rotes Objekt die rechte Fovea stimuliert (F) und ein schwarzes Objekt, das im nasalen Gesichtsfeld liegt, ein temporales retinales Element (T), nimmt das Gehirn das rote Objekt in einer Geradeausposition wahr. Das schwarze Objekt wird als im nasalen Feld befindlich interpretiert (Abb. 13.**7a**). Dies ist normale Projektion. Entsprechend projizieren nasale retinale Elemente in das temporale Gesichtsfeld und retinale Elemente der oberen Netzhauthälfte in das untere Gesichtsfeld und vice versa.

Wenn beide Augen geöffnet sind, stimuliert das rote Fixationsobjekt beide Foveae (F), die korrespondierende retinale Punkte darstellen (Abb. 13.**7b**). Das schwarze Objekt stimuliert nicht nur die temporalen retinalen Elemente (T) im rechten Auge, sondern auch die nasalen Elemente (N) im linken Auge. Das rechte Auge projiziert infolgedessen das Objekt in sein nasales Feld und das linke Auge in sein temporales Feld. Da diese beiden retinalen Elemente korrespondierende Punkte darstellen, werden sie das Objekt beide in dieselbe Position im Raum projizieren, und es wird keine Doppelbilder geben.

Der *Horopter* ist eine imaginäre Kugelfläche im Raum. Alle auf ihm gelegenen Punkte stimulieren korrespondierende retinale Elemente und werden deshalb im Raum auf dieselbe Fläche projiziert.

Das *Pannumareal* ist eine Zone um den Horopter, in der die Objekte noch einfach gesehen werden. Objekte vor oder hinter dem Pannumareal werden doppelt gesehen. Dies bildet die Grundlage der physiologischen Diplopie.

Die *Sehachse* entspricht einer Geraden durch den Punkt der Fixation und die Foveola. Die beiden Sehachsen schneiden sich im Fixationspunkt (rotes Objekt). Licht, das von dem roten Objekt ausgesandt wird, stimuliert beide Foveolae, die korrespondierende Netzhautpunkte darstellen (Abb. 13.**8a**). Die Foveola eines jeden Auges nimmt ein geringfügig differierendes Bild auf. Beide Bilder werden vom Gehirn zu einem stereoskopischen Bild fusioniert. Dadurch wird ein einzelnes stereokopisches Bild in die Position, die im Raum „geradeaus" bedeutet, projiziert.

Doppeltsehen (Diplopie)

Beim Schielen besteht eine Abweichung der Sehachsen, die latent (Phorie) oder manifest (Tropie) sein kann. Eine manifeste Abweichung kann 2 Probleme hervorrufen: Konfusion und Diplopie.

Konfusion

Im Falle einer rechtsseitigen konvergenten Schielstellung weichen die beiden Achsen voneinander ab, so daß die rechte Foveola von einem schwarzen Dreieck stimuliert wird, während die linke Foveola von dem roten Objekt stimuliert wird (Abb.

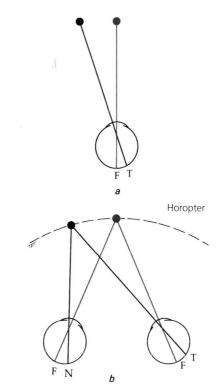

Abb. 13.**7a** u. **b**   Prinzipien der Projektion

13.**8b**). Die Überlagerung dieser beiden unterschiedlichen Objekte und ihre Projektion in dieselbe „Geradeaus"-Position im Raum resultieren in Konfusion.

Diplopie

Das einzelne rote Objekt stimuliert nicht korrespondierende Netzhautpunkte (Abb. 13.**8c**). Im linken Auge stimuliert es

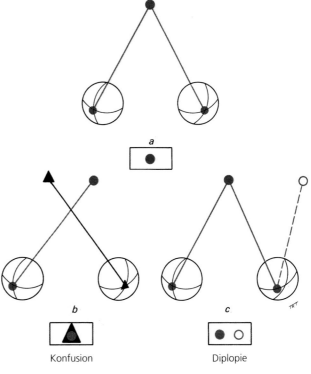

Abb. 13.**8a–c**   Diplopie

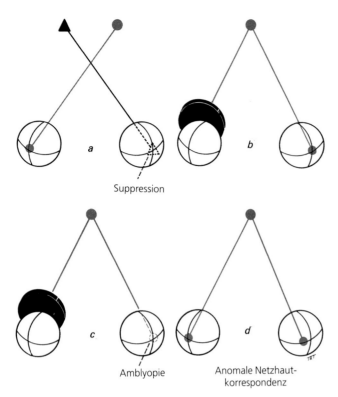

Suppression

Amblyopie   Anomale Netzhaut-
                   korrespondenz

Abb. 13.**9a–d**   Kompensationsmechanismen bei Diplopie

die Foveola, im rechten Auge dagegen einen Punkt nasal der Foveola, der in das temporale Feld projiziert wird, und die Folge hiervon ist Doppeltsehen. Ein *konvergentes Schielen* erzeugt *ungekreuzte* (homonyme) Doppelbilder, wie in diesem Beispiel, während ein divergentes Schielen *gekreuzte* (heteronyme) Doppelbilder hervorruft.

Kompensatorische Mechanismen bei Diplopie

Suppression ist ein Adaptationsmechanismus, der vorwiegend bei Kindern eintritt, die sie unbewußt, infolge eines „aktiven Neglekts" des Sehens durch die Sehrinde des schielenden Auges, entwickeln. Suppression ist ein temporäres Phänomen, das nur entsteht, wenn beide Augen offen sind (Abb. 13.9a). Wenn das fixierende Auge abgedeckt wird, hört die Suppression augenblicklich auf, und das schielende Auge nimmt die Fixation auf (Abb. 13.9b).

Amblyopie bei Strabismus ist das Ergebnis kontinuierlicher, monokularer Suppression des abweichenden Auges. Sie ist durch folgendes charakterisiert:

1. Schlechte, korrigierte Sehschärfe in einem Auge, die auch vorhanden ist, wenn das Auge zur Fixation gezwungen wird (Abb. 13.9c).
2. Es müssen mindestens 2 Reihen Differenz zwischen beiden Augen bestehen.
3. Crowding-Phänomen, d. h. die Sehschärfe ist bei der Prüfung mit einzelnen Sehzeichen besser als bei der Präsentation von Sehzeichen in einer Reihe.

Außer der Amblyopie durch Strabismus sind noch 3 andere Formen zu unterscheiden: (1) Amblyopie durch *Anisometropie*, als Folge unterschiedlicher Refraktion beider Augen, insbesondere bei Hyperopie; (2) Amblyopie durch *Stimulusdeprivation*, infolge von Trübungen der optischen Medien oder jede längere einseitige Okklusion, wie ausgeprägte Ptosis, während des Säuglingsalters oder der frühen Kindheit und (3) *meridionale* Amblyopie, die als Folge eines ausgeprägten Astigmatismus auftritt.

Eine *anomale Netzhautkorrespondenz* ist eine Veränderung, bei der die retinalen Elemente des schielenden Auges eine anomale Beziehung mit der Foveola des nicht schielenden Auges eingehen (Abb. 13.9d). Dies geschieht bei kleinen Kindern mit lange bestehendem Schielen, bei denen eine grobe Form des Binokularsehens trotz des Schielens gefunden werden kann. Nach der Korrektur der Abweichung ist es gewöhnlich nicht mehr vorhanden.

Eine *Kopfzwangshaltung* entsteht bei Erwachsenen, die nicht supprimieren können oder bei Kindern mit gutem Binokularvisuspotential. Der Zweck der Kopfzwangshaltung ist es, die Augen so weit wie möglich vom Aktionsfeld des schwachen Muskels zu entfernen. Deshalb wird der Kopf in die Richtung des Aktionsfeldes des schwachen Muskels gedreht, daß die Augen sich dann automatisch in die Gegenrichtung drehen.

1. **Eine horizontale Abweichung** wird durch eine *Drehung des Gesichts* kompensiert. Wenn z. B. ein Muskel, der die Augen nach links dreht, gelähmt ist, wird das Gesicht ebenfalls nach links gedreht, so daß die Augen automatisch nach rechts abweichen.
2. **Eine vertikale Abweichung** wird durch die *Hebung oder Senkung des Kinns* kompensiert. Wenn einer der Heber geschwächt ist, wird der Patient das Kinn anheben, so daß die Augen dann nach unten abweichen.
3. **Eine torsionale Abweichung** wird durch eine *Kopfneigung* zu einer Schulter kompensiert. Wenn z. B. ein Innenrotator wie der rechte M. obliquus superior ausfällt, wird das Auge nach außen gedreht. Zur Kompensation und um eine Innenrotation des linken Auges zu erreichen, wird der Kopf zur linken Schulter geneigt.

▌Klinische Untersuchung

Anamnese

1. **Manifestationsalter:** Allgemein gilt, je früher der Beginn, um so wahrscheinlicher wird eine chirurgische Korrektur erforderlich werden; je später der Beginn, um so größer die Wahrscheinlichkeit eines akkommodativen Elements der Abweichung.

2. **Die Familienanamnese** ist wichtig, da Strabismus oft familiär auftritt. Außerdem ist es von Bedeutung, herauszufinden, welche Therapie erforderlich gewesen ist, um die Abweichungen anderer Familienmitglieder zu korrigieren.
3. **Die Variabilität** ist wichtig. Wenn die Abweichung bei Müdigkeit oder Krankheit des Kindes zunimmt, ist ein akkommodatives Element wahrscheinlich. Wenn das Schielen in-

termittiert, ist es wahrscheinlich, daß eine Form des Binokularsehens vorhanden ist, und die Prognose ist besser als
bei konstantem Schielen.

4. **Diplopie,** wenn sie bei einem älteren Kind (Alter 4–5 Jahre) angegeben wird, läßt an eine paretische Komponente
durch eine neurologische Erkrankung denken.
5. **Eine Kopfzwangshaltung** spricht für eine lange bestehende Abweichung.

Untersuchung

Sehschärfe

Die Art des Sehschärfetests hängt vom Alter des Kindes ab.
Bei sehr kleinen Kindern kann die Sehschärfe ermittelt werden mit (1) einer Catford-Trommel, (2) Sehschärfekarten und
(3) „Preferential looking" (s. Abb. 9.**21**). Bei Kindern, die älter
als 3 Jahre sind, und die noch keine Buchstaben lesen können,
setzen sich die Sehschärfekarten zusammen aus (1) Sehzeichen oder Symbolen wie STYCAR-Sehzeichen, E-Test und
Sheridan-Gardiner-Test (Abb. 13.**10**) oder (2) Bildern auf einer Karte, wie bei den Kay-Bildern (Abb. 13.**11**).

Ab etwa dem Alter von 4 Jahren kann der C-Test nach
Haase und Hohmann mit Einzeloptotypen (Landoltringe im
Abstand von mindestens 35 Winkelminuten; Abb. 13.**12**)
oder Reihenoptotypen (Landoltringe im Abstand von 2,6
Winkelminuten oder 17,2 Winkelminuten; Abb. 13.**13**) für
die Visusbestimmung eingesetzt werden. Die Prüfung mit Reihenoptotypen führt bei Amblyopie zu einer Kontureninterak-
tion benachbarter Landoltringe. Im Normalfall kann mit Einzeloptotypen im Alter von 4 Jahren eine Sehschärfe von
0,8–1,0 erreicht werden. Mit Reihenoptotypen im Abstand
von 2,6 Winkelminuten beträgt die Sehschärfe im Alter von
6–7 Jahren 0,5 und besser, im Alter von 9–10 Lebensjahren
1,0 und besser.

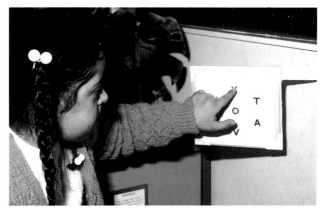

Abb. 13.**10**   Sheridan-Gardiner-Test

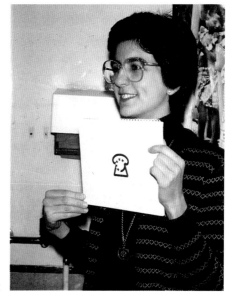

Abb. 13.**11**
Kay-Bildtest

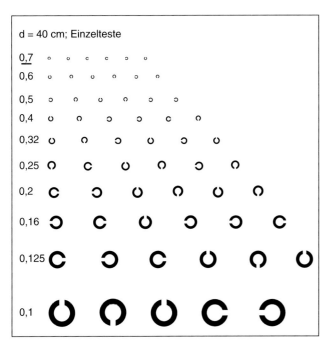

Abb. 13.**12**   C-Test nach Haase und Hohmann mit Landoltringen im
Abstand von mindestens 35 Winkelminuten

Abb. 13.**13**   C-Test nach Haase und Hohmann mit Landoltringen im
Abstand von 2,6 Winkelminuten

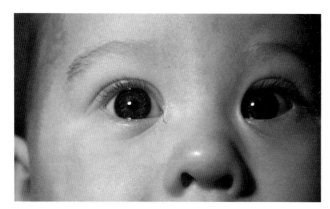

Abb. 13.**14**   Pseudoesotropie durch eine Kombination von breitem Nasenrücken und Epikanthus

Hornhautreflexe und Prismentests

Der *Hirschberg-Test* läßt eine objektive Schätzung des Heterotropiewinkels zu. Ein Licht wird auf die Augen gerichtet und die Abweichung des Hornhautreflexes notiert. Er sollte symmetrisch sein und direkt nasal des Zentrums des jeweiligen Auges liegen. Ein Reflex am temporalen Pupillenrand entspricht einem Winkel von ungefähr 15 Grad und ein Reflex am Limbus einem Winkel von ungefähr 45 Grad. Der Test hilft auch bei der Feststellung eines Pseudostrabismus, der eine der folgenden Ursachen haben kann:

1. Eine Pseudoesotropie kann durch die Kombination von flachem Nasenrücken, breitem Epikanthus (Abb. 13.**14**) und eng aneinanderliegenden Augen bedingt sein.
2. Eine Pseudoexotropie kann die Folge einer weiten interpupillären Distanz sein (Abb. 13.**15**).
3. Der Winkel κ ist der Winkel zwischen der Sehachse und der anatomischen Achse des Auges. Normalerweise liegt die Fovea temporal der optischen Achse und der Kornealreflex ist direkt nasal des Zentrums beider Hornhäute lokalisiert. Dies wird als *positiver Winkel* κ bezeichnet. Wenn er groß ist, kann er eine Exotropie simulieren. Ein *negativer Winkel* κ entsteht, wenn die Fovea nasal der optischen Achse liegt (hohe Myopie und ektopische Fovea). In dieser Situation befindet sich der Kornealreflex temporal des Zentrums der Hornhaut und kann eine Esotropie simulieren.

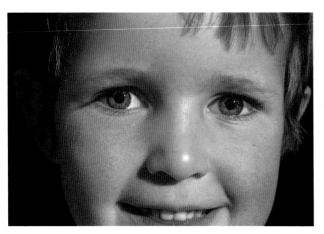

Abb. 13.**15**   Pseudoexotropie durch eine weite interpupilläre Distanz

Beim *Krimsky-Test* werden solange Prismen vor das abweichende Auge gegeben bis die Hornhautreflexe symmetrisch sind.

Abdeck-Aufdeck-Test (Cover-uncover-Test)

Der Abdecktest (Cover-Test) ist eine monokulare Untersuchung zur Feststellung einer Heterotropie. Er sollte sowohl für die Nähe als auch für die Ferne durchgeführt werden. Wenn das linke Auge eine Verlagerung des Hornhautreflexes zeigt, sollte der Untersucher das rechte Auge abdecken und auf jegliche Bewegung des linken Auges achten (Abb. 13.**16a**). Eine nasale Bewegung zur Fixationsaufnahme zeigt eine Exotropie an, eine temporale Bewegung eine Esotropie, eine Abwärtsbewegung eine Hypertropie und eine Aufwärtsbewegung eine Hypotropie. Wenn keine Bewegung des linken Auges zu beobachten ist, wird der Test für das rechte Auge wiederholt. Ein Auge kann beim Cover-Test auch keine Bewegung zeigen, wenn eine exzentrische Fixation besteht oder das Auge blind ist.

Der Aufdecktest (Uncover-Test) dient der Feststellung einer Heterophorie und wird nur durchgeführt, wenn der

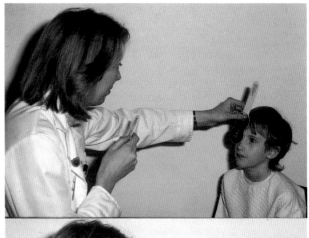

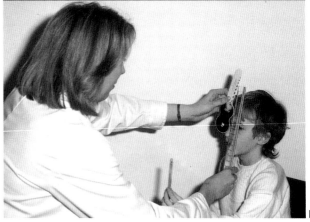

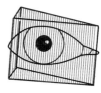
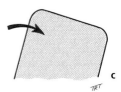

Abb. 13.**16a–c**
a Cover-uncover-Test
b u. **c** Prismen- und alternierender Cover-Test

Cover-Test normal ist. Ein Auge wird für ungefähr 2 Sekunden abgedeckt und anschließend aufgedeckt. In diesem Augenblick beobachtet der Untersucher jegliche Bewegung des freigegebenen Auges, während es die Fixation aufnimmt. Wenn keine Bewegung festzustellen ist, liegt Orthophorie vor. Eine nasale Bewegung spricht für eine Exophorie, eine temporale für eine Esophorie und eine Abwärtsbewegung für eine Hyperphorie. Ein Patient mit einer Heterophorie hat vor und nach dem Aufdecktest gerade stehende Augen. Während des Tests wird jedoch eine Abweichung als Folge der Unterbrechung der Fusionsmechanismen induziert.

Der *alternierende Prismen-Abdeck-Test* mißt die vollständige Abweichung (latent + manifest). Mit der Hand gehaltene Prismen werden vor ein Auge gehalten, die Basis des Prismas in die der Abweichung entgegengesetzte Richtung. Bei konvergentem Schielen z. B. wird das Prisma mit der Basis nach außen gehalten. Ein alternierender Abdecktest wird anschließend durchgeführt (Abb. 13.**16b** u. **c**). Der Endpunkt ist erreicht, wenn die Prismen die Augenbewegungen ausgeglichen haben. Der Schielwinkel entspricht der Prismenstärke.

Tests mit Bildtrennung

Der *Maddox-Wing-Test* trennt die beiden Augen für die Nahfixation ($^1/_3$ eines Meters) und mißt das Ausmaß einer Heterophorie. Das Instrument ist so konstruiert, daß das rechte Auge nur einen vertikalen weißen Pfeil und einen roten horizontalen Pfeil sieht, während das linke Auge nur eine horizontale und eine vertikale Zahlenreihe wahrnimmt. Die horizontale Abweichung wird gemessen, indem der Patient gefragt wird, auf welche Zahl der weiße Pfeil zeigt. Die vertikale Abweichung wird gemessen, indem der Patient gefragt wird, welche Zahl der rote Pfeil kreuzt (Abb. 13.**17**). Das Ausmaß der Zyklophorie wird bestimmt, indem der Patient den roten Pfeil so bewegt, daß er parallel zur horizontalen Zahlenreihe liegt.

Maddox-Stäbchen bestehen aus einer Serie fusionierter zylindrischer Glasstäbchen, die einen weißen Lichtpunkt in einen roten Streifen verwandeln (Abb. 13.**18**). Die optischen Gegebenheiten der Stäbchen haben zur Folge, daß der Lichtstreifen sich in einem 90-Grad-Winkel zur langen Achse der Stäbchen befindet. Wenn das Glas horizontal gehalten wird, ist der Streifen vertikal ausgerichtet und umgekehrt. Die Stäbchen werden vor das rechte Auge gegeben. Dies trennt die beiden Augen, da der vom rechten Auge gesehene rote Streifen nicht mit dem vom linken Auge unverändert gesehenen weißen Fleck fusioniert werden kann. Das Ausmaß der Dissoziation wird durch die Überlagerung der beiden Bilder unter dem Einsatz von Prismen gemessen. Die Basis des Prismas wird entgegengesetzt der Richtung der Abweichung plaziert. Sowohl vertikale als auch horizontale Abweichungen können auf diese Art gemessen werden.

Hess-Test

Der Hess-Test ist ein Test mit getrennten Bildern, der bei Patienten mit paretischen Abweichungen eingesetzt wird. Er kann auch bei Patienten mit Verdacht auf eine Myasthenia gravis zur Quantifizierung einer Reaktion auf die Injektion von Edrophonium (Tensilon) eingesetzt werden.

Die Technik der Durchführung ist folgende:

1. Der Patient trägt Rot-Grün-Gläser mit dem *roten Filter* initial vor dem *rechten Auge.*

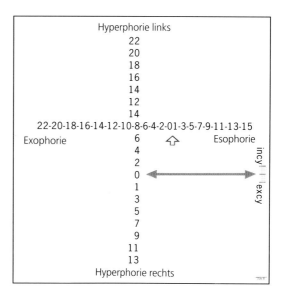

Abb. 13.**17** Maddox-Wing-Test

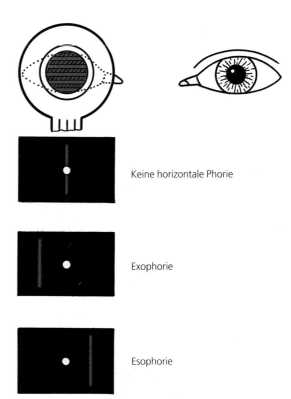

Abb. 13.**18** Maddox-Stäbchen-Test

2. Der Patient hält ein projizierbares *grünes* Licht und der Untersucher ein *rotes.*
3. Der Untersucher projiziert das rote Licht auf den Schirm und fordert den Patienten auf, sein grünes Licht dem roten Licht zu überlagern. Unter normalen Umständen sollten die beiden Lichter in allen neuen Blickpositionen überlagert sein (Abb. 13.**19a**).
4. Die Gläser werden dann ausgetauscht, so daß der rote Filter vor dem linken Auge des Patienten plaziert ist, und das Verfahren wird wiederholt.

Wenn der Patient eine Abduzensparese rechts hat und mit dem rechten Auge (roter Filter) fixiert, wird der linke normale

M. rectus medialis von einer exzessiven Innervation erreicht (Hering-Gesetz). Als Folge hiervon wird der grüne Zeiger des Patienten auf einen Punkt des Schirmes zeigen, der über die korrekte Ausrichtung hinaus geht (Abb. 13.**19b**). Wenn der Patient jetzt mit dem linken normalen Auge (Rotfilter) fixiert, ist zur Fixationsaufnahme nur eine normale Innervation erforderlich. Da der rechte M. rectus lateralis jedoch paretisch ist,

wird der grüne Projektionsstab des Patienten auf einen Punkt zeigen, der die korrekte Ausrichtung nicht erreicht (Abb. 13.**19c**). Nachdem der Test durchgeführt worden ist, werden die relativen Positionen durch gerade Linien verbunden.

Der *Lees-Schirm* gleicht dem Hess-Test, nur die Dissoziation wird mit einem Spiegel und nicht mit einer Rot-Grün-Brille erreicht (Abb. 13.**20**). Der Apparat besteht aus 2 im rechten Winkel zueinander stehenden Glasschirmen, die durch einen zweiseitigen planen Spiegel halbiert werden. Der *Lancester-Rot-Grün-Test* ist in den USA populär und gleicht ebenfalls dem Hess-Test.

Die Interpretation des Diagramms ist folgendermaßen (Abb. 13.**21**):

1. Die beiden Diagramme werden verglichen.
2. Das kleinere Diagramm zeigt das Auge mit dem paretischen Muskel an (rechtes Auge).
3. Das größere Diagramm entspricht dem Auge mit dem überaktiven Muskel (linkes Auge).
4. Das kleinere Diagramm zeigt seine größte Einschränkung in der Hauptaktionsrichtung des paretischen Muskels (rechter M. rectus lateralis).
5. Das größere Diagramm zeigt seine größte Expansion in der Hauptaktionsrichtung des Synergisten (linker M. rectus medialis).

Veränderungen im Diagramm sind eine prognostische Hilfe. Eine Lähmung des rechten M. rectus superior z. B. wird eine verminderte Aktion des betroffenen Muskels und eine vermehrte des Synergisten (M. obliquus inferior links) zeigen (Abb. 13.**22a**). Als Folge der großen Inkomitanz beider Karten ist die Diagnose direkt möglich. Wenn sich der paretische Muskel erholt, zeigen beide Diagramme wieder Normalwerte. Bleibt die Parese jedoch bestehen, ändern sich die Formen der beiden Diagramme, und es entwickelt sich eine sekundäre

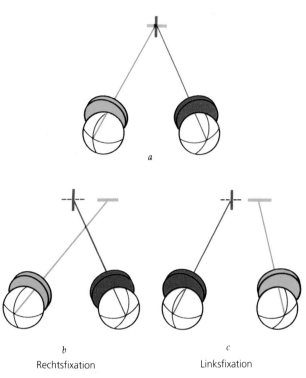

a

b   c
Rechtsfixation   Linksfixation

Abb. 13.**19a–c** Prinzip des Hess-Tests

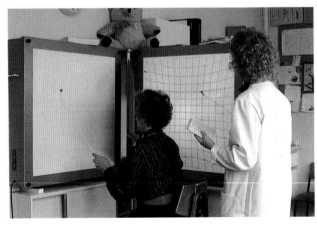

Abb. 13.**20** Lees-Schirm

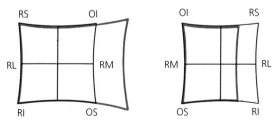

Abb. 13.**21** Hess-Diagramm bei Abduzensparese rechts

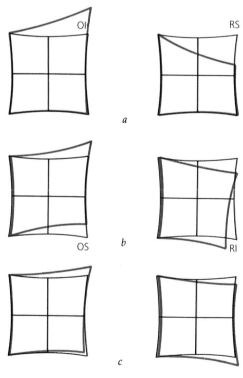

Abb. 13.**22a–c** Hess-Diagramme bei Parese des rechten M. rectus superior mit Änderungen im Verlauf

Kontraktur des ipsilateralen Antagonisten (M. rectus inferior rechts), die sich auf dem Diagramm als Überaktion zeigen wird. Dies wird zu einer sekundären (Hemmungs-)Lähmung des M. obliquus superior links führen, was auf dem Diagramm als verminderte Aktion deutlich wird (Abb. 13.**22 b**) und den falschen Eindruck erwecken könnte, daß der M. obliquus superior links der ursprünglich gelähmte Muskel gewesen ist. Im Verlauf der Zeit werden die beiden Diagramme immer konkomitanter, bis es unmöglich werden kann, zu bestimmen, welches der primäre paretische Muskel gewesen ist (Abb. 13.**22 c**).

Tests der binokularen Zusammenarbeit

Der *Prisma-Basis-außen-Test* verlagert das Netzhautbild mit einem Prisma, Basis außen. Der Untersucher beobachtet das Auftreten korrigierender Augenbewegungen. Es ist eine sensitive Methode zur Feststellung von binokularem Einfachsehen. Besteht ein kleines Skotom in Verbindung mit einem kleinen Schielwinkel (Mikrostrabismus), wird ein 4 Prismendioptrien Prisma, Basis außen, keine korrigierenden Bewegungen induzieren, wenn es vor dem schielenden Auge plaziert wird. Ein stärkeres Prisma (20 Prismendioptrien) kann bei Kindern als Screening-Test für binokulares Einfachsehen benutzt werden. Die kleine korrigierende Augenbewegung, die durch ein 4-Prismendioptrien-Prisma induziert wird, kann bei Kindern schlecht erkennbar sein.

Der *Worth-vier-Punkte-Test* wird mit einem roten Glas vor dem rechten Auge des Patienten, das alle Farben außer Rot filtert, durchgeführt. Ein grünes Glas wird vor dem linken Auge des Patienten plaziert, es filtert alle Farben außer grün. Der Patient blickt dann auf einen Kasten mit 4 Lichtern: einem roten, zwei grünen und einem weißen (Abb. 13.**23 a**). Das Ergebnis wird folgendermaßen interpretiert:

1. Wenn alle 4 Lichter gesehen werden (Abb. 13.**23 b**), liegt *normale Fusion* vor.
2. Wenn bei manifestem Schielen 4 Lichter gesehen werden, besteht eine *anomale Netzhautkorrespondenz*.
3. Wenn nur 2 rote Lichter gesehen werden (Abb. 13.**23 c**), besteht eine *Suppression links*.
4. Wenn nur 3 grüne Lichter gesehen werden (Abb. 13.**23 d**), wird *rechts supprimiert*.
5. Wenn 2 rote und 3 grüne Lichter gesehen werden (Abb. 13.**23 e**) liegt eine *Diplopie* vor.
6. Wenn der Patient über ein Alternieren der grünen und roten Lichter berichtet, besteht *alternierende Suppression*.

Der *Nachbildtest* demonstriert die Sehrichtung der beiden Foveae. Die rechte Fovea wird durch einen vertikalen hellen Lichtblitz stimuliert und die linke durch einen horizontalen Blitz. Der Patient zeichnet anschließend die relativen Positionen der Nachbilder. Wenn 2 Nachbilder als Kreuz gesehen werden, hat der Patient eine normale Netzhautkorrespondenz. Wenn eine anomale Netzhautkorrespondenz besteht, kreuzen sich die Bilder nicht. Im Falle einer Esotropie mit anomaler Netzhautkorrespondenz, wird das vertikale Nachbild (das zum rechten Auge gehört) links vom horizontalen Nachbild (das zum linken Auge gehört) gesehen. Diese Befunde sind bei Exotropie umgekehrt.

Bagolini-Streifengläser bestehen aus feinen Streifen, die einen Lichtpunkt in eine Linie umwandeln (wie bei Maddox-Stäbchen). Die beiden Gläser werden in einem Probiergestell in einem Winkel von 45 Grad bzw. 135 Grad den Augen dargeboten. Dies ermöglicht für jedes Auge die Darbietung unglei-

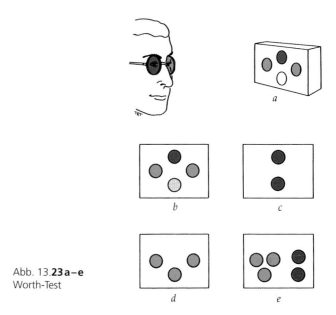

Abb. 13.**23 a–e**
Worth-Test

cher Bilder unter natürlichen Bedingungen. Bei einem Normalbefund und bei anomaler Netzhautkorrespondenz schneiden sich die beiden Linien im Lichtpunkt in der Form eines Kreuzes.

Der *Synoptophor* besteht aus 2 zylindrischen Röhren mit einer verspiegelten rechtwinkligen Krümmung und einer +6.50-D-Linse in jedem Okular (Abb. 13.**24 a**). Bilder werden in einen Diahalter an dem äußeren Ende jeder Röhre inseriert. Die Röhren sind auf Säulen gelagert, die eine Bewegung der Bilder in Relation zueinander ermöglichen (Abb. 13.**25**). Jede Einstellung wird auf einer Skala angezeigt. Der Synoptophor kann die 3 Grade des binokularen Einfachsehens folgendermaßen bestimmen (Abb. 13.**24 b**).

1. **Simultansehen** (Grad 1) wird durch das Anbieten unterschiedlicher Bilder, wie Vogel und Käfig, geprüft. Der Patient wird aufgefordert durch Veränderung der Säulen den Vogel in den Käfig zu bringen. Wenn die beiden Bilder nicht simultan gesehen werden können, sind entweder Suppression oder Amblyopie vorhanden. Es ist wichtig, festzustellen, daß der Begriff „Simultansehen" etwas irreführend ist, da 2 verschiedene Objekte niemals in derselben Position im Raum gesehen werden können. Wenn die Bilder des Simultansehens eingesetzt werden, ist eines kleiner als das andere, so daß das kleinere foveal gesehen wird und das größere perifoveal.
2. **Fusion** ist die Fähigkeit der Augen, eine Bildmontage aus 2 gleichen Bildern, bei denen jeweils ein kleines Detail fehlt, herzustellen. Z.B. sind 2 Kaninchen vorgegeben mit fehlendem Schwanz oder Blumenstrauß. Wenn Fusion vorhanden ist, wird ein vollständiges Kaninchen mit Schwanz und Blumenstrauß gesehen. Die Fusionsbreite wird anschließend durch Bewegungen der Synoptophorarme getestet, so daß die Augen konvergieren und divergieren müssen, um die Fusion zu halten. Es ist offensichtlich, daß einfache Fusion ohne Fusionsbreite im täglichen Leben von geringem Wert ist.
3. **Stereopsis** (Grad 3) ist die Fähigkeit der Tiefenwahrnehmung durch die Überlagerung zweier Bilder desselben Objekts, die aus gering abweichenden Winkeln aufgenommen worden sind, wie ein Eimer, der in 3 Dimensionen taxiert werden kann.

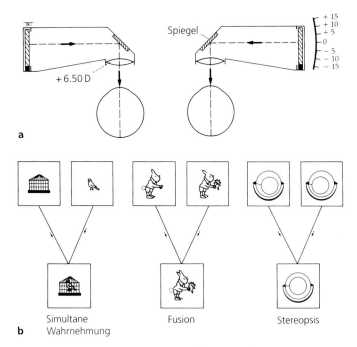

Abb. 13.**24a** u. **b**   Optisches Prinzip des Synoptophors

Der Synoptophor kann, wie im folgenden beschrieben, auch eine anomale Netzhautkorrespondenz feststellen:

1. Der Untersucher bestimmt den objektiven Schielwinkel, indem jeder Fovea alternierend ein Zielobjekt präsentiert wird, bis keine Augenbewegungen mehr zu sehen sind.
2. Wenn die Bilder in einem Winkel der Arme überlagert sind, der dem objektiven Winkel entspricht, ist die Netzhautkorrespondenz normal. Wenn sich der objektive und der subjektive Winkel unterscheiden, liegt eine anomale Netzhautkorrespondenz vor. In diesem Fall ist der Winkel zwischen subjektivem und objektivem Winkel der Anomaliewinkel. Anomale Netzhautkorrespondenz ist harmonisch, wenn der objektive Winkel dem Anomaliewinkel gleicht und unharmonisch, wenn er den Anomaliewinkel übersteigt.

Tests der Stereopsis

Der *Titmus-Test* besteht aus einer dreidimensionalen Polaroidvektographie, die in 2 Platten in Buchform zur Verfügung steht. Auf der rechten befindet sich eine große Fliege und auf der linken eine Serie von Kreisen und Tieren. Die Platten werden mit Polaroidgläsern angesehen (Abb. 13.**26**).

1. **Die Fliege** testet grobe Steropsis und ist insbesondere für kleine Kinder geeignet. Die Fliege sollte „solide" dreidimensional erscheinen (Abb. 13.**27b**), und das Kind sollte ermutigt werden, einen Flügel anzufassen. Wenn grobe Stereopsis fehlt, wird die Fliege als flache Photographie erscheinen (Abb. 13.**27a**).
2. **Die Kreise** bestehen aus einer abgestuften Serie, die feine Tiefenwahrnehmung testet. Jedes der 9 Quadrate enthält 4 Kreise. Nur einer der Kreise in einem Quadrat weist einen Disparationsgrad auf und erscheint vor der Referenzfläche, wenn normale Fusion vorhanden ist. Der Stereopsiswinkel wird auf einer dem Test anliegenden Karte abgelesen.
3. **Der Tiertest** gleicht dem Kreistest und besteht aus 3 Reihen mit 5 Tieren.

Der *TNO-Random-dot-Test* umfaßt 7 Platten, von denen jede verschiedene Formen enthält (Quadrate, Punkte, Kreuze), die durch zufällig verteilte Punkte (random dots) in Komplementärfarben entstehen und durch eine Rot-Grün-Brille an-

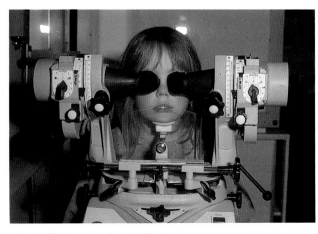

Abb. 13.**25**   Synoptophor im Einsatz

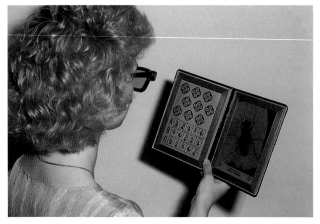

Abb. 13.**26**   Titmus-Test

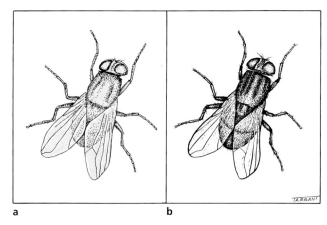

Abb. 13.**27a** u. **b**   Titmus-Test-Fliege für grobe Stereopsis
a Keine Stereopsis
b Stereopsis vorhanden

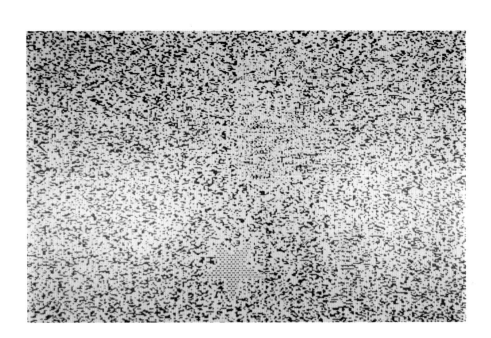

Abb. 13.**28a** u. **b**   TNO-Test
a Das Kreuz wird mit und ohne Rot-
Grün-Brille gesehen
b Vier „versteckte" Formen können
mit der Rot-Grün-Brille nur gesehen
werden, wenn Stereopsis vorhanden ist

a

b

Abb. 13.**29**   Lang-Test

gesehen werden. Die Platten enthalten sowohl sichtbare Anteile, die mit und ohne Brille gesehen werden können (Abb.
13.**28a**) als auch „versteckte" Formen, die nur wahrgenommen werden können, wenn die Brille getragen wird und Stereopsis vorhanden ist (Abb. 13.**28b**). Die ersten 3 Platten ermöglichen es dem Untersucher, das Vorhandensein von ste-
reoskopischem Sehen schnell festzustellen. Die anderen Platten dienen der Bestimmung des Niveaus der Stereopsis. Da es
keine monokularen Hinweise gibt, stellt der TNO-Test eine
„wahrere" Messung der Stereopsis dar als der Titmus-Test.

Der *Lang-Test* erfordert keine Spezialbrille, da die Objekte durch eingebaute zylindrische Linsenelemente alternierend von jedem Auge gesehen werden (Abb. 13.**29**). Die Verlagerung von Punkten erzeugt Disparität. Der Patient wird aufgefordert, auf eine einfache Form auf der Karte, z.B. den
Stern, zu zeigen.

Der *Frisby-Test* besteht aus 3 klaren Plastikplatten, von denen jedes der 4 Quadrate kleine, zufällig verteilte Formen enthält (Abb. 13.**30a–d**). Eines der Quadrate enthält einen „ver-
steckten" Kreis. Der Test erfordert keine Spezialbrille, da die
Disparität durch die Plattendicke hervorgerufen wird.

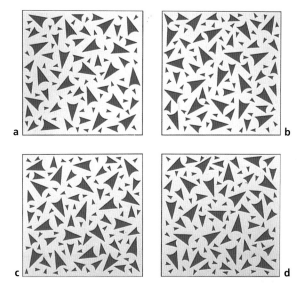

a

b

c

d

Abb. 13.**30a–d**   Frisby-Test

▌Kindliche Esotropien

Klassifikation

Kongenitale oder frühkindliche Esotropie

Akkommodative Esotropie

- Refraktiv
- Nicht refraktiv
- Gemischt

Nicht akkommodative Esotropie

- Streß induziert
- Sensorische Deprivation
- Divergenzinsuffizienz
- Spasmus des Nahreflexes
- Konsekutiv
- Abduzensparese

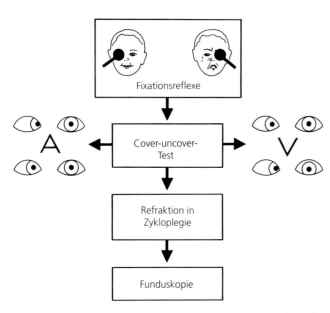

Abb. 13.**31** Initialer Untersuchungsgang bei kongenitaler oder frühkindlicher Esotropie

Kongenitale oder frühkindliche Esotropie

Initiale Untersuchung

Die Hauptschritte der initialen klinischen Untersuchung sind in Abb. 13.**31** zusammengefaßt. Wenn das Kind die Okklusion eines Auges ablehnt, sollte der Untersucher eine Amblyopie des nicht abgedeckten Auges in Erwägung ziehen. Der Abdeck-Aufdeck-Test wird durchgeführt, und es wird nach einem „A"- oder „V"-Symptom gesucht. Anschließend erfolgen eine Refraktion in Zykloplegie und eine Funduskopie.

Klinische Veränderungen

Die klinische Manifestation erfolgt vom 2.–6. Monat nach der Geburt bei einem sonst unauffälligen Kind.

Bei der Untersuchung sind in typischen Fällen folgende Veränderungen festzustellen:

1. Der Schielwinkel ist gewöhnlich ziemlich groß (Abb. 13.**32 a**; Abb. 13.**33**) und schwankt oft (> 30 Prismendioptrien).

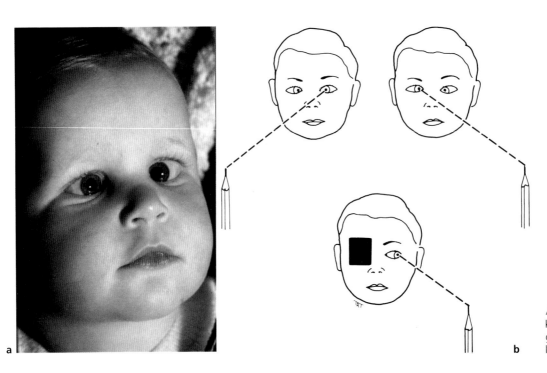

a

b

Abb. 13.**32 a** u. **b** Gekreuzte Fixation bei kongenitaler oder frühkindlicher Esotropie

2. Bei den meisten Kindern alterniert die Fixation in Primärposition. Es besteht eine gekreuzte Fixation beim Blick zur Seite, so daß das Kind das rechte Auge für den Blick nach links benutzt und das linke für den Blick nach rechts (Abb. 13.32 b). Diese gekreuzte Fixation kann mit einer bilateralen Abduzensparese verwechselt werden. Die Abduktion kann gewöhnlich entweder mit dem Puppenkopfmanöver oder der Rotation des Kindes demonstriert werden. Sollte dies nicht zum Erfolg führen, kann ein Auge für einige Stunden (in Abhängigkeit vom Alter, s. unten) abgedeckt werden. Hierdurch wird beim anderen Auge die Fähigkeit zur Abduktion deutlich.

3. Ein Rucknystagmus vom Latenstyp, wenn er vorhanden ist, ist gewöhnlich horizontal. Die Augen rucken bei Fixation rechts nach rechts und bei Fixation links nach links. Er wird deutlicher oder manifest in Abduktion des fixierenden Auges und nach dem Abdecken eines Auges. Wenn der Nystagmus konstant manifest ist und bei Konvergenz gedämpft, dann lautet die Diagnose Nystagmus-Blockierungs-Syndrom.

4. A-V-Inkomitanz (Abb. 13.31): Bei einem A-Symptom nimmt die Konvergenz der Blicklinien mit der Blickhebung zu oder die Divergenz mit der Blickhebung ab. Es ist häufig mit dem Tieferstand des jeweils adduzierten Auges verbunden (Strabismus deorsoadductorius). Die Ursache für eine A-Inkomitanz stellt eine Überfunktion der Mm. obliqui superiores und/oder Unterfunktion der M. obliqui inferiores dar. Bei einem V-Symptom nimmt die Konvergenz bei Blicksenkung zu oder die Divergenz bei Blicksenkung ab. Es ist oft mit dem Höherstand des jeweils adduzierten Auges assoziiert (Strabismus sursoadductorius; Abb. 13.34 a–c). Die Ursache für eine V-Inkomitanz besteht in der Unterfunktion der M. obliqui superiores und/oder der Überfunktion der Mm. obliqui inferiores.

5. Ein dissoziiertes Höhenschielen kommt meist zwischen dem 2. und 4. Lebensjahr hinzu. Das nicht führende Auge weicht spontan oder nach Abdecken variabel nach oben ab.

6. Kopfzwangshaltung: Meist Neigung des Kopfes zur Schulter des führenden Auges.

7. Die Augen sind überwiegend hyperop. Ein Astigmatismus mit schrägen Achsen kann vorliegen.

Behandlung

1. Optimale Korrektion des Refraktionsfehlers nach skiaskopischem Wert in Zykloplegie und halbjährliche Kontrollen der Refraktion in Zykloplegie (s. unten, Abb. 13.35).

2. Okklusionstherapie mit engmaschigen Kontrollen (s. unten).

3. Chirurgischer Eingriff: Der Zeitpunkt ist umstritten, im angelsächsischen Schrifttum wird für eine Operation mit dem Ziel der Parallelstellung der Augen im Alter von 12 Monaten plädiert, im deutschsprachigen Raum wird eine Schieloperation bisher meist vor der Einschulung (4.–5. Lebensjahr) empfohlen. Eine Ausnahme stellt das normosensorische Spätschielen dar, bei dem die Operation zur Erhaltung des initial normalen Binokularsehens so bald wie möglich erfolgen sollte. Diese Kinder beginnen plötzlich nach dem Alter von 3 Jahren zu schielen.

   a) Operation an den Horizontalmotoren zum Ausgleich des konvergenten Schielwinkels: bei schwankendem Schielwinkel wird oft eine beidseitige Fadenoperation eventuell mit geringer Rücklagerung bevorzugt, bei sta-

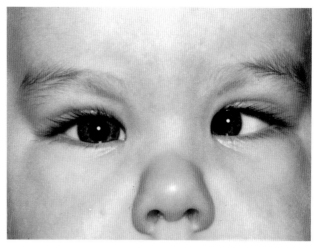

Abb. 13.**33**   Kongenitale oder frühkindliche Esotropie links

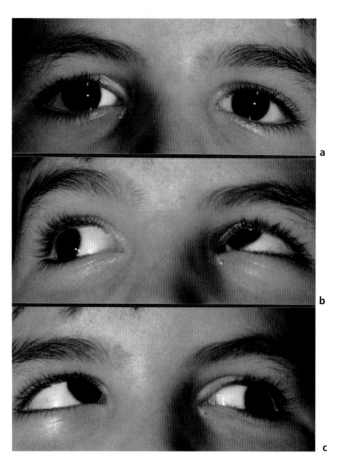

a

b

c

Abb. 13.**34 a–c**   Vermehrte Aktion der Mm. obliqui inferiores

bilem Schielwinkel eine kombinierte Rücklagerung und Resektion.

   b) A-V-Inkomitanzen können meistens durch einen chirurgischen Eingriff an den schrägen Augenmuskeln ausgeglichen werden. Rücklagerung und vertikale Transposition der horizontalen geraden Augenmuskeln können ebenfalls eine A-V-Inkomitanz beseitigen.

   c) Dissoziiertes Höhenschielen erfordert selten eine operative Korrektur.

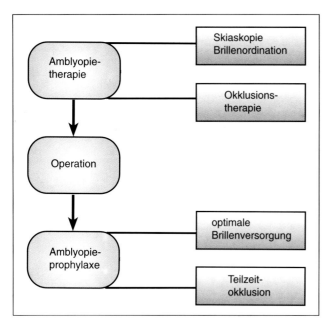

Abb. 13.**35** Behandlung der frühkindlichen Esotropie

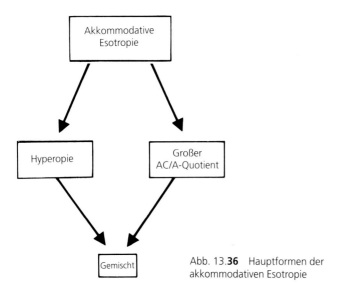

Abb. 13.**36** Hauptformen der akkommodativen Esotropie

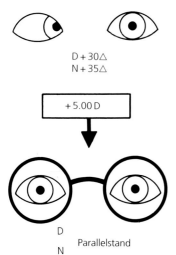

Abb. 13.**37** Refraktive akkommodative Esotropie (s. Text)

Nachbehandlung

1. Kontrollen des operativen Ergebnisses sollten erfolgen. Bei Unterkorrektion oder Überkorrektion ist eventuell ein weiterer chirurgischer Eingriff erforderlich.
2. Eine Teilzeitokklusion (stundenweises Abkleben) sollte auch postoperativ zur Rezidivprophylaxe einer erfolgreich behandelten Amblyopie erfolgen (Abb. 13.**35**). Kontrollen sind zunächst etwa alle 6 Wochen, bei Stabilität alle 3–6 Monate erforderlich. Nach dem Alter von 12–13 Jahren ist ein Rezidiv der Amblyopie unwahrscheinlich.

Akkommodative Esotropie

Eine akkommodative Esodeviation ist mit dem Akkommodationsreflex verbunden. Wenn die Deviation innerhalb der fusionalen Divergenzamplitude des Patienten liegt, resultiert lediglich eine Esophorie. Wenn sich die Abweichung jenseits der Fusionsamplitude des Patienten bewegt, entsteht eine Esotropie. Die 3 Hauptformen der akkommodativen Esotropie sind *(1) refraktive, (2) nicht refraktive* und *(3) gemischte* (Abb. 13.**36**).

Klinische Veränderungen

Die typische akkommodative Esotropie manifestiert sich gewöhnlich um das Alter von 2,5 Jahren mit einer Schwankungsbreite von 6 Monaten bis zu 7 Jahren.

Die *refraktive akkommodative Esotropie* mit einem normalen AC/A-Quotienten ist eine normale physiologische Antwort auf eine exzessive Hyperopie (gewöhnlich zwischen + 4 und + 7 D). Die Ferne-Nähe-Beziehungen sind entweder normal oder weisen nicht mehr als 10 Prismendioptrien Differenz auf.

Ein 4 Jahre alter Junge z. B. hat einen Refraktionsfehler von + 5 D in jedem Auge (Abb. 13.**37**). Ohne Brille beträgt die Esotropie rechts 30 Prismendioptrien für die Ferne und 35 Prismendioptrien für die Nähe. Es besteht infolgedessen keine signifikante Differenz zwischen dem Nah- und Fernschielwinkel. Da die Brille die Abweichung für die Ferne und die Nähe kontrolliert, ist die Esotropie vom rein akkommodativen Typ. In diesem Fall bleiben die Augen gewöhnlich gerade und ein chirurgischer Eingriff ist nicht erforderlich. Wenn jedoch die antiakkommodative Therapie hinausgezögert wird, oder wenn das ganze Ausmaß der Abweichung nicht mit einer Brille zu korrigieren ist, dann handelt es sich um eine partielle akkommodative Esotropie.

Eine *nicht refraktive akkommodative Esotropie* ist assoziiert mit einem großen AC/A-Quotienten. Die Refraktion ist gewöhnlich normal für das Alter des Kindes. Es besteht eine kleine oder keine Abweichung in der Ferne, bei signifikanter Esotropie in der Nähe. Nicht selten kann die Esotropie in der Nähe nur induziert werden, wenn der Patient ein sehr kleines Objekt zu fixieren hat.

Ein 3jähriges Mädchen zum Beispiel hat einen Refraktionsfehler von + 1,5 D in beiden Augen (Abb. 13.**38**). Ihre Augen stehen beim Blick in die Ferne ohne Brille parallel, aber in der Nähe ist eine Esotropie von 35 Prismendioptrien zu messen. Mit einer Brille stehen die Augen weiterhin beim Blick in die Ferne parallel (wie zu erwarten ist), für die Nähe ergibt sich keine Befundänderung. Wenn sie jedoch durch ein Glas blickt, das + 3,0 D über ihrem Refraktionswert liegt, stehen die Augen gerade, und sie hat infolgedessen eine rein akkommodative nicht refraktive Esotropie.

Eine *gemischte akkommodative Esotropie* wird durch eine Hyperopie und einen großen AC/A-Quotienten verursacht. Ein Patient mit hoher Hyperopie und einem geringen AC/A-Quotienten kann parallel stehende Augen aufweisen, während ein Patient mit einem hohen AC/A-Quotienten in Kombination mit einer Hyperopie besonders dazu prädestiniert ist, eine Esotropie für die Ferne und eine ausgeprägte Esotropie für die Nähe zu entwickeln. Die Abweichung in der Ferne wird gewöhnlich mit einer Brille korrigiert (Abb. 13.**39a**). Der Patient wird aber weiterhin eine Esotropie in der Nähe haben (Abb. 13.**39b**), solange er nicht Bifokalgläser trägt.

Behandlung

Refraktion

Refraktion in Zykloplegie: Die beiden zykloplegischen Medikamente, die zur Skiaskopie gegeben werden, sind Cyclopentolat und Atropin.

1. **Cyclopentolat** bewirkt bei den meisten Kindern eine adäquate Zykloplegie. Unter dem Alter von 12 Monaten beträgt die Konzentration 0,5% und danach 1%. Ein Tropfen alle 5 Minuten resultiert gewöhnlich innerhalb von 30 Minuten in maximaler Zykloplegie mit Erholung der Akkommodation nach 24 Stunden. Ob die Zykloplegie ausreicht, kann durch den Vergleich der Skiaskopie bei Fern- und Nahfixation festgestellt werden. Wenn die Zykloplegie adäquat ist, wird es keine Differenz geben. Wenn die Zykloplegie unzureichend ist, wird ein Unterschied beider Werte festzustellen sein. Es kann dann erforderlich sein, weitere 15 Minuten zu warten oder noch einen Tropfen Cyclopentolat zu applizieren.
2. **Atropin** kann bei einigen Kindern unter dem Alter von 4 Jahren mit entweder hoher Hyperopie oder stark pigmentierter Iris erforderlich sein; Cyclopentolat kann in diesen Fällen nicht ausreichen. Atropin liegt in Tropfen- oder Salbenform vor, obwohl Tropfen gewöhnlich vorgezogen werden, da sie für eine ungeübte Person leichter zu instillieren sind. Die Konzentration beträgt 0,5% unter dem Alter von 3 Monaten und 1% danach. Die maximale Zykloplegie tritt in 3 Stunden ein, und die Erholung der Akkommodation beginnt nach ungefähr 3 Tagen; sie ist gewöhnlich am 10. Tag abgeschlossen. Atropin wird dreimal täglich über 3 Tage vor einer Skiaskopie gegeben. Die Eltern werden gewarnt, das Medikament wegzulassen, wenn Anzeichen einer systemischen Vergiftung, wie Erröten, Fieber und Ruhelosigkeit auftreten.

Änderungen der Refraktion entstehen mit dem Alter (Abb. 13.**40**). Es ist deshalb wichtig, die Refraktion alle 6 Monate zu überprüfen. Nach dem 2. Lebensjahr kann es eine Zunahme der Hyperopie und eine Abnahme des Astigmatismus geben. Die Hyperopie kann bis zum Alter von ungefähr 6 Jahren weiter zunehmen und anschließend zwischen dem 6. und 8. Lebensjahr keine Änderung mehr zeigen; eventuell erfolgt eine Abnahme im frühen 2. Lebensjahrzehnt. Kinder unter dem Alter von 6 Jahren mit einer Hyperopie von weniger als + 2,50 D können mit 14 Jahren emmetrop sein. Ein esotroper Patient unter dem Alter von 6 Jahren mit mehr als + 4,0 D Hyperopie wird wahrscheinlich keine ausreichende Reduktion der Hyperopie erfahren, und die Augen werden wahrscheinlich ohne

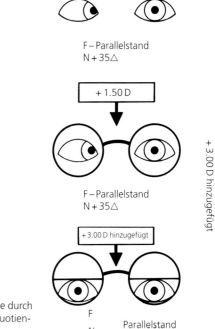

Abb. 13.**38** Esotropie durch einen großen AC/A-Quotienten (s. Text)

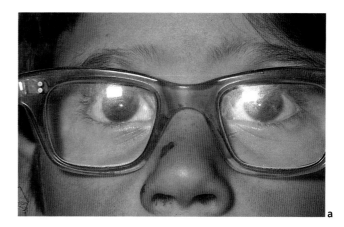

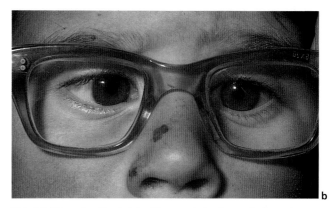

Abb. 13.**39a** u. **b** Gemischte akkommodative Esotropie (s. Text)

Brille nicht parallel bleiben. Patienten mit einer Hyperopie zwischen + 2,50 D und + 4,0 D können bis zum Alter von 14 Jahren emmetrop sein.

Was sollte verschrieben werden? Bei fehlendem Strabismus und fehlenden asthenopischen Beschwerden (z. B. Kopfschmerzen) sollten bei Kindern eine Hyperopie von mehr als 2,5–3,0 D, eine Anisometropie von mehr als 1,5 D und ein

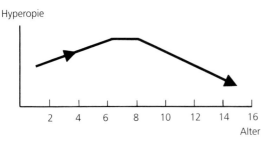

Abb. 13.**40**   Änderung der Hyperopie mit zunehmendem Alter

Astigmatismus von mehr als 1,25–1,5 D ausgeglichen werden. Eine Brille sollte auch bei Myopie und Myopie mit Astigmatismus verordnet werden. Von dem skiaskopisch ermittelten sphärischen Wert sollten bei fehlendem Strabismus 0,5–1,0 D abgezogen werden. Bei bestehendem Strabismus wird der zykloplegisch ermittelte Wert höchstens um 0,5 D reduziert. Bei einer rein akkommodativen refraktiven Esotropie wird die volle zykloplegische Refraktion die Abweichung für Nähe und Ferne kontrollieren. Nach dem Alter von 8 Jahren sollte die Bestimmung der Refraktion ohne Zykloplegika durchgeführt werden und das stärkste „Plusglas" ordiniert werden, das der Patient toleriert.

Eine *Bifokalbrille* mit +3,0 D kann ordiniert werden, wenn kein signifikanter Refraktionsfehler besteht und die Augen beim Blick in die Ferne gerade stehen, aber in der Nähe konvergent. Die Trennlinien der Brillengläser sollten im unteren oder mittleren Anteil der Pupille liegen. Nicht selten kann die Stärke des unteren Glasanteils allmählich reduziert werden.

Die endgültige Prognose für das vollständige Weglassen der Brille ist mit dem Ausmaß der Hyperopie, der Höhe des assoziierten Astigmatismus und außerdem dem AC/A-Quotienten verbunden. In einigen Fällen muß die Brille nur bei der Naharbeit getragen werden.

Eine *Augenhintergrund-Untersuchung* wird immer zum Zeitpunkt der initialen zykloplegischen Refraktionsbestimmung zum Ausschluß einer organischen Erkrankung, die für das Schielen verantwortlich sein kann, durchgeführt.

Miotische Therapie

Eine Therapie mit Miotika, die im angelsächsischen Raum durchgeführt wird, kann vorübergehend bei Kindern erfolgen, die keine Brille tragen und eine akkommodative Esotropie infolge eines hohen AC/A-Quotienten aufweisen. Die initiale Dosierung beträgt Ecothiopatiodid 0,125% einmal täglich oder Pilocarpin 4% viermal täglich für 6 Wochen. Führt

dies zum Erfolg, können Stärke und Häufigkeit allmählich auf eine minimale, effektive Dosis reduziert werden. Die Ausbildung einer Iriszyste durch Ecothiopatiodid kann durch die gleichzeitige Gabe von Phenylephrin 2,5% Augentropfen zweimal täglich verhindert werden. Die Therapie der akkommodativen Esotropie infolge eines hohen AC/A-Quotienten mit Miotika wirkt durch die Induktion einer peripheren Akkommodation, so daß der Patient für das Sehen in der Nähe weniger akkommodieren muß und deshalb eine geringere akkommodative Konvergenz hervorgerufen wird.

Therapie der Amblyopie

Als sensitive Periode wird der Zeitraum bezeichnet, in dem eine Amblyopie rückgängig gemacht werden kann. Wenn sich das Kind noch in der sensitiven Periode befindet, sollte es keine Grenze der möglichen Visusverbesserung geben. Für eine Deprivationsamblyopie ist die sensitive Periode sehr kurz (Wochen bis Monate). Bei einer Strabismus bedingten Amblyopie erstreckt sie sich bis zum Alter von 9 Jahren und bei einer Anisometropieamblyopie ist sie noch länger (11–12 Jahre).

Die *Okklusion* (Abb. 13.**41**) ist die effektivste Behandlung, und jeder Versuch sollte unternommen werden, die Amblyopie vor einer Operation zu behandeln. Die hauptsächlich bei der Okklusion zu beachtenden Regeln sind folgende:

1. Je jünger der Patient ist, um so schneller erfolgt die Visusverbesserung, aber um so größer ist auch das Risiko, durch die Okklusion eine Amblyopie des normalen Auges zu induzieren.
2. Die Sehschärfe muß während der Behandlung sorgfältig kontrolliert werden.
3. Je besser die Sehschärfe zu Beginn der Okklusionstherapie ist, um so kürzer ist die Dauer der erforderlichen Okklusion.
4. Die Wahl der Okklusionszeiten ist abhängig vom Alter, aber auch von unterschiedlichen Faktoren, wie z. B. strenger Führung eines Auges, exzentrischer Fixation, Erfolg. Es folgen einige Anhaltspunkte für die Okklusionsdauer, die Zeiten sind aber individuell anzupassen:
   a) In den ersten Lebensmonaten soviel Stunden pro Tag wie das Kind Lebensmonate alt ist; z. B. im 5. Lebensmonat 5 Stunden pro Tag.
   b) Ab dem 6. Lebensmonat rechts und links abwechselnd jeweils einen halben Tag. Kontrollen erfolgen alle 2 Wochen.
   c) Im 2. Lebensjahr abwechselnd einen Tag Okklusion des besseren Auges im Wechsel mit dem Freilassen beider Augen für einen Tag. Kontrollen erfolgen alle 4 Wochen.
   d) Vom 3.–7. Lebensjahr beträgt die Okklusionsdauer des besseren Auges soviele Tage wie das Kind an Jahren alt ist im Wechsel mit dem Freilassen beider Augen für einen Tag; z. B. werden bei einem fünfjährigen Kind abwechselnd das bessere Auge 5 Tage lang okkludiert und beide Augen für 1 Tag freigelassen. Kontrollen erfolgen etwa alle 6 Wochen.
   e) Nach erfolgreicher Amblyopiebehandlung sollte eine Teilzeitokklusion, die in stundenweisem Abkleben des besseren Auges besteht, erfolgen. Kontrollen sind zunächst alle 6 Wochen erforderlich, bei stabilem Befund können sie auf 3–6 Monate ausgedehnt werden. Nach dem Alter von 12–13 Jahren ist ein Rezidiv unwahrscheinlich.

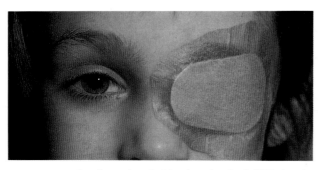

Abb. 13.**41**   Behandlung einer Amblyopie rechts durch Okklusion des normalen linken Auges

Alternative Therapien zur Behandlung der Amblyopie umfassen folgende:

1. **Eine Folienokklusion** des Brillenglases des besseren Auges kann bei zentraler Fixation bei älteren Kindern durchgeführt werden, vorausgesetzt, das Kind schaut nicht am Brillenglas vorbei.
2. **Eine Atropinbehandlung** des besseren Auges kann bei relativ geringer Amblyopie eines hyperopen Auges und zentraler Fixation zum Erfolg führen. Effektiv ist diese Therapie nur, wenn hierdurch die Sehschärfe des amblyopen Auges in der Nähe diejenige des nicht amblyopen Auges übersteigt. Die Brille mit Fernkorrektion wird weitergetragen.
3. **Pleoptik** kann bei Patienten, die älter als 9 Jahre sind, erwogen werden. Das Prinzip der pleoptischen Therapie ist die Erzeugung einer Situation, in der die Fovea abgeschirmt wird und die perifoveale Region (die vom Patienten zur Fixation eingesetzt wird) vorübergehend durch einen hellen Lichtblitz geblendet wird. Der Patient wird dann aufgefordert, mit der abgeschirmten Fovea zu fixieren, so daß die Fixation zentral wird.

Nicht akkommodative Esotropie

Eine *streßbedingte Esotropie* ist die Folge des Zusammenbruchs eines vorher effizienten Divergenzmechanismus während emotionalen oder physischen Stresses, Krankheit oder Alter. Eine operative Korrektur ist gewöhnlich erforderlich.

Eine *sensorische Deprivationsesotropie* wird durch eine monokuläre organische Veränderung, wie Katarakt oder Optikusatrophie verursacht. Die Behandlung umfaßt die Beseitigung der primären Ursache, falls möglich, und die Korrektion der Amblyopie, gefolgt von einer Operation.

Eine *Divergenzinsuffizienz-Esotropie* ist durch eine größere Abweichung in der Ferne als in der Nähe charakterisiert. Die Behandlung erfolgt mit Prismen, Basis außen, und gelegentlich mit einer operativen Resektion der Mm. recti laterales. Da diese Abweichung bei geringen Abduzensparesen beobachtet wird, sollte eine neurologische Veränderung ausgeschlossen werden.

Ein *Spasmus des Nahreflexes* ist durch intermittierende Episoden andauernder Konvergenz in Verbindung mit Akkommodationsspasmus und Miosis charakterisiert. Die monokulären Versionen sind normal, während eine erhebliche Einschränkung beider Augen beim seitlichen konjugierten Blick besteht. Die Behandlung erfolgt mit Zykloplegika.

Eine *konsekutive Esotropie* folgt einer chirurgischen Korrektur einer Exodeviation. Solange die Deviation nicht sehr groß ist, sollte die Operation einige Monate hinausgezögert werden, da eine spontane Besserung bei einigen Fällen eintreten kann.

Die *Abduzensparese* wird in Kapitel 14 besprochen.

▌Kindliche Exotropien

Klassifikation

Intermittierend

Konstant

- Kongenital
- Dekompensiert intermittierend
- Sensorische Deprivation
- Konsekutiv

Unabhängig von der o. g. Klassifikation können alle Exodeviationen in Abhängigkeit von ihrem Ferne-zu-Nähe-Verhältnis weiter in 3 Formen unterteilt werden:

1. **Konvergenzinsuffizienz** (ausgeprägter in der Nähe).
2. **Divergenzexzeß** (ausgeprägter in der Ferne).
3. **Basal** (gleich für Nähe und Ferne).

Intermittierende Exotropie

Klinische Veränderungen

Eine Fluktuation zwischen Phorie und Tropie ist bei Exodeviationen viel häufiger zu finden als bei Esodeviationen (Abb. 13.42). Die Manifestation erfolgt am häufigsten um das 2. Lebensjahr. Der manifeste Status kann durch helles Licht, Tagträumen, Müdigkeit, Krankheit oder visuelle Unaufmerksamkeit ausgelöst werden. Mit der Zeit nimmt der manifeste Status zu, betrifft zuerst die Fernfixation und anschließend die Nahfixation, obwohl es viele Ausnahmen gibt. Gelegentlich bleibt die Abweichung konstant und sehr selten kann sie abnehmen. Wenn die Augen parallel stehen, haben die Patienten eine normale Netzhautkorrespondenz, aber während des manifesten Status liegt häufig eine temporale retinale Hemisuppression vor. Eine Amblyopie entwickelt sich selten.

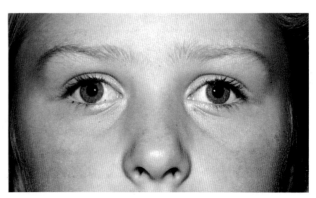

Abb. 13.**42** Strabismus divergens rechts

Behandlung

1. Eine Brillenkorrektion kann bei einigen myopen Patienten die Abweichung kontrollieren.
2. Eine orthoptische Therapie, bestehend aus Antisuppressionstherapie, Diplopiewahrnehmung und Verbesserung der fusionalen Konvergenz kann in ausgewählten Fällen erfolgreich sein.
3. Eine Operation ist bei den meisten Patienten um das 5. Lebensjahr erforderlich. Einige raten zu Rücklagerungen beider Mm. recti laterales, während andere einen bilateralen chirurgischen Eingriff nur für diejenigen Patienten empfehlen, deren Abweichung bei Fernfixation ausgeprägter als bei Nahfixation ist (Divergenzexzeß) und ziehen eine kombinierte Rücklagerungs-Resektions-Operation vor, wenn die Messungen für Nähe und Ferne gleich sind.

Kongenitale Exotropie

Die Manifestation erfolgt immer bei der Geburt, im Gegensatz zur infantilen Esotropie.

Die Untersuchung zeigt folgendes:

1. Der Winkel ist gewöhnlich ziemlich groß und konstant.
2. Der Säugling kann das linke Auge für den Blick nach links und das rechte Auge für den Blick nach rechts einsetzen (homonyme Fixation); eine Amblyopie ist infolgedessen selten.
3. Die Refraktion bewegt sich im Normbereich.

Im Gegensatz zur infantilen Esotropie existiert eine hohe Inzidenz assoziierter neurologischer Anomalien bei kongenital Exotropen.

Die Therapie ist in erster Linie chirurgisch und umfaßt die Resektion beider Mm. recti mediales, gewöhnlich in Kombination mit der Rücklagerung eines oder beider Mm. recti laterales, in Abhängigkeit vom Schielwinkel.

Andere konstante Exotropien

Eine *dekompensierte intermittierende Exotropie* wird chirurgisch behandelt.

Eine *sensorische Deprivationsexotropie* ist das Ergebnis einer Unterbrechung der binokulären Reflexe durch erworbene Veränderungen, wie Katarakt oder anderer Trübungen der Medien bei Kindern, die älter als 5 Jahre sind, oder bei Erwachsenen. Wenn möglich, besteht die Therapie in der Korrektion der Amblyopie, gefolgt von einem chirurgischen Eingriff.

Eine *konsekutive Exotropie* folgt der Überkorrektur einer Esotropie, insbesondere, wenn ein Auge amblyop ist. Gelegentlich kann ein ausgeprägt amblyopes Auge spontan parallel stehen und anschließend divergent werden. Die Behandlung erfolgt aus kosmetischen Gründen.

▌Spezielle Einschränkungen der okulären Motilität

Duane-Retraktionssyndrom

Klinische Veränderungen

Das Kennzeichen des Duane-Retraktionssyndroms ist die Retraktion des Bulbus bei dem Versuch der Adduktion als Folge einer Kokontraktion von M. rectus medialis und M. rectus lateralis. Beide Augen sind in ungefähr 20% der Fälle betroffen. Einige Kinder mit dem Duane-Syndrom haben assoziierte kongenitale Defekte; am häufigsten ist sensorische Taubheit mit assoziierter Sprechstörung.

Die *Klassifikation* nach Huber erfolgt in 3 Haupttypen:

1. **Typ 1,** die häufigste Form, ist durch Einschränkung oder Fehlen der Abduktion, in Verbindung mit gering limitierter Adduktion charakterisiert.
2. **Typ 2** ist am seltensten und durch eine eingeschränkte Adduktion mit normaler oder gering limitierter Abduktion gekennzeichnet.
3. **Typ 3** weist eine Einschränkung sowohl der Abduktion als auch der Adduktion auf.

Andere Veränderungen, die in jeder der 3 Untergruppen auftreten können, sind folgende:

1. Bei versuchter Adduktion erfolgen eine Retraktion des Bulbus und eine Verengung der Lidspalte (Abb. 13.**43c**), be-

dingt durch die Kokontraktion von M. rectus medialis und M. rectus lateralis des betroffenen Auges. Das Ausmaß der Bulbusretraktion ist bei einigen Fällen deutlich sichtbar, bei anderen dagegen minimal.
2. Bei versuchter Abduktion öffnet sich die Lidspalte und der Bulbus nimmt eine normale Position ein (Abb. 13.**43b**).
3. Ein „Up-shoot" (verstärkte Hebung in Adduktion) oder „Down-shoot" (verstärkte Senkung in Adduktion) kann bei einigen Patienten beobachtet werden. Es ist vermutet worden, daß ein „Zügel"- oder „Leinen"-Phänomen zugrunde liegt, das durch einen strammen M. rectus lateralis hervorgerufen wird, der über oder unter den Bulbus gleitet und eine anomale vertikale Augenbewegung erzeugt.

Behandlung

In den meisten Fällen stehen die Augen in Primärposition parallel, und es besteht keine Amblyopie (Abb. 13.**43a**). Ein operativer Eingriff ist indiziert, wenn die Augen in Primärposition nicht parallel stehen und der Patient eine Kopfzwangshaltung eingenommen hat, um fusionieren zu können. Eine Operation kann auch bei kosmetisch inakzeptablem „Up-shoot" oder „Down-shoot" erforderlich werden. Eine Amblyopie, wenn sie vorhanden ist, ist gewöhnlich die Folge einer Anisometropie und nicht eines Strabismus.

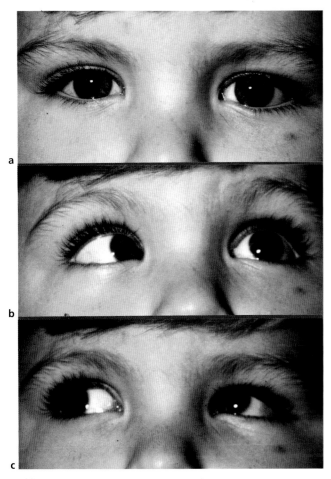

Abb. 13.**43 a–c** Duane-Retraktions-Syndrom
a Parallelstand in Primärposition
b Eingeschränkte Abduktion links und Erweiterung der linken Lidspalte
c Verengung der linken Lidspalte bei Adduktion

Brown-Syndrom

Klinische Veränderungen

Die Motilitätsstörung beim Brown-Syndrom ist eine gleichbleibende und charakteristische Veränderung, die es zu einem leicht diagnostizierbaren Syndrom macht. Das Brown-Syndrom kann kongenital oder erworben sein. Kongenitale Fälle sind konstant und beide Augen in ungefähr 10% der Fälle betroffen. Die meisten erworbenen Fälle sind intermittierend und die Wahrscheinlichkeit ist größer, daß sie sich spontan bessern oder auf eine Therapie ansprechen. Die genaue Ätiologie ist nicht bekannt, aber einige angenommene Ursachen des Brown-Syndroms umfassen Trauma oder Tenosynovitis des superioren Obliquus-Trochlea-Apparates.

Die *klinischen Hauptveränderungen* sind folgende:

1. Defekte Hebung in Adduktion ist die beeindruckendste Veränderung (Abb. 13.**44 b**).
2. Geringeres Hebungsdefizit in der Mittellinie.
3. Kein Hebungsdefizit in Abduktion (Abb. 13.**44 c**).
4. Keine Überaktion des M. obliquus superior.
5. Divergenz bei Aufwärtsblick mit resultierendem „V"-Symptom.
6. Positiver Traktionstest, beim Versuch, das Auge aus der Adduktion zu heben.

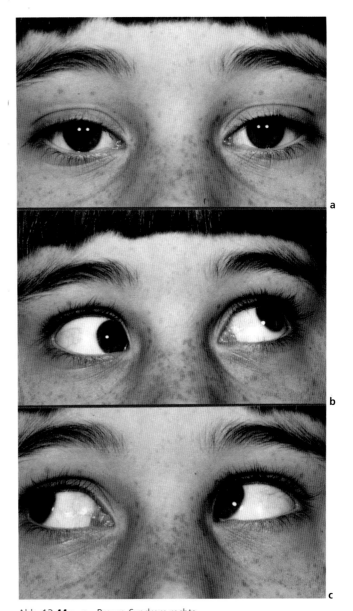

Abb. 13.**44 a–c** Brown-Syndrom rechts
a Parallelstand in Primärposition
b Eingeschränkte Hebung des rechten Auges in Adduktion
c Normale Hebung des rechten Auges in Abduktion

Weniger wichtige Veränderungen sind folgende:

1. „Down-shoot" in Adduktion.
2. Erweiterung der Lidspalte bei Adduktion.
3. Obwohl meistens ein Parallelstand in Primärposition vorliegt (Abb. 13.**44 a**), weisen einige Patienten eine Hypotropie in Primärposition mit kompensierender Kinn-nach-oben-Kopfhaltung auf.

Behandlung

Die meisten kongenitalen Fälle erfordern keine Therapie. Konservative, therapeutische Möglichkeiten für erworbene Fälle umfassen Übungen der Augenmotilität, Steroide, entweder oral oder als Injektion in der Nähe der Trochlea, und Beseitigung einer zugrunde liegenden Ursache. Die Indikationen für eine Operation umfassen Hypotropie in Primärposition und/oder Kopfzwangshaltung. Bei kongenitalen Fällen wird eine Tenotomie des M. obliquus superior mit oder ohne Rücklagerung des ipsilateralen M. obliquus inferior empfohlen.

Verschiedene Erkrankungen

Strabismus fixus ist eine seltene Veränderung, bei der beide Augen durch eine fibröse Straffung der medialen Rekti in einer konvergenten Position fixiert sind.

Kongenitale Fibrosesyndrome betreffen gewöhnlich multiple extraokuläre Muskeln, einschließlich des Levators. Sie sind durch eingeschränkte Hebung und Ptosis charakterisiert. Der Patient ist nicht in der Lage, ein Auge in Adduktion oder Abduktion über die Mittellinie zu heben.

Das *Möbius-Syndrom* ist die Folge einer kongenitalen Aplasie der Kerne des 6., 7. und manchmal des 9. und 12. Hirnnervs. Die unteren Gesichtsmuskeln können ausgespart sein. Eine Beteiligung des 9. (Glossopharyngeus) Nervs kann bei Säuglingen Fütterungsschwierigkeiten hervorrufen. Der distale Zungenanteil kann eine bilaterale Atrophie aufweisen. Das Gesicht ist ausdruckslos und eine Expositionskeratitis kann durch einen unzureichenden Lidschluß entstehen. Die horizontalen Rekti können fibrotisch sein. Der Traktionstest ist anomal.

Das *Nystagmus-Blockierungs-Syndrom* ist eine seltene Veränderung, bei der eine Esotropie einen horizontalen Nystagmus dämpft.

■ Grundlagen der Strabismuschirurgie

Die Ziele der Chirurgie extraokulärer Muskeln sind der Ausgleich der Fehlstellung der Augen und, wenn möglich, auch die Wiederherstellung des binokulären Einfachsehens. Die 3 Hauptformen der Operationen sind folgende:

1. Schwächende Eingriffe, welche den Zug des Muskels herabsetzen.
2. Verstärkende Eingriffe, welche den Zug eines Muskels verstärken.
3. Verfahren, welche die Aktionsrichtung eines Muskels ändern.

Schwächende Verfahren

Die Operationen zur Schwächung der Aktion eines Muskels sind: *Rücklagerung, Sehnenverlängerung (Elongatio)* und *Fadenoperation.*

Die *Rücklagerung* bewegt die Insertion eines Muskels nach posterior. Sie kann an jedem der 6 extraokulären Muskeln durchgeführt werden.

Die *Rücklagerung eines geraden Muskels* erfolgt in den folgenden Schritten:

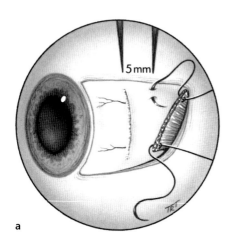

a

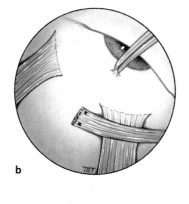

b

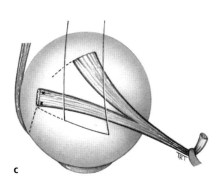

c

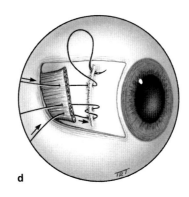

d

Abb. 13.**45 a–d**
a Rücklagerung eines horizontalen geraden Augenmuskels
b Rücklagerung des M. obliquus inferior
c Vorlagerung der vorderen Hälfte der Sehne des M. obliquus superior
d Resektion eines horizontalen geraden Augenmuskels

1. Der Muskel wird dargestellt und 2 resorbierbare Nähte werden durch die äußeren Viertel der Sehne gelegt.
2. Die Sehne wird von der Sklera gelöst, das Ausmaß der Rücklagerung gemessen und auf der Sklera mit einem Zirkel markiert.
3. Der Stumpf wird posterior seiner ursprünglichen Insertion skleral fixiert (Abb. 13.**45 a**).

Die *Rücklagerung eines M. obliquus inferior* besteht aus folgenden Schritten:

1. Der Muskelbauch wird mit einer inferotemporalen Fornixinzision dargestellt.
2. Eine oder zwei resorbierbare Nähte werden durch den Muskel in der Nähe seiner Insertion gelegt.
3. Der Muskel wird abgetrennt und der Stumpf posterior und temporal des temporalen Randes des M. rectus inferior an der Sklera fixiert (Abb. 13.**45 b**).

Die *Sehnenverlängerung (Elongatio)* hat ihre Hauptindikation als Revisionsoperation nach einer Rücklagerung. Sie besteht z. B. in mindestens 2 marginalen Einschnitten.

Die *Fadenoperation* (posteriore Fixationsnaht) bewirkt die Schwächung der Augenmuskeln durch Verkürzung des Hebelarms. Der Muskel wird mit unterschiedlichem Abstand hinter dem Ansatz auf der Sklera fixiert, so daß ein neuer, künstlicher Ansatz entsteht. Eingesetzt wird sie z. B. beidseits am M. rectus medialis zur Beseitigung instabiler, konvergenter Schielwinkel oder bei Konvergenzexzeß.

Verstärkende Verfahren

Operationen, die zur Stärkung der Aktion eines Muskels durchgeführt werden, sind *(1) Resektion, (2) Faltung* und *(3) Reposition*.

Die *Resektion* verkürzt den Muskel in der Länge, um seinen effektiven Zug zu verstärken. Sie umfaßt die folgenden Schritte:

1. Der Muskel wird dargestellt. In den Muskel werden an einem vorher bestimmten Punkt hinter seiner Insertion 2 resorbierbare Nähte gelegt.
2. Der Muskel wird anterior der Nähte exzidiert und der Stumpf wieder an die ursprüngliche Insertionsstelle genäht (Abb. 13.**45 d**).

Eine *Faltung* wird meistens am M. obliquus superior durchgeführt. Sie erfolgt vorwiegend instrumentell. Die Insertion kann hierzu belassen werden und postoperativ wird die Muskelkraft über die Faltennaht auf diese übertragen.

Die *Reposition* eines Muskels näher zum Limbus kann zur Stärkung der Aktion eines vorher rückgelagerten Muskels erfolgen. Bei Lähmung des M. obliquus superior kann die anteriore Hälfte der Sehne des M. obliquus superior zur Korrektion einer Exzyklotorsion nach temporal und zum Limbus verlagert werden (Abb. 13.**45 c**).

Verfahren zur Änderung der Wirkungsrichtung eines Muskels

Die *vertikale Transposition der horizontalen geraden Augenmuskeln* wird zur Korrektur von „A"- und „V"-Symptomen bei Patienten, die keine signifikante Überaktion der schrägen Muskeln zeigen, angewandt (Abb. 13.**46**). Die horizontalen Rekti werden ungefähr ²/₃ von ihrer ursprünglichen Insertion nach oben oder unten transponiert.

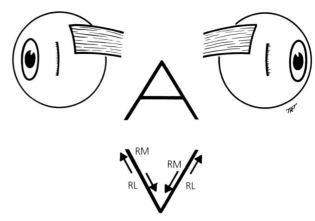

Abb. 13.**46**   Behandlung der „A"- und „V"-Symptome durch Transposition der horizontalen geraden Augenmuskeln

1. **Eine „A"-Symptom-Esotropie** wird mit einer bilateralen Rücklagerung der Mm. recti mediales und einer nach oben gerichteten Transposition behandelt.
2. **Eine „A"-Symptom-Exotropie** wird mit einer bilateralen Rücklagerung der Mm. recti laterales und einer nach unten gerichteten Transposition therapiert.
3. **Eine „V"-Symptom-Esotropie** wird mit einer bilateralen Rücklagerung der Mm. recti mediales und einer nach unten gerichteten Transposition behandelt.
4. **Eine „V"-Symptom-Exotropie** (Abb. 13.**47 a–c**) wird mit einer bilateralen Rücklagerung der Mm. recti mediales und einer nach oben gerichteten Transposition behandelt.

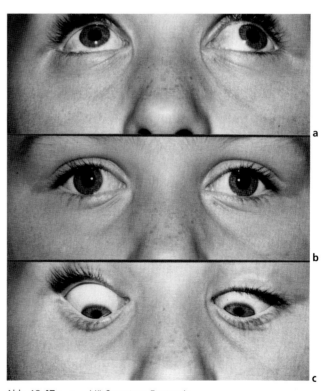

Abb. 13.**47 a–c**   „V"-Symptom-Exotropie
a Ausgeprägte Exotropie beim Blick nach oben
b Mittelgradige Exotropie in Primärposition
c Parallelstand beim Blick nach unten

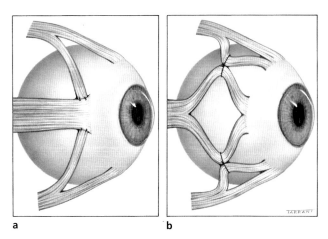

a

b

Abb. 13.**48a** u. **b**   Behandlung der Abduzensparese
a Operation nach Hummelsheim
b Operation nach Jensen

Das *Verfahren nach Hummelsheim* wird zur Verbesserung der Abduktion bei Abduzensparese angewandt. Die Technik ist folgendermaßen:

1. Der M. rectus medialis wird zurückgelagert.
2. Der M. rectus superior und der M. rectus inferior werden abgetrennt und ihre Ursprünge mit den superioren und inferioren Rändern des paretischen M. rectus lateralis verbunden (Abb. 13.**48a**).

Da dieses Verfahren die Ablösung dreier gerader Augenmuskeln vom Bulbus erfordert, besteht das Risiko der postoperativen Ischämie des vorderen Augensegments. Um diese Komplikation zu verhindern, kann die Rücklagerung des M. rectus

medialis durch eine Botulinum-Toxin-Chemodenervation ersetzt werden (s. unten).

Das *Verfahren nach Jensen* wird ebenfalls zur Verbesserung der Abduktion bei Abduzensparese eingesetzt und mit einer Rücklagerung des M. rectus medialis oder einer Botulinum-Toxin-Injektion in den Muskel kombiniert. Die Technik ist folgendermaßen:

1. Der superiore, laterale und inferiore M. rectus werden längs gespalten.
2. Mit einer nicht resorbierbaren Naht wird die laterale Hälfte des M. rectus superior an die obere Hälfte des M. rectus lateralis gebunden, und die inferiore Hälfte des M. rectus lateralis wird mit der lateralen Hälfte des M. rectus inferior verbunden (Abb. 13.**48b**).

Justierbare Nähte

In bestimmten Fällen kann der Erfolg einer Strabismusoperation durch den Einsatz justierbarer Nahttechniken verbessert werden. Dies ist insbesondere indiziert, wenn ein präzises Ergebnis essentiell ist und wenn die Resultate mit konventionelleren Verfahren wahrscheinlich nicht vorhersagbar sind, z. B. bei erworbenen vertikalen Deviationen in Verbindung mit einer endokrinen Myopathie oder als Folge einer Blow-out-Fraktur des Orbitabodens. Andere relative Indikationen für den Einsatz justierbarer Nähte umfassen: Abduzensparese, Exotropie des Erwachsenen und Reoperationen, bei denen die Vernarbung der umgebenden Gewebe das Endergebnis unvorhersagbar gestalten kann. Die Hauptkontraindikationen einer Chirurgie mit justierbaren Nähten sind Patienten, die zu jung sind oder postoperativ nicht zur Kooperation während der Nahtanpassung bereit sind.

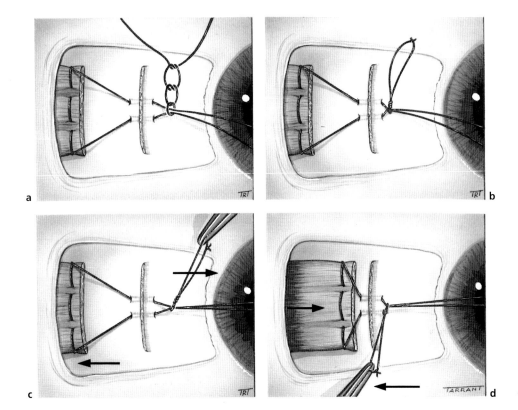

a

b

c

d

Abb. 13.**49a–d**   Justierbare Nähte
(s. Text)

Chirurgische Technik

1. Die initialen Schritte entsprechen der Rücklagerung eines geraden Augenmuskels. Statt der Verankerung des abgetrennten Muskelendes in der Sklera, werden die beiden Nahtenden nah beieinander durch den Insertionsstumpf geführt.
2. Mit weiterem Nahtmaterial wird um die Muskelnaht, anterior ihres Austrittsortes aus dem Stumpf, ein Knoten angelegt (Abb. 13.**49a**).
3. Anschließend wird aus diesem Nahtmaterial eine Schlinge gebildet (Abb.13.**49b**).
4. Die Konjunktiva wird in zurückgelagerter Position verschlossen.

Nach der Operation wird die okuläre Abgleichung auf die übliche Weise durchgeführt. Wenn sie zufriedenstellend ist, wird die Muskelnaht festgezogen und die langen Enden werden gekürzt. Wenn die Augenstellung unbefriedigend ist und weniger Rücklagerung erforderlich ist, wird die Muskelnaht nach vorn gezogen und der Knoten gegen den Muskelstumpf (Abb. 13.**49d**). Wenn mehr Rücklagerung erforderlich ist, kann der Knoten an der Muskelnaht entlang nach vorn gezogen werden. Die Folge hiervon sind eine zusätzliche Lockerung des rückgelagerten Muskels und dessen Bewegung nach posterior (Abb. 13.**49c**). Eine ähnliche Technik wird zu Resektion der geraden Muskeln eingesetzt.

Botulinum-Toxin-Chemodenervation

Eine temporäre Paralyse eines extraokulären Muskels kann in Verbindung mit den Transpositionsverfahren, wie sie gerade beschrieben worden sind, oder isoliert durchgeführt werden. Es folgen die Hauptindikationen für eine Chemodenervation:

1. Zur Bestimmung des Erholungsstatus des M. rectus lateralis nach einer Abduzenslähmung. Eine winzige Dosis des

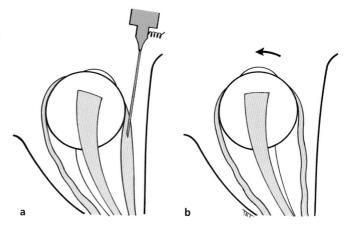

Abb. 13.**50a** u. **b** Prinzip der Botulinum-Toxin-Chemodenervation bei einer Abduzensparese links (s. Text).

Botulinum Toxin B wird in den Muskelbauch des überaktiven Antagonisten (M. rectus medialis) unter elektromyographische Kontrolle injiziert (Abb. 13.**50a**). Eine temporäre Paralyse des Muskels verursacht seine Entspannung, so daß die horizontalen Kräfte, die auf den Bulbus einwirken, besser ausgeglichen werden können und die Esotropie vermindert oder beseitigt ist (Abb. 13.**50b**).

2. Um das Risiko, einer postoperativen Diplopie und das Potential des binokulären Einfachsehens abschätzen zu können. Z.B. bei einem Erwachsenen mit einem divergenten Schielen links und guter Sehschärfe beider Augen, kann die Injektion in den linken M. rectus lateralis erfolgen, so daß die Augen entweder wieder gerade stehen oder konvergieren. Wenn diese neue Ausrichtung eine nicht behandelbare Diplopie zur Folge hat, sollte dem Patienten von einer Operation des Schielens abgeraten werden.

14. Neuroophthalmologie

Optikusneuropathien

Klinische Veränderungen bei Erkrankungen des Sehnervs
Klassifikation der Optikusneuropathien
Multiple Sklerose
Postinfektiöse Neuritis nervi optici
Arteriitische anteriore ischämische Optikusneuropathie
Nicht arteriitische anteriore ischämische Optikusneuropathie
Autoimmun-Optikusneuropathie
Hereditäre Optikusneuropathien
Toxische Optikusneuropathien

Anomale Pupillenreaktionen

Angewandte Anatomie
Afferente Pupillendefekte
Argyll-Robertson-Pupille
Holmes-Adie-Pupille
Okulosympathische Lähmung (Horner-Syndrom)

Nystagmus

Klassifikation
Physiologischer Nystagmus
Nystagmus durch motorisches Ungleichgewicht
Okulärer Nystagmus
Nystagmusähnliche Veränderungen

Supranukleäre Augenbewegungsstörungen

Konjugierte Augenbewegungen
Hirnstammkontrolle

Erkrankungen des 3. Hirnnervs

Angewandte Anatomie
Klinische Veränderungen bei einer Lähmung des 3. Hirnnervs
Ursachen einer isolierten Lähmung des 3. Hirnnervs

Erkrankungen des 4. Hirnnervs

Angewandte Anatomie
Klinische Veränderungen bei einer Lähmung des 4. Hirnnervs
Ursachen einer isolierten Lähmung des 4. Hirnnervs

Erkrankungen des 6. Hirnnervs

Angewandte Anatomie
Klinische Veränderungen bei einer Lähmung des 6. Hirnnervs

Erkrankungen des Chiasmas

Klassifikation
Angewandte Anatomie
Angewandte Physiologie
Hypophysenadenom
Kraniopharyngeom
Meningeom

Erkrankungen der retrochiasmalen Sehbahn und des visuellen Kortex

Tractus opticus
Sehstrahlung
Area striata (Rindensehzentrum)

Erhöhter intrakranieller Druck

Zirkulation der zerebrospinalen Flüssigkeit
Systemische Veränderungen bei erhöhtem intrakraniellem Druck
Klinische Befunde bei Stauungspapille

Carotis-sinus-cavernosus-Fistel

Pathogenese
Direkte Carotis-sinus-cavernosus-Fistel
Indirekte Carotis-sinus-cavernosus-Fistel

Migräne

Klassifikation
Klinische Veränderungen
Behandlung

Okuläre Myopathien und damit verbundene Erkrankungen

Myasthenia gravis
Okuläre Myopathien
Myotone Dystrophie
Essentieller Blepharospasmus

Phakomatosen

Sturge-Weber-Syndrom
Neurofibromatosen
Tuberöse Sklerose
Von-Hippel-Lindau-Syndrom
Ataxia teleangiectasia

Kongenitale Anomalien des N. opticus

Tilted disc
Drusen der Papille
Grubenpapille
Kolobom der Papille
Morning-glory-Anomalie
Hypoplasie des N. opticus
Markscheidenhaltige Nervenfasern
Aicardi-Syndrom

Optikusneuropathien

Klinische Veränderungen bei Erkrankungen des Sehnervs

Die Papille ist der Austrittsort aller retinalen Nervenfasern. Das papillomakuläre Bündel enthält kleinkalibrige Nervenfasern, die dem Zapfensystem der Fovea dienen. Läsionen des Sehnervs supprimieren bevorzugt die Funktion dieser wichtigen anatomischen Struktur und verursachen die folgenden klinischen Veränderungen:

1. **Verminderte Sehschärfe.**
2. **Gesichtsfelddefekte,** die in Abhängigkeit von der zugrunde liegenden Veränderung verschiedene Formen einnehmen können, wie Zentralskotom, Zentrozökalskotom und altitudinale Defekte (Abb. 14.**1 a–d**).
   Eine Läsion des Sehnervs wirkt außerdem so ähnlich wie ein Filter und beeinträchtigt andere Funktionen des N. opticus (Abb. 14.**2**).
3. **Herabgesetzte Lichtreaktion der Pupille.**
4. **Beeinträchtigung des Farbensehens,** so daß farbige Objekte grau oder ausgewaschen erscheinen. Ein einfacher Weg, einen uniokulären, erworbenen Farbsinndefekt festzustellen, ist es, den Patienten aufzufordern, die Farbe eines roten Objektes, z. B. eines Augentropfenfläschchens, zu vergleichen.
5. **Ein herabgesetztes Helligkeitsempfinden** ist am besten folgendermaßen zu demonstrieren: zuerst wird mit einem indirekten Ophthalmoskop in das gesunde und anschließend in das Auge mit dem Verdacht auf eine Sehnervenerkrankung geleuchtet und der Patient dann gefragt, in welchem Auge das Licht heller erscheint.

Klassifikation der Optikusneuropathien

Eine *Neuritis nervi optici* ist eine entzündliche oder demyelinisierende Erkrankung des Sehnervs. Ophthalmoskopisch kann sie in 3 Formen unterteilt werden (Abb. 14.**3 a–c**):

1. **Die Retrobulbärneuritis** ist charakterisiert durch eine normale Papille und eine normale Nervenfaserschicht (Abb. 14.**3 a**). Dies ist bei Erwachsenen die häufigste Form. Sie ist oft mit einer Demyelinisierung assoziiert.
2. **Eine Papillitis** ist durch Papillenschwellung, Obliteration der physiologischen Exkavation und Glaskörperzellen charakterisiert. Es ist bei Kindern die häufigste Form. Sie kann auch bei Erwachsenen auftreten.
3. **Eine Neuroretinitis** ist durch eine Papillitis und einen Makulastern charakterisiert (Abb. 14.**3 c**). Sie ist am seltensten und ist nicht oft mit einer Demyelinisierung verbunden.

Die *ischämische Optikusneuropathie* ist die Folge einer mikrovaskulären Okklusion des prälaminären oder laminären Sehnervenanteils. Die Hauptformen sind arteriitische, nicht arteiitische und autoimmune.

Toxische Optikusneuropathien können ernährungsbedingt oder medikamenteninduziert sein.

Eine *granulomatöse Optikusneuropathie* kann bei Sarkoidose vorhanden sein (s. Kapitel 6).

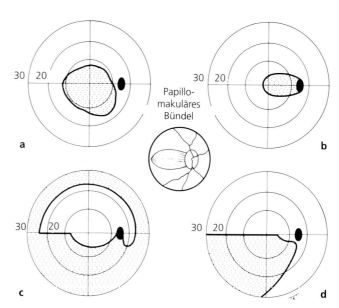

Abb. 14.**1a–d**   Gesichtsfelddefekte bei Erkrankungen des Sehnervs

Multiple Sklerose

Systemische Veränderungen

Die multiple Sklerose ist eine häufige, idiopathische Demyelinisierungserkrankung des ZNS, die charakterisiert ist durch intermittierende Störungen der Nervenfunktion. Sie betrifft nicht das periphere Nervensystem. Folgende klinische Veränderungen sind zu beobachten:

1. **Rückenmarkläsionen,** die Schwäche, Steifheit, Muskelspasmen, Müdigkeit, sensorische Störungen der Extremitäten und Störungen der Blase, der Sexual- und Darmfunktion hervorrufen können.
2. **Hirnstammläsionen,** die Diplopie, Nystagmus, Ataxie, Dysarthrie und Dysphagie verursachen können.
3. **Hemisphärenläsionen,** die eine Beeinträchtigung der Intelligenz, Depression, Euphorie und selbst Demenz bedingen können. Große Plaques können eine plötzliche Hemiparese, Hemianopie und Dysphasie zur Folge haben.

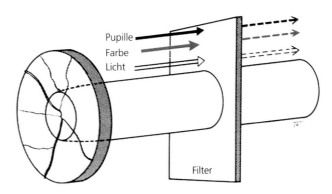

Abb. 14.**2**   Filterartiger Effekt einer Sehnervenläsion

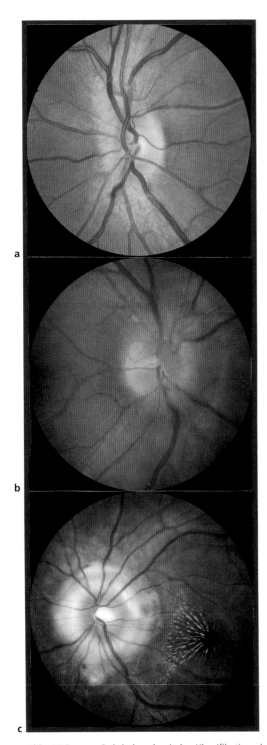

Abb. 14.**3a–c** Ophthalmoskopische Klassifikation der Neuritis nervi optici
a Retrobulbärneuritis – normale Papille
b Papillitis
c Neuroretinitis

4. **Transiente Phänomene** umfassen: Epilepsie, Lhermitte-Zeichen (elektrische Sensation bei Halsbeugung), das transiente Dysarthrie-Dysäquilibrium-Diplopie-Syndrom, tonische Spasmen, Trigeminusneuralgie, kinesiogene Dyskinesie und Uhthoff-Phänomen. Letzteres ist durch eine plötzliche, temporäre Beeinträchtigung der Sehschärfe oder andere Symptome bei einer physischen Übung oder einem Anstieg der Körpertemperatur charakterisiert.

Muster   Blitz

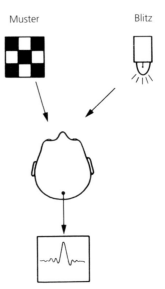

Abb. 14.**4**
Prinzip der kortikalen visuell evozierten Potentiale

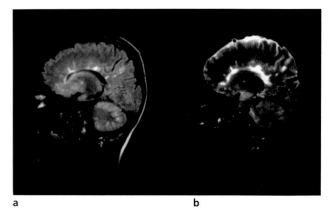

a   b
Abb. 14.**5a** u. **b** Sagittale Kernspintomographie mit periventrikulären demyelinisierten Plaques

Spezialuntersuchungen

Folgende Untersuchungen helfen bei der Festigung der Diagnose einer multiplen Sklerose:

1. **Die Lumbalpunktion** kann eine Leukozytose von 5–50 Zellen/mm³, einen IgG-Spiegel > 15 % des totalen Proteins und oligoklonale Bänder bei der Liquor-Protein-Elektrophorese zeigen.
2. **Evozierte Potentiale** des visuellen, akustischen und sensorischen Systems können subklinische Läsionen identifizieren. Die kortikalen visuell evozierten Potentiale (VEP) entstehen durch die Stimulation der Netzhaut mit einem „Schachbrettmuster"-Stimulus und zeigen eine Verzögerung des elektrischen Signals, das über dem visuellen Kortex aufgenommen wird (Abb. 14.**4**).
3. **Die Kernspintomographie** zeigt typische periventrikuläre und Hirnstammplaques der multiplen Sklerose viel besser als die Computertomographie. Die Läsionen sind als helle Areale eines anomalen Signals auf T2-gewichteten und Proton-Dichte-Scans zu sehen (Abb. 14.**5a** u. **b** sowie 14.**6a** u. **b**). Bei Patienten mit Neuritis nervi optici kann die Kernspintomographie mit speziellen Oberflächenspulen Plaques innerhalb des Sehnervs darstellen, im Gegensatz zur granulomatösen und Leber-Optikusneuropathie. Abb.

14.**7a-d** zeigt zum Vergleich eine normale Kernspintomographie.

Neuritis nervi optici

Obwohl einige Patienten mit Neuritis nervi optici keine klinisch zu demonstrierende, assoziierte systemische Erkrankung aufweisen, existieren die folgenden nahen Beziehungen zwischen Neuritis nervi optici und multipler Sklerose:

1. 74% der Frauen und 34% der Männer mit Neuritis nervi optici entwickeln schließlich andere neurologische Störungen und können bei einer Nachbeobachtungszeit von 15 Jahren als Multiple-Sklerose-Patienten bezeichnet werden.
2. Eine Neuritis nervi optici kann bei 70% der etablierten Multiple-Sklerose-Fälle gefunden werden.
3. Zwischen 50 und 70% der Patienten mit klinisch isolierter Neuritis nervi optici zeigen pathologische Befunde bei der Kernspintomographie, die denjenigen der multiplen Sklerose gleichen.
4. Bei einem Patienten mit Neuritis nervi optici ist das Risiko, schließlich eine multiple Sklerose zu bekommen, erhöht, wenn die Erkrankung im Winter beginnt, er HLA-DR2 positiv ist und ein Uhthoff-Phänomen zu beobachten ist.

Klinische Veränderungen

Die klinische Manifestation erfolgt mit akutem, monokulärem Visusverlust, der häufig mit periokulären Beschwerden, die bei Bewegungen des Auges zunehmen, verbunden ist. Es können auch Stirnkopfschmerz und Berührungsempfindlichkeit des Bulbus bestehen.

Die *Ophthalmoskopie* ist in den meisten Fällen unauffällig, obwohl einige Patienten eine Papillitis zeigen können. Es bestehen außerdem eine herabgesetzte Sehschärfe und andere Zeichen einer Sehnervenstörung. Die Beeinträchtigung des Farbensehens ist typischerweise ausgeprägter als aufgrund der Sehschärfeherabsetzung erwartet werden könnte.

Die *Reduktion der Sehschärfe* erreicht nach ungefähr 1–2 Wochen ihr Maximum und liegt gewöhnlich zwischen 0,32 und 0,1, obwohl selten eine Herabsetzung bis auf fehlende Lichtwahrnehmung erfolgen kann. Die Erholung dauert meist 4–6 Wochen. Bei einigen Patienten verläuft sie langsamer.

Die Prognose ist bei ungefähr 75% der Patienten ausgezeichnet, mit einer Erholung der Sehschärfe auf 0,6 oder besser; 85% erreichen 0,5 oder besser, selbst wenn die Sehschärfe während des Schubes auf fehlende Lichtwahrnehmung herabgesetzt war. Trotz der Erholung der Sehschärfe können jedoch andere Sehfunktionen (Farbensehen, Kontrastsensitivität, Licht-Helligkeits-Empfindung) anomal bleiben. Ein geringer afferenter Pupillendefekt kann persistieren und eine geringe Optikusatrophie kann folgen.

Therapie

Wenn die Beeinträchtigung der Sehschärfe gering ist, ist eine Behandlung möglicherweise nicht von Vorteil. Wenn jedoch die Sehschärfe innerhalb der ersten Woche nach dem Beginn der ersten Symptome schlechter als 0,5 ist, kann die Therapie die Erholung um ungefähr 2 Wochen beschleunigen. Die Langzeit-Vorteile der Therapie in bezug auf die endgültige Sehschärfe sind unsicher. Verabreicht werden intravenös 250

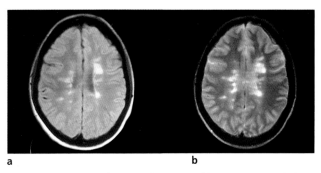

Abb. 14.**6a** u. **b** Axiale Kernspintomographie mit periventrikulären demyelinisierten Plaques

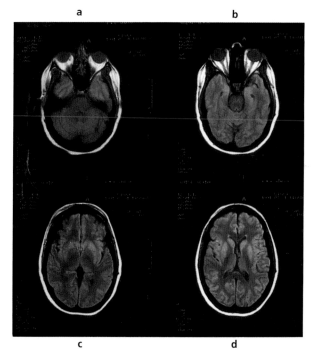

Abb. 14.**7a–d** Normale axiale Kernspintomographie in unterschiedlichen Ebenen zum Vergleich

mg Methylprednisolon-natriumsuccinat 6stündlich für 3 Tage, gefolgt von oralem Prednison 1 mg/kg KG täglich für 11 Tage. Orales Prednison allein bessert nicht.

Störungen der Augenmotilität bei multipler Sklerose

Die *internukleäre Ophthalmoplegie* durch eine Läsion im Bereich des Fasciculus medialis longitudinalis ist die häufigste Motilitätsstörung bei multipler Sklerose. Sie ist durch folgende Veränderungen gekennzeichnet (Abb. 14.**8** zeigt eine Patientin mit einer internukleären Ophthalmoplegie links):

1. **Eingeschränkte Adduktion** ipsilateral (Abb. 14.**8a**), aber normale Abduktion (Abb. 14.**8b**).
2. **Ataktischer Nystagmus** des kontralateralen abduzierenden Auges.
3. **Normale Konvergenz** beider Augen bei Betrachtung eines Objektes in der Nähe (Abb. 14.**8c**).

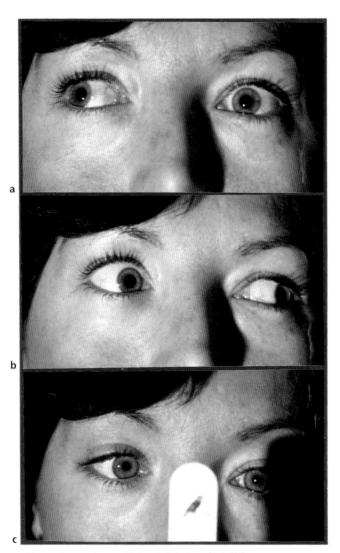

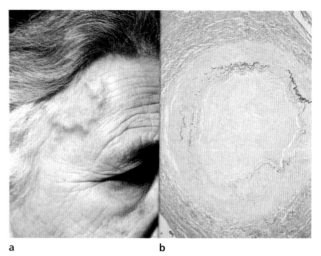

a   b

Abb. 14.**9a** u. **b**   Riesenzellarteriitis
a Geschlängelte A. temporalis
b Histologischer Schnitt mit Unterbrechung der Lamina elastica interna, Proliferation der Intima und mehreren Riesenzellen

fe sehr gut ist. Wenn jedoch der Sehverlust in dem einzigen sehenden Auge sehr ausgeprägt ist, haben intravenöse Steroide gewöhnlich eine dramatische Besserung zur Folge.

Arteriitische anteriore ischämische Optikusneuropathie

Die anteriore ischämische Optikusneuropathie (AION) ist ein segmentaler oder generalisierter Infarkt im prälaminären oder laminären Anteil des Sehnervs, bedingt durch eine Okklusion der kurzen posterioren Ziliararterien. Sie kann mit einer Riesenzellarteriitis verbunden sein und vielen verschiedenen vaskulären Erkrankungen. Wenn sie mit einer Riesenzellarteriitis verbunden ist, wird sie als arteriitische AION bezeichnet.

Klinische Veränderungen bei Riesenzellarteriitis

Die Riesenzellarteriitis ist eine idiopathische Vaskulitis, die typischerweise ältere Personen betrifft. Die Erkrankung hat eine Prädilektion für große und mittlere Arterien, insbesondere A. temporalis superficialis, A. ophthalmica, hintere Ziliararterien und proximaler Anteil der A. vertebralis. Der Schweregrad und die Ausdehnung der Beteiligung sind mit der Menge elastischen Gewebes in der Media und Adventitia der Arterie assoziiert (Abb. 14.**9b**). Aus diesem Grund sind die intrakraniellen Arterien, die wenig elastisches Gewebe besitzen, in der Regel ausgespart.

Die klinische Manifestation erfolgt während des 7. und 8. Lebensjahrzehnts mit folgenden Symptomen:

1. **Kopfschmerzen,** die entweder frontal, okzipital oder temporal lokalisiert sind oder mehr generalisiert. Sie können sehr schwer sein und mit Berührungsempfindlichkeit der Kopfhaut verbunden sein.
2. **Unspezifische systemische Symptome** wie Gewichtsverlust, Anorexie, Fieber, Nachtschweiß, Unwohlsein und Depression sind häufig.

Abb. 14.**8a–c**   Internukleäre Ophthalmoplegie links
a Eingeschränkte Adduktion des linken Auges
b Normale Abduktion
c Normale Konvergenz

Verschiedene Einschränkungen der Augenmotilität umfassen: konjugierte Blickparese, Skew-deviation, isolierte okuläre motorische Lähmungen und Nystagmus, der manchmal vertikal oder rotatorisch sein kann. In einigen Fällen nimmt der Patient den Nystagmus wahr (Oszillopsie). Dies ist besonders störend, wenn der Nystagmus vertikal ist.

Postinfektiöse Neuritis nervi optici

Eine akute Papillitis bei Kindern kann mit Masern, Mumps, Windpocken, Keuchhusten, Drüsenfieber und Immunisierung verbunden sein.

Die klinische Manifestation erfolgt mit einer akuten ausgeprägten Sehverschlechterung, die beide Augen betreffen kann. Sie kann mit anderen neurologischen Ausfällen wie Kopfschmerzen, Krämpfen oder Ataxie verbunden sein.

Eine Therapie ist in der Mehrzahl der Fälle nicht erforderlich, da die Prognose für die spontane Erholung der Sehschär-

3. Eine Kieferklaudikation infolge der Ischämie des Massetermuskels, die Schmerzen beim Sprechen und Kauen verursacht, ist eigentlich pathognomonisch.

4. Die Polymyalgia rheumatica ist durch Schmerzen und Steifheit der proximalen Muskelgruppen, die am Morgen und nach Anstrengung ausgeprägter sind, charakterisiert. Die Polymyalgie kann Monate oder Jahre vor zerebralen Symptomen auftreten. Es kann sein, daß sie nicht sehr auffällt, wenn Kopfschmerzen bestehen.

Andere Veränderungen der Arteriitis umfassen folgende:

1. Die Arteriitis der A. temporalis superficialis ist durch berührungsempfindliche, entzündete und noduläre Arterien charakterisiert (Abb. 14.**9a**). Initial pulsieren sie. Die Arterie kann aber nicht gegen den daruntergelegenen Knochen abgeflacht werden. Später hört die arterielle Pulsation auf, und in sehr schweren Fällen kann sich gelegentlich eine Gangrän der Kopfhaut entwickeln. Der beste Ort zum Fühlen der Pulsation ist direkt vor dem oberen Pol der Ohrmuschel. Das Fehlen der Pulsation spricht sehr für eine Arteriitis, da bei einer gesunden älteren Person eine fehlende Pulsation der A. temporalis superficialis sehr ungewöhnlich ist. Gelegentlich können die Kopfhautgefäße klinisch normal erscheinen und doch bei der histologischen Untersuchung typische Veränderungen einer Riesenzellarteriitis zeigen.

2. Eine Arteriitis anderer Arterien kann zu einem Aneurysma dissecans, Aortenversagen, Herzinfarkt, Hirnstammschlag und Nierenversagen führen.

Eine okkulte Arteriitis tritt bei einigen Patienten auf, bei denen systemische Veränderungen minimal sind oder fehlen. Die Erstmanifestation besteht in einseitiger Blindheit.

Spezialuntersuchungen

Folgende Untersuchungen helfen bei der Sicherung der Diagnose einer Riesenzellarteriitis:

1. Die Blutsenkungsgeschwindigkeit (BSG) ist oft sehr hoch, mit Werten > 60 mm/h. Bei der Interpretation der BSG sollte beachtet werden, daß Werte von 40 mm/h bei gesunden älteren Personen normal sein können, und es Fälle bioptisch gesicherter Riesenzellarteriitis bei Patienten mit einer BSG < 30 mm/h gibt. Ungefähr 20% der Patienten mit Riesenzellarteriitis weisen eine normale BSG auf.

2. Das C-reaktive Protein ist bei Riesenzellarteriitis immer erhöht und kann helfen, wenn die BSG nicht eindeutig ist.

3. Eine Biopsie der A. temporalis sollte zur histologischen Sicherung der Diagnose durchgeführt werden (Abb. 14.**10**). Eine Steroidbehandlung für mehr als 7 Tage vor der Biopsie kann mit einer Rückbildung der histologischen Veränderungen einer aktiven Arteriitis verbunden sein. Bei okulärer Beteiligung ist es ratsam, eine Biopsie der ipsilateralen Seite durchzuführen. Mindestens 2,5 cm der Arterie sollten exzidiert werden. Serienschnitte müssen untersucht werden, da das Ausmaß der Beteiligung entlang des Arterienverlaufs variieren kann. Unglücklicherweise kann die Biopsie der A. temporalis bei einer substantiellen Anzahl von Patienten die Diagnose nicht sichern. Eine häufige Schwierigkeit bei der Gewinnung adäquaten Materials ist wegen der fehlenden Pulsation die genaue Lokalisation der Arterie. Der ideale Ort für die Inzision ist die temporale

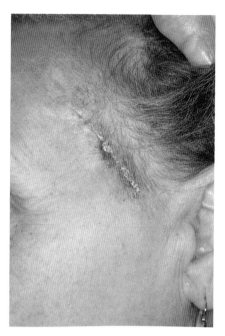

Abb. 14.**10** Befund nach einer diagnostischen Biopsie der A. temporalis superficialis

Kopfhaut, da so eine Schädigung eines Hauptastes des aurikulotemporalen Nervs vermieden werden kann.

Klinische Veränderungen der arteriitischen AION

Die anteriore ischämische Optikusneuropathie betrifft ungefähr 25% der unbehandelten Patienten mit Riesenzellarteriitis.

Die klinische Manifestation erfolgt typischerweise mit einseitigem, plötzlichem und ausgeprägtem Sehverlust, der von periokulären Schmerzen begleitet werden kann. Transiente Sehstörungen und Lichtblitze können vorausgehen. Eine AION tritt gewöhnlich innerhalb der ersten Wochen nach dem Beginn einer Riesenzellarteriitis auf. Sie ist sehr selten, wenn die Erkrankung länger als 9 Monate besteht – deshalb ist es wichtig, sobald wie möglich mit der Steroidtherapie zu beginnen. Obwohl eine simultane bilaterale Beteiligung selten ist, erblinden ungefähr 65% der unbehandelten Patienten innerhalb weniger Wochen.

Die *Ophthalmoskopie* während des akuten Stadiums zeigt eine blasse und geschwollene Papille, die von splitterförmigen Blutungen umgeben sein kann (Abb. 14.**11**). Innerhalb von 1–2 Monaten geht die Schwellung allmählich zurück und die ganze Papille wird atrophisch.

Die *Sehschärfe* ist ausgeprägt reduziert (Handbewegungen bis keine Lichtwahrnehmung), wie alle anderen Funktionen des Sehnervs.

Die Prognose ist sehr schlecht, da der Sehverlust in der Regel irreversibel ist. Sehr selten kann die sofortige Gabe systemischer Steroide mit einer partiellen Erholung assoziiert sein.

Therapie der arteriitischen AION

Das Hauptziel ist es, die Erblindung des Partnerauges zu verhindern, obwohl bei einigen unglücklichen Patienten, mit zu Beginn einseitigem Sehverlust, das zweite Auge trotz der sofortigen Steroidgabe ebenfalls erblindet. Das therapeutische Vorgehen ist folgendermaßen:

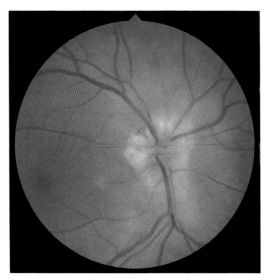

Abb. 14.**11**   Arteriitische anteriore ischämische Optikusneuropathie mit blasser, ödematöser Papille und einigen splitterförmigen Blutungen

Die *sofortige Therapie* besteht in 250 mg Hydrocortison intravenös zusammen mit Prednison oral 80 mg pro Tag.

Die *weitere Therapie* ist folgendermaßen:

1. Nach 3 Tagen wird die Dosis für weitere 3 Tage auf 60 mg reduziert und anschließend für 4 Tage auf 40 mg.
2. Eine weitere Reduktion erfolgt um 5 mg wöchentlich, bis 10 mg erreicht sind.
3. Die Erhaltungstherapie besteht in 10 mg für 12 Monate.

Die Therapiedauer richtet sich nach den Symptomen des Patienten und der Höhe der BSG. Symptome können jedoch erneut ohne korrespondierende Erhöhung der BSG auftreten und umgekehrt. Die optimale Dauer der Steroidtherapie ist unsicher. Einige Patienten benötigen nur für 1–2 Jahre eine Behandlung, während bei anderen die Erhaltungstherapie unbegrenzt fortgesetzt werden muß. Es sollte bedacht werden, daß der unnötige Steroidgebrauch mehr Schaden verursachen kann, als die Erkrankung selbst.

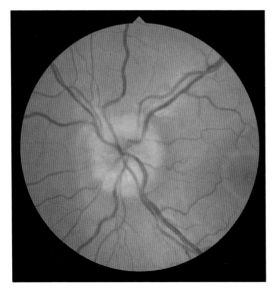

Abb. 14.**12**   Nicht arteriitische anteriore ischämische Optikusneuropathie mit ödematöser Papille ohne Blutung

Andere okuläre Veränderungen der Riesenzellarteriitis

1. Eine Amaurosis fugax, die mit derjenigen bei einer Erkrankung der A. carotis verwechselt werden kann.
2. Ein Zentralarterienverschluß ist selten.
3. Eine posteriore ischämische Optikusneuropathie, bei welcher der Fundus initial normal ist, da der ischämische Prozeß retrobulbär liegt.
4. Eine kortikale Erblindung.
5. Extraokuläre Nervenlähmungen.

Nicht arteriitische anteriore ischämische Optikusneuropathie

Klinische Veränderungen

Die nicht arteriitische (idiopathische) AION tritt typischerweise als ein isoliertes Ereignis bei Patienten im Alter von 45–65 Jahren auf, die entweder sonst gesund sind oder einen Hypertonus als einziges Zeichen einer systemischen vaskulären Erkrankung aufweisen. Im Gegensatz zu Patienten mit retinalem Arterienverschluß unterliegen die Patienten mit nicht arteriitischer AION nicht dem erhöhten Risiko eines frühen Todes durch eine systemische vaskuläre Erkrankung.

Die klinische Manifestation erfolgt mit einem monokulären, plötzlichen und schmerzlosen Sehverlust, der nicht mit transienten Prodromalsymptomen verknüpft ist.

Die *Ophthalmoskopie* während des akuten Stadiums zeigt ein diffuses Ödem oder ein Sektorödem mit einer blassen oder hyperämischen Papille, die von splitterförmigen Blutungen umgeben sein kann (Abb. 14.**12**). Das Partnerauge hat häufig eine kleine oder fehlende Exkavation. Das Papillenödem geht allmählich zurück, der betroffene Papillenanteil wird blaß und ist nicht exkaviert.

Die *Sehschärfe* ist bei ungefähr ¹/₃ der Patienten normal oder leicht reduziert, die übrigen weisen eine mittelgradige bis ausgeprägte Verschlechterung auf.

Der *Gesichtsfelddefekt* besteht typischerweise in einer altitudinalen Hemianopie, die am häufigsten das untere Gesichtsfeld betrifft (s. Abb. 14.**1 c**). Einige Patienten haben bogenförmige Defekte (s. Abb. 14.**1 d**). Gelegentlich kann ein Infarkt des papillomakulären Bündels zu einem Zentralskotom führen (s. Abb. 14.**1 a**).

Das *Farbensehen* ist proportional zum Sehschärfeniveau beeinträchtigt. Dies steht im Gegensatz zur Neuritis nervi optici, bei der das Farbensehen gewöhnlich erheblich reduziert ist, unabhängig von der Sehschärfe.

Die Prognose ist besser als bei arteriitischer AION. Bei den meisten Patienten tritt kein weiterer Sehverlust ein, obwohl ein kleiner Prozentsatz über 6 Wochen einen fortgesetzten Sehverlust aufweisen kann. Eine spontane Erholung ist selten. Ein Drittel der Patienten entwickelt innerhalb weniger Monate oder Jahre eine AION des Partnerauges.

Behandlung

Spezielle Untersuchungen umfassen: serologische Tests, Serumlipide, Blutglukose und Faktoren, welche die Viskosität beeinflussen (Fibrinogen und Hämatokrit). Es ist auch sehr wichtig, eine okkulte Riesenzellarteriitis und andere Autoimmunerkrankungen auszuschließen.

Die Therapie besteht in der Behandlung jeder zugrunde liegenden Erkrankung. Rauchen sollte nicht fortgesetzt werden. Bei einigen Patienten mit progressivem Sehverlust kann eine Optikusscheidendekompression die Störung der Sehfunktion rückgängig machen.

Autoimmun-Optikusneuropathie

Der Begriff „Autoimmun-Optikusneuropathie" ist für Läsionen des Sehnervs reserviert, die sich bei Patienten mit systemischem Lupus erythematodes (SLE) oder einigen anderen systemischen Kollagenosen entwickeln. Die Pathogenese gleicht wahrscheinlich derjenigen der AION.

Die klinische Manifestation ist variabel. Sie kann in akuter Retrobulbärneuritis, AION oder langsam progressivem Gesichtsfeldverlust bestehen. Da ungefähr 1% der Patienten mit SLE eine Optikusneuropathie entwickeln, sollte die Möglichkeit eines SLE bei allen Patienten mit einer Optikusneuropathie erwogen werden, insbesondere bei jungen Frauen, da sie die klinische Manifestation der systemischen Erkrankung darstellen kann.

Die Prognose ist variabel; einige Fälle sprechen auf systemische Steroide an.

Hereditäre Optikusneuropathien

Hereditäre Leber-Optikusneuropathie

Sie ist eine seltene Erkrankung, die das Ergebnis einer Mutation der mütterlichen mitochondrialen DNA auf Punkt 11 778 darstellt. Patienten mit dieser Erkrankung haben häufig asymptomatische Herzanomalien, welche die akzessorische atrioventrikuläre Überleitung des Herzmuskels betreffen (Wolff-Parkinson-White- und Lown-Ganong-Levin-Syndrome).

Die klinische Manifestation erfolgt typischerweise bei heranwachsenden Männern als eine unilaterale, akute, schwere, schmerzlose Neuritis nervi optici. Das Partnerauge ist innerhalb von Wochen ebenfalls betroffen. In atypischen Fällen kann die Erkrankung bei Frauen auftreten und klinisch zwischen dem 7. und 65. Lebensjahr beginnen. An die Erkrankung sollte deshalb bei allen Patienten mit bilateraler Neuritis nervi optici, unabhängig von Alter oder Geschlecht, gedacht werden.

Die Ophthalmoskopie während des akuten Stadiums zeigt subtile Veränderungen, die leicht übersehen werden können und bei einigen Patienten kann die Papille völlig normal sein. In typischen Fällen weist die Papille eine geringe Hyperämie und Schwellung mit unregelmäßiger Dilatation der peripapillären Kapillaren (teleangiektatische Mikroangiopathie) auf (Abb. 14.13). Bei der Fluoreszenzangiographie sind keine Lekkagen zu erkennen. Die retinalen Nervenfasern um die Papille herum sind geschwollen und haben ein glitzerndes Erscheinungsbild. Schließlich bilden sich die teleangiektatischen Gefäße zurück, und es entsteht eine ausgeprägte Optikusatrophie. Es ist überraschend, daß die Reaktionen der Pupillen auf Licht oft trotz des schweren Sehverlustes einigermaßen prompt erhalten bleiben. Die teleangiektatische Mikroangiopathie wird auch bei Überträgern der Erkrankung gefunden.

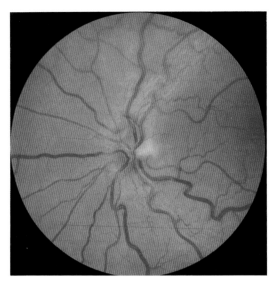

Abb. 14.**13** Akutes Stadium einer hereditären Leber-Optikusneuropathie mit geringer Papillenschwellung, Hyperämie und unregelmäßiger Dilatation der peripapillären Kapillaren

Die Prognose ist relativ schlecht, obwohl bei einer Minderheit der Fälle eine Erholung eintreten kann. Die meisten Patienten erleiden einen schweren, bilateralen und permanenten Sehverlust.

Die Therapie ist unbefriedigend, obwohl hohe Dosen systemischer Steroide in einigen Fällen eingesetzt werden. Patienten sollten angewiesen werden, nicht zu rauchen und keine exzessiven Alkoholmengen zu trinken.

Hereditäre Optikusatrophien

Die autosomal-dominante Optikusatrophie (Kjer-Typ) manifestiert sich mit einem schleichenden Visusverlust während der ersten 6 Lebensjahre. Die Visusprognose ist relativ gut, mit stabilem oder langsam progressivem Sehverlust. Bezüglich der endgültigen Sehschärfe besteht eine erhebliche intra- und interfamiliäre Variation.

Die autosomal-rezessive Optikusatrophie hat folgende 3 Formen:

1. Die einfache, die vor dem Alter von 4 Jahren mit ausgeprägtem Sehverlust, sehr blassen Papillen und engen Arteriolen klinisch manifest wird.
2. Die komplizierte (Behr-Syndrom), die mit neurologischen Anomalien, einschließlich Nystagmus, spastischem Gang, Ataxie und mentaler Behinderung assoziiert ist. Sie tritt im Alter von 1–9 Jahren auf und stabilisiert sich nach einem unterschiedlichen Zeitraum der Progression. Die Papillen sind temporal blaß. Nystagmus und Strabismus sind häufige Assoziationen.
3. Assoziiert mit anderen Erkrankungen, wie juvenilem Diabetes mellitus, Diabetes insipidus, Taubheit und Ataxie.

Toxische Optikusneuropathien

Toxische Amblyopie

Eine toxische Amblyopie betrifft typischerweise Personen, die einen erheblichen Alkoholkonsum aufweisen und Pfeifen-

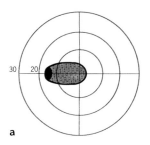 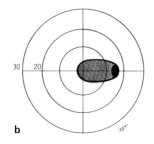

Abb. 14.14a u. b   Zentrozökalskotom bei toxischer Amblyopie

raucher, denen Proteine und die B-Vitamine fehlen. Die meisten Patienten essen sehr unzureichend und beziehen ihre Kalorien vorwiegend aus dem Alkohol.

Die klinische Manifestation erfolgt mit einem schleichenden, langsam progressiven, bilateralen Sehverlust in Assoziation mit einem Verlust des Farbensehens. Bei einigen Patienten kann der Schweregrad der Beteiligung asymmetrisch sein.

Der *ophthalmoskopische Befund* ist in den meisten Fällen initial normal. Ein kleiner Prozentsatz von Patienten kann jedoch entweder splitterförmige Blutungen auf der Papille oder um die Papille herum oder ein geringes Papillenödem zeigen.

Die *Gesichtsfelddefekte* bestehen charakteristischerweise in bilateralen, relativ symmetrischen, zentrozökalen Skotomen (Abb. 14.14a u. b). Die Ränder der Gesichtsfelddefekte sind mit einer weißen Testmarke schlecht zu definieren, aber mit einer roten Testmarke größer und leichter zu dokumentieren.

Die Prognose früher, therapierter Fälle ist gut, obwohl die Erholung der Sehschärfe langsam erfolgen kann. In fortgeschrittenen und auf die Therapie nicht ansprechenden Fällen entwickelt sich eine Optikusatrophie mit permanentem Sehverlust.

Die Therapie besteht in wöchentlichen Injektionen von 1000 Einheiten Hydroxycobalamin für 10 Wochen. Multivitamine werden ebenfalls gegeben und die Patienten angewiesen, eine ausgeglichene Diät zu sich zu nehmen und das Trinken und Rauchen zu beenden.

Ethambutolinduzierte Optikusneuropathie

Ethambutol wird in Kombination mit Isoniazid oder Rifampicin zur Behandlung der Tuberkulose eingesetzt. Die normale Tagesdosis beträgt 25 mg/kg KG für die ersten 12 Monate und 15 mg/kg KG danach. Ungefähr 1% der Patienten entwickeln eine Optikusneuropathie bei einer Dosis von 15 mg/kg KG. Das Risiko nimmt mit höheren Dosen zu, insbesondere bei Patienten mit eingeschränkter Nierenfunktion.

Die klinische Manifestation erfolgt mit einem plötzlichen und dramatischen Sehverlust, mit eingeschränkter Rot-Grün-Farbwahrnehmung.

Die *Ophthalmoskopie* zeigt entweder normale Papillen oder ein Papillenödem mit splitterförmigen Blutungen.

Die *Gesichtsfelddefekte* können unterschiedlich sein, aber am häufigsten ist ein temporaler Defekt.

Die Prognose ist gut, wenn das Medikament abgesetzt wird. Die Erholung kann allerdings bis zu 12 Monate dauern. Eine Minderheit der Patienten entwickelt eine permanente Sehverschlechterung infolge einer Optikusatrophie.

Ein *Screening* sollte in 4wöchentlichen Intervallen erfolgen, wenn die Tagesdosis 15 mg/kg KG überschreitet. Der Patient sollte auch angewiesen werden, das Medikament sofort abzusetzen, wenn Symptome auftreten.

Andere Medikamente, die eine toxische Optikusneuropathie verursachen können, umfassen *Chloramphenicol, Isoniazid* und *Streptomycin*.

▮ Anomale Pupillenreaktionen

Angewandte Anatomie

Lichtreflex

Der Pupillenlichtreflex umfaßt *4 Neurone* (Abb. 14.15).

1. **Das erste Neuron** verbindet die Netzhaut mit dem prätektalen Nukleus im Mittelhirn auf dem Niveau des Colliculus superior. Der Reflex wird durch die retinalen Photorezeptoren vermittelt. Impulse, die in der nasalen Netzhaut entstehen, werden über Fasern fortgeleitet, die im Chiasma kreuzen und im Tractus opticus weiterverlaufen und dann im kontralateralen prätektalen Nukleus enden. Impulse mit ihrem Ursprung in der temporalen Netzhaut werden über ungekreuzte Fasern fortgeleitet, die am ipsilateralen prätektalen Nukleus enden.
2. **Das zweite Neuron** verbindet den prätektalen Nukleus mit beiden Edinger-Westphal-Kernen. Deshalb bewirkt ein unilateraler Lichtstimulus eine bilaterale und symmetrische Pupillenkonstriktion. Eine Schädigung der interneu-

ralen Neurone ist für die Licht-Nah-Dissoziation bei Neurosyphilis und Pinealomen verantwortlich.

3. **Das dritte Neuron** verbindet den Edinger-Westphal-Kern mit dem Ganglion ciliare. In der Orbita verlaufen die parasympathischen Fasern mit dem inferioren Ast des 3. Hirnnervs und erreichen das Ganglion ciliare über den Nerven zum M. obliquus inferior.
4. **Das vierte Neuron** verläßt das Ganglion ciliare und verläuft mit den kurzen Ziliarnerven, um den M. sphincter pupillae zu innervieren. Das Ganglion ciliare liegt innerhalb des Muskelkonus, direkt hinter dem Bulbus. Obwohl das Ganglion ciliare andere Nervenfasern enthält, sind nur Synapsen für die parasympathischen Fasern vorhanden.

Nahreflex

Der Nahreflex ist eine Trias aus (1) vermehrter Akkommodation, (2) Konvergenz der Sehachsen und (3) Pupillenkonstriktion. Der Ausdruck „*Licht-Nah-Dissoziation*" bezeichnet eine

Veränderung, bei welcher der Lichtreflex fehlt oder anomal ist, obwohl die Nahreaktion normal ist. Sehvermögen ist keine Voraussetzung für den Nahreflex. Es gibt keine klinische Erkrankung, bei welcher der Lichtreflex vorhanden ist, aber der Nahreflex fehlt. Obwohl die Endstrecken für den Nah- und den Lichtreflex gleich sind (3. Hirnnerv, Ganglion ciliare, kurze Ziliarnerven), ist das Zentrum für den Nahreflex schlecht definiert. Wahrscheinlich existieren 2 supranukleäre Einflüsse: der Frontal- und der Okzipitallappen. Das Mittelhirnzentrum für den Nahreflex ist wahrscheinlich etwas ventraler als der Lichtreflex (prätektaler Nukleus) lokalisiert. Dies kann einer der Gründe dafür sein, daß komprimierende Läsionen wie Pinealome vorwiegend die dorsalen pupillomotorischen Fasern beteiligen und die ventralen Fasern bis zu einem späten Zeitpunkt aussparen.

Sympathische Innervation

Die sympathische Nervenversorgung umfaßt *3 Neurone* (Abb. 14.**16**):

1. **Das erste Neuron** beginnt im posterioren Hypothalamus und steigt ungekreuzt durch den Hirnstamm abwärts, um im ziliospinalen Zentrum von Budge zu enden, das zwischen C8 und T2 lokalisiert ist.
2. **Das zweite Neuron** verläuft vom ziliospinalen Zentrum von Budge zum Ganglion cervicale superius im Halsbereich. Während seines langen Verlaufs ist es eng mit der apikalen Pleura verbunden, wo es durch ein Bronchialkarzinom (Pancoasttumor) oder während eines halschirurgischen Eingriffs geschädigt werden kann.
3. **Das dritte Neuron** steigt entlang der A. carotis interna in den Schädel auf, wo es sich mit dem N. ophthalmicus des N. trigeminus verbindet. Die sympathischen Fasern erreichen den Ziliarkörper und den M. dilatator pupillae über den N. nasociliaris und die langen Ziliarnerven.

Afferente Pupillendefekte

Ein *vollständiger afferenter Defekt* (amaurotische Pupillenstarre) wird durch eine komplette Sehnervenläsion verursacht und ist folgendermaßen charakterisiert:

1. Das betroffene Auge ist vollständig erblindet (keine Lichtwahrnehmung).
2. Die Pupillen sind gleich groß.
3. Wenn das betroffene Auge stimuliert wird, reagiert keine der beiden Pupillen, aber wenn das normale Auge stimuliert wird, reagieren beide Augen normal.
4. Der Nahreflex ist bei beiden Augen normal.

Ein *relativer afferenter Defekt* (Marcus-Gunn-Pupille) ist die Folge einer inkompletten Sehnervenläsion oder einer schweren Netzhauterkrankung, aber nicht einer dichten Katarakt. Die klinischen Veränderungen entsprechen denen der amaurotischen Pupillenstarre, sind aber subtiler. Der Unterschied der Pupillenreaktionen kann durch den „Swinging-flashlight-Test" verdeutlicht werden, bei dem jede Pupille in einer raschen Folge stimuliert wird. Wenn die anomale Pupille stimuliert wird, erweitert sie sich, statt eine Konstriktion zu zeigen. Diese paradoxe Reaktion der Pupille auf Licht entsteht, da die Dilatation der Pupille durch die Entfernung des Lichtes vom

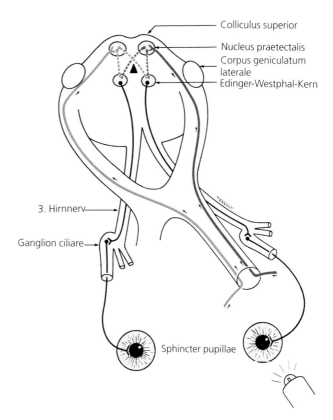

Abb. 14.**15** Anatomische Bahnen des Pupillenlichtreflexes

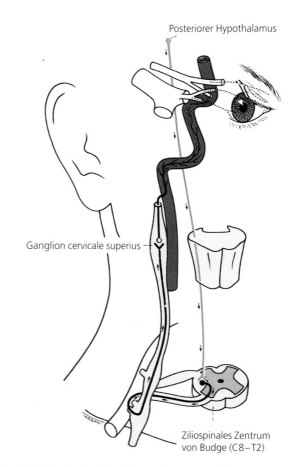

Abb. 14.**16** Anatomische Bahnen der sympathischen Nervenversorgung

normalen Auge, die Konstriktion durch die Stimulation des anomalen Auges übertrifft.

Argyll-Robertson-Pupille

Die Argyll-Robertson-Pupille ist eine Folge der Neurosyphilis und folgendermaßen charakterisiert:

1. Die Beteiligung ist gewöhnlich bilateral, aber asymmetrisch. Die Pupillen sind klein, aber unregelmäßig.
2. Der Lichtreflex fehlt oder ist sehr träge.
3. Der Nahreflex ist normal (Licht-Nah-Dissoziation).
4. Eine Dilatation der Pupille ist sehr schwierig zu erreichen.

Diagnostische Schwierigkeiten entstehen bei Patienten mit anomalen Pupillen durch eine alte Iritis und bei Diabetikern mit Pseudotabes. Patienten mit Pinealläsionen können ebenfalls eine Licht-Nah-Dissoziation aufweisen, aber mit einer normalen Pupillenform.

Holmes-Adie-Pupille

Die Holmes-Adie-(tonische)Pupille wird durch eine Denervation der postganglionären Versorgung des M. sphincter pupillae und des Ziliarmuskels verursacht, die einer viralen Erkrankung folgen kann.

Die klinischen Veränderungen sind folgendermaßen:

1. Sie ist bei 80% der Patienten unilateral.
2. Typischerweise sind junge, gesunde Erwachsene betroffen. Es können die Sehnenreflexe herabgesetzt sein.
3. Die betroffene Pupille ist groß und unregelmäßig, obwohl sie bei lange bestehenden Fällen eng sein kann.
4. Der Lichtreflex fehlt oder ist sehr langsam.
5. Die Konstriktion in der Nähe ist sehr langsam und tonisch. Sie ist mit wurmartigen Bewegungen der Iris assoziiert. Die Redilatation ist ebenfalls sehr langsam.
6. Die Akkommodation erfolgt langsam.

Die *pharmakologische Testung* zur Sicherung der Diagnose wird folgendermaßen durchgeführt: wenn 2,5% Mecholyl oder 0,125%iges Pilocapin in beide Augen instilliert werden, erweitert sich die normale Pupille nicht, aber die anomale Pupille dilatiert infolge einer Denervationshypersensitivität. Pupillen diabetischer Patienten können ebenfalls diese Reaktion zeigen. Sehr selten werden beide Pupillen bei normalen Personen eng.

Okulosympathische Lähmung (Horner-Syndrom)

Ursachen einer Störung des Sympathikusverlaufs umfassen: (1) Pancoasttumor der Lunge, (2) Karotis- und Aortenaneurysmen, (3) Läsionen im Halsbereich (maligne Halslymphkno-

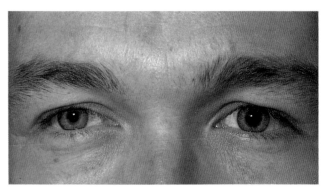

Abb. 14.**17**   Horner-Syndrom rechts charakterisiert durch eine geringe Ptosis und Miosis

ten, Trauma oder Chirurgie), (4) vaskuläre Erkrankung oder Demyelinisierung des Hirnstamms, (5) Syringomyelie, (6) Clusterkopfschmerzen, (7) kongenital und (8) idiopathisch.

Klinische Veränderungen sind folgende (Abb. 14.**17**):

1. Die Läsion ist gewöhnlich unilateral.
2. Geringe Ptosis infolge der Schwäche des Müller-Muskels.
3. Geringe Elevation des unteren Augenlids durch eine Schwäche des inferioren Tarsusmuskels.
4. Miosis als Folge einer ungehinderten Aktion des M. sphincter pupillae.
5. Die Pupillenreaktionen sind normal auf Licht und in der Nähe.
6. Reduzierte ipsilaterale Schweißproduktion, aber nur, wenn die Läsion unterhalb des Ganglion cervicale superius liegt.
7. Heterochromie (Regenbogenhäute verschiedener Farbe) ist gelegentlich vorhanden, wenn die Läsion kongenital ist.
8. Die Pupille läßt sich nur langsam dilatieren.

Die *pharmakologische Testung* mit *Kokain* kann die Diagnose sichern. *Hydroxyamphetamin* (Anmerkung des Übersetzers: In Deutschland nicht mehr im Handel; statt dessen können Pholedrinaugentropfen eingesetzt werden) kann zur Differenzierung einer präganglionären von einer postganglionären Läsion dienen. *Adrenalin* kann zur Bestimmung einer Denervierungsüberempfindlichkeit eingesetzt werden.

1. Instillation von *Kokain 4%* in beide Augen: die normale Pupille dilatiert, die Horner-Pupille nicht.
2. Instillation von *Hydroxyamphetamin 1%* (Paredrine; Anmerkung des Übersetzers: In Deutschland nicht mehr im Handel; statt dessen können Pholedrinaugentropfen eingesetzt werden) in beide Augen: bei präganglionären Läsionen dilatieren beide Pupillen, während bei einer postganglionären Läsion die Horner-Pupille nicht weit wird.
3. Instillation von *Adrenalin 1:1000* in beide Augen: bei einer präganglionären Läsion dilatieren beide Pupillen nicht, da Adrenalin rasch von der Aminoxydase zerstört wird. Bei einer postganglionären Läsion wird die Horner-Pupille weit und die Ptosis kann vorübergehend zurückgehen, da Adrenalin wegen des Fehlens der Aminoxydase nicht abgebaut wird.

◼ Nystagmus

Klassifikation

Als Nystagmus wird eine sich wiederholende, unwillkürliche, Hin- und Heroszillation der Augen bezeichnet. Er kann nach den klinischen Formen und den Ursachen folgendermaßen klassifiziert werden.

Klinische Formen des Nystagmus sind:

1. **Pendelnystagmus:** Seine Geschwindigkeit ist in beiden Richtungen gleich.
2. **Rucknystagmus:** Er setzt sich aus einer langsamen Phase und einer korrigierenden schnellen Phase zusammen. Die Richtung des Nystagmus wird durch die Richtung der *schnellen Komponente* folgendermaßen bestimmt: rechts, links, oben, unten und rotatorisch. Der Rucknystagmus kann unterteilt werden in Blickrichtungsnystagmus (vestibulär) und blickparetischen Nystagmus, der langsam ist und gewöhnlich einen Schaden des Hirnstamms anzeigt.
3. **Gemischter Nystagmus:** Bei dieser Form bestehen ein Pendelnystagmus in Primärposition und ein Rucknystagmus beim Blick zur Seite.

Ursachen eines Nystagmus können sein: *(1) physiologisch, (2) motorisches Ungleichgewicht* und *(3) okulär.*

Physiologischer Nystagmus

Der *Endpunktnystagmus* ist ein feiner Rucknystagmus mittelgradiger Frequenz, der bei der Einnahme extremer Blickpositionen der Augen entsteht.

Der *optokinetische Nystagmus* ist ein Rucknystagmus, der durch bewegte, wiederholte Stimuli im Gesichtsfeld ausgelöst wird. Die langsame Phase ist eine Folgebewegung, bei der die Augen dem Zielobjekt folgen und die schnelle Phase eine Sakkade in die Gegenrichtung, wenn die Augen die Fixation des Zielobjekts wieder aufnehmen. Wenn ein optokinetisches Band oder eine Trommel von rechts nach links bewegt werden, kontrolliert die linke parietookziptale Region die langsame Phase (Folgebewegung) nach links und der linke Frontallappen kontrolliert die schnelle Phase (Sakkade) nach rechts. Der optokinetische Nystagmus ist hilfreich bei der Überführung von Simulanten, die Blindheit vorgeben und zur Testung der Sehschärfe bei sehr jungen Patienten. Außerdem kann er bei der Bestimmung einer möglichen Ursache einer isolierten homonymen Hemianopie helfen (s. unten).

Der *vestibuläre Nystagmus* ist ein Rucknystagmus infolge eines geänderten Inputs von den Vestibulariskernen zu den horizontalen Blickzentren. Die langsame Phase wird durch die Vestibulariskerne initiiert und die schnelle Phase durch den Hirnstamm und die frontomesenzephalischen Bahnen. Ein rotatorischer Nystagmus wird gewöhnlich durch pathologische Veränderungen verursacht, die das vestibuläre System betreffen. Die kalorische Stimulation hat folgende Ergebnisse:

1. Wenn *kaltes Wasser* in das *rechte Ohr* gegeben wird, entwickelt der Patient einen Rucknystagmus nach *links* (d. h. die schnelle Phase ist nach links gerichtet).

2. Wenn *warmes Wasser* in das *rechte Ohr* gegeben wird, entwickelt der Patient einen Rucknystagmus nach *rechts* (d. h. die schnelle Phase ist nach rechts gerichtet).

Eine hilfreiche Gedächtnisstütze ist *„COWS"* (cold opposite, warm same) nach der Richtung des Nystagmus.

Nystagmus durch motorisches Ungleichgewicht

Nystagmus durch motorisches Ungleichgewicht ist die Folge eines primären Defekts im Bereich der efferenten Mechanismen.

Ein kongenitaler Nystagmus liegt bei Geburt oder kurz danach vor und persistiert während des ganzen Lebens. Die Vererbung ist X-chromosomal-rezessiv oder autosomal-dominant. Der Nystagmus ist gewöhnlich ein horizontaler Rucknystagmus, der mit einer gewissen Sehverschlechterung assoziiert ist. Er kann durch Konvergenz gedämpft werden, fehlt während des Schlafs und kann mit anomalen Kopfbewegungen verbunden sein, die gewöhnlich mit der Zeit abnehmen.

Der *Spasmus nutans* ist eine seltene Veränderung, die zwischen dem 4. und 12. Monat nach der Geburt auftritt und gewöhnlich mit dem Alter von 3 Jahren aufhört. Der Nystagmus ist ein asymmetrischer, feiner und rascher Pendelnystagmus. Er kann horizontal, torsional oder vertikal sein und ist mit einer anomalen Kopfhaltung assoziiert und *Kopfnicken*, das einen kompensatorischen Mechanismus darstellen kann.

Der *latente Nystagmus* (Nystagmus latens) tritt in der frühen Kindheit auf und ist bei Kindern mit *frühkindlicher Esotropie* häufig.

Wenn ein Auge abgedeckt wird, entwickelt sich ein bilateraler Rucknystagmus mit der schnellen Phase zum nicht abgedeckten Auge. Gelegentlich wird ein Element des latenten Nystagmus von einem manifesten Nystagmus überlagert, so daß bei Abdeckung eines Auges die Nystagmusamplitude zunimmt.

Ein *ataktischer Nystagmus* ist ein horizontaler Rucknystagmus, der im abduzierten Auge eines Patienten mit *internukleärer Ophthalmoplegie* (s. Abb. 14.**8**) auftritt.

Bei *einem Downbeatnystagmus* schlägt die schnelle Phase nach unten. Er entsteht bei Patienten mit Läsionen des kraniozervikalen Übergangs am Foramen magnum wie bei der *Arnold-Chiari-Mißbildung* (Abb. 14.**18**).

Bei *einem Upbeatnystagmus* schlägt die schnelle Phase nach oben. Er wird durch *Medikamente* verursacht (z. B. Phenytoin) und Läsionen der *hinteren Schädelgrube*.

Ein *Konvergenz-Retraktions-Nystagmus* ist ein Rucknystagmus, der durch versuchten Aufwärtsblick stimuliert wird. Die schnelle Phase bringt die Augen mit einer Konvergenzbewegung zusammen. Er ist mit einer Retraktion des Bulbus in die Orbita verbunden. Hervorgerufen wird er durch die gemeinsame Kontraktion der extraokulären Muskeln, insbesondere der Mm. recti mediales. Ursachen umfassen Läsionen des prätektalen Gebiets wie Pinealome (Abb. 14.**19**) und vaskuläre Störungen. Wenn er mit einer Paralyse des vertikalen Blicks, Licht-Nah-Dissoziation der Pupillen, Lidretraktion, Akkom-

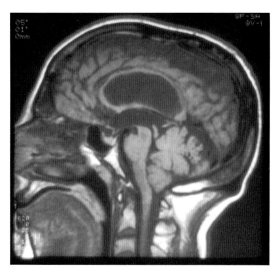

Abb. 14.**18**   Kernspintomogramm bei Arnold-Chiari-Mißbildung mit Absenkung des Hirnstamms in das Foramen magnum

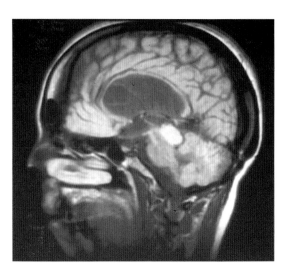

Abb. 14.**19**   Kernspintomogramm eines Pinealtumors

modationsspasmus und anderen Mittelhirnsymptomen verbunden ist, stellt er einen Teil des *Parinaud-Syndroms (dorsales Mittelhirnsyndrom)* dar.

Der *See-saw-Nystagmus* von Maddox wird bei Patienten mit *bitemporalen Hemianopien* gesehen, gewöhnlich als Folge einer Chiasmaläsion. Er ist durch alternierende Bewegungen der Augen charakterisiert, bei denen ein Auge steigt und nach innen rotiert, während das andere fällt und nach außen rotiert.

Der *periodisch alternierende Nystagmus* ist ein Rucknystagmus mit rhythmischen Veränderungen von Amplitude und Richtung, gewöhnlich alle 2 Minuten. Ursachen umfassen vaskuläre und demyelinisierende Hirnstammläsionen.

Okulärer Nystagmus

Okulärer (sensorischer Deprivations-) Nystagmus wird durch defektes Sehen hervorgerufen. Er ist ein horizontaler Pendelnystagmus. Sein Schweregrad hängt vom Ausmaß des Sehverlustes ab und kann oft durch Konvergenz gedämpft werden. Gelegentlich kann eine Kopfzwangshaltung eingenommen werden, um die Amplitude des Nystagmus herabzusetzen. Er wird durch eine schwere Beeinträchtigung der zentralen Seh-

schärfe während des frühen Lebens (z. B. kongenitale Katarakt, Makulahypoplasie) verursacht. Im allgemeinen entwikkeln alle Kinder, welche die zentrale Sehschärfe in beiden Augen vor dem Alter von 2 Jahren verlieren, einen Nystagmus.

Nystagmusähnliche Veränderungen

Die folgenden Veränderungen können einem Nystagmus ähneln:

1. **Okuläres Flattern** ist durch horizontale Oszillationen charakterisiert.
2. **Opsoklonus** ist durch kombinierte horizontale, vertikale und/oder torsionale Oszillationen gekennzeichnet.
3. **Die Obliquus-superior-Myokymie** ist durch monokuläre, rasche, intermittierende, torsional-vertikale Bewegungen charakterisiert, die am besten an der Spaltlampe gesehen werden.
4. **Okuläres Bobbing** zeichnet sich durch eine rasche Abwärtsbewegung beider Augen mit einem langsamen Aufwärtsdriften aus. Es ist bei pontiner Funktionsstörung zu finden.

▌Supranukleäre Augenbewegungsstörungen

Konjugierte Augenbewegungen

Dies sind binokuläre Bewegungen, bei denen sich die beiden Augen synchron und symmetrisch in dieselbe Richtung bewegen. Die 3 Hauptformen sind *(1) Sakkaden, (2) Folgebewegungen* und *(3) nicht optische Reflexe*. Die Kontrolle der Sakkaden und Folgebewegungen liegt sowohl auf zerebralem als auch auf Hirnstammniveau. Blickparesen durch supranukleäre Störungen sind durch fehlende Diplopie und normale vestibulo-

okuläre Reflexe (okulozephale Bewegungen und kalorische Stimulation) gekennzeichnet.

Sakkaden

Die *Funktion* der Sakkaden ist es, Objekte des Interesses rasch auf der Fovea zu plazieren oder die Augen von einem Objekt zum anderen zu bewegen. Dies kann willkürlich erfolgen oder als Reflex, der durch ein Objekt im peripheren Gesichtsfeld getriggert ist. Willkürliche Sakkaden gleichen einem Geschützsystem, das rasch bewegliche Zielobjekte lokalisiert.

Die *Bahnen* entstehen im prämotorischen Kortex des frontalen motorischen Gebiets. Von dort passieren die Fasern das kontralaterale horizontale Blickzentrum in der pontinen paramedianen retikulären Formation (PPRF). Der rechte Stirnlappen kontrolliert die Sakkaden nach links und der linke Stirnlappen die Sakkaden nach rechts. Irritierende Läsionen können deshalb eine Abweichung der Augen zur Gegenseite hervorrufen.

Folgebewegungen

Die *Funktion* der Folgebewegungen ist es, die Fixation auf dem Zielobjekt zu halten, wenn es einmal durch das sakkadische System lokalisiert worden ist. Der Stimulus ist die Bewegung des Objekts in der Nähe der Fovea. Die Bewegungen sind langsam und gleichmäßig.

Die *Bahnen* entstehen in der Hirnrinde um die Area striata des okzipitalen motorischen Gebiets. Die Fasern verlaufen dann abwärts und enden im ipsilateralen horizontalen Blickzentrum in der PPRF. Der rechte Okzipitallappen kontrolliert infolgedessen die Folgebewegungen nach rechts und der linke Okzipitallappen diejenigen nach links.

Nicht optische Reflexe

Die *Funktion* der nicht optischen (vestibulären) Reflexe ist es, die Augenposition unter Berücksichtigung jeglicher Veränderung von Kopf und Körper als ganzes zu halten.

Die *Bahnen* entstehen in den Labyrinthen und Propriozeptoren der Halsmuskeln, welche die Informationen, die Kopf- und Halsbewegungen betreffen, aufnehmen. Afferente Fasern haben ihre Synapse im Vestibulariskern. Die Fortleitung erfolgt in das horizontale Blickzentrum in der PPRF.

Hirnstammkontrolle

Horizontale Augenbewegungen

Horizontale Augenbewegungen werden im horizontalen Blickzentrum in der PPRF erzeugt (Abb. 14.20). Von dort wird die Information in den ipsilateralen Abduzenskern fortgeleitet, um eine Abduktion des ipsilateralen Auges zu erreichen. Zur Adduktion des kontralateralen Auges kreuzen auch Fasern von der PPRF die Brücke und verlaufen im Fasciculus medialis longitudinalis zum kontralateralen Kern des M. rectus medialis im 3. Hirnnervenkomplex, der außerdem unabhängige, absteigende Informationen aus den Kontrollzentren der Vergenz erhält. Die Stimulation der PPRF auf einer Seite hat infolgedessen eine konjugierte Augenbewegung zur selben Seite zur Folge. Ein Verlust der normalen horizontalen Augenbewegungen tritt auf, wenn die PPRF folgendermaßen gestört ist.

1. Läsionen der *PPRF* führen zu einer *ipsilateralen horizontalen Blicklähmung*, der vestibulookuläre Reflex bleibt ausgespart.
2. Läsionen des *Fasciculus medialis longitudinalis* sind verantwortlich für das klinische Syndrom der *internukleären Ophthalmoplegie* (INO), die durch eingeschränkte Adduktion des ipsilateralen Auges und ataktischen Nystagmus des kon-

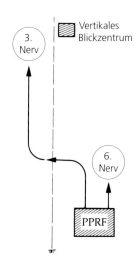

Abb. 14.**20**   Anatomischer Verlauf des medialen Längsbündels

tralateralen abduzierenden Auges (Abb. 14.8a–c) charakterisiert ist. Die Konvergenz der beiden Augen ist gewöhnlich normal. Unilaterale Läsionen des Fasciculus medialis longitudinalis haben gewöhnlich eine vaskuläre Ursache und bilaterale werden am häufigsten durch eine Demyelinisierung hervorgerufen.

3. Läsionen, die sowohl die *PPRF* als auch den *Fasciculus medialis longitudinalis* auf derselben Seite betreffen, haben ein „*eineinhalb Syndrom*" zur Folge, das gekennzeichnet ist durch den Verlust horizontaler Bewegungen des ipsilateralen Auges und fehlender Adduktion des kontralateralen Auges.

Vertikale Augenbewegungen

Vertikale Augenbewegungen werden im vertikalen Blickzentrum generiert, das als rostraler interstitieller Nukleus des Fasciculus medialis longitudinalis bekannt ist und im Mittelhirn, direkt posterior des Nucleus ruber liegt. Von jedem vertikalen Blickzentrum gelangen Impulse in die Subnuklei der Augenmuskeln und kontrollieren den vertikalen Blick beider Augen. Zellen, die Aufwärts- und Abwärtsbewegungen vermitteln, sind in den vertikalen Blickzentren vermischt, obwohl trotzdem selektive Paralysen des Aufblicks und des Blicks nach unten auftreten können.

1. Eine Lähmung des Blicks nach oben ist typischerweise durch eine Läsion, welche die hintere Kommissur einbezieht, verursacht. Charakteristisch ist sie für das Parinaud-Syndrom (dorsales Mittelhirnsyndrom), das oben beschrieben worden ist.
2. Eine Lähmung des Blicks nach unten ist seltener und entsteht, wenn beide Seiten des Tegmentums des Mittelhirns posterior des Nucleus ruber geschädigt worden sind. Ursachen umfassen zerebrovaskuläre Erkrankungen und das Parkinson-Syndrom.

❙ Erkrankungen des 3. Hirnnervs

Angewandte Anatomie

Der *Kernkomplex* des 3. Hirnnervs (N. oculomotorius) liegt im Mittelhirn auf der Höhe des Colliculus superior, inferior des Aquaeductus cerebri (Abb. 14.**21**). Er setzt sich aus den folgenden, paarweise vorhandenen und einzelnen Subnuklei zusammen:

1. Der Levatorsubnukleus liegt einzeln in der kaudalen Mittellinie und innerviert beide Levatormuskeln. Auf dieses Gebiet beschränkte Läsionen haben deshalb eine bilaterale Ptosis zur Folge.
2. Die Kerne der Mm. recti superiores sind paarig und innervieren jeweils den kontralateralen M. rectus superior. Eine unilaterale Lähmung des 3. Hirnnervs mit fehlender Lähmung des kontralateralen M. rectus superior kann nicht durch eine nukleäre Läsion bedingt sein.
3. Die Subnuklei des M. rectus medialis, des M. rectus inferior und des M. obliquus inferior sind paarig und innervieren jeweils die korrespondierenden, ipsilateralen Muskeln.

Läsionen, die den Kernkomplex des 3. Hirnnervs betreffen, sind relativ selten. Die häufigsten Ursachen sind Gefäßerkrankung, Demyelinisierung, Primärtumoren und Metastasen. Läsionen der paarweise vorhandenen Subnuklei der Mm. recti mediales verursachen eine bilaterale internukleäre Ophthalmoplegie, die durch defekte Konvergenz und Adduktion sowie Exotropie charakterisiert ist. Läsionen, die den ganzen Kern einbeziehen, haben eine ipsilaterale Lähmung des 3. Hirnnervs mit ipsilateraler Aussparung und kontralateraler Schwäche der Elevation zur Folge.

Der *Faszikulus* setzt sich aus efferenten Fasern zusammen, die vom Kern des 3. Hirnnervs durch den Nucleus ruber und den medialen Anteil des Pedunculus cerebri verlaufen. Sie treten dann aus dem Mittelhirn aus und erreichen den interpedunkulären Raum. Die Ursachen nukleärer und faszikulärer Läsionen sind gleich:

Das *Benedikt-Syndrom* betrifft den Faszikulus, wenn er durch den Nucleus ruber verläuft. Es ist durch eine ipsilaterale Lähmung des 3. Hirnnervs und einen kontralateralen Hemitremor charakterisiert. Das *Weber-Syndrom* beteiligt den Faszikulus, wenn er durch den Pedunculus cerebri verläuft. Es ist durch eine ipsilaterale Lähmung des 3. Hirnnervs und eine kontralaterale Hemiparese gekennzeichnet.

Der *basiläre Teil* beginnt als eine Serie von „Wurzelfasern", die das Mittelhirn verlassen, bevor sie zusammenlaufen, um den Hauptstamm zu bilden. Der Nerv verläuft dann zwischen der A. cerebri posterior und der A. cerebelli superior, seitlich von und parallel mit der A. communicans posterior (Abb. 14.**22**). Da der Nerv die Schädelbasis während seines subarachnoidalen Verlaufs, von keinem anderen Hirnnerven begleitet, überquert, sind isolierte Lähmungen des 3. Hirnnervs häufig basilären Ursprungs. Es folgen 2 wichtige Ursachen:

1. **Aneurysmen** an der Verbindung von A. communicans posterior und der A. carotis interna (Abb. 14.**23**).
2. **Ein extradurales Hämatom,** das einen Tentoriumdruckkonus mit unterer Einklemmung des Temporallappens verursachen kann. Dies führt zu einer Kompression des 3. Hirnnervs, während seines Verlaufs über den Tentoriumrand (Abb. 14.**24**). Die Folge ist initial eine in Mydriasis fixierte Pupille, an die sich eine vollständige Lähmung des 3. Hirnnervs anschließt.

Der *intrakavernöse Teil* gelangt in den Sinus cavernosus, indem er die Dura direkt lateral des posterioren Processus clinoidalis perforiert. Innerhalb des Sinus cavernosus verläuft der 3. Hirnnerv in der seitlichen Wand und nimmt eine Position oberhalb des 4. Hirnnervs ein (Abb. 14.**25**). Im anterioren Teil des Sinus cavernosus teilt sich der Nerv in superiore und inferiore Äste, welche die Orbita durch die Fissura orbitalis superior innerhalb des Annulus von Zinn erreichen. Es folgen

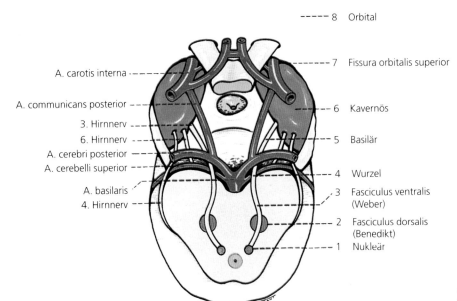

A. carotis interna
A. communicans posterior
3. Hirnnerv
6. Hirnnerv
A. cerebri posterior
A. cerebelli superior
A. basilaris
4. Hirnnerv

8 Orbital
7 Fissura orbitalis superior
6 Kavernös
5 Basilär
4 Wurzel
3 Fasciculus ventralis (Weber)
2 Fasciculus dorsalis (Benedikt)
1 Nukleär

Abb. 14.21 Anatomie des 3. Hirnnervs zwischen Mittelhirn und Sinus cavernosus

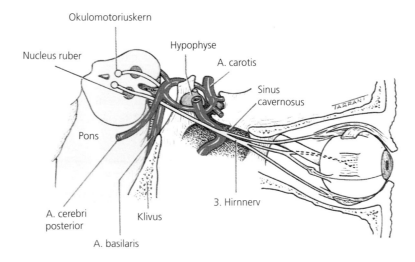

Okulomotoriuskern

Nucleus ruber

Hypophyse

A. carotis

Sinus cavernosus

Pons

3. Hirnnerv

A. cerebri posterior

Klivus

A. basilaris

Abb. 14.**22**   Anatomie des 3. Hirnnervs

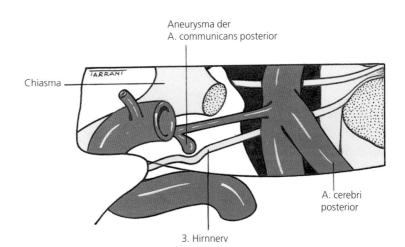

Aneurysma der A. communicans posterior

Chiasma

A. cerebri posterior

3. Hirnnerv

Abb. 14.**23**   Kompression des 3. Hirnnervs durch ein Aneurysma der A. communicans posterior

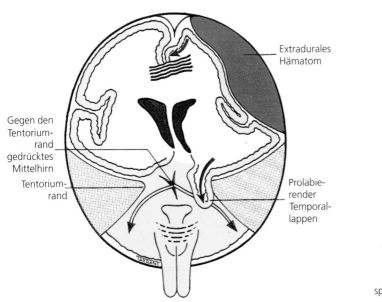

Extradurales Hämatom

Gegen den Tentorium- rand gedrücktes Mittelhirn

Tentorium- rand

Prolabie- render Temporal- lappen

Abb. 14.**24**   Entstehung der Lähmung des 3. Hirnnervs bei extradura- lem Hämatom

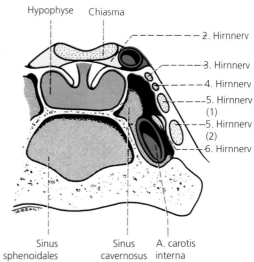

Hypophyse   Chiasma

2. Hirnnerv

3. Hirnnerv

4. Hirnnerv

5. Hirnnerv (1)

5. Hirnnerv (2)

6. Hirnnerv

Sinus sphenoidales

Sinus cavernosus

A. carotis interna

Abb. 14.**25**   Lokalisation der Hirnnerven im Sinus cavernosus

wichtige Ursachen einer intrakavernösen Lähmung des 3. Hirnnervs:

1. **Ein Diabetes mellitus** kann eine vaskuläre Lähmung hervorrufen.
2. **Ein Hypophysenapoplex** infolge hämorrhagischer Infarzierung eines Hypophysenadenoms mit seitlicher Ausdehnung in den Sinus cavernosus (z. B. nach einer Geburt) kann eine Lähmung des 3. Hirnnervs verursachen.
3. **Intrakavernöse Läsionen,** wie Aneurysmen, Meningeome, Carotis-Cavernosus-Fisteln und eine granulomatöse Entzündung (Tolosa-Hunt-Syndrom – s. Kapitel 2) können eine Lähmung des 3. Hirnnervs bedingen.

Wegen der Nähe zu anderen Hirnnerven, sind intrakavernöse Lähmungen gewöhnlich mit einer Beteiligung der 4. und 6. Hirnnerven und des ersten Astes des N. trigeminus assoziiert. Die Pupille ist häufig ausgespart.

Der *intraorbitale Teil* ist folgendermaßen zu unterteilen:

1. **Der superiore Teil** innerviert den M. levator und den M. rectus superior.
2. **Der inferiore Teil** innerviert die Mm. rectus medialis, rectus inferior und obliquus inferior. Der inferiore Ast des 3. Hirnnervs innerhalb der Orbita führt auch die parasympathischen Fasern vom Edinger-Westphal-Subnukleus, die den M. spincter pupillae und den Ziliarmuskel innervieren. Läsionen des inferioren Teils sind durch limitierte Adduktion und Senkung sowie eine erweiterte Pupille charakterisiert. Die Hauptursachen für Lähmungen sowohl des superioren als auch des inferioren Teils sind Trauma und vaskuläre Erkrankung.

Pupillomotorische Fasern: Die Lokalisation dieser parasympathischen Fasern im Stamm des 3. Hirnnervs ist klinisch sehr wichtig. Zwischen dem Hirnstamm und dem Sinus cavernosus sind die Pupillenfasern oberflächlich im superioren, medianen Teil des Nervs lokalisiert. Sie erhalten ihre Blutversorgung aus den Piablutgefäßen, während der Hauptstamm des 3. Hirnnervs über die Vasa vasorum versorgt wird (Abb.

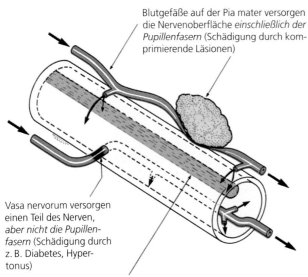

Blutgefäße auf der Pia mater versorgen die Nervenoberfläche *einschließlich der Pupillenfasern* (Schädigung durch komprimierende Läsionen)

Vasa nervorum versorgen einen Teil des Nerven, *aber nicht die Pupillenfasern* (Schädigung durch z. B. Diabetes, Hypertonus)

Die Pupillenfasern liegen dorsal und peripher

Abb. 14.26 Anatomie der Lokalisation der pupillomotorischen Fasern innerhalb des Nervenstamms

14.26). Das Vorhandensein oder Fehlen einer Pupillenbeteiligung ist sehr wichtig, da sie häufig sogenannte „chirurgische" von „medizinischen" Läsionen unterscheidet.

1. **Chirurgische Läsionen,** wie Aneurysmen, Trauma und Unkuseinklemmung beteiligen charakteristischerweise die Pupille durch Kompression der Piablutgefäße und der oberflächlich lokalisierten Pupillenfasern.
2. **Hypertonus und Diabetes mellitus** sparen die Pupille aus. Dies liegt daran, daß die Mikroangiopathie, die mit diesen Erkrankungen assoziiert ist, die Vasa vasorum betrifft und eine neurale Infarzierung des Nervenhauptstamms verursacht, aber die oberflächlichen Pupillenfasern ausspart.

Klinische Veränderungen bei einer Lähmung des 3. Hirnnervs

Ein Patient mit einer Lähmung des 3. Hirnnervs rechts ist auf Abb. 14.27a–f zusammen mit dem korrespondierenden Hess-Diagramm zu sehen:

1. Schwäche des Levators verursacht eine Ptosis (Abb. 14.27a).
2. Fehlender Ausgleich der Aktion des M. rectus lateralis führt zur Abduktion des Auges (Abb. 14.27c); der intakte M. obliquus superior bewirkt eine Inzykloduktion des Auges bei versuchter Blicksenkung.
3. Die Schwäche des M. rectus medialis limitiert die Adduktion (Abb. 14.27d).
4. Die Schwäche des M. rectus superior schränkt die Hebung ein.
5. Die Schwäche des M. rectus inferior limitiert die Senkung (Abb. 14.27b).
6. Die parasympathische Lähmung verursacht eine erweiterte Pupille in Verbindung mit defekter Akkommodation (Schwierigkeiten, kleine Schrift zu lesen).

Eine aberrierende Regeneration kann gelegentlich einer akuten traumatischen und aneurysmabedingten, aber nicht einer vaskulären, Lähmung des 3. Hirnnervs folgen. Die bizarren Störungen der okulären Motilität, wie Hebung des Oberlides beim Versuch der Adduktion oder Senkung, werden durch eine falsche Richtung der aussprossenden Axone mit Reinnervation des falschen extraokulären Muskels verursacht. Die Pupille kann in einigen Fällen ebenfalls beteiligt sein.

Ursachen einer isolierten Lähmung des 3. Hirnnervs

In der Reihenfolge ihrer Häufigkeit sind die folgenden Ursachen einer isolierten Lähmung des 3. Hirnnervs aufgeführt:

1. **Idiopathisch:** ungefähr 25 % haben keine feststellbare Ursache.
2. **Vaskuläre Erkrankungen,** wie Hypertonus und Diabetes mellitus sind die häufigsten Ursachen einer die Pupille aussparenden Lähmung des 3. Hirnnervs. Bei allen Patienten sollten infolgedessen eine Blutdruckmessung, eine Blutzuckerbestimmung und eine Urinanalyse durchgeführt werden. In den meisten Fällen erfolgt die Rückbildung innerhalb von 3 Monaten. Diabetische Lähmungen des 3. Hirn-

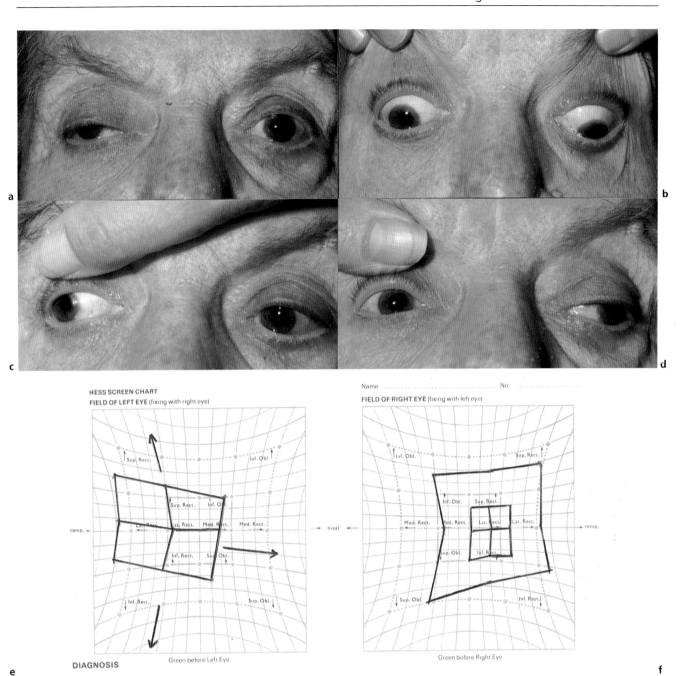

Abb. 14.**27 a–f**
a–d Klinische Veränderungen bei Lähmung des 3. Hirnnervs
e u. **f** Korrespondierendes Hess-Diagramm

nervs sind oft mit periorbitalen Schmerzen verbunden und stellen gelegentlich das erste Symptom eines Diabetes mellitus dar. Schmerzen helfen bei der Differenzierung von aneurysmabedingter und diabetischer Lähmung des 3. Hirnnervs nicht, da beide häufig mit Schmerzen verbunden sind.

3. Ein Trauma ist eine häufige Ursache. Die Ausbildung einer Lähmung des 3. Hirnnervs nach einem relativ trivialen Trauma ohne Bewußtseinsverlust, sollte den Kliniker an die Möglichkeit eines assoziierten, basalen, intrakraniellen Tumors denken lassen, der zur Streckung und Überbeanspruchung des Nervenstamms geführt haben kann.

4. Ein Aneurysma an der Verbindung der A. communicans posterior mit der A. carotis interna (s. Abb. 14.**23**) ist eine sehr wichtige Ursache einer isolierten, schmerzhaften Lähmung des 3. Hirnnervs mit Pupillenbeteiligung.

5. Verschiedene seltene Ursachen umfassen Tumoren, Vaskulitis in Assoziation mit Kollagenosen und Syphilis.

Wie bei allen Lähmungen okulärer motorischer Nerven sollte eine chirurgische Behandlung nur erwogen werden, wenn keine spontane Besserung mehr zu erwarten ist. Dies ist gewöhnlich nicht vor dem 6. Monat nach dem Beginn gegeben. Die chirurgischen Möglichkeiten werden in Kapitel 13 diskutiert.

Erkrankungen des 4. Hirnnervs

Angewandte Anatomie

Der 4. Hirnnerv (Trochlearis) unterscheidet sich folgendermaßen von den anderen kranialen Nerven:

1. Er ist der einzige Nerv, der das Gehirn dorsal verläßt.
2. Er ist der einzige gekreuzte Hirnnerv; dies bedeutet, daß der Kern des 4. Hirnnervs den kontralateralen M. obliquus superior innerviert.
3. Er ist der längste und dünnste aller Hirnnerven.

Der *Kern* des 4. Hirnnervs ist auf der Höhe des Colliculus inferior lokalisiert, unterhalb des Aquädukts (Abb. 14.**28**). Er liegt kaudal vom Kernkomplex des 3. Hirnnervs und grenzt an diesen an.

Der *Faszikulus* besteht aus Axonen, die um den Aquaeductus cerebri verlaufen und vollständig im Velum medullare anterius kreuzen.

Der *Nervenstamm* verläßt den Hirnstamm auf dessen dorsaler Oberfläche, direkt kaudal des Colliculus inferior. Er

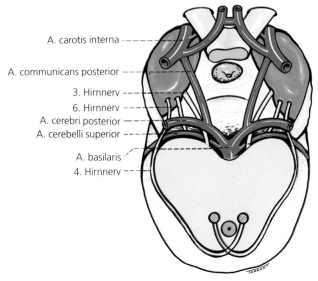

A. carotis interna

A. communicans posterior

3. Hirnnerv
6. Hirnnerv
A. cerebri posterior
A. cerebelli superior

A. basilaris

4. Hirnnerv

Abb. 14.**28**   Anatomie des 4. Hirnnervs vom Hirnstamm bis zum Sinus cavernosus

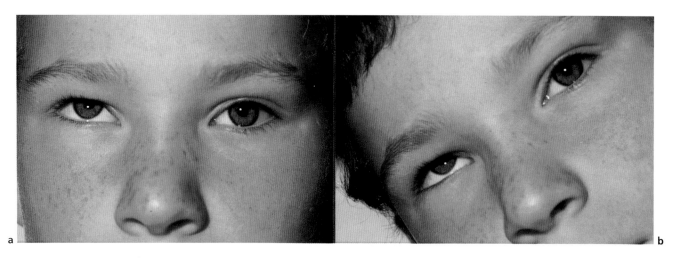

a   b

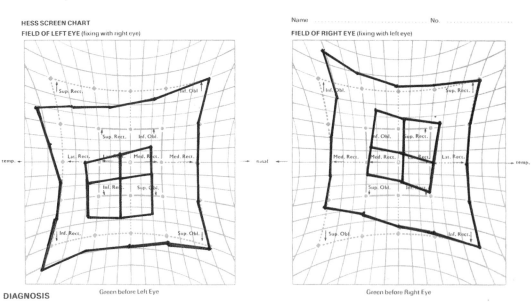

c   DIAGNOSIS

d

Abb. 14.**29a–d**   Lähmung des 4. Hirnnervs rechts
a u. **b** Positiver Bielschowsky-Test
c u. **d** Korrespondierendes Hess-Diagramm

biegt dann nach vorn um den Hirnstamm, verläuft unterhalb des freien Randes des Tentoriums und (wie der 3. Hirnnerv) nimmt seinen Weg zwischen der A. cerebri posterior und der A. cerebelli superior. Dann perforiert er die Dura und gelangt in den Sinus cavernosus.

Der *intrakavernöse Teil* verläuft lateral und inferior des 3. Hirnnervs und oberhalb des ersten Astes des 5. Hirnnervs (s. Abb. 14.25). Im vorderen Teil des Sinus cavernosus steigt er an und tritt durch die Fissura orbitalis superior, oberhalb des Annulus von Zinn.

Der *intraorbitale Teil* innerviert den M. obliquus superior.

Klinische Veränderungen bei einer Lähmung des 4. Hirnnervs

Die klinischen Veränderungen einer nukleären, faszikulären und einer peripheren Lähmung des 4. Hirnnervs sind klinisch nicht zu unterscheiden. Ein Patient mit einer Lähmung des 4. Hirnnervs rechts ist auf Abb. 14.29a–d zu sehen, zusammen mit dem korrespondierenden Hess-Diagramm. Folgendes ist zu beobachten:

1. Eine Hyperdeviation (das betroffene Auge steht höher) (Abb. 14.29a) als Ergebnis der Schwäche des M. obliquus superior. Dies ist deutlicher, wenn der Kopf zur ipsilateralen Schulter geneigt wird (Bielschowsky-Test) (Abb. 14.29b).

2. Eine Auswärtsdrehung, die durch eine Kopfneigung zur gegenüberliegenden Schulter ausgeglichen wird.
3. Eingeschränkte Senkung in Adduktion.
4. Diplopie, die vertikal und beim Blick nach unten ausgeprägter ist. Um die Doppelbilder zu vermeiden, kann der Patient eine Kopfzwangshaltung einnehmen mit einer Kopfneigung nach unten und einer Gesichtsdrehung zur gegenüberliegenden Seite.

Ursachen einer isolierten Lähmung des 4. Hirnnervs

1. **Kongenitale** Läsionen sind häufig, obwohl Symptome sich erst bei Erwachsenen ausbilden können. Eine anomale Kopfhaltung auf alten Photographien kann helfen.
2. **Traumen** verursachen häufig bilaterale Lähmungen des 4. Hirnnervs. Wenn die sehr langen und dünnen Nerven im Velum medullare anterius kreuzen, sind sie durch einen Anprall am Tentoriumrand verletzbar.
3. **Vaskuläre** Läsionen sind häufig, aber Aneurysmen und Tumoren sind selten.

Die medizinischen Untersuchungen sind dieselben wie bei einer Lähmung des 3. Hirnnervs, welche die Pupille ausspart.

▊ Erkrankungen des 6. Hirnnervs

Angewandte Anatomie

Der Kern des 6. Hirnnervs (Abduzens) liegt in der Mitte der Brücke, inferior des Bodens des 4. Ventrikels, wo er eng mit dem Faszikulus des 7. Nervs verbunden ist (Abb. 14.30). Eine isolierte Lähmung des 6. Hirnnervs ist deshalb niemals nukleären Ursprungs. Eine Läsion in und um den 6. Hirnnervenkern verursacht folgende Veränderungen:

1. Horizontale Blickparese zur Seite der Läsion als Folge der Beteiligung des horizontalen Blickzentrums in der pontinen paramedianen retikulären Formation (PPRF).
2. Ipsilaterale Schwäche der Abduktion durch Beteiligung des Kerns.
3. Ipsilaterale Fazialisparese durch konkomittierende Beteiligung des Faszikulus des N. facialis, die ebenfalls häufig ist.

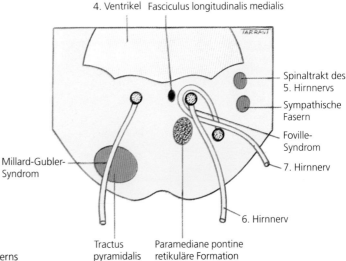

Abb. 14.**30** Schnitt durch die Brücke auf der Höhe des Abduzenskerns

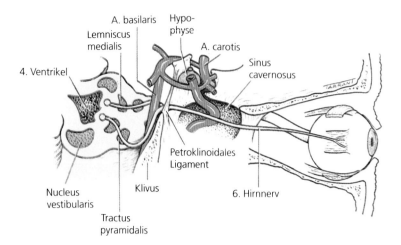

A. basilaris
Hypo-
physe
Lemniscus
medialis
A. carotis
Sinus
cavernosus
4. Ventrikel
Petroklinoidales
Ligament
Nucleus
vestibularis
Klivus
6. Hirnnerv
Tractus
pyramidalis

Abb. 14.**31**   Anatomie des 6. Hirnnervs

Der *Faszikulus* besteht aus Fasern, die ventral verlaufen, um den Hirnstamm an der pontomedullären Verbindung, direkt seitlich der pyramidalen Prominenz, zu verlassen.

Das *Foville-Syndrom* betrifft den Faszikulus, während des Verlaufs durch die PPRF und ist durch folgende ipsilaterale Zeichen charakterisiert: Abduzensparese in Kombination mit Blickparese, faziale Schwäche durch eine Schädigung des Kerns oder Faszikulus des N. facialis, faziale Analgesie durch die Beteiligung des sensorischen Anteils des 5. Hirnnervs, Horner-Syndrom und Taubheit. Das *Millard-Gubler-Syndrom* ist die Folge einer Schädigung des Faszikulus, dort, wo er den Tractus pyramidalis passiert, und ist durch eine ipsilaterale Lähmung des 6. Hirnnervs, eine kontralaterale Hemiplegie und variable Symptome einer dorsalen pontinen Läsion charakterisiert.

Der *basiläre Teil* verläßt das Mittelhirn an der pontomedullären Verbindung und tritt in die präpontine basiläre Zisterne ein. Dann verläuft er nach oben nahe der Basis der Brükke und wird von der A. cerebelli inferior anterior gekreuzt (Abb. 14.**31**). Er perforiert die Dura unterhalb der hinteren Klinoidfortsätze und verläuft im Winkel nach vorn, über die Spitze des Felsenbeins und durch oder um den Sinus petrosus inferior, durch den Dorello-Kanal (unter dem petroklinoidalen Ligament) und tritt in den Sinus cavernosus ein. Es folgen wichtige Ursachen für eine Schädigung des basilären Anteils des Nervs:

1. **Ein Akustikusneurinom** kann den 6. Hirnnerv schädigen, wenn er das Mittelhirn an der pontomedullären Ver-

bindung verläßt (Abb. 14.**32** a u. **b**). Es ist zu beachten, daß das erste Symptom eines Akustikusneurinoms ein Hörverlust ist und der erste Befund eine herabgesetzte Hornhautsensitivität. Es ist deshalb sehr wichtig, bei allen Patienten mit Abduzensparese einen Hörtest durchzuführen und die Hornhautsensibilität zu prüfen.

2. **Ein Nasopharynxtumor** kann den Schädel sowie seine Foramina einbeziehen und den Nerv während seines basilären Verlaufs schädigen.

3. **Ein erhöhter intrakranieller Druck** in Assoziation mit einem Tumor in der hinteren Schädelgrube oder eine benigne intrakranielle Hypertension (Pseudotumor cerebri) können eine Verlagerung des Hirnstamms nach unten verursachen. Dies kann zu einer Dehnung des 6. Hirnnervs über der Felsenbeinspitze zwischen seinem Austrittspunkt aus dem Hirnstamm und seiner duralen Verbindung am Klivus führen (Abb. 14.**33**). In dieser Situation ist die Abduzensparese, die bilateral sein kann, ein *falsch lokalisierendes Zeichen*.

4. **Eine Schädelbasisfraktur** kann sowohl unilaterale als auch bilaterale Lähmungen verursachen.

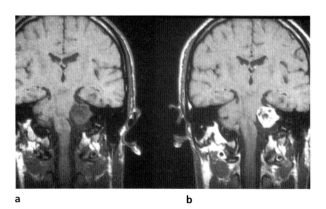

a   b

Abb. 14.**32** a u. **b**   Koronare Kernspintomographie mit Akustikusneurinom mit und ohne Gadolinium

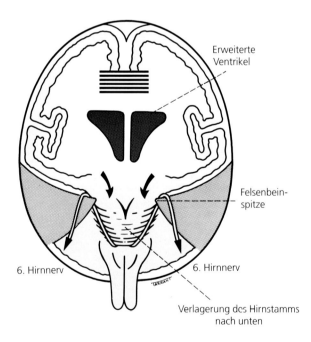

Erweiterte
Ventrikel

Felsenbein-
spitze

6. Hirnnerv

6. Hirnnerv

Verlagerung des Hirnstamms
nach unten

Abb. 14.**33**   Mechanismus der Entstehung einer bilateralen Abduzensparese durch erhöhten intrakraniellen Druck

Der *intrakavernöse Teil* verläuft nach vorn unterhalb des 3. und 4. Hirnnervs, und auch des ersten Astes des 5. (s. Abb. 14.25). Während die anderen Nerven innerhalb der Wand des Sinus geschützt sind, liegt der 6. Hirnnerv am weitesten medial und verläuft durch die Mitte des Sinus in enger Beziehung zur A. carotis interna. Deshalb kann er leichter als die anderen Nerven geschädigt werden. Gelegentlich kann eine intrakavernöse Abduzensparese mit einem postganglionären Horner-Syndrom verbunden sein, da der 6. Hirnnerv während seines intrakavernösen Verlaufs von sympathischen Ästen aus dem Plexus um die A. carotis begleitet werden kann. Die Ursachen einer intrakavernösen Lähmung des 6. und des 3. Nervs sind gleich.

Der *intraorbitale Teil* erreicht die Orbita durch die Fissura orbitalis superior innerhalb des Annulus von Zinn und innerviert den M. rectus lateralis.

Klinische Veränderungen bei einer Lähmung des 6. Hirnnervs

Ein Patient mit einer Abduzensparese rechts ist auf der Abb. 14.34 zusammen mit dem korrespondierenden Hess-Diagramm zu sehen.

1. Die Einschränkung der Abduktion ist durch eine Schwäche des M. rectus lateralis bedingt (Abb. 14.34a). Die Adduktion ist normal (Abb. 14.34b).
2. In der Primärposition besteht ein Strabismus convergens als Folge der fehlenden Einschränkung der Aktion des M. rectus medialis.
3. Eine horizontale Diplopie ist im Aktionsfeld des paralysierten Muskels am ausgeprägtesten und am geringsten von seinem Aktionsfeld entfernt.
4. Das Gesicht wird in das Aktionsfeld des gelähmten Muskels gedreht, um die Diplopie zu minimieren, so daß die Augen vom Aktionsfeld des paralysierten Muskels weggedreht werden. Z. B. wird ein Patient mit einer Abduzensparese rechts das Gesicht nach rechts drehen.

Die meisten Ursachen einer isolierten Lähmung des 6. Hirnnervs sind bereits erwähnt worden, aber, im Gegensatz zu einer Lähmung des 3. Hirnnervs, sind Aneurysmen selten für eine Abduzensparese verantwortlich. Vaskuläre Ursachen (insbesondere Diabetes mellitus und Hypertonus) sind jedoch häufig.

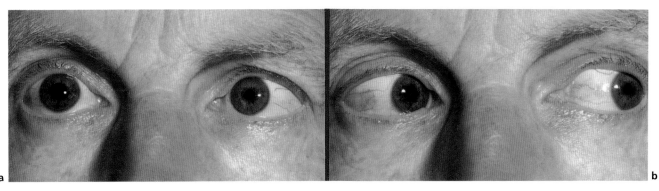

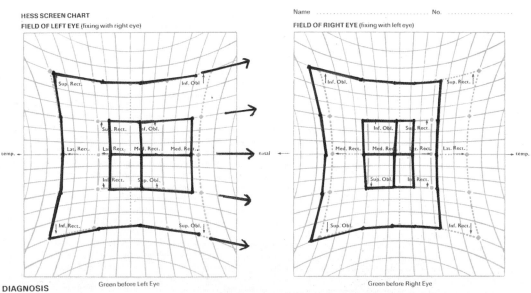

Abb. 14.**34a–d**   Abduzensparese rechts
a u. **b** Klinische Veränderungen mit eingeschränkter Abduktion, aber normaler Adduktion
c u. **d** Korrespondierendes Hess-Diagramm

Erkrankungen des Chiasmas

Klassifikation

Erkrankungen des Chiasmas können in die folgenden 3 Hauptgruppen unterteilt werden:

1. **Tumoren:** Hypophysenadenom, Kraniopharyngeom, Meningeom, Gliom, Chordom, Dysgerminom, Nasopharynxtumoren und Metastasen.
2. **Nicht neoplastische Raumforderungen:** Aneurysma, Zyste der Rathke-Tasche, fibröse Dysplasie, Mukozele des Sinus sphenoidalis, arachnoidale Zyste und Histiozytosis X.
3. **Verschiedene Erkrankungen:** Demyelinisierung, Entzündung, Hypophysenabszeß, Trauma, bestrahlungsinduzierte Nekrose und Vaskulitis.

Angewandte Anatomie

Die *Sella turcica* ist eine knöcherne Höhle im Os sphenoidale in der die Hypophyse liegt (Abb. 14.**35** u. 14.**36**). Das Dach der Sella wird aus einer Falte der Dura mater gebildet, die sich von den anterioren bis zu den posterioren Klinoidfortsätzen ausdehnt (Diaphragma sellae). Der Sehnerv und das Chiama liegen oberhalb des Diaphragma sellae und infolgedessen zeigt ein Gesichtsfelddefekt bei einem Patienten mit einem Hypophysentumor eine suprasselläre Ausdehnung an. Tumoren, die auf die Sella begrenzt bleiben, verursachen keine Gesichtsfelddefekte. Posterior geht das Chiasma in die Tractus optici über und bildet die vordere Wand des 3. Ventrikels.

Die *Nervenfasern*, die durch das Chiasma verlaufen, sind folgendermaßen angeordnet:

1. **Die unteren nasalen Fasern** durchlaufen das Chiasma unten und anterior. Sie sind deshalb durch expandierende in-trasselläre Läsionen am leichtesten zu schädigen, so daß die oberen temporalen Quadranten des Gesichtsfelds zuerst betroffen sind.
2. **Die oberen nasalen Fasern** durchlaufen das Chiasma oben und posterior und werden deshalb zuerst durch Läsionen, die sich von oberhalb des Chiasmas aus ausdehnen (z. B. Kraniopharyngeome) geschädigt. Wenn der untere temporale Quadrant des Gesichtsfelds stärker beteiligt ist als der obere, ist ein Hypophysenadenom unwahrscheinlich.
3. **Die Makulafasern** kreuzen im Chiasma.

Variationen der Lage des Chiasmas können bedeutende klinische Signifikanz haben (Abb. 14.**37**).

1. **Ein zentrales Chiasma** liegt in ungefähr 80% der Normalbevölkerung vor. Es befindet sich direkt oberhalb der Sella, so daß größer werdende Hypophysentumoren das Chiasma zuerst beteiligen.
2. **Ein präfixiertes Chiasma** liegt bei ungefähr 10% der Normalbevölkerung vor. Es liegt etwas mehr anterior über dem Tuberculum sellae, so daß Hypophysentumoren zuerst die Tractus optici schädigen können.
3. **Ein postfixiertes Chiasma** ist bei den übrigen 10% vorhanden. Es liegt mehr posterior über dem Dorsum sellae, so daß Hypophysentumoren zuerst den Sehnerv schädigen.

Der *Sinus cavernosus* ist lateral der Sella lokalisiert (s. Abb. 14.**25**), so daß seitlich expandierende Hypophysentumoren in den Sinus cavernosus vorwachsen und intrakavernöse Anteile des 3., 4. und 6. Hirnnervs schädigen können (Abb. 14.**38**). Umgekehrt können Aneurysmen, die im intrakavernösen Teil der A. carotis interna entstehen, die Sella erodieren und Hypophysentumoren vortäuschen.

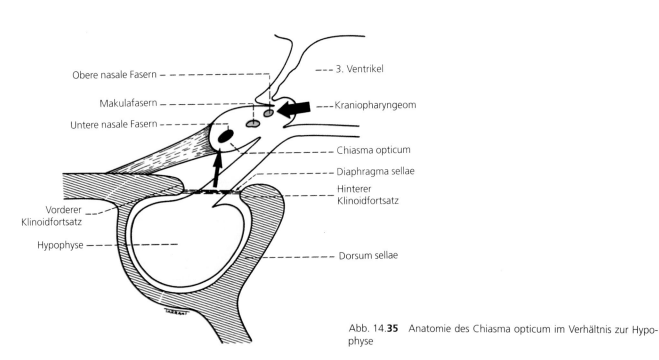

Abb. 14.**35** Anatomie des Chiasma opticum im Verhältnis zur Hypophyse

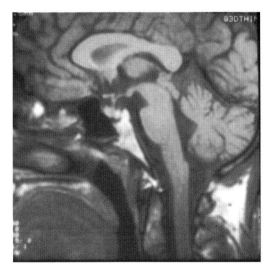

Abb. 14.**36** Sagittale Kernspintomographie mit normalem Chiasma und Hypophyse

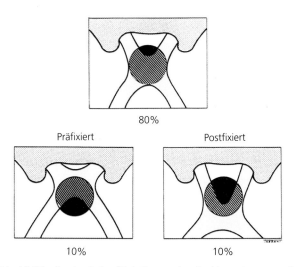

Abb. 14.**37** Anatomische Variationen der Position des normalen Chiasma opticum

Die *internen Karotisarterien* verlaufen posterior, nach oben in den Sinus cavernosus und liegen direkt unterhalb der Sehnerven. Sie steigen anschließend vertikal entlang des seitlichen Aspekts des Chiasmas an. Der präkommunizierende Anteil der A. cerebri anterior ist eng mit der Vorderfläche des Chiasmas und den Sehnerven verbunden (Abb. 14.**39**). Ein Aneurysma in dieser Region kann infolgedessen den Sehnerv und das Chiasma komprimieren.

Angewandte Physiologie

Die Lobuli des vorderen Anteils der Hypophyse sind aus 6 Zelltypen zusammengesetzt. Fünf von diesen sezernieren Hormone. Der sechste Zelltyp (Follikelzellen) weist keine bekannte sezernierende Funktion auf. Die 5 Hormone, die von der anterioren Hypophyse sezerniert werden, sind: Wachstumshormon, Prolaktin, follikelstimulierendes Hormon (FSH), adrenokortikotropes Hormon (ACTH) und Thyroidea-stimulierendes Hormon (TSH).

Hypophysenüberfunktion (Hyperpituitarismus)

Obwohl Hypophysenadenome als basophil, azidophil und chromophob klassifiziert werden, sind Tumoren vom gemischtzelligen Typ häufig und jeder der 6 Zelltypen kann proliferieren und ein Adenom hervorrufen (Abb. 14.**40**).

1. **Basophile Tumoren** sezernieren ACTH und verursachen eine Cushingerkrankung.
2. **Azidophile Tumoren** sezernieren das Wachstumshormon, das bei Erwachsenen eine Akromegalie verursacht und bei Kindern Gigantismus.
3. **Chromophobe Adenome** können Prolaktin sezernieren und werden als Prolaktinome bezeichnet. Exzessive Prolaktinspiegel führen bei Frauen zum Infertilitäts-Amenorrhoe-Galaktorrhoe-Syndrom und bei Männern zu Hypogonadismus, Impotenz, Sterilität, herabgesetzter Libido und gelegentlich Gynäkomastie und sogar Galaktorrhoe.
4. **FSH- oder TSH-**sezernierende Adenome sind äußerst selten und einige Adenome scheinen nicht zu sezernieren.

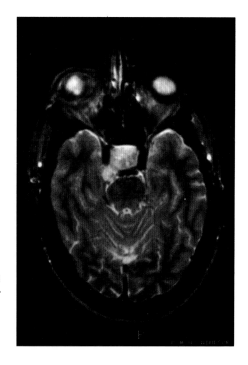

Abb. 14.**38**
Axiales Kernspintomogramm mit Hypophysenadenom und Invasion des rechten Sinus cavernosus

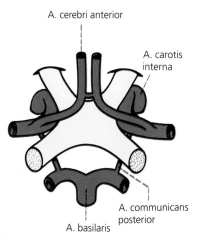

A. cerebri anterior

A. carotis interna

A. communicans posterior

A. basilaris

Abb. 14.**39** Beziehung zwischen internen Karotisarterien und Chiasma

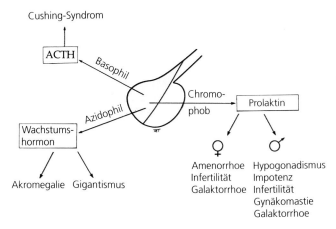

Abb. 14.**40**   Von der vorderen Hypophyse sezernierte Hormone

Hypophysenunterfunktion

Die vordere Hypophyse unterliegt der Kontrolle verschiedener hemmender und fördernder Faktoren, die im Hypothalamus synthetisiert werden und durch das portale System in die vordere Hypophyse gelangen.

Die *Ursachen der Hypophysenunterfunktion* sind folgende:

1. Direkter Druck auf die sezernierenden Zellen in der vorderen Hypophyse durch einen Tumor (z. B. ein Adenom). Sekundäre Ablagerungen in der Hypophyse sind häufig, aber beeinflussen normalerweise die hormonale Aktivität nicht.
2. Eine vaskuläre Schädigung der Hypophyse (z. B. Hypophysenapoplex nach einer Geburt – Sheehan-Syndrom).
3. Chirurgie oder Bestrahlung der Hypophyse.
4. Interferenz mit der Synthese hemmender und fördernder Faktoren im Hypothalamus durch Gliome oder Störung des Transports im portalen System.

Klinische Veränderungen der Hypophysenunterfunktion sind sowohl durch das Muster des Hormonmangels als auch durch das Wachstumsstadium und die Entwicklung des Patienten zum Diagnosezeitpunkt bedingt. Gewöhnlich ist die Gonadotropinsekretion zuerst beeinträchtigt, es folgt die Verminde-

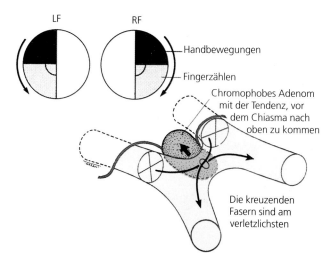

Abb. 14.**41**   Gesichtsfelddefekte als Folge der Kompression des Chiasmas von unten durch ein Hypophysenadenom

rung des Wachstumshormons; eine Reduktion der übrigen Hormone schließt sich später an.

Hypophysenadenom

Klinische Veränderungen

Das chromophobe Adenom ist der häufigste primäre intrakranielle Tumor, der neuroophthalmologische Veränderungen hervorruft. Die meisten werden von Endokrinologen entdeckt, obwohl die nicht sezernierenden Tumoren zuerst vom Ophthalmologen gesehen werden können.

Die klinische Manifestation erfolgt typischerweise während des frühen Erwachsenenlebens oder im mittleren Lebensalter und gelegentlich bei älteren Personen mit den folgenden Symptomen:

1. **Kopfschmerzen** können eine auffällige Veränderung darstellen. Sie sind bedingt durch die Beteiligung der schmerzempfindlichen Fasern im Diaphragma sellae. Wenn der Tumor sich nach oben ausdehnt und durch das Diaphragma bricht, können die Kopfschmerzen aufhören. Die Natur der Kopfschmerzen ist unspezifisch, und sie weisen nicht die Charakteristika von Kopfschmerzen, die mit erhöhtem intrakraniellen Druck assoziiert sind, auf. Aus diesem Grund sind, wenn offensichtliche endokrine Störungen fehlen, Verzögerungen der Diagnose häufig.
2. **Visuelle Symptome** in Assoziation mit bitemporalen Gesichtsfelddefekten entwickeln sich gewöhnlich ganz allmählich und können eventuell vom Patienten erst wahrgenommen werden, wenn sie deutlich ausgebildet sind. Es ist deshalb essentiell, die Gesichtsfelder aller Patienten mit unspezifischen Kopfschmerzen oder endokrinen Störungen zu untersuchen.

Die *Gesichtsfelddefekte* hängen von der anatomischen Verbindung der Hypophyse mit dem Chiasma ab. Wenn das Chiasma zentral liegt, sind beide superotemporalen Gesichtsfelder zuerst betroffen, da der Tumor nach oben wächst, sich auf die anteriore Einkerbung des Chiasmas ausdehnt und die kreuzenden inferonasalen Fasern komprimiert (Abb. 14.41). Die Defekte setzen sich dann in die unteren temporalen Gesichtsfelder fort. Da die Wachstumsrate des Tumors oft asymmetrisch ist, ist das Ausmaß der Gesichtsfelddefekte gewöhnlich auf beiden Seiten unterschiedlich. Es kann sein, daß Patienten nicht kommen, bevor die zentrale Sehschärfe durch Druck auf die Fasern, welche die Makula versorgen, betroffen ist. Das Auge mit dem größeren Gesichtsverlust weist oft auch die ausgeprägtere Beeinträchtigung der Sehschärfe auf.

Es sollte bedacht werden, daß fehlende Gesichtsfelddefekte einen Hypophysentumor nicht ausschließen, da viele auf die Fossa hypophysialis beschränkt bleiben (Mikroadenome). Azidophile Adenome dehnen sich nicht so oft über die Sella aus wie chromophobe Adenome. Basophile Adenome sind gewöhnlich klein und komprimieren selten das Chiasma.

Die *Farbensättigung* jenseits der Mittellinie ist das früheste Zeichen eines Chiasma-Gesichtsfelddefektes. Sie kann sehr leicht mit einem kleinen roten Objekt, wie dem Verschluß eines Medikamentenfläschchens untersucht werden (Abb. 14.**42 a** u. **b**). Der Patient wird aufgefordert, die Farbe und Intensität des Zielobjekts zu vergleichen, während es vom nasalen in das temporale Gesichtsfeld geführt wird. Eine andere Technik ist es, simultan identische rote Objekte in genau

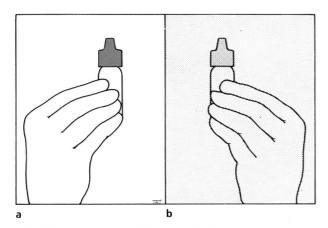

a   b

Abb. 14.**42a** u. **b**   Farbvergleichtest auf beiden Seiten der Fixation

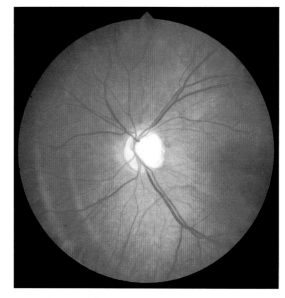

Abb. 14.**43**   Optikusatrophie

symmetrischen Anteilen des temporalen und nasalen Gesichtsfeldes zu präsentieren und den Patienten zu fragen, ob ihm die
Farben gleich erscheinen. Viele Patienten verfehlen die temporale Zahl bei der Ishihara-Untersuchung.

Eine *Optikusatrophie* liegt bei ungefähr 50% der Patienten mit Gesichtsfelddefekten durch eine Hypophysenläsion
vor (Abb. 14.**43**). Patienten nehmen immer Einschränkungen
der zentralen Sehschärfe (z. B. während des Lesens) deutlicher wahr als diejenigen des peripheren Sehens. Es ist deshalb
wichtig, sehr sorgfältige Gesichtsfelduntersuchungen beider
Augen bei Patienten mit unerklärter, einseitiger, zentraler Sehverschlechterung durchzuführen.

Verschiedene Veränderungen umfassen: Diplopie als Folge
einer lateralen Ausdehnung in den Sinus cavernosus, Beteiligung der okulomotrischen Hirnnerven und selten der See-
saw-Nystagmus von Maddox.

Spezialuntersuchungen

1. **Die Computertomographie** (Abb. 14.**44**) hat zu einer Re-
volution der Untersuchung bei Verdacht auf parachiasmale
Veränderungen geführt und einfache Röntgenaufnahmen,
Tomographie und Pneumoenzephalographie ersetzt.
2. **Die Kernspintomographie** hilft sehr bei der Darstellung
von Beziehungen einer Raumforderung zum Chiasma
(Abb. 14.**45a** u. **b** sowie 14.**46a** u. **b**).
3. **Eine endokrinologische Untersuchung** sollte auf den jeweiligen Patienten zugeschnitten werden. Bei allen Patien-

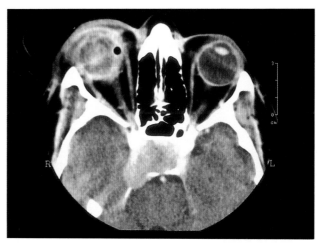

Abb. 14.**44**   Axiales CT eines Hypophysenadenoms rechts mit Invasion
der Sinus cavernosus – ein Silikonband nach früherer Netzhautoperation des rechten Auges kann auch gesehen werden

ten mit Verdacht auf ein Hypophysenadenom sollten folgende Bestimmungen durchgeführt werden: (1) Serumpro-

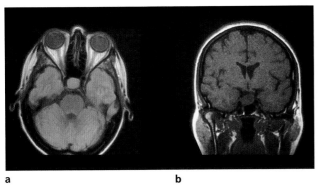

a   b

Abb. 14.**45a** u. **b**   Kernspintomogramm eines Prolaktinoms
a Axiale Ansicht
b Koronare Ansicht

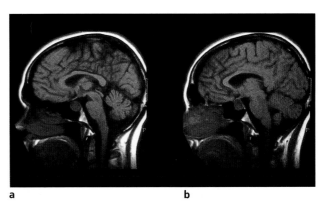

a   b

Abb. 14.**46a** u. **b**   Sagittales Kernspintomogramm eines Prolaktinoms

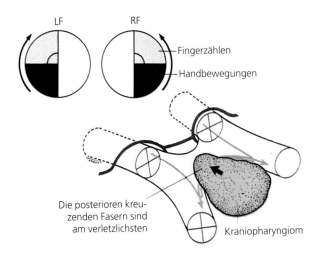

Abb. 14.**47** Gesichtsfelddefekte durch die Kompression des Chiasma von oben und hinten durch ein Kranipharyngeom

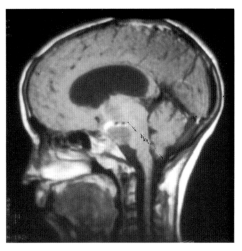

Abb. 14.**48** Sagittales Kernspintomogramm eines rezidivierenden Kraniopharyngeoms

laktin, (2) FSH, (3) TSH und (4) Wachstumshormon. Ein Insulinbelastungstest kann in bestimmten Fällen ebenfalls erforderlich sein. Patienten mit großen Adenomen und Gesichtsfelddefekten unterliegen einem gewissen Risiko, einen Hypophysenapoplex zu erleiden, wenn die hypoglykämische Reaktion ausgeprägt ist.

Behandlung

1. **Ein chirurgischer Eingriff** erfolgt gewöhnlich über einen transsphenoidalen Zugang. Sehr selten sind bei Patienten, um das Gewebe über der Fossa hypophysialis gut zu entfernen, sowohl eine transsphenoidale Hypophysektomie als auch eine Kraniotomie erforderlich.
2. **Bromocriptin** kann durch einen Anstieg der Sekretion des Prolaktin hemmenden Faktors des Hypothalamus zu einer Größenreduktion eines Prolaktin sezernierenden Tumors führen. Bei allen Patienten mit einem signifikanten Gesichtsfelddefekt sollte ein notfallmäßiger Prolaktinspiegelassay durchgeführt werden und die Therapie mit Bromocriptin sobald wie möglich begonnen werden. Bei einigen Patienten verbessert sich die Sehfunktion innerhalb von Stunden. Bei vielen Patienten bessert sich auch die endokrine Funktion, die Galaktorrhoe hört auf, Libido und Menstruation kehren zurück.
3. **Eine Bestrahlung** kann in bestimmten Fällen allein oder in Kombination mit anderen Methoden erfolgen.

Kraniopharyngeom

Kraniopharyngeome sind langsam wachsende Tumoren, die aus rudimentären Überresten der Ratke-Tasche entlang des Hypophysenstiels entstehen.

Die klinische Manifestation hängt vom Alter des Patienten ab:

1. **Kinder** zeigen Störungen der Hypothalamusfunktion, die Zwergwuchs, verzögerte Sexualentwicklung und Fettsucht verursachen.

2. **Erwachsene** werden durch Störungen der Sehschärfe und des Gesichtsfeldes klinisch auffällig.

Gesichtsfelddefekte sind komplex und können auf Schädigungen des Sehnervs, des Chiasmas oder der Tractus optici zurückzuführen sein. Die initiale Störung führt häufig zu beidseitigen inferotemporalen Defekten, da der Tumor das Chiasma von oben und hinten komprimiert und die oberen nasalen Fasern schädigt (Abb. 14.**47**). Die Defekte dehnen sich dann auf die oberen temporalen Gesichtsfelder aus.

Eine *suprasselläre Verkalkung* ist bei 50–70% der Fälle vorhanden. Andere parachiasmale Läsionen, wie Meningeome, Aneurysmen und Chordome können jedoch ebenfalls mit einer Verkalkung assoziiert sein.

Die Therapie erfolgt hauptsächlich chirurgisch. Eine komplette Entfernung kann jedoch wegen der oft engen Verbindung des Tumors mit dem Chiasma schwierig sein. Eine postoperative Bestrahlung kann helfen, aber Rezidive sind häufig (Abb. 14.**48**).

Meningeom

Die klinische Manifestation intrakranieller Meningeome erfolgt typischerweise mit Sehverlust oder Exophthalmus bei Frauen mittleren Alters. Der Gesichtsfelddefekt hängt folgendermaßen von der Lokalisation des Tumors ab (Abb. 14.**49**):

1. **Meningeome des Tuberculum sellae** komprimieren typischerweise die Verbindung des Chiasmas mit dem Sehnerv. Dies hat infolge der Kompression des Sehnervs ein ipsilaterales Zentralskotom zur Folge und einen kontralateralen temporalen Defekt, der durch eine Schädigung der Schleife der kontralateralen inferonasalen Fasern, die in den Sehnerv hineinreicht, bevor sie nach posterior weiter verläuft (anteriores Willbrandt-Knie), bedingt ist.
2. **Keilbeinmeningeome** präsentieren sich mit Exophthalmus und reaktiver Hyperostose. Die Kompression des Sehnervs stellt eine frühe Veränderung dar, wenn der Tumor medial lokalisiert ist und eine späte Alteration, wenn die Raumforderung den seitlichen Aspekt des Os sphenoidale

und der mittleren Schädelgrube betrifft (Abb. 14.**50a–f**). Ein klassischer Befund bei letzterem ist eine gefüllte Fossa temporalis infolge der Hyperostose (Abb. 14.**51**).

3. **Meningeome des Sulcus olfactorius** können einen Verlust des Geruchs und eine Kompression des Sehnervs verursachen.

Die Therapie ist chirurgisch, aber eine postoperative Bestrahlung wird bei inkompletter Tumorexzision häufig empfohlen.

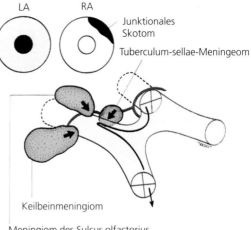

Abb. 14.**49** Intrakranielle Kompression des Sehnervs durch ein Meningeom und die Auswirkungen auf die Gesichtsfelder durch ein Tuberculum-sellae-Meningeom ▶

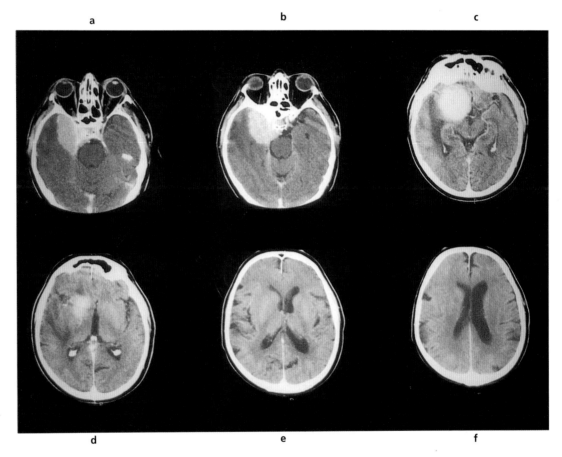

Abb. 14.**50a–f** Axiale Computertomographie auf unterschiedlichen Niveaus mit Keilbeinmeningeom

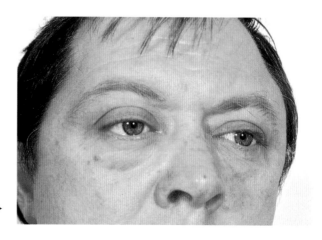

Abb. 14.**51** Gefüllte Fossa temporalis infolge einer sekundären Hyperostose durch ein Keilbeinmeningeom ▶

▌Erkrankungen der retrochiasmalen Sehbahn und des visuellen Kortex

Tractus opticus

Klinische Veränderungen

Kontralaterale Pyramidenzeichen: Der Tractus opticus geht vom posterioren Aspekt des Chiasmas aus, divergiert und verläuft nach posterior um den Pedunculus cerebri und endet im Corpus geniculatum laterale. Eine Läsion, welche den Tractus opticus schädigt, kann deshalb den ipsilateralen Pedunculus cerebri einbeziehen und zu geringen kontralateralen Pyramidenzeichen führen.

Inkongruente homonyme Hemianopie: Jeder Tractus opticus enthält gekreuzte nasale Fasern, die ihren Ursprung in der kontralateralen nasalen Hemiretina haben und ungekreuzte temporale Fasern, die ihren Ursprung in der ipsilateralen temporalen Hemiretina haben. Die Nervenfasern mit Ursprung in korrespondierenden Netzhautelementen liegen jedoch nicht nah nebeneinander. Aus diesem Grunde sind homonyme Hemianopien durch Läsionen des Tractus opticus charakteristischerweise *inkongruent.* Läsionen des Corpus geniculatum produzieren asymmetrische hemianopische Defekte.

Hemianopische Pupille Wernicke: Der Tractus opticus enthält sowohl visuelle als auch pupillomotorische Fasern. Die Sehnervenfasern enden am Corpus geniculatum laterale, aber die Pupillenfasern verlassen den Tractus opticus anterior des Corpus geniculatum laterale, und verlaufen durch das Brachium des Colliculus superior, um im prätektalen Nukleus zu enden. Eine Läsion des Tractus kann infolgedessen zu einem afferenten Pupillendefekt führen. Charakteristischerweise ist der Pupillenlichtreflex normal, wenn die nicht betroffene Hemiretina stimuliert wird und fehlt, wenn die betroffene Hemiretina stimuliert wird. In der Praxis ist diese hemianopische Pupillenreaktion von Wernicke wegen der Lichtstreuung schwierig festzustellen – deshalb ist ein sehr feiner Lichtstrahl erforderlich.

Eine *Optikusatrophie* (Abb. 14.**43**) kann die Folge einer Schädigung des Tractus opticus sein, da die Zellkörper aller Fasern im Tractus opticus retinale Ganglienzellen sind. Die Ursachen von Erkrankungen des Tractus opticus sind dieselben, die auch das Chiasma betreffen. Der Tractus opticus ist insbesondere verletzlich, wenn das Chiasma präfixiert ist (s. Abb. 14.**37**).

Sehstrahlung

Angewandte Anatomie

Die Sehstrahlung reicht vom Corpus geniculatum laterale zur Sehrinde, die im medialen Bereich des Okzipitallappens lokalisiert ist, oberhalb und unterhalb der Fissura calcarina (Abb. 14.**52**). Die Sehstrahlung und die Sehrinde haben eine duale Blutversorgung aus den mittleren und posterioren Zerebralarterien, über die A. carotis, beziehungsweise die A. basilaris. Wenn die Sehstrahlung nach posterior verläuft, liegen Fasern von korrespondierenden Netzhautelementen zunehmend näher beieinander. Aus diesem Grunde sind inkomplette Hemi-

anopien durch Schädigungen der hinteren Sehstrahlung kongruenter als diejenigen der anterioren Sehstrahlung. Eine vollständige Hemianopie hat keinen lokalisierenden Wert, weil das Ausmaß der Kongruenz nicht bestimmt werden kann. Da die Sehnervenfasern ihre Synapsen im Corpus geniculatum laterale haben, können Läsionen der Sehstrahlung keine Optikusatrophie verursachen.

Klinische Veränderungen

Temporale Sehstrahlung

Gesichtsfelddefekte bestehen in einer oberen Quadrantenanopie (pie in the sky), da die inferioren Fasern der Sehstrahlung, welche die oberen Gesichtsfelder versorgen, zuerst in der Meyer-Schleife nach anteroinferior um die Spitze des temporalen Horns des Seitenventrikels verlaufen und in den Temporallappen hinein.

Assoziierte Veränderungen umfassen eine kontralaterale hemisensorische Störung und milde Hemiparese, da die inferioren Fasern sehr nah an den sensorischen und motorischen Fasern der Capsula interna entlang verlaufen, bevor sie ihren Weg nach posterior nehmen, um sich wieder mit den superioren Fasern zu verbinden. Andere Veränderungen der Temporallappenerkrankung sind: (1) paraoxysmale olfaktorische und gustatorische Halluzinationen (Unkus-Anfälle), (2) gestaltete visuelle Halluzinationen, (3) Krämpfe und (4) rezeptive Dysphasie.

Anteriore parietale Sehstrahlung

Gesichtsfelddefekte bestehen in einer inferioren Quadrantenanopie (pie on the floor), da die superioren Fasern der Sehstrahlung, welche die inferioren Gesichtsfelder versorgen, sich direkt posterior durch den Parietallappen in die okzipitale Rinde fortsetzten. Eine Läsion nur des anterioren Anteils der Sehstrahlung, die sehr selten ist, wird infolgedessen eine inferiore Quadrantenanopie verursachen. Im allgemeinen tendieren Hemianopien durch Läsionen des Parietallappens dazu, relativ kongruent und entweder komplett oder inferior dichter zu sein.

Assoziierte Veränderungen der Parietallappenerkrankungen sind: (1) Agnosie, (2) Schwierigkeiten der visuellen Perzeption (insbesondere bei rechten parietalen Läsionen) und (3) Rechts-links-Konfusion und Akalkulie (insbesondere bei linken parietalen Läsionen).

Hauptsehstrahlung

Tief im Parietallappen liegen die Sehstrahlungen direkt extern des Trigonums und des okzipitalen Horns des Seitenventrikels. Läsionen in diesem Gebiet verursachen gewöhnlich eine vollständige homonyme Hemianopie.

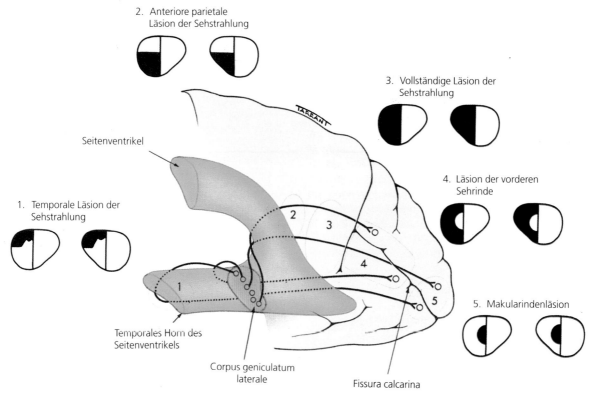

Abb. 14.**52**   Gesichtsfelddefekte durch verschiedene Läsionen der Sehstrahlung und der Sehrinde

Area striata (Rindensehzentrum)

Klinische Veränderungen

Gesichtsfelddefekte: In der Sehrinde sind die peripheren Gesichtsfelder anterior repräsentiert. Dieser Teil des Okzipitallappens wird von einem Ast der A. cerebri posterior versorgt. Die zentrale Makulasehschärfe wird posterior, direkt seitlich der Spitze des kalkarinen Kortex repräsentiert, der hauptsächlich von einem Ast der A. cerebralis media versorgt wird. Eine Okklusion der A. cerebri posterior wird infolgedessen zu einer, die Makula aussparenden, kongruenten homonymen Hemianopie führen. Eine Schädigung der Spitze der Okzipitalrinde, wie sie bei einem Schädeltrauma auftreten kann, tendiert zu kongruenten homonymen Makuladefekten, obwohl eine asymmetrische Makulaaussparung manchmal bei vaskulären Läsionen des Okzipitallappens entstehen kann.

Assoziierte Veränderungen der Sehrindenerkrankung sind: (1) gestaltete visuelle Halluzinationen, insbesondere im hemianopen Feld und (2) Verneinung der Blindheit (Anton-Syndrom).

Optokinetischer Nystagmus

Vaskuläre Läsionen im Gebiet der A. cerebri posterior sind für mehr als 90% der isolierten homonymen Hemianopien ohne begleitende neurologische Störungen verantwortlich. Andere weniger häufige Ursachen sind Migräne, Trauma und Tumoren sowohl primär als auch metastatisch (Abb. 14.**53**). Der optokinetische Nystagmus (OKN) kann bei der Bestimmung der Ursache einer isolierten homonymen Hemianopie, die bei Patienten ohne assoziierte neurologische Defekte nicht in ein bestimmtes Muster paßt, helfen. Sind die optomotorischen Bahnen in der posterioren Hemisphäre geschädigt, wird die OKN-Antwort herabgesetzt sein, wenn Objekte zur Seite der Läsion rotiert werden (d. h. weg von der Hemianopie). Dies wird als positives OKN-Zeichen bezeichnet. In den meisten Fällen suggeriert die Kombination einer homonymen Hemianopie mit einer OKN-Asymmetrie eine Parietallappenläsion, oft ein Neoplasma. Selten können Okzipitallappenläsionen eine OKN-Asymmetrie zur Folge haben.

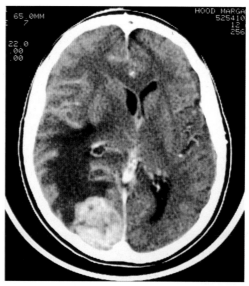

Abb. 14.**53**   Axiales CT mit Metastase im Okzipitallappen

Erhöhter intrakranieller Druck

Zirkulation der zerebrospinalen Flüssigkeit

Der Liquor cerebrospinalis wird im Plexus chorioidalis gebildet, in beiden Seitenventrikeln und im 3. Ventrikel (Abb. 14.54). Er gelangt vom Seitenventrikel aus durch das Foramen von Monroe in den 3. Ventrikel. Vom 3. Ventrikel aus fließt er durch den Aquaeductus cerebri in den 4. Ventrikel. Den 4. Ventrikel verläßt der Liquor durch die Foramina von Luschka und Magendie. Etwas Liquor umfließt das Rückenmark und der Rest umgibt die Hemisphären. Die Resorption erfolgt im zerebralen Drainagesystem über die Arachnoidalvilli. Ein erhöhter intrakranieller Druck kann folgende Ursachen haben:

1. **Raumfordernde Veränderungen,** einschließlich intrakranieller Blutungen.
2. **Blockade des Ventrikelsystems** durch kongenitale oder erworbene Läsionen.
3. **Obstruktion der Liquorresorption** über die Arachnoidalvilli, die durch eine Meningitis, eine Subarachnoidalblutung oder ein Hirntrauma vorgeschädigt sind.
4. **Benigne intrakranielle Hypertension** (Pseudotumor cerebri).
5. **Schwerer Hypertonus.**
6. **Hypersekretion des Liquors** durch einen Tumor des Plexus chorioidalis (selten).

Systemische Veränderungen bei erhöhtem intrakraniellem Druck

Es folgen die hauptsächlichen systemischen Veränderungen bei erhöhtem intrakraniellem Druck:

1. **Kopfschmerzen** sind typischerweise morgens am ausgeprägtesten. Sie tendieren dazu, progressiv schlechter zu werden, und Patienten stellen sich gewöhnlich innerhalb von 6 Wochen in der Klinik vor. Die Kopfschmerzen können generalisiert sein oder umschrieben. Sie können während des Valsalvamanövers, einer Kopfbewegung oder -beugung stärker werden. Patienten mit lebenslangen Kopfschmerzen berichten oft über eine Veränderung des Charakters der Kopfschmerzen. Sehr selten können Kopfschmerzen bei Patienten mit intrakraniellem Druck fehlen.
2. **Plötzliche Übelkeit und schwallartiges Erbrechen** können durch Fluktuationen des intrakraniellen Drucks hervorgerufen werden.
3. **Eine horizontale Diplopie** wird durch die Dehnung des 6. Hirnnervs über der Felsenbeinspitze verursacht (Abb. 14.33).

Klinische Befunde bei Stauungspapille

Die Stauungspapille ist definiert als Schwellung des Sehnervs infolge eines erhöhten intrakraniellen Drucks. Sie ist nahezu immer bilateral, obwohl sie asymmetrisch sein kann. Alle anderen Ursachen einer Papillenschwellung sind nicht mit erhöhtem intrakraniellem Druck assoziiert (z. B. Papillitis des Sehnervs, retinaler Zentralvenenverschluß) und werden als „Papillenödem" bezeichnet. Sie verursachen gewöhnlich eine Sehverschlechterung. Bei allen Patienten mit Stauungspapille sollte der Verdacht auf eine intrakranielle Raumforderung bestehen, bis das Gegenteil bewiesen ist. Nicht alle Patienten mit erhöhtem intrakraniellem Druck werden auch eine Stauungspapille entwickeln. Manchmal ist eine anatomische Besonderheit die Ursache. Tumoren der Großhirnhemisphären tendieren dazu, später eine Stauungspapille hervorzurufen als solche der hinteren Schädelgrube. Patienten, die bereits früher eine Stauungspapille gehabt haben, können einen deutlichen Anstieg des intrakraniellen Drucks erleiden, ohne erneut eine Stauungspapille zu entwickeln, da eine gliale Vernarbung des Sehnervenkopfs besteht. Andererseits werden nicht

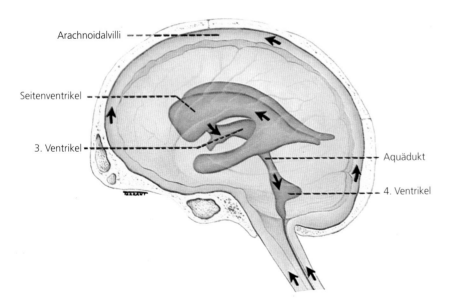

Arachnoidalvilli

Seitenventrikel

3. Ventrikel

Aquädukt

4. Ventrikel

Abb. 14.**54**   Liquorzirkulation

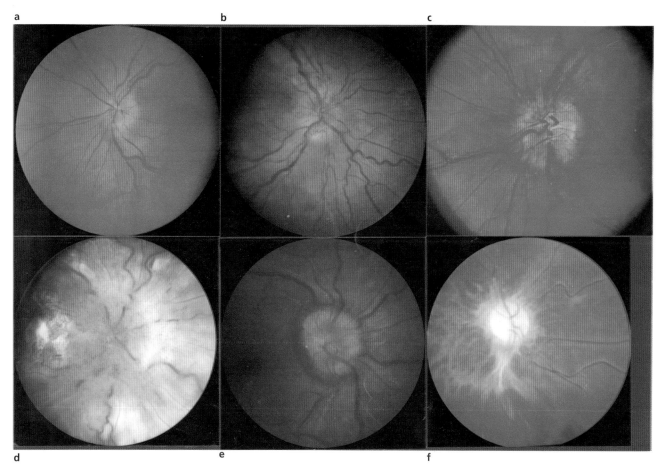

a   b   c

d   e   f

Abb. 14.**55a–f**   Verschiedene Stadien der Stauungspapille (s. Text)

alle Patienten mit einer Stauungspapille einen Tumor haben, da einige eine benigne intrakranielle Hypertension aufweisen oder eine andere Pathologie zugrunde liegt.

Eine *frühe Stauungspapille* sicher zu diagnostizieren, kann schwierig sein. Es folgen ihre Hauptveränderungen.

1. Sehstörungen fehlen und die Sehschärfe ist normal.
2. Die Papillen zeigen eine Hyperämie und unscharfe Begrenzungen der superioren, inferioren und nasalen Papillenränder und eine verwaschene peripapilläre Nervenfaserschicht (Abb. 14.**55a**). Bei der Fluoreszenzangiographie tritt Flüssigkeit aus erweiterten Kapillaren auf der Papille aus (Abb. 14.**56a** u. **b**).

3. Verlust einer vorher spontanen Venenpulsation. Ungefähr 20% der Normalbevölkerung zeigen jedoch keine spontane Venenpulsation, ihr Fehlen ist nicht notwendigerweise ein Zeichen für einen erhöhten intrakraniellen Druck. Wenn die Venenpulsation gut erhalten ist, ist die Diagnose einer Stauungspapille unwahrscheinlich.

Eine *ausgebildete Stauungspapille* ist durch folgendes charakterisiert:

1. Vorübergehende Sehstörungen in einem oder beiden Augen für einige Sekunden.
2. Die Sehschärfe ist normal oder reduziert.

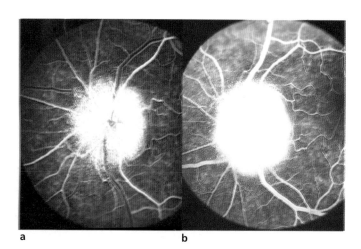

Abb. 14.**56a** u. **b**   Fluoreszeinaustritt bei Stauungspapille
a Frühe Phase des Angiogramms
b Späte Phase

a   b

3. Die Papillen zeigen venöse Stauung, Prominenz, partielle Obskuration der kleinen Blutgefäße und Obliteration des Exkavation (Abb. 14.55 b). Der Papillenrand ist unscharf und kann von peripapillären flammenförmigen Blutungen (Abb. 14.55 c) und Cotton-wool-Herden umgeben sein. Wenn die Schwellung zunimmt, erscheint der Sehnervenkopf größer und umgebende retinale Falten können sich auf der temporalen Seite entwickeln. Harte Exsudate können vom Zentrum der Fovea in der Form eines inkompletten Sterns, dem der temporale Teil fehlt, ausstrahlen (Abb. 14.55 d).
4. Der blinde Fleck ist vergrößert.

Eine *lange bestehende Stauungspapille* ist durch folgendes charakterisiert:

1. Die Sehschärfe ist unterschiedlich mit eingeengten Gesichtsfeldern.
2. Die Papillen sehen champagnerkorkenartig aus, ohne Exsudate und Blutungen (Abb. 14.55 e). Es befinden sich kleine, weiße Verdichtungen auf der Papille (Corpora amylaceae). Dieser Befund zeigt das Bestehen der Stauungspapille seit mehreren Monaten an.

Eine *atrophische Stauungspapille* ist durch folgendes charakterisiert:

1. Die Sehschärfe ist erheblich reduziert.
2. Die Papillen sind weiß mit unscharfen Rändern als Folge einer Gliose (Abb. 14.55 f). Dies Erscheinungsbild wird auch als sekundäre Optikusatrophie bezeichnet und kann bei Patienten mit einem Hirntumor oder behandelter benigner intrakranieller Hypertension gesehen werden.

Differentialdiagnose

Kongenitale Papillenanomalien wie tiefe Drusen (s. Abb. 14.72) und markscheidenhaltige Nervenfasern (s. Abb. 14.79 a–c) können mit einer Stauungspapille verwechselt werden. Ihre klinischen Charakteristika werden später besprochen.

Eine *unilaterale Papillenschwellung* kann einen der folgenden Gründe haben:

1. **Vaskulär:** retinaler Zentralvenenverschluß und anteriore ischämische Optikusatrophie.
2. **Entzündung:** Papillitis und Uveitis.
3. **Erhöhter intraorbitaler Druck:** endokrine Ophthalmopathie und Orbitatumoren.
4. **Sehnerventumoren:** Gliome und Meningeome.
5. **Infiltration:** Granulome, Leukämien und Lymphome.

▋Carotis-sinus-cavernosus-Fistel

Pathogenese

Eine arteriovenöse Fistel ist eine anomale Kommunikation zwischen normalen Arterien und Venen. Das Blut innerhalb der betroffenen Vene wird „arterialisiert", der venöse Druck steigt und die venöse Drainage kann sowohl im Ausmaß als auch in der Richtung verändert sein. Der arterielle Druck und die Perfusion sind ebenfalls reduziert. Bei einer Carotis-sinus-cavernosus-Fistel besteht eine anomale Kommunikation zwischen der A. carotis und dem Sinus cavernosus. Die beiden Hauptformen sind die *direkte* und die *indirekte*.

Direkte Carotis-sinus-cavernosus-Fistel

Ursachen

Bei dieser Fistelform passiert das arterielle Blut direkt durch einen Defekt in der Wand des intrakavernösen Anteils der A. carotis interna.

1. **Ein Schädeltrauma** ist in 75% der Fälle die Ursache. Eine Schädelbasisfraktur verursacht einen Einriß der A. carotis interna innerhalb des umgebenden Sinus cavernosus. Traumatische Fisteln sind gewöhnlich mit hohen Flußraten und ausgeprägten Symptomen assoziiert.
2. **Eine spontane Ruptur** eines intrakavernösen Aneurysmas oder einer atherosklerotischen Arterie ist für die verbliebenen 25% verantwortlich. Frauen mit Hypertonus nach der Menopause sind besonders gefährdet. Diese Fisteln weisen gewöhnlich niedrigere Flußraten und geringere Symptome als traumatische Fisteln auf.

Klinische Veränderungen

Klinische Veränderungen variieren in Abhängigkeit von der Größe und der Lokalisation der Läsion. Da direkte Carotis-sinus-cavernosus-Fisteln eine hohe Blutdurchflußrate zeigen, ist der Beginn der Symptome häufig plötzlich und dramatisch. Die Symptome sind folgende (Abb. 14.57 a–d):

1. **Veränderungen des vorderen Augenabschnitts** umfassen Chemosis (Abb. 14.57 c) und gestaute episklerale und konjunktivale Blutgefäße (Abb. 14.57 a u. b). Bei einigen Fällen verursacht der Anstieg des episkleralen Venendrucks eine Erhöhung des intraokulären Drucks (sekundäres Glaukom). Eine Nekrose des vorderen Augensegments entsteht bei ungefähr 20% der Patienten. Sie ist durch Hornhautepithelödem, positiven Tyndall und Zellen, Irisatrophie, Rubeosis und Katarakt gekennzeichnet.
2. **Ein Exophthalmus** pulsiert typischerweise. Er ist mit einem Geräusch und Schwirren verbunden. Beides verschwindet bei Kompression der ipsilateralen A. carotis im Halsbereich. Ein zephales Geräusch kann ebenfalls vorhanden sein.
3. **Eine Ophthalmoplegie** besteht sehr häufig. Sie ist primär die Folge einer Einbeziehung der okulomotorischen Nerven. Der 6. Hirnnerv ist bei ungefähr 50% der Patienten mit Ophthalmoplegie betroffen, der 3. und der 4. Hirnnerv

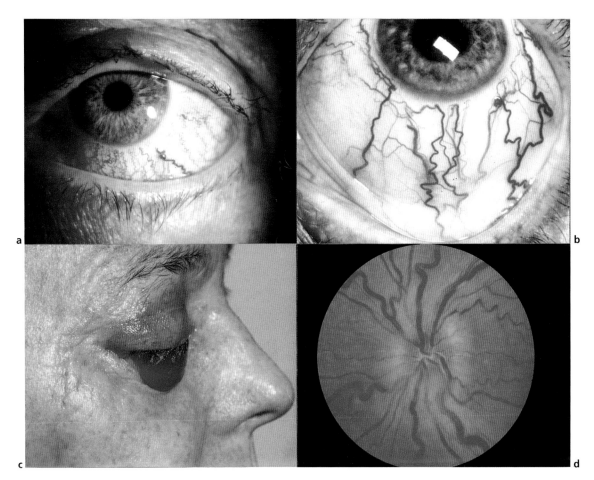

Abb. 14.**57a–d**   Klinische Veränderungen der direkten Carotis-sinus-cavernosus-Fistel
a u. **b** Dilatation der Blutgefäße
c Ausgeprägte Chemosis
d Papillenschwellung und venöse Dilatation

variabel. Stauung und Vergrößerung der extraokulären Muskeln können auch zu einer eingeschränkten okulären Motilität beitragen.

4. **Ophthalmoskopisch** sind eine Gefäßstauung (Abb. 14.57 d) oder ein retinaler Zentralvenenverschluß zu sehen. Eine reduzierte Sehschärfe ist häufig und kann permanent werden.

Therapie

Ein chirurgischer Eingriff ist indiziert, wenn kein spontaner Verschluß durch eine Thrombose des Sinus cavernosus oder seiner Nebengefäße entsteht. Traumatische Fisteln schließen sich ohne Behandlung wegen ihrer höheren Flußrate mit geringerer Wahrscheinlichkeit als spontane Fisteln. Die meisten Carotis-sinus-cavernosus-Fisteln sind nicht lebensbedrohlich, und das am meisten gefährdete Organ ist das Auge. Die Hauptindikationen für eine Therapie sind: (1) Sehverschlechterung infolge eines sekundären Glaukoms, (2) Diplopie, (3) intolerables Geräusch oder Kopfschmerzen und (4) schwere Expositionskeratopathie durch den Exophthalmus. Die derzeitige Methode besteht in einer „interventionellen Radiologie" mit intravaskulären Ballons, die über einen Katheter in die A. carotis interna gelangen.

Indirekte Carotis-sinus-cavernosus-Fistel

Bei einer indirekten Carotis-sinus-cavernosus-Fistel (Durashunt) bleibt der intrakavernöse Teil der A. carotis interna intakt, und das arterielle Blut fließt durch die meningealen Äste der A. carotis externa oder interna indirekt in den Sinus cavernosus.

Die *Hauptformen* sind folgende:

1. Eine Kommunikation zwischen den meningealen Ästen der A. carotis interna und des Sinus cavernosus.
2. Eine Kommunikation zwischen den meningealen Ästen der A. carotis externa und dem Sinus cavernosus.
3. Kommunikationen mit sowohl der A. carotis interna als auch der A. carotis externa.

Die *Hauptursachen* sind folgende:

1. **Kongenitale Mißbildungen** können in einigen Fällen zugrunde liegen. Der Beginn der klinischen Veränderungen kann durch eine intrakranielle Venenthrombose verursacht werden.
2. **Eine spontane Ruptur,** die durch ein geringes Trauma oder Überanstrengung, insbesondere bei hypertensiven Patienten, ausgelöst werden kann.

Klinische Veränderungen

Da indirekte Fisteln einen langsamen Blutfluß aufweisen, sind die klinischen Veränderungen subtiler als bei einer direkten Fistel, so daß die Diagnose schwierig sein kann.

Die klinische Manifestation erfolgt bei den meisten Patienten mit einer geringen Abduzensschwäche, erweiterten episkleralen Gefäßen und erhöhtem intraokulärem Druck. Andere Veränderungen umfassen Schmerzen, Ptosis, Ophthalmoplegie und ein Geräusch.

Die Therapie erfolgt mit „interventioneller Radiologie" zum Verschluß der Versorgungsarterien. Sie ist bei einem hohen Anteil der Fälle erforderlich, obwohl bei einigen Patienten eine spontane Regeneration erfolgt.

Migräne

Klassifikation

Die Migräne ist eine familiäre Erkrankung, die durch rezidivierende Kopfschmerzattacken gekennzeichnet ist, die in Intensität, Häufigkeit und Dauer sehr variabel sind. Anfälle sind häufig unilateral und mit Anorexie, Übelkeit und Erbrechen assoziiert. Bei einigen Fällen gehen ihnen neurologische und Stimmungsstörungen voraus, oder sie werden von diesen begleitet. Alle diese Charakteristika sind jedoch nicht notwendigerweise bei jedem Anfall vorhanden und kommen auch nicht bei jedem Patienten vor. Die Hauptformen der Migräne sind: *(1) gewöhnliche, (2) klassische, (3) fokale, (4) Migräne sine Migräne, (5) retinale, (6) ophthalmoplegische, (7) komplizierte* und *(8) Clusterkopfschmerzen.*

Klinische Veränderungen

Die *gewöhnliche Migräne* ist durch Kopfschmerzen in Verbindung mit einer Störung des autonomen Nervensystems (Blässe und Übelkeit) charakterisiert. Neurologische Veränderungen liegen nicht vor. Prodromalveränderungen umfassen Stimmungsänderungen, häufiges Gähnen oder andere nicht spezifische Prodromalsymptome, wie schlechte Konzentration. Die Kopfschmerzen beginnen irgendwo am Schädel und sind hämmernd oder klopfend. Gewöhnlich breiten sie sich über eine Kopfhälfte aus. Bei einigen Fällen sitzt der Schmerz retroorbital. Es kann eine Verwechslung mit einer Augen- oder Sinuserkrankung erfolgen. Während der Attacke, die Stunden bis zu einem Tag oder länger andauern kann, ist der Patient häufig photophob und sucht Erleichterung in einer dunklen Umgebung oder durch Schlaf. Infolge der fehlenden, gutbekannten, migränebedingten Sehstörungen und des Fehlens von schwerer Übelkeit und Erbrechen, registrieren viele Patienten mit gewöhnlicher Migräne nicht, daß sie an ihr erkrankt sind.

Die *klassische Migräne* ist seltener, aber besser bekannt. Den Attacken gehen visuelle Symptome oder manchmal eine akustische Aura voraus, die ungefähr 20 Minuten dauern. Die visuelle Aura kann aus hellen oder dunklen Flecken, Zickzacklinien, Hitzedunstflimmern, Puzzelteileffekten, Fortifikationsspektren, Tunnelsehen, homonymer Hemianopie, altitudinaler Hemianopie und Flimmerskotomen bestehen. Die letzte visuelle Aura beginnt als kleines, helles, positives parazentrales Skotom, das auf einer Seite von leuchtenden Zickzacklinien begrenzt wird (Abb. 14.**58a**). Nach wenigen Minuten wird das Flimmerskotom allmählich größer, der offene Bereich ist nach zentral gerichtet und oft ist der innere Rand von einem Gebiet ohne Sehvermögen (negatives Skotom) begrenzt (Abb. 14.**58b**). Wenn sich das Skotom ausdehnt, kann es in die temporale Peripherie driften oder vorrücken (Abb. 14.**58c**), bevor es abbricht (Abb. 14.**58d**). Diese Veränderungen werden als pathognomonisch für die Migräne angesehen. Selten können sie durch degenerative arterielle Probleme an den Okzipitalpolen ausgelöst werden. Die Kopfschmerzen gleichen denen der gewöhnlichen Migräne, können aber fehlen, trivial sein oder sehr schwer, mit beträchtlicher Variation während der einzelnen Attacken, selbst bei derselben Person.

Die *fokale Migräne* ist durch eine transiente Dysphasie, hemisensorische Symptome oder eine fokale Schwäche zusätzlich zu anderen Migränesymptomen gekennzeichnet.

Migräne sine Migräne ist durch episodische Sehstörungen ohne darauffolgende Kopfschmerzen charakterisiert. Ältere Personen mit einer gewöhnlichen oder klassischen Migräne in der Anamnese sind betroffen.

Die *retinale Migräne* ist durch einen akuten, aber transienten unilateralen Sehverlust gekennzeichnet, der mit demjenigen bei Amaurosis fugax übereinstimmt (s. Kapitel 11). Da sie gelegentlich bei Patienten mittleren Alters mit fehlender Migräneanamnese auftreten kann, ist es klug, so zu untersuchen, als ob Attacken einer Amaurosis fugax vorlägen.

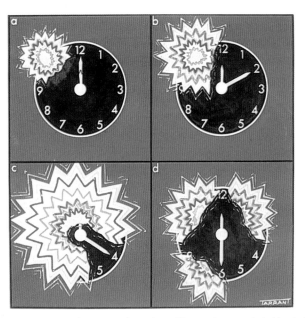

Abb. 14.**58a–d** Progression eines Flimmerskotoms bei klassischer Migräne

Die *ophthalmoplegische Migräne* ist selten und beginnt typischerweise vor dem Alter von 10 Jahren. Sie ist durch rezidivierende, transiente Lähmungen des 3. Hirnnervs, die nach den Kopfschmerzen beginnen, charakterisiert.

Die *komplizierte Migräne* ist durch die fehlende Rückbildung fokaler, neurologischer Veränderungen, nachdem der Migräneanfall vorüber ist, gekennzeichnet. Der Patient hat eine bleibende hemisensorische Störung oder einen bleibenden, partiellen Gesichtsfeldverlust. Andere neurologische Folgeerscheinungen stellen Ausnahmen dar.

Clusterkopfschmerzen sind eine Migränevariante, die charakteristischerweise Männer während des 4. und 5. Lebensjahrzehnts betrifft. Sie sind auch gekennzeichnet durch typische, stereotype Kopfschmerzen, die von verschiedenen vegetativen Phänomenen begleitet werden, die fast jeden Tag über einen Zeitraum von einigen Wochen auftreten. Die Kopfschmerzen sind unilateral, okulotemporal, schmerzhaft, scharf und tief. Sie beginnen relativ abrupt und nehmen über wenige Minuten ab. Sie dauern zwischen 10 Minuten und 2 Stunden und gehen dann schnell zurück. Sie können mehrere Male innerhalb von 24 Stunden auftreten, oft zu bestimmten Zeiten, nicht selten um 2 Uhr nachts. Wenn der „Cluster" einmal vorüber ist, kann es ein langes kopfschmerzfreies Intervall über mehrere Jahre geben. Vegetative Phänomene in Verbindung mit den Kopfschmerzen umfassen Tränenfluß, konjunktivale Injektion und Rhinorrhoe. Clusterkopfschmerzen sind außerdem eine häufige Ursache eines transienten oder permanenten postganglionären Horner-Syndroms.

Behandlung

1. **Allgemeine Behandlungsmethoden** umfassen die Beseitigung von Bedingungen und Agentien, die einen Migräneanfall auslösen können, wie Kaffee, Schokolade, Alkohol, Käse, orale Kontrazeptiva, Streß, zuwenig Schlaf und lange Intervalle ohne Lebensmittelaufnahme.
2. **Eine Prophylaxe** kann mit Betablockern, Kalziumkanalblockern, Amitriptylin, Clonidin, Pizotifen und niedrig dosiertem Aspirin (150 mg/Tag) erfolgen.
3. **Die Therapie** einer akuten Attacke kann mit Sumatriptan, Ergotamin, nichtsteroidalen antiinflammatorischen Mitteln, Paracetamol oder Kodeinanalogen erfolgen.

▌Okuläre Myopathien und damit verbundene Erkrankungen

Myasthenia gravis

Systemische Veränderungen

Die Myasthenia gravis ist eine seltene Autoimmunerkrankung, die durch eine Reduktion der verfügbaren postsynaptischen Acetylcholinrezeptoren an den Endplatten der neuromuskulären Verbindungen der Skelettmuskeln charakterisiert ist. Dies resultiert in Schwäche und Ermüdbarkeit der willkürlichen Muskulatur. Die Erkrankung betrifft in einem Verhältnis von 2:1 Frauen öfter als Männer.

Die *Hauptformen* sind: *(1) progressive, (2) rezidivierende* und *(3) okuläre*.

Die klinische Manifestation erfolgt typischerweise während des 3. und 4. Lebensjahrzehnts mit exzessiver Ermüdbarkeit der okulären, bulbären und Skelettmuskeln. Symptome nehmen typischerweise in den Abendstunden zu, obwohl einige Patienten beim Aufwachen gestört sein können. Die Beteiligung der bulbären Muskeln stört das Kauen und Schlucken. Die Beteiligung der Gesichtsmuskeln kann zu einer Einschränkung der Gesichtsausdrucksmöglichkeiten führen. Die Sehnenreflexe sind normal oder verstärkt, sensorische Veränderungen fehlen.

Okuläre Veränderungen

Eine okuläre Beteiligung ist in 90% der Fälle vorhanden und ist bei 60% das Erstsymptom. Sie ist durch folgendes charakterisiert:

1. **Ptosis,** die bilateral ist, aber asymmetrisch sein kann.
2. **Diplopie,** die häufig vertikal ist, obwohl alle oder irgendeiner der Muskeln betroffen sein können.
3. **Nystagmoide Bewegungen,** die in extremen Blickpositionen bestehen können.

Spezialuntersuchungen

Der *Tensilontest* sollte niemals ohne einen Assistenten durchgeführt werden. Eine Wiederbelebungseinheit sollte außerdem für den Fall eines Herzatemstillstandes verfügbar sein. Der Test wird folgendermaßen durchgeführt:

1. Der Ausgangspunkt wird durch die Bestimmung des Ausmaßes der Ptosis festgehalten. Bei Patienten mit einer Diplopie kann ein Hess-Test durchgeführt werden (s. Abb. 13.**22**).
2. Es werden 0,3 mg Atropin intravenös injiziert.
3. Eine Testdosis von 0,2 ml (2 mg) Tensilon (Edrophoniumchlorid) wird intravenös injiziert.
4. Die Injektion der verbliebenen 0,8 ml (8 mg) erfolgt nach 60 Sekunden, vorausgesetzt, es liegt keine Hypersensitivität vor.
5. Die Messung wird durchgeführt, wobei zu beachten ist, daß der Tensiloneffekt nur 5 Minuten anhält.

Verschiedene Untersuchungen umfassen folgende:

1. **Eine Elektromyographie** kann durch repititive Stimulation die Ermüdung aufzeigen. Dies kann zur Festigung der Diagnose mit einer Tensiloninjektion kombiniert werden.
2. **Antikörper** gegen Acetylcholinrezeptoren sind bei 90% der Fälle vorhanden. Wenn Antikörper gegen gestreifte Muskulatur nachzuweisen sind, sollte an ein Thymom gedacht werden.
3. **Ein CT oder eine Kernspintomographie** des vorderen Mediastinums sollten zum Ausschluß eines Thymoms durchgeführt werden. Eine Thymusvergrößerung besteht bei 10–20% der Patienten, gewöhnlich sind es Männer.

Behandlung

1. **Die medikamentöse Therapie** umfaßt: (a) Anticholine-sterase-Medikamente (Pyridostigmin), (b) systemische Steroide, (c) zytotoxische Mittel (Azathioprin, Cyclophosphamid) und (d) Plasmapherese.
2. **Eine Thymektomie** kann bei einigen Patienten helfen. Junge Frauen mit generalisierten Symptomen, die erst vor kurzem begonnen haben, profitieren am meisten. Die Thymektomie sollte ebenfalls durchgeführt werden, wenn der Verdacht auf ein Thymom besteht.
3. **Eine Schieloperation** kann in bestimmten Fällen, bei denen der fortgesetzte Verlust des Binokularsehens zu einer chronischen Einschränkung geführt hat, einen positiven Effekt haben. Konventionell wird die Diplopie mit Prismen oder Okklusion therapiert, obwohl es sein kann, daß diese Mittel schlecht toleriert werden und inakzeptable kosmetische und funktionelle Ergebnisse belassen. Ein chirurgischer Eingriff sollte erwogen werden, vorausgesetzt, sowohl die Erkrankung als auch der Strabismus sind seit einiger Zeit stabil.

Okuläre Myopathien

Die okulären Myopathien stellen eine Gruppe seltener Erkrankungen dar, von denen einige sporadisch sind und andere ein dominantes Vererbungsmuster zeigen. Bei einigen Patienten ist in der Muskelbiopsie eine mitochondriale Myopathie nachzuweisen (vererbt über das Zytoplasma der Mutter). Die klinische Hauptveränderung ist die chronisch progressive externe Ophthalmoplegie (CPEO), die initial den Blick nach oben einschränkt. Seitliche Bewegungen können betroffen sein und die Augen völlig unbeweglich werden. Wenn die Muskelbeteiligung symmetrisch ist, tritt keine Diplopie auf, selbst in fortgeschrittenen Fällen. Es besteht außerdem eine langsam progressive, bilaterale Ptosis (Abb. 14.**59**). Obwohl Übergänge existieren, sind die 3 Hauptformen der okulären Myopathie folgende:

1. **Die primäre okuläre Myopathie** ist nicht mit anderen Veränderungen assoziiert.
2. **Die okulopharyngeale Dystrophie** ist durch eine Schwäche der Pharynxmuskeln und einen schwindenden Temporalismuskel charakterisiert.
3. **Das Kearns-Sayre-Syndrom** ist durch eine Pigmentretinopathie, die hauptsächlich den zentralen Fundus beteiligt, und einen Herzblock gekennzeichnet; letzterer kann zu einem plötzlichen Tod führen. Die Erkrankung wird gewöhnlich vor dem Alter von 20 Jahren klinisch manifest. Bei einigen Patienten kann sie mit anderen Anomalien, wie Kleinwuchs, Muskelschwäche, zerebellärer Ataxie, neurosensorischer Taubheit, mentaler Behinderung und verzögerter Pubertät verbunden sein.

Myotone Dystrophie

Systemische Veränderungen

Die myotone Dystrophie (Dystrophia myotonica) ist eine generalisierte, dominant vererbte Erkrankung, mit beachtlicher Variabilität des Schweregrads, selbst innerhalb derselben Familie.

Die klinische Manifestation erfolgt gewöhnlich während des 3. Lebensjahrzehnts mit myotonen Veränderungen und Ptosis.

Die *Myotonie* der peripheren Muskeln erschwert die Lokkerung des Griffs. Ein kummervoller Gesichtsausdruck entsteht durch eine bilaterale faziale Schwäche (Abb. 14.**60**) und eine undeutliche Sprache durch die Beteiligung der Zungen- und Pharynxmuskulatur.

Ein *Muskelschwund* der Gesichtsmuskeln, der Mm. temporales, masseter, sternomastoidei, der Muskeln des Schultergürtels, des Quadrizeps und der kleinen Handmuskeln ist festzustellen. Die Sehnenreflexe können fehlen.

Andere Veränderungen umfassen: (1) Hypogonadismus mit Erhalt der sekundären Geschlechtsmerkmale, (2) Stirn-

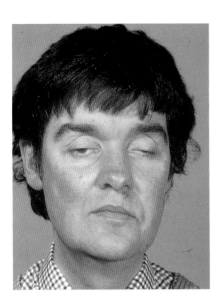

Abb. 14.**59** Ausgeprägte Ptosis bei okulärer Myopathie

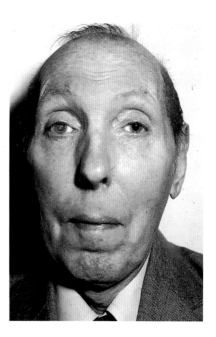

Abb. 14.**60** Bekümmerter Gesichtsausdruck bei myotoner Dystrophie – Katarakt rechts

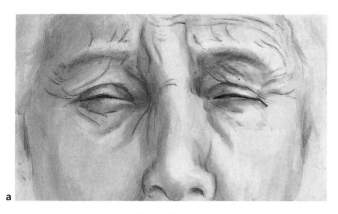
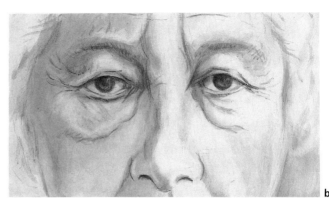

a b

Abb. 14.**61a** u. **b** Essentieller Blepharospasmus
a Während eines Anfalls
b Nach einem Anfall

glatze bei Männern, (3) Herzanomalien und (4) intellektueller Abbau. Lungen- und Herzkomplikationen können zu einem frühen Tod führen.

Okuläre Veränderungen

1. **Präsenile Katarakte** sind die häufigste okuläre Anomalie. Die Trübungen sind gewöhnlich kleine, schillernde, polychromatische Kristalle (Christbaumschmuckkatarakt), obwohl auch kleine weiße Trübungen und sternförmige posteriore subkapsuläre Plaques zu beobachten sein können (s. Abb. 9.**12**).
2. **Eine Ptosis** besteht gewöhnlich beidseits.
3. **Eine Pigmentretinopathie** der Makula oder Peripherie ist gewöhnlich harmlos.
4. **Pupillenveränderungen** in der Form einer Licht-Nah-Dissoziation können gesehen werden.
5. **Der intraokuläre Druck** kann niedrig sein, dies ist aber klinisch nicht von Bedeutung.

Essentieller Blepharospasmus

Klinische Veränderungen

Der essentielle Blepharospasmus ist eine idiopathische Erkrankung mit progressiven, unwillkürlichen Spasmen des M. orbicularis und der oberen Gesichtsmuskeln. In ausgeprägten Fällen kann der Blepharospasmus sehr behindernd sein, da er den Patienten temporär funktionell erblinden lassen kann (Abb. 14.**61a**). Die Spasmen können durch bestimmte Faktoren, wie Lesen, Autofahren, Streß oder helles Licht, ausgelöst werden und durch andere, wie Sprechen, Gehen und Entspannung erleichtert werden. Die Erkrankung tritt typischerweise im 6. Lebensjahrzehnt auf und betrifft Frauen häufiger als Männer, im Verhältnis 3:1. Einige Patienten entwickeln eine okuläre Irritation infolge einer Filamentkeratitis.

Das *Meige-Syndrom* ist eine Kombination von Blepharospasmus und Beteiligung der unteren Gesichtsmuskeln und der Halsmuskeln.

Das *Breughel-Syndrom* ist mit ausgeprägter mandibulärer und zervikaler Muskelbeteiligung assoziiert.

Behandlung

1. **Die medikamentöse Therapie** mit einer Vielzahl verschiedener Medikamente soll nach Berichten bestimmte Blepharospasmusformen bessern, aber ihre Effizienz ist enttäuschend.
2. **Botulinum-Toxin,** das subkutan entlang des Ober- und Unterlides und der Augenbraue injiziert wird, schafft eine zeitlich begrenzte Linderung. Durch Interferenz mit der Acetylcholinfreigabe von den Nervenendigungen resultiert eine temporäre Paralyse der injizierten Muskeln. Die meisten Patienten benötigen nach 3–4 Monaten eine Wiederholungsinjektion. Anschließend können häufigere Injektionen mit höheren Dosierungen erforderlich werden. Die Nebeneffekte der Injektionen umfassen Lagophthalmus und Ektropium oder Entropium, in Abhängigkeit vom Tonus der Augenlider vor der Injektion. Eine akzidentelle Wanderung des Toxins in den Levator oder die extraokulären Muskeln kann in Ptosis und Diplopie resultieren.
3. **Die chirurgische Therapie** bleibt gewöhnlich für Patienten reserviert, die Botulinum-Toxin-Injektionen nicht tolerieren oder nicht darauf ansprechen. Das Verfahren umfaßt die Entfernung des ganzen Orbikularis, der Kurrugator- und Prozerusmuskeln.

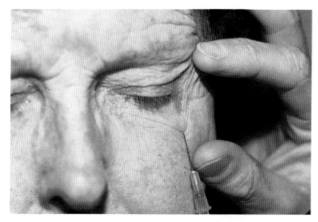

Abb. 14.**62** Behandlung des essentiellen Blepharospasmus mit einer Injektion von Botulinum-Toxin

Phakomatosen

Die Phakomatosen stellen eine Gruppe seltener Erkrankungen dar, die charakterisiert sind durch Hamartome in verschiedenen Organen, wie Haut, Auge, ZNS und Eingeweiden.

Sturge-Weber-Syndrom

Systemische Veränderungen

Das Sturge-Weber-Syndrom (enzephalotrigeminale Angiomatose) ist die einzige Phakomatose ohne Tendenz zur Vererbung. Die systemischen Hauptveränderungen sind Angiome in Gesicht, Meningen und Gehirn.

Der *Naevus flammeus* ist ein kongenitales Angiom des Gesichts, das grob das Ausbreitungsgebiet des 1. und/oder 2. Astes des N. trigeminus umfaßt. Die Hautveränderung kann mit einer Hypertrophie des betroffenen Areals des Gesichts assoziiert sein (Abb. 14.**63**). Gelegentlich kann das Angiom über die Mittellinie reichen und selbst den oberen Rumpf und die Oberarme einbeziehen.

Ein *ipsilaterales Angiom* der Meningen und des Gehirns ist oft vorhanden, am häufigsten in der parietookzipitalen Region. Die Hirnläsion kann eine Jackson-Anfall-ähnliche Epilepsie, eine Hemiparese und eine Hemianopie bewirken. Die Atrophie der umgebenden Hirnrinde kann zu unterschiedlichen Graden mentaler Behinderung führen. Die intrakranielle Veränderung verkalkt häufig und kann auf Röntgenaufnahmen gesehen werden, obwohl sie im Kernspintomogramm oder CT deutlicher ist.

Okuläre Veränderungen

Ein *Glaukom* ist bei ungefähr 30% der Patienten zu finden und korrespondiert mit der Seite des Gesichtangioms. Patienten, bei denen die Läsion das Oberlid beteiligt, unterliegen einem erhöhten Risiko. Bei 60% der Patienten tritt der Druckanstieg innerhalb der ersten beiden Lebensjahre auf und verursacht einen Buphthalmus. Bei den verbliebenen 40% der Patienten, entwickelt sich der Anstieg des intraokulären Drucks

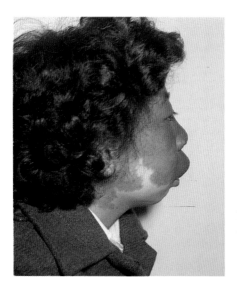

Abb. 14.**63** Naevus flammeus bei Sturge-Weber-Syndrom – das beteiligte Gebiet ist hypertrophiert

nicht vor dem Kleinkindalter oder dem frühen Erwachsenenleben. Der Druckanstieg resultiert entweder aus einer Kammerwinkelanomalie, ähnlich derjenigen des primären kongenitalen Glaukoms oder aus erhöhtem, episkleralem Venendruck in Assoziation mit einem episkleralen Hämangiom. In vielen Fällen ist der Mechanismus jedoch nicht klar. Die Behandlung ist sehr schwierig und die Prognose nicht gut. Eine Goniotomie (s. Abb. 8.**48**) kann bei Augen mit einer Kammerwinkelanomalie erfolgreich sein. Bei anderen Fällen ist die initiale Therapie medikamentös. Bei resistenten Fällen kann ein filtrierender Eingriff versucht werden, trotz des hohen Risikos einer intraoperativen Blutung.

Andere Veränderungen umfassen Hämangiome der Episklera, der Iris und des Ziliarkörpers. Ein unilaterales, diffuses chorioidales Hämangiom ist in ungefähr 40% der Fälle vorhanden (s. Abb. 7.**45 a**).

Neurofibromatosen

Die Neurofibromatosen bestehen aus genetisch unterschiedlichen Erkrankungen, die primär das Zellwachstum von Nervengewebe beeinflussen. Die Vererbung ist autosomal-dominant mit unregelmäßiger Penetranz und variabler Expressivität. Die Mutationsrate ist hoch. Die beiden Hauptformen sind Typ 1 (NF-1) und 2 (NF-2); andere Varianten sind die segmentale (NF-3) und familiäre Cafe-au-lait-Flecken (NF-4).

Neurofibromatose Typ 1

Die Neurofibromatose Typ 1, früher bezeichnet als klassische oder periphere, betrifft 1 von 4000 Individuen und wird in der Kindheit klinisch manifest. Die verantwortliche genetische Mutation ist dem langen Arm von Chromosom 17 zugeordnet worden. Die beiden Hauptveränderungen der NF-1, auf denen die Diagnose basiert, sind mehr als 6 *Cafe-au-lait*-Flecken und multiple kutane Neurofibrome.

Systemische Veränderungen

Neurale Tumoren können sich in Gehirn, Rückmark und Hirnnerven, peripheren und sympathischen Nerven entwickeln.

Skelettveränderungen umfassen: (1) erworbene Skoliose, (2) kongenitale Knochendefekte, (3) faziale Hemiatrophie (Abb. 14.**64a** u. **b**), die selten ist, (4) Kleinwuchs, der häufig ist und (5) geringer Makrozephalus (vergrößerter Kopf), der ebenfalls bei einigen Patienten zu beobachten sein kann.

Hautläsionen entsprechen einer der folgenden 4 Formen:

1. **Cafè-au-lait-Flecken** sind flache, hellbraune Flecken, die in der Größe von wenigen Millimetern bis zu mehreren Zentimetern variieren (Abb. 14.**65 c**). Sie erscheinen während des ersten Lebensjahres und nehmen an Größe und Zahl während der Kindheit zu, so daß Teenager und Erwachsene immer mehr als 6 haben.
2. **Axilläre Sommersprossen** werden gewöhnlich um das 10. Lebensjahr deutlicher und sind, wenn sie vorhanden sind, pathognomonisch.
3. **Ein Fibroma molluscum** ist ein gestieltes, schlaffes, pigmentiertes Knötchen. Sie sind oft weit über den Körper ver-

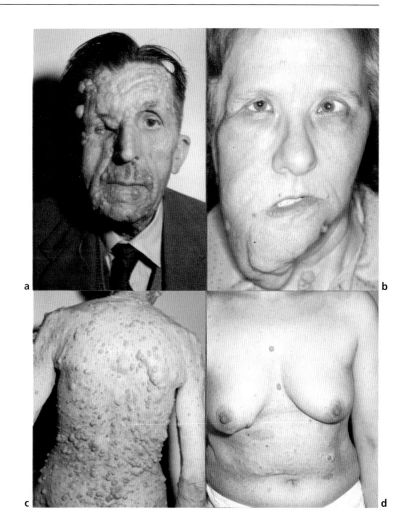

Abb. 14.**64 a–d** Neurofibromatose Typ 1
a Gesichtshemiatrophie und multiple Fibrome
b Gesichtshemiatrophie
c Fibroma molluscum
d Fibroma molluscum und ein Café-au-lait-Fleck

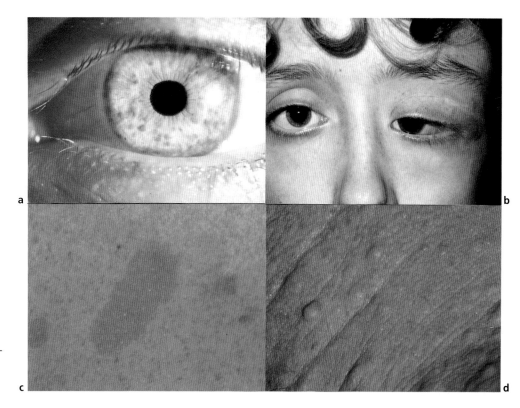

Abb. 14.**65 a–d** Neurofibromatose Typ 1
a Lisch-Knötchen
b Plexiformes Neurofibrom des
Augenlids mit typischer S-förmi-
ger Veränderung
c Café-au-lait-Flecken
d Fibroma molluscum

streut (Abb. 14.**64a–d**), treten zuerst um die Pubertät auf und nehmen während des Lebens zu. Die Anzahl der Veränderungen variiert von wenigen bis zu mehreren Hundert. Histologisch bestehen sie aus Neurofibromen oder Schwannomen der Hautnerven.

4. **Plexiforme Neurofibrome** sind seltener als das Fibroma molluscum. Sie sind meist viel größer, weniger deutlich begrenzt und tendieren dazu, in das umgebende Gewebe überzugehen. Sie können mit Pigmentierung und vermehrtem Wachstum der darüberliegenden Haut oder, bei Lokalisation im Bereich der Extremitäten, des darunterliegenden Knochens verbunden sein. Plexiforme Neurofibrome können bei Geburt vorhanden sein oder während der Kindheit auftreten. Sie können überall am Körper vorkommen. Bei einer kleinen Anzahl von Patienten können sie das Gesicht einbeziehen und zur Entstellung führen („Elefantenmann").

Andere Veränderungen umfassen folgende:

1. **Malignome,** die entweder embryonale Tumoren der Kindheit oder Neurofibrosarkome darstellen, entwickeln sich bei ungefähr 5% der Patienten.
2. **Ein Hypertonus** kann die Folge eines Phäochromozytoms oder einer Nierenarterienstenose sein.
3. **Lernschwierigkeiten, mentale Behinderung und Epilepsie** können ebenfalls bestehen.

Okuläre Veränderungen

Eine Orbitabeteiligung ist relativ selten und kann durch eine der folgenden Veränderungen bedingt sein:

1. **Ein Gliom des N. opticus,** das bei ungefähr 15% der Patienten zu finden ist.
2. **Andere Nerventumoren,** wie Neurilemmom, plexiformes Neurofibrom oder Meningeom.
3. **Sphenoorbitale Enzephalozele** durch einen kongenitalen Defekt im Os sphenoidale. Dies verursacht charakteristischerweise einen pulsierenden Exophthalmus, der nicht mit einem Geräusch oder Schwirren verbunden ist.

Plexiforme Neurofibrome des Augenlids, wenn sie das Oberlid betreffen, können eine mechanische Ptosis in Verbindung mit einer charakteristischen S-förmigen Deformität bewirken (Abb. 14.**65b**).

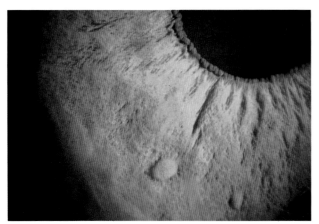

Abb. 14.**66** Lisch-Knötchen

Veränderungen des vorderen Augensegments umfassen folgende:

1. **Lisch-Knötchen** (Abb. 14.**65a** u. 14.**66**) sind immer bilateral und allgemein nach dem Alter von 16 Jahren vorhanden. Histologisch stellen sie melanozytische Irishamartome dar.
2. **Prominente Hornhautnerven** können bei einigen Patienten vorkommen.
3. **Ein kongenitales Ectropium uveae** (s. Abb. 8.**55**) ist relativ selten.

Ein *Glaukom* ist relativ selten und, wenn es vorhanden ist, gewöhnlich unilateral und häufig kongenital. Ungefähr 50% der Patienten mit Glaukom weisen ein ipsilaterales Neurofibrom des Oberlides auf und eine faziale Hamiatrophie. Die folgenden Faktoren können für den Druckanstieg verantwortlich sein:

1. Obstruktion des Kammerwasserabflusses durch neurofibromatöses Gewebe im Kammerwinkel.
2. Eine Entwicklungsanomalie des Kammerwinkels, die mit einem Ectropium uveae assoziiert sein kann.
3. Ein sekundärer Kammerwinkelverschluß durch die Vorwärtsverlagerung der peripheren Iris in Verbindung mit einer neurofibromatösen Verdickung des Ziliarkörpers.
4. Ein sekundärer Kammerwinkelverschluß durch die Kontraktion einer fibrovaskulären Membran im Kammerwinkel.

Die Behandlung des Glaukoms entspricht derjenigen des primär kongenitalen Glaukoms, obwohl die Prognose nicht so gut ist.

Chorioidale Hamartome sind in ungefähr 30% der Fälle vorhanden. Sie erscheinen als diskrete, flache oder leicht erhabene Areale mit dunkelbrauner bis schwarzer Hyperpigmentierung.

Neurofibromatose Typ 2

Die Neurofibromatose Typ 2, früher als zentral bezeichnet, ist seltener als die Neurofibromatose Typ 1 und betrifft 1 von 50 000 Individuen.

Die genetische Mutation ist dem langen Arm von Chromosom 22 zugeordnet worden.

Systemische Veränderungen umfassen bilaterale Akustikusneurinome (s. Abb. 14.**32a** u. **b**), die gewöhnlich vom 13. bis zum 19. Lebensjahr oder im frühen 3. Lebensjahrzehnt mit Hörverlust oder Tinnitus klinisch manifest werden. Die meisten Akustikusneurinome sind Schwannome mit Ursprung vom N. vestibularis. Untersuchungen früher, kleiner Tumoren lassen darauf schließen, daß die Tumorzellen im vestibulären Ganglion entstehen. Bei jungen Patienten wächst der Tumor immer sehr schnell, während die Läsion bei älteren Patienten entweder langsam oder schnell wachsen kann. Durch mikrochirurgische Fortschritte haben sich die Operationsergebnisse signifikant verbessert.

Okuläre Veränderungen umfassen: (1) juvenile posteriore subkapsuläre Katarakte bei einigen Fällen und (2) kombinierte Hamartome der Netzhaut und des retinalen Pigmentepithels bei wenigen (s. Abb. 7.**69** u. 7.**70**).

Tuberöse Sklerose

Die tuberöse Sklerose (Bournville-Erkrankung, Epiloia) wird autosomal-dominant vererbt. 50% der Fälle repräsentieren Neumutationen. Die klassische Trias besteht aus *(1) mentaler Behinderung, (2) Epilepsie* und *(3) Adenoma sebaceum.*

Hautveränderungen umfassen folgende:

1. **Das Adenoma sebaceum** besteht aus angiofibromatösen roten Papeln, die eine „Schmetterlingverteilung" über Nase und Wangen einnehmen. Sie sind gewöhnlich nicht vor dem Alter von 2 Jahren klinisch manifest und erscheinen zuerst als kleine erythematöse Knötchen (Abb. 14.**67**a). Sie vervielfachen sich langsam und werden größer (Abb. 14.**67**b u. c). Bei oberflächlicher Untersuchung können sie mit Acne rosacea verwechselt werden, deshalb der Ausdruck „Adenoma sebaceum".
2. **„Eschenblattflecken",** die hypomelanotische Veränderungen auf Körper, Extremitäten und Kopfhaut darstellen und bei 80% der Fälle vorhanden sind (Abb. 14.**67**d). Bei Kindern mit geringer Hautpigmentierung können diese Läsionen nur mit ultraviolettem Licht (Wood-Lampe) als fluoreszierende Flecken entdeckt werden. Die Veränderungen können einen Durchmesser von einem bis zu mehreren Zentimetern aufweisen. Sie haben oft eine ovale Form und folgen häufig mit der langen Achse einem Dermatom. Patienten können einen einzelnen Fleck aufweisen oder mehr als ein Dutzend.
3. **Cafè-au-lait-Flecken,** die denjenigen bei Neurofibromatose Typ 1 gleichen, können eine späte Hyperpigmentierung achromatischer Naevi repräsentieren.

4. **Eine fibröse Plaque** auf der Stirn aus rötlichem, wachsartig aussehendem, angiofibromatösem Gewebe liegt bei 25% der Kinder vor.
5. **Chagrinlederflecken** sind diffuse, fibröse Verdickungen über der Lumbalregion (Abb. 14.**67**e) bei 40% der Patienten. Sie können bei Geburt vorhanden sein oder sich später entwickeln.
6. **Hautanhänge** (Molluscum fibrosum pendulum) sind bei ungefähr 30% der Fälle vorhanden.

Eine *ZNS-Beteiligung* in der Form eines langsam wachsenden, astrozytischen Hamartoms ist allgemein vorhanden. Obwohl die Hamartome überall im Gehirn gefunden werden können, tendieren sie zur Konzentration im periventrikulären Gebiet. Komplikationen umfassen: (1) Epilepsie bei 80%, (2) mentale Behinderung bei 60%, (3) Hydrozephalus als Ergebnis einer Blockade der Liquorzirkulation, die selten ist (Abb. 14.**68**a u. b) und (4) maligne Transformation, die sehr selten ist.

Viszerale Hamartome sind gewöhnlich asymptomatisch und können die Nieren einbeziehen (Angiomyolipome) und das Herz (Rhabdomyome) sowie andere Organe und die subungualen Areale (Abb. 14.**67**f).

Okuläre Veränderungen umfassen folgende:

1. **Retinale Astrozytome** (s. Abb. 7.**57** u. 7.**58**) sind bei 50% der Fälle vorhanden.
2. **Andere Veränderungen** umfassen hypopigmentierte Irisflecken, die häufig sind, und hypopogmentierte Fundusveränderungen, die selten sind.

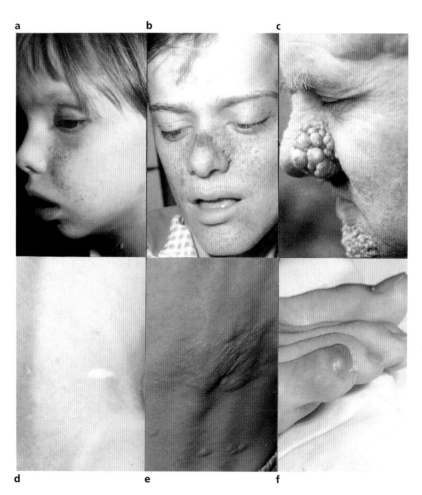

Abb. 14.**67**a–f
a–c Progression des Adenoma sebaceum
d Eschenblattfleck
e Chagrinleder-Fleck
f Subunguale Hamartome

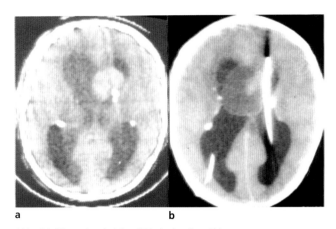

a   b

Abb. 14.**68**a u. **b**   Axiales CT bei tuberöser Sklerose
a Astrozytische Hamartome verursachen dilatierte Ventrikel durch erhöhten Hirndruck
b Befund nach Insertion eines Shunts zur Druckentlastung

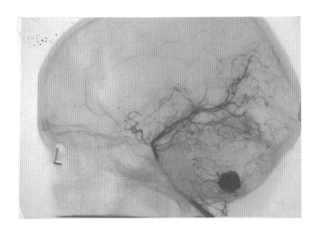

Abb. 14.**69**   Angiogramm mit Hämangioblastom in der hinteren Schädelgrube bei Von-Hippel-Lindau-Syndrom

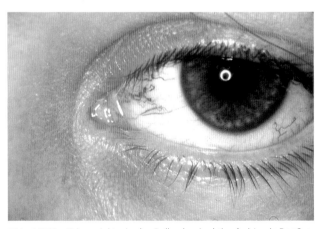

Abb. 14.**70**   Teleangiektasie der Bulbuskonjunktiva bei Louis-Bar-Syndrom

Von-Hippel-Lindau-Syndrom

Das von Hippel-Lindau-Syndrom wird autosomal-dominant vererbt mit inkompletter Penetranz und verzögerter Expressivität. Gewöhnlich manifestieren sich die folgenden systemischen Veränderungen nach dem Beginn der okulären Symptome. Da es nicht möglich ist, vorauszusagen, welche Patienten mit okulärer Beteiligung systemische Manifestationen entwikkeln, muß der Ophthalmologe alle Patienten überweisen.

Ein *Hämangioblastom*, welches das Kleinhirn (Abb. 14.**69**), die Medulla, die Brücke oder das Rückenmark beteiligen kann, ist der häufigste systemische Befund.

Verschiedene Läsionen umfassen: Zysten der Nieren, des Pankreas, der Leber, des Epididymis, der Ovarien und Lungen. Seltene Befunde stellen Hypernephrom, Phäochromozytom und Polzythämie dar.

Okuläre Veränderungen bestehen in kapillären Hämangiomen des Sehnervs (s. Abb. 7.**60**) oder der Retina (s. Abb. 7.**61** **a–d**). Die Tumoren können multipel sein und bei 50% der Fälle beide Augen betreffen. Da es nicht möglich ist, vorauszusagen, welche Patienten mit Fundustumoren systemische Veränderungen entwickeln werden, muß der Ophthalmologe alle Patienten zu einer gründlichen systemischen und neurologischen Untersuchung überweisen. Details der klinischen Veränderungen, Screening und Behandlung der okulären Läsionen sind in Kapitel 7 beschrieben.

Ataxia teleangiectasia

Die Ataxia teleangiectasia (Louis-Bar-Syndrom) wird autosomal-rezessiv vererbt.

Systemische Veränderungen sind: (1) progressive zerebelläre Ataxie, die sich in der frühen Kindheit entwickelt; (2) kutane Teleangiektasie von Ohren, Gesicht, Lippen und Streckseiten der Extremitäten und (3) mentale Behinderung, die sich in der Adoleszenz entwickelt.

Okuläre Veränderungen sind: (1) Teleangiektasie der Bulbuskonjunktiva (Abb. 14.**70**), die sich typischerweise zwischen dem 4. und 7. Lebensjahr entwickelt und (2) okuläre Motilitätseinschränkungen, wie okulomotorische Apraxie, Fixationsnystagmus, Strabismus und schlechte Konvergenz.

Kongenitale Anomalien des N. opticus

Kongenitale Anomalien des N. opticus sind aus folgenden Gründen wichtig: (1) sie sind relativ häufig, (2) einige können mit einem Papillenödem verwechselt werden, (3) einige können Gesichtsfelddefekte verursachen, (4) einige sind mit Mißbildungen des ZNS verbunden und (5) einige können mit kongenitalen und erworbenen okulären Anomalien assoziiert sein.

Tilted disc

Diese einigermaßen häufige, gewöhnlich bilaterale Veränderung wird durch eine schräge Insertion des Sehnervs in den Bulbus verursacht.

Bei der *Ophthalmoskopie* erscheint die Papille verstärkt oval und die vertikale Achse ist schräg ausgerichtet, so daß der obere temporale Anteil anterior des unteren Randes liegt (Abb. 14.**71**). Oft assoziierte Befunde umfassen einen inferioren Halbmond, einen Situs inversus der retinalen Blutgefäße, eine Myopie und einen mittelgradigen, schrägen Astigmatismus.

Gesichtsfelddefekte, welche die oberen temporalen Quadranten betreffen, können infolge einer Ektasie des inferonasalen Fundussektors vorhanden sein. Wenn Gesichtsfeldausfälle bilateral sind, können sie bei oberflächlicher Untersuchung für solche, die durch eine Chiasmakompression verursacht werden, gehalten werden. Es ist jedoch offensichtlich, daß diese Defekte nicht wirklich hemianopisch sind, da sie die vertikale Mittellinie nicht respektieren. Bei einigen Augen können die Gesichtsfelddefekte auch die 3 übrigen Quadranten beteiligen.

Drusen der Papille

Drusen (Hyalinkörperchen) bestehen aus hyalinartigem, verkalktem Material und liegen innerhalb des Sehnervenkopfes. Klinisch sind sie bei ungefähr 0,3% der Bevölkerung vorhan-

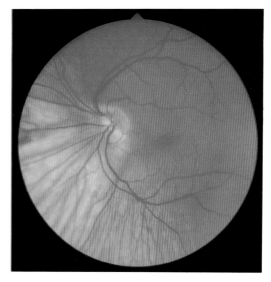

Abb. 14.**71**   Tilted disc – Hypopigmentierung des inferonasalen Fundus

den und oft bilateral und familiär. Patienten mit Retinitis pigmentosa und Angioid streaks weisen eine höhere Prävalenz von Drusen auf.

Ophthalmoskopie: In der frühen Kindheit kann es schwierig sein, Drusen zu entdecken, da sie tief unterhalb der Oberfläche des Papillengewebes liegen. In diesem Fall kann der Befund mit einer Stauungspapille verwechselt werden. Im Gegensatz zur frühen Stauungspapille weisen Drusen der Papille jedoch folgende Veränderungen auf (Abb. 14.**72**): (1) eine fehlende Exkavation, (2) die Papille ist rosa oder gelb gefärbt und die Ränder wirken „klumpig" und (3) die Blutgefäße zeigen ein anomales Verzweigungsmuster mit frühzeitiger Aufteilung nach dem Abgang von der Papille. Während des frühen zweiten Lebensjahrzehnts liegen die Drusen im Bereich der Papillenoberfläche und können als wächserne, perlenartige Unregelmäßigkeiten gesehen werden (Abb. 14.**73**).

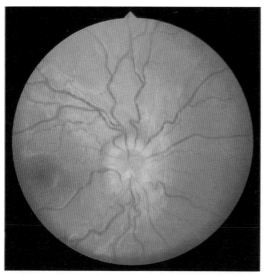

Abb. 14.**72**   Pseudo-Stauungspapille durch tiefe Drusen der Papille

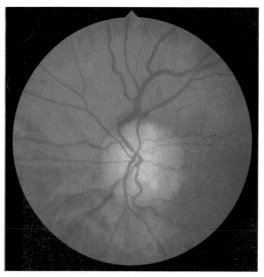

Abb. 14.**73**   Drusen der Papille

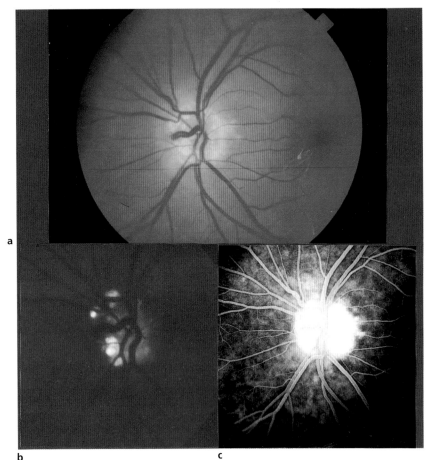

Abb. 14.**74a–c**
a Drusen der Papille
b Rotfreie Photographie
c Fluoreszenzangiogramm ohne Flüssigkeitsaustritt

Eine *Fluoreszenzangiographie* kann bei der differentialdiagnostischen Einordnung helfen. Im Gegensatz zur Stauungspapille ist kein Fluoreszeinaustritt im Papillenbereich zu sehen. Drusen können außerdem das Phänomen der Autofluoreszenz zeigen (Abb. 14.74b), und sie können sich während der Spätphasen des Angiogramms anfärben (Abb. 14.74c).

Komplikationen: Obwohl die Mehrzahl der Augen mit Drusen asymptomatisch bleibt, kann eine Minderheit eine Vi-susverschlechterung entwickeln, entweder infolge einer peripapillären Blutung oder einer chorioidalen Neovaskularisation und der daraus resultierenden Makulablutung. Tatsächlich sind diese Komplikationen so selten, daß Augen mit Drusen und Sehverlust den Verdacht auf eine andere Veränderung hervorrufen sollten, wie die Kompression des Sehnervs. Gelegentlich entwickeln Augen mit Drusen einen progressiven, aber limitierten Gesichtsfeldverlust mit einem Nervenfaserbündelmuster.

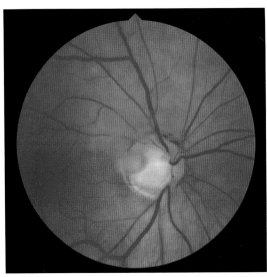

Abb. 14.**75**   Grubenpapille

Grubenpapille

Ophthalmoskopisch ist eine runde oder ovale Grube zu sehen, die dunkler erscheint als das umgebende Papillengewebe. Die Papille selbst ist gewöhnlich größer als im nicht betroffenen Partnerauge (Abb. 14.75).

Komplikationen, die bei ungefähr 50% der Augen entstehen, sind Ödem oder seröse Abhebung der Makula, die mit einer zentralen serösen Retinopathie verwechselt werden können. Es folgen die 3 postulierten Mechanismen der Entwicklung subretinaler Flüssigkeit:

1. Wanderung von Liquor in den subsensorischen, retinalen Raum.
2. Flüssigkeit aus dem Glaskörper.
3. Anomale Blutgefäße innerhalb der Grube lassen Flüssigkeit austreten.

Obwohl bei einigen Fällen die seröse Abhebung spontan abflacht, ist die Langzeitprognose infolge der Entwicklung permanenter Makulaveränderungen meistens ungünstig. Eine Laserphotokoagulation des temporalen Papillenrandes mit anschließender Bettruhe kann bei einigen Fällen wirken.

Bei Patienten, die nicht auf diese Therapie ansprechen, können eine Vitrektomie und eine Gastamponade, welche die juxtapapilläre Netzhaut gegen das behandelte retinale Pigmentepithel drückt, die Retina wieder anlegen.

Kolobom der Papille

Klinische Veränderungen

Ein Kolobom der Papille ist die Folge eines unvollständigen Verschlusses der Fetalspalte.

Ophthalmoskopisch ist eine sehr große Exkavation zu sehen, die gewöhnlich inferior liegt, so daß normales Papillengewebe auf einen kleinen superioren Keil begrenzt ist (Abb. 14.76). Die Papille selbst kann vergrößert sein. Die Sehschärfe ist oft herabgesetzt und ein superiorer Gesichtsfelddefekt kann vorhanden sein. Das Erscheinungsbild der Papille und der assoziierte Gesichtsfeldausfall können gelegentlich mit einem Normaldruckglaukom verwechselt werden.

Andere okuläre Veränderungen umfassen: Embryotoxon posterius, nicht rhegmatogene Netzhautablösung, Strabismus, Nystagmus und Lenticonus posterior.

Systemische Assoziationen bei Patienten mit Kolobomen der Papille sind folgende:

1. **Neurologische Anomalien** wie Anenzephalie, Agenesie der Corpus callosum und sphenoidale Enzephalozele.
2. **Chromosomenanomalien,** von denen viele nicht mit dem Leben vereinbar sind.
3. **Syndrome** wie Meckel-Gruber, Goltz- und Lenz-Mikrophthalmie.
4. **„CHARGE":** K*(C)*olobom, *H*erzdefekte, *A*tresie der Choanae, *r*etardiertes Wachstum und Entwicklungsretardierung, *g*enitale Hypoplasie und Ohren-(englisch: *e*ar) Anomalien und/oder Hörverlust.

Morning-glory-Anomalie

Die Morning-glory-Anomalie ist ein sehr seltenes, dysplastisches Kolobom der Papille.

Ophthalmoskopisch ist eine vergrößerte und exkavierte Papille mit einem Herz aus zentralem, weißlichem Gliagewebe von persistierenden hyaloidalen Resten innerhalb der Basis (Abb. 14.77), zu sehen. Die Blutgefäße entspringen am Rand der Exkavation in einem radiären Muster, wie die Speichen eines Rades. Das Kolobom selbst ist von einem erhabenen Ring chorioretinaler Pigmentverschiebungen umgeben. Die Sehschärfe ist sehr schlecht, aber glücklicherweise ist die Veränderung gewöhnlich einseitig.

Andere okuläre Veränderungen umfassen: nicht rhegmatogene Netzhautablösung, Katarakt, Linsenkolobom, Foveahypoplasie, persistierender hyperplastischer primärer Glaskörper und Aniridie.

Systemische Assoziationen umfassen: basale Enzephalozele, fehlendes Corpus callosum, Lippen-Kiefer-Gaumenspalte.

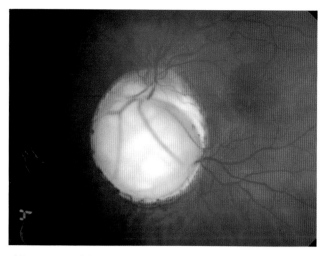

Abb. 14.**76**   Kolobom der Papille

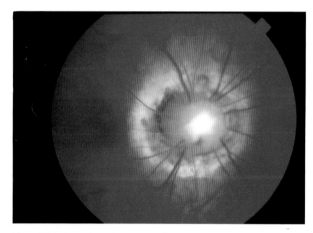

Abb. 14.**77**   Morning-glory-Anomalie

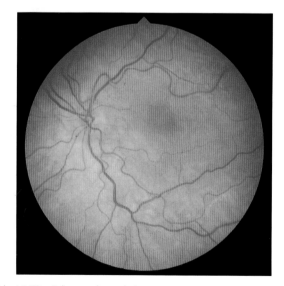

Abb. 14.**78**   Sehnervenhypoplasie

Hypoplasie des N. opticus

Klinische Veränderungen

Die Hypoplasie des N. opticus ist eine unilaterale oder bilaterale, nicht progressive Veränderung, die charakterisiert ist durch eine verminderte Anzahl von Nervenfasern des N. opti-

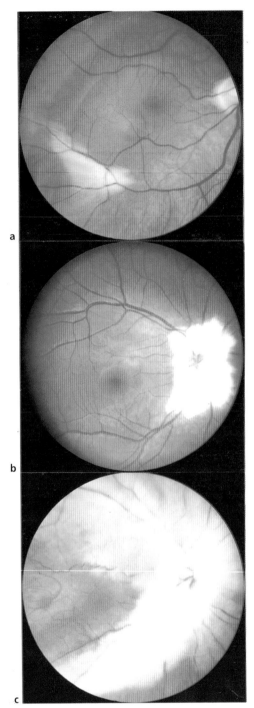

Abb. 14.**79a–c**   Drei Muster markscheidenhaltiger Nervenfasern

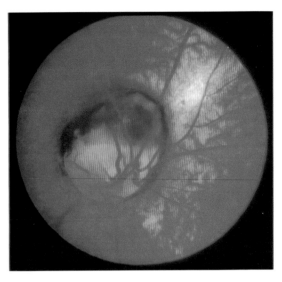

Abb. 14.**80**   Papille bei Aicardi-Syndrom.

Kaliber auf, sie können tortuös sein. Bei einigen Fällen ist nur ein Teil der Papille hypoplastisch.

Andere okuläre Veränderungen variieren in Abhängigkeit vom Schweregrad der Veränderung und der Ein- oder Beidseitigkeit beträchtlich. Sie umfassen eine herabgesetzte Sehschärfe, die von normalem Visus bis zu fehlender Lichtwahrnehmung reichen kann, Gesichtsfelddefekte, Farbsinnstörung, afferenten Pupillendefekt, fehlenden Fovealreflex, Aniridie, Mikrophthalmus, Strabismus und Nystagmus bei schweren bilateralen Fällen.

Systemische Assoziationen, die bei einigen Patienten gefunden werden können, sind folgende:

1. **Neurologische Mißbildungen,** einschließlich basale Enzephalozele, Hypoplasie des Kleinhirnwurms, zystische Dilatation des 4. Ventrikels, Zysten der hinteren Schädelgrube und raumfordernde Läsionen im Bereich der vorderen Sehbahnen.
2. Zum **De-Morsier-Syndrom** (Septum-Optikus-Dysplasie) gehört die Trias aus Kleinwuchs, Nystagmus und Papillenhypoplasie. Es ist durch ein Spektrum von Entwicklungsanomalien der Mittellinie charakterisiert, einschließlich des Fehlens des Septum pellucidum, einer Agensie des Corpus callosum und einer Dysplasie des vorderen 3. Ventrikels. Ungefähr 60% der Patienten haben außerdem einen Hypopituitarismus mit niedrigen Wachstumshormonspiegeln. Wenn die Diagnose früh festgestellt wird, kann der Hormonmangel korrigiert werden und ein normales Wachstum ist die Folge.

Spezifische Agentien können, wenn sie von der Mutter während der Schwangerschaft eingenommen werden, eine Hypoplasie des Sehnervs zur Folge haben, hierzu gehören Alkohol, LSD, Chinin, Protamin-Zink-Insulin, Steroide, Diuretika, Medikamente gegen Erkältung und Antikonvulsiva. Eine superiore, segmentale Sehnervenhypoplasie kann mit einem mütterlichen Diabetes verbunden sein.

cus. Es kann sich um eine isolierte Anomalie in einem sonst normalen Auge handeln oder um ausgeprägt mißgebildete Augen. Sie kann außerdem in Verbindung mit einer heterogenen Gruppe von Erkrankungen auftreten, die am häufigsten die Mittellinienstrukturen des Gehirns betreffen.

Ophthalmoskopisch ist in typischen Fällen eine kleine, graue Papille zu erkennen, die von einem gelben, hypopigmentierten Halo umgeben ist, der die Folge einer konzentrischen chorioretinalen Atrophie (Doppelring-Zeichen) darstellt. Der äußere Ring repräsentiert denjenigen Bereich, der normalerweise dem Papillenrand entsprochen hätte. Trotz der kleinen Papillengröße weisen die Blutgefäße ein normales

Markscheidenhaltige Nervenfasern

Markscheidenhaltige Nervenfasern sind relativ häufig und können unterschiedlich aussehen:

1. Eine ausgedehnte Myelinisierung von der Papille aus zur Peripherie (Abb. 14.**79c**) ist häufig. Die markscheidenhaltigen Nervenfasern folgen dem Verlauf der normalen Nervenfasern und dehnen sich als unregelmäßige, federartige Flecken aus, welche die retinalen Blutgefäße verdecken können.
2. Isolierte periphere Flecken mit Myelinisierung können ebenfalls vorhanden sein (Abb. 14.**79a**).
3. Eine peripapilläre Myelinisierung (Abb. 14.**79b**) kann bei oberflächlicher Untersuchung mit einer Stauungspapille verwechselt werden.

Obwohl die Myelinisierung gewöhnlich stationär bleibt, kann sie bei Patienten mit einer Optikusatrophie, nach einer Neuritis nervi optici oder einer Ischämie, sehr selten verschwinden.

Aicardi-Syndrom

Dies ist eine sehr seltene X-chromosomal-dominante Erkrankung, die bei männlichen Nachkommen *in utero* letal ist.

Ophthalmoskopisch sind chorioretinale Atrophie, Veränderungen des retinalen Pigmentepithels und große Papillen mit Kolobomen zu sehen (Abb. 14.**80**).

Andere okuläre Veränderungen umfassen Strabismus, persistierende Pupillarmembranen und Mikrophthalmus.

Systemische Veränderungen sind infantile Spasmen, Agenesie des Corpus callosum und eine Entwicklungsverzögerung. Andere ernste ZNS-Mißbildungen können außerdem vorhanden sein. Die Erkrankung ist gewöhnlich innerhalb der ersten Lebensjahre letal.

Sachverzeichnis

Die *kursiv* gesetzten Zahlen beziehen sich auf Abbildungen

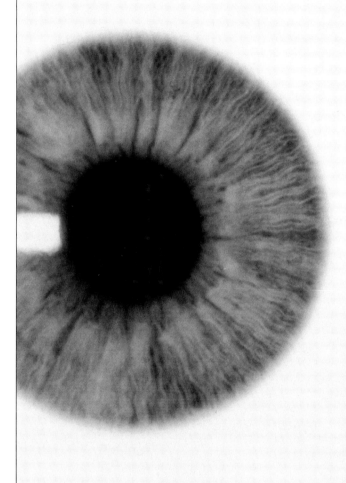
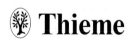